Inhaltsübersicht

Normwerte Liquor

	Liquor	Serum	L/S-Quotient
Zellzahl	$\leq 4/\mu l$ (12/3)		
Ges Protein	0,15 – 0,45 g/l		
Glukose	50 – 80 % der Serum-glukose		
Laktat	1,1 – 1,9 mmol/l		
Albumin	< 0,29 g/l	33 – 55 g/l	< 9
IgG	20 – 40 mg/l	$8 – 15 \times 10^3$ mg/l	< 5
IgA	1,5 – 6 mg/l	900 – 3200 mg/l	< 3,5
IgM	< 1,0 mg/l	450 – 1500 mg/l	< 0,8
oligoklonale IgG	negativ	negativ	

L/S = Liquor-Serum-Quotient

Berechnung der Quotienten – Beispiel: (IgG Liquor ÷ IgG Serum) × 1000. Die absoluten Zahlen sind weniger aussagekräftig als die Relationen zum Albumin (s. Auswertediagramm) bzw. zu den anderen Ig-Quotienten (Norm: Q-IgG ≥ Q-IgM ≥ Q-IgA)

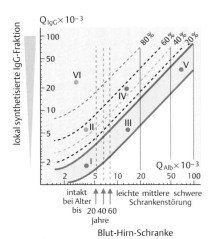

Blut-Hirn-Schranke

Repräsentative Befunde:

I   Normalbefund
II   intrathekale IgG-Synthese (50 %) bei intakter Blut-Liquor-Schranke (z. B. MS)
III   leichte Schrankenstörung (z. B. Virusmeningitis)
IV   intrathekale IgG-Synthese (50 %) bei leicht alterierter Blut-Liquor-Schranke
V   schwere Schrankenstörung (z. B. eitrige Meningitis)
VI   isolierte autochthone IgG-Produktion

(nach Felgenhauer, Beuche)

Thieme

Checklisten
der aktuellen Medizin

Begründet von F. Largiadèr, A. Sturm, O. Wicki

Checkliste
Neurologie

H. Grehl, F. Reinhardt

unter Mitarbeit von

F. Erbguth, H. Grehl, T. Grehl, M. Hecht, A. Jaspert, C. Kieser,
J. Neuberger, S. Neudecker, F. Reinhardt, M. Tegenthoff,
R. Tröscher-Weber

Fachbeiräte: D. Claus, W. Huk, M. Kornhuber, A. Lindner,
H.-P. Ludin, J.-P. Malin, G. Platsch, U. Schmid, E. Schmutzhard,
F. Schröter, H. Wiendl, J. Wiltfang, S. Zierz, M. Zimmermann

3., überarbeitete und erweiterte Auflage

167 Abbildungen
212 Tabellen

Georg Thieme Verlag
Stuttgart · New York

Umschlaggestaltung: Thieme Verlagsgruppe
Umschlagfoto: Studio Nordbahnhof, Stuttgart
Zeichnungen: Joachim Hormann, Stuttgart

Die Deutsche Bibliothek – CIP-Einheitsaufnahme

Die Deutsche Bibliothek verzeichnet diese Publikation in der Deutschen Nationalbibliographie; detaillierte bibliografische Daten sind im Internet über http://dnb.ddb.de abrufbar.

1. Auflage 2000
2. Auflage 2002

Wichtiger Hinweis:

Wie jede Wissenschaft ist die Medizin ständigen Entwicklungen unterworfen. Forschung und klinische Erfahrung erweitern unsere Erkenntnisse, insbesondere was Behandlung und medikamentöse Therapie anbelangt. Soweit in diesem Werk eine Dosierung oder eine Applikation erwähnt wird, darf der Leser zwar darauf vertrauen, dass Autoren, Herausgeber und Verlag große Sorgfalt darauf verwandt haben, dass diese Angabe dem **Wissensstand bei Fertigstellung des Werkes** entspricht.

Für Angaben über Dosierungsanweisungen und Applikationsformen kann vom Verlag jedoch keine Gewähr übernommen werden. **Jeder Benutzer ist angehalten,** durch sorgfältige Prüfung der Beipackzettel der verwendeten Präparate und gegebenenfalls nach Konsultation eines Spezialisten festzustellen, ob die dort gegebene Empfehlung für Dosierungen oder die Beachtung von Kontraindikationen gegenüber der Angabe in diesem Buch abweicht. Eine solche Prüfung ist besonders wichtig bei selten verwendeten Präparaten oder solchen, die neu auf den Markt gebracht worden sind. **Jede Dosierung oder Applikation erfolgt auf eigene Gefahr des Benutzers.** Autoren und Verlag appellieren an jeden Benutzer, ihm etwa auffallende Ungenauigkeiten dem Verlag mitzuteilen.

Geschützte Warennamen (Warenzeichen) werden **nicht** besonders kenntlich gemacht. Aus dem Fehlen eines solchen Hinweises kann also nicht geschlossen werden, dass es sich um einen freien Warennamen handele.

Das Werk, einschließlich aller seiner Teile, ist urheberrechtlich geschützt. Jede Verwertung außerhalb der engen Grenzen des Urhebergesetzes ist ohne Zustimmung des Verlages unzulässig und strafbar. Das gilt insbesondere für Vervielfältigungen, Übersetzungen, Mikroverfilmungen und die Einspeicherung und Verarbeitung in elektronischen Systemen.

© 2000, 2005 Georg Thieme Verlag KG, Rüdigerstraße 14, D-70469 Stuttgart
Printed in Germany

Unsere Homepage: http://www.thieme.de
Satz und Druck: Druckhaus Götz GmbH, Ludwigsburg
Gesetzt auf CCS Textline (Linotronic 630)

ISBN 3-13-126273-7

1 2 3 4 5 6

Vorwort

Nachdem die beiden ersten Auflagen eine erfreulich hohe Akzeptanz fanden, liegt nun innerhalb von nur 5 Jahren bereits die 3. Auflage der Checkliste Neurologie vor. Wiederum wurde das Buch komplett überarbeitet und aktualisiert. Dabei möchten wir uns besonders bei den zahlreichen Lesern bedanken, die uns viele wertvolle Hinweise zur Verbesserung gegeben haben. Für alle Autoren besonders ermutigend ist die Akribie, mit der einige Leser Druckfehler aber auch sachliche Unschärfen rückmelden: zeugt dies doch von einem regen Gebrauch der Checkliste in der täglichen Praxis und wohl auch bei der Facharztvorbereitung. Nochmals ganz herzlichen Dank dafür, verbunden mit der Bitte, uns weiterhin Ihre Verbesserungsvorschläge mitzuteilen.

Auch diese dritte Auflage ist ein Buch aus der Praxis für die Praxis. Ein gutes Kitteltaschenbuch muss eine Hilfe im klinischen Alltag darstellen - mit diesem Ziel wurden alle in der Arbeit am und mit dem Patienten benötigten Informationen zur rationalen Diagnostik und Therapie neurologischer Erkrankungen so zusammengestellt, dass sie rasch auffindbar und in die Praxis umsetzbar sind. Diesem Ziel dient auch die neue Seitengestaltung, die unter anderem eine bessere Zugänglichkeit der Abschnittsüberschriften bietet. Damit auch die nonverbalen Anteile der Informationsaufnahme einbezogen werden, haben wir den Wechsel des Layouts dazu genutzt Informationen noch mehr als bisher in Tabellen und Bildern darzustellen. Wir meinen, dass das Buch dadurch auch einfach „schöner" geworden ist und hoffen, dass die Leser zukünftig noch mehr Freude haben werden, in der Checkliste zu lesen. Natürlich wurden zahlreiche fachliche Änderungen vorgenommen: einige Themen sind nun etwas umfangreicher dargestellt, neue Abschnitte wurden aufgenommen. Neben angehenden Neurologen und neurologischen Fachärzten sollen auch neurologisch interessierte Ärzte anderer Fachgebiete von dieser handlungsorientierten Darstellung der Neurologie profitieren.

Auch diese 3. Auflage hätte ohne die Hilfe zahlreicher Personen nicht realisiert werden können. Wir danken erneut den beteiligten Autoren und den genannten Fachbeiräten für ihre kritische Durchsicht der Manuskripte, sowie ganz besonders den Mitautoren, die durch ihre Mitarbeit an den ersten Auflagen den Erfolg des Buches mitgetragen haben. Hier sind A. Bickel, M. Deschauer, K. Eger, A. Haring, K. Hertel, C. Maihöfner, T. Rösel und W. Schulte-Mattler zu nennen. Wiederum sind wir Herrn J. Schubert (Berchtesgaden) und Frau B. Simons (Duisburg) zu Dank verpflichtet.

Natürlich wäre auch diese Auflage nicht ohne die tatkräftige Mithilfe und Unterstützung von Seiten der Mitarbeiter des Georg Thieme Verlags möglich gewesen, dem wir besonders für die großzügige Ausstattung des Buches danken.

Duisburg und Erlangen, Mai 2005 H. Grehl, F. Reinhardt

Anschriften

Prof. Dr. med. Dipl.-Psych. Frank
Erbguth
Klinikum Nürnberg
Neurologische Klinik
Breslauer Straße 201
90471 Nürnberg

Priv.-Doz. Dr. med. Holger Grehl
Evangelisches und Johanniter Klinikum
Neurologische Klinik
Fahrner Straße 133
47169 Duisburg

Dr. med. Torsten Grehl
Ruhr-Universität Bochum
Neurologische Klinik und Poliklinik der
BG Kliniken Bergmannsheil
Bürkle-de-la-Camp-Platz 1
44789 Bochum

Priv.-Doz. Dr. med. Martin Hecht
Universität Erlangen-Nürnberg
Neurologische Klinik mit Poliklink
Schwabachanlage 6
91054 Erlangen

Priv.-Doz. Dr. med. Andrea Jaspert
Neurologische Klinik
Alfried Krupp Krankenhaus
Alfried-Krupp-Str. 21
45117 Essen

Dr. med. Christian Kieser
Krankenhaus Neukölln
Abteilung für Psychiatrie und
Psychotherapie
Rudower Str. 48
12351 Berlin

Dr. med. Jochen Neuberger
Platanenstraße 61
71665 Vaihingen

Dr. med. Stephan Neudecker
Martin-Luther-Universität Halle
Neurologische Klinik und Poliklinik
Ernst-Grube-Str. 40
06097 Halle (Saale)

Priv.-Doz. Dr. med. Frank Reinhardt
Zentrum für Neurologie und
Neurologische Rehabilitation
Klinikum am Europakanal
Am Europakanal 71
91056 Erlangen

Prof. Dr. med. Martin Tegenthoff
Ruhr-Universität Bochum
Neurologische Klinik und Poliklinik der
BG Kliniken Bergmannsheil
Bürkle-de-la-Camp-Platz 1
44789 Bochum

Dr. med. Regina Tröscher-Weber
Abt. für Neuroradiologie
Universitätsklinikum Erlangen
Schwabachanlage 6
91054 Erlangen

Fachbeiräte:

Prof. Dr. D. Claus (Darmstadt)	Neurophysiologie
Prof. Dr. W. Huk (Erlangen)	Neuroradiologie
Dr. M. Kornhuber, Halle (Saale)	Entzündliche Erkrankungen
PD Dr. A. Lindner (Stuttgart)	Muskelerkrankungen
Prof. Dr. H. P. Ludin (St. Gallen)	Neurophysiologie
Prof. Dr. J.-P. Malin (Bochum)	Hirnnerven
Dr. G. Platsch (Erlangen)	Nuklearmedizin
PD Dr. U. Schmid (Zürich)	Neurochirurgie
Prof. Dr. E. Schmutzhard (Innsbruck)	Infektionen
Dr. F. Schröter (Kassel)	Begutachtung
Prof. Dr. H. Wiendl (Würzburg)	Multiple Sklerose
Prof. Dr. J. Wiltfang (Erlangen)	Demenzen
Prof. Dr. S. Zierz, Halle (Saale)	Muskelerkrankungen
Prof. Dr. M. Zimmermann (Duisburg)	Neurochirurgie

Inhaltsverzeichnis

Grauer Teil: Diagnostische Grundlagen, Therapieprinzipien

Grüner Teil: Leitsyndrome und Leitsymptome

Blauer Teil: Neurologische Krankheitsbilder

1 Klinisch-neurologische Untersuchung

1.1 Grundlagen

Notwendige Hilfsmittel

► Reflexhammer, Taschenlampe, Watte oder Papiertuch (feine Berührung, Kornealreflex), Zahnstocher (Schmerzempfinden), Mundspatel (Würgreflex), neurologische Stimmgabel (Vibrationsempfinden), 2 identische und verschließbare Reagenzgläser für heißes und kaltes Wasser (Warm-/Kaltreiz), Augenspiegel, Frenzelbrille, Stethoskop, Blutdruckmessgerät.

◧ *Hinweis:* Gegenstände zur Untersuchung der Spitz-Stumpf-Unterscheidung und Schmerzempfindung bzw. solche mit Kontakt zu Schleimhäuten müssen nach der Untersuchung vernichtet oder sterilisiert werden. Hilfsmittel wie Nadelrad, Metallnadeln etc. sind verzichtbar und auch aus hygienischen Gründen obsolet (sofern sie nicht sterilisiert werden).

Untersuchungsschema

1. **Anamnese, Fremdanamnese:** Sie steht am Beginn der neurologischen Untersuchung. Eine verkürzte Notfall-Anamnese muss sobald wie möglich komplettiert werden. Bereits während der Anamnese auf äußerlich erkennbare Besonderheiten sowie psychische Auffälligkeiten achten.
2. **Praktikabler Gesamtstatus:** Ein vollständiger neurologischer Gesamtstatus ist unverzichtbar. Er muss wesentliche Funktionen prüfen, aber vom Umfang her praktikabel sein (am besten nach einem gleichbleibenden Schema, um Vollständigkeit zu sichern), s. Tab. 1.1.
3. **Symptom-orientierte Untersuchungen:** Bei lokalisierten Läsionen als Ergänzung zum Gesamtstatus (*cave* niemals als Ersatz!).

Beurteilung der klinischen Befunde

1. **Pathologische Befunde sammeln:** Eine sichere Differenzierung zwischen pathologischen und normalen Einzelbefunden ist notwendig. Dabei sollte man sich nicht scheuen, eine (z.B. Reflex-) Untersuchung mehrfach durchzuführen. Gelingt die Zuordnung trotzdem nicht, müssen fragliche Befunde als *unsicher* und *nie als leichtgradig* gekennzeichnet werden.
2. **Pathologische Befunde als Syndrom zusammenfassen** (z.B. inkomplette sensomotorische Halbseitensymptomatik links).
3. **Syndrome topisch zuordnen** (z.B. kortikale Läsion rechts).

◧ *Hinweis:*
   • Diese Abfolge sollte grundsätzlich immer eingehalten werden. Am Anfang kann es sogar durchaus sinnvoll sein, die Schritte 1–3 getrennt nacheinander schriftlich zu fixieren.
   • Manchmal ist es besser, die pathologischen Befunde ohne Beisein des Patienten zusammenzufassen, einem Syndrom zuzuordnen und bei verschiedenen Möglichkeiten der Zuordnung weiterführende klinische Untersuchungen schriftlich aufzulisten und dann am Patienten durchzuführen.

4. **Überlegungen zur Ätiologie und Differenzialdiagnose** anschließen (z.B. Hirninfarkt rechts) – *Zusatzdiagnostik:*
   • *Weitere* **syndromatische** Einordnung: Neurophysiologische Zusatzuntersuchungen (meist keine ätiologische Zuordnung möglich).
   • *Weitere* **ätiologische** Einordnung (Beispiele): Lumbalpunktion, Laboruntersuchungen, Biopsie, bildgebende Verfahren. *Cave:* Stimmt die syndromatisch-topi-

Tabelle 1.1 · Schema zur orientierenden klinisch-neurologischen Untersuchung

Kopf und HWS: Passive Beweglichkeit der HWS (Meningismus?), Kalottenklopfschmerz?

Hirnnerven:

- **I:** Geruchs- Geschmacksvermögen (ggf. erfragen)
- **II:** Fingersehen, vorlesen lassen (ggf. erfragen), fingerperimetrische Gesichtsfeldbestimmung
- **III, IV, VI:** Lichtreaktion der Pupillen. Spontane Bulbusstellung, Nystagmus, Folgebewegungen (Sakkadierung?), Abweichen oder Zurückbleiben eines Auges, Doppelbilder?
- **V:** Sensibilität für Berührung und Schmerz im Gesicht im Seitenvergleich (Stirn, Wange, Kinn), Kornealreflex. Zähne zusammenbeißen lassen, dabei M. masseter im Seitenvergleich tasten, Kraft prüfen
- **VII:** Stirnrunzeln, Naserümpfen, Zähnezeigen, Pfeifen. Beim Sprechen auf seitendifferente Mimik achten
- **VIII:** Fingerreiben bds. im Seitenvergleich, (vestibuläre Funktion später bei Koordinationsprüfung)
- **IX, X:** Stellung des Gaumensegels in Ruhe, Abweichung beim Würgereflex?
- **XI:** Drehen des Kopfes und Heben der Schultern gegen Widerstand
- **XII:** Zungensymmetrie (Atrophie?) in Ruhe, Abweichen beim Herausstrecken, Fibrillation

Motorik:

- *Obere Extremitäten (Patient sitzt an der Bettkante):*
  - Armvorhalteversuch (AVV): Absinken eines Armes oder Pronation einer Hand?
  - Pareseprüfung: Zumindest Schulterhebung in 90°-Stellung, Armbeugung und -streckung, Hand- und Fingerbeugung/-streckung/-spreizung. Angabe in Kraftgraden (s. Tab. 1.3), Seitendifferenzen, Atrophien?
  - Muskeltonus (passiv unregelmäßig Arm beugen)
  - Muskeleigenreflexe: BSR, TSR, RPR, Trömner-Zeichen
- *Rumpf (Patient liegt):* Aufsetzen ohne Hilfe der Hände, Bauchhautreflexe
- *Untere Extremitäten* (Patient in Rückenlage):
  - Beinvorhalteversuch (BVV)
  - Lasègue
  - Pareseprüfung: Zumindest Hüftbeugung, -streckung, -adduktion, Kniebeugung und -streckung, Fuß- und Zehenhebung/-senkung
  - Muskeltonus (passiv unregelmäßig Bein beugen)
  - Muskeleigenreflexe: PSR, ASR, ADR
  - Pyramidenbahnzeichen (Zeichen der Babinski-Gruppe)

Sensibilität: Berührung, Schmerz, Vibration (Großzehen-/Daumengrundgelenk) und Lage (Großzehe, Daumen)

Koordination: Finger-Nase-Versuch (FNV); Knie-Hacke-Versuch (KHV), Diadochokinese, (Patient steht) Romberg- und Unterberger-Versuch

---

sche Zuordnung nicht, werden auch diese Zusatzuntersuchungen bestenfalls sinnlos und unwirtschaftlich, eventuell sogar unnötig gefährdend für den Patienten sein und verwirrende Zufallsbefunde generieren – z.B. ist ein zerebrales CT bei einer Armplexusläsion sinnlos!.

1.2 Befunderhebung

Anamnese

▶ **Aktuelle Anamnese:**
- *Was:* Art und Charakter der Beschwerden?
- *Wann* haben die Beschwerden begonnen?
- *Wo* sind die Beschwerden lokalisiert?
- *Wie ist der Verlauf* seither?
  - Konstant vorhanden, zu- oder abnehmend?
  - Rezidivierend? (Beginn, Dauer und Ende einer Episode, Häufigkeit).
  - Besserung/Verschlechterung – wodurch bedingt?
▶ **Allgemeinanamnese:** Vorerkrankungen, Operationen?
▶ **Vegetative Anamnese:** Schlaf, Blasen-/Mastdarm-/Sexualfunktion (S. 21).
▶ **Medikamentenanamnese:** Welche Medikamente wann und für welchen Zeitraum, Drogen (v. a. Nikotin, Alkohol)?
▶ **Familienanamnese:** Erkrankungen bei Blutsverwandten?
▶ **Sozialanamnese, Biographie:** Beruf, Familie?
▶ **Fremdanamnese** bei Bewusstseinsstörungen, Anfallsleiden, unklaren Schilderungen, bei der Frage nach Verhaltensänderungen.

Allgemeine Inspektion

▶ **Fehlbildungen, Fehlhaltung:** z. B. Tortikollis, Beckenschiefstand, Scapula alata, Skoliose, Fußdeformitäten (z. B. Hohlfuß), Minderwuchs (auch einzelner Gliedmaßen).
▶ **Hautveränderungen:** z. B. Fibrome, Café-au-lait-Flecken, Adenoma sebaceum, starkes Schwitzen, trophische Veränderungen, Pigmentierung.
▶ **Gelenke:** z. B. Schwellung, Deformierung, Dislokation.
▶ **Augen:** z. B. Kayser-Fleischer-Ring (S. 511), Katarakt, Exophthalmus.
▶ **Muskulatur:** z. B. lokalisierte Muskelatrophien/-hypertrophien, Faszikulationen.
▶ **Unwillkürliche Bewegungen:** z. B. Tremor, Dystonie, Athetose, Ballismus.
▶ **Gangbild** (Beispiele; vgl. S. 247): Auf Schrittlänge, Flüssigkeit der Bewegung, Gleichgewicht, Mitbewegung der Arme achten.
- Flüssig, gute Mitbewegung der Arme → Normalbefund.
- Stampfend, Beine am Boden haftend, evtl. Zirkumduktion des Beines, bei Aufsetzen der Füße spontanes Babinski-Zeichen → bei Spastik.
- Unsicher, breitbasig, schwankend → bei Ataxie.
- Kleinschrittig, nach vorne gebeugt → bei Parkinson Syndrom.
- Ungewöhnliches Anheben der Knie, Storchengang → bei Fußheberparese.
- Wurmförmige Mitbewegungen der Hände → bei extrapyramidalen Syndromen.

Psychischer Befund

▶ Bewusstseinslage, Vigilanz (Wachheit).
▶ Merkfähigkeit, Aufmerksamkeit, Konzentration (ggf. erfragen bzw. Fremdanamnese).
▶ Orientiertheit zu Person, Ort, Zeit, Situation.
▶ Interaktion, Kontakt (z. B. ablehnend, verschlossen, extrovertiert).
▶ Antriebsverhalten, Psychomotorik (z. B. unruhig, impulsiv, maniert).
▶ Kontrolle, Steuerung (z. B. impulsiv, sprunghaft).
▶ Wahrnehmungsstörungen (z. B. Halluzinationen, Illusion).
▶ Stimmungslage.

Kopf

▶ **Kopfform und -größe:** Fehlbildungen (z.B. Mikrokranie, Turmschädel, Kielschädel), Asymmetrien, Akromegalie.

▶ **Kalottenklopfschmerz:** Die Schädelkalotte mit den Fingerspitzen beider Hände beklopfen. Schmerzen bei Frakturen oder anderen ossären Läsionen.

▶ **Abtasten der Kalotte:** Ossäre Veränderungen, Knochenlücke (Pulsation)?

▶ **Nervenaustrittspunkte (NAP):** N. supra- und infraorbitalis, N. mentalis druckdolent als möglicher Hinweis auf Sinusitis oder Nervenreizung.

▶ **Auskultation der Aa. carotidae und subclaviae:** Strömungsgeräusch als Hinweis auf Stenosierung (*cave* nur sehr geringe Sensitivität!).

Hirnnerven

▶ **N. olfactorius (I), s. S. 594:**
- Geruchs- und Geschmacksvermögen erfragen und seitengetrennt bei geschlossenen Augen mit Aromastoffen (z.B. Kaffee, Vanille, Zimt) prüfen. Wird Geruchsstoff nicht spezifiziert aber von Leerprobe abgegrenzt, so ist Befund normal. Können nur stark riechender Stoff (z.B. Asa foetida) und Leerprobe nicht differenziert werden, liegt eine Anosmie vor.
- Bei Anosmie Gegenprobe mit Salmiak (Trigeminusreizstoffe):
  - Salmiak wird erkannt, Geruchsstoffe nicht: Echte Anosmie.
  - Salmiak *und* Geruchsstoffe werden nicht erkannt: Affektion der Nasenschleimhaut oder psychogene Störung.
- ◼ *Hinweis:* Patienten klagen bei Riechstörung primär meist über Störung des Geschmacksempfindens.

▶ **N. opticus (II), s. S. 595:**
- *Orientierende Visusprüfung:* Semi-quantitativ (nur bei ausgeprägteren Störungen sinnvoll). Lesen großer Buchstaben, Fingerzählen, Wahrnehmen der bewegten Hand oder von Lichtschein. Quantitativ mit Leseprobentafeln (dabei Ausgleich von Refraktionsanomalien).
- *Fingerperimetrische Gesichtsfeldbestimmung :* Prüfung zunächst an beiden Augen, dann ggf. monokulär. Der Patient ist ca. 1 m vom Untersucher entfernt und fixiert die Nase des Untersuchers. Isolierte Fingerbewegungen des Untersuchers seitlich in den einzelnen Quadranten sollen wahrgenommen werden. Auch simultane, beidseitige Reize testen wegen Unaufmerksamkeitshemianopsie („Neglect": gute Wahrnehmung isolierter Reize, Auslöschphänomen auf der pathologischen Seite bei simultanen Reizen). Das eigene Gesichtsfeld dient als Kontrolle.
- *Beurteilung des Augenhintergrundes* mit Ophthalmoskop (Funduskopie):
  - *Vorgehen:* Das rechte Auge des Patienten mit dem eigenen rechten Auge untersuchen (und umgekehrt). Der Patient fixiert einen Punkt in der Ferne (Punkt in dunkler Umgebung fixieren lassen). Möglichst kein Mydriatikum (sonst vorher ausreichende Testung der Pupillenreaktion). Der Untersucher blickt durch das Sichtfenster des Ophthalmoskops und nähert sich etwas von lateral kommend dem Auge des Patienten so nah wie möglich, bis Gefäßstrukturen sichtbar werden. Gegebenenfalls am Rändelrad die Schärfe einstellen (bzw. eventuell schon primär Refraktionswerte des Patienten einstellen).
  - *Beurteilung:* Aus neurologischer Sicht Beurteilung der Papille besonders wichtig (normal [scharf begrenzt, nicht erhaben, rötlich-gelb gefärbt], prominent [Angabe in Dioptrien], Atrophie, Anomalie, Symmetrie der Befunde?), Gefäße (z. B. Kaliberschwankungen)? Blutungen? Makularegion?
- *Beurteilung der Pupillenreaktion:* Bei Optikusläsionen kann es zu afferenter Pupillenstörung kommen (S. 213). Afferente Pupillenstörung macht in der Regel keine Anisokorie. Prüfung der Pupillenreaktion auf Licht (und Konvergenz, s.u. und S. 213). Bei Beleuchtung des kranken Auges verzögerte Lichtreaktion bds.

▶ **N. oculomotorius (III), N. trochlearis (IV), N. abducens (VI), s. S. 599 ff.:**
- *Lidspalten:* Seitengleich mittelweit? (Erweiterung z. B. bei Exophthalmus und Parese des M. orbicularis oculi, zur DD der Verengung/Ptosis s. S. 229).
- *Spontane Bulbusstellung:*
  - Normal: Parallel und geradeaus gerichtet.
  - Konjugiert abgewichen (=Deviation conjugée), Strabismus divergens oder convergens?
  - Strabismus paralyticus bei Augenmuskelparesen mit Angabe von Doppelbildern? → weiteres Vorgehen s. S. 218.
- *Folgebewegungen (Sakkadierung beachten!):* Dazu den Finger oder eine Taschenlampe in die Hauptblickrichtungen bewegen (oben, unten, links, rechts, schräg oben/unten) → bleibt ein Auge zurück, treten Doppelbilder auf?
- *Nystagmus beachten:* Der Patient bewegt seinen Kopf nicht und blickt abwechselnd auf die seitlich gehaltenen Zeigefinger des Untersuchers (dabei den Abstand der Finger variieren) → Hypermetrie, Hypometrie, Nystagmus? In Endstellung jeweils auf Endstellnystagmus achten (erschöpflich?) sowie auf Abweichen oder Zurückbleiben eines Auges.
- *Pupillenreaktion:*
  - *Normal:* Mittelweit, seitengleich, rund, mit prompter Licht- und Konvergenzreaktion.
  - *Lichtreaktion* (direkt und konsensuell): Licht (Taschenlampe/Ophthalmoskop) von der Seite (das kontralaterale Auge nicht beleuchten!) an die Pupille führen und die Pupillenreaktion beider Augen beobachten. Zur Interpretation der Befunde s. S. 213 ff.
  - *Konvergenzreaktion:* Der Patient fixiert zunächst einen entfernten Punkt (1 m) im Zimmer, dann auf Kommando den Zeigefinger des Untersuchers in ca. 10 cm Entfernung. Physiologischerweise kommt es zur Konvergenz der Bulbi und zur Pupillenverengung.

▶ **N. trigeminus (V), s. S. 602:**
- *Sensibilitätsprüfung:* Applikation feiner Berührungen immer im Seitenvergleich, außerdem Prüfung des Temperatursinnes (dissoziierte Störung spricht für zentrale Läsion im Tractus oder Nucleus spinalis).
  - ◳ *Hinweis:* Versorgungsgebiet des 1. Astes endet nicht am Haaransatz, sondern geht bis zum Hinterkopf. Sensibilitätsstörung im 1. Ast kann durch pathologischen Kornealreflex (s. u.) objektiviert werden. Nervenaustrittspunkte prüfen (S. 4).
- *Motorikprüfung:* Zähne zusammenbeißen lassen, dabei M. masseter und M. temporalis im Seitenvergleich palpieren, Kraft prüfen (durch Druck auf das Kinn versuchen, den Mundschluss zu überwinden).
- *Geschmacksprüfung:* Mit Watteträgern und entsprechendem Geschmacksstoff seitengetrennt am Zungenrand.
- *Reflexe:*
  - *Kornealreflex* (Afferenz N. V_1, Efferenz N. VII): Berühren der *Kornea* von der Seite mit ausgezogenem Watteträger führt zu Lidschluss. Beidseitiges Fehlen der Reflexantwort spricht für Läsion des N. V auf der geprüften Seite. Fehlen oder Verzögerung einer Antwort konstant auf einer Seite – unabhängig von der geprüften Seite – spricht für N.-VII-Läsion.
  - ◳ *Hinweis:* Nicht Konjunktiva, sondern Kornea berühren, da bei Konjunktiva Reflex seitendifferent oder nicht auslösbar sein kann. Watteträger darf nicht vorher gesehen werden, da sonst Blinkreflex optisch ausgelöst wird.
  - *Masseterreflex* (Muskeleigenreflex, afferent und efferent über N. V): Mund leicht öffnen lassen (möglichst entspannt!). Dann Schlag auf den auf das Kinn aufgelegten Untersucher-Finger. Als Reflexantwort kommt es zum Kieferschluss.

– *Orbicularis-oculi-Reflex:* Beklopfen der Stirn mit Finger oder Reflexhammer führt bds. zu Kontraktion des Muskels. Gleiches gilt für elektrische Reizung des N. supraorbitalis (siehe „Blinkreflex" S. 44).

▶ ● **N. facialis (VII), s. S. 605:**
- *Anamnese:* Hyperakusis, Geschmacksstörung?
- *Inspektion:* Gesichtsasymmetrie, differente Lidspaltenweite, verstrichene Stirnfalten oder Nasolabialfalte. Beim Sprechen auf seitendifferente Mimik achten.
- *Auffordern* zum Stirnrunzeln (erfolgt beim Blick maximal nach oben automatisch), Augen zusammenkneifen (Wimpern sind dann i.d.R. nicht mehr sichtbar), Naserümpfen, Zähnezeigen, Pfeifen.
- *Geschmack* der vorderen $^2/_3$ der Zunge (erfragen, ggf. Testung).

▶ ● **N. cochlearis** des N. vestibulocochlearis (VIII), S. 609:
- *Orientierende Hörprüfung* (vgl. S. 235):
  - Fingerreiben, Flüstern im Seitenvergleich.
  - *Weber-Versuch:* Schwingende Stimmgabel (440 oder 512 Hz) auf Stirnmitte, Nasenrücken oder Schädelmitte aufsetzen.
  → Keine Lateralisation: Normales Hörvermögen, symmetrische Schallleitungsschwerhörigkeit oder symmetrische Innenohrschwerhörigkeit.
  → Lateralisation: Lauter im schlechter hörenden Ohr (= Weber *negativ*) → einseitige (oder einseitig prominente) Schallleitungsschwerhörigkeit; lauter im besser hörenden Ohr (= Weber *positiv*) → reine oder überwiegende Innenohrschwerhörigkeit des Gegenohres.
  - *Rinne-Versuch:* Schwingende Stimmgabel (s.o.) zunächst auf Mastoid aufsetzen (Knochenleitung), bis der Ton ausklingt. Dann vor das Ohr halten (Luftleitung).
  → Weiterhin kein Ton hörbar → Knochenleitung besser als Luftleitung → Schallleitungsschwerhörigkeit (= Rinne *negativ*).
  → Ton wieder hörbar → Luftleitung besser oder genauso gut wie Knochenleitung → Innenohrschwerhörigkeit (= Rinne *positiv*).
  - *Differenzierung Schallleitungs-/Perzeptionsstörung:* s. Tab. 1.2.

▶ ● **N. vestibularis** des N. vestibulocochlearis (N. VIII), S. 609:
- *Suche nach Nystagmus* (S. 222): Spontan und beim Blick in 4 verschiedene Blickrichtungen. Endstellnystagmus nur in extremer Blickstellung, der bei Augenbewegung zurück um 10 Grad sistiert, ist nicht pathologisch. Untersuchung auch unter Frenzel-Brille (Aufhebung der Fixation durch Beleuchtung der Brille, Lupeneffekt der Gläser verhindert Scharfsehen), Untersuchung in abgedunkeltem Raum.
- *Lageprüfung und Lagerungsprüfung* (S. 239, gutartiger Lagerungsschwindel).
- *Gleichgewichtsprüfungen* (S. 20): Romberg-Test, Blind- und Strichgang, Unterberger-Tretversuch, Sterngang.
- *Positionsversuch, Bárány-Zeigeversuch:* S. 21.

Tabelle 1.2 · Klinische Differenzierung zwischen Schallleitungs- und Perzeptionsstörung

	Schallleitungsschwerhörigkeit	Innenohrschwerhörigkeit
Hörvermögen	vermindert, aber nie vollständig taub	vermindert oder taub
Rinne	pathologisch	normal
Weber	zum kranken Ohr lateralisiert	zum gesunden Ohr lateralisiert
sonstiges		Frage nach Tinnitus, Auskultation zur Frage eines hörbaren Ohrgeräusches (z. B. pulssynchron bei AV-Fistel)

► **N. glossopharyngeus (IX), S. 610:**
  - *Sensible Komponente:* Oberer Teil des Pharynx (→ afferenter Schenkel des Würgreflexes) und Mittelohr. Mit einem Mundspatel Berührungsempfindung testen und damit den *Würgreflex* auslösen. Dabei die reflektorische Hebung der Uvula beobachten (s.u.).
  - *Sensorische Komponente:* Geschmacksempfindung vom hinteren Zungendrittel und Gaumen.
► **N. vagus (X), S. 612:**
  - Motorische Versorgung des Gaumensegels → efferenter Schenkel des Würgreflexes (s.o.). Bei Gaumensegelparese weicht die Uvula zur gesunden Seite hin ab (= Kulissenphänomen).
  - Anamnestisch evtl. Regurgitation von Flüssigkeiten aus der Nase.
  - Heiser wirkende Stimme, erschwertes Husten und Schlucken?
► **N. accessorius (XI), S. 613:**
  - *Inspektion:* Muskelrelief der Schultern (Atrophie, Scapula alata?).
  - *Kraftprüfung:*
    - *M. sternocleidomastoideus:* Drehen des Kopfes zur Gegenseite (Mitinnervation des Muskels aus Plexus cervicalis ist funktionell unbedeutend) und
    - *M. trapezius:* Heben der Schultern gegen Widerstand.
► **N. hypoglossus (XII), S. 614:**
  - Zunge entspannt in Mundhöhle liegen lassen: Faszikulationen/Fibrillationen?
  - Zunge herausstrecken lassen: Symmetrisch, Atrophien? Bei einer Parese weicht die Zunge beim Herausstrecken zur Seite der Parese ab.

Wirbelsäule

► **Klopfschmerz:** Die Dornfortsätze der Wirbelsäule werden der Reihe nach vorsichtig mit dem Reflexhammer beklopft. Bei lokalen entzündlichen Prozessen (z. B. Diszitis, Wirbelkörperosteomyelitis) umschriebener Klopfschmerz.
► **Stauchungsschmerz:** Im Stehen oder im geraden Sitzen durch Druck auf den Kopf die Wirbelsäule axial stauchen.
► **Haltung:** Skoliose? Normale Lendenlordose und Brustkyphose?
► **Beweglichkeit:**
  - *HWS:* Beim Blick geradeaus den Kopf des Patienten passiv nach rechts und links drehen. Bei Bedarf kann die Beweglichkeit in Grad (z. B. nach der Neutral-Null-Methode 60 – 0 – 60) angegeben werden. Zusätzlich kann in maximaler Reklination vorwiegend die Rotationsbeweglichkeit der oberen Wirbelkörper (auch atlanto-okzipital Gelenk), in Inklination die der unteren Wirbelkörper der HWS beurteilt werden.
  - *LWS:* Vorwärtsbeugung und Wiederaufrichtung, Seitwärtsneigung.

Meningeale Reizzeichen/Dehnungszeichen

► **Prinzip, Aussage:** Bei Reizung der Meningen durch entzündliche Prozesse, subarachnoidale Blutungen, aber auch durch eine Meningeosis neoplastica kann die Dehnung der Meningen schmerzhaft sein.
► **Untersuchungsablauf:**
  - *Allgemeine Meningismusprüfung:* Der Patient liegt entspannt mit gestreckten Beinen. Den Kopf passiv beugen (Kinn in Richtung Sternum bewegen) → bei *Meningismus* treten Schmerzen auf und eine weitere Kopfbeugung wird durch reflektorische muskuläre Anspannung behindert.
  - *Brudzinski-Zeichen:* Zusätzliches Anbeugen der Beine in Hüft- und Kniegelenken zur Entlastung der meningealen Spannung.
  - *Lhermitte-Zeichen:* Zusätzlich kribbelnde oder elektrisierende Missempfindungen paravertebral und in die Extremitäten ausstrahlend. Ein positives Lhermitte-

Zeichen tritt eher bei chronischer meningealer Entzündung (typisch bei Multipler Sklerose) oder auch spinalen Raumforderungen im HWS-Bereich auf.

■ *Cave:*
- Bei verminderter HWS-Beweglichkeit (Spondylarthrose) können endgradig Schmerzen auftreten, die im Einzelfall nicht immer von einem leichten Meningismus zu unterscheiden sind. Andererseits besteht nicht bei jeder Meningitis ein Meningismus. Im Zweifelsfall muss immer eine Lumbalpunktion/Liquoranalyse erfolgen.
- Da der Meningismus einer schmerzbedingten reflektorischen Muskelanspannung entspricht, fehlt er bei starker Analgesie, tiefem Koma oder Muskelrelaxation.

Lumbale Nervendehnungszeichen

▸ **Prinzip, Aussage:** Durch Dehnung von proximalen, lumbalen Nervenstämmen treten bei vorbestehender Reizung der Nerven Schmerzen auf. Häufigste Ursache: Lumbaler Bandscheibenvorfall, seltener entzündliche Prozesse der entsprechenden Nervenabschnitte.

▸ **Untersuchungsablauf:**
- *Lasègue-Zeichen* (Ischiadikus-Dehnungszeichen → Wurzeln L5/S1):Der Patient liegt entspannt in Rückenlage mit gestreckten Beinen. Die passive Beugung jeweils eines gestreckten Beines bewirkt bei positivem Lasègue deutliche in das Bein ausstrahlende Schmerzen (zur Beschreibung z. B. „Lasègue rechts bei 40° positiv"). *Cave:* Leichte ziehende Schmerzen an der Oberschenkelrückseite sind ab etwa 70° nahezu immer auslösbar und kein Nervendehnungszeichen!
- *Bragard-Zeichen:* Bei positivem Lasègue-Zeichen (s.o.) das Bein so weit absenken, bis die Schmerzen nachlassen. In dieser Stellung passiv den Fuß dorsalflektieren → es kommt zur erneuten Zunahme der Schmerzen.
- *Kernig-Zeichen:* Ein Bein in Hüfte und Knie um 90° beugen. Bei unveränderter Hüftbeugung führt die Kniestreckung zu Schmerzen.
- *Umgekehrtes Lasègue-Zeichen:* In Seiten- oder Bauchlage jeweils einen Fuß so zum Gesäß des Patienten führen, dass es zur Kniebeugung und Hüftüberstreckung kommt. Hierbei werden die ventral gelegenen Nerven gedehnt (N. femoralis) sowie bevorzugt die Wurzeln L3/4. *Cave:* Schmerzen treten auch bei einer Arthrose der Iliosakralgelenke auf.

■ *Cave:* Nicht jeder Schmerz bei diesen Manövern ist durch die Nervendehnung bedingt (DD z.B. Koxarthrose, Bursitis trochanterica, Psoasabszess). Bei V.a. Hüftaffektion bietet sich dann das Kernig- oder Bragard-Zeichen an: Da hierbei das Hüftgelenk nicht bewegt wird, treten trotz weiterer Dehnung der Nerven keine Schmerzen auf. Gegebenenfalls Hüftbeweglichkeit (Rotation) oder Klopf-/Druckschmerz über Trochanter major (Bursitis?) prüfen. Bei einem Psoasprozess fällt häufig eine Schonhaltung mit leichter Hüftbeugung auf, schmerzhaft ist besonders eine plötzliche Psoasanspannung (Untersucher hebt das Bein am liegenden Patienten an und gibt es plötzlich frei, der Patient versucht den Fall abzufangen).

Kraftprüfung

▸ **Extremitäten – Bewegungen gegen Widerstand:**
- Den Patienten auffordern, eine bestimmte Bewegung (z. B. „Arm beugen") gegen den Widerstand des Untersuchers auszuführen. Dabei sollte eher die Haltekraft am Endpunkt der Bewegung als die Initialkraft zu Beginn der Bewegung geprüft werden (z.B. am gebeugten Unterarm ziehen, nicht in Streckstellung Beugung verhindern).

- Immer im Seitenvergleich sowie anhand einer Schätzskala beurteilen. Verschiedene Skalen sind in Gebrauch, wie die **M**edical-**R**esearch-**C**ouncil-**S**kala (von 0 – 5) oder die *Parese-Skala* (Paresegrad 0 – 6), die vergleichend in der Tab. 1.3 dargestellt sind.
- ◻ *Nomenklatur:* Eigentlich sollte an Stelle von *Paresegraden* besser von *Kraftgraden* gesprochen werden, da „Grad 0" „keine Muskelkraft" und *nicht* „keine Parese" bezeichnet. *Parese* bezeichnet allgemein eine Lähmung, daher kann hier auch eine Graduierung erfolgen. *Plegie* kennzeichnet dagegen immer eine vollständige Parese, die Bezeichnung „hochgradige Plegie" o.ä. ist deshalb sinnlos.
- Differenziert dokumentieren (z.B. mit einem Schema wie in Tab. 1.4, auch Muskelatrophien!). Bei pathologischen Befunden oder primärem Verdacht auf eine umschriebene Schädigung werden entsprechend zusätzliche Muskeln untersucht.
- Im Einzelfall müssen umfassende Darstellungen von peripherer Innervation und deren Varianten zu Rate gezogen werden.

Tabelle 1.3 · **Skalen zur Quantifizierung der Muskelkraft**

MRCS	PG	Bedeutung
0	0	keine Muskelaktivität (Plegie)
1	1	Muskelzuckung ohne Bewegungseffekt
2	2	Bewegung unter Ausschaltung der Schwerkraft möglich
3	3	Bewegung gegen die Schwerkraft möglich
4	4	Bewegung gegen mäßigen Widerstand möglich
4 – 5	5	Bewegung gegen deutlichen Widerstand möglich
5	6	normale Kraft

MRCS = medical research council scale; PG = Paresegrad

▶ **Vorhalteversuche:**
- *Prinzip:* Armvorhalteversuch (AVV) und Beinvorhalteversuch (BVV) sind ebenfalls Tests der Motorik und *nicht* der Koordination. Das Absinken von Arm oder Bein spricht für eine (wenn auch geringe) Parese der entsprechenden Extremität.
- *AVV-Durchführung:*
  - Bei geschlossenen Augen Arme gestreckt (> 10 sek) vorhalten, die Handflächen nach oben gedreht, die Finger leicht gespreizt. Die Hände dürfen sich nicht berühren.
  - Pathologisch ist eine langsame Pronation ohne oder mit trägem Absinken des Armes. Bei einer sehr diskreter Parese ist auch ein langsames Anheben des Armes oder ein einseitiges Schweregefühl möglich. Pathologische Befunde immer reproduzieren!
- *BVV-Durchführung:*
  - Bei geschlossenen Augen Beine mit 90°-Beugung in Hüft- und Kniegelenk vorhalten (> 10 sek). (Durch eine Hüftbeugung > 90° kann der Kraftaufwand verringert werden, sodass der BVV auch von älteren Patienten durchführbar ist.)
  - Pathologisch ist ein langsames Absinken eines Unterschenkels bzw. Beines. Bei diskreter Parese evtl. Schweregefühl.
▶ **Rumpf:** Liegenden Patienten ohne Hilfe der Hände aufsetzen lassen.

Klinisch-neurologische Untersuchung

Tabelle 1.4 · Pareseprüfung

Funktion	Hauptmuskel	Wurzel	Nerv
obere Extremität			
Schulterelevation	M. trapezius	C3 – C4,	N. accessorius (N. XI)
OA-Elevation (> 60°)	M. deltoideus	C5 – C6	N. axillaris
OA-Abduktion	M. supraspinatus	C4 – C6	N. suprascapularis
OA-Innenrotation	M. subscapularis	C5 – C6	N. subscapularis
OA-Außenrotation	M. infraspinatus	C4 – C6	N. suprascapularis
Skapula-Adduktion an Wirbelsäule	Mm. rhomboidei	C3 – C5	N. dorsalis scapulae
Arm-Retroversion	M. teres major	C5 – C6	N. subscapularis
Arm-Anteversion	M. serratus anterior	C5 – C7	N. thoracicus longus
Hände aneinanderpressen	M. pectoralis major	C5 – Th1	Nn. pectorales
Armbeugung in Supination	M. biceps brachii	C5 – C6	N. musculocutaneus
Armbeugung in Mittelstellung	M. brachioradialis	C5 – C6	N. radialis
Supination bei gestrecktem Ellenbogen	M. supinator	C5 – C7	N. radialis
Armstreckung	M. triceps brachii	C7 – Th1	N. radialis
Handstreckung (Radialabduktion)	M. extensor carpi radialis	C6 – C8	N. radialis
Handstreckung (Ulnarabduktion)	M. extensor carpi ulnaris	C6 – C8	N. radialis profundus
Fingerstreckung im Grundgelenk	M. extensor digitorum communis	C7 – C8	N. radialis profundus
Daumenabduktion (Grundphalanx)	M. abductor pollicis longus	C7 – C8	N. radialis profundus
Extension prox. Daumenphalanx	M. extensor pollicis brevis	C7 – C8	N. radialis profundus
Extension dist. Daumenphalanx	M. extensor pollicis longus	C7 – C8	N. radialis profundus
Zeigefingerextension	M. extensor indicis	C7 – C8	N. radialis profundus
Pronation von Unterarm/Hand	Mm. pronatores	C5 – Th1	N. medianus
Handbeugung (Radialabduktion)	M. flexor carpi radialis	C6 – C8	N. medianus
Handbeugung (Ulnarabduktion)	M. flexor carpi ulnaris	C8 – Th1	N. ulnaris
Beugung der Mittelphalangen	M. flexor digitorum superficialis	C7 – Th1	N. medianus
Beugung der Endphalangen Dig. II + III	M. flexor digitorum prof. II + III	C7 – C8	N. medianus

Tabelle 1.4 · Fortsetzung

Funktion	Hauptmuskel	Wurzel	Nerv
obere Extremität			
Beugung der Endphalangen Dig. IV + V	M. flexor digitorum prof. IV + V	C8 – Th1	N. ulnaris
Beugung der distalen Phalanx des Daumens	M. flexor pollicis longus	C7 – Th1	N. medianus
Beugung der Grundphalanx des Daumens	M. flexor pollicis brevis	C7 – C8	N. medianus
Abduktion Metacarpale I	M. abductor pollicis brevis	C7 – C8	N. medianus
Opposition Daumen gegen kleinen Finger	M. opponens pollicis	C7 – C8	N. medianus
Daumenadduktion	M. adductor pollicis	C8 – Th1	N. ulnaris
Kleinfingerabduktion	M. abductor digiti V	C8 – Th1	N. ulnaris
Fingerspreizung	Mm. interossei	C8 – Th1	N. ulnaris
Fingerbeugung im Grundgelenk, Streckung im Mittel- und Endgelenk	Mm. lumbricales	C8 – Th1	N. medianus (Dig. I + II), N. ulnaris (Dig. III–IV)
untere Extremität			
Hüftbeugung	M. iliopsoas	L1 – L3	N. femoralis
Hüftstreckung	M. glutaeus maximus	L5 – S2	N. glutaeus inferior
Beinabduktion	M. glutaeus medius + minimus	L4 – S1	N. glutaeus superior
Beinadduktion	Mm. adductores + gracilis	L2 – L4	N. obturatorius
Kniebeugung	M. biceps femoris, semitendinosus, -membranosus	L5 – S2	N. ischiadicus
Kniestreckung	M. quadriceps femoris	L2 – L4	N. femoralis
Fuß-Plantarflexion	M. triceps surae	L5 – S2	N. tibialis
Fuß-Dorsalextension	M. tibialis anterior	L4 – L5	N. peronaeus profundus
Fuß-Inversion	M. tibialis posterior	L5 – S1	N. tibialis
Fußeversion	Mm. peronaei	L5 – S2	N. peronaeus superficialis
Zehenbeugung	M. flexor digitorum longus	L5 – S2	N. tibialis
Zehenhebung/-streckung	M. extensor digitorum longus + brevis	L5 – S2	N. peronaeus profundus
Großzehenhebung	M. extensor hallucis longus	L4 – L5	N. peronaeus profundus

Tonusprüfung

▶ **Durchführung:**
- *Allgemein:* Bei möglichst vollständiger Entspannung der Extremität unrhythmische passive Wechselbewegungen durchführen: Flexion/Extension üblicherweise am Ellenbogen-, Knie- und Handgelenk (hier auch Pro-/Supination möglich → besonders sensitiv bei Zahnradphänomen!).
- *Froment-Test* (zur Verdeutlichung eines subklinischen Rigors): Während der Tonusprüfung (s.o.) soll der Patient den freien Arm heben und Fingerbewegungen durchführen (z.B. auch kräftiger Faustschluss).
- *Pendeltest* (zur Beurteilung von Tonusunterschieden im Seitenvergleich):
  - Arme: Den stehenden Patienten an den Schultern fassen und ihn leicht hin und her drehen. Dabei die Bewegungs-Amplitude der Arme beobachten.
  - Beine: Der Patient sitzt am Bettrand, die Füße baumeln. Beide Unterschenkel etwas symmetrisch anheben und gleichzeitig loslassen.

▶ **Beurteilung – pathologische Befunde:**
- *Spastik:* Deutlicher Widerstand zu Beginn der passiven Bewegung, der dann plötzlich nachlässt (=Taschenmesserphänomen).
- *Rigor:* Zäher Widerstand während der gesamten Bewegung nahezu gleichbleibend (wachsartig).
- *Zahnradphänomen:* Meist tremorsynchrones „Ruckeln" während der Bewegung.
- *Hypotonie:* Schlaffe Muskulatur, evtl. Überstreckbarkeit der Gelenke.

Muskeleigenreflexe (MER)

Tabelle 1.5 · Klinisch wichtige Muskeleigenreflexe

Reflex	Segment	Muskel	peripherer Nerv
Masseter-	N. V	M. masseter	N. trigeminus
Skapulohumeral-	C4 – C6	M. infraspinatus + teres minor	N. suprascapularis + axillaris
Bizeps-	C5 – C6	M. biceps brachii	N. musculocutaneus
Radiusperiost-	C5 – C6	M. brachioradialis (+ biceps brachii, brachialis)	N. radialis + musculocutaneus
Trizeps-	C7 – C8	M. triceps brachii	N. radialis
Trömner-	C7 – C8	Mm. flexores digitorum	N. medianus (+ ulnaris)
Adduktoren-	L2 – L4	Mm. adductores	N. obturatorius
Patellarsehnen-	L3 – L4	M. quadriceps femoris	N. femoralis
Tibialis-posterior-	L5	M. tibialis posterior	N. tibialis
Achillessehnen-	S1 – S2	M. triceps surae (u. a. Flexoren)	N. tibialis

▶ **Kopf:** Masseterreflex (S. 5).
▶ **Reflexprüfung an den oberen Extremitäten:**
- *Bizepssehnenreflex (BSR):* Entspannt gebeugter Ellenbogen, ein Finger des Untersuchers liegt auf der Bizepssehne in der Ellenbeuge. Schlag auf den Finger des Untersuchers löst eine Bizeps-Kontraktion und evtl. auch Unterarm-Beugung aus.
- *Trizepssehnenreflex (TSR):* Entspannt gebeugter Ellenbogen, Schlag auf die Trizepssehne proximal des Olekranons bewirkt eine Extension im Ellenbogenge-

lenk. Gute Beurteilbarkeit der Muskelkontraktion bei Unterstützung des Oberarms in Abduktionsstellung → die TSR-Auslösung bewirkt einen „Zeigerausschlag" des Unterarmes.

- *Radius-Periost-Reflex (RPR):* Schlag auf einen Finger des Untersuchers, der auf dem distalen Radiusabschnitt etwa in Höhe des Uhrarmbandes liegt, bewirkt eine Flexion im Ellenbogengelenk.
- *Trömner-Zeichen:* Die entspannte Hand des Patienten unmittelbar proximal der Fingergrundgelenke festhalten. Durch eine schnellende Bewegung der eigenen Finger gegen die palmare Seite der Langfinger des Patienten kommt es zu einer reflektorischen Beugung der Finger und des Daumens (positiv). Besser sichtbar ist diese Beugung, wenn ein Finger im Mittelgelenk gehalten wird und nur dessen Mittel- und Endphalanx ruckartig extendiert wird. Da die Mm. flexor digitorum longus et brevis alle Finger und den Daumen versorgen, kann die Flexion der herabhängenden Finger gut beobachtet werden. Eine Seitendifferenz ist pathologisch.

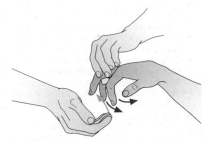

Abb. 1.1 · Trömnerreflex

- *Knips-Reflex:* Der Untersucher hält ein Fingerendglied zwischen Daumen und Zeige-/Mittelfinger und drückt gegen die Fingerbeere. Dann den Daumen plötzlich wegziehen, sodass das Endglied eine schnellende Dorsalflexion ausführt. Reflexantwort siehe Trömner-Zeichen.
- ► **Reflexprüfung am Rumpf** – *Skapulohumeralreflex:* Schlag auf den medialen Rand im Bereich der unteren Skapulahälfte führt zur Adduktion und Außenrotation des herabhängenden Armes.
- ► **Reflexprüfung an den unteren Extremitäten:**
- *Patellarsehnen-Reflex (PSR), die korrektere Bezeichnung Quadrizepssehnenreflex ist weniger gebräuchlich:*
  - Der Unterarm des Untersuchers unterstützt beide Kniegelenke des auf dem Rücken liegenden Patienten und hebt sie etwas hoch. Schlag auf die Sehne zwischen Patella und Tuberositas tibiae. Refelexantwort ist die Anspannung des M. quadriceps femoris (evtl. mit Streckung des Beines).
  - Alternativ im Sitzen mit herabhängenden Unterschenkeln auslösen.
- *Adduktoren-Reflex (ADR):* Beine etwas abduzieren, dann von medial auf die Adductor-magnus-Sehne knapp proximal des Epicondylus medialis femoris schlagen (evtl. Finger unterlegen). Reflexantwort ist die Anspannung der Adduktoren (sichtbare Zuckung der Sehnen).
- *Tibialis-posterior-Reflex (TPR):* Schlag auf die Sehne etwas hinter und oberhalb oder knapp distal des medialen Fußknöchels. Reflexantwort ist die leichte Supinationsbewegung des Fußes bzw. die Zuckung der Sehne. *Cave* der Reflex kann physiologischerweise fehlen. Pathologisch ist nur seine einseitige Aufhebung.
- *Achillessehnen-Reflex (ASR) korrekter als Trizeps-surae-Reflex bezeichnet:*
  - Der Patient liegt auf dem Rücken, der Untersucher dorsalflektiert den Fuß, beugt gleichzeitig das Knie in leichter Außenrotation und schlägt dann auf die

gut dargestellte Sehne. Es kommt zur Plantarflexion des Fußes bzw. Kontraktion des M. gastrocnemius.
– Alternativ: Der Patient kniet auf dem Bett oder einem Stuhl, die Füße hängen über den Rand herunter. Reflexantwort s.o.
- *Zehen-/Plantarflexoren-Reflex –Rossolimo-Reflex:* Mit Reflexhammer oder Fingerkuppen gegen die Zehen schlagen (ähnlich Trömner-Zeichen an der Hand, s.o.), am besten bei leichter Dorsalflexion des Fußes. Reflexantwort ist die Plantarflexion der Zehen.

► **Allgemeine Beurteilungskriterien** (immer Angaben zur Ausprägung und zum Seitenvergleich machen, z.B. „mittellebhaft, symmetrisch"):
- *Angaben zur Ausprägung:* Knapp auslösbar, schwach, mittellebhaft, lebhaft.
  - ◫ *Hinweis:* Isoliert betrachtet ist keiner dieser Befunde pathologisch, pathologisch sind aber immer Seitendifferenzen und trotz Bahnung (s.u.) fehlende MER. Auffällig sind auch schwache MER bei deutlich lebhafteren Reflexen an anderen Extremitäten.
- *Die Bezeichnung „gesteigert"* bezeichnet einen pathologischen Befund, sollte daher nur bei unerschöpflichen Kloni oder sehr lebhaften MER und zusätzlichen pathologischen Reflexen verwendet werden.
- *Reflexe, die normalerweise nicht oder nur schwach auslösbar sind,* können bei pathologischer Steigerung des Reflexniveaus gut nachweisbar sein und damit eine Bedeutung ähnlich der Pyramidenbahnzeichen (PBZ) am Bein erlangen (z. B. Trömner-, Pektoralis-Reflex [Schlag auf die Pektoralissehne medial des Humeruskopfes]). Beide sind aber Muskeleigenreflexe (keine Fremdreflexe) und können auch ohne Pyramidenbahnläsion gut auslösbar sein, PBZ kommen physiologischerweise dagegen nur selten in speziellen Situationen (Tiefschlaf) vor.

► **Bahnung:**
- *Zur Untersuchung der Arm-MER:* Die gestreckten Beine anheben, Zähne zusammenbeißen oder Zunge kräftig herausstrecken lassen.
- *Zur Untersuchung der Bein-MER – Jendrassik-Handgriff:* Der Patient soll die Finger beider Hände über der Brust ineinanderhaken und mit aller Kraft auseinanderziehen.

► **Klonus:**
- *Auslösung:*
  - *Patellarklonus:* Beim liegenden Patienten umgreift man die Patella mit Daumen und Zeigefinger, schiebt sie ruckartig nach distal (Dehnung des M. quadriceps femoris) und hält sie in dieser Stellung.
  - *Fußklonus:* Plötzliche Dorsalflexion des Fußes (den Druck beibehalten!), während man den Unterschenkel des Patienten fixiert.
- *Beurteilung:* Unerschöpfliche klonische Zuckungen meist Pyramidenbahnzeichen (*cave* prinzipiell auch bei Gesunden möglich!), erschöpflich nicht pathologisch (nur Seitendifferenz).

Fremdreflexe

◫ *Hinweis:* Alle Fremdreflexe habituieren physiologischerweise, d.h. nach wiederholter Prüfung kommt es zu einer Abschwächung der Reflexantwort.
► **Kornealreflex:** s.S.5.
► **Würgreflex:** s.S.7.
► **Mayer-Fingergrundgelenkreflex** (C6–Th1):
- *Auslösung:* Kräftige, passive Beugung des Grundgelenkes von Mittel- und Ringfinger führt zur Adduktions- und Oppositionsbewegung des Daumens.
- *Interpretation:* Ein einseitiger Ausfall ist pathologisch (Pyramidenbahnzeichen). Beidseitiges Fehlen ist bedeutungslos.

Tabelle 1.6 · **Klinische wichtige Fremdreflexe**

Reflex	Segment	Muskel	peripherer Nerv (Efferenz)
Korneal-	mittlere Brücke	M. orbicularis oculi	N. facialis
Würg-	Medulla oblongata	M. levator veli palatini	N. vagus
Mayer-Fingergrund-gelenk-	C6–Th1	M. adductor + opponens pollicis	N. ulnaris + medianus
Bauchhaut-	Th6–Th12	Abdominalmuskulatur	Nn. intercostales, hypo-gastricus, ilio-inguinalis
Kremaster-	L1–L2	M. cremaster	R. genitalis N. genito-femoralis
Bulbo-kavernosus-	S3–S4	M. bulbocavernosus	N. pudendus
Anal-	S3–S5	M. sphincter ani externus	N. pudendus

▶ **Bauchhautreflexe, BHR** (Th6–Th12):
- *Auslösung:* Rasch von lateral nach medial über die Haut des Abdomens streichen (Zahnstocher, Hammerstiel). Immer 3 Etagen im Seitenvergleich prüfen: Oberhalb es Nabels (ca. Th 8), in Nabelhöhe (ca. Th 10) und am Unterbauch (ca. Th 12). Es kommt zu einer kurzen Kontraktion der Bauchmuskulatur auf der Seite und im Bereich der Reizung.
- *Interpretation:*
  - BHR können fehlen bei schlaffen Bauchdecken, nach Bauch-OPs, bei älteren Menschen, bei Adipositas, Sensibilitätsstörungen, Bauchmuskelparesen (→ Anamnese, Untersuchung!).
  - In allen anderen Fällen sind Abschwächung oder Fehlen pathologisch (im Sinne einer Pyramidenbahnläsion). Bei Seitendifferenz gilt der schwächere BHR als pathologisch.

▶ **Kremasterreflex:**
- *Auslösung:* Bestreichen der Haut an der Innenseite des Oberschenkels führt zu einem Hochsteigen des ipsilateralen Hodens.
- *Interpretation:* Einseitiges Fehlen ist ein Hinweis auf eine Pyramidenbahnläsion. Seitendifferenzen sind häufig und nicht verwertbar.

▶ **Bulbokavernosusreflex:**
- *Auslösung:* Leichtes Kneifen der Glans penis oder der Haut am Dorsum penis führt zur Kontraktion der Beckenbodenmuskulatur (an Peniswurzel, Damm oder rektal spürbar).
- *Intrepetation:* Ausfall bei Läsion des mittleren Sakralmarks oder des N. pudendus.

▶ **Analreflex:**
- *Auslösung:* Der Patient befindet sich in Seitenlage. Bestreichen (oder leichtes Stechen) der Haut perianal führt zur Kontraktion des M. sphincter ani externus (sichtbare Kontraktion des Anus, mit Finger spürbar).
- *Interpretation:* Ausfall bei Parese des M. sphincter ani externus.

Pathologische Reflexe und Automatismen

▶ **„Pyramidenbahnzeichen" (PBZ):**
- *Babinski:* Mäßig kräftiges Bestreichen der lateralen Fußsohle → träge Dorsalflexion der Großzehe (= positiv/pathologisch).
- *Gordon:* Kräftiger Druck auf die Wade → Beurteilung s. Babinski.
- *Oppenheim:* Kräftiges (leicht schmerzhaftes) Bestreichen der Tibia-Vorderkante mit Daumen oder Zeigefinger oder den Finger-Mittelgelenken des Untersuchers → Beurteilung s. Babinski.
- *Chaddock:* Bestreichen der lateralen Fußoberseite (hilfreich bei sehr empfindlichen Personen, die bei Babinski-Auslösung eine heftige Fluchtreaktion zeigen) → Beurteilung s. Babinski.
- *Strümpell-Zeichen:* Bei aktivem Hochziehen des Knies gegen Widerstand kommt es zur Supination des Fußes mit Dorsalextension der Großzehe (Abb. 1.2 d).
- *Zeichen nach Klaus:* Durchführung wie Strümpell-Zeichen. Als Reflexantwort kommt es zu einer trägen Dorsalflexion der Großzehe (Abb. 1.2 d).

▶ **Andere pathologische Reflexe und Automatismen:** Tab. 1.7.

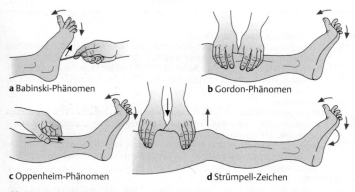

a Babinski-Phänomen   **b** Gordon-Phänomen

c Oppenheim-Phänomen   **d** Strümpell-Zeichen

Abb. 1.2 · Babinskigruppe

Tabelle 1.7 · Pathologische Reflexe und Automatismen

Reflex	Auslösung	Erfolg	Interpretation, Vorkommen
Orbicularis-oculi-	S. 6	S. 6	gesteigert bei supranukleärer Läsion der kortikopontinen Bahnen, Basalglanglienerkrankungen
Saugreflex	leichtes Bestreichen der Mundspalte	Saug-, evtl. Schluckbewegungen, der Patient wendet sich dem Spatel oder Reflexhammer zu	ausgeprägte, diffuse Hirnschädigung

Tabelle 1.7 · Fortsetzung

winking jaw	bei leicht geöffnetem Mund Kornealreflex auslösen (S. 5)	Abweichung des Unterkiefers zur Gegenseite des Reizes	homolaterale Läsion kortikobulbärer Bahnen, Status lacunaris, Bulbärparalyse
Schnauzreflex (Orbicularis-oris-Reflex)	leichter Schlag auf den lateralen Mundwinkel	Vorstülpung der Lippen	Status lacunaris, Basalganglienerkrankungen
Greifreflex	bestreichen der Handinnenfläche z. B. mit dem Reflexhammer-Stiel	Fingerbeugung (bis zum Festhalten des Gegenstandes)	diffuse Hirnschädigung (v. a. frontal)
Palmomentalreflex	kräftiges Bestreichen der Hohlhand (Hammerstiel)	homolaterale Kontraktion der Kinnmuskulatur	diffuse Hirnschädigung
Wartenberg-Reflex	Patient beugt kräftig Finger II – IV gegen Widerstand	Beugung des Daumens	Pyramidenbahnläsion
Nachgreifen (Magnetphänomen)	Gegenstand vorhalten	Hand des Patienten folgt dem Gegenstand	diffuse Hirnschädigung

Sensibilität – Berührung und Schmerz (Ästhesie, Algesie)

► **Physiologie:** Leitung des („epikritischen") Berührungsempfindens über den Hinterstrang, des Schmerzempfindens über den Vorderseitenstrang.

► **Durchführung:**
- *Allgemein:*
  - Mit Wattestäbchen/Fingern (Berührungsempfinden) oder Zahnstocher o.ä. (Schmerzempfinden) an den Extremitäten von proximal nach distal und am Rumpf im Seitenvergleich untersuchen. Den Patienten fragen, ob er den Reiz verspürt und ob dieser seitengleich ist.
  - Bei Verdacht auf eine umschriebene Läsion eines Nervs oder einer Wurzel dieses Versorgungsgebiet besonders sorgfältig prüfen.
- *Bei Sensibilitätsstörungen* das betroffene Areal jeweils vom unauffälligen Bereich her eingrenzen und ggf. markieren. Wegen der geringeren Überschneidung der Versorgungsgebiete bietet sich hierzu die Schmerzsensibilitätsprüfung an.

► **Beurteilung:**
- *Hyp- oder Anästhesie:* Berührungsempfinden vermindert oder fehlend.
- *Hyp- oder Analgesie:* Schmerzempfinden vermindert oder fehlend.
- *Parästhesie:* Subjektiv spontane Missempfindungen (meist als Brennen oder Kribbeln).
- *Dysästhesie:* Berührung löst Missempfindung aus.
- *Hyperpathie:* Berührung löst Schmerzen aus (häufig im Dermatom einer Herpeszoster-Infektion).
- *Hyperalgesie:* Die Schwelle für nozizeptive Reize ist herabgesetzt.
- *Allodynie:* Wiederholte, kurzdauernde Berührungen lösen Schmerzen aus, konstante Berührungen dagegen nicht.
- *Kausalgie:* Dumpfer Brennschmerz, der wellenförmig langsam an- und abschwillt (meist mit trophischen Störungen verbunden).

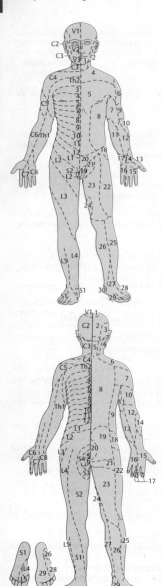

a Ansicht von vorn
   rechte Körperseite: radikuläre
   linke Körperseite: periphere Innervation

1 N. trigeminus
2 N. auricularis magnus
3 N. transversus colli
4 Nn. supraclaviculares
5 Rr. cutanei anteriores nn. intercostalium
6 N. cutaneus brachii lateralis superior
   (n. axillaris)
7 N. cutaneus brachii medalis
8 Rr. mammarii laterales nn. intercostalium
9 N. cutaneus brachii posterior (N. radialis)
10 N. cutaneus antebrachii posterior
11 N. cutaneus antebrachii medialis
12 N. cutaneus antebrachii lateralis
13 R. superficialis n. radialis
14 R. palmaris n. mediani
15 N. medianus
16 Nn. digitales palmares comm. (n. ulnaris)
17 R. palmaris n. ulnaris
18 N. iliohypogastricus (R. cut. lat.)
19 N. ilioinguinalis (Nn. scrotales anteriores)
20 N. iliohypogastricus (R. cutaneus anterior)
21 N. genitofemoralis (R. femoralis)
22 N. cutaneus femoris lateralis
23 N. femoralis (Rr. cutanei anteriores)
24 N. obturatorius (R. cut.)
25 N. cutaneus surae lateralis
26 N. saphenus
27 N. peronaeus superficialis
28 N. suralis
29 N. peronaeus profundus
30 N. tibialis (Rr. calcanei)

b Ansicht von hinten
   rechte Körperseite: periphere
   linke Körperseite: radikuläre Innervation

1 N. frontalis (V1)
2 N. occipitalis major
3 N. occipitalis minor
4 N. auricularis magnus
5 Rr. dorsales nn. cervicalium
6 Nn. supraclaviculares
7 N. cutaneus brachii lateralis superior
   (N. axillaris)
8 Rr. dors. nn. spin. cervic., thorc., lumb.
9 Rr. cutanei laterales nn. intercostalium
10 N. cutaneus brachii posterior
11 N. cutaneus brachii medialis
12 N. cutaneus antebrachii posterior
13 N. cutaneus antebrachii medialis
14 N. cutaneus antebrachii lateralis
15 R. superficialis n. radialis
16 R. dorsalis n. ulnaris
17 N. medianus
18 N. iliohypogastricus (R. cut. lat.)
19 Nn. clunium superiores
20 Nn. clunium medii
21 Nn. clunium inferiores
22 N. cutaneus femoris lateralis
23 N. cutaneus femoris posterior
24 N. obturatorius (R. cut.)
25 N. cutaneus surae lateralis
26 N. suralis (n. tib.)
27 N. saphenus
28 N. plantaris lateralis (n. tib.)
29 N. plantaris medialis (n. tib.)

Abb. 1.3 · Radikuläre und periphere sensible Innervation a) von ventral, b) von dorsal (nach Mumenthaler, Stöhr, Müller-Vahl)

Sensibilität – Lageempfinden

▶ **Physiologie:** Leitung über Hinterstrang.
▶ **Durchführung:**
- Immer an Großzehen- und Daumenendgelenk durchführen.
- Das Gelenk seitlich fassen (um eine druckvermittelte Differenzierung auszuschließen) und unregelmäßig den Daumen/die Großzehe nach oben oder unten bewegen.
- Der Patient muss jeweils *ohne visuelle Kontrolle* die Lage des Daumens/der Großzehe angeben.
▶ **Beurteilung:**
- Bei kooperativen Patienten sollte bei mindestens 10 Bewegungen maximal 1 Fehler vorkommen.
- Häufen sich nach initial korrekten Angaben reproduzierbar die Fehler, spricht man von einem *„pathologischen Funktionswandel"*, der eine beginnende Lagesinnstörung anzeigen kann.

Sensibilität –Vibrationsempfinden (Pallästhesie)

▶ **Physiologie:** Das Vibrationsempfinden wird über dick myelinisierte Nervenfasern und die Hinterstränge geleitet.
▶ **Durchführung:**
- Eine schwingende 128-Hz-Stimmgabel auf Knochenvorsprünge (s.u.) aufsetzen. Der Patient gibt an, ab wann er keine Vibration mehr verspürt. Zu diesem Zeitpunkt wird der Wert in Achteln (ohne Dimension!) abgelesen.
- Geeignete Regionen:
  - Extremitäten: Immer Großzehen- und Daumengrundgelenk bds., zusätzlich evtl. Malleolus medialis, Tibiakopf, Spina iliaca bzw. Radius oder Ulna distal und proximal.
  - Andere: Sternum, Kopf (Kalotte, Stirn, Nasenrücken).
▶ **Beurteilung:**
- *Normal:* Werte >6/8 am Daumen- und Großzehengrundgelenk.
- *Bei vermindertem Vibrationsempfinden* (=Pallhypästhesie oder -anästhesie) weiter proximal prüfen, bis normale Werte erreicht werden, da selten Normvarianten mit generell vermindertem Vibrationsempfinden vorkommen.
▶ **Hinweis:** Ein vermindertes Vibrationsempfinden an Sternum oder Kalotte spricht für eine Normvariante.

Sensibilität –Temperaturempfinden (Thermästhesie)

▶ **Physiologie:** Das Temperaturempfinden wird über dünn bzw. nicht myelinisierte Nervenfasern und die Vorderseitenstränge geleitet.
▶ **Durchführung:** Zwei identische, mit kaltem bzw. warmem Wasser gefüllte Reagenzgläschen in unregelmäßigem Wechsel auf die Haut auflegen. Der Patient gibt die Temperatur an. Physiologischerweise werden von kooperativen Patienten nahezu keine Fehler gemacht.
▶ **Beurteilung:** Pathologische Befunde werden als Thermhyp- oder -anästhesie beschrieben.

Sensibilität – räumliches Auflösungsvermögen

▶ **2-Punkt-Diskrimination:** Die zwei stumpfen Enden eines Tastzirkels werden in größer werdenden Abständen gleichzeitig auf die Haut aufgesetzt, bis der Patient zwei Berührungen spürt (=simultane Raumschwelle). Anhaltswerte: Zunge 1 mm, Fingerspitzen 2 mm, Lippen 4 mm, Unterarm 40 mm, Rücken 60 – 70 mm.

► **Zahlenerkennen**: Der Patient soll bei geschlossenen Augen auf die Haut geschriebene einzelne Ziffern erkennen.

Koordinationsprüfung

► **Stand und Gang:**
- *Romberg-Stehversuch:* Der Patient soll mit maximal eng zusammengestellten Füßen stehen. Zunächst mit offenen Augen, später mit geschlossenen Augen. Unsicherheit nur bei geschlossenen Augen ist ein Hinweis auf eine sensible Ataxie. Reproduzierbare Fallneigung zu einer Seite ist ein Hinweis auf eine ipsilaterale peripher-vestibuläre Läsion.
- *Gangprüfung:*
  - Der Patient soll (möglichst ohne Schuhe) mehrere Meter gehen (auch rückwärts!). Dabei den Bewegungsfluss, die Mitbewegung der Arme und die Haltung beobachten.
  - Erschwerte Bedingungen (Strichgang, Gang mit geschlossenen Augen = Blindgang) zur Aufdeckung diskreter Störungen (richtungskonstante Abweichungen?).
- *Unterberger-Tretversuch:* Man lässt den Patienten mit geschlossenen Augen und vorgestreckten Armen ca. 20 Doppelschritte auf der Stelle treten (der Raum sollte abgedunkelt und ruhig sein, die Oberschenkel sollten bis zur Horizontalen angehoben werden). Pathologisch ist eine Drehbewegung > 45°, die mindestens 2mal reproduziert werden muss (Hinweis auf ipsilaterale peripher-vestibuläre Läsion).
- *Einbeinhüpfen:* Sehr sensitiv zur Erfassung leichter Koordinationsstörungen oder Paresen.

► **Diadochokinese:**
- *Durchführung:* Schnelles Drehen der Hände („Glühbirne einschrauben") oder abwechselndes Klatschen der palmaren und dorsalen Seiten der Finger in die andere Handfläche.
- *Beurteilung:* Normal (Eudiadochokinese), verlangsamt (Bradydiadochokinese) oder unsicher (Dysdiadochokinese).

► **Finger-Nase-Versuch (FNV):**
- *Durchführung:* Bei geschlossenen Augen den Zeigefinger im weiten Bogen an die Nase führen.
- *Beurteilung:* Im pathologischen Fall ist diese Bewegung unsicher ataktisch oder es besteht ein Tremor. Regelhaftes sicheres Danebenzeigen auf die Wangen oder Nasenwurzel ist auffällig, aber *nicht* Ausdruck einer Koordinationsstörung.

► **Zeigeversuch (Finger-Finger-Versuch):**
- *Durchführung:* Der Patient soll auf den Zeigefinger des Untersuchers tippen, der den Finger unregelmäßig an verschiedene Positionen bewegt.
- *Beurteilung:* Flüssigkeit der Folgebewegungen des Patienten.

► **Knie-Hacke-Versuch (KHV):** Der Patient soll bei geschlossenen Augen die Ferse eines Beines zur kontralateralen Patella führen und an der Tibiavorderkante nach distal herunterfahren. Beurteilung wie Finger-Nase-Versuch (s.o.).

► **Rebound-Phänomen:**
- *Durchführung:* Der Patient drückt mit ganzer Kraft gegen den Widerstand des Untersuchers. Der Untersucher nimmt dann unvermittelt den Gegendruck weg.
- *Alternative Auslösemechanismen:*
  - Patient drückt 90°-abduzierte Arme nach oben oder hinten.
  - Patient beugt Arme im Ellenbogengelenk.
- *Beurteilung:* Bei zerebellären Läsionen kommt es zu einer schnellenden, ungebremsten Bewegung der Arme nach oben, ohne dass die physiologische Abfederung erfolgt. *Cave:* Der Patient kann dabei nach hinten kippen oder sich mit den Armen verletzen.

▶ **Bárány-Zeigeversuch:**
- *Durchführung:* Der Patient steht vor dem Untersucher, die Arme sind nach vorne oben ausgestreckt. Bei offenen Augen soll der Patient mehrmals einen vorgehaltenen Finger des Untersuchers treffen. Dann den Versuch bei geschlossenen Augen fortsetzen.
- *Beurteilung:* Ein Abweichen ist ein Hinweis auf eine ipsilaterale periphervestibuläre Läsion.

Vegetative Funktionen

▶ **Routinemäßige vegetative Anamnese:**
- *Blasen- und Mastdarmfunktion:* Frequenz, unwillkürlicher Abgang, Inkontinenz?
- *Sexualfunktionen:* Libido, Lubrikation, Erektion, Ejakulation?
- *Schlafanamnese:* Einschlafen, Durchschlafen, Tagesmüdigkeit?
- *Zeichen vegetativer Labilität:* Vermehrtes Schwitzen, Dermographismus, Orthostaseneigung?

▶ **Spezielle Diagnostik:** s. S. 79.

Allgemein körperliche Untersuchung

▶ Routinemäßig sollte sich eine allgemein-internistische Untersuchung anschließen inklusive Blutdruck-Messung.

1.3 Kognitive Fähigkeiten und Testverfahren

Grundlagen

▶ Bei der klinischen Untersuchung muss auch erfasst werden, ob und inwieweit psychische Funktionen beim Patienten beeinträchtigt sind: Kognitive Leistungsfähigkeit (Aufmerksamkeit/Konzentrationsfähigkeit), Intelligenz, Gedächtnis, Psychomotorik, Affekt.

▶ Diese Funktionen sollten möglichst objektiv geprüft werden, die Ergebnisse mit Normwerten vergleichbar sein. Der aussagekräftigere Vergleich mit prämorbiden Testergebnissen wird nur selten möglich sein (→ Abschätzung des kristallisierten Intelligenzniveaus, z. B. durch MWTB, oder Vergleich mit der beruflichen/schulischen Karriere).

▶ Eine genaue Beurteilung kognitiver Fähigkeiten wird nur nach ausführlichen psychometrischen Tests möglich sein, in der Aufnahmesituation können aber Kurztests deutlichere Einschränkung darstellen (s. u.).

Mini-Mental-Status-Test (MMST)

▶ **Anwendung:** Screening-Instrument zur Erfassung kognitiver Defizite.
▶ **Indikation:** Erstdiagnostik, Verlaufskontrolle bei demenzieller Symptomatik.
▶ **Durchführung:** Im Rahmen eines Gespräches werden folgende Aufgaben gestellt (Tab. 1.8), Bearbeitungszeit ca. 10 Minuten.
▶ **Beurteilung:** Gesamtpunktzahl gibt Hinweis auf Schweregrad der Demenz (max. 30 Pkt.; 11 – 22 Punkte = mäßige Demenz; < 10 Punkte = schwere Demenz).

Aufmerksamkeitsbelastungstest d2 (Test d2)

▶ **Anwendung:** Weitgehend von Intelligenz und Bildungsvoraussetzungen unabhängiges Testverfahren zur Beurteilung von Aufmerksamkeit und Konzentration bei visueller Wahrnehmung.
▶ **Indikation:** Erfassung von Konzentrations- und Aufmerksamkeitsstörungen.

Tabelle 1.8 · Mini-Mental-Status-Test (MMST)

───

– *Orientierung:*
  - Zeit (Jahr, Jahreszeit, Monat, aktuelles Datum, Wochentag): Je 1 Pkt.
  - Ort (Land, Bundesland, Ortschaft, Stockwerk, Gebäude): Je 1 Pkt.

───

– *Aufnahmefähigkeit, Aufmerksamkeit, Gedächtnis, Rechnen:*
  - Nachsprechen (3 Wörter vorsprechen im 1-Sek.-Rhythmus, z. B. Haus, Auto, Katze): 1 Punkt je richtige Antwort (max. 3).
  - Rechnen (100 – 7): 1 Punkt je richtige Antwort (max. 5).
  - Reproduzieren der 3 zuvor genannten Wörter: 1 Punkt je richtige Antwort (max. 3).
  - Benennen (Stift, Uhr): 1 Punkt je richtige Antwort (max. 2).

───

– *Sprache, Lesen, Schreiben, Ausführung einer Anweisung, Konstruktivpraxie:*
  - Nachsprechen („bitte kein wenn und aber"): 1 Pkt.
  - Lesen eines Satzes („schließe beide Augen" und Ausführung dieser Anweisung): 1 Pkt.
  - Ausführung einer Anordnung (ein Blatt Papier nehmen, falten, auf den Boden legen): max. 3 Pkt.
  - Einen Satz schreiben: 1 Pkt.
  - Eine Figur nachzeichnen: 1 Pkt.

► **Durchführung:** Erkennen und Markierung speziell gekennzeichneter Buchstabenkombinationen unter Zeitdruck (z. B. in einer Buchstabenreihe aus „p" eingestreute „d" markieren). Auswertung der richtig bearbeiteten Zeichen unter Berücksichtigung der Fehlerzahl. Testzeit ca. 10 Minuten.
► **Beurteilung:** Normwerte werden ermittelt unter Berücksichtigung der Gesamtleistung und des Fehleranteils.
► **Problem:** Normkollektiv nur bis 60 Jahre (alternativ AKT [Alters Konzentrations Test], validiert bis 95. Lj. an Pflegeheimbewohnern).

Zahlenverbindungstest (ZVT)
──

► **Anwendung:** Testverfahren zur Messung kognitiver Leistungs- und Verarbeitungsgeschwindigkeit.
► **Indikation:** Erfassung von Leistungs- und Verarbeitungsdefiziten. Eingeschränkte Aussagekraft bei motorischen Störungen der Arme, visuellen Wahrnehmungsstörungen, Aphasie.
► **Durchführung:** Unregelmäßig verteilte Zahlen von 1 – 90 sollen max. schnell auf 4 DIN-A4-Matrizen in aufsteigender Reihenfolge verbunden werden.
► **Beurteilung:** Bearbeitungsdauer mit Normwerten vergleichen, ggf. Leistungen anhand des prämorbiden Intelligenzniveaus relativieren.

Memo-Test
──

► **Anwendung:** Screeningverfahren zur Erfassung der Gedächtnisleistung, insbesondere verbaler mnestischer Einbußen.
► **Indikation:** Erfassung mnestischer Defizite mit Quantifizierung der verbalen Lern- und Gedächtnisleistung. Demenz- und Hirnverletztendiagnostik. Verlaufuntersuchungen möglich.
► **Durchführung:** Erinnerung und verbale Reproduktion von 10 vorgesprochenen Worten. Nach 15 Minuten erneutes Abfragen. Alters- und bildungsabhängige Bewertung.
► **Beurteilung:** Erfassung von Leistungs- und Verarbeitungsdefiziten.
  - Nach 5 Durchgängen durchschnittlich < 5 Worte: Beeinträchtigung des verbalen Kurzzeitgedächtnisses.
  - Nach 15 min < 3 – 4 Worte: Unterdurchschnittliches verbales Gedächtnis.

Syndrom-Kurz-Test (SKT)

► **Anwendung:** Kurztest zur Erfassung von Aufmerksamkeit und Merkfähigkeit.
► **Indikation:** Erfassung des Vorliegens und des Schweregrades cerebral bedingter Aufmerksamkeits- und Merkfähigkeitsstörungen.
► **Durchführung:** Testzeit ca. 15 Minuten; verschiedene Subtests (visuelle Vorlagen benennen und erinnern, Zahlen benennen und ordnen, Symbole entdecken, inverse Buchstabenzuordnung).
► **Beurteilung:** Normwerte aufgrund der Bearbeitungsgeschwindigkeit in Relation zu Alter und geschätztem prämorbiden Intelligenzniveau.
► **Vorteil:** Gestaltung des Testmaterials ermöglicht Anwendung auch bei motorisch beeinträchtigten und bettlägerigen Patienten.

Hachinski-Ischämie-Skala (HIS)

► **Anwendung:** Fremdbeurteilung zur klinischen Differenzierung zwischen vaskulärer und degenerativer Demenz.
► **Indikation:** Erstdiagnostik, Verlaufskontrolle.
► **Durchführung:** Erfassung neurologischer Ausfälle und psychopathologischer Auffälligkeiten. Untersuchungsdauer um 30 Minuten.
► **Beurteilung:** 0 – 4 Punkte: Primär degenerative Demenz; 5 – 6 Punkte: Mischform; > 7 Punkte: Vaskuläre Demenz.

Hamburg-Wechsler-Intelligenztest für Erwachsene (HAWIE)

► **Anwendung:** Standardisierter Test zur Erfassung der Intelligenz (Tab. 1.9).
► **Indikation:** Erfassung des Intelligenzniveaus.
► **Durchführung:** Spezielle Testbögen, Untersuchungsdauer 60 – 80 Minuten:
  • *Verbalteil:* Allgemeines Wissen und Verständnis, Reproduktion vorgesprochener Zahlenreihen, rechnerisches Denken, Integrationsfähigkeit. Misst v. a. sprachabhängige Intelligenz.
  • *Handlungsteil:* Erkennen/Erfassen von Zahlen und Symbolen, räumliches Vorstellungsvermögen, Kombinationsfähigkeit und Schlussfolgern. Sensibel für organische Störungen, sprachunabhängige Intelligenz.
► **Beurteilung:**
  • Qualität der Lösungen und Zeitbedarf werden bewertet.
  • Normwerte sind altersabhängig.
  • Differenzierung nach Handlungs- und Verbal-IQ neben Gesamt-IQ.

Tabelle 1.9 · Intelligenzminderung (nach ICD-10)

IQ	Interpretation
50 – 69	leichte Intelligenzminderung
35 – 49	mittelgradige Intelligenzminderung
20 – 34	schwere Intelligenzminderung
< 20	schwerste Intelligenzminderung

Wichtige neuropsychologische Syndrome

► Siehe S. 202 ff.

2 Liquorpunktion

2.1 Liquorpunktion

Lumbalpunktion (LP)

▶ **Definition:** Punktion des lumbalen Liquorraumes zur diagnostischen oder therapeutischen Liquorentnahme (eine subokzipitale Punktion ist nur in sehr seltenen Ausnahmefällen indiziert und wird hier nicht beschrieben).

▶ **Indikationen:**
- *Diagnostisch* (Beispiele): Entzündliche ZNS-Erkrankungen und Radikulopathien, SAB, neoplastische Erkrankungen, unklare komatöse Zustände, Liquordruckmessung.
- *Therapeutisch* (Beispiele): Intrathekale Injektion von Medikamenten, Liquorentnahme bei Normaldruckhydrozephalus.

▶ **Kontraindikationen** (zwischen zu erwartendem diagnostischen Gewinn und erhöhtem Risiko abwägen!):
- *Erhöhter Hirndruck* (wegen Einklemmungsgefahr, S. 725!): Voraussetzungen für LP bei geringstem Verdacht auf erhöhten intrakraniellen Druck sind
  - Spiegelung des Augenhintergrundes → Stauungspapille?
  - ◼ *Cave:* Die Funduskopie ist unsicher – besonders im höheren Lebensalter → v. a. bei akuter zerebraler Symptomatik eine Raumforderung immer mit CCT ausschließen!
  - Bildgebung (in der Regel CCT) → neben fokalen Raumforderungen besonders achten auf Weite und Symmetrie der basalen Zisternen und des 4. Ventrikels, Erweiterung der Temporalhörner sowie der Sulkuszeichnung hochfrontoparietal!
  - ◼ *Hinweis: LP trotz Stauungspapille oder Verdacht auf erhöhten Hirndruck im CCT:* Strenge Risikoabwägung, zur Diagnosesicherung einer Meningitis/Enzephalitis oder SAB ggf. unerlässlich. Durchführung im Liegen! Atraumatische Nadel! Entnahme geringer Mengen!
- *Erhöhtes Blutungsrisiko* (Gerinnungsstörungen, Antikoagulanzientherapie): Thrombozyten < 40000/µl, Quick < 50%, PTT > 60 sek.

▶ **Vorbereitung:**
- *Patienten aufklären* (s. Komplikationen), Gerinnungswerte überprüfen (s.o.), erhöhten Hirndruck ausschließen (s.o.).
- *Erforderliches Material bereitlegen:*
  - Atraumatische Punktionskanüle (20 oder 22 G, 8 – 10 cm lang = „Sprotte-Nadel").
  - Liquorröhrchen: Je nach gewünschter Untersuchung unsteril (Zellzahl, Eiweiß, oligoklonale Banden, Antikörpernachweis, Zytologie, virologische Diagnostik etc.) oder steril (Mikrobiologie).
  - Hautdesinfektionsmittel, sterile Handschuhe, ggf. steriles Abdecktuch, ggf. Lokalanästhesie mit Spritze und Kanüle (20 G).
- *Venöse Blutentnahme* zur Bestimmung von Liquor-Serum-Quotienten (S. 31).

▶ **Durchführung:**
- *Lagerung des Patienten* (2 Möglichkeiten):
  - Im Sitzen (1. Wahl): Die Beine des Patienten stehen auf einer erhöhten Unterlage (z. B. Stuhl), Rücken krümmen, Nacken beugen (Abb. 2.1).
  - Im Liegen (2. Wahl bzw. bei unvermeidbarer Punktion bei erhöhtem Hirndruck): Beine in Seitenlage anziehen lassen, Rücken krümmen (Abb. 2.1).

- *Punktionsstelle markieren* (L3/L4 oder L4/L5): Nächster Zwischenwirbelraum unterhalb der Verbindungslinie beider Darmbeinkämme (pragmatisch durch Fingernageldruckmarke markieren). Auf genaue Mittellinienposition achten.
- *Hautdesinfektion* 2×(Wartezeit 1 Minute!).
- evtl. *Lokalanästhesie der Haut:* Lidocain 2–4% oder Mepivacain 0,5–1%.
- *Sterile Handschuhe anziehen,* Punktionsstelle steril abdecken.
- *Punktion:*
  - Punktionskanüle mit liegendem Mandrin streng median, leicht nach kranial gerichtet durch die Haut einstechen (am besten an der Einstichstelle der Lokalanästhesie; dabei mit Ring- und Kleinfinger am Körper des Patienten abstützen). Bei atraumatischer Kanüle („Sprotte-Nadel") zunächst Trokar platzieren.
  - Kanüle langsam vorschieben, bis ein mäßiger Widerstand überwunden wird (Lig. flavum). Mandrin entfernen und in der Hand behalten (Sterilität!). Wenn kein Liquor kommt, den Mandrin wieder einführen und langsam weiter vorschieben, jeweils nach 1–2 mm Mandrin probehalber erneut entfernen. Besonders atraumatische Nadeln **nur** mit vollständig eingeführtem Mandrin vorschieben, sonst Gefahr der Nadeldeformierung.
  - Liquor in Probenröhrchen abtropfen lassen (jeweils ca. 20–30 Tropfen).
  - ▶ *Hinweise:*
  - Röhrcheninnenseite und Liquor nicht mit Talkum (Handschuh) verunreinigen.
  - Falls Punktion nicht gelingt: Stichrichtungsänderung nach zurückziehen der Kanüle mit Mandrin bis fast auf Hautniveau.

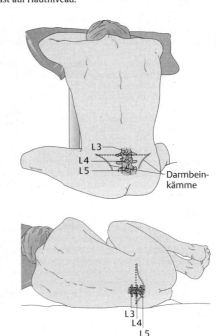

Abb. 2.1 · Lumbalpunktion – Lagerung (nach Hahn)

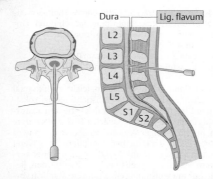

Abb. 2.2 · Lumbalpunktion – anatomische Verhältnisse (nach Hahn)

- *Bei Blutbeimengung* zur DD artifizielle Blutbeimengung/subarachnoidales Blut 3-Gläser-Probe: 3 Liquorröhrchen nacheinander mit 2 – 3 ml Liquor füllen → bei artifizieller Blutbeimengung nimmt die Färbung vom 1. zum 3. Röhrchen ab, bei Blut im Subarachnoidalraum bleibt die Färbung unverändert (*cave* nicht absolut verlässlich!).
- *Lumbale Liquordruckmessung:*
  - Indikation: Verdacht auf erhöhten Hirndruck, insbesondere zur Diagnosesicherung eines Pseudotumor cerebri.
  - Unmittelbar nach Erreichen des Liquorraumes, noch vor Probenentnahme, einen sterilen, luftgefüllten Infusionsschlauch anschließen, der senkrecht an einem ZVD-System befestigt ist.
  - Den Patienten auf die Seite legen lassen (Nullpunkt = Wirbelsäulenmitte).
  - Ende des Liquoranstieges über das Nullniveau abwarten, dann den Maximalwert ablesen in cm (=„Eröffnungsdruck", Normalwert: 5 – 20 cm H_2O). Werte < 3 – 5 cm H_2O z.B. bei Liquorunterdrucksyndrom (S. 302), > 20 cm H_2O z.B. bei Pseudotumor cerebri (S. 301).
  - Kurzfristige Jugularvenenkompression = Queckenstedtversuch: Führt zu Anstieg des Liquordruckes mit anschließendem Abfall auf Ausgangswert. Ein fehlender Anstieg kann als indirekter Hinweis auf eine Raumforderung im Rückenmarksbereich gewertet werden. Unsicheres Zeichen!
- *Punktionskanüle erst nach einführen des Mandrins entfernen,* steriles Pflaster aufkleben. Zur Prophylaxe des postpunktionellen Kopfschmerzes wird die Entfernung der Nadel erst *nach* Replatzierung des Stabilisierungsdrahtes sowie die anschließende Bettruhe für ca. 1 Std. empfohlen, der Wert letzterer Maßnahme ist jedoch nicht gesichert!
- ► **Mögliche (seltene) Komplikationen** (den Patienten darüber aufklären!):
  - Postpunktioneller Kopfschmerz (durch Liquorverlust), v.a. bei Lageänderung (Aufrichten, Stehen). Harmlos, aber subjektiv beeinträchtigend. Beginn innerhalb von 15 min bis 1 Tag, Abklingen innerhalb von 1 – 4 Tagen. *Therapie:* S. 302. *Prophylaxe (!):* Atraumatische Punktionskanülen verwenden. *Cave* eine sehr seltene DD ist die iatrogene bakterielle Meningitis!
  - Infektionen (Vorbeugung durch streng steriles Vorgehen).
  - HN-Störungen: N. V, VI, VIII; Latenz ≤ 10 d, Remission ≤ 6 Wo. Zeitliche Latenz bis zu 10 Tage, meist gutartig, Remission innerhalb 6 Wochen.
  - Blutungen.
  - Chronisches Subduralhämatom (S. 354): Selten nach wiederholten Punktionen (wie z.B. bei Normaldruckhydrozephalus [S. 300]).
  Ventrikelpunktion und externe Liquordrainage

- *Cave* ungewollte Spinalanästhesie durch zu tiefe Applikation des Lokalanästhetikums, nachfolgend Para- Tetraparese bis zu Atemlähmung.

Ventrikelpunktion und externe Liquordrainage

▶ **Definition:** Neurochirurgischer Eingriff als Akutmaßnahme zur Liquordrainage bzw. intrakraniellen Druckmessung.

▶ **Indikationen:**
- Drainage bei Liquorabflussstörung (z.B. bei Hydrocephalus occlusus oder malresorptivus, Ventrikelblutung).
- Intrakranielle Druckmessung (z.B. bei ischämischem Hirnödem, SAB).

▶ **Prinzip:**
- Bohrlochanlage in Höhe der Kranznaht (Kocher-Punkt) auf der Seite der geplanten Katheteranlage (selten parietookzipital über Frazier-Punkt).
- Einlage eines Ventrikelkatheters in das Vorderhorn des Seitenventrikels.
- Extrakraniell Anschluss an ein Drainagesystem (Ablaufschlauch an einem höhenverstellbaren/regulierbaren Aufhängungssystem + Drainagebeutel).
- Über einen Dreiwegehahn Anschluss an einen Druckwandler zur Messung des intrakraniellen Druckes.

▶ **Liegedauer:** In der Regel max. 10 Tage, die Infektionsgefahr steigt mit der Liegedauer! Ist die Drainage darüber hinaus erforderlich, sollte – außer bei Blutungen oder Infektionen – eine Shuntanlage erwogen werden. Wert eines prophylaktischen Katheterwechsels oder einer prophylaktischen Antibiotikagabe zur Senkung der Infektionsgefahr ist nicht erwiesen!

▶ **Komplikationen** (den Patienten bzw. ggf. Betreuer darüber aufklären):
- Allgemeines Narkoserisiko (abhängig vom angewendeten Verfahren).
- Blutungen (intraventrikulär, intraparenchymatös), Infektionen, Verletzungen des Hirngewebes.
- Überdrainage: Gefahr subduraler Ergüsse oder Hämatome, bei einseitiger Raumforderung Zunahme einer Mittellinienverlagerung (!), bei infratentoriellen Raumforderungen Gefahr einer „paradoxen" Herniation durch den Tentoriumsschlitz nach oben.

Liquorshunt-Implantation

▶ **Indikation:** Notwendigkeit einer kontinuierlichen Liquordrainage aus dem Ventrikelsystem oder anderen liquorgefüllten Räumen (z.B. Arachnoidalzyste).

▶ **Kontraindikationen:** Infektionen, akute Blutungen, Meningeosis neoplastica.

▶ **Prinzip:** Über eine Bohrlochtrepanation erfolgt eine meist ventrikuloatriale/ventrikuloperitoneale/zystoperitoneale (abführender Schenkel im rechten Vorhof oder Peritonealraum) Implantation des Systems: Intrakraniell liegt der Katheter im Ventrikel, extrakraniell dient ein subkutan implantiertes, einstellbares Ventil zur Regulierung des Öffnungsdruckes und damit der Drainageleistung. Das Ventil ist mit einer manuellen Pumpmöglichkeit (zur Funktionsprüfung) und Punktionskapsel zur Liquorgewinnung versehen. Selten lumboperitoneale Shuntanlage (z.B. Pseudotumor cerebris S. 301).

▶ **Komplikationen:**
- *Shuntverlegung* oder *Shuntdiskonnektion* („Shuntinsuffizienz"): Hirndrucksymptome (S. 725).
- *Überdrainage:* Kopfschmerzen, Erbrechen, Bewusstseinsstörung, evtl. intrakranielle subdurale Ergüsse oder Subduralhämatom.
- *Infektion:* Fieber, Kopfschmerzen, Bewusstseinstrübung, Meningismus.
- *Blutung* im Verlauf des Stichkanals. Insbesondere bei gleichzeitig erforderlicher Antikoagulanzientherapie.

3 Spezielle Labordiagnostik

3.1 Liquordiagnostik

Grundlagen

▶ **Physiologie:** Der Liquor wird im Plexus chorioideus der Seitenventrikel und des 4. Ventrikels gebildet, fließt vom Ventrikelsystem in den spinalen und kranialen Subarachnoidalraum und wird in den Pachioni-Granulationen der Konvexität resorbiert. Die intakte Blut-Liquor-Schranke bewirkt, dass Eiweiß und Zellen nur kontrolliert in den Liquor gelangen. So ist der Proteingehalt im Serum 100–200fach höher, die Zahl kernhaltiger Zellen 2000fach höher als im Liquor. Unter pathologischen Bedingungen können vermehrt Zellen im Liquor vorhanden sein und/oder Proteine im Liquorraum (intrathekal) gebildet werden bzw. in den Liquor einströmen.

▶ **Liquormenge:** *Gesamtmenge* ca. 500 ml, tägliche Produktion von ca. 100–200 ml.

▶ **Normwert-Übersicht:** Tab. 3.1.

Tabelle 3.1 · Normwerte Liquor

	Liquor	Serum	L/S-Quotient
Zellzahl:	≤ 4/μl (12/3)		
Ges Protein	0,15–0,45 g/l		
Glukose	50–80 % der Serumglukose		
Laktat	1,1–1,9 mmol/l		
Albumin	< 0,29 g/l	33–55 g/l	< 9
IgG	20–40 mg/l	8–15 × 10³ mg/l	< 5
IgA	1,5–6 mg/l	900–3200 mg/l	< 3,5
IgM	< 1,0 mg/l	450–1500 mg/l	< 0,8
oligoklonale IgG	negativ	negativ	

L/S = Liquor-Serum-Quotient

Berechnung der Quotienten – Beispiel: (IgG Liquor ÷ IgG Serum) × 1000. Die absoluten Zahlen sind weniger aussagekräftig als die Relationen zum Albumin (s. Auswertediagramm) bzw. zu den anderen Ig-Quotienten (Norm: Q-IgG ≥ Q-IgM ≥ Q-IgA)

Liquordruck (sog. Eröffnungsdruck)

▶ Abhängig von Nadellage und einem eventuellem Valsalva-Manöver:
- Im Liegen (Seitenlage): 5–20 cm H_2O.
- Im Sitzen: 15–24 cm H_2O (unzuverlässige Normwerte).

Zellzahl

▶ **Normwert:** ≤ 4/μl (bzw. 12/3 Zellen).

► **Ursachen einer Pleozytose:**
  • *Allgemein:* Reizung der Meningen (→ Übertritt von Zellen aus Blut oder Gewebe). Entzündliche Prozesse in liquorfernen Regionen des Gehirns können (zumindest initial) ohne Veränderungen im Liquor verlaufen.
  • *Speziell:* s. Tab. 3.5 S. 30.

Zelldifferenzierung (Zytologie)

► **Anfertigung des Präparats:**
  ◻ *Cave:* Rasche Autolyse der Zellen im Liquor → ein beurteilbares Präparat muss innerhalb von 30 – 60 min nach Punktion angefertigt werden! (*cave* keine Fixierung durchführen, sie erschwert die zytologische Beurteilung!)
  1. *Anreicherung der Zellen:* 500 – 1000 µl Liquor in einer Sedimentierkammer oder einer Zytozentrifuge so an einem Objektträger vorbeigeführt, dass die Zellen auf dem Glas zurückbleiben und die Liquorflüssigkeit verloren geht (→ auch bei einer ausgezählten Zellzahl von 0/µl ist meist eine Zellbeurteilung möglich). Jedes Präparat ist dabei ein Unikat (im Gegensatz zu Schnittuntersuchungen an Geweben).
  2. *Kurze Trocknungsphase.*
  3. *Färbung der Zellen* (May-Grünwald-Färbung; *Spezialfärbungen* s. Tab. 3.2).
  4. *Mikroskopische Auswertung.*

Tabelle 3.2 · Liquorspezialfärbungen

gebräuchliche Spezialfärbungen	Indikation
Berliner-Blau-Eisenfärbung	Nachweis von Siderophagen nach älterer Blutung
Ziehl-Neelsen-Färbung	Nachweis säurefester Stäbchen (Tbc)
Gram-Färbung	Differenzierung von Bakterien
Immunfärbungen zur Leukozytendifferenzierung	DD: Entzündungen/Lymphome
Immunfärbungen anderer Zellantigene	Differenzierung von Tumorzellen

► **Beurteilung:**
  • *Normalbefunde:*
    – *Lymphozyten und Monozyten* ohne Zeichen einer zellulären Aktivierung (s. Tab. 3.3).
    – *Granulozyten:* Normalerweise nicht im Liquor enthalten, können aber durch eine artifizielle Blutbeimengung ins Präparat gelangen (grober Richtwert bei artifizieller Beimengung: 1 Granulozyt auf 500 Erythrozyten).
  • *Pathologische Befunde:* s. Tab. 3.4.

Tabelle 3.3 · Zeichen einer Aktivierung von Monozyten und Lymphozyten im liquorzytologischen Präparat

Zellart	typische Befunde
Monozyten	– zytoplasmatische Vakuolen → *aktivierter Monozyt* – Phagozytosematerial → *Makrophagen* (mit Differenzierung z. B. in Lipophagen, Siderophagen, Erythrophagen, wenn das aufgenommene Material erkennbar ist)
Lymphozyten	– breites basophiles Zytoplasma → *aktivierter Lymphozyt* – aufgelockerter Kern mit Radspeichenstruktur und perinukleärer Hof → *Plasmazelle*

Tabelle 3.4 · Pathologische Befunde in der Liquorzytologie

Zellart	Befunde, Interpretation
Granulozytenvermehrung	– *akute meningeale Reaktion:* Frühstadium einer Meningitis, Enzephalitis mit (noch) geringer meningealer Beteiligung, subarachnoidale Blutung, Tumoren
	– *akute Meningitis* (granulozytäre/eitrige Meningitis): I.d.R. bakterielle Infektionen
Lymphozytenvermehrung (mit Aktivierungs-, vereinzelt auch Proliferationszeichen = Mitosen)	– *chronische meningeale Reaktion:* • Encephalomyelitis disseminata (S. 439) • unspezifische Mitreaktion bei entzündlichen ZNS-Prozessen
	– *chronische Meningitis* (lymphozytäre Meningitis): • in der Regel bei viralen Infektionen (S. 420) • seltener bei Autoimmunprozessen (S. 323)
Vermehrung von Lymphozyten und Granulozyten	– *subakute meningeale Reaktion oder subakute Meningitis:* • Neuroborreliose (S. 409) • Tbc-Meningitis (S. 407)

bei der meningealen Reaktion ist die Zellvermehrung jeweils geringer ausgeprägt als bei der Meningitis

Tabelle 3.5 · Wichtige Ursachen einer Liquorzellvermehrung

Erkrankung	typische Zellzahl	Besonderheiten
akute Infektionen:		
– virale Meningitis	20 – 300	lymphozytäre Pleozytose
– bakterielle Meningitis	>1000	Granulozyten (Eiter)
chronische Infektionen:		
– Neuroborreliose	20 – 300	gemischt oder lymphozytär
– Neurotuberkulose		gemischtes Zellbild
Autoimmunerkrankungen:		
– Enzephalomyelitis disseminata	8 – 40	Lymphozyten, Plasmazellen
– Guillain-Barré-Syndrom	normal	hohes Liquoreiweiß
Neoplasien:		
– ZNS-Tumoren	4 – 30	pathologische Zellen

▶ **Hinweis:** Grundsätzlich läuft jede Entzündung im Liquorraum nach dem Schema *granulozytäre Einwanderung → lymphozytäre Aktivierung → Abräumreaktion (Monozyten, Makrophagen)* ab.
▶ Unterschiedlich sind nur Ausmaß (Zellzahl) und zeitlicher Verlauf: Sehr früh punktiert, kann auch eine virale Meningitis ein fast ausschließlich granulozytäres Zellbild bieten, das erst innerhalb von 1 – 2 Tagen zur lymphozytären Pleozytose wird (ggf. kurzfristige Nachpunktion).

Glukose und Laktat

▶ **Glukose:** 50 – 80% der Serumglukose. *Pathologisch erniedrigt* bei bakteriellen und mykotischen, selten aber auch viralen Entzündungen.
▶ **Laktat:** 1,1 – 1,9 mmol/l. Bei bakterieller Meningitis meist > 3,5 mmol/l.

Protein

▶ **Gesamtprotein:** < 0,4 g/l (= 400 mg/l = 40 mg/dl).
▶ **Albumin:** 0,11 – 0,35 g/l.
▶ **Immunglobuline:**
  • *Anhaltswerte:* IgG < 25 mg/l, IgA < 3,5 mg/l. Weit aussagekräftiger sind aber die Liquor-Serum-Quotienten Ig ÷ Albumin.
  • *Liquor-Serum-Quotient:*
    – *Aussage:* Hinweis auf die Herkunft der Proteine und damit Differenzierung zwischen Schrankenstörung und intrathekaler Bildung.
    – *Albumin-Quotient* Q_{Alb} (Albumin$_{Liquor}$ ÷ Albumin$_{Serum}$): Parameter für die Blut-Liquor-Schranke. Normwerte (altersabhängig): 5×10^{-3} (20 Jahre), 7×10^{-3} (40 Jahre), 8×10^{-3} (60 Jahre).
    – *Intrathekale Immunglobuline* (Ig-Index = Q_{IgG}): (IgG$_{Liquor}$/IgG$_{Serum}$): (Albumin$_{Liquor}$/Albumin$_{Serum}$) < 0,7; wenn Ig die Schranke passiert, ist diese für das kleinere Albuminmolekül ebenfalls erhöht durchlässig. Anschaulicher als Normwerte ist die graphische Darstellung im Diagramm nach Reiber, s. Abb. 3.1. (Vergleichbare Diagramme gibt es auch für IgM und IgA).

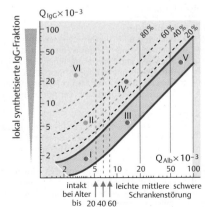

Abb. 3.1 · Repräsentative Liquorbefunde im Reiber-Diagramm (nach Felgenhauer, Beuche);
I = Normalbefund
II = intrathekale IgG-Synthese (50%) bei intakter Blut-Liquor-Schranke (z. B. MS)
III = leichte Schrankenstörung (z. B. Virusmeningitis)
IV = intrathekale IgG-Synthese (50%) bei leicht alterierter Schranke
V = schwere Schrankenstörung (z. B. eitrige Meningitis)
VI = isolierte autochthone IgG-Produktion
gestrichelte Linien geben den Anteil des intrathekal gebildeten IgG an

– *Oligoklonale γ-Globuline:* Trennung der γ-Globuline mittels pH-Gradienten (→ „isoelektrische Fokussierung; IEF"): Mehrere scharfe („klonale") Banden im Liquor, die im Serum fehlen, zeigen eine intrathekale Immunreaktion an. *Vorkommen:* Typischerweise bei Multipler Sklerose, aber auch bei anderen Entzündungen im Liquorraum (z. B. Neuroborreliose).

► **Antikörper:** (Gesamt-IgG-Titer$_{Liquor}$/Gesamt-IgG-Titer$_{Serum}$). Normalwerte: <4, bei Bestimmung mit ELISA <1,5.

Erregernachweis

► Bei Bedarf: Kultur bei bakteriellen Infektionen, Virennachweis, PCR.

3.2 Biopsiediagnostik

Allgemeine rechtliche und ethische Aspekte

► Biopsien sind rein diagnostische Eingriffe, sodass zur Indikationsstellung zwischen der Wahrscheinlichkeit einer richtungsweisenden Aussage und der Belastung des Patienten (Komplikationen) abgewogen werden muss.
► Entsprechend sorfältig muss die Aufklärung erfolgen und der Zeitpunkt im Krankheitsverlauf gewählt werden. Dies gilt besonders für die Nervenbiopsie, die häufiger Komplikationen bietet und höchstens einmal wiederholt werden kann (2 Nn. surales).
► Es muss daher immer die größtmögliche diagnostische Aussage angestrebt werden, sodass die Auswertung in einem spezialisierten neurologischen oder neuropathologischen Labor erfolgen sollte. Die Anfertigung ausschließlich eines Paraffinpräparates z. B. ist nicht ausreichend, da Plastik- oder Gefriereinbettung und die darauf beruhenden Untersuchungen ohne eine erneute Biopsie nicht sinnvoll nachgeholt werden können. Die Indikationsstellung zu einer Biopsie (speziell Nervenbiopsie) unter solchen Bedingungen ist ethisch – außer in sehr seltenen Notfallsituationen – nicht vertretbar.

Muskelbiopsie

► **Indikationen:**
  ● Nachweis und Typisierung einer Myositis (Dermatomyositis, Polymyositis).
  ● Nachweis einer Vaskulitis (interstitielle Myositis).
  ● Nachweis und Typisierung einer Myopathie.
  ● Differenzierung neurogen/myopathisch.
  ◘ *Hinweis:* Bei der Aufklärung ist darauf hinzuweisen, dass die Biopsie ein rein diagnostischer Eingriff ist, der nur indirekt auf die Therapie Einfluss haben kann (s.o.)!
► **Durchführung:**
  ◘ *Hinweis:* Um entzündliche Prozesse nicht zu verschleiern, sollte eine Biopsie nie unter einer immunsuppressiven Therapie, sondern immer davor oder zumindest nach einer mehrwöchigen Therapiepause durchgeführt werden!
  ● Grundsätzlich kann jeder Muskel biopsiert werden, normalerweise werden aber größere Muskeln an kosmetisch weniger störenden Lokalisationen gewählt (M. deltoideus, biceps brachii, quadriceps femoris, triceps surae).
  ● Einen Muskel wählen, der von der Erkrankung klinisch betroffen, aber noch nicht völlig degeneriert ist.
  ● Der Muskel darf nicht durch eine EMG-Untersuchung (mindestens 6 Wochen Abstand), Prellung oder Injektion alteriert worden sein (falsch positive entzündliche Veränderungen).

- Entnahme eines ca. 1×1 cm großen Muskelstückes in Lokalanästhesie. Die Größe des Biopsates variiert abhängig von Fragestellung (biochemische Untersuchungen am Muskelhomogenisat erfordern ein größeres Gewebsstück) und Patienten (Kinder). Portionen für:
    - *Gefrierkonservierung:* Gewebserhalt weniger gut, wichtig für Immundifferenzierung und enzymatische Färbungen. Diagnose entzündlicher und metabolischer Erkrankungen.
    - *Formalinfixierung:* Paraffineinbettung für histologische und einige Immunfärbungen (Nachweis entzündlicher Veränderungen).
    - *Glutaraldehydfixierung:* Plastikeinbettung für Semidünnschnitt und Ultradünnschnitt (Elektronenmikroskopie). Exzellenter Gewebserhalt, kaum Immundarstellungen möglich, daher besonders wichtig für die Diagnose struktureller Anomalien bei verschiedenen Myopathien.
    - ▣ *Hinweis:* Formalin- und Glutaraldehyd-fixiertes Material darf nicht einfrieren (Transport)!
- **Komplikationen:** Lokale Einblutung, Wundinfektion, Wundschmerzen.

Nervenbiopsie

- **Indikationen:**
    - Nachweis und Typisierung einer Vaskulitis.
    - Nachweis strukturell bedingter Neuropathien.
    - Nachweis und Typisierung metabolischer Neuropathien (Speicherkrankheiten).
    - ▣ *Hinweis:* Eine isolierte Vaskulitis des peripheren Nervensystems ist eine wichtige DD der unklaren PNP und kann oft nur durch die Biopsie gesichert (und dann therapiert) werden!
- **Durchführung:**
    - ▣ *Hinweis:* Um entzündliche Prozesse nicht zu verschleiern, sollte eine Biopsie nie unter immunsuppressiver Therapie, sondern immer davor oder mindestens nach einer mehrwöchigen Therapiepause durchgeführt werden!
    - Biopsie eines rein sensiblen Nerven, nur selten eines motorischen Endastes. Normalerweise wird der N. suralis an der Wade oder dorsal des Außenknöchels entnommen. Der Nerv darf nicht durch Nadelableitungen alteriert sein, NLG-Untersuchungen mit Oberflächenelektroden, auch kurz vor der Biopsie, stören aber nicht. Bei ausschließlichem Befall der Arme kann der (sensible) N. radialis superficialis entnommen werden.
    - Die Biopsie erfolgt in Lokalanästhesie, nach der Biopsie bleibt ein sensibler Defekt entsprechend dem autonomen Versorgungsgebiet des Nerven und eine 3–4 cm lange Narbe zurück.
- **Komplikationen:**
    - Lokale Einblutung, Wundinfektion, Schmerzen an der Wunde.
    - Bei einem Teil der Patienten (bis 10 %) bleiben über längere Zeit oder auch dauerhaft schmerzhafte Dysästhesien an der Biopsiestelle zurück. Aufklärung! Strenge Indikationsstellung!

3.3 Molekulargenetische Diagnostik

Grundlagen

- **Indikationen:**
    - *Sicherung einer Diagnose: a)* Zur therapeutischen Weichenstellung: entweder um spezifische oder symptomatische Therapie einleiten zu können oder zumindest auf unnötige Therapieversuche verzichten zu können; *b)* um dem Patienten weitere (belastende) Untersuchungen zu ersparen; *c)* zur Familienberatung.

- *Weitere genetische Differenzierung einer bekannten Diagnose.* Bei wissenschaftlichen Fragestellungen entsprechende Aufklärung!
▶ **Voraussetzungen:**
- Der Gendefekt einer Erkrankung muss bekannt und nachweisbar sein. Da sich die Liste der bekannten Defekte ständig erweitert, muss auf Listen in aktuellen Zeitschriften verwiesen werden, z. B.
  - „Molekulargenetische Diagnostik in Deutschland und den Nachbarländern", regelmäßig aktualisiert in „Medizinische Genetik" (mit den Adressen der jeweils ausführenden Institute).
  - „Neuromuscular disorders: gene location" in „Neuromuscular disorders" (Pergamon Press).
- *Ist eine spezielle Mutation in einem Gen* häufig Ursache der Erkrankung, kann der Nachweis oft mittels spezieller Marker für diesen Genabschnitt (probes) kurzfristig (Tage bis wenige Wochen) erfolgen.
- *Wenn verschiedene Mutationen innerhalb eines Gens* untersucht werden müssen, ist eine Sequenzierung des Gens notwendig, die abhängig von der Größe des Gens sehr aufwendig sein kann (Dauer mehrere Monate).
- *Ist nur der Chromosomenabschnitt des Defektes bekannt,* kann die Untersuchung nur durch Kopplungsanalysen erfolgen. Dies setzt Blutproben des Patienten und mehrerer betroffener und gesunder Verwandter voraus. Diese Untersuchung ist daher nur selten diagnostisch einsetzbar.

Durchführung

▶ Genetische Untersuchungen beruhen auf einer DNA-Analyse und setzen daher kernhaltige Zellen voraus (*cave* deshalb nie Serum einsenden!).
▶ In der Regel wird EDTA- oder Heparinblut verwendet, das bei normaler Temperatur, gekühlt oder ggf. auch gefroren verschickt werden kann. Bei speziellen Fragestellungen jeweils im Labor nachfragen!

Komplikationen, rechtlich-ethische Aspekte

▶ Die Patienten müssen sich der Tragweite einer zu erwartenden Diagnose bewusst sein, v. a. wenn die Krankheit asymptomatisch oder in einem frühen Stadium ist und die vermutete Krankheit einen ungünstigen Verlauf aufweist. Detaillierte Empfehlungen existieren für genetische Untersuchungen der Chorea Huntington, die (bei asymptomatischen Personen) eine psychiatrische Begleitung vor Untersuchung bis nach der Befundmitteilung vorsehen.
▶ Untersuchungen klinisch nicht betroffener Kinder von Patienten sind in der Regel ethisch nicht vertretbar. Nach Erreichen der Volljährigkeit müssen sie selbst über eine genetische Untersuchung entscheiden dürfen.
▶ Bei Erkrankung der Kinder kann der Nachweis der Mutation bei einem Elternteil zu Selbstvorwürfen bzw. Vorwürfen durch andere führen. Auch dies sollte vor Familienuntersuchungen und nach Befundmitteilung berücksichtigt werden.
▶ Aus den erwähnten Gründen sollten Befundmitteilungen immer im Rahmen eines ausführlichen Gesprächs durch einen erfahrenen Arzt erfolgen.

3.4 Spezielle Labortests

Oraler Glukosetoleranztest (OGTT)

▶ **Voraussetzungen:** Über 3 Tage Ernährung mit mehr als 150 g Kohlenhydraten/d, keine diabetogenen Medikamente, keine pathologischen Nüchtern-Blutzuckerwerte.

▶ **Durchführung:** 12 Stunden nüchtern (Zeitpunkt 0), dann Einnahme von 75 g Glukose oder Oligosaccharidgemisch in 250–300 ml Wasser innerhalb von 5 Minuten. Blutzuckerbestimmung zu den Zeitpunkten 0 und nach 2 Stunden (=2-h-Wert).
  ◧ *Hinweis:* Nach Magenresektion oder bei Malabsorptionssyndrom i.v.!
▶ **Auswertung:** s. Tab. 3.6.

Tabelle 3.6 · Diagnostische Kriterien des Diabetes mellitus anhand der Blutzuckerwerte (nach Hahn)

	nüchtern[1]		beliebiger Tageszeitpunkt		2-h-Wert im OGTT[2]	
	mg/dl	mmol/l	mg/dl	mmol/l	mg/dl	mmol/l
Normalbefund	< 110	< 6,1			< 140	< 7,8
gestörte Glukosetoleranz[3]	110–125	6,1–6,9			140–199	7,8–11,0
Diabetes mellitus	≥ 126 (≥ 110)	≥ 7,0 (≥ 6,1)	≥ 200[4] (≥ 200)	≥ 11,1[4] (≥ 11,1)	≥ 200 (≥ 200)	≥ 11,1 (≥ 11,1)

Werte = Plasma-Glukose (in Klammern = Werte im kapillären Vollblut)
[1] *nüchtern* = keine Kalorienzufuhr in den letzten 8 h
[2] *OGTT = Oraler Glukosetoleranztest:* Indiziert bei gestörter Nüchternglukose, positive Familienanamnese, Erkrankungen des metabolisches Syndrom, unklaren Fällen
[3] oder *impaired fasting glucose=* pathologischer 2-h-Wert im OGTT = *pathologische Glukosetoleranz*
[4] + klassische Symptome = Polyurie, Polydipsie, Gewichtsverlust

D-Xylose-Test

▶ **Indikation:** V.a. Kohlenhydrat-Resorptionsstörung im *Duodenum und oberen Jejunum* (z.B. Sprue, Amyloidose, Dünndarmresektion, Morbus Whipple).
▶ **Prinzip:** Oral zugeführte Xylose kann nahezu komplett im Urin nachgewiesen werden (kaum Verstoffwechselung im Organismus).
▶ **Durchführung:** Urinentleerung, danach 25 g D-Xylose (in 500 ml Wasser) morgens nüchtern trinken lassen und Urin sammeln. D-Xylose-Bestimmung im Serum nach 1 + 2 Stunden, im gesammelten Urin nach 5 Stunden.
▶ **Auswertung:** Xylose i.S. (normal nach 1 h > 21 mg/dl, nach 2 h > 30 mg/dl), im 5-h-Sammelurin normal 22–33 % der Dosis (bei normaler Nierenfunktion).

Schillingtest

▶ **Indikation:** V.a. Resorptionsstörung im *Ileum*. Bei Vitamin-B$_{12}$-Mangel Differenzierung zwischen Mangel an intrinsic-factor oder Malabsorption im Ileum (→ immer vor dem Test Vit. B$_{12}$-Bestimmung durchführen!).
▶ **Prinzip:** Radioaktiv markiertes Vit. B$_{12}$ wird normal mittels intrinsic factor im Ileum resorbiert und im Urin ausgeschieden. Bei intrinsic-factor-Mangel oder Malabsorption im Ileum kommt es zu einer reduzierten Aussscheidung.
▶ **Durchführung:** Nüchtern 1 µg radioaktiv markiertes Vit. B$_{12}$ p.o. Nach 2 Stunden 1 mg unmarkiertes Vit. B$_{12}$ i.m. (= „Ausschwemmdosis"). Urin über 24 Stunden sammeln (der Patient muss ausreichend trinken!).
▶ **Auswertung** (=Ausscheidung von markiertem Vit. B$_{12}$ im 24-h-Urin):
  ● > 10 % = normal;
  ● 5–10 % = Malabsorption oder atrophische Gastritis;

- < 5 % = Resorptionsstörung (intrinsic-factor-Mangel oder bakterielle Überwuche-rung) → Test nach frühestens 4 Tagen mit zusätzlicher Gabe von intrinsic-factor wiederholen, ggf. nach antibiotischer Therapie mit Metronidazol).

Fahrradbelastungstest

▸ **Prinzip, Indikation:** Bei mitochondrialen Enzephalomyopathien mit Defekten der mitochondrialen Atmungskette findet man häufig schon unter Ruhebedingungen erhöhte Laktatwerte im Blut, z.T. aber erst unter leichter Belastung → Suchtest für mitochondriale Enzephalomyopathien.

▸ **Durchführung:**
- Vor dem Test ≥ 30 min völlige körperliche Ruhe des Probanden.
- Venösen Zugang legen (*cave* ohne Stauung, um Laktatanstieg zu vermeiden) und vor Beginn der Belastung venöse Blutprobe entnehmen (jeweils Bestimmung von Laktat und Pyruvat).
- Ergometerbelastung von 30 Watt über 15 Minuten, Blutproben alle 5 Minuten und 15 Minuten nach Ende der Belastung entnehmen.

▸ **Auswertung:**
- Normal: Allenfalls geringe Veränderung des Laktat- (um bis zu 2 mmol/l) und Py-ruvatspiegels bzw. des Laktat/Pyruvat-Quotienten.
- Pathologischer Laktatanstieg (meist > 5 mmol/l) = 45 mg/dl: Bei > 80 % der mito-chondrialen Enzephalomyopathien (*cave* nicht absolut spezifisch, da auch z.B. Trainingszustand oder kardiopulmonale Leistungsfähigkeit das Ergebnis beein-flussen).

Ischämie-Belastungstest:

◻ *Hinweis:* Wegen Gefahr von Muskelnekrosen Test unter Ischämie möglichst vermei-den.

▸ **Prinzip:** Unter Ischämie-Bedingungen Bestimmung von Laktat, Pyruvat (aus Glyko-lyse) und Ammoniak (Reaktion der Myoadenylat-Desaminase) im venösen Blut vor und nach Muskelarbeit.

▸ **Durchführung:**
- Vor dem Test ≥ 1 h völlige körperliche Ruhe des Probanden.
- Venösen Zugang legen (*V. cubitalis*, z.B. Butterfly) und erste Blutprobe als Aus-gangswert möglichst ungestaut entnehmen.
- Probenvorbereitung: Für Laktat- und Pyruvatbestimmung Röhrchen mit Na-triumfluorid benetzen und jeweils sofort eiskalte Perchlorsäure zusetzen (De-Proteinierung), für Ammoniakbestimmung EDTA-Röhrchen benutzen. Alle Pro-ben sofort in Eiswasser aufbewahren und umgehend ins Labor bringen.
- Blutdruckmanschette am ipsilateralen Oberarm deutlich über RR_{syst} aufpumpen.
- Mit der Hand des ischämischen Armes möglichst 60mal/min (= 1/sek) einen Gummiball mit maximaler Kraft zusammendrücken.
- Druckmanschette lösen + Blutentnahmen nach 1, 3, 5, 10, 20 Minuten.
- ◻ *Hinweis:* Eine Blutentnahme am kontralateralen Arm oder Handrücken des ipsi-lateralen Armes ergibt aufgrund von Verdünnungsphänomenen keine verwert-baren Ergebnisse!

▸ **Auswertung** (Normwerte in Ruhe: Laktat 0,5–2,4 mmol/l, Ammoniak < 50 µmol/l):
- Anstieg von Laktat + Ammoniak auf das 3–6fache: Normal.
- Fehlender oder geringer Anstieg von Laktat + Ammoniak: Unzureichende Ar-beitsleistung (willkürlich oder paresebedingt).
- Fehlender oder verminderter Anstieg von Laktat bei deutlichem Anstieg von Am-moniak: Hinweis auf Defekte nichtlysosomaler Enzyme der Glykogenolyse und Glykolyse.
- Fehlender Ammoniak-Anstieg bei regelrechtem Laktat-Anstieg: z.B. Myoaden-ylat-Desaminase-Mangel.

4 Neurophysiologische Diagnostik

4.1 Elektroneurographie

Motorische Nervenleitgeschwindigkeit + distale motorische Latenz
....

▶ **Indikationen:**
- *Allgemein:* Nachweis einer Nervenschädigung (Verteilungsmuster, Schweregrad und Art [demyelinisierend/axonal]).
- *Speziell:* Polyneuropathie-Diagnostik, traumatische Läsionen einzelner peripherer Nerven, Engpass-Syndrome, Verlaufskontrolle unter Therapie.

▶ **Durchführung:**
- ◨ *Hinweis:* Die NLG sind temperaturabhängig. Vor jeder Messung sollte die Hauttemperatur über der zu untersuchenden Region bestimmt werden. Bei Temperaturen < 34° C muss aufgewärmt werden (*cave* bei Sensibilitätsstörungen in diesen Arealen besteht Verbrennungsgefahr → Temperaturregistrierung!).
- *Voreinstellungen:*
  - A. Reiz-/Ableiteparameter (Rechteckimpuls, Reizdauer 0,1 – 1 ms, Verstärkung 0,5 – 2 mV/div., Reizstärken bis 100 mA, Kathode distal [= ableitungsnah]), Kippgeschwindigkeit von 2 – 10 ms/div., Filter 5 Hz– 10 kHz.
  - B. Platzierung der Ableiteelektroden: Oberflächenelektroden über dem Zielmuskel anbringen („tendon-belly-Methode"). Die differente Elektrode liegt dabei über der Endplattenregion (Muskelbauch), die indifferente Elektrode über einer Sehne des Zielmuskels. Erdung zwischen Ableite- und Reizort platzieren.
- *Reizung* eines motorischen oder gemischten Nervens an 2 Stellen (distal und proximal). Der Reiz muss supramaximal sein, d.h. die Reizstärke muss mindestens ca. 20% über der Reizstärke liegen, bei der das Muskelsummenaktionspotenzial bereits nicht mehr größer wurde.
- ◨ *Hinweis:* Möglichst keine Nadelelektroden verwenden, da das damit erhaltene MSAP nur einen Teil der Muskelfasern erfasst und so keine Aussage über die Amplitude getroffen werden kann. (Ausnahme: Bei sehr kleinen MSAP [z. B. fortgeschrittene Denervierung] sind manchmal Nadelelektroden hilfreich).

▶ **Beurteilung der Muskelsummenaktionspotenziale (MSAP):**
- *Latenzen beider MSAP:* Messung vom Reiz bis zum ersten negativen (von der Grundlinie nach oben gerichteten) Abgang des MSAP von der Nulllinie.
  - ◨ *Hinweis:* Die Latenz zum Zielmuskel beinhaltet die Umschaltzeit an der Endplatte und stellt *keine* Leitgeschwindigkeit dar (z. B. distal motorische Latenz = DML).
- *Amplitude:* Messung „peak-to-peak" vom negativen zum positiven Gipfel des MSAP.
- *Dauer:* Messung von der ersten negativen Abweichung von der Grundlinie bis zur letzten Nachschwankung (verlängert?).
- *Form: Aufsplitterung (= Dispersion)? Formänderung zwischen proximalem und distalem Potenzial?*
- *Berechnung der Nervenleitgeschwindigkeit (NLG):* Siehe Abb. 4.1 S. 39.

▶ **Normalwerte** (für verschiedene Nerven unterschiedlich und alters-, temperatur- und größenabhängig):
- *Nervenleitgeschwindigkeit – Anhaltswerte:* N. medianus > 45 m/sek, N. peronaeus > 40 m/sek.
- *Distal motorische Latenz (DML):* s. Tab. 4.1.

▶ **Pathologische Befunde:** s. Tab. 4.2, vgl. Tab. 4.9 S. 50.

Tabelle 4.1 · Anhaltswerte für obere Grenzwerte der distalen motorischen Latenz (DML)

Nerv	Distanz	DML (ms)
N. medianus	Handgelenk – Thenar (6,5 cm)	4,0
N. ulnaris	Handgelenk – Hypothenar (7 cm)	3,5
N. peroneus	lateral der Sehne des M. tibialis ant. – M. extensor digitorum brevis (7,5 cm)	5,5
N. tibialis	dorsal Malleolus medialis – M. abductor hallucis (10 cm)	6,0

Tabelle 4.2 · Interpretation pathologischer Befunde bei der Bestimmung der motorischen NLG

Befund	Interpretation
Amplitudenreduktion bereits des distalen Potenzials	spricht für axonale Schädigung (endgültiger Beweis aber erst durch neurogene Schädigung im EMG)
Verzögerung von NLG und/oder distal-motorischer Latenz	spricht für Demyelinisierung (*cave* auch eine axonale Schädigung kann bei bevorzugtem Ausfall der am schnellsten leitenden Fasern zur NLG-Reduktion führen!)
umschriebene NLG-Verlangsamung	z. B. bei fokaler Demyelinisierung, Engpasssyndromen (z. B. Sulcus-ulnaris-Syndrom)
Leitungsblock (bei proximaler Stimulation beträgt die Amplitude und die Fläche unter der Kurve < 50 % des Potenzials bei distaler Stimulation)	Zeichen einer fokalen Demyelinisierung (z. B. bei Druckläsion oder Entzündung wie GBS, MMN, CIDP) ▶ *Cave:* Innervationsanomalien können auch Amplitudenreduktionen bei proximaler Stimulation bewirken!

Sensible Nervenleitgeschwindigkeit

▶ **Indikationen:**
- Siehe motorische NLG (s.o.).
- Differenzierung zwischen Läsionen der Nervenwurzel und peripherer Nervenanteile:
  - *Bei Läsionen der Wurzel* (postganglionär) werden die präganglionären Nervenfasern nicht geschädigt, die sensible NLG bleibt normal.
  - *Bei Läsionen des peripheren sensiblen Nervs bzw. Plexus* kann es zum Ausfall einzelner Fasern und damit zur Amplitudenreduktion des SNAP oder zur NLG-Verzögerung in den betroffenen Segmenten kommen.
▶ **Durchführung:**
- *Allgemeine Hinweise:* Gereizt wird ein sensibler oder gemischter Nerv mit Oberflächen- (oder Nadel-) Elektroden und Ableitung über dem gleichen Nerv. Die optimalen Positionen für Reiz- und Ableiteelektroden müssen aktiv gesucht werden.
- *Allgemeine Voreinstellungen:*
  - Ableitung mit hoher Verstärkung von 1 – 5 µV/div., Zeitbasis (= Kippgeschwindigkeit) 1 ms/div. Grenzfrequenzen 100 Hz bis 8 – 10 kHz.
  - Erdungselektrode zwischen Reiz- und Ableiteelektrode platzieren.

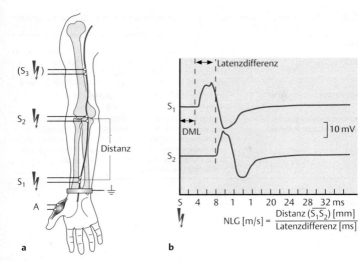

Abb. 4.1 · Motorische Neurographie a) Platzierung/Position der Reiz- und Ableiteelektroden, b) Darstellung der MSAP und Berechnung der Nervenleitgeschwindigkeit; (DML = distal motorische Latenz; A = Ableiteort, S = Reizort)

$$NLG\ [m/s] = \frac{\text{Distanz}\ (\overline{S_1 S_2})\ [mm]}{\text{Latenzdifferenz}\ [ms]}$$

> ▶ *Hinweis:* Bei gemischten Nerven mit Reizstärken unterhalb der motorischen Schwelle arbeiten, damit kein zusätzliches (störendes!) motorisches Antwortpotenzial abgeleitet wird!
- *Reizung – orthodrome Methode* (=Stimulation distal, Ableitung proximal): Bestimmung der sensiblen Reizschwelle, dann supramaximale Stimulation (= Reizstärke ca. 15–20% über der Reizstärke mit der maximalen sensiblen Potenzialamplitude) meist mit Ringelektroden an Fingern oder Zehen.
- *Reizung – antidrome Methode* (=Stimulation proximal, Ableitung distal): Wegen der meist kleinen Antwortpotenziale ist eine Aufsummierung und Mittelung der Antwortpotenziale erforderlich (sog. „averaging" von meist 20–30 Einzelreizen). Die Stimulation erfolgt repetitiv (3/sek) mit einer Reizdauer von 0,1–0,2 ms.
► **Beurteilung der sensiblen Nervenaktionspotenziale (SNAP):**
- *Latenz und Amplitude* (evtl. auch Form, vgl. Tab. 4.2 und Tab. 4.3 und Abb. 4.2).
- *Berechnung der sensiblen NLG (m/s)* direkt aus Latenz und Strecke zwischen Reiz- und Ableiteort (keine Synapsenüberleitungszeit!):

Distanz zwischen Reizort und Ableiteort [in mm] × 10

Latenz* des SNAP [in ms]

* Bei *orthodromer* Ableitung wird Latenz zum ersten *positiven* peak des SNAP gemessen (Amplitudenmessung „peak-to-peak"). Bei *antidromer* Ableitung wird Latenz zum ersten *negativen* Potenzialabgang bestimmt.
► **Physiologische Befunde** – Anhaltswerte: N. medianus > 40–45 m/sek, N. radialis superficialis > 50 m/sek, N. suralis > 40 m/sek.
► **Pathologische Befunde:** s. Tab. 4.3.

Tabelle 4.3 · Interpretation pathologischer Befunde bei der Bestimmung der sensiblen NLG

Befund	Interpretation
NLG-Verzögerung	spricht für Demyelinisierung (*cave* auch eine axonale Schädigung kann bei bevorzugtem Ausfall der am schnellsten leitenden Fasern zur NLG-Reduktion führen!)
Amplitudenreduktion	geringere Aussagekraft als bei motorischer NLG, grundsätzlich aber Hinweis auf axonale Läsion
Formveränderung von proximalem zu distalem Potenzial	geringe Bedeutung: Die geringe Dauer des SNAP bewirkt, dass sich bei proximaler Stimulation die Potenziale von unterschiedlich schnell leitenden Fasern gegeneinander verschieben (physiologische temporale Dispersion) und das Summenpotenzial durch Phasenauslöschung Form und Amplitude verändert

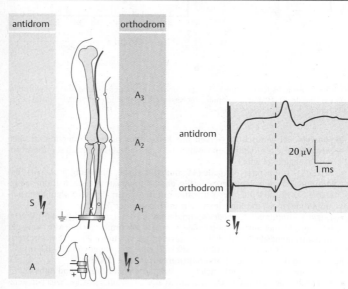

Abb. 4.2 · Sensible Neurographie a) Platzierung/Position der Reiz- und Ableiteelektroden, b) Darstellung der SNAP (A = Ableiteort, S = Reizort)

F-Welle

▶ **Grundlagen:** Bei Stimulation motorischer oder gemischter Nerven breitet sich der Reizimpuls z.T. auch entgegen der physiologischen Leitungsrichtung (antidrom) aus. Der Reiz wird am motorischen Nervenzellkörper reflektiert und – nun orthodrom – bis zum Zielmuskel fortgeleitet. Die F-Welle entsteht deutlich *nach* dem normalen distalen MSAP und ist wesentlich kleiner, da nur ca. 1 – 2% des Motoneuronpools antidrom erregt werden.

▶ **Indikationen:** Beurteilung proximaler Nervenabschnitte = Nervenplexus und Wurzeln, z.B. Bandscheibenvorfälle, traumatische Plexusläsionen und Druckschäden, akut- oder chronisch-entzündliche Neuropathien (Guillain-Barré-Syndrom, multifokal-motorische Neuropathie, andere Radikulitiden).

► **Durchführung:**
- *Vorbereitungen:* s. S. 37, vorwiegend Ableitung an kleinen Hand- und Fußmuskeln, die Kathode liegt hier aber *proximal*, die Verstärkung ist höher (100 – 500 μV/Einheit) und die Kippgeschwindigkeit länger (50 – 100[– 200] ms über den gesamten Schirm).
- *Die F-Welle ist nicht konstant,* deshalb sollten mindestens *10* Versuche durchgeführt werden. Gegebenenfalls erleichtert eine leichte Anspannung des Zielmuskels (Fazilitierung) die Ableitung.

► **Befundung** (Abb. 4.3):
- ☒ *Hinweis:* Bei fehlendem MSAP ist auch keine F-Welle zu erwarten!
- *Kürzeste F-Wellen-Latenz von allen Versuchen* unter Berücksichtigung der Körpergröße (Normwerte z. B. in Stöhr, Atlas der klinischen Elektromyographie und Neurographie, Kohlhammer 1998) und immer auch im Seitenvergleich (z. B. bei N. medianus Seitendifferenz < 2,5 ms).
- *F-Wellen-Persistenz* (F-Welle bei x von 10 Versuchen ableitbar, z. B. 8/10).
- *Evtl. Berechnung der F-Wellen-Leitgeschwindigkeit (in m/s):* (2 × Strecke zwischen Reiz-Kathode und Vorderhornzelle [bei C7 oder Th12] ÷ (kürzeste F-Wellen-Latenz – Distal-motorische Latenz – 1 ms*). *=Näherung für die Reflexionszeit am Motoneuron. Das Ergebnis entspricht der Nervenleitgeschwindigkeit über den gesamten Nervenverlauf zwischen distalem Reizort und Motoneuron.
- *Amplitude* (nur in Einzelfällen).
- ☒ *Abgrenzung gegen evtl. Axonreflexe:* (auch A-Welle): Axonreflexe treten als monomorphe motorische Antwort mit *konstanter Latenz und Konfiguration* nach der M-Antwort und meist vor, seltener auch nach der F-Welle auf (Abb. 4.3).

► **Physiologische Befunde:**
- *Allgemein:* Amplitude 1 – 5 % des MSAP, variable Latenz und Konfiguration.
- *Speziell:* s. Tab. 4.4.

► **Pathologische Befunde:** s. Tab. 4.5.

Tabelle 4.4 · Normwerte für die F-Wellen-Latenz (in ms)

Armlänge	55 cm	65 cm	75 cm	85 cm
N. medianus	21,0	24,0	27,0	30,0
N. ulnaris	22,0	25,0	28,0	31,0
Beinlänge	**85 cm**	**95 cm**	**105 cm**	**115 cm**
N. tibialis	42,0	46,0	50,0	55,0
N. peronaeus	39,0	43,7	48,2	52,7

Tabelle 4.5 · Mögliche Befunde bei F-Wellen-Ableitung

Befund	Interpretation
Verzögerung der F-Wellen-Latenz	spricht für demyelinisierende Läsion (zum Nachweis einer proximal betonten Läsion muss F-Wellen-Latenz mit Wert der distalen NLG verglichen werden)
Ausfall der F-Welle	pathologisch, aber unspezifisch
erhöhte Amplitude	möglich bei neurogenem Umbau (größere motorische Einheiten!) oder Spastik

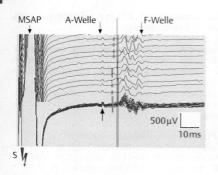

MSAP   A-Welle   F-Welle

500 µV

10 ms

S

Abb. 4.3 · F-Welle und Axonreflex; die F-Welle erscheint in unregelmäßiger Form und Latenz, die A-Welle zeigt hingegen eine konstante Wellenform

H-Reflex

▶ **Grundlagen:**

- Der H-Reflex (nach Erstbeschreiber *H*offmann) stellt die elektrophysiologische Untersuchung eines Muskeleigenreflexes dar. Bei Gesunden kann er nur am M. triceps surae sicher nachgewiesen werden, sodass er dem elektrisch ausgelösten Achillessehnenreflex entspricht.
- Der Reiz läuft über sensible Afferenzen (Ia-Spindelafferenzen), wird im Rückenmark auf das α-Motoneuron umgeschaltet und läuft dann über motorische Efferenzen zum Zielmuskel.

▶ **Indikationen:** Der H-Reflex dient zur Untersuchung proximaler Anteile sensibler Afferenzen und motorischer Efferenzen, insbesondere zum Nachweis von Wurzelläsionen der S1-Wurzel (ASR!).

▶ **Durchführung:**

> ▣ *Hinweis:* Der Nerv darf nur *submaximal* gereizt werden, um einen H-Reflex und nicht eine F-Welle auszulösen!

- *Voreinstellungen, Vorbereitungen:*
  - Lange Reizdauer von 0,5 – 1 ms (besser für afferente Fasern), Verstärkung 0,5 mV/div, Grenzfrequenzen bei 5 Hz – 10 kHz, Kippgeschwindigkeit 50 – 100 ms für den gesamten Bildschirm.
  - Bei Ableitung des H-Reflexes vom M. triceps surae: Stimulation des N. tibialis in der Kniekehle (Kathode proximal), Ableitung mit Oberflächenelektroden vom M. triceps surae.
  - Immer im Seitenvergleich untersuchen, dabei auf korrespondierende Lage von Reiz- und Ableiteelektroden rechts und links achten.
- *Reizung + Ableitung:*
  - Zum Erhalt der optimalen Position für Reiz- und Ableiteelektroden orientiert man sich zunächst an der M-Antwort, also dem Muskelsummenaktionspotenzial, über dem Zielmuskel. Die Elektrodenposition von Reiz- und Ableiteelektroden muss so lange optimiert werden, bis eine supramaximale M-Antwort erreicht wird. Die eigentliche Ableitung erfolgt dann unter leichter Vorinnervation des Zielmuskels mit deutlich reduzierter (submaximaler) Reizstärke. Dreht man die Reizstärke von Null aus langsam auf, so erscheint die H-Reflexantwort zunächst bei zunehmender Reizstärke, erreicht dann ihr Optimum und verschwindet schließlich bei supramaximaler Stimulation wieder (Unterscheidung zur F-Welle, die bei supramaximaler Reizung ausgelöst wird).
  - Immer 5 – 10 H-Reflexe auf jeder Seite ableiten.

> ▣ *Hinweis:* Der H-Reflex ist am besten auslösbar, wenn *keine oder nur eine kleine* M-Antwort ableitbar ist!

▶ **Befundung:** Minimale Latenz und maximale Amplitude der H-Reflex-Antworten, kann von verschiedenen Potenzialen genommen werden.
▶ **Normwerte:** Abhängig von Alter und Körpergröße – Anhaltswerte:
  • *Latenz:* Oberer Grenzwert 34 ms; *max. Seitendifferenz:* 2,2 ms.
  • *Amplitude: Seitendifferenz:* < 50%.
▶ **Pathologische Befunde:** Latenzverzögerungen und Amplitudenreduktionen (diese aber nur im Seitenvergleich mit Differenzen > 50%).

Repetitive Reizung

▶ **Grundlagen:**
  • *Prinzip:* Simulation wiederholter Willkürkontraktionen.
  • *Physiologie – repetitive Reizung:*
    – Nach einem elektrischen Stimulus oder einem Aktionspotenzial des Nervs wird eine bestimmte Menge an Acetylcholin (ACh) Ca^{2+}-abhängig aus der präsynaptischen Nervenendigung freigesetzt, diffundiert zur postsynaptischen Membran und löst dort am Muskel ein Aktionspotenzial aus.
    – In den ersten 200 ms nach einem Stimulus reichert sich Ca^{2+} in den Nervenendigungen an, sodass in diesem Zeitraum die ACh-Ausschüttung erleichtert ist („Fazilitierung"). Diese Zeit (bis maximal 200 ms) entspricht einer Reizfrequenz von mindestens 5/sek.
    – Danach (bis zu 10 sek) überwiegt der Effekt der Erschöpfung der ACh-Speicher.
    – Bei Gesunden haben diese Phänomene keinen Effekt auf die Größe der MSAP. Nur bei Erkrankungen der Endplatte gewinnen sie an Bedeutung.
  • *Physiologie – tetanische Willkürkontraktion:* Hier spielen ähnliche Phänomene eine Rolle. Für 1–2 min nach der Kontraktion kommt es zu einer Fazilitierung, danach für etwa 15 min zu einer Erschöpfung.
▶ **Indikationen:** Nachweis neuromuskulärer Übertragungsstörungen (Erkrankungen der Endplatte) bei Verdacht auf Myasthenie, Lambert-Eaton-Syndrom, Botulismus, Intoxikation mit Organophosphaten.
▶ **Durchführung mit langsamer repetitiver Reizung** (Frequenz 2–5/sek):
  • *Prinzip:* Beurteilung von *Erschöpfungsvorgängen* an der Endplatte (z. B. bei Myasthenie).
  • *Ableitebedingungen.* Wie bei motorischer NLG (S. 37), z. B. vom M. abductor digiti minimi, M. deltoideus, M. trapezius oder Fazialis-innervierter Muskulatur (z. B. bei rein okulärer Myasthenie). Bei distalen Muskeln kommt es zu weniger Artefakten, bei proximalen ist aber die Ausbeute pathologischer Befunde größer.
  • *Ablauf:* Sicher supramaximale Stimulation gewährleisten (Einzelreize wie bei NLG) → einige Minuten Pause → Extremität gut fixieren (evtl. Hilfsperson) → 10 Reize mit Frequenz von 2–5/sek aufzeichnen.
▶ **Durchführung mit hochfrequenter repetitiver Reizung** (Frequenz 20–50/sek):
  • *Beurteilung* von *Fazilitierungsvorgängen* an der Synapse (z. B. Lambert-Eaton-Syndrom).
  • *Ableitebedingungen:* Wie bei motorischer NLG (S. 37), meist an kleinen Hand- oder Fußmuskeln.
  • *Ablauf:* wie bei langsamer repetitiver Reizung (s.o.), aber mit Frequenz von 20/sek über 1–2 sek. *Cave* Die Reizung ist sehr schmerzhaft und Artefakt-anfällig und kann meist durch Beurteilung der MSAP vor und nach tetanischer Willkürkontraktion ersetzt werden (s.u.).
▶ **Durchführung mit tetanischer Willkürkontraktion:**
  • *Ableitebedingungen: Wie bei motorischer NLG (S. 37), an Hand- oder Fußmuskeln.*
  • *Ablauf:* Supramaximale Einzelreize → Aufzeichnung und Beurteilung der Amplitude des MSAP → Anspannen des Zielmuskels für 10 sek → Entspannen und sofort Einzelreiz aufzeichnen → Amplitude des MSAP messen und mit Potenzial vor Anspannung vergleichen. (Befund immer nach einigen Minuten Pause reproduzieren).

▶ **Befundung** (Abb. 4.4):
- *Langsame repetitive Reizung:* Amplitude und Fläche des ersten negativen peaks der MSAP sowie Amplitudenabfall („Dekrement") oder Amplitudenzunahme („Inkrement") zwischen 1. und 5. Potenzial.
- *Hochfrequente repetitive Reizung:* Prozentuale Amplitudenzunahme innerhalb von 2 – 5 sek.
- *Tetanische Willkürkontraktion:* Amplitudenzunahme des MSAP nach Willkürkontraktion im Vergleich zum MSAP in Ruhe.

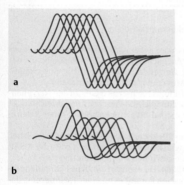

a

b

Abb. 4.4 · Repetitive Reizung ; a) physiologischer Befund, b) signifikantes Dekrement

▶ **Pathologische Befunde:**
- *Bei langsamer repetitiver Reizung:* Dekrement (zwischen 1. und 5. Reiz) > 10 %.
  - ▣ *Cave vorgetäuschtes Dekrement,* z. B. durch Bewegungsartefakte! Kriterien für die Echtheit des Dekrementes sind: Reproduzierbarkeit, Hüllkurve zeigt U-Form, gleichsinnige Veränderung von Amplitude und Fläche, bei Myasthenie Besserung des Dekrementes nach Gabe von Cholinesterase-Hemmern.
  - – *Vorkommen:* Myasthenia gravis, Muskelrelaxanzien, ALS, Poliomyelitis, Syringomyelie, Polyneuropathien, entzündliche Myopathien, regenerierende Nervenfasern, Botulismus, Schlangengifte, Myotonie, periodische Paralyse oder Lambert-Eaton-Syndrom.
- *Bei hochfrequenter repetitiver Reizung:*
  - – *Sicher pathologisch sind nur Amplitudenzunahmen* > 200 % (Inkrement) des Ausgangswertes. Der Graubereich liegt bei einem Inkrement von 150 – 200 % (dann ggf. mehrere Muskeln untersuchen).
  - – *Vorkommen:* Lambert-Eaton-Syndrom, Botulismus (weniger stark).
- *Bei tetanischer Willkürkontraktion:* Die Größenzunahme der Amplitude des MSAP um mehr als 100 % in *einem* Muskel ist für die Diagnose „LambertEaton-Syndrom" noch nicht ausreichend. Beweisend ist erst die Zunahme der MSAP-Amplitude um mehr als 400 % in einem Muskel oder um mehr als 100 % in (fast) allen untersuchten Muskeln.

Blinkreflex

▶ **Grundlagen:**
- *Definition:* Beim elektrisch ausgelösten Blinkreflex handelt es sich um eine elektrophysiologische Simulation des Blinzelreflexes (optisch, akustisch und sensibel auslösbar), der bilateral verschaltet ist.

- *Ziele:* Nachweis klinisch stummer Hirnstammläsionen, Versuch der Lokalisation einer symptomatischen Läsion.
- *Reflexbahn* (Abb. 4.5):
  - Elektrische Reizung des 1. Trigeminus-Astes (N. ophthalmicus = afferenter Schenkel)→ Ableitung von der periorbikulären Muskulatur (N. facialis = efferenter Schenkel).
  - Im Pons wird der Reiz ipsilateral oligosynaptisch vom Trigeminuskern auf den Fazialiskern verschaltet; es kommt zu einer ipsilateralen Reizantwort mit kurzer Latenz von etwa 10 ms *(R1)* in den Zielmuskeln.
  - Außerdem geht der Reiz vom N. ophthalmicus lateral entlang der Medulla oblongata zum spinalen Trigeminuskern und von hier medial zurück durch die Medulla einmal ipsilateral zum Fazialiskern, einmal kontralateral zum gegenseitigen Fazialiskern, von da wiederum zur orbikulären Muskulatur (späte Reizantwort um etwa 30 ms, ipsilateral = *R2*, kontralateral = *R2c*).

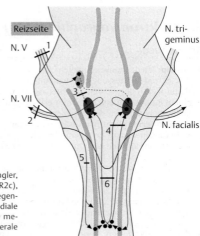

Abb. 4.5 · Blinkreflex (nach Hopf, Dengler, Röder); 1) Afferenzstörung (R1, R2, R2c), 2) Efferenzstörung (R1, R2, R2c von Gegenseite), 3) pontine Läsion (R1), 4) mediale medulläre Läsion (R2, R2c), 5) laterale medulläre Schädigung (R2, R2c), 6) bilaterale medulläre Schädigung (R2c bds.)

- ▶ **Durchführung:**
  - *Reizung:* Reizblock rechts und links an das Foramen supraorbitale halten, Reizdauer 0,1 – 1 ms, Intensität 3 – 25 mA, Reizfolge unregelmäßig (*cave* Habituation).
  - *Ableitung:* Die differente Elektrode unterhalb der Mitte des Unterlides, die indifferente an der Schläfe oder am Nasenflügel anbringen. Filter: 300 – 2500 Hz, Verstärkung 100 μV/cm.
- ▶ **Auswertung:** s. Tab. 4.6.
- ▶ **Typische pathologische Befunde:** s. Tab. 4.7.

Tabelle 4.6 · **Normwerte Blinkreflex**

	R1	R2	R2 c
obere Grenzwerte der Latenzen	12,4 ms	40 ms	41,5 ms
maximale Seitendifferenzen	1,4 ms	4,3 ms	4,9 ms

Tabelle 4.7 · Typische Befundkonstellationen (jeweils einseitige Läsion)

	Reiz ipsilateral			Reiz kontralateral		
	R1	R2	R2c	R1	R2	R2c
periphere Fazialisparese	–	–	n	n	n	–
Trigeminusläsion	↑/–	↑/–	↑/–	n	n	n
Läsion mittlere Pons	↑	n	n	n	n	n
Läsion paramedian Medulla oblongata	n	n	n	n	n	↑
Läsionen an anderen Orten der Reflexbahn	verschiedene Ausfallsmuster, die teilweise aus der Abbildung (s. o.) hergeleitet werden können					

n = normal; ↑ = verzögert; – = ausgefallen

4.2 *Elektromyographie (EMG)*

Grundlagen

▶ **Prinzip:** Mit der konventionellen Elektromyographie (EMG) mit konzentrischen Nadelelektroden (Messung der Spannungsdifferenz zwischen differenter und indifferenter Elektrode) werden die Potenzialanteile motorischer Einheiten im Muskel in einem Radius von etwa 1–2 mm erfasst. Ziel ist die Beurteilung von elektrischen Phänomenen der Muskelfasermembran.

▶ **Das EMG ermöglicht grundsätzlich folgende Differenzierung:**
- Neurogene versus myopathische Schädigung.
- Nachweis klinisch nicht manifester oder nicht sicher objektivierbarer Schäden in den untersuchten Muskeln.
- Festlegung des Verteilungsmusters einer Schädigung (z. B. einzelner peripherer Nerv, Wurzel, Systemerkrankung).
- Bestimmung der zeitlichen Dynamik (akut/chronisch).

▶ **Voraussetzungen:** Klinische (Verdachts-) Diagnose und Fragestellung mit Festlegung der zu untersuchenden Muskeln. Dazu kann eine (zumindest partielle) eigene klinisch-neurologische Untersuchung notwendig sein.

▶ **Kontraindikationen:** Gerinnungsstörungen (auch Vollheparinisierung, Antikoagulanzientherapie), evtl. geplante Muskelbiopsie im zu untersuchenden Muskel (S. 32).

■ *Infektionssicherheit bei Nadelelektroden:* :
- Am besten Einmalnadeln verwenden!
- Wiederverwendbare Nadeln müssen speziell sterilisiert werden (Empfehlungen der EMG-Kommission der Deutschen Gesellschaft für Klinische Neurophysiologie):
  - Autoklavieren über 60 min bei 134° C oder 2 × 36 min bei 136° C.
  - Einlegen in 1 molare NaOH für 24 h.
  - Behandlung mit 2,5–5%igem Na-Hypochlorit für 24 h.
  - Kochen in 3% Na-Dodecylsulfat (SDS) für 10–15 min.

▶ **Allgemeines Vorgehen:**
1. *Hautdesinfektion.*
2. *EMG-Nadel* zügig in den ruhenden Muskel einstechen und die *Einstichaktivität* beurteilen.
3. *Beurteilung evtl. vorhandener Spontanaktivität* (bei entspanntem Muskel): Dazu die Nadel senkrecht zur Verlaufsrichtung der Muskelfasern schrittweise weiter vorschieben und an jeder Stelle ruhig halten.

4. *Einzelpotenzialanalyse:* Unter leichter Willküranspannung des untersuchten Muskels einzelne Potenziale darstellen (zur quantitativen Analyse müssen etwa 20 Potenziale in verschiedenen Regionen des Muskels untersucht werden).
5. *Beurteilung des Interferenzbildes* unter maximaler Willküranspannung.

Untersuchung des ruhenden Muskels

► **Spezielles Vorgehen:** An mehreren Stellen im komplett entspannten Muskel untersuchen (gute Lagerung und Entspannung des Patienten). Geräteeinstellung mit Verstärkung von 50–100 µV/div, Zeitablenkung 10 ms/div, Grenzfrequenzen 2 Hz–10 kHz.
► **Einstichaktivität** *(physiologisch):*
  • Durch Nadelbewegungen kommt es zur mechanischen Reizung der Muskelmembran mit Entladung einer Salve (Dauer 200–500 ms) von Einzelpotenzialen (Dauer 1–3 ms, Amplitude um 100 µV).
  • Mögliche Befunde und deren diagnostische Bedeutung:
    – Fehlen bei akuter Parese → Hinweis auf Muskelischämie (z. B. Kompartment-Syndrom).
    – Fehlen bei chronischer Schädigung (bei erhöhtem mechanischen Gewebswiderstand) → Hinweis auf bindegewebigen Umbau.
    – Verlängerung evtl. bei Denervation → unsicher, nicht bewerten.
► **Endplattenrauschen/Endplattenpotenziale** *(physiologisch):* Beide Phänomene treten umschrieben im Bereich der Endplatte auf (hier oft besonders schmerzhaft) und verschwinden bei kleinsten Nadelbewegungen.
  • *Endplattenpotenzial* (vermutlich durch Summation spontan und synchron entladender Miniaturendplattenpotenziale): Biphasisches, kleines, initial negatives, unregelmäßig entladendes Potenzial (Amplitude 100–500 µV, Dauer 3–5 ms, Anstiegszeit 0,05–2 ms. Bei Ableitung nahe der Endplatte auch initial positiv (= benigne Fibrillation).
    ◨ *Cave:* Wichtigste DD ist die pathologische Fibrillation (s.u.)!
  • *Endplattenrauschen* (am ehesten direkt an der Endplatte abgeleitete Miniaturendplattenpotenziale): Unregelmäßig entladende (mehrere Potenziale ergeben das typische Rauschen!), kleine, monophasische, initial negative Potenziale (Amplitude 5–100 µV, Dauer 0,5–5 ms).
► **Benigne Fibrillation** *(physiologisch,* s. Endplattenpotenzial): Wichtigstes Unterscheidungskriterium zur pathologischen Fibrillation (mit rhythmischer Entladung) ist das irreguläre Entladungsmuster, negativer Potenzialabgang.
► **Benigne Faszikulationen** *(physiologisch):*
  • *Definition:* Spontan im ruhenden Muskel auftretende Aktionspotenziale ganzer motorischer Einheiten (Form wie bei Willkürpotenzialen des entsprechenden Muskels), oft als Muskelzuckung sichtbar.
  • *Ursachen:* Benigne Faszikulationen treten oft nach körperlicher oder nervlicher Anspannung in Waden-, periorbikulärer oder Oberarmmuskulatur auf. Oft auch medikamentös-toxisch bedingt.
  • *Abgrenzung von pathologischen Faszikulationen: Unsicher:* Langsamere Entladungsfrequenz der benignen Faszikulationen; *besser:* Zusätzliche neurogene Veränderungen im EMG bei pathologischen Faszikulationen.
► **Pathologische Fibrillation (Fib)** – *pathologische Spontanaktivität:*
  • EMG-Korrelat der Entladung einer einzigen Muskelfaser (nur an Zungenmuskulatur mit bloßem Auge sichtbar).
  • *Kennzeichen:* Bi- oder triphasische Potenziale mit initial positivem Abgang (Amplitude 50–300 µV, Dauer 1–5 ms, regelmäßige Entladungsfrequenz von 1–30/sek). Das typische, rhythmische Entladungsmuster zeigt eine Frequenzabnahme („Ritardando-Effekt"). Oft am besten akustisch wahrnehmbar.
  • *Quantifizierung:* += leichte, ++= mäßige, +++= starke Spontanaktivität.

- *Auftreten: a)* bei allen neurogenen Prozessen mit Axonuntergang (2–3 Wochen nach Denervierung), *b)* bei bestimmten Muskelerkrankungen (v. a. florider Myositis).
- ► **Positive scharfe Wellen (PSW)** –*pathologische Spontanaktivität:*
- *Kennzeichen:* Mono- oder biphasische Potenziale mit initial scharf positiver Auslenkung (Amplitude 50–300 μV, Dauer der positiven Auslenkung 1–2 ms, Dauer der hyperbelartigen Rücklaufphase 3–7 ms, Dauer der negativen Nachschwankung bis 10 ms). PSW entspricht pathophysiologisch einer Fib, bei der die Ableitenadel direkt über der Muskelmembran liegt und das Aktionspotenzial nur bis zur Elektrode geleitet wird.
- *Quantifizierung:* +=leichte, ++=mäßige, +++=starke Spontanaktivität.
- *Auftreten: a)* bei Axonuntergang (wenn der distale Axonstumpf bis zur Endplatte degeneriert ist; abhängig von der Strecke 10–20 Tage nach akuter Nervenläsion), *b)* bei Muskelerkrankungen (v. a. Myositiden), *c)* in Einzelfällen *physiologisch* (v. a. im M. extensor dig. brevis und im M. abductor hallucis).
- ◪ **Hinweise zur Beurteilung der pathologischen Spontanaktivität:**
- Nach akuter Nervenläsion ist frühestens nach 10–14 Tagen mit dem Auftreten von PSW und Fibs zu rechnen, eine Untersuchung vorher ist nur zur besseren Verlaufsbeurteilung oder Differenzialdiagnose in Einzelfällen sinnvoll.
- Fibs und PSW sind *nicht als pathologisch* zu werten, wenn sie nur an *einer* Stelle im Muskel oder in Verbindung mit Endplattenpotenzialen auftreten!
- Fibs und PSW sind *pathologisch,* wenn sie an 2 oder mehr Stellen mit rhythmischer Entladungsfrequenz auftreten!
- ► **Pathologische Faszikulation:**
- *Kennzeichen:* Konfiguration wie benigne Faszikulationen (s. o.; normal oder auch neurogen verändert).
- *Auftreten:* Bei Schädigung des 2. Motoneurons; cave ätiologisch unspezifisch (z. B. nicht nur bei ALS [S. 481] und spinalen Muskelatrophien, sondern auch bei Radikulopathien, Plexopathien, Neuropathien). Faszikulationen können an jeder Stelle des 2. Motoneurons entstehen.

Untersuchung bei leichter Willkürinnervation

- ► **Spezielles Vorgehen:**
- *Bei leichter Anspannung* des untersuchten Muskels werden mehrere unterschiedliche Potenziale motorischer Einheiten an verschiedenen Stellen des Muskels untersucht. Zur sicheren Abgrenzung eines einzelnen Willkürpotenzials sollte dieses Potenzial mindestens einmal reproduziert werden (oft über Triggerung, meist Amplituden-Trigger).
  - ◪ *Cave:*
    - Die verwendeten Normwerte müssen mit der gleichen Methode ermittelt worden sein, z. B. mit oder ohne Triggerung.
    - Überlagerung mehrerer Potenziale vermeiden, auch zur sicheren Abgrenzung später Potenzialkomponenten.
- *Geräteeinstellung:* Verstärkung 100 μV/div (bei großen Potenzialen zur Amplitudenmessung auch weniger, z. B. 1 mV/div), Zeitablenkung 10 ms/div, Grenzfrequenzen 2 Hz– 10 kHz.
- *Beurteilung:* Amplitude, Dauer und Form (Phasenzahl) der einzelnen Willkürpotenziale. Die Potenziale müssen nadelnah abgeleitet werden (Anstiegssteilheit <0,5 ms). Bei der quantitativen Analyse werden aus 20 Willkürpotenzialen die Mittelwerte dieser Parameter berechnet.
- ► **Physiologische Parameter:**
- *Amplitude:* Normwerte sind abhängig vom untersuchten Muskel und müssen einschlägigen Tabellen entnommen werden. *Richtwerte* („peak-to-peak"): Meist 0,3–1 mV und <4 mV (in kleinen Hand-/Fußmuskeln <8 mV).

- *Potenzialform:* Sie hängt stark von der Nadelposition ab und wird definiert durch die Phasenzahl (=Zahl der Nulllinien*durch*gänge). Potenziale mit mehr als 4 Phasen sind polyphasisch (in gesunden Muskeln ≤ 15%, im M. tibialis anterior sogar ≤ 20%).
- *Potenzialdauer:* Gemessen von der ersten Abweichung des Potenzials von der Grundlinie bis hin zur endgültigen Rückkehr zur Grundlinie. Hierzu ist die mehrfache Darstellung eines Potenzials besonders wichtig. *Richtwerte:*In den meisten Muskeln 8 – 15 ms. Späte Komponenten (=Satellitenpotenziale) werden dabei nicht berücksichtigt.
- ▶ **Pathologische Befunde:** s. Tab. 4.8.

Tabelle 4.8 · **Befundinterpretation bei leichter Willkürinnervation (Einzelpotenzial-Analyse)**

neurogene Prozesse	– *grundsätzliche Zeichen:* Höhere Amplituden, längere Potenzialdauer und/oder vermehrte Polyphasierate, sowie späte Komponenten – *rascher Untergang von Nervenfasern:* Reinnervation durch distale Aussprossung von Kollateralen der erhaltenen Axone (dünn myelinisiert + langsam leitend) → breitere und polyphasische Potenziale mit späten Komponenten oder Satellitenpotenzialen. Amplituden sind oft nur unwesentlich größer – *sehr langsame chronisch-neurogene Schäden:* Die Myelinisierung der Axonterminalen ist homogener → deutlich erhöhte Amplituden, aber weniger breite/polyphasische Potenziale
Reinnervation	nach kompletter Nervenläsion kann es zum Neu-Aussprossen von Axonen kommen. Wenn diese die Muskelfasern erreichen (abhängig von der zu überbrückenden Distanz, Geschwindigkeit der axonalen Regeneration ≈ 1 – 5 mm/d), treten zunächst kleine, kurze Reinnervationspotenziale mit nur einer oder wenigen Phasen auf. Im Verlauf dann zunehmend polyphasische und längere, aber noch niedrige Potenziale mit instabilen Komponenten
myopathische Prozesse	– *typischer Befund* (oft nur sehr diskret!): Schmale (kurze) Potenziale mit normaler oder kleinerer Amplitude und vermehrter Polyphasierate. Durch Faserausfall kommt es zu Lücken in der Überlagerung der Einzelpotenziale (DD: verkürzte, polyphasische Potenziale werden auch bei Neuropathien (ohne wesentliche Reinnervation) beobachtet ◪ *Hinweis:* Wegen früher Rekrutierung kann die Einzelpotenzialanalyse sehr schwierig sein ◪ *Hinweis:* Auch bei Myopathien gibt es verlängerte polyphasische oder verlängerte und Amplituden-erhöhte Potenziale, z. T. auch Satellitenpotenziale

Untersuchung bei maximaler Willkürinnervation

◪ *Hinweise:*
- Oft wegen schmerz- oder kooperationsbedingter Minderinnervation nicht ausreichend beurteilbar.
- Wichtige Aussagen über das Rekrutierungsverhalten motorischer Einheiten können auch schon bei *leichter* Willküranspannung getroffen werden!
  - *Normalbefund:* Bei *leichter* Anspannung (ca. 5% der Maximalkraft) liegt die Entladungsfrequenz in der Regel bei 8 – 12 Hz.
  - *Pathologisch* (=Hinweis auf neurogene Läsion):
  - *a.* Entladung nur einer einzelnen Einheit mit Entladungsfrequenz von > 15 Hz.

Neurophysiologische Diagnostik

– *b.* Mehrere gleichzeitig entladende Einheiten: (Frequenz der schnellsten Einheit) ÷ (Anzahl der gleichzeitig feuernden Einheiten) > 5.

▶ **Spezielles Vorgehen:** Verstärkung 1 – 2 mV/div, Zeitablenkung 100 – 200 ms/div, Grenzfrequenzen 20 Hz – 10 kHz. Bei liegender Nadel muss der Patient den Zielmuskel mit maximaler Kraft anspannen:

- *Interferenzmuster* (= physiologisch): Die Grundlinie ist an keiner Stelle sichtbar ist, die Amplituden liegen über 2 mV.
- *Übergangsmuster* (unzureichende Anspannung): Die Grundlinie ist immer wieder zu sehen, die Amplituden können unter 2 mV liegen (keine sicher pathologische Wertigkeit, oft einfach durch Mangelinnervation bedingt).

▶ **Pathologische Befunde:**

- *Neurogene Prozesse* (Abb. 4.6): Mehr oder weniger stark gelichtetes Muster bis hin zu Einzeloszillationen (geringere Zahl motorischer Einheiten mit oft größeren Amplituden und auch höherer Entladungsfrequenz).
- *Myopathische Prozesse:* Frühe Rekrutierung! Bereits bei geringer Kraft werden viele kleine Einheiten aktiviert und volles Interferenzmuster wird erreicht (meist noch volles Interferenzmuster erhalten mit niedriger Amplitude < 1 – 2 mV).

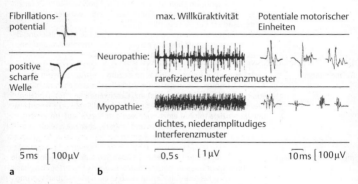

Abb. 4.6 · a) Wichtige Beispiele für pathologische Spontanaktivität im EMG, b) EMG-Befunde bei maximaler Willkürinnnervation und Einzelpotenzialanalyse (bei neurogener bzw. myogener Schädigung)

Zusammenfassung von NLG- und EMG-Befunden

Tabelle 4.9 · NLG- und EMG-Befunde bei axonalen und demyelinisierenden Läsionen (nach Conrad, Bischoff)

	Leitungsblock	chronische Demyelinisierung	Axonopathie	gemischter Typ
Neurographie				
NLG	n	↓↓	n/↓	n/↓
F-Wellen-Latenz	–/n/↑	↑↑/–	↑/–	↑/–
MSAP-Amplitude	proximal ↓, distal n	n/↓	↓↓	↓

Tabelle 4.9 · Fortsetzung

	Leitungsblock	chronische Demyelinisierung	Axonopathie	gemischter Typ
Neurographie (Fortsetzung)				
MSAP-Dauer	n	proximal ↑↑, distal n/ ↑	n/ ↑ / ↓	↑
MSAP-Konfiguration	n	aufgesplittert	n	n
Elektromyographie				
pathologische Spontanaktivität	–	–	++	+
Einzelpotenzial-Konfiguration	n	n	pathologisch	pathologisch
Interferenzbild	↓ / –	dicht	(stark) gelichtet	(leicht) gelichtet

MSAP = Muskelsummenaktionspotenzial; n = normal; ↑ = verlängert; ↓ = erniedrigt/verkürzt; – – = ausgefallen/ keine

Spezielle pathologische Spontanentladungen

▶ **Myotone Entladungen:**
- *Kennzeichen:* Repetitive Entladung von Einzelpotenzialen mit einer Rate von 20 – 80 Hz. Die Einzelpotenziale ähneln entweder Fibrillations- Potenzialen (Dauer ≤ 5 ms) oder positiven scharfen Wellen. Zur sicheren Diagnose müssen sich Amplitude und Frequenz der Potenziale während der Ableitung kontinuierlich ändern („Sturzkampfbombergeräusch"). Die Gesamtdauer der Salve liegt meist < 3 sek. Auslösung durch Nadelbewegungen, Willkürkontraktion oder Beklopfen des Muskels. Korreliert zur klinisch sichtbaren myotonen Reaktion (meist überdauert aber die elektrophysiologische Reaktion die klinische).
- *Vorkommen:* Sämtliche Formen von myotonen Erkrankungen, familiäre, hyperkaliämische periodische Paralyse, Polymyositis, Saure-Maltase-Mangel, andere Erkrankungen mit chronischer Denervierung.

▶ **Repetitive Entladungen:** Allgemeiner Begriff für wiederholte Entladungen eines Aktionspotenzials in identischer oder fast identischer Form. Die innere Frequenz dieser Entladungen kann konstant oder variabel sein:
- *Pseudomyotone Entladungen:*
  - *Kennzeichen:* Repetitive Entladungen, die im Gegensatz zu myotonen Entladungen (s.o.) weder in Frequenz noch in Amplitude an- oder abschwellen und abrupt enden.
  - *Vorkommen:* Unspezifisches Phänomen, das sowohl bei myopathischen als auch bei chronisch-neurogenen Schädigungen beobachtet wird.
- *Komplex-repetitive Entladungen* (= hoch- und niederfrequente bizarre Entladungen):
  - *Kennzeichen:* Polyphasische oder gezackte Aktionspotenziale, die spontan oder nach einer Nadelbewegung auftreten und mit gleichförmiger Frequenz, Form und Amplitude weiterlaufen und abrupt enden oder plötzlich die Konfiguration wechseln. Amplituden 0,1 – 1 mV, Frequenzen a) 10 – 150 Hz (hochfrequente Form, Gesamtdauer der Entladungssalve meist Sekunden, selten über eine Minute) oder b) 0,3 – 10 Hz (niederfrequente Form, Gesamtdauer oft meh-

rere Minuten). Die Einzelpotenziale sind v. a. bei den niederfrequenten Formen sehr komplex.
- *Vorkommen:* Myopathien, Vorderhornerkrankungen oder Läsionen von Wurzel, Plexus oder peripheren Nerven.
- **Myokymien:**
  - *Kennzeichen:* Repetitive Aktionspotenziale, die auch klinisch von einer Myokymie ("Muskelwogen") begleitet sind. Zwei Entladungsmuster kommen vor: Meistens kurzes, wiederholtes Feuern einer einzelnen Einheit über wenige Sekunden mit einer Frequenz von 2 – 60 Hz, gefolgt von einigen Sekunden Pause, danach gleiches Phänomen. Seltener kontinuierlich langsam feuerndes Potenzial (Frequenz 1 – 5 Hz). *Wichtig:* Die Entladungsfrequenz bleibt im Schlaf und in Narkose bestehen.
  - *Vorkommen:* Vorwiegend im N. facialis (v. a. bei Multipler Sklerose oder Guillain-Barré-Syndrom). Extremitätenmyokymien häufig bei radiogener Plexusläsion (meist in Kombination mit anderen neurogenen Schädigungszeichen).
- **Doublets, Triplets, Multiplets:**
  - *Kennzeichen:* Zwei, drei oder mehr Aktionspotenziale der gleichen Form und Amplitude, die konstant in der gleichen zeitlichen Beziehung zueinander mit Abständen von 2 – 20 ms auftreten.
  - *Vorkommen:* Besonders während und nach Muskelischämien, bei Tetanien, Hyperventilation und metabolischen Störungen mit Übererregbarkeit der Motoneurone, aber auch bei anderen neurogenen oder myopathischen Störungen.

Einzelfaser-EMG (single fiber EMG, SF-EMG)

▶ **Grundlagen:** Durch technische Änderungen wird der Abtastradius der EMG-Nadel auf etwa 300 μm verkleinert. Dadurch können bei leichter Innervation voneinander abgrenzbare Potenziale einzelner Muskelfasern abgeleitet werden, die zur gleichen motorischen Einheit gehören. Ziel ist es, 2 Potenziale (also 2 verschiedene Fasern einer Einheit) gleichzeitig mehrfach hintereinander darzustellen und die unterschiedlichen zeitlichen Abstände der beiden Einzelpotenziale ("Jitter") zu bestimmen. Bei Störungen der neuromuskulären Übertragung (und anderen Erkrankungen) kann dieser Jitter vergrößert sein. Außerdem können Aussagen über die "Faserdichte" (=Zahl der aktiven Fasern einer motorischen Einheit) getroffen werden.

▶ **Durchführung:** Verwendung von Nadelelektroden mit seitlich austretender differenter Elektrode mit sehr kleiner Oberfläche und kleinem Abstand zum indifferenten Schaft, Filtereinstellung (500 Hz– 10 kHz), Zeitbasis 5 – 10 ms Bildschirmbreite, automatische Signaltriggerung. Zunächst Darstellung eines Potenzials, möglichst mit Gesamtdauer < 1 ms und Anstiegssteilheit < 150 μs und Triggerung auf dieses Potenzial. Der Patient soll leicht vorinnervieren, durch vorsichtige Nadeldrehung Darstellung eines 2. Potenzials der gleichen Einheit (mit fixer zeitlicher Beziehung zum 1. Potenzial). Registrierung von 50 – 100 konsekutiven Entladungen. Ausgewertet wird die mittlere konsekutive Differenz (MCD) der Interpeakintervalle zunächst für ein Potenzialpaar. Normwerte für verschiedene Muskeln liegen vor.

▶ **Befundung:**
- Eine Untersuchung gilt als pathologisch, wenn von 20 untersuchten, verschiedenen Potenzialpaaren ≥ 2 eine pathologische MCD zeigen. Die Untersuchung eines Muskels kann demnach abgebrochen werden, wenn gleich die ersten 2 Potenzialpaare pathologisch sind.
- Die "Faserdichte" wird durch die Zahl der Potenzialspikes definiert, die pro Nadelposition auf dem Bildschirm sichtbar sind (entspricht der Zahl der Muskelfasern einer Einheit innerhalb des Aufnahmebereiches der Ableiteelektrode). Die Normwerte für die mittlere Faserdichte schwanken in verschiedenen Muskeln.

► **Pathologische Befunde:**

- *Erhöhte Jitter-Werte bei normaler Faserdichte:* Neuromuskuläre Übertragungsstörung (empfindlichste Nachweismethode; in größerer Studie bei generalisierter Myasthenie bei 99 % der Patienten in mindestens einem Muskel pathologisch, bei rein okulärer Myasthenie immerhin noch bei 97 % [*cave* hier mimische Muskulatur, z. B. M. orbicularis oculi, untersuchen).

- *Erhöhte Faserdichte + normaler Jitter:* Spricht für abgeschlossenen neurogenen Umbau oder Myopathie.

- *Erhöhte Faserdichte + pathologischer Jitter* (noch nicht abgeschlossene Myelinisierung der neu ausgesprossten Fasern): Spricht für frischen neurogenen Umbau.

4.3 Elektroenzephalographie (EEG)

Grundlagen

► **Prinzip:** Mit Hilfe des EEG werden Differenzen der vom Gehirn ausgehenden elektrischen Feldpotenziale gemessen (Potenzialschwankungen dendritischer Synapsen oberflächennaher Kortexanteile). Pharmaka und pathophysiologische Zustände (Hypoxidose, Hypoglykämie), die zu einer Änderung von Membranpotenzialen führen, haben daher Einfluss auf das EEG.

► **Diagnostische Bedeutung:**

- Im EEG können Veränderungen der elektrischen Grundaktivität, Seitendifferenzen, Herdhinweise oder Zeichen einer erhöhten zerebralen Krampfbereitschaft (epilepsiespezifische Aktivität) dargestellt werden.

- Für den Nachweis struktureller Hirnläsionen tritt die Bedeutung des EEGs hinter den Möglichkeiten der bildgebenden Diagnostik in den Hintergrund.

Indikationen in der Akutdiagnostik

► **Nachweis und Differenzierung von Epilepsien** und allgemein erhöhter zerebraler Anfallsbereitschaft (z. B. unter Therapie mit „krampffördernden" Medikamenten) → *Fragestellung:* Epilepsiespezifische Aktivität?

► **Differenzierung klinisch schlecht abgrenzbarer Syndrome:**

- *Unklares Psychosyndrom:* Status epilepticus komplex partieller Anfälle (hier ist das EEG die einzige Nachweismöglichkeit!); Absencenstatus (EEG einzige Nachweismöglichkeit!).

- *Unklares Koma:*
  - Diffuse Schädigung (z. B. metabolische Enzephalopathie, Intoxikation).
  - Herdförmige Läsion (z. B. Frühstadium einer Enzephalitis, bei Hemisphäreninfarkt vs. Hirnstamminfarkt).
  - → *Fragestellung:* Allgemeinveränderung, Herdbefund?

► **Leichtes Schädel-Hirn-Trauma** bei Verdacht auf zerebrale Läsion (Contusio cerebri) → *Fragestellung:* Herdbefund?

► **Hirntodbestimmung** bei Verdacht auf irreversible Hirnschädigung bei beatmungspflichtigen Patienten → *Fragestellung:* Nulllinien-EEG (S. 163)?

Indikationen in der Verlaufsdiagnostik

► Während der Einstellung und Anpassung einer antiepileptischen Therapie.

► Prolongiertes Koma (normalisiertes EEG bei klinisch unverändert schlechtem Zustand kann als prognostisch schlechtes Zeichen gewertet werden).

► Kontrolle bei zuvor pathologischem EEG.

Durchführung

▶ **Elektrodenplatzierung** (nach dem 10–20-[ten-twenty]System): Die Elektroden (meist auf der Kopfhaut platzierte Oberflächenelektroden, selten Nadel-oder intrakranielle Elektroden) werden auf der Kopfoberfläche entlang gedachter Linien zwischen jeweils zwei markanten Bezugspunkten (z. B. Nasion-Inion) platziert. Der Abstand benachbarter Elektroden beträgt jeweils 10 % oder 20 % der Gesamtstrecke, sodass der relative Abstand der Elektroden von der individuellen Kopfgröße unabhängig ist (Abb. 4.7).

▶ **Elektrodenbezeichnung:** Entsprechend der Hirnanteile, über denen sie platziert sind, tragen die Elektroden die Bezeichnung *Fp* (frontopolar), *F* (frontal), *T* (temporal), *C* (zentral), *P* (parietal), *O* (okzipital) sowie für die Ohr-Elektroden *A* (aurikulär) und die Erdungs-Elektrode *G* (ground). Auf der rechten Kopfseite platzierte Elektroden tragen zusätzlich gerade, auf der linken ungerade Ziffern, in der Mitte wird z (= zero) verwendet.

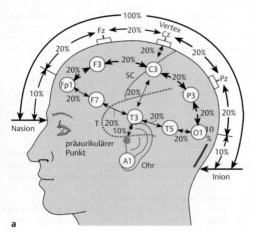

a

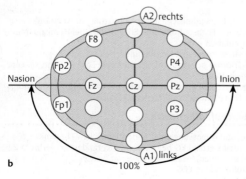

b

Abb. 4.7 · Internationales 10–20-System für die Elektrodenpositionierung bei EEG-Ableitungen (nach Kunze)

▶ **Anlegen der Elektroden** (Elektrodenposition in Klammern):
- Zur Verbesserung der Leitfähigkeit der Haut wird diese an den jeweiligen Stellen gesäubert und angefeuchtet (z. B. mit elektrolythaltiger Elektrodenpaste, die mit einem festen Wattetupfer eingerieben wird).
- Mit flexiblem Maßband zunächst den Abstand Nasion-Inion in der Kopfmitte messen. Im Abstand von 10 % dieser Strecke von Nasion und Inion entfernt jeweils Markierungen anbringen (Fpz und Oz). An diesen Positionen werden in der Routineableitung keine Elektroden positioniert, die Punkte sind aber bei der weiteren Ausmessung wichtig. Danach werden – beginnend bei Fpz – im Abstand von jeweils 20 % der Strecke 3 Elektroden (Fz, Cz, Pz) platziert.
- Die Strecke zwischen den präaurikularen Bezugspunkten (jeweils unmittelbar vor dem Tragus) durch Cz messen und 5 Elektroden von rechts nach links im Abstand von 10 % (T4), 20 % (C4), 20 % (Cz), 20 % (C3), 20 % (= 10 % vom linken Tragus entfernt; T3) platzieren.
- Weitere Elektroden werden auf der lateralen, durch T3 geführten Verbindungslinie zwischen Fpz und Oz im Abstand von 10 % (Fp1), 20 % (F7), 20 % (T3, schon bekannt), 20 % (T5), 20 % (O1) platziert. Auf der Gegenseite entsprechend vorgehen (Fp2, F8, T4, T6, O2). Auf der paramedianen Verbindungslinie in der Mitte zwischen Fp1 und C3 liegt nun die Elektrode F3, zwischen C3 und O1 die Elektrode P3, rechts entsprechend F4 und P4.
- Auf jeder Seite wird zusätzlich eine Ohrelektrode (A1, A2) angelegt.

Referenzableitungen (Bezugsableitungen, unipolare Ableitungen)

▶ **Grundlagen:** Gemessen werden Potenzialdifferenzen zwischen der differenten (aktiven) und einer Referenzelektrode (indifferente Elektrode). In die Referenzelektrode sollte möglichst wenig EEG-Aktivität einstreuen, deshalb muss sie optimal platziert werden.

▶ **Ableitung gegen die Ohrelektroden (A1, A2):**
- *Vorteil:* Hohe Potenzialamplituden, geringere Anfälligkeit gegenüber lokalen Artefakten, die elektrische Aktivität des Kortex wird bezüglich Amplitude, Polarität und topographischer Verteilung korrekt wiedergegeben, die elektrische Aktivität etwas tiefer liegender (z. B. temporobasaler) Hirnstrukturen wird besser erfasst.
- *Nachteil:* Einstreuung temporo-basaler EEG-Aktivität in die (indifferente) Ohrelektroden kann die Beurteilung der Kurve erschweren. Durch Artefakte (Puls, Bewegung) werden alle Ableitungen dieser Seite beeinträchtigt, schlechtere Herdlokalisation (Potenzialumkehr nicht werten).

▶ **Ableitung gegen eine errechnete Durchschnittsreferenz** (= Goldman-Ableitung): Die Aktivität aller Elektroden wird gemittelt und ergäbe bei zufälliger Verteilung idealerweise eine Nulllinie; die Potenzialdifferenz gegenüber der jeweiligen Ableiteelektrode wird aufgezeichnet.
- *Vorteil:* Häufig weniger Artefakte als Ableitung gegen indifferente Einzelelektroden.
- *Nachteil:* Von mehreren Elektroden abgeleitete, synchrone EEG-Aktivität wird nicht ausreichend herausgemittelt und wird in anderen Hirngebieten (mit wenig lokaler Aktivität) mit invertierten Amplituden dargestellt.

Bipolare und Quellenableitung

▶ **Bipolare Ableitung:** Die Ableitungen erfolgen meist als Längs- oder Querreihen, sodass außer bei den Eck-Elektroden jeder Ableitepunkt zweimal erfasst wird. Dabei dient eine Elektrode einmal als aktive und einmal als passive Elektrode. Ein Potenzial unter diesem Ableitepunkt geht also einmal positiv und einmal negativ in die EEG-Kurve ein (= artifizielle Phasenumkehr).

- *Vorteil:* Umschriebene Befunde sind besser sichtbar (artifizielle Phasenumkehr über einem Herdbefund ermöglicht gute Lokalisierbarkeit). Lokale Artefakte bleiben auf wenige Ableitungen beschränkt.
- *Nachteil:* Geringere Amplituden. Auffällige Befunde werden schlechter erfasst, sobald sie unter mehreren benachbarten Elektroden abgeleitet werden (da nur die Potenzialdifferenz berücksichtigt wird).

▶ **Quellenableitung:** Spezielle Verschaltung einer Elektrode gegen eine (errechnete) Referenz, die – für jede Elektrode gesondert – aus den jeweils umliegenden Elektroden bestimmt wird. Daher steht diese Ableitung zwischen den klassischen Referenzableitungen und bipolaren Ableitungen.
- *Vorteil:* Bessere Darstellung kleiner fokaler EEG-Veränderungen, besonders geeignet zur Lokalisation eines epileptogenen Focus.
- *Nachteil:* Ausgedehnte Herdbefunde und generalisierte EEG-Veränderungen können an Deutlichkeit verlieren.

Dokumentation

▶ **Allgemeine Einstellungen:** Papiergeschwindigkeit: 30 mm/sek (1 sek entspricht 5 Teilstrichen des EEG-Papiers), Eichung 50 μV = 7 mm, Filtereinstellung: Zeitkonstante 0,3.

▶ **Filter zur Artefaktreduzierung:**
- *Prinzip:* Alle Filter dämpfen bevorzugt die angegebenen Frequenzen. Als Grenzfrequenz wird die Frequenz bezeichnet, bei der die Amplitude eines Potenzials *auf* 70% reduziert wird. Ein Hochpassfilter mit einer Grenzfrequenz von 0,5 dämpft also die Potenzialamplitude bei einer Frequenz von 0,5/sek *um* 30% (langsamere Frequenzen entsprechend mehr). Aber auch Wellen mit Frequenzen von 1/sek werden noch um etwa 10% reduziert. Bei einer Grenzfrequenz von 1,6/sek (=Zeitkonstante 0,1) werden immerhin noch Wellen mit Frequenz bis zu 5/sek geringfügig in der Amplitude gemindert, die Anstiegssteilheit reduziert.
- *Hochpassfilter (=Tieffrequenzfilter):* Höhere Frequenzen können passieren, langsame Wellen (z. B. Schwitzartefakte) werden gedämpft. Charakteristikum des Filters ist die *untere* Grenzfrequenz (s. o., normalerweise 0,5/sek = 0,5 Hz). Wendet man den Filter mit dieser Grenzfrequenz auf einen üblichen Rechteck-Eich-Impuls an, wird dessen Amplitude langsam reduziert und erreicht 70% nach 0,3 sek. Die *Zeitkonstante* dieser Grenzfrequenz, ist daher 0,3. Jede Zeitkonstante entspricht einer unteren Grenzfrequenz üblich ist die Angabe der Zeitkonstanten, nicht der Grenzfrequenz beim Hochpassfilter.
  - ▶ *Hinweis:* Durch Anwendung dieses Filters auf alternierende Rechteck-Eich-Impulse entsteht das für die EEG-Eichung typische sägezahnähnliche Muster, mit dem notfalls die jeweils eingestellte Zeitkonstante abgeschätzt werden kann.
- *Tiefpassfilter (=Hochfrequenzfilter):* Hohe Frequenzen werden gedämpft, tiefe Frequenzen können passieren. Charakteristikum ist die *obere* Grenzfrequenz (s.o., normalerweise 70/sek = 70 Hz). Eine niedrige Einstellung (30 Hz/15 Hz) vermindert z. B. Muskelartefakte. Diese können aber weiterhin amplitudenreduziert und „weniger spitz" in der Ableitung erscheinen und so mit schneller EEG-Aktivität verwechselt werden; auch steile Wellen und Spikes werden gedämpft.
- *50-Hz-Filter:* Zur Vermeidung von Wechselstromartefakten.

Befundung – Allgemeines

▶ **Kriterien:**
- Frequenz, Amplitude, Potenzialform der Wellen, Häufigkeit bestimmter Elemente sowie deren zeitliche Abfolge, topographische Verteilung, Unterschiede zwischen den Hemisphären oder verschiedenen Hirnarealen.

- Grundaktivität, Herdbefunde, epilepsietypische Potenziale unter Ruhe- und Provokationsbedingungen.
- ► **Begriffe zur morphologischen Beschreibung einzelner Potenziale:**
- *Monomorph, polymorph:* Gleichförmige, unterschiedliche Potenziale.
- *Bi-, tri-, polyphasisch:* Gezählt wird die Anzahl der Durchgänge durch eine gedachte Grundlinie der EEG-Kurve.

Befundung – Grundrhythmus (GR)/Grundaktivität (GA)

- ► **Definition:**
  1. Vorherrschender Rhythmus, der den EEG-Typ bestimmt (z. B. Alpha-EEG).
  2. Allgemeine elektrische Aktivität. Beispiel: „Amplitudenreduktion der Grundaktivität temporal links".
- ► **Bestimmung von GR/GA:** Frequenz der EEG-Aktivität in okzipitalen bipolaren Ableitungen (z. B. in P4/O2 und P3/O1) an verschiedenen Stellen als Anzahl der Wellenmaxima pro Sekunde auszählen. Die am häufigsten auftretende Frequenz wird als GR aufgefasst.
- ► **Beurteilung:**
  - *Normalbefund:* Okzipital betonter Alpha-GR. Zur näheren Beschreibung s. Tab. 4.10 und Tab. 4.11.
  - *Normvarianten:* Überwiegend Beta-Aktivität, seltener auch 3 – 5/sek Theta-Aktivität („slow alpha variant").
    - ▣ *Abgrenzung Normvariante versus pathologische Veränderung* (z. B. medikamentös bedingte Beta-Überlagerung; Vorherrschen langsamer Wellen im Sinne einer Allgemeinveränderung): Die GR-Normvarianten sind okzipital betont, nehmen unter HV zu, bei Vigilanzminderung ab und werden durch visuelle Reize blockiert.

Tabelle 4.10 · **Begriffe und Parameter zur Beschreibung von GR/GA**

Ausprägung	Häufigkeit, mit der die Frequenz des GR im EEG vorkommt. „Gering" bedeutet, dass die Frequenz des GR < 30 % der Gesamtkurve ausmacht, „mäßig" entspricht 30 – 60 %, „gut" > 60 %
Frequenzlabilität/Frequenzinstabilität	gemischtes Auftreten von Alpha- und Beta-Wellen, wobei ein nahtloser Übergang der Frequenzen besonders im schnellen Frequenz-Bereich gefordert wird
Modulation	regelmäßige, meist spindelförmige Amplitudenschwankung des GR
Amplitudenhöhe	maximale Aplituden des Alpha-GR im Rahmen der Modulation: Selten vorkommende Amplitudenmaxima werden vernachlässigt. Die Amplitudenhöhe wird entweder direkt in µV angeben oder als „niedrig" (< 20 µV), „mittel" (20 – 60 µV) oder „hoch" (> 60 µV) klassifiziert
etwas unregelmäßiges bzw. unregelmäßiges EEG	Schwankung der Hauptfrequenz des GR um 1 – 2/sek bzw. > 2/sek (klinisch selten relevant)

Tabelle 4.11 · Frequenzspektrum des Erwachsenen-EEG

Frequenz (Hz)	Bezeichnung	Anmerkung
14 – 30	Beta (β)	häufig medikamenteninduziert, Beta-GR als Normvariante
8 – 13	Alpha (α)	normaler GR, okzipital betont
4 – 7	Theta (ϑ)	fronto-temporal mit niedriger Amplitude physiologisch, v.a. bei Jugendlichen und vegetativer Labilität
0,5 – 3	Delta (δ)	ab Schlafstadium 3, im Wach-EEG pathologisch
< 0,5	Subdelta	Schlafstadium 4, DD: Schwitzartefakte

Befundung – andere EEG-Phänomene

► **Allgemein:** Die Häufigkeit anderer Graphoelemente außer der GA wird mit *kontinuierlich, diskontinuierlich, intermittierend* oder *vereinzelt* beschrieben. Treten solche Elemente immer wieder auf, spricht man von *repetitiv*, finden sie sich in regelmäßigen Abständen von *periodisch*.

► **Paroxysmus, paroxysmal:** Aus der GA durch plötzliche Amplitudenzunahme und/ oder Frequenzänderung herausragende Aktivität (z.B. paroxysmale Theta-Dysrhythmie, paroxysmale spike-wave-Aktivität). Die Dauer und Häufigkeit der Paroxysmen kann zusätzlich angegeben werden.

► **Dysrhythmie:** Einstreuung von in Frequenz und Amplitude unregelmäßiger EEG-Aktivität in die GA, gruppiert oder auch kontinuierlich (> 20 sek oder > 80% der Ableitezeit), diffus oder fokal. Meist pathologisch, kann aber besonders bei Jugendlichen über hinteren Hirnarealen (*posterior slow waves of youth*, POSWY) und temporal vorne bei älteren Menschen auch im normalen EEG vorkommen.

► **Spindeln:** Bei gleichbleibender Frequenz Anstieg und Abfall der Amplitude innerhalb einer Sekunde (z.B. sog. Schlafspindeln).

► **Typische nicht-pathologische Wellenformen:**
  - *Vertex-Welle (Vertex-Zacke):* Bilateral synchrone, mono- oder biphasische Wellen mit Ausprägungsmaximum zentral, die im leichten Schlaf (spätes Stadium 1 und frühes Stadium 2) auftreten.
  - *K-Komplex:* Im Schlafstadium 2 – 3 spontan oder als Einleitung einer Weckreaktionen nach Außenreizen auftretend; gekennzeichnet durch eine langsame Welle, an deren Ende oft Schlafspindeln eingestreut sind. Die Initial-Komponente (negative Spitze) ist oft nicht zu erkennen.
  - μ-*Rhythmus* (μ = *m*otorisch): „Grundrhythmus" der motorischen Region im Frequenzbereich der Alpha-Aktivität, aber etwas (ca.1/sek) schneller als die Alpha GA des jeweiligen EEGs. Spindelartige Modulation arkadenförmiger Wellen, die nicht synchron zur Alpha-GA sind. Oft seitenwechselnd betont oder einseitig. Keine Suppression durch visuelle Reize, aber prompte Unterdrückung durch Aktivierung der motorischen Rinde (z.B. durch Faustschluss).
  - *Lambda-Wellen:* Steil akzentuierte Potenziale der Okzipitalregion, die bei sakkadischen Augenbewegungen bei offenen Augen auftreten.
  - *„Steilere" Wellen:* (Noch) nicht epilepsietypisch, Potenzialdauer > 200 ms.

► **Typische pathologische Wellenformen:**
  - *Steile oder scharfe Wellen (sharp waves):* Steiler ansteigender + flacher abfallender Anteil, meist biphasisch, Dauer 80 – 200 ms (Abb. 4.8). Oft in Verbindung mit langsamer Nachschwankung (sharp-slow-wave-Komplex). Epilepsietypisches Potenzial. (Bei Schreibgeschwindigkeit 30 mm/sek: 80 ms = 2,7 mm, 200 ms = 6 mm = 1 Teilstrich).

- *Spikes:* Kurze, bi- oder triphasische, meist oberflächennegative Potenzialschwankungen mit einer Dauer bis 80 ms (Abb. 4.8) und langsamer Nachschwankung (s.u.) oder als Polyspike Komplex.

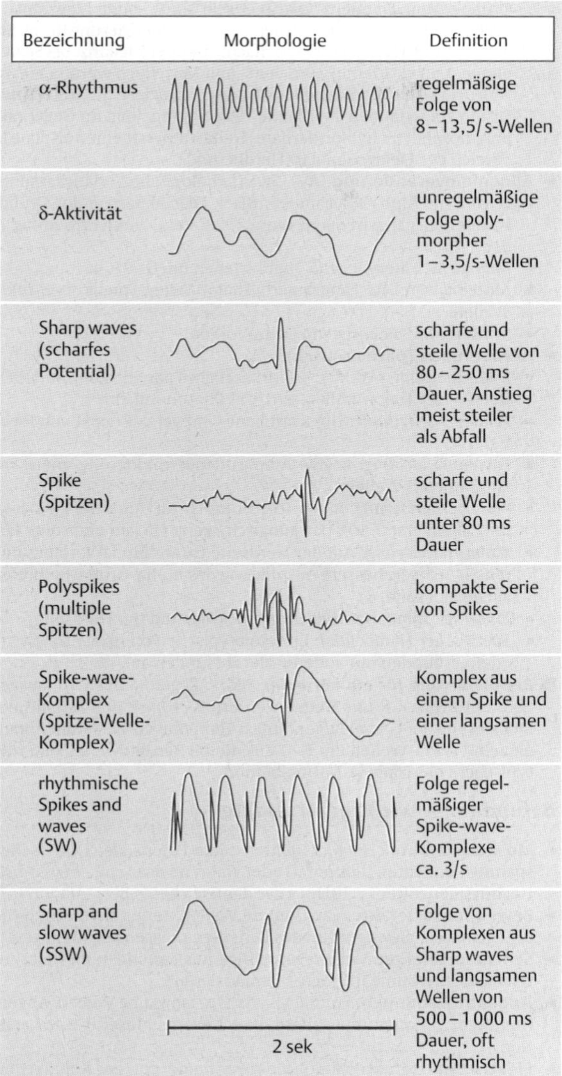

Bezeichnung	Morphologie	Definition
α-Rhythmus		regelmäßige Folge von 8–13,5/s-Wellen
δ-Aktivität		unregelmäßige Folge polymorpher 1–3,5/s-Wellen
Sharp waves (scharfes Potential)		scharfe und steile Welle von 80–250 ms Dauer, Anstieg meist steiler als Abfall
Spike (Spitzen)		scharfe und steile Welle unter 80 ms Dauer
Polyspikes (multiple Spitzen)		kompakte Serie von Spikes
Spike-wave-Komplex (Spitze-Welle-Komplex)		Komplex aus einem Spike und einer langsamen Welle
rhythmische Spikes and waves (SW)		Folge regelmäßiger Spike-wave-Komplexe ca. 3/s
Sharp and slow waves (SSW)		Folge von Komplexen aus Sharp waves und langsamen Wellen von 500–1000 ms Dauer, oft rhythmisch

2 sek

Abb. 4.8 · Wichtige EEG-Phänomene (nach Kunze)

Neurophysiologische Diagnostik

- *Spike-(slow-)wave-Komplex:* Abfolge aus einer steilen Welle mit nachfolgender langsamer Nachschwankung.
- *IRDA:* Intermittierende rhythmisierte Delta Aktivität. Bei Erwachsenen meist frontal (*F*IRDA), bei Kindern oft okzipital (*O*IRDA) lokalisiert. Intermittierend Gruppen mit Frequenz von 2–3/sek, sinus- oder sägezahnartig erscheinende Wellen (Potenzialanstieg steiler als Abfall). Blockierung durch Sinnesreize, Provokation durch HV, Abnahme bei nachlassender Vigilanz. Bei Schädigung mittellinieennaher Strukturen in Zwischen- und Mittelhirn werden diese Potenziale in die Ableitung der Oberflächenelektroden projeziert. Sie treten meist ipsilateral zur Läsion auf, erlauben aber keine Herdeingrenzung. Im Gegensatz dazu stellt eine polymorphe (nicht blockierbare) Delta-Aktivität eine kortikale Läsion im Ableitebereich der Elektroden dar (Herdbefund).

▶ **Allgemeinveränderung** (AV) (*Syn.* Pathologische Verlangsamung des GR):
- *Leichte AV:* Alpha-Rhythmus <8/sek *oder* Abnahme der Grundfrequenz bei bekannter Ausgangsfrequenz um ≥2/sek. Kann durch Ermüdung vorgetäuscht werden.
- *Mäßige AV:* Überwiegend Theta-Wellen um 6–7/sek.
- *Mittelschwere AV:* Langsamere Theta-Wellen (meist 4–5/sek), einzelne Delta-Wellen.
- *Schwere AV:* Überwiegend Delta-Wellen.

▶ **Herdbefunde (pathologisch):**
- *Fokus langsamer Wellen:* Kontinuierliches oder diskontinuierliches Auftreten von Delta- oder Theta-Wellen, evtl. mit Phasenumkehr.
- *Fokale Dysrhythmie:* Umschriebene Unregelmäßigkeit von Frequenz und Amplitude.
- *Fokale Abflachung:* Lokale Amplitudenverminderung, meist in Verbindung mit langsameren Wellen.
- *Alphaverminderung:* Alpha-Rhythmus ist auf Herdseite kleiner (Amplitudendifferenz allein erst >50% pathologisch), zeigt Lücken und sollte langsamer sein.
- *Alpha-Aktivierung:* Auf der Herdseite fokale Alpha-Verlangsamung von mindestens 1–1,5/sek, bessere Ausprägung des Alpha-Grundrhythmus und fehlende visuelle Blockade.
- *Einseitige Spindelverminderung im Schlaf* (auf der Herdseite).
- *Spezifischer Herdbefund:* Epilepsietypische Potenziale treten herdförmig isoliert oder verbunden mit anderen Herdbefunden auf.

◻ *Beispielbefund für ein normales EEG:* : Regelmäßiger, gut ausgeprägter, okzipital betonter Alpha-GR mit Frequenzen um 9–10/sek und Amplituden bis 70 µV. Gute Blockierung der GA bei Augenöffnen. Temporal vorne betont finden sich eingestreut einzelne Theta-Wellen um 6–7/sek. Keine Herdhinweise, kein Nachweis epilepsietypischer Potenziale → Normalbefund.

Befundung – wichtige Artefakte

▶ **Muskelartefakte:** Hochfrequente, spitze Potenziale (Oberflächen-EMG), bei verspannten Patienten (temporal) oder während des Schluckens. Abschwächung durch Hochfrequenzfilter (<70 Hz), *cave* dann leicht als Beta-Aktivität zu verkennen.
▶ **Bewegungsartefakte:** Langsamere Wellen, selten rhythmisch (bei Tremor), meist unregelmäßig. Bewegungen des Patienten müssen vermerkt sein!
▶ **Schwitzartefakte:** Meist regelmäßige Auslenkungen im Delta- oder Subdelta-Bereich (Ableiteräume möglichst klimatisieren).
▶ **Augenbewegungen:** Frontal lokalisierte langsame Wellen, Abgrenzung gegenüber frontalem Verlangsamungsherd oft schwierig, einseitig z.B. nach Bulbus-Enukleation.
▶ **Elektrodenartefakte:** Amplitudenverminderung bei Kontaktstörung der Elektroden oder Elektrodendefekt. Als Wackelartefakt auch Generierung langsamer Wellen

in allen Ableitungen, die diese Elektrode einschließen (*cave* täuscht Herdbefund vor).

► **EKG-Artefakte:** Steile Potenziale paroxysmal aus der GA herausragend. Können durch Optimierung der Elektrodenlage (Erdung) verringert werden. Sichere Differenzierung gegenüber epilepsiespezifischer Aktivität nur durch Vergleich mit EKG-Kanal.

Provokationsmethoden

► **Allgemeines:**
- Provokationsmethoden senken die zerebrale Erregbarkeitsschwelle und können epilepsietypische Veränderungen oder nichtepileptische Herdbefunde verdeutlichen, die in der normalen EEG-Ableitung nicht sichtbar sind.
- Ziel ist nicht, einen epileptischen Anfall auszulösen, dies kann aber vorkommen. Bei gesichertem Anfallsleiden sind Provokationsmethoden daher nur in Ausnahmefällen indiziert. Epilepsietypische Potenziale unter Provokation können aber bei der Erstdiagnose einer Epilepsie wichtig sein.
- ◘ *Cave:* Entsprechende EEG-Veränderungen unter Provokation belegen nur eine erhöhte zerebrale Anfallsbereitschaft, nicht aber, dass bei diesem Patienten ein epileptischer Anfall aufgetreten ist oder auftreten wird. Die Diagnose darf deshalb nur im Zusammenhang mit der klinischen Symptomatik gestellt werden!

► **Hyperventilation (HV):**
- *Durchführung:* Der Patient wird aufgefordert, am Ende einer normalen EEG-Ableitung für etwa 3 – 5 Minuten zu hyperventilieren. Durch tiefes normofrequentes Atmen (sonst vorwiegend Totraumbelüftung) soll das Atemminutenvolumen erhöht (etwa verdoppelt) und der CO_2-Partialdruck in Blut und Gehirn gesenkt werden. Die EEG-Ableitung erfolgt während der HV und mindestens 2 Minuten über das Ende der HV hinaus.
- *Kontraindikationen:* Schwere kardiopulmonale Erkrankungen, Subarachnoidalblutungen (Gefäßspasmen ↑ durch CO_2-Senkung).

► **Photostimulation:** Am Ende einer normalen EEG-Ableitung werden bei dem Patienten bei geschlossenen Augen kurze, sehr helle Lichtblitze in wechselnder Frequenz appliziert. Die Blitzfrequenz wird von 1/sek stufenweise bis 30/sek gesteigert und dann wieder stufenweise vermindert. (z.B. 5-sek-Reizblöcke bei 1, 3, 6, 9, 10, 15, 20, 30 Hz mit je 5 sek Blitzpause.) → mögliche *Befunde, Effekte:*
- *Verminderung der Alpha-Grundaktivität* (physiologisch).
- *Rhythmische Folgereaktionen,* „photic driving" (physiologisch): Die Frequenz des GR spiegelt in einem bestimmten Blitz-Frequenzbereich (meist bei ca. 5 – 10/sek, manchmal > 20/sek) die Blitzfrequenz relativ exakt oder in Form eines harmonischen Vielfachen wider.
- *Photosensibilität:* spike-wave-Abläufe, die schnell generalisieren oder von Anfang an frontal betont sind ohne feste zeitliche Beziehung zu den Lichtblitzen (auch bei 1 – 2 % gesunder Personen!).
- *„Abnorme Lichtreizempfindlichkeit":* Nur okzipital lokalisierte sw-Komplexe mit zeitlichem Bezug zum Stimulus. Als normal eingestuft.
- *„Photoparoxysmale Reaktion"* (meist bei Flickerfrequenz 15 – 20 Hz): Bilateral synchron (generalisiert) auftretende (poly)spike-wave Komplexe – spricht für das Vorliegen einer generalisierten Epilepsie (z.T. kommt es zu klinischen Zeichen einer Absence oder zu myoklonischen Zuckungen der Arme oder der Gesichtsmuskulatur). Besonders aussagekräftig sind nach Stimulusende (Flickerpause) sich selbst unterhaltende photoparoxysmale Entladungen.
- *Photomyoklonische Reaktion:* Myoklonien der periorbikulären Muskulatur, die zeitlich eng an die Lichtblitze gekoppelt sind und im EEG als frontale Muskelspitzen abgeleitet werden. Sofort Ende bei Abbruch der Lichtreizung. Kein Indiz für erhöhte zerebrale Erregbarkeit!

▶ **Schlafentzugs-/Schlaf-EEG:**
- *Durchführung:* Der Patient darf während einer Nacht nicht schlafen. Morgens erfolgt eine normale EEG-Ableitung – möglichst im Bett, da anschließend die Ableitung fortgesetzt wird, während der Patient schlafen soll. Provokationsmechanismus ist eigentlich der Schlafentzug, besonders bei tageszeitlich gebundenen Epilepsien können aber Veränderungen bevorzugt während des Einschlafens sichtbar werden.
- *Auswertung:* Zunächst Schlafstadien (Tab. 4.12, Abb. 4.9) bestimmen (zur Dokumentation, dass der Patient tatsächlich eine gewisse Schlaftiefe erreicht hat). Danach die konventionelle EEG-Beurteilung anschließen.

Tabelle 4.12 · Schlafstadien nach Rechtschaffen und Kales

Stadium	EEG	EOG	EMG
wach (Augen geschlossen)	α-Grundrhythmus (8 – 13 Hz), Vigilanzschwankungen mit β-Aktivität	Lidschläge und rasche Augenbewegungen	hoher Muskeltonus, Bewegungsartefakte
1. Einschlafen	erst Amplitudenanstieg der α-Aktivität, dann seltenere, kleinere und langsamere α-Wellen, schließlich Einlagerung von 4 – 6 Hz-ϑ-Aktivität, aber auch von β-Aktivität. Erste Vertex-Zacken, paradoxe α-Aktivierung beim Augenöffnen. Keine Spindeln, keine K-Komplexe	langsam rollende Augenbewegungen (slow eye movements – SEM)	Tonusabnahme (Musterdichte und Amplitude)
2. Leichtschlaf	hohe ϑ- und vereinzelte δ-Wellen, Vertexzacken, Schlafspindeln (12 – 15 Hz) bilateral symmetrisch mit frontozentralem Maximum. Gegen Ende verschwinden die Vertexzacken und K-Komplexe treten auf	keine Augenbewegungen	Tonusabnahme
3. mitteltiefer Schlaf	20 – 50 % der Schlafepoche δ-Aktivität, K-Komplexe, Spindeln geringer und langsamer	keine Augenbewegungen	Tonusabnahme
4. Tiefschlaf	> 50 % der Schlafepoche δ-Aktivität, Spindeln nur noch sehr selten	keine Augenbewegungen	Tonusabnahme
paradoxer Schlaf (REM)	ähnlich Stadium 1, keine Vertex-Wellen	rapid eye movements	niedrigster Muskeltonus

Schlafepoche: Üblich ist eine Einteilung des abgeleiteten EEGs in Abschnitte von 30 Sekunden Dauer (= Epoche); δ = Delta; ϑ = Theta

EEG zur Hirntodbestimmung

▶ **Grundlage:** Ziel des EEGs bei der Hirntodbestimmung ist der Nachweis einer irreversiblen Hirnschädigung (S. 163). EEG-Korrelat ist die hirnelektrische Stille, ein Fehlen jeglicher elektischer Aktivität, dokumentiert als „Nulllinien-EEG". Dies ist in aller Regel bereits zu Beginn einer Ableitung evident, aus juristischen Gründen muss aber eine Nulllinie immer unter Standard-Ableitebedingungen über einen festgelegten Zeitraum nachgewiesen werden. (Richtlinien der EEG-Gesellschaft [DGKN]).

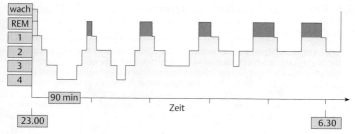

Abb. 4.9 · Schlafprofil: Darstellung einer Schlafperiode mit 5 Schlafzyklen. 1, 2, 3, 4 = Non-REM-Schlafstadien (nach Sturm, Clarenbach)

► **Technische Voraussetzung:**
- Einwandfreie, artefaktarme Registrierung über kontinuierlich mindestens 30 Minuten, Ableitung mittels Oberflächen- oder Nadelelektroden.
- Elektrodenanordnung nach dem 10–20-System, Ableitungen sollen auch Schaltungen mit doppeltem Elektrodenabstand umfassen (z. B. Fp1 – C3, F3 –P3). Ableitung mit mindestens 8 Kanälen sowie EKG.
- Übergangswiderstände der Referenz- und Erdungselektroden müssen zwischen 1kω und 10kω liegen (zu Beginn und am Ende der Ableitung dokumentieren, ebenso jeweils Eichsignale!).
- Filtereinstellung: Untere Grenzfrequenz: 0,53 Hz (Zeitkonstante 0,3 sek); obere Grenzfrequenz 70 Hz. Mindestens 10 Minuten mit unterer Grenzfrequenz 0,16 Hz (Zeitkonstante > 1 sek) ableiten.
- Verstärkung zu Beginn 5 – 7 µV/mm, die vorgeschriebenen 30 Minuten aber mit höherer Verstärkung, zeitweise 2 µV/mm. Potenziale von 2 µV müssen sicher beurteilbar sein (Rauschpegel des Gerätes muss dies ermöglichen).
- Die Funktion der einzelnen Verstärker sollen zu Beginn der Ableitung überprüft werden (Wackelartefakte durch Elektrodenberührung auslösen).

Polysomnographie

► Im Rahmen der konventionellen Polysomnographie dient die EEG-Ableitung lediglich zur Beurteilung der Schlafstadien. Wegen der notwendigen Aufzeichnung verschiedener kardio-respiratorischer Parameter sowie EMG, Augenbewegungsfühler u. a. wird bei begrenzter Kanalzahl das EEG oft nur in 2 – 4 Kanälen erfasst (zur Schlafstadieneinteilung ist dies meist ausreichend).
► Bei der Indikationsstellung muss aber beachtet werden, dass eine Synkopen- oder Anfallsabklärung unter solchen Voraussetzungen nicht möglich ist.

Invasive Ableitungen

► **Indikation:** Genauere Lokalisation eines epileptogenen Fokus (prächirurgische Epilepsiediagnostik).
► **Foramen-ovale-Elektrode:** Drahtelektrode, die perkutan lateral der Nase unterhalb des Jochbeins eingeführt und durch das Foramen ovale bis an den Pol des Temporallappens vorgeschoben wird.
► **Subdurale Elektroden:** Über Bohrlöcher oder Trepanationen auf der Gehirnoberfläche platzierte Streifen- oder Plattenelektroden.

4.4 Somatosensorisch evozierte Potenziale (SSEP)

Grundlagen

▶ Periphere Nerven (meist N. medianus oder N. tibialis, seltener N. ulnaris, N. pudendus, N. trigeminus oder Dermatome) werden elektrisch repetitiv stimuliert. Die Information verläuft über den peripheren Nerven, Spinalganglien, Hinterhorn, Hinterstrang, zur sensiblen Rinde. Nach *Averaging* können über dem Kortex, spinal und
  über dem Nervenstamm Antwortpotenziale abgeleitet werden.
▶ Aus Latenzverlängerungen, Potenzialausfall, Amplitudenminderungen oder Formveränderungen einzelner oder aller Potenziale können Rückschlüsse auf den Schädigungsort und auf die Art der Läsion (demyelinisierend, axonal) in der somatosensiblen Bahn gezogen werden. Differenzierung zwischen peripheren und zentralen
  Läsionen durch segmentale Ableitung (daher immer mehrkanälig ableiten).
▶ Vorteil gegenüber der klinischen Untersuchung: SEP sind objektivierbar und quanti-
  fizierbar, Verlaufskontrollen gut möglich.
▶ Nachteil: Schmerz- und Temperaturfasern werden nicht erfasst; eine genaue ätiologische Zuordnung der zugrundeliegenden Schädigung ist nicht möglich.

Indikationen

▶ Objektivierung, lokalisatorische Zuordnung und Differenzierung der Art (axonal,
  demyelinisierend) von Läsionen der somatosensiblen Bahn.
▶ Nachweis einer subklinischen somatosensiblen Schädigung.
▶ Prognose und Verlaufsbeurteilung in der Intensivmedizin (z.B. Einklemmung bei
  malignem Mediainfarkt).
▶ Monitoring bei Operationen an Rückenmark, Gehirn oder Karotis (als Parameter für
  Ischämie).

Durchführung

▶ **Stimulationsparameter** (Empfehlungen der DGKN):
  • *Reizort* (Nervenstamm, seltener auch Dermatom): N. medianus am Handgelenk,
    N. tibialis retromalleolär. Die Kathode ist proximal. Auf eine stabile Position der
    Reizelektrode achten.
  • *Reiz:*
    – Dauer: 0,1–0,5 msek.
    – Stärke: Bei gemischten Nerven 3–4 mA über motorischer Schwelle, bei sensi-
      blen Nerven (oder motorischer Funktionsstörung) 3–4fache sensible Schwel-
      le. *Cave* möglichst unterhalb der Schmerzschwelle!
    – Reizfrequenz: 3(–5)Hz.
▶ **Aufzeichnung** (Empfehlungen der DGKN):
  • *Analysezeit:* 50–100 ms.
  • *Filter:* Kortex 2(5)–1000Hz; Nacken (NSEP) + lumbal (LSEP) 10(30)–2000Hz.
  • *Mittelungsschritte:* Kortex >250; NSEP + LSEP 500–2000.
    ▶ **Wichtig:** Jede Messung muss mindestens einmal reproduziert werden. Gute
      Entspannung ist wichtig. Ggf. besser Sedierung (z.B. Benzodiazepine) anstatt
      weiterer Mittelungsschritte.
  • *Ableiteelektroden:* Meist Oberflächenelektroden, seltener subkutane Nadelelek-
    troden (wichtig: Impedanzmessung, Übergangswiderstand <5kΩ). Die Referenz-
    elektroden für die kortikale Ableitung bei Fz positionieren (Abb. 4.7 S. 54).

▶ **Spezielles Vorgehen:**
- *N. medianus* (4 Kanäle [mindestens 2 Kanäle]):
  - Stimulation: Handgelenk.
  - Ableitung: Erb-Punkt, HWK 7, HWK 2, Kortex (mindestens HWK 7 und Kortex), differente Elektrode bei C3' bzw. C4' (2 cm hinter und 7 cm lateral vom Vertex).
- *N. tibialis* (4 Kanäle [mindestens 2 Kanäle]):
  - Stimulation: Malleolus medialis.
  - Ableitung: LWK 5, LWK 1, HWK 2, Kortex (mindestens L1 und Kortex). Elektrode bei Cz' (3 cm hinter Vertex).
- *N. trigeminus* (1 Kanal):
  - Stimulation: Simultane Reizung von Ober- und Unterlippe.
  - Ableitung: Kortex-Elektrode 9 cm lateral vom Vertex.
- *N. pudendus:*
  - Stimulation: Beim Mann Ringelektrode um den Penis, bei der Frau Plättchenelektrode neben der Klitoris.
  - Ableitung: 1-kanälig an entsprechender Kortex-Lokalisation.
  - Normwert: < 46,0 ms.
- *Dermatom-SEP* (*cave* sehr schwer zu beurteilen!):
  - Stimulation: Beide Elektroden im jeweiligen Dermatom.
  - Ableitung: 1-kanälig an entsprechender Kortex-Lokalisation.

Befundung
....

▶ **Kriterien:** Bewertet werden grundsätzlich folgende Parameter: Potenzial ausgefallen oder vorhanden, absolute Latenz der Antwortpotenziale (gemessen zu bestimmten positiven oder negativen Peaks der Potenziale, die nach ihren Normzeiten und der Richtung ihres Ausschlages bewertet werden, z. B. N20 = negativ, 20 msec), Latenzdifferenzen zwischen kortikalen und spinalen Potenzialen zur Bestimmung der zentralen Überleitungszeit, Latenzdifferenzen und Amplituden im Seitenvergleich (Normwerte s. Tab. 4.13, 4.14, 4.15).

▶ **Bestimmung von Latenzen und Amplituden:**
- *Latenzen:* Messung zum Peak der jeweiligen Potenzialkomponenten (*cave* Latenzen der einzelnen SSEP sind abhängig von Körpergröße bzw. Arm-, Beinlänge; Altersabhängigkeit ist statistisch nicht signifikant).
- *Amplituden:* Meist Messung vom negativen Peak, bei Erb peak-to-peak. Eine Seitendifferenz > 50 % ist in der Regel pathologisch.
- ◻ *Generell:* Deutliche Latenzverlängerungen sprechen für eine demyelinisierende Läsion, Amplitudenminderungen eher für eine axonale Schädigung.
- *SEP-Auswertung im Vergleich zur NLG:* Durch synaptische Verstärkung kann bei erheblich gestörten oder fehlenden peripheren Potenzialen eine normale kortikale Antwort folgen.

◻ *Allgemeine Hinweise zur Normwerte-Erhebung:*
- Elektrophysiologische Messergebnisse müssen immer mit vorhandenen Normwerten verglichen werden.
- Die Normwerte sollten zuvor unter identischen Untersuchungsbedingungen vom eigenen Labor erhoben worden sein.
- Wenn dies nicht möglich ist müssen fremde Normwerte verwendet werden, wobei dann auf identische Untersuchungs- und Bewertungsparameter zu achten ist. Die Reliabilität des eigenen Labors sollte zumindest anhand kleiner Kontrollgruppen überprüft werden.
- Die verwendeten Normwerte müssen zuverlässig sein → auf Probandenzahl, Altersverteilung und Festlegung der Grenzwerte (hier in den folgenden Tabellen immer Mittelwert [MW] ± 2,5 Standardabweichungen [SD]) achten.

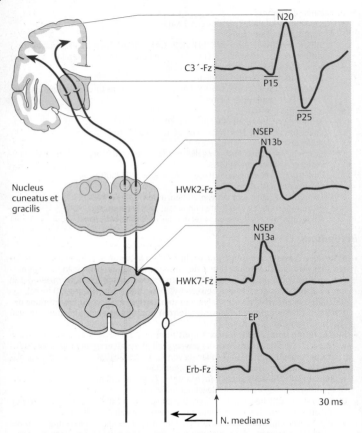

Abb. 4.10 · Schematische Darstellung somatosensorischer Potenziale in Beziehung zu den anatomischen Strukturen, aus deren Bereich abgeleitet wird; EP = Erb-Punkt, NSEP = Nacken-SEP, Fz = Bezugselektrode (nach Kunze)

Tabelle 4.13 · Normwerte Medianus-SEP (nach Stöhr)

Ableitort	Potenziale	Latenzen (oberer Grenzwert)	max. Seitendifferenz
Erb-Punkt (EP)	N 10	12,4 ms	0,74 ms
C7	N 13 a	15,8 ms	0,7 ms
C2	N 13 b	15,9 ms	0,74 ms
Kortex	N 20	22,3 ms	1,1 ms
zentrale Überleitungszeit	N 20 – N 13 a	7,25 ms	0,98 ms

Tabelle 4.14 · **Normwerte Tibialis-SEP (nach Stöhr)**

Ableiteort	Potenziale	Latenzen (oberer Grenzwert)	max. Seitendifferenz
L5	N 18	21,4 ms	1,5 ms
L1	N 22	25,8 ms	1,2 ms
C2	N 30	34,3 ms	1,9 ms
Kortex	P 40	(43,9 ms)	2,1 ms
zentrale Überleitungszeit	P 40–N 22	21,3 ms	3,5 ms

▶ *Hinweis:* Kortikale Latenzen und zentrale Überleitungszeit bei Stimulation an den unteren Extremitäten sind größenabhängig, daher sind Normwerte besser nach einem Normogramm zu berechnen, in das die Körpergröße eingeht (oberer Grenzwert der zentralen Leitungszeit ist 25,9 ms/m Körpergröße)

Tabelle 4.15 · **Normwerte Trigeminus-SEP (nach Stöhr)**

Potenzial	Latenz (oberer Grenzwert)	max. Seitendifferenz
P 19	22,3 ms	1,93 ms

▶ *Hinweis:* Stimulation an den Lippen, deshalb großes Reizartefakt! Beurteilung ist nur bei ca. 60–70 % der Patienten möglich. Um das Reizartefakt zu verringern, kann die Reizelektrode nach der Hälfte der Reize umgedreht werden (gegensinnige Polarität)

Pathologische Befunde

▶ **Periphere Nervenverletzungen:** Frühzeichen der Nervenregeneration nach kompletter Durchtrennung: Wiederkehren des kortikalen Potenzials noch vor peripheren Potenzialen (synaptische Verstärkung).
▶ **Polyneuropathie:** SEP können sensitiver sein als die distale NLG, da der gesamte periphere Nerv und der proximale Nervenabschnitt miterfasst werden.
▶ **Autonome Neuropathien** (z.B. Diabetes): Pudendus-SEP können pathologisch sein.
▶ **Plexusläsion:** Amplitude bei Erb oft erniedrigt.
▶ **Thoracic-outlet-Syndrom:** Oft pathologische Ulnaris-SEP (unterer Plexus).
▶ **Radikulitis:** Überleitungszeit zwischen EP und C2 evtl. pathologisch.
▶ **Wurzelläsion:** Das Erb-Potenzial sollte normal sein, da die sensiblen Fasern nur postganglionär betroffen sind. Wegen der Mitbeteiligung motorischer Fasern ist das Erb-Potenzial aber oft auch amplitudenreduziert.
▶ **Wurzelausriss:** Oft Potenzial bei Erb normal, aber fehlendes N 13a über C7.
▶ **Halsmarkprozess:** Bei Myelonkompression (Tumor) axonale Läsion mit Amplitudenminderung oder Ausfall (je nach Höhe) von N 13a, N 13b, kortikal geringere Amplitudenreduktion. Bei demyelinisierender Läsion (z.B. MS, Speicherkrankheiten oder sehr langsam wachsender Tumor wie Meningeom) Latenzverlängerung.
▶ **Multiple Sklerose:** Oft erhebliche Latenzverlängerungen, bei frischem Schub innerhalb der ersten 2–3 Wochen aber Amplitudenreduktion (Leitungsblock bei frischer Demyelinisierung).
▶ **Basilaristhrombose:** Prognostisch hilfreich, bds. fehlende Medianus-SEP sprechen für infauste Prognose.

► **Koma** (z.B. globale zerebrale Hypoxie): Infauste Prognose bei bilateralem Ausfall der kortikalen Antworten. Relativ unempfindlich gegenüber Pharmaka.

► **Hirntoddiagnostik:** Ausfall der Komponente N 13 bei fehlendem kortikalen Primärkomplex (*cave* Halsmarkschädigung muss ausgeschlossen sein!) nachdem die N 13 bei Voruntersuchung vorhanden war.

► **Kortikale Disinhibition** (Myoklonus-Epilepsie, Sepsis, Hypoxie): Riesen-SEP ($> 10\,\mu V$).

4.5 Visuell evozierte Potenziale (VEP)

Grundlagen

► **Prinzip:** Photorezeptoren der Retina werden durch strukturierte Lichtreize stimuliert, die Fortleitung des Reizes erfolgt über die Sehbahn (N. opticus, Chiasma, Tractus opticus, Umschaltung im Corpus geniculatum laterale, Gratiolet-Sehstrahlung) bis zur primären, sekundären und tertiären visuellen Rinde. Die Potenziale können hier nach Averaging abgeleitet werden.

► **Mögliche Aussage:**
  • Eine Differenzierung zwischen demyelinisierenden und axonalen Läsionen ist möglich.
  • VEP sind bei prägenikulären Prozessen aussagekräftiger als bei retrogenikulären.

Indikationen

► Verdacht auf demyelinisierenden Prozess im Bereich der Sehbahn.

► Bei Multipler Sklerose zum Nachweis eines supraspinalen, subklinischen Herdes oder – bei Sehstörung – zum Nachweis der zugrundeliegenden Demyelinisierung.

► Nachweis der Optikusbeteiligung bei Papillenveränderungen, Retina-Erkrankungen, ischämischer Optikusläsion.

► Komprimierende Prozesse von N. opticus, Chiasma, Tractus opticus.

► Hereditäre Optikusneuropathien.

► Beteiligung des N. opticus bei Systemdegenerationen, entzündlichen (z.B. Neurolues), toxischen Erkrankungen.

► V.a. psychogene Blindheit.

◼ *Hinweis:* Bei mangelnder Kooperation oder bei komatösen Patienten Blitzreize einsetzen!

Durchführung

► **Visusprüfung:** Immer vor Ableitung der VEP erforderlich; ggf. Korrektur von Refraktionsanomalien.

► **Ableitung:** Differente Ableiteelektrode 5 cm über Inion (Oz'; S. 54), evtl. 3,5–5 cm lateral davon; Referenzelektrode bei Fz (S. 54). Übergangswiderstand $< 5\,k\Omega$.

► **Reizung – Musterumkehr** (Schachbrettmuster):
  • Überwiegend zentrale Reizung mit inter- und intraindividuell stabilem Potenzial mit standardisierter Form. Stimulation zunächst beidseits, dann monokulär.
  • Wichtige Parameter:
    – *Aufmerksamkeit*
    – *Fixationspunkt:* Mitte oder oberer Musterbereich (unteres Gesichtsfeld beim Menschen wichtiger).
    – *Leuchtdichte*, Kontrast, Kästchengröße (in Winkelgrad: 50 min–1°), Reizfeldgröße (Schirm) 12–15°, Bildwechselfrequenz, Zimmerbeleuchtung, Reizfrequenz.
    – *Filter:* 0,5(1)–150(100) Hz.

- *Analysezeit:* 250–500 ms.
- *Reizzahl:* 64–128.
► **Reizung – Blitzreize** (alternativ): Überwiegend periphere Reizung (Stäbchen). Variablere Latenz, aber weniger anfällig bei schlechter Kooperation. Alle anderen Einstellungen s.o.

Befundung

► **Kriterien:** Absolute Latenzverlängerungen oder Potenzialausfall, interokuläre Latenzdifferenzen, weniger Amplituden- und Formveränderungen. Gemessen wird die Latenz zum positiven Peak (P2) des Primärkomplexes, die bei Gesunden etwa bei 100 ms liegt (P 100).
► **Normwerte** (ca. 20–30 Personen, altersgestreut) sollten für jedes Labor selbst erhoben werden (s. Tab. 4.16, Abb. 4.11; *cave* siehe Hinweis S. 65).
◪ **W-Form des Potenzials** (Sonderform): Ursache ist eine frontale Negativität (aus Elektroretinogramm eingestreut) → Referenzelektrode von Fz zum Ohr umsetzen. Wenn die W-Form damit nicht verschwindet spricht das für eine (meist pathologische) Dispersion. Eine physiologische W-Form tritt fast immer beidseits auf. Die Latenz sollte bei einer W-Form des Potenzials zum früheren Peak gemessen werden.

Tabelle 4.16 · **Anhaltswerte VEP (n = 55, Alter 20–49 a)**

Latenzen

Reizort	P100 (oberer Grenzwert = MW + 2,5 SD)
– rechtes Auge	116 ms
– linkes Auge	117 ms
Seitendifferenz	9,3 ms

Amplituden

absolut	$\geq 5\,\mu V$
Seitendifferenz	$\leq 50\,\%$

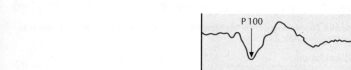

Abb. 4.11 · VEP-Kurve

Pathologische Befunde

► **Allgemein:**
- *Akuter Leitungsblock (Frühstadium der Entmarkung) oder axonale Läsion (Druck):* Amplitudenreduktion.
- *Fokale Leitungsverzögerung (z. B. Retrobulbärneuritis):* z.T. erhebliche Latenzverlängerungen ohne wesentliche Formänderung.
- *Dissoziierte Leitungsverzögerung* (z.B. Demyelinisierung oder chronische Kompression) führt zu Latenzverzögerung, Dispersion und Amplitudenminderung des Antwortpotenzials.

- *Läsionen vor dem Chiasma opticum:* Eine sichere Zuordnung zur entsprechenden Seite ist durch monokuläre Reizung möglich.
- *Läsionen hinter dem Chiasma opticum:* Ein pathologischer Befund im selben Halbfeld beider Augen (Nachweis z. B. durch Halb- oder sogar Viertelfeldreizung; binokular Reizung des linken oder rechten Gesichtsfeldes mit Mehrkanalableitung) kann hier die Seitendifferenzierung ermöglichen.

▶ **Speziell:**
- *Retrobulbärneuritis:* Zuerst Amplitudenabnahme (Leitungsblock), am 21.–27. Tag Latenzverzögerung. Papillitis/Retrobulbärneuritis kann in Akutphase nicht differenziert werden, Verzögerung nach Retrobulbärneuritis persistiert.
- *Multiple Sklerose:* VEP sind die wichtigsten evozierten Potenziale für die MS-Diagnostik zum Nachweis eines supraspinalen Herdes. Bei sicherer MS in 84 % pathologische VEP.
- *Tabak-Alkohol-Amblyopie:* Schlechter Visus, normale VEP.
- *Amblyopie:* Blitzreize seitengleich, bei Schachbrettmuster Amplituden-Differenz.
- *Kompressionsschäden oder Trauma* von N. opticus oder Chiasma: Kompression führt eher zu Dispersion und Amplitudenminderung, Trauma eher zu axonaler Läsion bis hin zum Ausfall. Bei einer Läsion im Chiasma (z. B. Hypophysen-Tumor, Kraniopharyngeom) treten VEP-Veränderungen meist bilateral auf.
- *Kortikale Blindheit:* VEP können normal sein, bei Visus < 0,3 oft Amplitudenreduktion.
- *Stauungspapille:* VEP bleibt akut meist normal, erst bei chronischem Druck verändert.
- *Refraktionsstörungen:* Amplitudenabnahme und leichte Latenzzunahme.
- *Psychogene Blindheit:* Blitz-VEP normal.

4.6 Akustisch evozierte Potenziale (AEP)

Grundlagen

▶ **Prinzip:** Die Hörzellen werden durch akustische Reize stimuliert. Dabei werden frühe, mittlere und späte Potenziale generiert (im folgenden Text Beschränkung auf die *frühen akustisch evozierten Potenziale [= FAEP]* mit den Wellen I–V [VII]). Ausgewertet werden Latenzen der negativen Peaks dieser Wellen sowie Interpeak-Latenzen und einzelne Amplituden.
▶ **Grobe Zuordnung der Entstehungsorte der Wellen** (häufig unterschiedlich angegeben): s. Abb. 4.12.

Indikationen

▶ Verdacht auf Kleinhirnbrückenwinkelprozesse (v. a. Akustikusneurinom).
▶ Verdacht auf Hirnstammaffektionen.
▶ Meningitis: Vor allem bei Kindern zur Erkennung infektionsbedingter oder toxischer Hörnervenschäden.
▶ Objektive Audiometrie: Bei Frühgeborenen oder unkooperativen Patienten.
▶ Koma, Neuromonitoring: Zur Verlaufskontrolle schwerer zerebraler Läsionen auf Intensivstationen. Die FAEP sind sehr stabil, z. B. unter Barbiturat-Narkose oft noch ableitbar, daher besonders gut auf der Intensivstation verwendbar.
▶ Schädel-Hirn-Trauma (*cave* gleichzeitige Verletzungen des Ohres, z. B. Hämatotympanon).
▶ Hirntoddiagnostik (nur Verlaufsuntersuchungen! s. S. 163).

Neurophysiologische Diagnostik

Durchführung

▶ **Bestimmung der Hörschwelle:** Latenzen der FAEP von Lautstärke abhängig.
▶ **Reizung:** Mit Klickreizen, die durch Druck (condensation) oder Sog (rarefaction) entstehen können. Bei Sogreizen ist die Welle IV besser ausgeprägt. Druck- und Sogreize möglichst nicht alternierend, sondern getrennt durchführen. Stimulation nur eines Ohres, das andere Ohr wird vertäubt ("weißes Rauschen").
  • *Reizstärke:* 70 dB über Hörschwelle (Hörschwelle bei ca. 10 – 15 dB). Ableitungen, bei denen die Hörschwelle + 70 dB größer als maximale Reizstärke des Gerätes (z.B. 95 dB) ist, sind nur eingeschränkt beurteilbar.
  • *Reizfrequenz:* 10 – 15 Hz.
▶ **Ableitung:**
  • *Elektroden* (Nadel- oder Klebeelektroden, Widerstand <5kΩ): Differente Elektroden bds. am Mastoid, Referenzelektrode am Vertex. Möglichst über 2 Kanäle, 1. Spur homolateral zum Reizohr, 2. Spur kontralateral (kontralaterale Ableitung hilft bei der Unterscheidung der Peaks). Jede Ableitung muss einmal reproduziert werden.
  • *Analysezeit:* 10 ms.
  • *Mittelungsschritte:* 1000 – 2000.
  • *Filter:* 100(150)– 3000 Hz.

Befundung

▶ **Kriterien:** Absolute Latenzen der Wellen I–V, Interpeak-Latenzen I–III, I–V und III–V (Tab. 4.17). Eigene Normwerte sollten für jedes Labor bestimmt werden. Grenzwerte der Latenzen: Mittelwert + 2,5fache SD (s. Hinweis S. 65).
▶ **Der Quotient** Amplitude des abfallenden Schenkels des IV-/V-Komplexes ÷ Amplitude der Welle I sollte >1 sein.

Tabelle 4.17 · **Normwerte AEP (nach Claus)**

Welle	Entstehungsorte	oberer Grenzwert der Latenz (ms)	Seitendifferenz (ms)
I	kochleär	2,0	< 0,4
II	Nervenverlauf mit Hirnstamm-Eintritt (N. acusticus)	3,1	
III	Hirnstamm, unteres Brückenareal	4,1	< 0,4
IV[1]	oberes Brückenareal	5,4	
V[1]	ponto-mesenzephal	6,1	< 0,7
VI[2]	Colliculus inferior		
VII[2]	Hörstrahlung (Thalamus – Hirnrinde)		
Interpeaklatenzen			
I – III		2,5	< 0,4
III – V		2,4	< 0,7
I – V		4,7	< 0,8

[1] Welle IV und V entstehen als Dipol im Raum durch Impuls-Fortleitung zur Gegenseite und sind nicht streng einer anatomischen Struktur zuzuordnen
[2] Welle VI und VII können nicht bei jedem abgeleitet werden

Neurophysiologische Diagnostik

4

► **Konfiguration:** Welle I, III und V sind normalerweise gut ausgebildet. Bei der kontralateralen Ableitung fehlt die Welle I.

Pathologische Befunde

► Schematische Darstellung pathologischer Grundmuster bei peripherer (Hörnerv) oder zentraler (Hirnstamm) Hörstörung (Abb. 4.12).

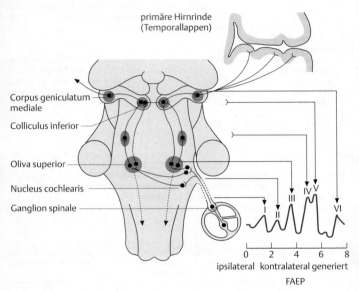

Abb. 4.12 · Schematische Darstellung akustisch evozierter Potenziale in Bezug zu den anatomischen Strukturen (nach Kunze)

► **Verlängerte Welle V** (>6,1 ms): Meist pathologischer Befund. *Cave* bei normalen Interpeak-Latenzen vermutlich nur zu geringe Reizstärke.
► **Objektive Audiometrie:** Auftreten der Welle V spricht gegen vollständige Taubheit. *Cave* nicht erfasst wird die zentrale („kortikale") Taubheit.
► **Innenohrschwerhörigkeit:** Meist keine Veränderung der Welle V. Bei Hochtonstörung Latenz I länger, Interpeaklatenz I–V kürzer.
► **Schallleitungsstörung:** Alle Latenzen verlängert bei reduzierten Amplituden, die Interpeak-Latenzen sind weniger betroffen.
► **Akustikusneurinom:** Sensitivität sehr hoch. Welle I ipsilateral erhalten (evtl. noch Welle II), dann Abbruch oder Latenzzunahme und Amplitudenreduktion. Bei Kompression der A. labyrinthi auch Verlust der Welle I. Kontralateral normal, nur bei Hirnstammkompression Welle V pathologisch.
► **Neuropathien** (z. B. Diabetes): Latenzen Wellen I–III bds. länger.
► **Hirnstammläsionen:** Topodiagnostik möglich anhand entsprechender Veränderungen der Wellen III–V.
  ☐ *Cave:* Auch bei schweren Hirnstamm-Läsionen können FAEP normal sein!
► **Multiple Sklerose:** Potenziale oft gut ausgeprägt, Verzögerungen und Erniedrigung der Wellen III–V möglich. Trefferquote der AEP bei MS < 50 %.

- ▶ **Schädel-Hirn-Trauma:** Bei Einklemmung FAEP oft pathologisch.
- ▶ **Unklares Koma:** Bei toxischen Einflüssen FAEP oft normal.
- ▶ **Malignes Hirnödem:** Welle VI fällt zuerst aus, dann Welle V (CAVE: Welle VI wird üblicherweise bei FAEP nicht mitbefundet). Frühzeichen: Abstand Welle IV–V wird größer.
- ▶ **Hirntoddiagnostik**: Verwendbar bei primär supratentoriellen oder sekundären Hirnschäden. Nachweis der Irreversibilität der klinischen Ausfallssymptome bei:
  - Progredientem, konsekutivem Verlust aller Wellen bilateral.
  - Progredientem, konsekutivem Ausfall der Wellen III–V bilateral.
  - Isoliert erhaltenen Wellen I bzw. I und II.

Sonderform: Ereignis-korrelierte Potenziale (P 300)

- ▶ **Definition:** Wellengruppe im späten Latenzbereich (P 300), die durch einen besonderen Reizkontext ausgelöst wird und von der Mitarbeit und Bereitschaft des Patienten abhängig ist, jedoch relativ unabhängig vom Reizmodus.
- ▶ **Anwendung:** Vorwiegend in der Psychiatrie und Neuropsychologie.
- ▶ **Prinzip:**
  - Dem Probanden werden 2 verschiedene Tonqualitäten angeboten: Ein häufiger, tieferer Ton (1000 Hz, 80 % aller angebotenen Töne) und ein seltener, höherer Ton (2000 Hz, 20 % der Töne).
    - ◨ *Hinweis:* Ereignis-korrelierte Potenziale können auch nach visueller Reizung oder elektrischer/mechanischer Stimulation der Haut abgeleitet werden (gleiches Prinzip der Reizdiskrimination!).
  - Ableitung von Fz, Cz, Pz (S. 54) gegen verbundene Mastoid-Elektroden.
  - Filter: 0,1(0,5)– 70(30) Hz.
  - Analysezeit: 500 – 1000 ms.
  - Der Proband muss auf seltene Töne achten und sie mitzählen. Bei getrennter Mittelung tritt nach seltenen Tönen ein Potenzial auf (P 300).
  - Befundung: Amplitude und Latenz des Potenzials.
  - Pathologische Befunde: z. B. bei Demenzen, hirnorganischen Psychosyndromen, toxischen Schäden, Schizophrenie.
  - ◨ *Cave:* Erhebliche Altersabhängigkeit der P 300 beachten!

4.7 Motorisch evozierte Potenziale (MEP)

Grundlagen

- ▶ **Prinzip der Magnetstimulation:** Durch ein sich rasch änderndes Magnetfeld in einer Kupferspule wird von außen (schmerzarm!) ein elektrischer Strom intrakraniell induziert, der Nervenzellen erregt. Die Antwortpotenziale können in der Peripherie mit Oberflächenelektroden abgeleitet werden.
- ▶ **Vorteil gegenüber anderen evozierten Potenzialen:** *Kein* Averaging erforderlich, auch Einzelpotenziale können (nach Reproduktion!) ausgewertet werden. *Cave* die Methode ist sehr von der Kooperation des Patienten (Fazilitierung durch Anspannung der Zielmuskeln, s. u.) abhängig.

Indikationen und Prinzip in der Akutdiagnostik

- ▶ **Allgemein:** Nachweis einer Beteiligung des pyramidal-motorischen Systems am Krankheitsprozess und/oder zur Beurteilung von Art und Ausmaß der Schädigung.
- ▶ **Kortikale Stimulation** (Erfassung der gesamten motorischen Leitungsbahn): v. a. bei Verdacht auf multiple Sklerose, amyotrophe Lateralsklerose, Heredoataxien, spastische Spinalparalyse, spinale Prozesse.

4

Neurophysiologische Diagnostik

▶ **Spinale Wurzelstimulation:** Konstanter Reizort am Eintritt der Nervenwurzel in das Foramen intervertebrale. Gut reproduzierbare Latenzen, aber Amplituden nicht supramaximal. Methode dient zur Berechnung der *zentral-motorischen Leitungszeit (ZML)* oder *central motor conduction time (CMCT)*. Außerdem bei Verdacht auf akute oder chronische, inflammatorische Neuropathien, multifokal-motorische Neuropathie (DD zur ALS), Plexusläsionen. Hier besser elektrische Hochvoltstimulation.

▶ **Stimulation peripherer Nerven** (motorisch/gemischt): Nur orientierend in Bereichen, in denen peripherer Nerv sehr tief verläuft (z. B. Kontinuität bei traumatischen Läsionen), sonst elektrische Reizung besser.

- *Vorteil:* Hohe Eindringtiefe → günstig bei tiefliegenden Strukturen.
- *Nachteile:*
  - Die magnetische Reizung ist nicht supramaximal → keine Amplitudenbeurteilung möglich.
  - Der genaue Reizort ist nur ungenau bestimmbar → Messfehler bei Streckenmessung → ungenaue NLG.

▶ **Stimulation motorischer Hirnnerven:** z. B. zur Höhenlokalisation einer Fazialisparese (idiopathisch, traumatisch, entzündlich [z. B. Borreliose, GBS]), aber auch bei Bulbärparalyse, ALS (N. hypoglossus) oder bei N.-V-Läsionen.

CMCT-Bestimmung zu den Extremitäten

▶ **Allgemein:**
- *Notwendiges Material:*
  - *Magnetstimulator:* Maximale Reizstärke ca. 1,5 Tesla, bei Routine-Ableitung meist mit Rundspule (größte Reizstärke unter Spulenwindung, nicht im Spulenzentrum).
  - *Elektrostimulator:* Für spinalen (Hochvoltstimulator!) bzw. peripheren Reiz.
- *Lagerung des Patienten:* Sinnvoll ist die möglichst entspannte Rückenlage auf einer fahrbaren Untersuchungsliege.

1. Kortikale Stimulation:
- *Ableiteelektroden anbringen:* Oberflächenelektroden nach der üblichen „tendon-belly-Technik" (S. 37), im Gesicht in Einzelfällen auch Fazialis-Nadeln (*cave* dann kein Summenpotenzial beurteilbar!):
  - Arme: Meist kleine Handmuskeln.
  - Beine: Meist M. tibialis anterior (M. extensor digitorum brevis ergibt nicht immer Potenziale).
  - Gesicht: Meist Fazialis-innervierte Muskeln.
- *Erdung:* Zwischen Reiz- und Ableiteort.
- *Ableiteparameter einstellen:* Zeitbasis 50–100 ms, Verstärkung meist 1–2 mV/div, an Beinen auch 0,5–2 mV/div, bei pathologischen Resultaten entsprechend höher. Filter 20 Hz–2 kHz.
- *Stimulationsort wählen:* Spulenwindung muss über das kortikale Repräsentationsfeld des jeweiligen Zielmuskels *kontralateral* gehalten werden (Beine → über Cz; Arme → 2–4 cm lateral von Cz; 10–20-System s. S. 54).
- *Reizung:*
  1. Unbedingt leichte Vorinnervation des Zielmuskels (Fazilitierung) erforderlich (ca. 10 % der maximalen Kraft), da Messwerte sonst nicht mit Normwerten vergleichbar sind (Kontrolle über Lautsprecher - Oberflächen-EMG).
  ▶ *Hinweis:* Unter Vorinnervation wird die Latenz um 1–2 msek kürzer und die Amplitude steigt deutlich an!
  2. Stimulation mit Reizstärke ca. 20 % oberhalb der motorischen Schwelle.

2. Spinale Wurzelstimulation:
- *Magnetisch:* Spulenwindung tangential zum Abgang der den entsprechenden Zielmuskel am meisten versorgenden Nervenwurzel, z. B. für M. interosseus dorsalis I Windung über C7. Für lumbale Stimulation Spulenwindung etwa über L5.

Stimulation auch bei Th12/L1 möglich, dann langer Wurzelverlauf der Cauda equina mit enthalten.
- *Elektrisch*: Hochvoltstimulation (max. Reizstärke 750 V, sehr kurze Reizdauer, spezielle Reizelektroden). *Vorteil:* Supramaximale Reizung, Amplitudenbeurteilung und damit Leitungsblockdiagnostik möglich.
- ▶ *Hinweis:* Alternativ zur spinalen Stimulation kann die periphere Leitungszeit auch über die F-Wellen-Technik (S. 40) bestimmt werden. Darin ist aber der gesamte periphere Nerv enthalten, es gelten deshalb kürzere Normwerte für die CMCT.

3. **Konventionelle elektrisch Reizung des peripheren Nervs:** Bei CMCT-Untersuchung immer sinnvoll, um periphere Nervenschäden zu erkennen und Amplituden in Prozent des supramaximalen peripheren Potenzials angeben zu können.

Stimulation von Hirnnerven

1. Transkranielle Stimulation der motorischen Rinde (4 – 6 cm lateral von Cz, Reizstärke s.o.) → bilaterale, kortikale Antwortpotenziale mit langer Latenz.
2. Transkranielle Reizung des Hirnnervs intrakraniell → Spulenwindung 6 – 8 cm lateral von Cz *ipsilateral,* Reizstärke supramaximal. Die Latenz ist ca. 1 – 2 ms länger als bei extrakranieller elektrischer Reizung des jeweiligen Hirnnerven.

▶ *Beispiel:* Ableitung bei Stimulation des N. facialis:
- Oberflächenelektroden an M. orbicularis oculi, M. nasalis oder M. mentalis (bei starken Artefakten evtl. auch kleine Nadelelektroden).
- Messparameter:
  - Zeitbasis: 20 – 50 ms.
  - Verstärkung: Kortikale Potenziale 0,2 – 0,5 mV, periphere Potenziale 1 – 2 mV.
  - Übrige Parameter wie bei Extremitäten-CMCT (s.o.).
- Vorteil der Fazialis-Stimulation gegenüber anderen Hirnnerven (z.B. N. V, N. XII): Konstanter Reizort im knöchernen Fazialis-Kanal, da hier definierter Wechsel des Umgebungsmediums (Liquor/Knochen).

Befundung

▶ **Allgemeine Kriterien** (v.a. absolute Latenzen und Überleitungszeiten beachten, Amplituden und Konfiguration der Antwortpotenziale sind weniger wichtig; *cave* siehe Hinweis S. 65; Tab. 4.18):

Tabelle 4.18 · Normwerte Magnetstimulation (nach Claus)

Latenzen und CMCT (obere Grenzwerte)

Muskel	kortikale Latenz	spinal (magnetisch)	CMCT[I]
M. abductor digiti minimi (ADM)	23 ms	17 ms	8,3 ms
M. tibialis anterior (TA)	31,9 ms[II]	19 ms[II]	16,3 ms
Fazialis-innervierte Muskulatur	8 – 15,5 ms	*peripher (magnetisch)* 3,65 – 6,15 ms	

Amplituden (Verhältnis kortikal ÷ peripher[III])

Arme	> 15 %
Beine	> 1,9 %

[I] da der spinale Stimulationsort im Foramen intervertebrale liegt, beinhaltet diese CMCT auch die Leitungszeit von Vorderhorn und proximaler Wurzel
[II] Latenzen kortikal und spinal zum Bein korrelieren mit der Körpergröße des Patienten
[III] Amplituden sind nach spinaler Stimulation nicht beurteilbar (keine supramaximale Reizung)

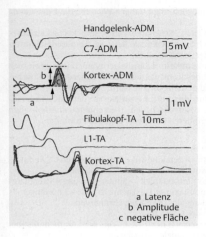

Abb. 4.13 · Beispiel für die Untersuchung der CMCT an M. abductor digiti minimi und M. tibialis anterior. Nach peripherer Nervenstimulation an Handgelenk und Fibulakopf sowie spinalem Reiz werden MEP evoziert. Die MEP nach transkranieller Reizung sind flacher. Die CMCT ergibt sich aus den Latenzdifferenzen C7–Schädel bzw. L1–Schädel (nach Claus)

- Kürzeste Latenz der Potenziale nach kortikaler und spinaler Stimulation.
- Latenzdifferenz: *Kortikale – spinale Latenz = CMCT.*
- Größte Amplitude (können 2 verschiedene Potenziale sein).
- ► **Gesamtbeurteilung:**
  - *Deutlich verlängerte Latenzen und Potenzial-Dispersion* sind häufig bei Demyelinisierung zu finden, aber nicht spezifisch.
  - *Amplitudenreduktion oder Potenzialausfall* eher bei Neuronenuntergang.
  - Fehlende kortikale Potenziale sind pathologisch.
  - ◪ *Cave:* Bei verlängerten peripheren Leitgeschwindigkeiten muss der periphere (Wurzel-)Anteil der CMCT eingerechnet werden.

Pathologische Befunde

- ► **Multiple Sklerose:** Potenzialdispersion, stark verzögerte CMCT.
- ► **Amyotrophe Lateralsklerose:** Amplitudenreduktion, oft begleitet von leichter bis mäßiger Latenzverlängerung, häufig Potenzialausfall.
- ► **Zervikale Myelopathie:** Verlängerte CMCT, auch bei fehlenden Paresen möglich (wegen Schädigung von ventral sind MEP oft vor SSEP pathologisch).
- ► **Spinale Tumoren, Syringomyelie, Myelitis:** Pathologische CMCT-Befunde zu Armen und/oder zu Beinen abhängig von Höhenlokalisation.
- ► **Wurzelschaden durch Bandscheibenvorfall:** Meist kein pathologischer Befund (plurisegmentale Versorgung der Zielmuskeln).
- ► **Traumatische Läsion peripherer Nerven:** Bei Durchtrennung des Nervs Potenzialausfall nach proximaler Stimulation.
- ► **Idiopathische periphere Fazialisparese:** Im Frühstadium schon Potenzialausfall oder erheblich amplitudenreduziertes Potenzial bei peripherer transkranieller Magnetstimulation ipsilateral („Stimulationsort = Läsionsort im knöchernen Fazialiskanal"). Peripheres Potenzial kann auch nach Restitutio ad integrum nach Jahren noch fehlen.

4.8 Elektronystagmographie (ENG)

Grundlagen

▶ **Definition:** Registrierung und Quantifizierung der Augenstellung bzw. von Augenbewegungen mit Hilfe von Oberflächenelektroden zur Nystagmusanalyse.

▶ **Indikation:** Diagnostik, Differenzierung und topische Zuordnung von peripher- und zentral-vestibulären, zerebellären und extrapyramidalen Störungen.

Prinzip

▶ **Physiologische Grundlage:** Aufgrund einer korneoretinalen Potenzialdifferenz (Kornea positiv, Retina negativ) stellt das Auge einen Dipol dar, dessen Bewegung mittels Hautelektroden in der Nähe des Auges erfasst werden kann.

▶ **Aufzeichnung:** Die vertikalen und horizontalen Augenbewegungen werden durch jeweils 2 Elektroden in 2 Kanälen aufgezeichnet:

- *1. Kanal:* Augenbewegungen nach *rechts* → Auslenkung nach *oben*; Augenbewegungen nach *links* → Auslenkung nach *unten*.
- *2. Kanal:* Augenbewegungen nach *oben oder unten* führen zu einer gleichsinnigen Schreiberauslenkung.

▶ **Voraussetzungen:** Ausgeruhter Patient, ggf. Sehhilfe tragen, sedierende Medikation absetzen, nach Epilepsie fragen.

▶ **Ablauf/Beurteilung:**

1. *In Ruhe* (Primärposition: Blick geradeaus, Augen geschlossen): Spontannystagmus (SPN)?
2. *Untersuchung von Sakkadenbewegungen:* Latenz, Geschwindigkeit, Zielgenauigkeit (Dysmetrie, Hypermetrie, Hypometrie)?
3. *Untersuchung von Blickfolgebewegungen* (Darbietung eines sich sinusförmig bewegenden Lichtpunktes): Sakkadierung?
4. *Untersuchung des optokinetischen Nystagmus OKN* (meist mittels sich drehenden Streifenmusters): Beurteilung des Quotienten Reizmustergeschwindigkeit ÷ Geschwindigkeit der langsamen Phase → OKN-Minderung, OKN-Sakkadierung, OKN-Zerfall, OKN-Inversion (bei kongenitalem Fixationsnystagmus)?
5. *Vestibuläre Prüfungen (a)* unter Fixation, *b)* nach Ausschaltung der Fixation):
   - Lage- und Lagerungsprüfung.
   - Untersuchung des gesamten Bogengangsystems durch Drehbeschleunigungen und der Otolithenfunktion durch lineare Beschleunigung (Drehstuhl).
   - Seitengetrennte Untersuchung der horizontalen Bogengänge durch kalorische Reizung (N = Nystagmus):
   - *Vorgehen: 1)* 44° C-Warmreiz rechts (N → re) + links (N → li); *2)* 30° C-Kaltreiz rechts (N → li) + links (N → re).
   - *Beurteilung:* Seitendifferenz, Richtungsüberwiegen, Unter-/Übererregbarkeit, visuelle Fixationssuppression?
   - ☐ *Cave:* Vor kalorischer Prüfung mit Wasserspülung Trommelfelldefekt ausschließen (Otoskop)! *Alternativ* Verwendung eines geschlossenen Ballons oder kalorische Reizung mit Luft.

Befundkonstellationen

▶ **Normalbefunde:** Abb. 4.14.

▶ **Wichtige pathologische Befunde:**
1. *Spontannystagmus:*
   - Mit einseitiger kalorischer Untererregbarkeit bei Kalt- und Warmspülung: Peripher-vestibuläre Störung.

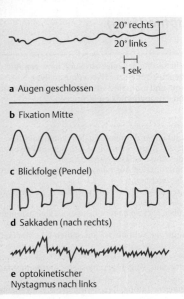

20° rechts

20° links

⊢—⊣
1 sek

a Augen geschlossen

b Fixation Mitte

c Blickfolge (Pendel)

d Sakkaden (nach rechts)

e optokinetischer Nystagmus nach links

Abb. 4.14 · Normalbefund einer elektronystagmographischen Untersuchung (nach Thümler); *a)* Grundlinienschwankungen und kleinamplitudige Nystagmusrucke bei geschlossenen Augen in Dunkelheit (physiologischer Spontannystagmus, unter Frenzelbrille kein Nystagmus); *b)* kein Nystagmus bei Fixation (Mitte); *c)* glatte Blickfolge (Pendelblickfolge); *d)* normaler Sakkadentest (Blicksprünge nach rechts), die kleinen Refixationssakkaden sind physiologisch, keine Sakkadendysmetrie; *e)* prompter optokinetischer Nystagmus nach links bei Streifenbewegung nach rechts (90°/sek)

- Ohne kalorische Untererregbarkeit oder mit Kalt-Warm-Dissoziation: Zentralvestibuläre Störung.
2. Sakkaden:
   - Reduktion der Sakkaden*geschwindigkeit:* Einige Systemerkrankungen und Enzephalomyelitis disseminata.
   - Sakkaden*hypermetrie:* Zerebelläre Störungen.
   - Sakkaden*hypometrie:* Parkinson-Syndrome.
3. *Gestörte Blickfolgebewegungen:* Zerebelläre Störungen und bei Überlagerung durch vestibulären Spontannystagmus oder Blickrichtungsnystagmus.
4. *Optokinetischer Nystagmus (OKN):*
   - Einseitige Minderung des *horizontalen* OKN: *a)* ipsilateral pontine Läsion oder *b)* kontralateral Störungen der Großhirnhemisphären oder von zerebellären Strukturen.
   - Minderung des *vertikalen* OKN: Mesenzephale Störung.
5. *Vestibuläre Prüfungen:*
   - Gestörter postrotatorischer Nystagmus: Zentral-vestibuläre Störungen.
   - Pathologische Lagerungsprüfung (unter Frenzel-Brille zum Nachweis eines benignen paroxysmalen Lagerungsschwindels): s. S. 241.
   - Einseitige kalorische Untererregbarkeit bei Kalt- und Warmspülung: peripher-vestibuläre Störung (Labyrinth, N. vestibularis), überwiegende Reaktion bei Spülung der gesunden Seite.
   - Vestibuläres Richtungsüberwiegen mit Kalt-Warm-Dissoziation: zentral-vestibuläre Störung (überwiegende Reaktion in eine Nystagmusrichtung).

4.9 Thermotest und Vibratometrie

Thermotest

- **Definition und Vorgehen:** Psychophysiologische Methode zur Untersuchung des Temperaturempfindens. An einem auf die Haut aufgesetzten Peltierelement (Thermode) wird in Schritten von 1 °C pro Sekunde die Temperatur nach oben oder unten verändert. Eine möglichst geringe Temperaturänderung soll vom Patienten erkannt werden.
- **Grundlagen:**
  - Mit Bestimmung der Kaltschwellen kann die Funktion der peripheren dünn myelinisierten A-delta-Fasern bzw. Typ-III-Afferenzen (1 – 5 μm Dicke, Leitgeschwindigkeit 3 – 20 m/sek), durch Bestimmung der Warmschwellen die der unmyelinisierten C-Fasern bzw. Typ-IV-Fasern (0,2 – 2 μm Dicke, Leitgeschwindigkeit 0,5 – 2 m/sek) gemessen werden.
  - Kooperation und Aufmerksamkeit des Patienten sind von großer Bedeutung.
- **Anwendung:** Diagnostik von peripheren Neuropathien (z.B. bei diabetischer Neuropathie können pathologische Thermotestergebnisse als Frühzeichen einer Polyneuropathie auftreten) oder zentralen Temperaturempfindungsstörungen.

Vibratometrie

- **Definition und Vorgehen:** Psychophysiologische Methode zur Untersuchung des Vibrationsempfindens. Aufsetzen eines Schwingkopfes mit definiertem Auflagedruck und festgelegter Schwingungsfrequenz. Die Amplitude der Schwingungen des Schwingkopfes wird in kleinen Schritten geändert. Eine möglichst geringe Änderung soll vom Patienten erkannt werden.
- **Prinzip:**
  - Mit Bestimmung der Vibrationsschwellen kann die Funktion myelinisierter, schnell leitender A-Beta-Fasern bzw. Typ-II-Afferenzen (6 – 12 μm Dicke, Leitgeschwindigkeit 30 – 70 m/sek) gemessen werden.
  - Kooperation und Aufmerksamkeit des Patienten sind von großer Bedeutung.
- **Anwendung:** Diagnostik von peripheren Neuropathien (z.B. als Frühzeichen bei diabetischer Neuropathie).
- **◼ Hinweis:** Die Vibratometrie ist der semiquantitativen Untersuchung des Vibrationsempfindens mittels 128-Hz-Stimmgabel in der klinischen Routine nicht überlegen!

4.10 Untersuchung des autonomen Nervensystems

Allgemeines

- Mögliche Symptome/Befunde bei Dysfunktionen des autonomen Nervensystems:
  - Schweißsekretionsstörungen (S. 262): An-, Hypo- und Hyperhidrose.
  - Kardiovaskuläre Störungen: Herzrhythmusstörungen, verminderte Herzfrequenzvariabilität, orthostatische Dysregulation (S. 261).
  - Störungen der Blasenmotilität: S. 257.
  - Gastrointestinale Störungen (vgl. S. 260): Gastroparese, Obstipation, Diarrhö.
  - Sexualfunktionsstörungen: Libidoverlust, Erektionsstörungen (S. 261), retrograde Ejakulation.
  - Akkommodationsstörung.
- Die interindividuelle, aber auch intraindividuelle (z.B. tageszeitabhängige) Variabilität autonomer Funktionen machen eine quantitative Messung schwierig. Demzufolge existieren selbst für quantitative Testverfahren keine exakten Normwerte. Von

Neurophysiologische Diagnostik

klinischer Bedeutung ist die Testung der Schweißsekretion und der kardiovaskulären Innervation.

Kardiovaskuläre Innervation

▶ **Herzfrequenzanalyse:** Pathologische Befundkonstellationen bei Störungen der parasympathischen und/oder sympathischen autonomen kardialen Innervation.

- *Prinzip und Durchführung*: Anlegen einer artefaktfreien EKG-Extremitätenableitung (*cave* Extrasystolen können einzelne Messwerte verfälschen!). Messung der atemsynchronen Herzfrequenzvariabilität in Ruhe, bei tiefer Respiration (6/min über 3 Minuten), während Valsalva-Manöver (Pressen mit 40 mm Hg über 15 sek) und nach aktivem Aufstehen. Ableitung und Auswertung mittels computergestützten Systemen. Einzelne Parameter (s.u.) können auch mittels langem EKG-Streifen oder EMG-Gerät untersucht werden.
- *Auswertung*:
  - *Herzratendifferenz:* Maximale Herzfrequenzdifferenz bei tiefer Respiration zwischen Expirationsphasen und Inspirationsphasen (E–I). Altersabhängige Normalwerte (Schläge/min): 10–40 Jahre > 18; 41–50 Jahre > 16; 51–60 Jahre > 12; 61–70 Jahre > 8.
  - *E/I–Ratio:*
    → Bei tiefer Respiration Quotient aus maximalem R–R-Intervall bei Expiration und minimalem Intervall bei Inspiration. Altersabhängige Normalwerte (E/I): 15–25 Jahre > 1,2; 26–35 Jahre > 1,16; 36–45 Jahre > 1,12; 46–55 Jahre > 1,09; 56–65 Jahre > 1,07; über 65 Jahre > 1,05.
    → Bei Valsalvamanöver Quotient aus minimalem R–R-Intervall vor und maximalem Intervall nach 15 sek Valsalva. Normalwerte: 10–40 Jahre > 1,5; 41–60 Jahre > 1,45; 61–70 Jahre > 1,35.
    → Bei aktivem Aufstehen Quotient aus minimalem R–R-Intervall im Liegen und maximalem Intervall nach Lageänderung. Normalwerte: 10–29 Jahre > 1,17; 30–49 Jahre > 1,09; 50–65 Jahre > 1,03.
  - Weitere Parameter sind: Während 25 Atemzyklen Bestimmung von Standardabweichung, Korrelationskoeffizient der Herzratenvariation, Vektoranalyse der Herzfrequenz (Mean Circular Resultant, von Extrasystolen nicht beeinflusst) oder Spektralanalyse.

▶ **MIBG-SPECT:** Messung der kardialen Aufnahme von ^{123}J-MIBG (SPECT-Technik s. S. 111) zur Beurteilung der sympathischen kardialen Innervation.

▶ **Orthostasetest:**
- *Methoden:* Schellongtest über 5 min Liegen/10 min Stehen (meist ausreichend), alternativ Kipptischuntersuchung (längeres Stehen über 30–45 min).
- *Prinzip, Durchführung*: Untersuchung der orthostatischen Kreislaufreaktion nach aktivem Aufstehen oder Lageänderung durch Kipptisch um 60° nach ruhigem Liegen über 10 min (besser 30 min). Parameter: RR_{syst} und RR_{diast}.
- *Bewertung*: Eine orthostatische Hypotension liegt vor, wenn innerhalb von 3 Minuten nach Lageänderung der $RR_{syst} \geq 20$ mm Hg oder der $RR_{diast} \geq 10$ mm Hg abfällt.

Sympathisches sudomotorisches System

▶ **Jod-Stärke-Test (nach Minor):**
- *Prinzip:* Qualitative Untersuchung des thermoregulatorischen Schwitzens (pathologisch bei zentraler und/oder peripherer Störung).
- *Durchführung:* Zu untersuchende Körperregionen mit Jodlösung (aus Jodi puri 1,5, Olei rhicini 10,0 sowie Spiritus 96% ad 100,0) einpinseln, trocknen lassen, mit Stärkepuder dünn bestreuen. Thermoregulatorisches Schwitzen induzieren (Lichtbogen, heißer Tee): Schweißproduktion führt zu roter Verfärbung.

► **Ninhydrin-Test:**
- *Prinzip:* Qualitative Untersuchung der spontanen Schweißsekretion von Hand- und Fußflächen (pathologisch bei zentraler und/oder peripherer Störung).
- *Durchführung:* Zu untersuchende Extremität für 1 Minute auf ein weißes Blatt Papier drücken, Umrisse mit einem Stift markieren. Papier anschließend mit einer Lösung aus Azeton, 1% Ninhydrin und einigen ropfen Eisessig enetzen, im Wärmeschrank bei 100° C trocknen. Violette Verfärbung der Stellen, die mit Schweißin Berührung waren.

► **Sympathischer (= „galvanischer") Hautreflex:**
- *Prinzip:* Qualitative Untersuchung der affektiv-emotionalen Scweißsekretion (pathologisch bei zentraler und/oder peripherer Störung).
- *Durchführung:* Platzierung von Oberflächenelektroden auf die Hand- oder Fußflächen. Provokation einer Schreckreaktion durch akustische oder elektrische Stimuli. Nach Latenz von 1,5 (palmar) bis 2,5 (plantar) Sekunden erscheint ein Potenzial von 0,1 – 10 mV Höhe. Pathologisch ist ein einseitiges Fehlen bei Potenzialnachweis kontralateral.

► **Quantitativer Sudomotoren-Axon-Reflex-Test (QSART):**
- *Prinzip:* Quantitative Untersuchung der Funktion peripherer, postganglionärer, cholinerger Sudomotoren.
- *Durchführung:* Platzierung einer luftdicht abgeschlossenen Stimulationskammer auf die zu untersuchende Körperregion. Stimulation mit einem Cholinergikum (z. B. Azetylcholin-Iontophorese) führt zu retrograder und nachfolgender kollateraler Erregung terminaler Axone von Sudomotoren und zu einer Aktivierung benachbarter Schweißdrüsen (Axonreflex). Die Schweißrate kann mit Hilfe eines Hygrometers gemessen werden.

5 Bildgebende Verfahren

5.1 Konventionelle Röntgendiagnostik

Röntgenuntersuchung des Schädels

▶ **Technik:**
- Strahlengang a.p. und seitlich.
- Spezialeinstellungen: Okziputaufnahme, Nasennebenhöhlen-Darstellung (okzipitofrontal/okzipitomental), Jochbein-/Orbita-/Felsenbein-Darstellung.

▶ **Indikationen:**
- Diagnostik von knöchernen Läsionen bei
  - Anomalien/Fehlbildungen.
  - Trauma (im Einzelfall zusätzlich zu Schnittbildverfahren durchzuführen!).
  - Tumoren und Metastasen (z.B. Suche nach Knochenarrosionen, pathologischen Verkalkungen).
- Lage- und Einstellungskontrollen von Ventrikelkathetern und Shuntventilen.

Röntgenuntersuchung der Wirbelsäule

▶ **Technik:**
- a.p., seitlich, Schrägaufnahmen: An der HWS zur Beurteilung der Neuroforamina (z.B. bei V.a. ossäre Foraminalstenosen) an der LWS bei V.a. Spondylolyse.
- Konventionelle Schichtaufnahmen des Dens axis bei Frakturverdacht oder bei Verdacht auf destruierende Prozesse, wenn Schnittbildverfahren nicht möglich.
- Funktionsaufnahmen, wichtig zum Ausschluss einer Instabilität.

▶ **Indikationen:** Diagnostik von knöchernen Läsionen bei
- Anomalien/Fehlbildungen.
- Trauma (Aufnahmen in 2 Ebenen im Einzelfall zusätzlich zu Schnittbildverfahren durchzuführen!).
- Degenerativen Wirbelsäulenerkrankungen.
- Destruierenden Prozessen.
- Fehlhaltungen/Fehlstellungen.

Myelographie

▶ **Technik:**
- Lumbale (L2/3–L5/S1), intrathekale Injektion von 10–15 ml eines wasserlöslichen, nicht-ionischen Kontrastmittels (muss explizit für Myelographien zugelassen sein!) unter sterilen Bedingungen. Die Punktion in Höhe C1/2 lateral oder subokzipital sollte auf Ausnahmen beschränkt sein!
- Verteilung des Kontrastmittels im Subarachnoidalraum (Kipptisch) wird nach Durchleuchtung dokumentiert. Zielaufnahmen in a.p., lateraler und schräger Projektion, Funktionsaufnahmen in Kyphosierung und Lordosierung.
- Eine Darstellung der Liquorräume erfolgt bis zu den Wurzeltaschen.

▶ **Die Indikation** für eine Myelographie wurde durch die modernen Schnittbildverfahren (CT und MRT) zurückgedrängt. Prinzipiell besteht sie bei Verdacht auf eine spinale Raumforderung mit Kompression von Myelon oder Nervenwurzeln, wenn die Schnittbildverfahren nicht anwendbar sind (z.B. Verfügbarkeit, Metallimplantate) oder durch diese keine genügende Aussage möglich ist (z.B. bei Skoliose, Spinalkanalstenose, multisegmentalen Vorfällen, Artefakten):
- Für die CT ist dies besonders der Fall bei multisegmentalen Prozessen . In diesem Fall kann myelographisch eine Eingrenzung erfolgen und eine CT angeschlossen werden (Post-Myelo-CT).

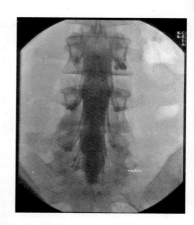

Abb. 5.1 · Lumbale Myelographie; Kontrastierung der Liquorräume lumbosakral

- Für die MRT ist dies dann der Fall, wenn Kontraindikationen etwa durch Metallimplantate oder Herzschrittmacher bestehen.
- ► **Kontraindikationen:**
  - Hirndrucksteigerung.
  - Kritische Gerinnungsstörungen (*Voraussetzung*: Quick > 50%, Thrombozyten > 50000/μl, PTT < 1,5facher Normal- bzw. Ausgangswert).
  - Bei Verdacht auf einen entzündlichen spinalen Prozess Punktion außerhalb des Entzündungsbereiches!
- ► **Risiken:** Kontrastmittelreaktion (S. 87), Liquorunterdrucksyndrom (S. 302), Blutdruckabfall, radikuläre oder medulläre Läsionen, Infektionen, Verwirrtheit, epileptischer Anfall.

5.2 Computertomographie (CT)

Grundlagen

- ► **Prinzip**: Schnittbildverfahren. Die Absorptionswerte von rotierenden Röntgenstrahlbündeln werden von hochempfindlichen Detektoren gemessen.
- ► **Untersuchungsprozess**: Errechnung einzelner transaxialer Schichten mit variabler Schichtdicke nach sequenziellem (konventionelle CT) oder spiralförmigem (Spiral-CT) Durchdringen der zu untersuchenden Körperregion.
- ► **Angabe der Dichte** (= Grad der Röntgenstrahlen-Absorption) in Hounsfield-Einheiten (HE; Tab. 5.1).
  - *Definitionen:*
    - *Referenzwerte:* Luft – 1000 HE, Wasser 0 HE.
    - *Isodens:* Gleiche Dichte wie das als Referenz herangezogene Gewebe (z. B. Hirngewebe, Myelon, Bandscheibe oder paravertebrales Weichteilgewebe).
    - *Hypodens:* Geringere Dichte als das Referenzgewebe (z. B. bei zerebraler Ischämie).
    - *Hyperdens:* Höhere Dichte als das Referenzgewebe (z. B. bei frischer intrakranieller Blutung).
  - Die Dichte einer interessierenden Region (ROI = region of interest) kann ohne Aufwand gemessen werden, etwa um eine Blutung von einer Verkalkung abgrenzen zu können. (*cave* bei kleinen Strukturen z. T. erhebliche Messungenauigkeiten durch Teilvolumeneffekte!).

Tabelle 5.1 · Dichte von Gewebe in der Computertomographie in Hounsfield-Einheiten

Gewebe	Hounsfield-Einheiten (HE)
Luft	– 1000
Fett	– 120 bis – 80
Wasser	0
Liquor	+ 10
Hirngewebe	30 bis 40
Blut	> 40 bis < 100
Knochen/Kalk	> 500 (bis 3000)

► **Die Bilddarstellung** erfolgt in Grauwerten. Für das menschliche Auge ist die Differenzierbarkeit von Grauwerten begrenzt, deshalb kann die Grauwertdarstellung des zu beurteilenden Gewebes nachträglich beeinflusst werden („Fensterung"). Je nach interessierendem Gewebe Festlegung des Fensterzentrums („center") und der Fensterbreite („window").
  • *Weichteilfenster :* Optimale Grauwertabstufung im Bereich der Absorptionswerte von Weichteilen. Differenzierbarkeit von Dichteunterschieden in Geweben mit deutlich geringerer oder deutlich höherer Dichte nicht mehr möglich (schwarze bzw. weiße Darstellung). Werte: Fensterzentrum (center) 35 HE, Fensterbreite (window) 100 HE.
  • *Knochenfenster :* Optimale Grauwertabstufung im Bereich der Absorptionswerte von Knochen. Dichteunterschiede in Weichteilen nicht mehr ausreichend beurteilbar. Werte: Zentrum 400 HE, Fenster 1000 HE.
  • *Orbitafenster :* Zentrum – 10 HE, Fenster 200 HE.
◻ *Cave Teilvolumeneffekt (partial volume effect):* Innerhalb einer dargestellten Schichtdicke ist ein gemitteltes Summenbild der gesamten gemessenen Gewebsschicht dargestellt. Deshalb werden Dichteunterschiede, die nicht in der gesamten Gewebsschicht vorhanden sind, nicht mit dem korrekten Dichtewert, sondern mit

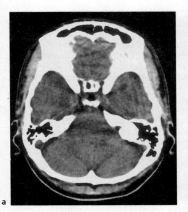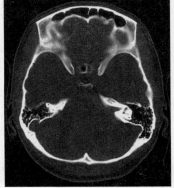

a   b

einer über die gesamte Schichtdicke gemittelten Dichte dargestellt (Beispiel: Bei Anschnitt eines Ventrikels erscheint die Region des Ventrikelanschnitts wegen der gemittelten Dichte von Liquor und Hirngewebe mit einem geringeren Dichtewert (hypodenser) als das übrige angrenzende Hirngewebe → eine hypodense Parenchymläsion kann vorgetäuscht werden).

▶ **Kontrastverstärkung** durch jodhaltige Kontrastmittel: Eine pathologische KM-Anreicherung (enhancement) von Gewebe findet sich bei gestörter oder fehlender Blut-Hirnschranke, etwa infolge Entzündung, Ischämie oder Tumor.

▶ **Standarduntersuchung kranial (CCT) in Schicht- oder Spiraltechnik:**
  • *Hirngewebe* (Weichteilfenster): Schichtführung axial = transversal, Schichtdicke supratentoriell 8 mm, infratentoriell 4 mm. Bei spezieller Fragestellung (kleine Strukturen, z. B. Hypophyse, ophthalmologische Fragestellungen, Kleinhirnbrückenwinkel) auch 2 – 3 mm, bei V.a. Hirnstammprozesse ggf. zusätzlich differierende Kippung (wegen der üblichen Schädelbasis-nahen Artefaktüberlagerungen).
  • *Knochen* (Knochenfenster): Je nach Fragestellung axial oder koronar, Schichtdicke 2 – 4 mm, evtl. HR-(high resolution) CT (z. B. Schädelbasisprozesse, Nasennebenhöhlen).

▶ **Standarduntersuchung spinal:** Im Weichteil- und Knochenfenster, Schichtung axial bandscheibenparallel, Schichtdicke z. B. 3 mm. Ggf. sagittale 2D-Rekonstruktionen. Ggf. Post-Myelo-CT (S. 82).

▶ **Spezialuntersuchungen mit Spiral-Technik:**
  • *Möglichkeit der 3D-Rekonstruktionen*:
    – Visualisierung knöcherner Strukturen an Schädel und Wirbelsäule (z. B. Dens axis).
    – Kontrastmittelunterstützte CT-Angiographie (CTA; Abb. 5.3): Nach KM-Bolusapplikation Darstellung der extrakraniellen hirnversorgenden Gefäße und der Hirnbasisarterien. Untersuchungsdauer < 10 min.
  • *Perfusionsuntersuchungen* unter KM-Bolusgabe: Serienuntersuchung *einer* CT-Schicht. Auswertung von An- und Abfluten des KM. Stellenwert in der Diagnostik frischer Ischämien wird derzeit noch untersucht.

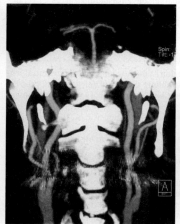
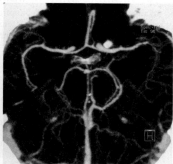

a   b

Abb. 5.3 · Arterielle CT-Angiographie (CTA). a) A. carotis communis, interna und externa koronar; b) Circulus arteriosus Willisii axial (MIP-Projektionen)

Indikation, Aussagekraft

▶ Wegen ihrer Verfügbarkeit ist CT die Methode der Wahl als Notfalluntersuchung (Tab. 5.2).

Tabelle 5.2 · Differenzialindikationen für CCT-Untersuchungen

Nativuntersuchung ausreichend	Nativuntersuchung + ggf. KM-Gabe (alternativ MRT)	obligate KM-Gabe (alternativ MRT)
– akutes Schädelhirntrauma, spinales Trauma – vaskuläre Erkrankungen, v. a. frische intrakranielle oder spinale Blutungen – Ausschluss erhöhten Hirndruckes – Atrophien/Verkalkungen	– degenerative Erkrankungen – Anlagestörungen/Missbildungen	– unklare Befunde der Nativuntersuchung (etwa bei geringen Dichteunterschieden) – Gefäßmalformationen – Tumoren – Metastasensuche/Tumorstaging – entzündliche Erkrankungen

Grenzen der Methode

▶ **Detailerkennbarkeit** je nach technischem Stand der Geräte bis etwa 1–2 mm (abhängig von Matrix, Schichtdicke, Dosis, Kontrast).
▶ **Artefakte** können die Detailerkennbarkeit drastisch reduzieren. Sie imponieren häufig als hypo- oder hyperdense Streifenartefakte und entstehen:
- Als Bewegungsartefakte.
- In Regionen mit großen Dichtesprüngen (z. B. Weichteilgewebe/Knochen oder Weichteilgewebe/Luft). Infratentorielle Dichtesprünge zwischen den Felsenbeinen sind z. B. für die schlechte Beurteilbarkeit des Hirnstammes in der CT verantwortlich!
- Durch strahlendichte Fremdkörper (z. B. Hörgeräte, Gefäßclips, Metallimplantate, Zahnersatz, Plomben).

Risiken

▶ **Strahlenbelastung:** Bei CT in der Kopfregion ist die Augenlinse besonders strahlensensibel. Darüber hinaus wirkt die Streustrahlung jedoch auf den ganzen Körper. Bei LWS-Untersuchung liegen die weiblichen Gonaden im primären Röntgenstrahlenbündel!
▶ **Schwangerschaft:** Sehr strenge Nutzen-Risiko-Abwägung, v. a. im 1. Trimenon.
▶ **Spezielle Risiken bei KM-Gabe:**
- *Renale Erkrankungen*: Bei eingeschränkter Nierenfunktion besteht die Gefahr eines KM-induzierten akuten Nierenversagens.
  - Besondere Risikoerkrankungen: Diabetes mellitus, Herzinsuffizienz, Plasmozytom.
  - Relevanter Laborparameter ist nicht ein erhöhtes Serum-Kreatinin oder erhöhter Serum-Harnstoff, sondern eine Kreatinin-Clearance von < 60 ml/min. Abschätzung der Clearance aus dem Kreatininwert nach der Formel: Kreatinin-Clearance = $k \times ([140 - \text{Alter in Jahren}] \times \text{Idealgewicht in kg}) \div (\text{Serumkreatinin} \times 72)$. ($k_{\text{Männer}} = 1$; $k_{\text{Frauen}} = 0,85$).

– Bei eingeschränkter Nierenfunktion 1. *Vor*hydrieren mit 1 – 1,5 l (1 ml/kg/h 12 h prä bis 12 h post KM i. v.) 0,45 % NaCl. 2. Acetylcystein 2 × 600 mg/d p. o. am Tag vor Untersuchung und am Untersuchungstag. Ggf. zusätzlich Schleifendiuretikum bei Überwässerungsgefahr.
– Bei terminaler Niereninsuffizienz kann KM gegeben werden, wenn möglichst unmittelbar nach der CT eine Dialyse erfolgt.

• *Hyperthyreose*: Gefahr der thyreotoxischen Krise.
– Vor KM-Gabe wenn möglich immer Schilddrüsenanamnese. Nach Möglichkeit auch TSH-basal bestimmen.
– Bei latenter Hyperthyreose und vitaler Indikation für KM Blockung der Schilddrüse mit Irenat-Tropfen (40 Tr. 2 h vor, 20 Tr. 1 h nach KM-Gabe, anschließend 3 × 15 Tr. für weitere 7 Tage). Bei manifester Hyperthyreose zusätzlich Carbimazol.

• *KM-Allergie:*
– Seit der Verwendung nicht-ionischer KM geringere Gefahr.
– Wegen des grundsätzlichen Risikos auch ohne Allergieanamnese venösen Zugang immer bis zum Ende der Untersuchung belassen.
– Ausrüstung für KM-Zwischenfall muss greifbar sein. Zur Grundausstattung gehören: RR-Messgerät, EKG, O_2, Infusionen für parenterale Volumengabe, Adrenalin-Ampullen (z. B. Suprarenin), Steroid-Ampullen (z. B. Dexamethason-Präparat mit 40 mg), H_1-Blocker-Ampullen (z. B. Fenistil).
– Bei bekannter oder möglicher KM-Allergie und vitaler Indikation KM-Gabe in Anästhesiebereitschaft und Prämedikation: 15 min vor KM-Gabe H_1-Blocker (z. B. Fenistil, 2 – 3 Ampullen = 8 – 12 mg i. v.) + Steroid (z. B. Dexamethason 40 mg i. v.).

▣ *KM-Zwischenfall:*

• *Klinik:* Angst, Übelkeit, Urtikaria, Ödeme von Haut und/oder Schleimhaut, Bronchospasmus, RR-Abfall, Blässe.
• *Therapie:*
– Volumen „im Schuss".
– Kortikosteroid, z. B. Dexamethason 40 mg i. v.
– H_1-Blocker (z. B. Fenistil, 2 – 3 Ampullen = 8 – 12 mg i. v.).
– Ggf. Adrenalin i. v. (z. B. Suprarenin Amp. 1 ÷ 10 verdünnt mit NaCl 0,9 %).

Anwendungsbeispiele
....

▶ Siehe Kernspintomographie S. 90.

5.3 Kernspintomographie

Grundlagen
....

▶ **Prinzip:** Die Bildgebung erfolgt durch die Beeinflussung der kreiselförmigen Eigenbewegung der Kerne (Kernspins) der ubiquitär im Körper vorhandenen Wasserstoffmoleküle. Die Kerne innerhalb eines Magnetfeldes werden Hochfrequenzimpulsen (elektromagnetischen Wellen) ausgesetzt. Die Stärke des Magnetfeldes wird in Tesla angegeben und korreliert über ein besseres Signal/Rauschverhältnis mit der Bildqualität (übliche Geräte 0,5 – 1,5 Tesla). Die Wasserstoffkerne ändern durch die Einstrahlung der Hochfrequenzimpulse ihre Energie und senden Wellen aus, die von einer Antenne aufgefangen und für die Bildgebung verwendet werden.

▶ **Untersuchungsprozess:** Errechnung von Schnittbildern in beliebigen, zuvor determinierten Ebenen mit variabler Schichtdicke. Bei den sog. 3D-Sequenzen erfolgt eine Volumenmessung, dadurch sind Schnittbilder in beliebigen Raumebenen rekonstruierbar.

► **Wichtige Messsequenzen:** 2 große Gruppen von Messparametern, sog. Spinecho- (SE) und Gradientenecho-(GE)-Sequenzen. Moderne Geräte arbeiten u.a. zusätzlich mit Turbo-SE-Sequenzen (TSE), dadurch kann eine erhebliche Verkürzung der Messzeiten erreicht werden.

► **Beeinflussung der Gewebekontraste:** Gewebesignal durch Festlegung unterschiedlicher TR- („time to repeat", Repetitionszeit) und TE- („time to echo", Echozeit) Zeiten. Hierdurch Beeinflussung der Gewebekontraste. Erstellung von sog. T1-gewichteten (T1w), T2-gewichteten (T2w) und Protonen-gewichteten (PDw) Bildern möglich (Tab. 5.3, Abb. 5.4).

► **Signalunterdrückung:** Signale bestimmter Gewebe können zur besseren Beurteilbarkeit angrenzender Strukturen unterdrückt bzw. abgeschwächt werden.
  • *Fettsättigung* zur besseren Abgrenzbarkeit von Gewebsstrukturen in umgebendem Fettgewebe (z.B. zur Beurteilung des N. opticus in der Orbita).
  • *Sog. FLAIR- Sequenz* zur Signalunterdrückung von Flüssigkeiten wie Liquor, (z.B. zur Beurteilung ventrikelnaher Signalveränderungen bei T2w-Sequenzen). Indikation z.B. bei V.a. Encephalomyelitis disseminata.
  • Signalunterdrückung von perivaskulären Strukturen durch Subtraktion einer Nativsequenz von einer KM-Sequenz (z.B. bei Kernspinangiographie).
  • Vorsättigung zur Vermeidung von Flusseffekten.

► **Kontrastverstärkung:** Bei den T1-gewichteten Bildern besteht die Möglichkeit, zahlreiche pathologische Prozesse durch KM-Gabe weiter abzugrenzen, in der Neuroradiologie derzeit durch i.v.-Gabe von Gadolinium (Element der Seltenen Erden, Metallkomplex Gd-DTPA). Gd ruft nur extrem selten Allergien hervor, sodass es auch bei „KM-Allergie" auf Röntgenkontrastmittel gegeben werden kann. Keine Nephrotoxizität.

Tabelle 5.3 · **Bildcharakteristika in der Kernspintomographie**

Gewebe	T1-gewichtete Bilder (T1w)	T2-gewichtete Bilder (T2w)	Protonendichte-Bilder (PDw)
Fettgewebe	sehr hell	mäßig hell	mäßig dunkel
Liquor	dunkel	sehr hell	mäßig hell
pathologische Strukturen	meist dunkel; nach KM ggf. hell	meist hell	meist hell

---

► **Befundung:** Angabe der Signalintensitäten von Strukturen im Vergleich zu dem Gewebe, das als Referenz herangezogen wird (z.B. zerebrales Marklager, Hirnrinde, Myelon, Bandscheibe oder paravertebrales Weichteilgewebe):
  • *Isointens:* Gleiche Signalintensität wie das Referenzgewebe.
  • *Hypointens:* Niedrigere Signalintensität als das Referenzgewebe.
  • *Hyperintens:* Höhere Signalintensität als das Referenzgewebe.

► **Spezialuntersuchungen:**
  • *Kernspinangiographie (MRA):*
    – *Time-of-flight-Angiographie* (TOF) zur Darstellung der extrakraniellen hirnversorgenden Gefäße und der Hirnbasisarterien. Untersuchungsdauer etwa 5–10 min.
    – *Phasenkontrast-Angiographie* (PC) mit besonderer Sensitivität für langsamen Blutfluss zur Darstellung der Hirnsinus und für Flussmessungen.
    – *CE-(contrast-enhanced)-MRA* zur Darstellung der extrakraniellen hirnversorgenden Gefäße.

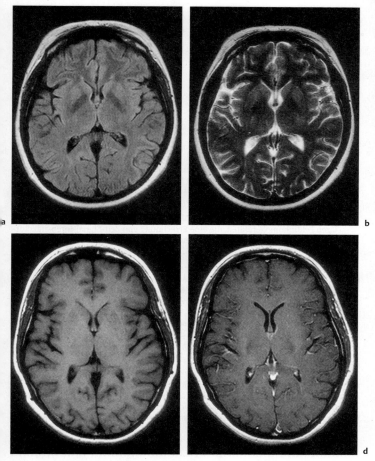

Abb. 5.4 · Normalbefund – axiale Schicht auf Stammganglienhöhe a) FLAIR, b) T2-TSE, T1-TSE vor (c) und nach (d) KM

- *Suszeptibilitätssensible Sequenzen* zur verbesserten Erkennung von frischen intrazerebralen Blutungen und Blutabbauprodukten (Hämosiderin) (entsprechend einem T2w-Gradientenecho).
- *Diffusionsgewichtete Bilder (DWI):* Ultraschnelle Verfahren (Messzeit 60 Sek.) mit Echoplanarbildgebung (EPI), deren Signal durch die Brownsche Molekularbewegung der Wasserstoffprotonen bestimmt wird. Im pathologischen Fall bei verminderter Diffusion (z. B. frische Ischämie bereits nach etwa 20 min) Signalanhebung.

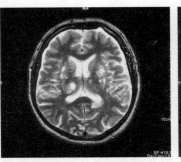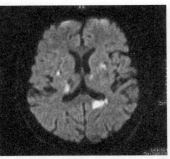

a   b

Abb. 5.5 · Multiple frische embolische bilaterale Infarkte bei Vorhofflimmern: Inselregion bds., Thalamus rechts, Splenium corp. call. am Seitenventrikel (Hinterhorn) links (i.B. Forceps occipitalis bzw. Radiatio optica); MRT: a) T$_2$-TSE, b) DWI axial

- *Perfusionsgewichtete MRT:* KM-Gabe führt während Kapillarpassage zu perikapillären Feldinhomogenitäten, die eine Errechnung von Zeit-Signal-Intensitätskurven und damit eine Messung der Hirndurchblutung ermöglichen.

Kontraindikationen

► Herzschrittmacher oder andere, nicht entfernbare elektrisch gesteuerte Systeme (z.B. Pumpensysteme zur intrathekalen Medikamentenapplikation).
► Metallimplantate nicht näher bekannter Zusammensetzung, insbesondere intrakranieller Metallclips.
► Sonstige magnetfeldnahe ferromagnetische Fremdkörper, z.B. Granatsplitter. Die Abklärung muss *prädiagnostisch* durch den behandelnden Arzt erfolgen und darf nicht dem Radiologen auferlegt werden!

Grenzen der Methode

► Schlechte Darstellung von knöchernen Strukturen oder Kalk.
► Im Vergleich zur CT höhere Anforderung an Kooperativität des Patienten (der Patient darf sich während einer Messsequenz nicht bewegen!).
► Enge Röhre, für Patienten mit Platzangst evtl. limitierender Faktor, ggf. Sedierung versuchen.

Anwendungsbeispiele (Tab. 5.4)

Tabelle 5.4 · Differenzierter Einsatz der CT oder MRT	
Fragestellung	**Methode**
V. a. intrazerebrale Blutung	CT (klassische Notfalldiagnostik), aber auch MRT (neue Generationen mit blutungssensitiven Sequenzen)
V. a. SAB	CT
V. a. Ischämie	CT, aber auch MRT (neuere Generationen mit EPI-Sequenzen: DWI und Perfusions-MRT)
knöcherne Prozesse	CT. Zur weiteren Abklärung ggf. MRT und konventionelles Röntgen

Tabelle 5.4 · Fortsetzung

Fragestellung	Methode
V. a. Tumor, Suche nach Entzündungsherden	MRT der CT weit überlegen. Zum Ausschluss größerer intrakranieller Raumforderungen kann KM-CT jedoch ausreichend sein
Verkalkungsprozesse	CT und/oder konventionelles Röntgen
V. a. Bandscheibenvorfall	MRT (Vorteil: Direkte Längsübersicht der WS in mehreren Höhen, z. B. sämtliche lumbalen WS-Etagen, in verschiedenen Ebenen darstellbar, besserer intraspinaler Weichteilkontrast); postoperativ zur DD Rezidivvorfall/Narbe, bei unklarem Befund/Verdacht auf entzündlichen Prozess (spinaler Abszess spontan oder postoperativ, Spondylodiszitis) T1-betonte Sequenz ohne und mit Kontrastmittel. Falls nicht verfügbar, CT (wegen hoher Strahlenbelastung strenge Nutzen-Risiko-Abwägung)

5.4 Angiographie

Grundlagen

► **Prinzip:** Radiologische Gefäßdarstellung durch intravasale Applikation von jodhaltigem Kontrastmittel (KM), dessen Verteilung in der Gefäßstrombahn durch Serienaufnahmen dokumentiert wird.
► **Verfahren:** In der Regel als *digitale Subtraktionsangiographie (DSA):* Die Bilder werden digitalisiert. Vor der KM-Injektion wird eine „Leeraufnahme" (Maske) der untersuchten Körperregion erstellt. Die Maske wird von den Bildern mit Kontrastdarstellung der Gefäße digital subtrahiert. (Nur noch selten Blattfilmangiographie).
► **Untersuchungsprozess:**
  • Für aussagekräftige Untersuchungen muss das KM arteriell injiziert werden (arterielle DSA): Injektion über Spezialkatheter, der transfemoral oder (seltener) transkubital in die Aorta ascendens (Übersichtsdarstellung) platziert wird.
    ▶ *Hinweis:* Die venöse Applikation reicht für neurologisch-neurochirurgische Fragestellungen in aller Regel nicht aus!
  • *Selektive DSA:* Selektive Platzierung des Katheters in A. carotis externa, interna oder A. vertebralis.
  • „*Superselektive" DSA:* Sondierung von intrakraniellen Gefäßen (bei interventionellen Verfahren).
  • Das Kontrastmittel wird maschinell oder manuell injiziert.
  • Anfertigung verschiedener Aufnahmeserien in unterschiedlichen Projektionen (kranial in der Regel a.p. und seitlich, häufig sind zusätzliche Schrägaufnahmen erforderlich).
► *Hinweis:* Zu Kernspinangiographie (MRA) s. S. 88, zu CT-Angiographie (CTA) s. S. 85.

Indikationen

► V.a. arterielle Gefäßstenosen und -verschlüsse: Lokalisation und Beurteilung.
► V.a. Sinus- oder Hirnvenenthrombosen.
► V.a. Gefäßmalformationen: Lokalisation, ggf. Beurteilung der Hämodynamik.
  • Bei V.a. Malformation infolge Vordiagnostik (z. B. CT, MRT).
  • Bei SAB (Aneurysmen?).
  • Bei atypischer Hirnblutung (Aneurysmen? andere Malformationen?).
► V.a. Vaskulitis der großen und mittleren Gefäße.

▶ V.a. maligne Raumforderungen: Untersuchung der Tumorvaskularisierung in Hinblick auf pathologische Gefäße als Malignitätszeichen.
▶ Geplante interventionelle Verfahren (S. 92).
◼ *Allgemein gilt:* Eine Indikation zur selektiven Kontrastdarstellung der supra-aortalen Gefäße besteht nur dann, wenn keine gleichwertige nicht-invasive Methode zur Verfügung steht!

Voraussetzungen

▶ Gerinnungsstatus: Quick > 50 %, Thrombozyten > 50.000/μl, PTT < 1,5facher Normal- bzw. Ausgangswert.
▶ Anamnese: Kenntnis von Nierenfunktion, Schilddrüsenfunktion (S. 87), Allergien, Gefäßrekonstruktionen (z. B. aortofemorale Gefäßprothese!).
▶ Das Absetzen von Thrombozytenaggregationshemmern ist i.d.R. nicht nötig. Wenn doch zur Risikominimierung erwünscht, 1 Woche vorher absetzen.
▶ Kooperativer, ruhiger Patient (ggf. Sedierung, dann engmaschige Überwachung).
▶ Sicherer venöser Zugang.

Risiken

▶ **Lokal** (an der Stelle der Kathetereinführung): Hämatom, Gefäßverletzungen (z. B. Intimaeinrisse und Dissektionen mit der Folge von Thromboembolien oder Gefäßverschluss, Bildung von Aneurysmen oder AV- Fisteln).
▶ **Organbezogen** (i.d.R. zerebral): Thromboembolien, Gefäßspasmen, Dissektionen, Gefäßperforationen.
▶ Allgemeine Kontrastmittelrisiken (S. 87).

5.5 Interventionelle Radiologie

Grundlagen

▶ **Definition:** Interventionelle (= therapeutische) Radiologie bedeutet Durchführung endovaskulärer Eingriffe unter Durchleuchtungskontrolle. Dabei kommen Spezialkatheter zum Einsatz.
▶ **Voraussetzungen:**
  ● Besondere Kenntnisse in der Gefäßanatomie sowie Erfahrung des durchführenden Arztes in der selektiven oder superselektiven Sondierung von zerebralen oder spinalen Gefäßen.
  ● Adäquate apparative und infrastrukturelle Ausstattung.
▶ **Ziele:** Gefäßrekanalisation oder Gefäßverschluss.
▶ **Verfahren:**
  ● *Rekanalisierende Maßnahmen:*
    – Intraarterielle (z. B. Basilaristhrombose) oder lokal-intravenöse (z. B. Sinusthrombosen) Thrombolyse.
    – Extra- oder intrakranielle Angioplastie.
  ● *Gefäßobliterierende Maßnahmen:*
    – Bei Aneurysmen, Angiomen, Fisteln.
    – Zur Devaskularisierung bzw. Durchblutungsreduktion von Tumoren.
    – Bei anders nicht stillbaren Blutungen im Nasen-Rachenraum.
◼ *Cave:* Sämtliche endovaskuläre Verfahren an den hirnversorgenden und rückenmarknahen Gefäßen sowie im Bereich der A. carotis ext., auch die Angioplastie, sollten den neuroradiologisch erfahrenen Zentren vorbehalten bleiben!

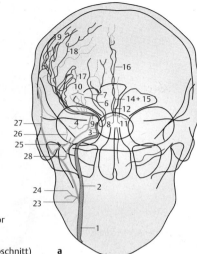

1 A. carotis communis
2 A. carotis interna
3 Karotissiphon
4 A. ophtalmica
5 A. communicans posterior
6 A. cerebri posterior
7 A. choroidea anterior
8 A. cerebri anterior (A1-Abschnitt)
9 A. cerebri media (M1-Abschnitt)
10 A. lenticulostriatae
11 A. communicans anterior
12 A. cerebri anterior (A2-Abschnitt)
13 A. frontobasalis
14 A. frontopolaris
15 A. callosomarginalis
16 A. pericallosa
17 Aa. insulares
18 A. praerolandica
19 A. rolandica
20 Aa. parietales
21 A. gyri angularis
22 A. temporalis profunda
23 A. carotis externa
24 A. thyroidea superior
25 A. maxillaris
26 A. meningea media

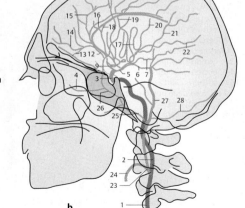

Abb. 5.6 · Karotisangiographie a) a.p. b) seitlich (nach Sartor)

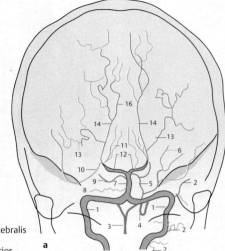

1 A. vertebralis
2 Rr. musculares der A. vertebralis
3 A. spinalis anterior
4 A. cerebelli inferior posterior
   sinistra
5 A. vermis inferior
6 A. R. tonsillohemisphaericus
7 A. basilaris
8 A. cerebelli inferior anterior
9 A. cerebelli superior dextra
   et sinistra
10 R. marginalis
11 A. vermis superior
12 A. cerebri posterior
   (Pars circularis)
13 A. temporooccipitalis
14 A. occipitalis interna
15 A. corporis callosi posterior
16 Aa. choroideae posteriores
17 Aa. thalamicae
18 A. communicans posterior

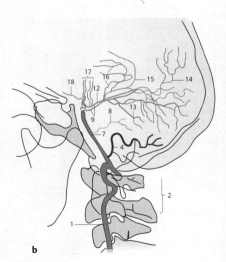

Abb. 5.7 · c, d Vertebralisangiographie c) a.p. d) seitlich (nach Sartor)

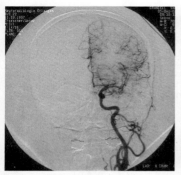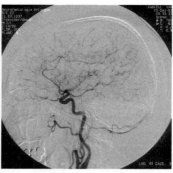

Abb. 5.8 · Arterielle DSA (arterielle Phase) – Normalbefund: ACC-Serie links a) a.p. und b) seitlich

Lokale intraarterielle Thrombolyse

▶ **Technik:** Selektive Sondierung des verschlossenen Gefäßes durch Mikrokatheter. Kontinuierliche Infusion eines Fibrinolytikums (Urokinase oder r-tPA) vor bzw. in den Thrombus. Infusionsdauer max. 2 h unter angiographischer Kontrolle. Gesamtdosis Urokinase etwa 1,0 Mio. IE bzw r-tPA 30 mg. Eine begleitende mechanische Destruktion des Thrombus durch vorgeschobenen Führungsdraht ist wegen der Gefahr von Downstream-Embolien umstritten!

▶ **Indikation:**
- *Basilaristhrombose:* Wegen ungünstiger Prognose großzügige Indikationsstellung. Einzelheiten s. S. 320.
- *Akute Verschlüsse im Karotisstromgebiet:* Derzeit noch kontrovers beurteilt. Einzelheiten s. S. 312.

▶ **Risiken:** Allgemeine Risiken der selektiven/superselektiven Angiographie. Zusätzlich Blutungsgefahr ca. 10%, bei ungünstigen Bedingungen ca. 20%.

Lokale intravenöse Thrombolyse bei Sinus- und Hirnvenenthrombosen

▶ **Technik:** Selektive Sondierung des Gefäßes mit Mikrokatheter, kontinuierliche Infusion von Urokinase (etwa 20000 – 150000 IU/h) über Stunden bis Tage.

▶ **Indikation:** Wegen unzureichender Studienlage noch experimentelle Therapie bei Progredienz der Symptome trotz adäquater Heparintherapie (S. 148).

Angioplastie

▶ **Technik:** Ballondilatation, eventuell nachfolgend Implantation einer intravaskulären Gefäßprothese (Stent). Protektion vor distalen Embolien möglicherweise durch Platzierung eines distal gelegenen Protektionssystems während des Eingriffs.

▶ **Indikation:** Wegen unzureichender Studienlage an den hirnversorgenden Gefäßen noch experimentelle Therapie.
- Im *Karotisstromgebiet* eventuell bei:
  - Angiographisch überprüfter, symptomatischer, möglichst kurzstreckiger Stenose > 70% der extrakraniellen A. carotis und hohem OP-Risiko.
  - Aufgrund der Lokalisation von operativ nicht zugänglichen Stenosen (z. B. proximale A. cerebri media).

– Stenosen aufgrund von Fibromuskulärer Dysplasie, Vaskulitiden (z. B. Takaya-su-Arteriitis), nach operativen Halseingriffen (z. B. Neck dissection), nach Radiatio.

- Im *Vertebralisstromgebiet* ggf. bei doppelseitiger Strömungsbehinderung mit klinischer Symptomatik, insbesondere bei Stenosen im Vertebralis-Abgangsbereich. Eine Angioplastie an der A. basilaris ist komplikationsreich.

► **Risiken:** Allgemeine Risiken der selektiven Angiographie, zusätzlich Dissektionen (5–25 %), distale Thrombembolien (5–10 %), Re-Stenose (ohne Stent 10–15 %, mit Stent um 5 %), Gefäßverschlüsse, Gefäßruptur.

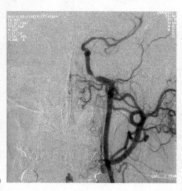 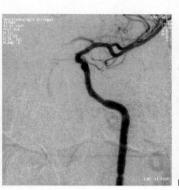

a   b

Abb. 5.9 · Filiforme Stenose der ACI links. DSA a) vor und b) nach Ballondilatation und Stenteinlage.

Interventionen bei Aneurysmen

► **Technik:** Einbringen von elektrolytisch oder mechanisch ablösbaren Platinspiralen (sog. Coiling) unterschiedlicher Größe in das Aneurysma, bis dieses gut ausgefüllt ist, ohne allerdings die Strombahn des zuführenden Gefäßes zu verlegen.

► **Mögliche Indikationen** nach stattgehabter SAB (zum aktuellen Stand s. Leitlinien der Fachgesellschaften):

- Für operative Therapie unzugängliche Aneurysmen (v. a. Lage in der hinteren Schädelgrube). Für die endovaskuläre Therapie ungünstig sind breitbasige Aneurysmen sowie sehr kleine Aneurysmen mit sehr engem Hals.
- Hochrisikopatienten für eine Operation (Grad III, IV und V nach Hunt und Hess [S. 345], relevante Begleiterkrankungen, höheres Alter). Bei jungen Patienten (< 60. Lj.) im Stadium III–V nach Hunt und Hess eventuell im Rahmen einer Kombinationstherapie: Coiling im Frühstadium zur Prophylaxe einer frühen Rezidivblutung, gefolgt von einer Operation im Intervall.
- *Allgemein:*
  – Für *Coiling* sprechen: Alter > 60 J.; schlechter Allgemeinzustand; Aneurysma im hinteren Hirnstromkreislauf.
  – Für *Operation* sprechen: Alter < 60 J., guter Allgemeinzustand, vorderer Hirnstromkreislauf, sehr kleines Aneurysma mit engem Hals.

► Bei *inzidentellen Aneurysmen* ist das Vorgehen derzeit noch in Diskussion.

► **Risiken:** Gesamtkomplikationsrate je nach zugrundeliegender Indikation 5–15 %. Wiedereröffnung des Aneurysma in bis zu 20 %, je nach Konfiguration des Aneurysmas. Noch wenig Langzeitbeobachtungen!

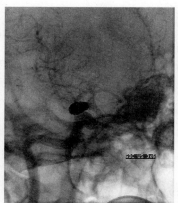 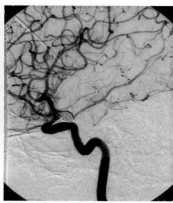

a   b

Abb. 5.10 · Z.n. Coiling eines ACI-Aneurysmas rechts in Höhe Abgang A. communicans post.: a) Nativbild schräg a.p., b) DSA-Bild seitlich

Interventionen bei arteriovenösen Malformationen

▶ **Grundlagen** (S. 329): Zerebrale und spinale AV-Malformationen zeichnen sich durch einen Angiomnidus mit meist mehreren Zuflüssen (Feedern) aus. Das therapeutische Prinzip der endovaskulären Techniken besteht in einem Verschluss des *Nidus* durch Embolisation, ggf. in mehreren Sitzungen. Ziel muss sein, das Angiom *komplett* auszuschalten, da nur so das Blutungsrisiko vollständig beseitigt werden kann! Evtl. Kombination mit Operation und/oder Strahlentherapie.

▶ **Technik:** Ein Verschluss kann nach superselektiver Sondierung der Zuflüsse durch Einbringen unterschiedlicher Substanzen (Embolisate) erfolgen. Verwendet werden u. a. Flüssigembolisate wie Histoacryl oder Ethibloc, ggf. (vor allem präoperativ) auch partikuläre Embolisate wie Polyvinyl-Alkohol-Partikel oder Metallspiralen. Die Verwendung von Alkohol ist risikoreich.

▶ **Indikationen** (vgl. S. 329):
  • Angiome, die ein erhöhtes Operationsrisiko aufweisen (abhängig von Größe, venösem Abfluss und betroffener Hirnregion), v. a. nach Blutungen.
  • Eventuell als zusätzliche therapeutische Maßnahme, um primär inoperable Malformationen operabel oder für Strahlentherapie zugänglich zu machen. Durch alleinige endovaskuläre Therapie ist ein kompletter Verschluss bei 10 – 15 % der Angiome möglich.
  • Spinale AV-Angiome sowie Fisteln mit duralem, intraduralem oder intramedullärem Sitz.

▶ **Risiken:** Allgemeine Risiken einer superselektiven Angiographie. Zusätzlich: Fehlembolisation mit neurologischen Ausfällen, Blutung, Rekanalisation verschlossener Feeder in bis zu 20 %, Gesamtmorbidität durch den endovaskulären Eingriff 10 – 15 %.

Interventionen bei Fisteln

▶ **Grundlagen** (S. 333): Zerebrale AV-Fisteln führen bei kortikaler Drainage zu erhöhtem Venendruck und damit zu Hirnblutungen oder Stauungsödem. Spinale AV-Fisteln führen aus dem gleichen Grund zu Myelomalazie (S. 582).

Bildgebende Verfahren

► **Technik:**
- Das therapeutische Prinzip besteht wie bei den AV-Malformationen in einem Verschluss der Fisteln durch Embolisation mit Flüssigembolisaten, oder/und Partikelembolisaten oder/und Einbringen von ablösbaren Ballons oder Metallspiralen.
- Durchführung transarteriell oder/und transvenös.
- In Einzelfällen muss bei Carotis-interna-Sinus-cavernosus-Fisteln nach vorheriger Testokklusion eine distale und proximale Ballonokklusion der zuführenden Arterie erfolgen.

► **Indikation:** Die interventionelle Radiologie ist der operativen Therapie in den meisten Fällen vorzuziehen. Die Indikation zur endovaskulären Therapie bei AV-Fisteln wird deshalb primär gestellt (vgl. S. 333).

► **Risiken:** Allgemeine Risiken einer superselektiven Angiographie. Zusätzlich: Rekanalisationen, Blutungen, Ischämien; Prozentsatz stark abhängig von der Morphologie der AV-Fisteln.

Devaskularisierung von Tumoren

► **Grundlagen und Technik:** Die Okkludierung von Tumorgefäßen dient der Verminderung des Blutverlustes während der Operation. Selten erfolgt sie palliativ, wenn der Tumor nicht operabel ist. Präoperativ werden in der Regel Partikel-Embolisate (Gelschaum, Polyvinyl-Alkohol-Partikel) verwendet.

► **Indikation:** Basisnahe und große Konvexitätsmeningeome, Paragangliome, juvenile Nasen-Rachen-Angiofibrome, maligne und gefäßreiche Gesichtstumoren.

► **Risiken:** Insbesondere Fehlembolisation über Anastomosen zu Hirnnerven- oder hirnversorgenden Gefäßen (z. B. neurologische Ausfälle, Amaurose). *Cave:* Gewebenekrosen.

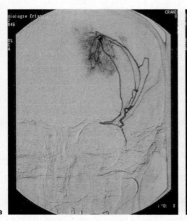 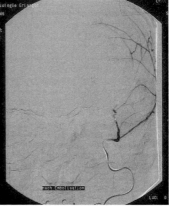

Abb. 5.11 · Konvexitätsmeningeom vor (a) und nach (b) Embolisation tumorversorgender ACE-Äste (art. DSA a.p.)

5.6 Neurosonographie

Methodische Grundlagen, Definitionen
....

▶ **Dopplereffekt:** Schall, der von einem bewegten Objekt (hier: Erythrozyten) reflektiert wird, erfährt eine Frequenzveränderung („Frequenzshift"). Diese ist proportional zur Geschwindigkeit der Erythrozyten, dem Winkel zwischen Schallstrahl und Gefäßverlauf und der Sendefrequenz: $\delta f \approx v \times \cos \alpha \times f_0$ (δf = Frequenzshift, v = Geschwindigkeit des beschallten Mediums, α = Winkel zwischen Schallstrahl und Flussrichtung, f_0 = Sendefrequenz).

▶ **Sendefrequenz** („×-MHz-Schallkopf"): Je höher die Sendefrequenz, umso besser ist die Auflösung und umso geringer die Eindringtiefe.

▶ **Fourier-Transformation:** Das reflektierte, empfangene Rohsignal wird in die enthaltenen Einzelschwingungen aufgetrennt → *Frequenzspektrum* → Unterscheidung langsamer und schneller Strömungsanteile sowie der Flussrichtung.

▶ **Continuous-wave-Sonographie (cw):**
  • *Prinzip:* Kontinuierliches Aussenden und Empfangen von Ultraschallwellen.
  • *Anwendung:* Extrakranielle hirnversorgende Arterien (4 MHz Sendefrequenz), A. supratrochlearis (AST; 8 MHz).
  • *Vorteile:*
    – Hohe Sensitivität (gleichzeitige Information aus allen durchdrungenen Schichten).
    – Geringer technischer Aufwand
  • *Nachteile:*
    – Keine Tiefenzuordnung.
    – Aufgrund der fehlenden Kenntnis des Winkels zwischen Schallstrahl und Gefäßverlauf ist keine Berechnung der realen Geschwindigkeit der Erythrozyten möglich, sondern nur die Angabe des Frequenzshift.
    – Bei Gefäßschlingen und -kreuzungen verwirrende Signale.

▶ **Pulsed-wave-Sonographie (pw):**
  • *Prinzip:* Pulsierende Aussendung von Schallwellen in einer festgelegten Pulsrepetitionsfrequenz (PRF), intermittierender, zeitlich abgestimmter Empfang der reflektierten Schallwellen.
  • *Anwendung:* Transkranielle Dopplersonographie (TCD); Duplexsonographie.
  • *Vorteil:* Aus der Laufzeit ist die Tiefe des reflektierten Signals berechenbar.
  • *Nachteil:* Information nur aus begrenzter Region (entsprechend dem eingestellten „*sample volume*" oder „*gate*").

◼ *Beachte:* Für die pw-Methodik und alle darauf aufbauende Methoden (z. B. Farbduplexsonographie) ist das Nyquist-Theorem wichtig: Nur Frequenzen bis zur halben Pulsrepetitionsfrequenz(PRF/2) können korrekt abgebildet werden. Übersteigt die zu messende Frequenz PRF/2, so tritt der *Aliasing-Effekt* auf → Strömungsdarstellung, die scheinbar in die entgegengesetzte Richtung in langsamerer Geschwindigkeit fließt (vergleichbar der fälschlichen Wahrnehmung der Drehrichtung und Drehgeschwindigkeit einer Autofelge oder eines Propellers bei höherer Geschwindigkeit, die PRF entspräche hier dem zeitlichen Auflösungsvermögen des menschlichen Auges). Der Aliasing-Effekt verhindert die korrekte Messung von Frequenzen > PRF/2, wird jedoch in der Farbduplexsonographie zur farblichen „Markierung" einer Strömungsbeschleunigung genutzt.

▶ **Duplex-Sonographie:** Kombination einer B-Bild-Sonographie mit der pw-Sonographie (meist integriert in Farbduplex-Geräte).

▶ **Farbduplex-Sonographie (FDS):**
  • *Prinzip:* Viele parallel angeordnete pw-Sonden werden simultan in einem Ultraschallkopf eingesetzt. An Stelle des Frequenzspektrums wird jeweils der *mittlere Frequenzshift* oder die Signalintensität als Farbpunkt im B-Bild dargestellt.

Ergänzend kann von einer variablen Region das Frequenzspektrum dargestellt werden.

- *Übliche Sendefrequenzen:* Karotiden und A. vertebralis 5 – 13 MHz, transkranielle FDS 2 – 2,5 MHz.
- *Vorteile:*
  - Weitstreckige simultane Darstellung von Strömungsverhältnissen im Gefäß- verlauf.
  - Verbesserte Diagnosestellung von Gefäßverschlüssen.
  - Identifizierung von Gefäßschlingen und -knickbildungen.
  - Direkte Darstellung von kalkhaltigen arteriosklerotischen Plaques.
  - Darstellung von kalklosen Thromben (Aussparung des Farbsignals im Gefäßlu- men).
  - Darstellung des Frequenzspektrums eines ausgewählten Bereiches mit Zuord- nung zur Anatomie und Möglichkeit der Winkelkorrektur.
  - ▶ **Hinweis:** Die Winkelkorrektur ist aus mathematischen Gründen nur für einen Winkel *von max. 60° zwischen Schallstrahl und Gefäßverlauf gültig.*
- *Konventioneller Farbmode:*
  - *Prinzip:* Farbkodierung entspricht dem mittleren Frequenzshift (= Richtung und Geschwindigkeit der Strömung). Die PRF (s.o.) und die Verstärkung („gain") wird individuell so eingestellt, dass der physiologische Fluss in der ACC gerade noch keinen Aliasing-Effekt hervorruft → dadurch für jeden Unter- suchten individuell „geeichter" Farbumschlag bei kritischen Werten.
  - *Vorteile:* Darstellung der retro- und anterograden Flussanteile von Turbulen- zen; leichtere Unterscheidung von Arterien/Venen; Erkennung leichtgradiger Stenosen durch relative Strömungsbeschleunigung im Gefäßverlauf.
  - *Nachteil:* Bei verkalkten Gefäßen ist das Farbsignal aufgrund der verteilten Ultraschall-Sendeleistung von schlechterer Qualität als die Flussdarstellung in der „gebündelten" cw- und pw-Sonographie (s.o.).
- *Power- oder Angio-Mode:*
  - *Prinzip:* Die Farbkodierung entspricht hier nur der Intensität des Signals
  - *Vorteile:* Höhere Sensitivität für langsame oder verwirbelte Strömungen (z.B. in Plaquenischen); höhere Sensitivität für geringe Restflüsse bei subtotalen Stenosen.
  - *Nachteil:* Keine Information über die Flussrichtung
- *Harmonic imaging*: Zur Darstellung wird die 2. Resonanzschwingung des reflek- tierten Signals genutzt (in Kombination mit Kontrastverstärkungsmitteln).

► **Ultraschallkontrastverstärkung:**
- *Prinzip:* Alle bisher entwickelten Ultraschallkontrastverstärkungsmittel nutzen die hohe Echogenität von Gasen, insb. Luft. Durch Anlagerung von gasförmige Mi- krobläschen an Trägerstoffe und/oder Umhüllung der Gase mit Stabilisatoren wird die reflektierte Ultraschallmenge des Blutes erhöht. Zugelassen sind in D für die vaskuläre Diagnostik bisher Levovist und SonoVue.
- *Kontraindikation:* je nach Präparat, z.B. Galaktosämie (Levovist, Echovist).
- *Nebenwirkungen:* Selten Wärmegefühl, einzelne allergische Reaktionen.
- *Anwendungsbeispiele + Substanzen:*
  - *Signalverstärkung der genannten Signale aus den Gefäßen:* z.B. *Levovist* (= Luft-/ Galactosesuspension + Palmitinsäure), *SonoVue* (Schwefelhexafluoridgas + Palmitinsäure und Polyäthylenglykol); Aufschütteln führt zu Bildung von Mikrobläschen, die Zusätze verhindern den Zerfall während der Lungenpassa- ge; Wirkdauer 3 – 5 min (durch Gabe als Infusion auf 10 – 15 min verlängerbar) bei *Levovist*, etwas länger bei *SonoVue*.
  - *Funktioneller Einsatz:* z.B. *Echovist* (= reine Galactosesuspension): Zum Nach- weis eines Rechts-Links-Shunt (offenes Foramen ovale oder Lungen-Shunts; s.u.).

Anatomie

▶ Zur Anatomie der extra- und intrakraniellen hirnversorgenden Arterien s. Abb. 5.12.

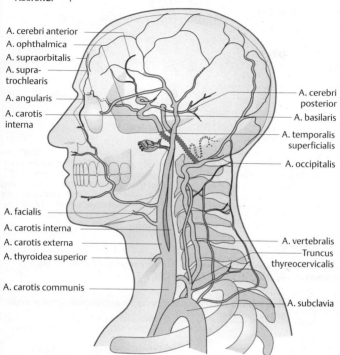

A. cerebri anterior
A. ophthalmica
A. supraorbitalis
A. supra-trochlearis
A. angularis
A. carotis interna
A. facialis
A. carotis interna
A. carotis externa
A. thyroidea superior
A. carotis communis

A. cerebri posterior
A. basilaris
A. temporalis superficialis
A. occipitalis
A. vertebralis
Truncus thyreocervicalis
A. subclavia

Abb. 5.12 · Darstellung der A. carotis communis und A. vertebralis, ihrer Äste und Anastomosen (aus Kopp, Ludwig. Checkliste Doppler- und Duplexsonographie. Stuttgart: Georg Thieme; 2001)

▶ **Mögliche Kollateralen:**
- *Vorderer Kreislauf:*
  - A. ophthalmica → A. facialis, A. temporalis superficialis, A. maxillaris.
  - Truncus thyreocervicalis → A. carotis externa.
  - Selten: A. carotis externa über A. pharyngea ascendens → A. carotis interna.
  - Circulus arteriosus Willisii.
- *Hinterer Kreislauf:*
  - A. vertebralis kontralateral → ipsilateral.
  - A. occipitalis → A. vertebralis.
  - Von Spinalarterien → A. vertebralis auf verschiedenen Höhen.
  - Circulus arteriosus Willisii.

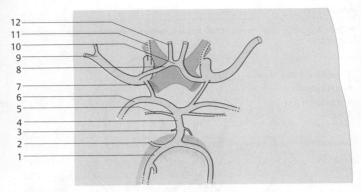

Abb. 5.13 · Hirnbasisarterien und Circulus arteriosus Willisii – Aufsicht auf die Schädelbasis von innen. 1 = A. vertebralis (AV); 2 = A. cerebelli inferior posterior PICA); 3 = A. cerebelli inferior anterior (AICA); 4 = A. basilaris (AB); 5 = A. cerebelli superior; 6 = A. cerebelli posterior (P₂); 7 = A. communicans posterior; 8 = A. cerebri anterior (ACA, pars horizontalis); 9 = A. cerebri media (MCA); 10 = A. communicans anterior; 11 = A. ophthalmica; 12 = A. cerebri anterior (ACA); (aus Kopp, Ludwig. Checkliste Doppler- und Duplexsonographie. Stuttgart: Georg Thieme; 2001)

Indikationen

► **Dopplersonographie extrakranieller hirnversorgender Gefäße:** s. Tab. 5.5.
► **Transkranielle Dopplersonographie (TCD):** s. Tab. 5.6.

Tabelle 5.5 · Indikationen zur Dopplersonographie extrakranieller hirnversorgender Gefäße

Notfall-Indikation	– transitorisch ischämische Attacke (TIA; inkl. Amaurosis fugax)
	– akuter Hirninfarkt (inkl. Zentralarterienverschluss des Auges) → Klärung der Pathogenese zur weiteren Therapieplanung
Subakut-Indikation	– supraaortisches Stenosegeräusch
	– pulssynchrones Ohrgeräusch
	– V. a. Subclavian-steal-Syndrom (S. 247)
elektive Untersuchung	– vor operativen Eingriffen bei bekannter Arteriosklerose (KHK, paVK)
	– Ausschluss von Plaques der A. carotis vor Kompressionsversuchen
	– Verlaufsuntersuchung bei bekannten mittelgradigen Stenosen
	– Kontrolluntersuchung nach Karotisdesobliteration
	– prophylaktische Untersuchung bei Gefäßrisikofaktoren

Tabelle 5.6 · Indikationen zur transkraniellen Dopplersonographie

Notfall-Indikation	– TIA (nicht bei Amaurosis fugax) – akuter Hirninfarkt
Subakut-Indikation	– Hirninfarkt mit bereits festgelegtem weiterem Prozedere – Untersuchung der Kollateralisation bei Verschluss der ACC/ ACI – Erkennung von Vasospasmen z. B. nach SAB – Ausschluss einer zusätzlichen intrakraniellen Stenose vor Karotischirurgie

Relative Kontraindikationen durch den Patienten

► Unruhiger, unkooperativer Patient.
► Zentral-venöser Katheter auf der zu untersuchenden Seite → Infektions- und Dislokationsgefahr ↑ bei häufig nur sehr eingeschränkter Aussagefähigkeit.

Befunderhebung und -beurteilung; Prinzipien pathologischer Befunde

► **Befunderhebung:**
- Bei jeder Untersuchung Beurteilung aller 4 hirnversorgenden Gefäße, um mehrfache Stenosen und Kollateralflüsse zu erkennen.
- Bei jeder Untersuchung Beurteilung der Flussrichtung in der AST als häufigste Kollaterale bei ACI-Stenosen/Verschlüssen.
- Dokumentation entsprechend den Richtlinien der DEGUM (Deutsche Gesellschaft für Ultraschall in der Medizin; www.degum.org).

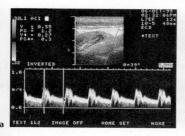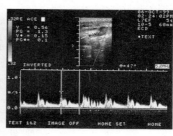

Abb. 5.14 · Strömungsprofile a) ACI (geringer peripherer Widerstand → hohe diastolische Flusskomponente), b) ACE (hoher peripherer Widerstand → geringe diastolische Flusskomponente)

► **Befundungskriterien:**
- *systolischer Maximalfluss* ($v_{max, systolisch}$) aus Frequenzspektrum (zusätzliche Beschreibung durch enddiastolischen Fluss ($v_{enddiastolisch}$)).
- *Mittlerer Fluss* (v_{mean}): Intensitätsgewichteter Mittelwert, alle Geschwindigkeiten werden entsprechend ihres Anteils am Gesamtfluss einbezogen.
- *Strömungsprofil* (abhängig u. a. vom peripheren Gefäßwiderstand, s. Abb. 5.14): Hirnversorgende Gefäße (z. B. ACI, AV) mit hohem diastolischem Fluss („weich") und muskel-/hautversorgende Gefäße (z. B. ACE) mit niedrigem diastolischem Fluss („hart").

- Zusätzlich Beurteilung von Gefäßwandbeschaffenheit insb. Plaquebildung.
- → *Index-Berechnung* zur Befund-Beschreibung: s. Tab. 5.7.

Tabelle 5.7 · Charakterisierung von Befunden durch Indizes

	Normwerte hirnver-sorgendes Gefäß	Normwerte muskel-versorgendes Gefäß
Pulsatilitätsindex (PI): $(V_{max,\ systolisch} - V_{enddiastolisch}) \div V_{mean}$	< 1	> 1
diastolischer Strömungsanteil: $V_{enddiastolisch} \div V_{max,\ systolisch}$	> 1/3	< 1/3
„carotid ratio": $V_{max,\ systolisch\ ACI} \div V_{max,\ systolisch\ kraniale\ ACC}$	< 1,5	–

Beurteilung:
- verminderte Pulsatilität (= erhöhter diastolischer Anteil): hinter hochgradiger Stenose, AV-Fistel im weiteren Gefäßverlauf, Aortenstenose
- erhöhte Pulsatilität (= erniedrigter diastolischer Anteil): vor hochgradiger Stenose, erhöhter peripherer Widerstand (Mikroangiopathie, Hirndruck), Aorteninsuffizienz

▶ **Gefäßstenosen:**
- *sonographische Kennzeichen:* Nachweis von Kollateralen, Strömungsverlangsamung vor der Stenose, turbulente Strömungsbeschleunigung in der Stenose, turbulente Strömungsverlangsamung nach der Stenose (s. Tab. 5.8).
- *Extrakranielle Arterien – Stenosierungsgrade* (Tab. 5.9, 5.10): Wichtig für das weitere therapeutische Vorgehen (Therapierichtlinien, S. 314).
- *Intrakranielle Arterien – Stenosekriterien (MCA, AB):* s. Tab. 5.11.

Tabelle 5.8 · Dopplersonographische Kennzeichen von Gefäßstenosen

als indirektes Zeichen Nachweis eines Kollateralflusses (bei ACI-Stenosen)	retrograder Fluss in der AST (bei 90% der Patienten) ☐ *Cave:* Orthograder Fluss schließt eine Stenose nicht aus!
prästenotische Veränderungen (ab ca. 80%iger Stenose)	– Abnahme der Flussgeschwindigkeit: • Seitendifferenz (!) der ACC bei ACI-Abgangsstenosen • Seitendifferenz (!) der ACI im Anfangsbereich bei höhergelegenen Stenosen – erhöhte Pulsatilität (*diastolisch* betonte Flussverlangsamung)
intrastenotische Veränderungen	– Zunahme des maximalen systolischen Flusses – Zunahme des enddiastolischen Flusses – Turbulenzen (Verschwinden des „systolischen Fensters" > Überwiegen langsamer Frequenzen > retrograde Strömungsanteile)
poststenotische Veränderungen	– systolische Verlangsamung (> 2 kHz bei Stenose über 80%, < 2 kHz bei Stenose über 90%) – verminderte Pulsatilität (*systolisch* betonte Verlangsamung) – Turbulenzen (Ablösungsphänomene ab ca. 70%iger Stenose) – vermehrt niedrige Frequenzanteile

Tabelle 5.9 · Morphologische und dopplersonographische Kriterien für die Bestimmung von Stenosegraden an der A. carotis interna (mod. nach Neuerburg-Heusler, Henerici)

	I. nichtstenosierende Plaques	II. geringgradige Stenose	III. mittelgradige Stenose	IV. hochgradige Stenose	V. subtotale Stenose
lokaler Stenosierungsgrad[1]	< 40%	40–60%	60–70%	70–90%	> 90%
distaler Stenosierungsgrad[2]	0	< 30%	ca. 50%	ca. 70%	> 90%
indirekte Kriterien	kein Hinweis auf Strömungsbehinderung	AST: Nullfluss oder retrograd ACC: Strömung vermindert			
Spektrumanalyse		Spektrumverbreiterung	Spektrumverbreiterung bei Intensitätszunahme des niederfrequenten Anteils	inverse Frequenzanteile im verbreiterten Spektrum	inverse Frequenzanteile bei reduziertem Spektrum
poststenotisch	unauffällig			systolische Strömungsgeschwindigkeit vermindert	schwer auffindbares, stark reduziertes Signal
systolische Spitzenfrequenz (Stenose) bei 4 MHz Sendefrequenz	< 4 kHz	> 4 kHz	4–7 kHz	> 7 kHz	variabel
B-Bild-Nachweisgüte	+++	+++	++	+	+
B-Mode	geringe Plaqueausdehnung	mittelgradige Lumeneinengung	hochgradige Lumeneinengung	höchstgradige Lumeneinengung	

[1] Stenoseeinteilung im Verhältnis zum *lokalen* (ehemaligen) Gefäßlumen
[2] Stenoseeinteilung im Verhältnis zum Gefäßlumen *nach* der Stenose (im klinischen Alltag gebräuchliche Einteilung)

Fortsetzung ▶

Tabelle 5.9 · Fortsetzung

	I. nichtsteno-sierende Plaques	II. geringgradige Stenose	III. mittelgradige Stenose	IV. hochgradige Stenose	V. subtotale Stenose
Farbduplex	keine oder lokale Verwirbelung	segmentale systolische Strömungsbeschleunigung	umschriebene segmentale systolische + diastolische Strömungsbeschleunigung	eng umschriebene segmentale, hochgradige Strömungsbeschleunigung, poststenotische Rückströmungsanteile	
systolische Maximalgeschwindigkeit (cm/sek)	< 120	> 120	> 140	> 200	variabel
enddiastolische Maximalgeschwindigkeit (cm/sek)	< 40	< 40	> 40	> 70	variabel

Tabelle 5.10 · Zusätzliche Kriterien der ACI-Stenosegrade (nach europäischer Konsensuskonferenz 1995)

> 50%	– systolische Maximalgeschwindigkeit in der Stenose > 4 kHz bzw. 120 cm/sek – „carotid ratio" > 1,5
> 70%	– „carotid ratio" > 4,4
> 80%	– Nachweis indirekter Zeichen (Seitendifferenz der ACC, retrograder Fluss in der AST) – enddiastolische Flussgeschwindigkeit > 4,5 kHz bzw. 135 cm/sek

Tabelle 5.11 · Pathologische Werte der Geschwindigkeiten und Dopplerfrequenzverschiebung intrakranieller Arterien bei einer Arbeitsfrequenz von 2 MHz

Gefäß	vmax syst. (cm/s)	vmean (cm/s)	ΔFmax syst. (KHz)	ΔFmean (KHz)
Stenose der A. cerebri media	> 160	> 90	> 4,0	> 2,2
Stenose der A. basilaris	> 120	> 70	> 3,0	> 1,8

▶ **Gefäßverschluss** (sonographische Kriterien s. Tab. 5.12):
- Die Unterscheidung zwischen hochgradiger ACI-*Stenose* (subtotale Stenose, Pseudookklusion) und einem ACI-*Verschluss* (Okklusion) ist entscheidend für das weitere klinische Vorgehen (Antikoagulation? Operation?).
- In der *cw-Dopplersonographie* kann nur der *Verdacht* auf einen Verschluss der ACI geäußert werden.
- In der *Farbduplexsonographie* kann die Diagnose eines ACI-Verschlusses mit hinreichender Sicherheit bei guter Beurteilbarkeit, additivem Einsatz des Power-Mode bzw. von Kontrastverstärkungsmitteln und ausreichender Erfahrung des Untersuchers gestellt werden.

Tabelle 5.12 · Sonographische Kriterien eines ACI-Verschlusses und einer Pseudookklusion

Verschluss-Kriterien

cw-Dopplersonographie	– fehlendes Flusssignal der ACI – Pendelfluss – indirekte Kriterien (s. o., keine Unterscheidung Okklusion/Pseudookklusion, aber: Keine höhergradige Stenose/Verschluss der ACI ohne Seitendifferenz der ACC!)
Farbduplexsonographie	– alle Kriterien der cw-Dopplersonographie – fehlende Farbfüllung der ACI bei erkennbarem Gefäßlumen (auch im Power-Mode bzw. nach Gabe eines Ultraschallkontrastverstärkungsmittels) – kein Kriterium der Pseudookklusion erfüllt (s. u.) – kuppelförmiger Abschluss des ACI-Stumpfes mit wechselnder blau-rot-Füllung entsprechend Pendelfluss

Pseudookklusions-Kriterien

distale Farbfüllung	Farbfüllung über mindestens 1,5 cm, die die gesamte Fläche zwischen den Gefäßwänden ausfüllt
Jet-Strömung	Farbsignal mit Alias-Effekt, das eine schnelle Strömung anzeigt
„Konfetti"-Zeichen	kleine Farbsignale, auch außerhalb des Gefäßes, direkt poststenotisch

▶ **Beurteilung der Wandbeschaffenheit:** Beurteilung des Intima-Media-Komplexes als Hinweis für eine generalisierte Arteriosklerose (normal < 0,9 mm)
▶ **Beurteilung von Plaques**
- *Prognostisch günstig:* Klar abgrenzbare Plaque-Oberfläche, überwiegend homogene und echoreiche Anteile, deutliche Kalkeinlagerung, in der Ausdehnung kurz (< 1 cm) und dünn (< 4 mm).
- *Prognostisch ungünstig:* Echoarme langstreckige und dicke Plaques mit deutlichen Längspulsationen.
▶ **Fallstricke:**
- *Zu hoher Anpressdruck der Ultraschallsonde* (insb. cw-Dopplersonographie) → „iatrogene Pseudostenose".
- *Winkelkorrektur > 60* → Flussgeschwindigkeitsangaben nicht korrekt.
- *Falsche Pulsrepetitionsfrequenz* in der pw-Dopplersonographie und FDS → verfrühter oder fehlender Aliasing-Effekt (S. 99) = Strömungsdarstellung, die scheinbar in die entgegengesetzte Richtung in langsamerer Geschwindigkeit fließt.

- *Anatomische Varianten* (Lagevarianten der Karotisbifurkation, Anomalien von Aortenbogen, A. carotis communis und interna, A. vertebralis, A. basilaris).
- *Gefäßelongation, „Kinking" (Knickbildung), „Coiling" (Schleifenbildung)* – im Alter zunehmend → durchgehende Darstellung oft schwierig.
- *Signal nicht sicher durchgehend darstellbar* → falsche Gefäßzuordnung
► **Limitationen:**
  - Schallschatten durch natürliche Knochenbarrieren oder arteriosklerotische Verkalkungen → fehlende durchgehende Darstellbarkeit (s.o.).
  - Jede Winkelkorrektur berücksichtigt nur eine Ebene → geringe Abweichungen von der realen Flussgeschwindigkeit möglich („kein Wert alleine ist eine Krankheit").

Spezielle pathologische Befunde – vorderer Kreislauf

► **Stenose und Verschluss der ACC:**
  - *Befunde:* lokales Stenosesignal, keine Veränderung der AST, evtl. Kollateralisation über (retrograd durchflossene) ACE in die ACI.
  - *Ursachen:* Arteriosklerose, kardiogene Emboli (v. a. Verschluss), Aortendissektion, Takayasu-Arteriitis, Strahlenangiopathie.
► **Stenose und Verschluss der ACE:**
  - *Befunde:* Häufige Stenoselokalisation am Abgang, vollständiger Verschluss extrem selten. Grenzwerte (höher als bei ACC/ACI!): Stenose ab ca. 6 kHz in cw-Sonographie, ca. 150 cm/sek in Farbduplexsonographie.
  - *Wertung:* Funktionelle Bedeutung nur bei begleitender hochgradiger ACI-Stenose bzw. bei ACI-Verschluss.
  - *Ursachen:* Arteriosklerose, Takayasu-Arteriitis.
► **Stenose und Verschluss der ACI am Abgang:**
  - *Allgemein:* Häufigste Manifestation der Arteriosklerose an den hirnzuführenden Gefäßen. Mögliche Kollateralisation über A. supratrochlearis, Circulus Willisii, A. meningea media.
  - *Befunde:* typische Stenosebefunde, Stenosekriterien gehen auf diese Lokalisation zurück
  - *Ursachen:* Fast immer Arteriosklerose, kardiogene Emboli (Verschluss).
  - ◪ *Hinweis:* Ein Verschluss mit sekundärer Gefäßeinsprossung gleicht dem Befund einer hochgradigen Stenose (selten).
► **Stenose und Verschluss im mittleren Bereich der ACI:** Selten.
  - *Ursachen:* Dissektion, Knickstenose, Vaskulitis.
► **Stenose und Verschluss der ACI intrakraniell:**
  - *Allgemein:* Lokalisation im Karotis-Siphon; zweithäufigste Lokalisation von Stenosen der ACI.
  - *Befunde:* evtl. Strömungsverlangsamung extrakraniell. Nur bei Stenosen vor Abgang der A. ophthalmica Kollateralisation über AST; bei Verschluss oft rasche retrograde Thrombosierung bis zum ACI-Abgang.
  - *Ursachen:* Arteriosklerose, Dissektion, Vaskulitis.
  - ◪ *Hinweis:* Bei weit verfolgbarem Pendelfluss im extrakraniellen Bereich der ACI ist eine hochsitzende Pseudookklusion (z.B. Dissektion im Karotissiphon) wahrscheinlich!
► **Stenose oder Verschluss der ACI im Endabschnitt** (meistens mit begleitendem Verschluss der MCA und ACA → „T-Verschluss"):
  - *Befunde:* Ein T-Verschluss ist dopplersonographisch nur bei Nachweis eines ausreichenden Schallfensters transtemporal durch Darstellung der ipsilateralen PCA oder kontralateraler Gefäße eindeutig diagnostizierbar.
  - *Ursachen:* Häufig kardiogene Emboli, Arteriosklerose.

▶ **Stenosen oder Verschlüsse der intrakraniellen Gefäße (MCA, ACA, PCA):**
- *Allgemein:* Am häufigsten MCA, seltener PCA und ACA betroffen.
- *Ursachen:* Arteriosklerose, Vaskulitis, Dissektion, Moya-Moya-Syndrom, Gefäßspasmen (SAB, SHT, Pneumokokkenmeningitis).

▶ **Arterio-venöse Fisteln:**
- *Allgemein:* Traumatisch, iatrogen oder idiopathisch. *Lokalisation:*
  - *Zervikal:* Fisteln von der ACI, ACE oder AV zur V. jugularis (vgl. S. 582).
  - *Kranial* (S. 329): Intrazerebrale Angiome, Fisteln von der ACE zur Dura oder ACI zum Sinus cavernosus.
- *Befunde:* Meist indirektes Zeichen: einseitiger hoher systolischer + diastolischer Fluss = *erniedrigte* Pulsatilität.

Spezielle pathologische Befunde – hinterer Kreislauf

▶ **Stenose und Verschluss des Truncus brachiocephalicus** (selten):
- *Befunde:*
  - Diese Stenose ist selten direkt beschallbar, die poststenotischen Veränderungen sind wegweisend.
  - Bei Verschlüssen kommt es zu einer Kollateralisierung über die AV (kontralateral + ipsilateral) und A. subclavia zu ACC.
  - In ACI und AV rechts Signal mit sehr geringer Pulsatilität („Pseudovene").
  - Oberarmkompressionstest rechts: Kurzzeitiges „Zusammenbrechen" des Flusses in beiden Gefäßen.
- *Ursachen:* Arteriosklerose (selten isoliert), Aortendissektion, Takayasu-Arteriitis, Strahlenangiopathie

▶ **Stenose oder Verschluss der A. subclavia** (links):
- *Subclavian-Steal-Phänomen:* Blutversorgung des linken Armes erfolgt von der rechten AV über die linke AV zur linken A. subclavia (S. 247).
- *Befunde:*
  - Flussminderung oder Flussumkehr in der A. vertebralis ipsilateral.
  - Oberarmkompressionstest links: s.u.

▶ **Stenose oder Verschluss der A. vertebralis am Abgang:**
- *Allgemein:* Zweithäufigste Manifestation der Arteriosklerose an den hirnzuführenden Gefäßen, schon eine Stenosierung ab 70% kann zu einer kritischen poststenotischen Flussminderung mit häufig spontaner Thrombosierung und vollständigem Verschluss führen. Klinisch oft stumm.
- *Befunde:* stenotische Flusserhöhung am Übergang von der A. subclavia zur A. vertebralis. Bei Verschluss im Verlauf des Gefäßes häufig Wiederauffüllung durch Kollateralisierung über A. occipitalis oder Tr. thyreocervicalis. Indirekter Hinweis durch postenotische Flussminderung im Verlauf der A. vertebralis.
- *Ursachen:* Arteriosklerose, Takayasu-Arteriitis.

▶ **Stenose oder Verschluss der A. vertebralis im mittleren Abschnitt** (selten):
- *Ursachen:* Dissektion, Knickstenosen, selten arteriosklerotisch.

▶ **Stenose oder Verschluss der A. vertebralis im distalen Abschnitt:**
- *Allgemein:* Klinisch oft Kleinhirninfarkte (S. 322). Bei distalem Verschluss vor Abgang der A. cerebelli posterior inferior (PICA) meist rasche retrograde Thrombosierung bis zum Abgang, bei distalem Verschluss nach Abgang der PICA bleibt die AV bis dorthin offen.
- *Befunde:*
  - Die Differenzierung von Hypoplasie im Gegensatz zu prästenotischem Signal der intervertebralen AV bei distaler Stenose/Verschluss ist nur mit Farbduplex möglich (S. 99). Hypoplasie-Kriterien: Lumen einseitig intervertebral < 2 mm, kontralateral > 3,5 mm, erniedrigte Strömungsgeschwindigkeit und (fakultativ) diastolische Verlangsamung auf der hypoplastischen Seite.
  - Sonographische Diagnosestellung mittels transnuchaler TCD.

- *Ursachen:* Arteriosklerose, Dissektion.
▸ **Stenose oder Verschluss der A. basilaris (AB):**
  - *Allgemein:* Häufigste Lokalisation im proximalen Abschnitt, höhergradige Stenosen sind selten. Verschluss der AB führt zu schwerer Hirnstammsymptomatik.
  - *Befunde:* Keine Aussage über abgehende Gefäße, individuell unterschiedliche Beschallbarkeit (→ Kontrastverstärkungsmittel erhöhen „Ausbeute"!).
  - *Ursachen:* Arteriosklerose, Vaskulitis.

Besondere Methoden

▸ **Oberarmkompressionstest** bei inkomplettem Subclavian-Steal-Syndrom (links!) oder V.a. Stenose/ Verschluß des Truncus brachiozephalicus (rechts!): Anwendung bei unklarem Dopplerbefund und Verdacht auf Steal-Effekt, jedoch in Ruhe orthograden (= nach kranial gerichtet) oder unspezifisch verändertem Fluss in der gleichseitigen AV (bzw. AV + ACI). Durchführung:
  - Linken (rechten) Oberarm mittels Blutdruckmanschette suprasystolisch komprimieren.
  - Plötzliches Ablassen der Druckmanschette → reaktive Hyperämie im Arm.
  - Die Hyperämie verstärkt einen beginnenden oder inkompletten Subclavian-Steal-Effekt, linksseitig kommt es zur Flussumkehr in der AV zum Arm hin, rechtsseitig zum kurzzeitigen „Zusammenbrechen" des Flusses in ACI + AV.
▸ **Nachweis eines Rechts-Links-Shunts** (v. a. offenes Foramen ovale = PFO):
  - Die in Echovist (S. 100) enthaltenen „ungeschützten" Mikrobläschen der Luft-Galaktose-Suspension zerfallen in der Lunge, sodass nach venöser Injektion im Normalfall, d.h. bei fehlendem Rechts-Links-Shunt, keine Kontrastmittel-typischen Signale (high intensity transient signals = *HITS*) im Hirnstromgebiet (z. B. TCD der MCA) nachgewiesen werden können.
  - Bei PFO treten *HITS* in den ersten 5 – 10 sek nach der Injektion auf, ab ca. 20 sek nach Injektion auftretende *HITS* sprechen für einen Shunt über die Lunge (erhöhte Sensitivität durch Valsalva-Manövers kurz nach der Injektion).
▸ **Emboli-Detektion:**
  - *Indikation:* Verdacht auf Emboli in die hinzuführenden Gefäße, ausgehend von extrakraniellen verkalkten Stenosen/Plaques oder künstlichen Herzklappen. Die klinische Wertigkeit ist noch Gegenstand aktueller Forschung.
  - *Vorgehen:* Die MCA wird bds. über temporal fixierte Sonden (möglichst multi-gating) beschallt. Aufzeichnung der Signale über 30 – 60 min.
  - *Auswertung:* Off-line-Analyse bzgl. Mikroembolisignale (MES = gasförmige und/ oder aus Thromben/Atheromen bestehende Emboli, keine Gabe von Ultraschallkontrastverstärkungsmitteln!).
▸ **Funktionelle transkranielle Dopplersonographie:**
  - CO_2-Belastungstest:
    - *Prinzip:* CO_2 ist ein kräftiger Vasodilatator der Hirnbasisarterien. Durch Luftanhalten, Einatmung eines Gasgemisches (reiner Sauerstoff + 5 % CO_2) oder Diamox-Injektion wird eine Hyperkapnie erzeugt. Die Bestimmung der CO_2-induzierten Strömungszunahme in der A. cerebri media gibt Aufschluss darüber, ob die basalen Hirngefäße bereits in Ruhe zum Ausgleich von Stenosen vollständig dilatiert sind oder ob noch eine „CO_2-Reservekapazität" besteht.
    - *Klinische Anwendung:* z. B. bei möglicherweise geplanter Anlage eines extra-/ intrakraniellen Bypasses über die A. temporalis superficialis.
    - *Normwert:* Zunahme der mittleren Flussgeschwindigkeit um 24 ± 5 % pro %-Punkt der Zunahme des endexspiratorischen CO_2-Gehaltes.
  - *Testung der zerebralen Autoregulation:* Bestimmung der Flussgeschwindigkeit in der A. cerebri media im Vergleich zum systemischen arteriellen Blutdruck bei induziertem plötzlichem Abfall des systemischen Blutdrucks, z. B. durch plötzliches

Öffnen spezieller Oberschenkelmanschetten oder durch Valsalva-Manöver (die klinische Wertigkeit ist noch Gegenstand aktueller Forschung).

► **Hirnparenchymdiagnostik:**
- *Indikation:* bisher klinischer Einsatz auf spezialisierte Zentren beschränkt.
- *Vorgehen:* transtemporale B-Mode-Beschallung.
- *Zielsetzung:* Darstellung von Hirnblutungen, Tumoren oder Hirndruckzeichen. Zusätzlich z. B. durch Auswertung der Echogenität der Substantia nigra Hinweise für Früh- und Differentialdiagnose des M. Parkinson

► **Hirnperfusionsdiagnostik:**
- *Indikation:* bisher wissenschaftlicher Einsatz in spezialisierten Zentren.
- *Vorgehen:* transtemporales „Harmonic imaging" mit Kontrastmittelgabe.
- *Zielsetzung:* Darstellung der Gehirnperfusion bei Ischämien, bisher einige Fallsammlungen.

5.7 Nuklearmedizinische Diagnostik

Allgemeines

► Den nuklearmedizinischen Methoden kommt derzeit keine Schlüsselrolle in der neurologischen Routine-Diagnostik zu. Allerdings stellt insbesondere die SPECT-Untersuchung der Hirnperfusion einen Baustein in der diagnostischen Palette dar. SPECT-Untersuchungen sind derzeit besser verfügbar und billiger als PET-Untersuchungen (bei PET Kostenübernahmeerklärung der Kassen erforderlich).
► In der klinischen Forschung tragen die Methoden momentan viel zur Aufklärung von pathophysiologischen Abläufen bei unterschiedlichen neurologischen Erkrankungen bei.
► Aufgrund der langen Untersuchungsdauer von etwa 30 Minuten muss der Patient ausreichend kooperativ sein.

Single-Photon-Emissions-Computer-Tomographie (SPECT)

► **Prinzip**:
- Injektion eines radioaktiv markierten Pharmakons (Tracer), das sich aufgrund seiner chemischen Eigenschaften in einem bestimmten Organ oder einer Organregion anreichert und dort ein Photon (Gammastrahlung) aussendet.
- Anschließend wird mit Hilfe einer rotierenden Gammakamera in CT-Technik die Verteilung des Pharmakons in der zu untersuchenden Region gemessen.

► **In der Neurologie sind von Bedeutung:**
- ^{99m}*Technetium-markiertes Hexamethylpropylenaminoxim* (^{99m}Tc-HMPAO) bzw. *Ethylencysteindimer* (^{99m}Tc-ECD) zur Messung der regionalen Hirndurchblutung. Mögliche Indikationen:
  - *Neurodegenerative Erkrankungen* (z. B. Morbus Alzheimer, Morbus Pick): Typisches Muster von Neuronenuntergängen, da die Veränderungen der Perfusion mit den Störungen des Metabolismus korreliert.
  - *Zerebrovaskuläre Erkrankungen,* insbesondere zur Bestimmung der Gefäßreservekapazität nach Azetazolamid-Gabe.
  - *Epilepsien* (iktual und interiktual) zur Erkennung eines epileptischen Fokus in der prächirurgischen Diagnostik pharmakoresistenter Epilepsien.
  - *Enzephalitiden* (v. a. Herpesenzephalitis): Darstellung der entzündlichen Hyperämie vor Veränderungen im CT oder MRT.
  - *Vaskulitiden,* insbesondere Darstellung kortikaler Perfusionsausfälle.
- ^{201}*Thallium und* ^{99m}Tc-MIBI (Methoxyisobutylisonitril), die in maligne Tumorzellen aufgenommen werden und eine Abschätzung des Malignitätsgrades erlauben.

- ^{123}*Jod-FP-CIT (Ioflupan, DaTSCAN):* Darstellung des präsynaptischen Dopamin-Reuptakes, pathologisch vermindert bei Morbus Parkinson und Multisystematrophien, normal bei essenziellem Tremor. Vor Untersuchung Substanzen mit hoher Affinität zu Dopaminransporter (z. B. Sertralin) absetzen. Vor Untersuchung Aufnahme der radioaktiven Jodsubstanz in der Schilddrüse z. B. durch Gabe von Natriumperchlorat (Irenat) reduzieren.
- ^{123}*Jod-Benzamid (IBZM):* Darstellung der freien postsysnaptischen Dopamin-2-Rezeptoren,, pathologisch vermindert bei Multisystematrophie und Progressiver supranukleärer Paralyse (PSP, Steele-Richardson-Olszewski-Syndrom), normal bei Morbus Parkinson.
- ^{123}*Jod-Iomazenil:* Darstellung der Benzodiazepinrezeptoren.

▶ **Weitere Verfahren:**
- *Skelettszintigraphie* mit ^{99m}Tc-markierten Phosphonaten in planarer und in SPECT-Technik bei Verdacht auf ossäre Prozesse mit neurologischen Auswirkungen.
- *Liquorszintigraphie* (Stellenwert bei der Suche nach Liquorleckagen oder in der Diagnostik von Liquorzirkulationsstörungen).

Positronenemissionstomographie (PET)

▶ **Prinzip:**
- Injektion eines kurzlebigen Radionuklids, das sich an unterschiedliche Substanzen gebunden in einem bestimmten Organ oder einer Organregion anreichert und dort ein Positron aussendet.
- Das ausgesendete Positron vereinigt sich nach kurzer Wegstrecke mit einem Elektron unter Aussendung von Vernichtungsstrahlung, die gemessen werden kann.
▶ Die PET wird in der klinischen Diagnostik derzeit noch selten eingesetzt. Ein Großteil der Untersuchungen betrifft den Glukosestoffwechsel mit ^{18}F-Fluordesoxyglukose (FDG), alle anderen Radiopharmaka (Rezeptorliganden, Aminosäuren, usw.) stehen nur sehr eingeschränkt – meist innerhalb von Studien – zur Verfügung.
▶ **Mögliche Indikationen** (vgl. Leitlinien der Deutschen Gesellschaft für Nuklearmedizin):
- *Basalganglienerkrankungen:*
  - Frühe Differenzialdiagnose des Morbus Parkinson durch ^{18}F-Fluorodopa (Indikation bei atypischen Verläufen): Bei Morbus Parkinson reduzierte striatale Akkumulation.
  - Frühe Diagnose einer Multisystematrophie, Progressiver supranukleärer Paralyse (PSP) oder einer Chorea Huntington: FDG-PET zum Nachweis systemüberschreitender Degeneration bei der MSA, Dopaminrezeptorliganden zur Darstellung der freien postsysnaptischen Dopamin-2-Rezeptoren (analoges Verfahren: IBZM- SPECT (s.o.), pathologisch vermindert bei Multisystematrophie und PSP, normal bei Morbus Parkinson), sowie FDG-PET bei Chorea Huntington zum Nachweis einer Verringerung des striatalen und frontalen Stoffwechsels.
- *Demenzielle Syndrome:*
  - Sensitiver Nachweis eines geminderten Glukoseverbrauchs in typischerweise betroffenen Hirnregionen durch FDG.
  - Durch die hohe Spezifität der Befunde eines Hypometabolismus Abgrenzung gegenüber funktionellen Störungen (z. B. Pseudodemenz bei Depressionen).
- *Präoperative Epilepsiediagnostik:*
  - Interiktuale Lokalisation des Fokus bei Temporallappenepilepsien durch Nachweis eines umschriebenen Hypometabolismus im FDG-PET (Kombination mit iktualem Perfusions-SPECT).

- Bei extratemporalem Fokus geringere Sensitivität, aber bei eindeutigem umschriebenem Hypometabolismus mögliche Eingrenzung der Region für invasive EEG-Ableitung.

- *Neuroonkologie:*
    - Beurteilung der biologischen Aggressivität von Hirntumoren (Korrelation zwischen Grad der FDG-Aufnahme und Aggressivität). Da die Identifizierung solcher Areale höchster Aggressivität für Wahl des Biopsieortes, Therapieverfahren und Prognose bedeutsam ist, hat FDG-PET hier nach Konsensusempfehlungen einen sicheren Stellenwert.
    - Erkennung einer malignen Entdifferenzierung eines Gliomrezidivs (FDG).
    - Postoperativ Nachweis von Tumorresten bei malignen Gliomen und Differenzierung zwischen Strahlennekrose und Tumorrezidiv (FDG, markierte Aminosäuren).
    - Zuverlässige Abgrenzung von Toxoplasmose und Lymphomen bei Immundefizienz (FDG).

6 Therapieprinzipien

6.1 Psychopharmakotherapie in der Neurologie

Grundsätze der Therapie mit Psychopharmaka

▶ **Indikation:**
- Außer in Akutsituationen sollte die Indikationsstellung zur Psychopharmakotherapie, die Wahl des Wirkstoffs u. Definition des Zielsyndroms durch einen psychiatrisch erfahrenen Arzt festgelegt werden.
- In der Neurologie sind Fortsetzung/Dosisanpassung der Psychopharmakotherapie u. die Kenntnis der Nebenwirkungen, Kontraindikationen u. Wechselwirkungen von Bedeutung.

▶ **Allgemeine Regeln:**
- Vor Therapiebeginn ist eine somatische Abklärung erforderlich (jede psychische Störung kann durch eine somatische Erkrankung verursacht bzw. kompliziert werden!).
- Es gelten die Grundsätze der Patientenaufklärung.
- Psychopharmakotherapie ist immer Teil eines Gesamtbehandlungsplans.
- Monotherapie ist die Regel!
- Bei Einsatz mehrerer Medikamente mögliche Wechselwirkungen beachten!
- Dosierung einschleichend u. individuell (start low and gow slow).
- Beendigung der Behandlung langsam ausschleichend.
- Die Applikation erfolgt in der Regel oral.
- Dosisanpassung bei Kindern, Jugendlichen, älteren Patienten und Patienten mit eingeschränkter Leber-/Nierenfunktion.

▶ **Nebenwirkungen, Kontraindikationen, Wechselwirkungen:**
- Nebenwirkungen treten gehäuft auf bei Kindern, Jugendlichen, älteren Patienten und zerebraler Vorschädigung.
- Wechselwirkungen mit anderen Pharmaka beachten (u. a. CYP-450 Enzyminhibition/-induktion!).
- Alkohol verstärkt, Nikotin u. Koffein reduzieren Wirkungen u. Nebenwirkungen von Psychopharmaka. **Cave:** Plötzliche Einstellung des Rauchens kann zu erhöhten Serumkonzentrationen führen → evtl. Intoxikation bei gleichbleibender Pharmakadosis!
- Allergische Reaktionen (inkl. Photosensibilisierung) sind bei allen Psychopharmaka möglich. Bei bekannter Überempfindlichkeit ist die betreffende Substanzgruppe kontraindiziert.
- Keine Psychopharmakotherapie bei Intoxikationen mit zentraldämpfenden Pharmaka, Drogen oder Alkohol (**cave** Mischintoxikation!). Ausnahme: Behandlung psychomotorischer Erregungszustände mit Butyrophenonen.
- Beeinträchtigung des Reaktionsvermögens (**cave** Fahrtauglichkeit!).
- Besondere Anwendungsbeschränkungen gelten bei Kindern, Jugendlichen, älteren Pat., in der Schwangerschaft und Stillzeit.
- Psychopharmaka (außer Benzodiazepine und Clomethiazol) senken die Krampfschwelle.

Antidepressiva (AD)

▶ **Indikationen:** Mittel-/schwergradige depressive Syndrome unterschiedlicher Ätiologie, Phobien, Angst-/Panik-/Zwangsstörung, somatoforme Störungen, posttraumatische Belastungsstörung, adjuvante Therapie chronischer Schmerzen (S. 125).

► **Häufige Behandlungsfehler:**
- Zu schnelle Aufdosierung → Nebenwirkungen u. sofortiges Absetzen.
- Auftreten von Nebenwirkungen → zu frühes Absetzen.
- Fehlender Behandlungserfolg → zu frühes Absetzen (mindestens 3 Wochen) ohne die Maximaldosis zu verabreichen.

► **Kontrolluntersuchungen:**
- *Vor Therapiebeginn:* Labor (Blutbild, Kreatinin, GOT, GPT), EKG, EEG.
- *Während der Therapie:* Blutbild, Kreatinin, GOT, GPT.
  - *Tri-/tetrazyklische AD (TZA):* 1.– 3. Monat alle 2 Wochen, 4.– 6. Monat alle 4 Wochen, dann alle 12 Wochen.
  - *Andere AD:* 2 Wochen nach Therapiebeginn, dann alle 12 Wochen.

A. Nichtselektive Monoamin-Wiederaufnahmehemmer (tri-/tetrazyklische AD [TZA]):
- *Nebenwirkungen:* Akkomodationsstörungen, Mundtrockenheit, Obstipation, Müdigkeit, orthostatische Hypotonie, kardiale Reizleitungsstörungen, sexuelle Funktionsstörungen, epileptische Anfälle, allergische Reaktionen, Blutzellschädigung, Leber- /Nierenfunktionsstörung, zentrales anticholinerges Delir (S. 124).
- *Kontraindikationen: Absolut:* Kombination mit MAO-Hemmern, Engwinkelglaukom, AV-Block III. Grades, Links-/Rechtsschenkelblock, delirante Syndrome. *Relativ:* Prostatahypertrophie, Blasenentleerungsstörungen, Magen-Darm-Stenosen, schwere Leberfunktionsstörung, kardiale Vorerkrankungen, erhöhte Anfallsbereitschaft.
- *Amitriptylin* (z. B. Saroten 10|25|75 mg/Tbl., 25|50|75 mg/Retard-Kps.); *Doxepin* (z. B. Aponal 5|10|25 mg/Drg., 50 mg/Tbl., 10 mg = 20 Trpf. = 1 ml Lsg.); *Imipramin* (z. B. Tofranil 10|25|50 mg/Drg.); *Nortriptylin* (z. B. Nortrilen 10|25 mg/Drg.), *Clomipramin* (z. B. Anafranil 10|25 mg/Drg., 75 mg/Retard-Tbl.); *Maprotilin* (z. B. Ludiomil 10|25|50|75 mg/Tbl.): Initial 2 – 3 × 25 mg/d, nach 2 – 3 Tagen 3 × 50 mg/d (2 × 75 mg/d) = Erhaltungsdosis, Höchstdosis 300 mg/d.

B. Selektive Serotonin-Wiederaufnahmehemmer (SSRI):
- *Nebenwirkungen:* Appetitlosigkeit, Übelkeit, Erbrechen, Obstipation, innere Unruhe, Schlafstörungen, Kopfschmerzen, Tremor, Schwindel, sexuelle Funktionsstörungen, selten SIADH (S. 728).
- *Kontraindikationen: Absolut:* Kombination mit MAO-Hemmern, einigen TZA, Venlafaxin, anderen serotonergen Substanzen (z. B. Sumatriptan) → **cave:** Gefahr des zentralen Serotoninsyndroms (S. 124; bei Medikamentenwechsel Übergangszeiten beachten!). *Relativ:* Schwere Leber-/Nierenfunktionsstörungen, erhöhte Anfallsbereitschaft.
- *Paroxetin* (z. B. Tagonis 20 mg/Tbl.): Initial 20 mg/d Einmalgabe morgens = Erhaltungsdosis; nach 2 Wochen 30 mg/d, Höchstdosis 50 mg/d.
- *Sertralin* (z. B. Zoloft 50 mg/Tbl.): Initial 50 mg/d Einmalgabe morgens = Erhaltungsdosis, nach 2 Wochen 100 mg/d, Höchstdosis 200 mg/d.
- *Citalopram* (Cipramil 20|40 mg/Tbl.): Initial 20 mg/d Einmalgabe morgens = Erhaltungsdosis, nach 2 Wochen 40 mg/d, Höchstdosis 60 mg/d.

C. Monoaminoxidasehemmer (MAO-Hemmer):
- *Nebenwirkungen:* Schlafstörungen, Übelkeit (bei Tranylcypromin zusätzlich: *Häufig:* Orthostatische Hypotonie, Schwindel, Kopfschmerzen, Palpitationen. *Selten:* Innere Unruhe, Hyperhidrosis, Tremor, Leuko-/Thrombopenien, Ödeme, SIADH [S. 728], delirante Syndrome, epileptische Anfälle. **Cave:** Gefahr von hypertonen Blutdruckkrisen nach Einnahme tyraminhaltiger Nahrungsmittel [z. B. Käse, konservierte Lebensmittel, fermentierte Würste, Rotweine, etc.] → Diät erforderlich!).
- *Kontraindikationen: Absolut:* Kombination mit einigen TZA, SSRI, Venlafaxin, anderen serotonergen Substanzen (z. B. Sumatriptan) → **cave:** Gefahr des zentralen Serotoninsyndroms (S. 124; bei Medikamentenwechsel Übergangszeiten beachten!), Phäochromozytom, Thyreotoxikose. *Relativ:* Akute Suizidalität (bei Tranyl-

cypromin zusätzlich: Kardiale Vorschädigung, schwere Leber-/Nierenfunktions-
störung).

- *Moclobemid:* Reversibler MAO-A Hemmer (RIMA) (z. B. Aurorix 150|300 mg/Tbl.):
  Initial 2 – 3 × 150 mg/d, nach 7 Tagen 2 × 300 mg/d = Höchstdosis.
- *Tranylcypromin:* Nichtselektiver MAO-Hemmer (Jatrosom N 10 mg/Tbl.): Initial
  1 × 10 mg/d, Erhaltungsdosis 2 × 10 mg/d, Höchstdosis 40 mg/d.

D. Andere Antidepressiva:

- *Reboxetin:* Selektiver Noradrenalin-Wiederaufnahmehemmer (SNRI) (Edronax
  4 mg/Tbl.): Initial 2 × 2 mg/d, nach 3 Tagen 2 × 4 mg/d, Höchstdosis 12 mg/d.
  - *Nebenwirkungen: Häufig:* Mundtrockenheit, Obstipation, Hypotonie, Kopf-
    schmerzen, Schwitzen, Schlafstörungen. *Selten:* Tachykardie, innere Unruhe,
    Miktionsbeschwerden, Blasenentleerungsstörungen (**cave:** Harnverhalt bei
    Männern → sofort absetzen!), sexuelle Funktionsstörungen.
  - *Kontraindikationen: Relativ:* Niereninsuffizienz, kardiale Vorschädigung, Por-
    statahyperplasie, Blasenentleerungsstörungen, Glaukom, Kombination mit
    MAO-Hemmern und Antihypertensiva.
- *Venlafaxin:* Selektiver Serotonin-Noradrenalin-Wiederaufnahmehemmer
  (SSNRI) (Trevilor 37,5|50|75 mg/Tbl., 75|150 mg/Retard-Kps.): Initial 75 mg ret/d
  Einmalgabe morgens, jeden 4. Tag Dosiserhöhung um 75 mg ret. bis zur Erhal-
  tungsdosis 3 × 75 mg ret/d, Höchstdosis 375 mg/d.
  - *Nebenwirkungen: Häufig:* Übelkeit, Erbrechen, Diarrhö, allergische Hautreak-
    tionen. *Selten:* Innere Unruhe, Schlafstörungen, Kopfschmerzen, sexuelle
    Funktionsstörungen, Blutdruckanstieg, SIADH (S. 728).
  - *Kontraindikationen: Absolut:* Kombination mit MAO-Hemmern und trypto-
    phanhaltigen Arzneimitteln. *Relativ:* Schwere Leber- /Nierenfunktionsstörung,
    erhöhte Anfallsbereitschaft, arterielle Hypertonie.
- *Mirtazapin:* Noradrenalin-Serotonin-Modulator (Remergil 15|30|45 mg/Tbl.): Ini-
  tial 15 – 30 mg/d Einmalgabe abends, Höchstdosis 45 mg/d.
  - *Nebenwirkungen: Häufig:* Müdigkeit, Benommenheit, Gewichtszunahme,
    Mundtrockenheit. *Selten:* Orthostatische Hypotonie, Tremor, Faszikulationen,
    Ödeme, epileptische Anfälle, Eosinophilie, Transaminasenerhöhung.
  - *Kontraindikationen: Absolut:* Leukopenien, Kombination mit MAO-Hemmern,
    Relativ: Schwere Leber- /Nierenfunktionsstörung, erhöhte Anfallsbereitschaft,
    Blasenentleerungsstörungen, Engwinkelglaukom.

Rezidivprophylaktika

▶ **Indikationen:** Phasenprophylaxe affektiver u. schizoaffektiver Psychosen, Akutbehandlung manischer Syndrome, Augmentation (mit Lithium) bei therapieresisten-
ter Depression.

▶ **Behandlungshinweise:** Lithium-Dosierung nach Serumkonzentration, Blutentnahme vor morgendlicher Einnahme – exakt 12 h nach letzter Einnahme! Steady
state nach 7 Tagen (Serumkontrolle!). Serumkonzentrationen: *Phasenprophylaxe*
0,6 – 0,8 mmol/l, *Antimanische Behandlung* 1,0 – 1,2 mmol/l. **Cave:** Sehr enge therapeutische Breite!

▶ **Kontrolluntersuchungen:**

- *Lithium:*
  - *Vor Therapiebeginn:* Labor (Blutbild, Kreatinin, Na^+, K^+, Ca^{2+}, Glukose, TSH, fT3,
    fT4, Urinstatus, Schwangerschaftstest), EKG, EEG, Körpergewicht, Halsumfang.
  - *Während der Therapie:* Lithiumserumkonzentration, Kreatinin: 1. Monat wö-
    chentlich, 2.-6. Monat alle 4 Wochen, dann alle 12 Wochen. Blutbild, Na^+, K^+,
    Ca^{2+}, Glukose, TSH, fT3, fT4: 1. u. 3. Monat 1 Mal, dann 1 Mal jährlich. EKG: 1
    Mal jährlich. Körpergewicht, Halsumfang alle 12 Wochen.

- Carbamazepin s. S. 548, Valproat s. S. 555, Gabapentin s. S. 550, Lamotrigin s. S. 550 und Topiramat s. S. 555.

A. Lithium:

- *Lithiumcarbonat* (z. B. Quilonum retard 450 mg/Tbl.):
    - *Phasenprophylaxe:* Initial 225 mg morgens + 450 mg abends, nach 1 Woche Serumkonzentrationskontrolle: $<0,6$ mmol/l $\rightarrow$ Dosiserhöhung um 225 mg/d, $0,6-0,8$ mmol/l $\rightarrow$ keine Dosisänderung, $>0,8$ mmol/l $\rightarrow$ Dosisreduktion um 225 mg/d.
    - *Akutbehandlung manischer Syndrome:* Initial $2 \times 675-900$ mg/d, nach 3 Tagen Serumkonzentrationskontrolle, nach klinischer Besserung Dosisreduktion, dann Übergang in Phasenprophylaxe.
    - *Nebenwirkungen: Häufig:* Feinschlägiger Tremor (*Therapieoption:* Propranolol [z. B. Propranolol] $3 \times 10-40$ mg/d), kognitive Störungen, Polyurie, Polydipsie, Gewichtszunahme, Diarrhö, Übelkeit, Inappetenz, euthyreote Struma, Leukozytose. *Selten:* Müdigkeit, Muskelschwäche, Nierenfunktionsstörung, Glomerulonephritis, Gesichts- /Knöchelödeme, Hypothyreose, Hyperparathyreoidismus, Veränderung des Glukosestoffwechsels, Repolarisationsstörungen, Arrhythmien, Lithiumintoxikation (S. 125).
    - *Kontraindikationen: Absolut:* Schwere Nieren-/Herzfunktionsstörungen, Störungen des Na^+-Haushaltes, NNR-Insuffizienz (Morbus Addison), Schwangerschaft, Stillzeit. *Relativ:* Arterielle Hypertonie, Gicht, Arteriosklerose, Diabetes mellitus, erhöhte Anfallsbereitschaft, Hypothyreose, Morbus Parkinson, Myasthenia gravis, Psoriasis vulgaris.

B. Antikonvulsiva:

- *Carbamazepin* S. 548: nur zugelassen wenn Lithium unwirksam, kontraindiziert ist oder bei Rapid cycling,
- *Valproat, Gabapentin, Lamotrigin, Topiramat* (S. 555): Für diese Indikationen vom BfArM nicht zugelassen!

Antipsychotika (AP)

▶ **Indikationen:** Organische u. endogene Psychosen, Alkoholentzugsdelir, psychomotorische Erregung, Schlafstörungen, Chorea Huntington, Dystonien, Singultus, Erbrechen.

▶ **Nebenwirkungen:** Extrapyramidalmotorische Störungen (EPS) (Frühdyskinesien [Blickkrämpfe, Zungen-Schlundkrämpfe, pharyngeale/laryngeale Spasmen; dosisunabhängig!] 1. Woche, Akathisie 1.–7. Woche, Parkinsonoid 1.–10. Woche, Spätdyskinesien [abnorme, unwillkürliche Bewegungen der Zungen-/Mund-/Gesichts- und disalten Muskulatur. **Cave:** Auf Initialsymptome achten! Bereits nach 3 Monaten möglich, in ca. 50 % irreversibel], malignes neuroleptisches Syndrom 1.–2. Woche), vegetative Nebenwirkungen (Blasenentleerungsstörungen, Obstipation, orthostatische Dysregulation, Akkommodationsstörungen, Glaukomanfälle, Mundtrockenheit, Hypersalivation) Reizleitungs-/Repolarisationsstörungen (QT-Verlängerung), Agranulozytose, allergische Reaktionen, Leberfunktionsstörungen, Thrombosen, epileptische Anfälle, Amenorrhö, Gynäkomastie, Galaktorrhö, Gewichtszunahme, Müdigkeit, Konzentrationsminderung, depressive Syndrome, zentrales anticholinerges Delir (S. 124). Zu **Therapieoptionen bei Nebenwirkungen s. Tab. 6.1.**

▶ **Kontraindikationen:** *Absolut:* Leukopenie (Phenothiazine, Thioxanthene, Clozapin, Olanzapin), Engwinkelglaukom, anamnestisch Hinweise auf malignes neuroleptisches Syndrom. *Relativ:* Prostatahypertrophie, Blasenentleerungsstörung, schwere Leber-/Nierenfunktionsstörung, Magen-Darm-Stenosen, prolaktinabhängige Tumoren, Morbus Parkinson, Phäochromozytom, Epilepsie.

Tabelle 6.1 · Therapie bei Anti-psychotikainduzierte-Nebenwirkungen

Nebenwirkung	Therapie
Frühdyskinesien	Biperiden (z. B. Akineton, S. 122) 1 – 3 × 4 mg/d **Cave:** Laryngeale/pharyngeale Spasmen sind Notfälle → Biperiden 2,5 – 5 mg i. v. (langsam!) oder i. m.
Akathisie	Dosisreduktion, Wechsel des Antipsychottikums, Propranolol (z. B. Dociton 10|40|80 mg/Tbl.) 3 × 10 – 40 mg/d
Parkinsonoid	Dosisreduktion, Wechsel des Antipsychotikums, Biperiden 1 – 3 × 4 mg/d
Spätdyskinesien	Dosisreduktion, Wechsel des Antipsychotikums (z. B. Clozapin, Olanzapin, Ziprasidon, Quetiapin, Amisulprid), Nikotinkaugummi/ -pflaster. **Cave:** Anticholinergika sind unwirksam!
Malignes neuroleptisches Syndrom	S. 124
Hypersalivation	Pirenzepin (z. B. Gastrozepin 50 mg/Tbl.) 2 – 3 × 25 mg/d, Atropin 2 – 3 × 0,5 mg/d
Mundtrockenheit	Lutschbonbons, Kaugummi, Mundspray
Blasenentleerungs-störungen	Carbachol (z. B. Doryl 2 mg/Tbl., 0,25 mg/Amp. à 1 ml) 1 – 2 × 1 – 2 mg/d oder 1 – 3 × 0,125 – 0,25 mg/d s.c./i. m.
Gynäkomastie, Galaktorrhö	Prolaktin-Serumspiegelbestimmung, Dosisreduktion, Wechsel des Antipsychotikums
Gewichtszunahme	Bei Zunahme um mehr als 15 % des Ausgangsgewichtes Wechsel des Antipsychotikums

► **Kontrolluntersuchungen:**
  • *Vor Therapiebeginn:* Labor (Blutbild, Kreatinin, GOT, GPT, Glukose, Triglyzeride, Cholesterin, HDL, LDL), EKG, EEG, Körpergewicht, BMI, Hüftumfang.
  • *Während der Therapie:*
    – Körpergewicht, BMI, Hüftumfang: *Alle Antipsychotika:* 1. – 3. Monat wöchentlich, dann alle 12 Wochen.
    – Blutbild, Kreatinin, GOT, GPT, Glukose, Triglyzeride, Cholesterin, HDL, LDL:
    → *Phenothiazine u. Thioxanthene:* 1. – 3. Monat alle 2 Wochen, 4. – 6. Monat alle 4 Wochen, dann alle 12 Wochen.
    → *Clozapin:* 1. – 4½. Monat wöchentlich, dann alle 4 Wochen.
    → *Andere Antipsychotika:* 2 Wochen nach Therapiebeginn, dann alle 12 Wochen.
► **Applikation:** In der Regel oral. Bei Erregungszustand, akuter Katatonie, stuporösen Syndromen, Therapieresistenz i. v., Phenothiazine und Depotpräparate nur i. m.! **Cave:** Bei Umstellung von der parenteralen auf die orale Applikationsform ca. 30 % Wirkungsverlust!

A. Phenothiazine:
  • *Levomepromazin* (z. B. Neurocil 25|100 mg/Tbl., 40 mg = 40 Trpf. = 1 ml Lsg., 25 mg/ Amp. à 1 ml nur i. m.!): Initial 3 × 25 mg/d, nach 2 – 3 Tagen 3 – 4 × 50 mg/d, Höchstdosis 600 mg/d. Im Notfall (psychomotorischer Erregungszustand) 50 – 100 mg i. m., evtl. Wiederholung nach 1 h, max. 3 Mal, Höchstdosis 200 mg in den ersten 24 h.
  • *Perazin* (z. B. Taxilan 25|100 mg/Tbl., 100 mg/Drg., 44 mg = 22 Trpf. = 1 ml Lsg., 50 mg/Amp. à 2 ml nur i. m.): Initial 3 × 50 mg/d, nach 2 – 3 Tagen 3 × 100 – 200 mg/d = Erhaltungsdosis, Höchstdosis 800 mg/d.

- *Fluphenazin* (z.B. Lyogen 1|4 mg/Tbl., 3|6 mg Drg., 2,5 mg = 25 Trpf. = 1 ml Lsg., 5 mg/Amp. à 1 ml, Fluphenazindecanoat [Lyogen Depot] 12,5 mg/0,5 ml|25 mg/ 1 ml|50 mg/0,5 ml|100 mg/1 ml|250 mg/10 ml Amp. nur i.m.!): Initial 2 × 2 mg/d, nach 2 – 3 Tagen 3 × 4 – 6 mg/d = Erhaltungsdosis, Höchstdosis 40 mg/d.

B. Butyrophenone:
- *Haloperidol* (z.B. Haldol 1|2|5|10|20 mg/Tbl., 2 mg = 20 Trpf. = 1 ml Lsg., 10 mg = 20 Trpf. = 1 ml Lsg., 5 mg/Amp. à 1 ml, Haloperidoldecanoat [Haldol Decanoat] 50 mg/1 ml|150 mg/3 ml Amp. nur i.m.!): Initial 1 × 5 – 10 mg/d = Erhaltungsdosis, Höchstdosis 50 mg/d. Notfall-/Akutbehandlung 5 – 10 mg i.v./i.m.
- *Melperon* (z.B. Eunerpan 10|25|50|100 mg/Drg., 5 mg = 1 ml Lsg., 50 mg/Amp. à 2 ml nur i.m.!): Initial 2 – 3 × 25 mg/d, nach 2 – 3 Tagen 2 – 3 × 50 – 100 mg/d = Erhaltungsdosis, Höchstdosis 600 mg/d.
- *Pipamperon* (z.B. Dipiperon 40 mg/Tbl., 4 mg = 1 ml Saft): Initial 3 × 40 mg/d, Erhaltungsdosis 3 × 80 – 120 mg/d, Höchstdosis 360 mg/d.

C. Indolderivate: *Ziprasidon* (Zeldox 20|40|60|80 mg/Tbl., 20 mg/Amp. à 1 ml nur i.m.!): Initial 2 × 40 mg/d, Erhaltungsdosis 2 × 60 – 80 mg/d, Höchstdosis 2 × 80 mg/d.

D. Thioxanthene:
- *Flupentixol* (Fluanxol 0,5|5 mg/Drg., 50 mg = 50 Trpf. = 1 ml Lsg., Flupentixoldecanoat [Fluanxol Depot] 10 mg/0,5 ml|20 mg/1 ml|100 mg/1 ml Amp. nur i.m.!): Initial 2 – 3 × 5 mg/d = Erhaltungsdosis, Höchstdosis 60 mg/d.
- *Zuclopenthixol* (Ciatyl-Z 2|10|25 mg/Tbl., 20 mg = 20 Trpf. = 1 ml Lsg., Zuclopenthixolacetat [Ciatyl-Z Acuphase] 50 mg/1 ml|100 mg/2 ml Amp. nur i.m.!, Zuclopenthixoldecanoat [Ciatyl-Z Depot] 200 mg/1 ml nur i.m.!): Initial 2 × 2 – 5 mg/d, nach 2 – 3 Tagen 3 × 10 mg/d = Erhaltungsdosis, Höchstdosis 80 mg/d. Notfall-/ Akutbehandlung Zuclopenthixolacetat 50 – 150 mg i.m., evtl. Wiederholung nach 2 – 3 Tagen, max. 3-mal.

E. Diazepine, Oxazepine und Thiazepine:
- *Clozapin* (z.B. Leponex 25|50|100 mg/Tbl., 50 mg/Amp. à 2 ml nur i.m.!): Initial 12,5 mg/d, tägliche Dosiserhöhung um 12,5 mg/d bis zur Tagesdosis 100 mg/d, danach tägliche Dosiserhöhung um 25 mg/d bis zur Erhaltungsdosis 3 × 100 – 150 mg/d, Höchstdosis 600 mg/d. **Cave:** Spezielle Vorschriften beachten!
- *Olanzapin* (Zyprexa 5|7,5|10|15 mg/Tbl., 5|10|15 mg/Velotbl., 10 mg/Amp. nur i.m.!): Initial 10 mg/d Einmalgabe nachts, Dosiserhöhung nach 1 Woche auf 15 – 20 mg/d, Höchstdosis 20 mg/d.
- *Quetiapin* (Seroquel 25|100|200|300 mg/Tbl.): Initial 50 mg/d, tägliche Dosiserhöhung um 50 mg/d bis zur Erhaltungsdosis 2 × 150 – 300 mg/d, Höchstdosis 750 mg/d.

F. Benzamide: *Amisulprid* (Solian 100|200|400 mg/Tbl., 100 mg = 1 ml Lsg.): Initial 2 × 200 – 400 mg/d (letzte Einnahme nachmittags!), Erhaltungsdosis 2 × 400 mg/d, Höchstdosis 1200 mg/d.

G. Andere Antipsychotika: *Risperidon* (Risperdal 0,5|1|2|3|4 mg/Tbl., 1 mg = 1 ml Lsg., [Risperdal Consta] 25|37,5|50 mg/Amp. à 1 ml nur i.m.!): Initial 2 × 0,5 mg/d, tägliche Dosiserhöhung um 0,5 – 1 mg/d bis zur Erhaltungsdosis 2 × 2 – 3 mg/d, Höchstdosis 16 mg/d.

Anxiolytika

▶ **Indikationen:** Angstsyndrome, Phobien, Panikstörung, psychomotorische Erregung, Alkoholentzugssyndrom (Diazepam), katatone u. stuporöse Syndrome, akute Suizidalität.

▶ **Behandlungshinweise:**
- Zeitlich begrenzt anwenden (max. 3 Wochen).
- Nur kleine Einzeldosen verordnen u. kleine Packungsgrößen verschreiben!

- Dosierung nach erwünschter klinischer Wirkung (anxiolytisch, sedativ, hypnotisch).
► **Nebenwirkungen:** Müdigkeit, Hangover, Leberfunktionsstörungen, allergische Reaktionen, sexuelle Funktionsstörungen, Kumulationsgefahr (bei BZD mit langer HWZ/aktiven Metaboliten), paradoxe Phänomene (Agitation, Euphorie, Erregungszustände, Schlaflosigkeit, insbesondere bei älteren Pat.!), bei i.v.-Gabe Atemdepression, Blutdruckabfall. *Bei längerer Einnahme:* Kognitive Leistungseinbußen, Muskelschwäche. **Cave:** Abhängigkeitsrisiko bei Einnahme von > 3 Wochen.
► **Entzugsyndrome** (bei Einnahme > 3 Wochen): Innere Unruhe, Angst, Schlaflosigkeit, Irritabilität, Dysphorie, Übelkeit, Erbrechen, Tachykardie, Schwitzen, Tremor, epileptische Anfälle, Wahrnehmungsstörungen, symptomatische Psychosen.
► **Kontraindikationen:** *Absolut:* Akutes Engwinkelglaukom, Ataxie, Myasthenia gravis, ambulante Verordnung bei Abhängigkeitserkrankung. *Relativ:* Schwere Leber-/ Nierenfunktionsstörung, chronische respiratorische Insuffizienz, Schlafapnoe-Syndrom.
► **Kontrolluntersuchungen:** Vor und während der Behandlung mit Benzodiazepinen nicht erforderlich.
► **Applikation:** In der Regel oral. i.v.-Gabe langsam, **cave:** Gefahr der Atemdepression! Zur i.m.-Applikation ist Lorazepam empfehlenswert.
► **Benzodiazepine (BZD):**
  - *Diazepam* (z.B. Valium 5|10 mg/Tbl., 10 mg = 30 Trpf. = 1 ml Lsg., 10 mg/Amp. à 2 ml i.v. [i.m. nicht empfehlenswert!]. $t^1/_2$ 20 – 40 h): 2 × 5 mg/d, Höchstdosis 60 mg/d. Notfall-/Akutbehandlung 10 mg i.v..
  - *Lorazepam* (z.B. Tavor 0,5|1|2|2,5 mg/Tbl., 1|2,5 mg/Plättchen [Tavor Expidet], 2 mg/Amp. à 1 ml; $t_{1/2}$ 8 – 24 h): 3 × 0,5 – 1 mg/d, Höchstdosis 8 mg/d. Notfall-/ Akutbehandlung 1 – 2 mg i.v./i.m.
  - *Oxazepam* (z.B. Adumbran 10|50 mg/Tbl.; $t_{1/2}$ 4 – 15 h): 1 – 3 × 10 mg/d, Höchstdosis 150 mg/d.

Hypnotika und Sedativa

► **Indikation:** Schlafstörungen.
► **Behandlungshinweise, Nebenwirkungen, Kontraindikationen u. Kontrolluntersuchungen:** s. Anxiolytika (Ausnahme: Clomethiazol).
A. Benozdiazepin-verwandte Mittel:
  - *Zolpidem* (z.B. Stilnox 10 mg/Tbl., $t_{1/2}$ 1 – 3,5 h): 5 – 10 mg zur Nacht, Höchstdosis 20 mg/d.
  - *Zopiclon* (z.B. Ximovan) 7,5 mg/Tbl., $t_{1/2}$ 5 h): 3,75 – 7,5 mg zur Nacht, Höchstdosis 15 mg/d.
B. Benzodiazepine (BZD): *Flunitrazepam* (z.B. Rohypnol 1 mg/Tbl., 2 mg/Amp. à 1 ml, $t_{1/2}$ 10 – 30 h): 0,5 – 1 mg zur Nacht, Höchstdosis 2 mg/d.
C. Andere Hypnotika und Sedativa: *Clomethiazol* (z.B. Distraneurin 192 mg/Kps., 315 mg/10 ml Mixtur):
  - *Alkoholentzugsbehandlung:* Dosierungsempfehlung ist eine Orientierungshilfe (**Cave:** Es gibt kein fixes Schema!): Initial 2 – 4 Kps. (10 – 20 ml Mixtur), in den ersten 2 h bis zu 6 – 8 Kps (30 – 40 ml Mixtur), dann 2-stündlich 2 Kps. (10 ml Mixtur), Höchstdosis 24 Kps./d (120 ml Mixtur/d). Nach ca. 3 Tagen (Plateauphase) ausschleichend absetzen.
  - *Schlafstörungen:* 1 – 2 Kps (5 – 10 ml Mixtur), evtl. Wiederholung nach 1 h.
  - *Indikationen:* Alkoholentzugsdelir, medikamentös induziertes Delir, Schlafstörungen bei älteren Patienten.
  - *Nebenwirkungen: Selten:* Gesteigerte Bronchialsekretion, Nies- /Hustenreiz, Magenbeschwerden, Exantheme. **Cave:** Bewusstlosigkeit, Atemdepression, Blutdruckabfall.

- ◨ **Cave:** Hohes Abhängigkeitsrisiko! Das Medikament darf nur zeitlich begrenzt (max. 2 Wochen) und nur stationär verordnet werden.
- **Kontraindikationen:** Respiratorische Insuffizienz (Obstruktive Lungenerkrankung).

Antidementiva

A. Cholinesterasehemmer:
- *Indikation:* Bei leicht bis mittelgradiger Demenz, mild cognitive impairmant (MCI).
- *Behandlungshinweise:* Absetzen, falls keine Besserung/verringerte Progredienz nach 24 Wochen eintritt. Behandlungserfolg u.a. testpsychologisch z.B. MMST überprüfen.
- *Nebenwirkungen:* Übelkeit, Erbrechen, Diarrhö, Dyspepsie, Bradykardie, Hypotonie, Schwindel, Asthenie.
- *Kontraindikationen:* Bradykardie, kardiale Reizleitungsstörungen, schwere Leberinsuffizienz.
- *Donepezil* (Aricept 5|10 mg/Tbl.): Initial 5 mg/d Einmalgabe zur Nacht, nach 1 Monat 10 mg/d
- *Rivastigmin* (Exelon 1|4|6 mg/Kps.): Initial 2 × 1,5 mg/d, Dosiserhöhung nach 2 Wochen 2 × 3 mg/d, Höchstdosis 12 mg/d.

B. Andere Antidementiva: *Memantin* (Ebixa 10 mg/Tbl.): Initial 1 × 5 mg/d, wöchentliche Dosiserhöhung um 5 mg/d, bis zur Erhaltungsdosis 20 mg/d (letzte Einnahme nachmittags!). **Cave:** Bei schweren Nierenfunktionsstörungen Höchstdosis 10 mg/d.
- *Indikation:* Mittelschwere bis schwere Demenz
- *Nebenwirkungen: Selten:* Halluzinationen, Verwirrtheitszustände, Schwindel, Kopfschmerzen, Müdigkeit.
- *Kontraindikationen:* Epileptische Anfälle.

Psychostimulanzien

- ▶ **Zentral wirksame Sympathomimetika:** *Methylphenidat* (Ritalin 10 mg/Tbl., BtM-pflichtig!): Initial 1 × 5 – 10 mg/d, wöchentliche Dosiserhöhung um 5 – 10 mg/d (letzte Einnahme nachmittags!), Höchstdosis 60 mg/d (1 mg/kg/KG/d).
  - *Indikation:* Aufmerksamkeitsdefizit-Hyperaktivitäts-Syndrom (ADHS). **Cave:** Für Erwachsene vom BfArM nicht zugelassen!
  - *Nebenwirkungen: Häufig:* Nervosität, Schlaflosigkeit, Appetitminderung, Hyperhidrosis. *Selten:* Tachykardie, Arrhythmie, Blutdruckerhöhung (evtl. -erniedrigung), Kopfschmerzen, Schwindel, Übelkeit, Erbrechen, Mundtrockenheit, Akkomodationsstörungen, Arthralgien, Haarausfall, dermatologische Unverträglichkeiten, Leberfunktionsstörungen, Blutbildveränderungen, Tics, epileptische Anfälle, Choreoathetosen, zentrale Vaskulitis. **Cave:** Missbrauchs-/Abhängigkeitsrisiko!
  - *Kontraindikationen:* Herz-/Kreislauferkrankungen, psychotische Symptomatik, schwere depressive Episode, Essstörungen, epileptische Anfälle, Gilles de la Tourette-Syndrom, Tics, organische Hirnerkrankungen, Hyperthyreose, Phäochromozytom, Engwinkelglaukom, Prostatahyperplasie, Kombination mit MAO-Hemmern, Schwangerschaft, Stillzeit.

Mittel zur Behandlung von Suchterkrankungen

A. Mittel zur Behandlung der Alkoholabhängigkeit: *Acamprosat* (Campral 333 mg/Tbl.): Pat. < 60 kg 4 × 333 mg/d, Pat. > 60 kg 3 × 666 mg/d.
- *Indikation:* Abstinenzhilfe („Anti-Craving") bei Alkoholabhängigkeit nach erfolgter Entzugsbehandlung im Rahmen eines Gesamtbehandlungsplans.

- *Nebenwirkungen:* Diarrhö, Übelkeit, Erbrechen, Bauchschmerzen, Juckreiz, makulopapulöse Erytheme, Verwirrtheit, Schlafstörungen
- *Kontraindikationen:* Leber-/Niereninsuffizienz.

B. Mittel zur Behandlung der Opiatabhängigkeit:

- *Buprenorphin, Methadon, Levomethadon:*
  - *Indikationen:* Detoxikation, Substitutionsbehandlung bei Opiatabhängigkeit im Rahmen eines Gesamtbehandlungsplans, Überbrückungssubstitution z.B. Krankenhausaufenthalt.
  - *Behandlungshinweise:* Die Präparate sind BTM-pflichtig! Die Substitutionsbehandlung muss der Bundesopiumstelle gemeldet werden. **Cave:** Beikonsum (Drogenscreening!).
  - *Nebenwirkungen:* S. 128 **Cave:** Abhängigkeitsrisiko!
  - *Kontraindikationen: Bei Buprenorphin:* S. 131. *Bei Methadon/Levomethadon: Absolut:* Bewusstseinsstörungen, Behandlung mit MAO-Hemmern, Narkotika-Antagonisten, Opiatagonisten/-antagonisten, Beikonsum, Alter < 18 Jahren, Heroinabhängigkeit < 2 Jahren. *Relativ:* Erhöhter Hirndruck, Prostatahyperplasie, Gallenwegs-/Darmerkrankungen, Phäochromozytom.
  - *Buprenorphin* (Subutex 0,4|2|8 mg/Tbl.): *Entzugsbehandlung:* Initial 2–4 mg, bei unzureichender Wirksamkeit Dosiserhöhung um 2–4 mg alle 2 h, Höchstdosis 24 mg/d. Ab 2. Tag Dosisreduktion um 2 mg/d oder 4 mg jeden 2. Tag. *Substitutionsbehandlung:* Initial 1 × 2–4 mg/d bei unzureichender Wirksamkeit alle 2 Tage Dosiserhöhung um 2–4 mg/d, Erhaltungsdosis 1 × 6–12 mg/d; Höchstdosis 24 mg/d. (8 mg Buprenorphin entsprechen ca. 30 mg Methadon).
  - *Methadon* (10 mg = 1 ml Lsg.): *Entzugsbehandlung:* Initial 40 mg, bei unzureichender Wirksamkeit Dosiserhöhung um 10 mg alle 2 h, Höchstdosis 100 mg/d. Ab 2. Tag Dosisreduktion um 5 mg/d oder 10 mg jeden 2. Tag. *Faustregel:* 30–40 mg Methadon entsprechen ca. 1 g Heroin (Szenegramm). *Substitutionsbehandlung:* Initial 1 × 30 mg/d, bei unzureichender Wirksamkeit Dosiserhöhung um 10 mg/d alle 2 Tage, Erhaltungsdosis 1 × 60–80 mg/d Höchstdosis 100 mg/d.
  - *Levomethadon* (L-Polamidon 5 mg = 1 ml Lsg.). *Entzugsbehandlung:* Initial 20 mg, bei unzureichender Wirksamkeit Dosiserhöhung um 5 mg alle 2 h, Höchstdosis 50 mg/d. *Substitutionsbehandlung:* Initial 1 × 15–20 mg/d, bei unzureichender Wirksamkeit Dosiserhöhung um 5–10 mg/d, Erhaltungsdosis 1 × 20–40 mg/d, Höchstdosis 60 mg/d.
- *Andere: Naltrexon* (Nemexin 50 mg/Tbl.): Initial 25 mg, wenn nach einer 1 h keine Entzugssymptome auftreten restliche 25 mg, dann 1 × 50 mg/d = Erhaltungsdosis.
  - *Indikationen:* Abstinenzhilfe („Anti-Craving") bei Opiatabhängigkeit nach erfolgter Entzugsbehandlung im Rahmen eines Gesamtbehandlungsplans.
  - *Behandlungshinweise:* Vor Behandlung Intervall von 7 Tagen ohne Opiateinnahme (Drogenscreening!).
  - *Nebenwirkungen: Selten:* Kopfschmerzen, Müdigkeit, Antriebsschwäche, Nervosität, Angst, Schlafstörungen, Niedergeschlagenheit, Exantheme, Gelenks-/Muskelschmerzen, reversible Transaminasenerhöhung. **Cave:** Lebensgefahr bei Einnahme hoher Opiatdosen unter Naltrexongabe u. Einnahme niedriger Opiatdosen nach Absetzen von Naltrexon.
  - *Kontraindikationen:* Akute Hepatitis, Leberinsuffizienz.

Andere Substanzen
....

A. Anticholinergika: Biperiden (z.B. Akineton 2 mg/Tbl., 4 mg/Retard-Tbl., 5 mg/Amp. á 1 ml): Initial 2 × 2 mg/d, nach 1–2 Tagen 2 × 4 mg/d = Erhaltungsdosis, Höchstdosis 12 mg/d. Im Notfall (pharyngale, laryngeale Spasmen, okulogyre Krisen) 2,5–5 mg i.v. (langsam!), oder i.m., evtl. Wiederholung nach 30 min.

- *Indikationen:* Antipsychotika-induzierte extrapyramidalmotorische Störungen (EPS). Indikation regelmäßig überprüfen; so früh wie möglich Absetzversuch. Keine prophylaktische Gabe!
- *Nebenwirkungen:* Akkommodationsstörungen, Mydriasis, Mundtrockenheit, Tachykardie, Benommenheit, Schwindel, Unruhe, Erregung, Schlafstörungen, Euphorie, Missbrauch, zentrales anticholinerges Delir, Blutdruckabfall (bei i.v.-Gabe).
- *Kontraindikationen:* Engwinkelglaukom, Prostatahyperplasie, Blasenentleerungsstörungen, Magen-Darm-Stenosen, Tachyarrhythmie, akutes Lungenödem.

B. Antihistaminika: *Promethazin* (z.B. Atosil 25 mg/Tbl. 2 mg = 20 Trpf. = 1 ml Lsg., 50 mg/Amp. à 2 ml nur i.m.!): *Unruhe/Erregung:* Initial 1 – 3 × 25 mg/d, nach 2 – 3 d 3 × 50 mg/d = Höchstdosis. *Schlafstörungen:* Initial 25 – 50 mg zur Nacht, Höchstdosis 100 mg zur Nacht.

- *Indikationen:* Unruhe/Erregung, Ein- /Durchschlafstörungen.
- *Nebenwirkungen, Kontraindikationen u. Kontrolluntersuchungen:* siehe Antipsychotika S. 117.

Allgemeine Behandlungsrichtlinien

▶ **Akute symptomatische Psychosen:**
- *Akuter Verwirrtheitszustand, delirante Syndrome:* Haloperidol + Lorazepam p.o./.i.v.
- *Erregungszustand:*
  - Haloperidol + Lorazepam.i.v./i.m., evtl. Wierholung nach 1 h, max. 2 mal.
  - Im Rahmen von Intoxikationen: Haloperidol i.v. (keine Benzodiazepine!).
- *Paranoid-halluzinatorische Syndrome:* Haloperidol, Zuclopenthixol, Risperidon, Quetiapin, Ziprasidon.
- *L-Dopa-induzierte Psychose:* Sofortige Dosisreduktion von L-Dopa, Clozapin, Quetiapin, Ziprasidon.
- *Unruhe:* Melperon, Pipamperon, Promethazin, Diazepam, Lorazepam.
- *Angst:* Promethazin, Lorazepam.
- *Nächtliche Unruhe-/Verwirrtheitszustände:* Haloperidol, Melperon, Pipamperon, Clomethiazol, Flunitrazepam (**cave:** Paradoxe Phänomene!).

▶ **Entzugssyndrome:**
- *Alkoholentzugssyndrom:* S. 732.
- *Wernicke-Enzephalopathie:* S. 471.
- *Benzodiazepinentzugssyndrom:* Fraktionierter Entzug: Sofortige Reduktion um 50 % der ursprünglich eingenommenen Dosis, jede Woche um weitere 25 %. **Cave:** Entzugssyndrom dauert lange (mehrere Wochen) mit fluktuierendem Verlauf!
- *Opiatentzugssyndrom:* Sofortig absetzen!
  - „*Kalter Entzug":* Clonidin (Paracefan 0,15 mg/1 ml|0,75 mg/5 ml Amp.): Initial 3 × 0,075 mg/d i.v., Höchstdosis 3 × 0,3 mg/d i.v. + Diazepam (wenige Tage!) + Doxepin, ab 4. Tag Dosisreduktion.
  - Buprenorphin-, Levomethadon-, Methadon-gestützter Entzug.

▶ **Schizophrenie und wahnhafte Störungen:**
- *Akute paranoid-halluzinatorische Exazerbation:* Haloperidol + Lorazepam p.o./i.v./i.m., Zuclopenthixolacetat i.m.
- *Psychotischer Erregungszustand:* Haloperidol + Lorazepam i.v. / i.m., evtl. Wiederholung nach 1 h, max. 2 mal. Ultima ratio: Levomepromazin i.m.
- *Katatone Syndrome:* Lorazepam p.o./i.v./i.m., bei nicht ausreichender Wirksamkeit Haloperidol p.o./i.v. **Cave:** DD malignes neuroleptisches Syndrom.

▶ **Affektive Störungen:**
- *Organische depressive Störung, post stroke depression:* Sertralin, Cipramil, Mirtazapin, Reboxetin.
- *Pathologisches Weinen:* Paroxetin. Absetzen, falls nach 5 Tagen keine Besserung.

- *Depressive Episode, rezidivierende depressive Störung, Zyklothymia, Dysthymia, länger dauernde depressive Reaktionen:* Amitriptylin, Clomipramin, Sertralin, Citalopram, Reboxetin, Venlafaxin, Mirtazapin.
- *Stuporose Syndrome:* Lorazepam p. o./i. v./i. m.
- *Manische Syndrome:* Haloperidol + Lorazepam p. o./i. v./i. m., Olanzapin, Lithium Valproat.
- *Phasenprophylaxe bei bipolaren Störungen:* Lithium, Carbamazepin, Valproat,

▶ **Neurotische, Belastungs- und somatoforme Störungen:**
- *Panikattacken:* Lorazepam.
- *Panikstörungen, Zwangsstörungen:* Clomipramin, Sertralin, Citalopram,
- *Generalisierte Angststörung:* Amitriptylin, Citalopram, Venlafaxin.
- *Phobische Störungen:* Sertralin, Citalopram, evtl. Propranolol.
- *Depressive Reaktion, Trauerreaktion:* Evtl. Promethazin, in Ausnahmefällen kurzfristig Benzodiazepine.
- *Somatoforme Störungen:* evtl. Sertralin, Citalopram.

▶ **Andere:**
- *Schlafstörungen* (S. 571 ff.): Promethazin, Melperon, Pipamperon, Zolpidem, Zopiclon, Oxazepam.
- *Schmerzsyndrome:* s. S. 125.

Intoxikationen und pharmakogen induzierte Notfälle

▶ **Malignes neuroleptisches Syndrom (MNS):**
- *Klinik:* Das MNS entwickelt sich innerhalb von 2 Wochen nach Therapiebeginn, Symptome entwickeln sich innerhalb von 24 – 72 h: Extrapyramidalmotorische Störungen (Rigor, Akinesie, Dys- Hyperkinesien), Bewußtseinsstörungen (Somnolenz bis Koma), vegetative Störungen (Tachykardie, labiler Hypertonus, Tachy-/Dyspnoe, Hautblässe/-rötung, Hypersalivation, Hyperhidrose, Harninkontinenz). *Labor:* Hohe CK! **Cave:** Rhabdomyolyse.
  DD: Febrile Katatonie, maligne Hyperthermie, Enzephalitiden.
- *Therapie:* Antipsychotika sofort absetzen! Intensivmedizinische Behandlung, Dantrolen (Dantamacrin 25|50 mg/Kps., Dantrolen i. v. 20 mg/Inj.-Fl.) 50 mg p. o., Dosissteigerung bis 4 – 10 mg/kg/KG p. o., evtl. Schnellinfusion 2,5 mg/kg/KG, erst danach Dauerinfusion bis 10 mg/kg/KG i. v., anschließend 2,5 mg/kg/KG/d, symptomatische Maßnahmen. Ultima ratio Elektrokonvulsionstherapie (EKT).

▶ **Zentrales anticholinerges Delir:**
- *Ursachen:* Überdosierung oder additive Wirkung bei Kombination mit anticholinerg wirksamen Pharmaka (z. B. TZA, Phenothiazine, Thioxanthene, Clozapin, Olanzapin, Biperiden)
- *Klinik:* Periphere anticholinerge Symptome (trockene Haut u. Schleimhäute, Hyperthermie, Mydriasis, Harnverhalt, Obstipation bis zum paralytischen Ileus, Tachyarrhythmien), psychopathologische Symptome (*Agitierte Form:* Delirante Symptomatik, motorische Unruhe, Agitation, Dysarthrie, epileptische Anfälle. *Sedative Form:* Somnolenz bis Koma).
- *DD:* Delirante Syndrome anderer Genese (Alkohol-/Drogen-/Medikamentenentzug, zentrales Serotoninsyndrom (S. 124), schwere Allgemeinkrankheiten [z. B. Infektions-/Stoffwechselerkrankungen, Exsikkose, Elektrolytstörungen, hirnorganische Erkrankungen, Vergiftungen])
- *Therapie:* Anticholinerge Substanzen sofort absetzen! *Agitierte Form:* Anxiolytika und/oder Antipsychotika. Bei Persistenz/schwerer Ausprägung: Intensivmedizinische Behandlung, Physostigmin (Anticholium 2 mg/Amp. à 5 ml) 2 – 4 mg i. m. / i. v. (langsam!), evtl. danach Dauerinfusion 2 – 4 mg/h, symptomatische Maßnahmen.

► **Zentrales Serotoninsyndrom:**
- *Ursachen:* Überdosierung oder additive Wirkung bei Kombination mit serotonerg wirksamen Pharmaka/Drogen (z.B. TZA, SSRI, Venlafaxin, MAO-Hemmer, 5-HT-Agonisten, Lithium, Amphetamine, Kokain).
- *Klinik:* Symptome treten innerhalb von 24 h nach Medikamenten-/Drogeneinnahme auf. Fieber, neuromuskuläre Symptome (Hyperrigidität, Hyperreflexie, Myokloni, Tremor), psychopathologische Symptome (Delir, Erregungszustände, Euphorie, Somnolenz bis Koma) gastrointestinale Symptome (Übelkeit, Erbrechen, Diarrhö), epileptische Anfälle, Herzrhythmusstörungen, Multiorganversagen, Verbrauchskoagulopathie.
- *Therapie:* Sofortiges Absetzen der Medikation (in 90% ausreichend)! Bei Persistenz: Intensivmedizinische Behandlung, Methysergid (Deseril® 4 mg Retard-Tbl.) 2 – 6 mg/d, symptomatische Maßnahmen.

► **Lithium-Intoxikation:**
- *Ursachen:* Akzidentelle oder suizidale Überdosierung, Kalium-/Kochsalzmangel (natriumarme Diät), Kombination mit Diuretika, starkes Schwitzen (Fieber!), interkurrente Erkrankungen (Nierenfunktionsstörungen, Elektrolytverschiebungen), nichtsteroidale Antiphlogistika, ACE-Hemmer.
- *Klinik* (mäßige Intoxikation 1,5 – 2,5 mmol/l, [selten schon ab 1,0 mmol/l]; schwere Intoxikation 2,5 – 3,0 mmol/l): *Initial:* Übelkeit, Erbrechen, Durchfall, grobschlägiger Tremor, Abgeschlagenheit, psychomotorische Verlangsamung, Vigilanzminderung, Schwindel, Nystagmus, Dysarthrie, Ataxie. *Später:* Rigor, Reflexsteigerung, Faszikulationen, epileptische Anfälle, Schock, Somnolenz, Koma.
- *Therapie:* Lithium sofort absetzen! Bei mittel- /schwerer Ausprägung: Intensivmedizinische Behandlung, symptomatische Maßnahmen, Infusion isotoner Kochsalzlösung, Clearancesteigerung (z.B. Acetazolamid [z.B. Diamox]), Hämodialyse.

► **Benzodipazepin-Intoxikation:**
- *Ursachen:* Akzidentelle oder suizidale Überdosierung, Mischintoxikation
- *Klinik:* Apathie, Schwindel, Übelkeit, Kopfschmerzen, Somnolenz bis Koma, Hypo-/ Areflexie, muskuläre Schwäche, Dysarthrie, Ataxie, Nystagmus, Doppelbilder, Hypotonie, Tachykardie, Ateminsuffizienz
- *Therapie:* Intensivmedizinische Behandlung, primäre Detoxikation, Flumazenil (Anexate 0,5 mg/5 ml|1 mg/10 ml Amp.): Initial 0,2 mg i. v. (langsam!), bei Ansprechen 0,1 – 0,3 mg/min i. v., Höchstdosis 1 – 2 mg/d, symptomatische Maßnahmen.

► **Carbamazepin-Intoxikation:**
- *Ursachen:* Akzidentelle oder suizidale Überdosierung.
- *Klinik:* (Toxische Dosen ab ca. 3 g) Nystagmus, Mydriasis, Akkomodationsstörungen, Ataxie, epileptische Anfälle, zentrales anticholinerges Delir (S. 124), kardiale Reizleitungsströungen (AV-Block, intrakardialer Block, VH-Flimmern), toxische Myokardschädigung, Hypotension, Übelkeit, Erbrechen, Dyspnoe, Ateminsuffizienz.
- *Therapie:* Intensivmedizinische Behandlung, primäre Detoxikation, symptomatische Maßnahmen.

6.2 Schmerztherapie

Anamneseerhebung
....

► **Lokalisation:** Betroffene Region, Ausstrahlung?
► **Zeitlicher Ablauf:** Häufigkeit, Dauer, Attacken- oder Dauerschmerz, Fluktuationen, Zunahme/Abnahme im zeitlichen Verlauf?
► **Beeinflussbarkeit:** Auslöser, Triggermechanismen, Linderung?

Therapieprinzipien

► **Stärke:** Einstufung standardisiert mittels 11-stufiger „visueller Analog-Skala" (0 = kein Schmerz, 10 = maximal vorstellbarer Schmerz).
► **Beeinträchtigung:** Subjektive Beeinträchtigung im Alltag, psychologische Faktoren?

Therapie akuter/paroxysmal auftretender Schmerzen

► **Definition:** Akuter Schmerz = Dauer < 6 Monate.
► **Ursachen:** Meist organisch.
► **Therapie:** Kausal (medikamentös/operativ):
  • *Grundregeln:*
    – Rasche Therapie mit nicht-retardierten Präparaten. Individuelle Dosisfindung („titrieren").
    – Applikation am besten oral, rektal oder sublingual.
  • *Geeignete Präparate:* Auswahl in Abhängigkeit von Grunderkrankung (s. S. 134 ff):
    – Nichtopioidanalgetika (s.u.).
    – Opiate, Opioide (S. 128).
    ◼ **Nicht geeignet:** Adjuvanzien, Retardpräparate.
  • *Nicht-medikamentöse Therapie:* Kurzfristige Schonung.

Therapie chronischer Schmerzen

► **Definition:** Chronischer Schmerz = Dauer > 6 Monate.
► **Ursachen:** Oft multifaktoriell (nozizeptiv, Störung der Schmerzverarbeitung, psychosoziale Ursachen).
► **Therapie:** Kausale Therapie oft nicht möglich, deshalb Kombination von supportiven Maßnahmen und medikamentöser Therapie:
  • *Grundregeln der medikamentösen Therapie:*
    – Applikation möglichst oral. Bei Magen-/Darm-Passagestörung oder Schluckstörung rektal/sublingual, bei Erbrechen rektal. Im Verlauf ggf. transdermal (initial wegen langer Resorptionszeit nicht empfehlenswert!).
    – Nebenwirkungen prophylaktisch behandeln.
    – Individuelle Dosisfindung (NSAR: Als Faustregel Beginn mit 50 % der maximalen Tagesdosis; Opioide: „Titrieren" des Schmerzes mit Einzeldosen kurzwirksamer Präparate, dann Umstellung auf retardierte Form).
    – Flexible Bedarfsmedikation zur Behandlung von akuten Schmerzspitzen (sog. „rescue"). Diese sollte kein Retardpräparat sein.
    – Dosierungsintervalle an Wirkdauer der Analgetika anpassen.
  • *Adjuvanzien:* (S. 133).
  • *Nicht-medikamentöse Maßnahmen:* Physiotherapie, Vermeidung von Inaktivität und Rückzugsverhalten.

Nichtopioidanalgetika

► **Paracetamol** (z.B. ben-u-ron 500 mg/Tbl|Kps., 500|1000 mg/Supp.):
  • Anwendung auch als Antipyretikum.
  • *Dosierung:* Einzeldosis 500 – 1000 mg alle 4 – 6 h, max. 6000 mg/d.
  • *Nebenwirkungen:* In therapeutischer Dosierung sehr selten Leberschäden, allergische Reaktionen (z.B. Blutbild-Veränderungen, Bronchospasmus). Antidot bei Überdosierung: Acetylcystein.
  • *Kontraindikationen:* Schwere Leberfunktionsstörungen, vorgeschädigte Niere.
  • *Wechselwirkungen:* Antikoagulanzien (deren Wi ↑); Phenobarbital, Phenytoin, Carbamazepin, INH, Rifampicin, Salicylamid, Chlorzoxazon, Alkohol (Hepatotoxizität ↑); Chloramphenicol (dessen Eliminations-HWZ × 5); Zidovudin (Neutropenie-Risiko ↑).

- *Kinetik:* Bioverfügbarkeit oral 88 %, rektal 50 %, HWZ 1 – 4 h, Wirkungsbeginn nach 30 – 60 min.
► **Acetylsalicylsäure** (ASS, z. B. Aspirin 500 mg/Tbl.):
- Anwendung auch als Thrombozytenaggregationshemmer (S. 313), Antipyretikum, Antiphlogistikum und Antirheumatikum).
- *Dosierung:* Einzeldosis 500 – 1000 mg alle 4 – 6 h, max. 4000 mg/d (Dosierung als Thrombozytenaggregationshemmer: S. 313).
- *Nebenwirkungen:* Erhöhte Blutungsgefahr, GIT-Beschwerden/-Ulzera/-Blutungen, Bronchospasmus, Nierenfunktionsstörungen, Natrium- und Wasserretention.
- *Kontraindikationen:* Magen-Darm-Ulzera, Nierenerkrankungen, Schock, Volumenmangel, Herzinsuffizienz, Aszites, Diuretikatherapie, Therapie mit nephrotoxischen Pharmaka, Gerinnungsstörungen, Salizylat-Allergie, Kinder < 12 Jahre (*cave* Reye-Syndrom), Schwangerschaft 3. Trimenon, obstruktive Lungenerkrankung (relativ).
- *Wechselwirkungen:* Valproinsäure und Antikoagulanzien (Blutungsgefahr ↑); Barbiturate (deren Spiegel ↑); Sulfonylharnstoffe (Hypoglykämiegefahr ↑).
- *Kinetik:* Bioverfügbarkeit 40 – 50 %, HWZ von ASS 10 – 20 min, HWZ der Metabolite (Salicylsäure) dosisabhängig 3 – 5 h (bei 1 g ca. 5 h).
► **Ibuprofen** (200|400|600 mg/Tbl., 800 mg/Ret.-Tbl., 500|600 mg/Supp.):
- *Dosierung:* Einzeldosis 200 – 600 mg/d p. o. bzw. 500 – 600 mg rektal alle 6 – 8 h. Max. 2400 mg/d.
- *Nebenwirkungen:* Blutungsneigung, GIT-Beschwerden, aseptische Meningitis, Nierenfunktionsstörungen.
- *Kontraindikationen:* s. Azetylsalizylsäure.
- *Wechselwirkungen:* Phenytoin, Digoxin, Lithium (deren Spiegel ↑); Diuretika, Antihypertonika (deren Wi ↓); andere NSAR (NW ↑); kaliumsparende Diuretika (Hyperkaliämie); Methotrexat, Baclofen (deren Toxizität ↑).
- *Kinetik:* Bioverfügbarkeit > 80 %, HWZ 2 h, Wirkungsbeginn nach ca. 30 min.
► **Diclofenac** (z. B. Voltaren 25|50 mg/Tbl., 50|100 mg/Supp.):
- *Dosierung:* Einzeldosis 50 – 75 mg p. o. bzw. 50 – 100 mg rektal. Max. 150 mg/d.
- *Nebenwirkungen:* Nierenfunktionsstörungen, Rückgang der Diurese, Natrium- und Wasserretention, GIT-Beschwerden/-Ulzera/-Blutungen, aseptische Meningitis.
- *Kontraindikationen:* s. Azetylsalizylsäure.
- *Wechselwirkungen:* Phenytoin, Lithium, Methotrexat, Digoxin (deren Blutspiegel ↑); Diuretika (deren Wi ↓); Kalium, Kalium sparende Diuretika (K^+-Spiegel ↑); Metformin, Sulfonylharnstoffe (BZ ↓); Ciclosporin (Nierentoxizität ↑), Cumarinderivate (Blutungsgefahr?), Glukokortikoide (Ulzerogenität ↑), Ofloxazin (Verwirrtheit ↑), Probenicid/Sulfinpyrazon (Elimination von Diclofenac verzögert).
- *Kinetik:* Stark von der Galenik abhängig, allg. gute Resorption nach oraler Gabe, HWZ 1 – 2 h.
► **Metamizol** (z. B. Novalgin 500 mg/Tbl., 500 mg/20 Tr., 500 mg/ml Inj.-Lsg.):
- Anwendung auch als Antipyretikum, besonders gut wirksam bei kolikartigen Schmerzen (spasmolytische Wirkung).
- *Dosierung:* Einzeldosis 500 – 1000 mg, Wiederholung alle 4 – 6 h, max. 6000 mg/d, bei i. v.-Anwendung langsam injizieren oder als Infusion (RRAbfall möglich).
- *Nebenwirkungen:* Allergische Reaktionen, selten Leukopenie, Thrombopenie, Agranulozytose (Blutbild-Kontrollen), Blutdruckabfall bis zum Schock.
- *Kontraindikationen:* Glukose-6-Phosphat-Dehydrogenase-Mangel, Schwangerschaft 1./3. Trimenon, Stillzeit.
- *Wechselwirkungen:* Ciclosporin (dessen Spiegel?).
- *Kinetik:* Wirkungsbeginn nach ca. 20 – 30 min, Wirkungsdauer ca. 3 – 5 h, HWZ 10 h.

▶ **Flupirtin** (z. B. Katadolon 100 mg/Kps., 150 mg/Supp.):
- Nichtopioidanalgetikum mit muskelrelaxierender Wirkung (NMDA-Antagonist).
- *Dosierung:* Einzeldosis 100 – 200 mg, Wiederholung alle 8 h, max. 600 mg/d.
- *Nebenwirkungen:* Müdigkeit, Mundtrockenheit, Schwindel, Leberwerte ↑.
- *Kontraindikationen:* Myasthenie, hepatische Enzephalopathie.
- *Wechselwirkungen:* Sedierend wirkende Medikamente, Alkohol (deren Wi ↑); Antikoagulation (deren Wi ↑); Carbamazepin und Paracetamol (Transaminasen-anstieg möglich).
- *Kinetik:* Bioverfügbarkeit p. o. 90 %, Supp. 70 %, Wirkungsbeginn nach ca. 20 – 30 min, Wirkungsdauer 3 – 5 h, HWZ 7 – 10 h. s

Opiate, Opioide – Grundlagen

▶ **Allgemeine Informationen zu Opiaten/Opioiden:**
- Opiate = Abkömmlinge des Opiums (z. B. Morphin, Codein). Opioide = Syntheti-sche Pharmaka mit morphin-(= opiat-)artiger Wirkung.
- Bei chronischen Schmerzen im Zusammenhang mit nicht-malignen Erkrankun-gen Zurückhaltung in der Dauertherapie mit Opioiden.
- Bei erstmaliger Anwendung zunächst niedrige Dosierung wählen und durch Do-sissteigerung individuellen Bedarf festlegen. Regelmäßige Gabe nach festem Zeit-plan erfordert meist niedrigere Gesamtdosen und ist für den Patienten weniger belastend als eine Applikation bei Bedarf.

▶ **Gemeinsame Nebenwirkungen von Opiaten/Opioiden** (+ Therapieoptionen):
- *Übelkeit/Erbrechen* (auch unter Dauertherapie meist nur vorübergehend): Ggf. kurzfristig Metoclopramid (Paspertin 10 mg/2 ml Amp.) 10 mg i. v.
- *Obstipation:* Laktulose (z. B. Bifiteral) 1 – 3 × 20 – 40 ml, Natriumpicosulfat (z. B. Laxoberal) 1 – 3 × 20 Tr., ggf. Bisacodyl, Mikro-Klistier.
- *Harnverhalt:* Carbachol, alternativ Prazosin oder Terazosin.
- *Atemdepression:* Ggf. Naloxon (s. u.). *Cave* bei Buprenorphin sind sehr hohe Dosen erforderlich → kardiovaskuläre Reaktionen!
- *Andere:* Miosis, Bronchospamsus, zerebrale Krampfanfälle (höhere Dosen), Suchtauslösung bei fehlerhafter Verordnung/Prädisposition (z. B. falsche Indika-tion, nicht-retardierte Präparate), Sedierung (Fahrtüchtigkeit in Einstellungspha-se ggf. nicht gegeben), Gallenwegsspasmen (seltener bei Pentazocin, Pethidin, Buprenorphin).

▶ **Antidot:** Naloxon (Narcanti 0,4 mg/ml Inj.-Lsg.): Bei Opioid-Überdosierung im Not-fall initial 0,4 – 2 mg langsam i. v., ggf. Wiederholung alle 3 – 5 min.

Niedrig potente Opiate und Opioide

▶ **Dihydrocodein** (z. B. DHC 60|90|120 Ret.-Tbl., Paracodin 10 mg/Tbl., 20 mg/ret.-Kps., N-Sirup 9,7 mg/4 ml, Tropfen 10 mg/1 ml [= 20 Trpf.]):
- *Indikation, Potenz:* Chronische Schmerzen; mittelstarkes Opioidanalgetikum (1/6 der Wirkstärke von Morphin), ausgeprägt antitussiv bereits in niedriger Dosie-rung.
- *Dosierung:* Einzeldosis 60 – 120 mg, Wiederholung alle 12 h, max. 240 mg/d.
- *Kontraindikation:* Chronische/akute Pankreatitis, Asthma bronchiale, Ateminsuf-fizienz, Koma, Ende der Schwangerschaft und Stillzeit, Kinder < 4 J.; *relative KI:* schwere Leber- und Nierenerkrankungen, Vorsicht bei Cor pulmonale, Adipositas permagna.
- *Kinetik:* Bioverfügbarkeit 20 % (ausgeprägter First-pass-Effekt), Wirkungsdauer 4 – 6 h (– 12 h), HWZ 3 – 4,5 h, hepatische Metabolisierung.

▣ *Hinweis:* Als Antitussivum verwendet besteht die Gefahr des Sekretverhaltes → Kombination mit Sekretolytika nicht sinnvoll, da Fähigkeit zum Abhusten redu-ziert (besonders bei nächtlichem Husten).

► **Tilidin'Naloxon** (Valoron N 50'4 mg/20 Tr., 50'4 mg/Kps., 50'4|100'8|150'12|200'16 mg/Ret.-Tbl.):
- *Indikation, Potenz:* Starke bis sehr starke akute + chronische Schmerzen.
- *Dosierung:* Bis zu $6 \times 20 - 40$ Trpf. oder 1 – 2 Kps. (50 – 100 mg)/d p. o., normal 80 Trpf. oder 4 Kps./d; max. 600 mg/d. Bei *chronischen Schmerzen* $>2 \times 50$ mg ret./d, in Abhängigkeit von Schmerzintensität bis 600 mg ret./d p. o.
- *Kontraindikationen:* Opiatabhängigkeit, akute Porphyrie, Atemdepression, paralytischer Ileus, SHT mit erhöhtem intrakraniellem Druck, Kombination mit MAO-Hemmern (müssen 14 d vorher abgesetzt sein), Kinder (<2 J.); *relative KI:* Kapseleinnahme von kindern und Jugendlichen unter 14 J., Schwangerschaft und Stillzeit.
- *Wechselwirkungen:* MAO-Hemmer (NW und Wi ↑ ↑ → KI); zentral dämpfende Medikamente, Alkohol (Wi ↑).
- *Kinetik:* Bioverfügbarkeit 60 – 70 %, Wirkungsbeginn nach 5 – 10 min (i. v. und Trpf.), 15 min (Kps.), Wirkungsdauer 3 – 5 h, Wirkungs-Maximum nach 25 – 50 min, HWZ von Nortilidin (wirksamer Metabolit) 3 – 5 h, Elimination der inaktiven Metabolite überwiegend über die Niere (90 %).
- ☑ *Hinweis:* Ret.-Tbl. nicht teilen! Nicht mit anderen Opiaten kombinieren (wegen des Opiatantagonisten Naloxon).

► **Tramadol** (Tramal 50 mg/Kps.;Tbl., -long 100|150|200 mg/Ret.Tbl., 50 mg/20 Tr., 100 mg/Supp., 50|100 mg/Amp.):
- *Indikation, Potenz:* Mäßig starke bis starke Schmerzzustände aller Art; mittelstarkes Opioid, im Vgl. zu Morphin 0,1-fache Wirkstärke auf Schmerzen.
- *Dosierung:* Einzeldosis 50 – 200 mg, Wiederholung alle 4 h (-long alle 12 h), *max.* 400 mg/d. Dosisreduktion bei Niereninsuffizienz!
- *Nebenwirkungen:* Übelkeit, Erbrechen (in bis zu 30 %), Schwindel, Mundtrockenheit, Schwitzen, Kopfschmerzen, Atemdepression, RR-Abfall, Bronchospasmen, Sedierung.
- *Kontraindikationen:* Intoxikation mit zentral wirksamen Medikamenten/Alkohol, Einnahme von MAO-Hemmern, Störungen des Atemzentrums, Kinder <1 J.; *relative KI:* Schwangerschaft und Stillzeit.
- *Wechselwirkungen:* Zentral dämpfende Medikamente, Alkohol (gegenseitig Wi ↑); Carbamazepin (Tramadol-Wi ↓); Neroleptika (vereinzelt Krampfanfälle); MAO-Hemmer (inkl. Selegilin), in Einzelfällen auch SSRIs (serotonerges Syndrom).
- *Kinetik:* Resorption zu 95 % nach p. o. Gabe, BV 60 – 70 %, PEB 20 %, HWZ 2 – 3 h, Wirkungsdauer 2 – 4 h, hepatischer Metabolismus und renale Elimination zu 90 %.

Hoch potente Opiate und Opioide (BtM-Rezeptpflicht)

► **Oxycodon** (z. B. OXYGESIC 10|20|40|80 mg/Ret.-Tbl.):
- *Indikation, Potenz:* Starke bis sehr starke subakute und chronische Schmerzen.
- *Dosierung:* 2×10 mg/d für nicht opioidgewöhnte Pat., Dosisanpassung je nach klin. Erfolg, bei opioidgewöhnten Pat. mit höherer Dosis beginnen; *max.* in Einzelfällen bis 400 mg/d (z. B. bei Tumorschmerzen).
- *Kontraindikationen:* Schwere Atemdepression mit Hypoxie und/oder Hyperkapnie, schwere COPD, Cor pulmonale, akutes schweres Asthma bronchiale, paralytischer Ileus, Schwangerschaft und Stillzeit, Kinder <12 J.
- *Wechselwirkungen:* Zentral dämpfende Medikamente, Alkohol (deren und Oxycodon-Wi und NW ↑); anticholinerg wirkende Medikamente (verstärkte anticholinerge NW).
- *Kinetik:* Bioverfügbarkeit ca. 65 %, Wirkungsdauer 4 – 5 h, HWZ 4 – 6 h.
- ☑ *Hinweis:* Ret.-Tbl. dürfen nicht geteilt oder zerkaut werden; Studienergebnisse sprechen für Wirkungserfolg bei chron. neuropathischen Schmerzen.

Therapieprinzipien

▶ **Pentazocin** (z. B. Fortral 30 mg/Amp., 50 mg/Kps., 50 mg/Supp.):
- *Indikation, Potenz:* Starke und sehr starke Schmerzen
- *Dosierung:*
  - *Akut:* 30 mg langsam i. v./i. m., bei Bedarf alle 3 – 4 h Wiederholung möglich; *Maximaldosis:* 360 mg/d bzw. 1 mg/kg KG bei s. c./i. m., 0,5 mg/kg KG bei i. v.
  - *p. o./rektal:* 50 mg p. o. oder Supp., bei Bedarf alle 3 – 4 h Wiederholung möglich; *Maximaldosis:* 600 mg/d bzw. 12 Kps./d p. o., Supp.: 200 mg/d bzw. 4 Supp.
- *Kontraindikationen:* Hepatische Porphyrie; *relative KI:* Abhängigkeit von Opioiden, Bewusstseinsstörungen, Atemantriebsstörung, Asthma, Schädelverletzungen, erhöhter Hirndruck, Epilepsie, Kombination mit MAO-Hemmern, Schwangerschaft und Stillzeit.
- *Wechselwirkungen:* MAO-Hemmer (Stimulierung des ZNS/Hypertonie → 14 d Abstand); zentral wirkende, dämpfende Psychopharmaka, Alkohol (deren Wi ↑); Opiatagonisten (Antagonisierung durch Pentazocin); Naloxon (antagonisiert Pentazocin).
- *Kinetik:* Bioverfügbarkeit 20 %, Wirkungsbeginn 2 – 3 min nach i. v., 10 – 20 min nach i. m. und 15 – 30 min nach p. o./Supp., HWZ 2 – 2,5(–3) h, Wirkdauer 3 – 4 h, Elimination nach hepatischem Abbau.

▶ **Pethidin** (z. B. Dolantin 50|100 mg/Amp. à 1|2 ml, 50 mg/20 Tr., 100 mg/Supp.):
- *Indikation, Potenz:* Akute, sehr starke Schmerzen.
- *Dosierung:* 50 mg i. v. oder 50 – 100 mg s. c./i. m. oder 20 – 40 Trpf. (50 – 100 mg) p. o. oder 100 mg als Supp., ggf. alle 3 – 4 h Wiederholung möglich; *max.* 500 mg/d.
- *Kontraindikationen:* Akute hepatische Porphyrie, gleichzeitige Behandlung mit MAO-Hemmer, Schwangerschaft (erstes Trimenon, keine Erfahrungen) und Stillzeit (Abstillen erforderlich), Kinder < 1 J.; *relative KI:* Abhängigkeit von psychotrogen Substanzen, erhöhter Hirndruck, Hypovolämie mit Hyotension, Nierenfunktionsstörungen bekannte Epilepsie, Alter < 16 J.
- *Wechselwirkungen:* Zentral dämpfende Pharmaka, Alkohol (deren Wi ↑ MAO-Hemmer (toxische Wi ↑ → 2 Wo. Abstand).
- *Kinetik:* Bioverfügbarkeit 50 %, Wirkungsbeginn nach ca. 15 min, Wirkungsdauer 3 – 5 h, HWZ 2 – 7 h, renale Elimination.

▶ **Piritramid** (z. B. Dipidolor 15 mg/Amp. à 2 ml):
- *Indikation, Potenz:* Starke bis sehr starke akute und chronische Schmerzen
- *Dosierung:* 7,5 – 15(–30) mg = 1/2 – 1(–2) Amp. i. m. oder langsam i. v. oder s. c., bei Bedarf alle 6 – 8 h wiederholen; max. 600 mg/d.
- *Kontraindikationen:* Akute hepatische Porphyrie, erhöhter Hirndruck, Opioidabhängigkeit, Koma, Atemantriebs- oder Funktionsstörung, Prostatahyperplasie mit Restharnbildung, Pankreatitis, Gallenwegerkrankungen, obstruktive und entzündliche Darmerkrankungen, NNR Insuffizienz, Hypothyreose, Phäochromozytom, Hypotension bei Hypovolämie; *relative KI:* Schwangerschaft und Stillzeit.
- *Wechselwirkungen:* Zentral dämpfende Medikamente, Alkohol (deren und Piritramid-Wi und NW ↑); MAO-Hemmer (schwere WW – Abstand mindestens 10 d); Pentazocin (teilweise Antagonisierung der Piritramid-Wi); Pancuronium, Vencuronium (deren Wi ↑).
- *Kinetik:* Wirkungsbeginn 1 – 2 min nach i. v.-, 10 – 15 min nach i. m.-, ca. 30 min nach s. c.-Gabe, Wirkungsdauer 6 – 8 h, HWZ 4 – 10 h, hepatischer Metabolismus und Elimination der Metabolite per Fäces.

▶ **Buprenorphin** (Temgesic 0,2|0,4 mg/Tbl., 0,3 mg/Amp.; SUBUTEX 0,4|2|8 mg/Tbl.; Transtec Pflaster mit Wirkstoffabgabe von 35 µg/h, 52,5 µg/h oder 70 µg/h):
- *Indikation, Potenz:* Schwere und schwerste Schmerzzustände.
- *Dosierung:*
  - *parenteral:* 1 × 0,15 – 0,3 – 0,6 mg i. m./s. c./i. v., ggf. alle 6 – 8 h wiederholen bis max. 4 × 0,3 mg/d; *Maximaldosis:* 1,2 mg/d.

- *p.o.:* $4 \times 0{,}2 - 0{,}4$ mg/d sublingual; *Maximaldosis:* 1,6 mg/d.
- *transdermale Applikation (Umrechnungshilfe):* Pflasterwechsel alle 72 h; bis 60 mg Morphin/d → Pflasterstärke 35 µg/h; 61–90 mg Morphin/d → Pflasterstärke 52,5 µg/h; 91–120 mg Morphin/d → Pflasterstärke 70 µg/h; 121–150 mg Morphin/d → Pflasterstärke 87,5 µg/h; alle weiteren 30 mg/d Morphin mehr → + 17,5 µg/h (bis Maximaldosis 140 µg/h).

- *Kontraindikationen:* Supraventrikuläre Arrhythmien, erhöhter intrakranieller Druck, Schwangerschaft und Stillzeit.
- *Wechselwirkungen:* Andere ZNS-wirksame Stoffe (Wi ↑); Doxapram (Antagonisierung der Wi); MAO-Hemmer oder Naloxon (Morphin-Wi ggf. ↓, z. B. bei Umstellung von Morphin auf Buprenorphin).
- *Kinetik:* Bioverfügbarkeit ca. 50 %, max. Wi nach 30–60 min nach i.v. bzw. nach 2 h nach p.o., Wirkungsdauer 6–8 h, HWZ 3–5 h, hepatischer Metabolismus.
- ▣ *Hinweis:* Im Vergleich zu den übrigen Opioidanalgetika lediglich geringe bis keine Obstipation.

► **L-Methadon** (L-Polamidon 2,5|5 mg/Amp., 5 mg/20 Tr., 5 mg/ml Lsg.):
- *Indikation, Potenz:* Starke Schmerzen, insbesondere neuropathische Schmerzen, (Opiatentzug).
- *Dosierung:* Einzeldosis 2,5 mg i.v. bzw. bis 15 mg i.m./s.c./p.o., Wiederholung alle 6–12 h; *max.* 150 mg/d p.o.
- *Kontraindikationen:* Behandlung mit MAO-Hemmern, Narkotika-Antagonisten oder Agonisten/Antagonisten (z. B. Pentazocin und Buprenorphin), Arrhythmien, Hypokaliämie, Bradykardie, erhöhter intrakranieller Druck, schwere Leberfunktionsstörungen, Bewusstseinsstörungen, Kombination mit zentral dämpfenden bzw. atemdepressiven Medikamenten, Hypotension bei Hypovolämie, Prostatahyperplasie mit Restharnbildung, Pankreatitis, Gallenwegserkrankungen.
- *Wechselwirkungen:* Carbamazepin, Phenobarbital, Phenytoin, Rifampicin, Flunitrazepam (Methadon-Clearance ↑); ZNS-dämpfende Substanzen (Methadon-Wi ↑ [Atemdepression, RR-Senkung, ZNS-Effekte]); Antihypertensiva (Reserpin, Clonidin, Urapidil, Prazosin) (Levomethadon-Wi ↑); Cimetidin, Antimykotika, Antiarrhythmika, Kontrazeptiva (Hemmung des Methadonabbaus).
- *Kinetik:* Bioverfügbarkeit > 90 %, Wirkungseintritt nach 30–60 min, lange Wirkdauer (5–8 h), HWZ 15–72 h, hepatischer Metabolismus (> 50 %) und renale Elimination.

► **Morphin** *(oral retardiert* (MST 10|30|60|100|200 mg Mundipharma Retardtbl., MST Continus 10|30|60|100|200 Retardkps., MST 20|30|60|100|200 Retard-Granulat); *oral nichtretardiert* (Sevredol 10|20 mg/Tbl.); *rektal* (MSR 10|20|30 mg Mundipharma Supp.); *parenteral* – Morphin-HCl (z. B. Morphin-Merck 10|20|100 mg/Amp.):
- *Indikation, Potenz:* Schwere und schwerste Schmerzzustände.
- *Dosierung:*
  - *Akut:* 5–10(−15) mg in H_2 verdünnt i.v. oder 10–20 mg i.m./s.c.
  - *p.o.:* 5–15(−30) mg/d p.o., ggf. erhebliche Dosissteigerung möglich.
  - *Perfusor:* 1–4 mg/h = 0,5–2 ml/h i.v., schrittweise Dosissteigerung bis auf 5 mg/h; „Rezept": 10 Amp. à 10 mg = 100 mg auf 50 ml NaCl 0,9 % verdünnen = 2 mg/ml.
  - *Maximaldosis:* 300 mg p.o., 100 mg über Perfusor (normal); aber auch 2000 mg/d p.o. bis zu 30 d lang möglich.
- *Kontraindikationen:* Schwangerschaft/Stillzeit, Ileus; *relative KI:* Opioidabhängigkeit, Bewusstseinsstörungen, respiratorische Insuffizienz, Atemantriebsstörung, erhöhter Hirndruck, Prostatahyperplasie mit Restharnbildung.
- *Wechselwirkungen:* ZNS-dämpfende Substanzen (atemdepressive, sedierende und hypotensive Wi von Morphin ↑); Parasympatholytika (paralytischer Ileus möglich); MAO-Hemmer (Morphinwirkung ↑; sehr gefährlich! 14 d vorher absetzen).

- *Kinetik:* Bioverfügbarkeit ca. 30%), Wirkungseintritt nach 15 – 45 min, Wirkungs-
  maximum nach 1 h, HWZ nach i. v./p. o. 2 – 3 h, Wirkungsdauer ca. 4 – 5 h, in retar-
  dierter Form 8 – 24 h.
► **Fentanyl TTS** (Durogesic SMAT Membranpflaster 25|50|75|100 μg/h):
  - *Indikation, Potenz:* Stärkste Schmerzzustände, Analgesie bei Beatmung, Tumor-
    schmerztherapie (Membranpflaster).
  - *Dosierung:* Wirkdauer ca. 48 – 72 h (= Pflasterwechselintervall). Bei Patienten oh-
    ne vorherige Therapie mit hochpotenten Opioiden Beginn mit 25 μg/h, Steigerung
    nach Bedarf.
  - *Kontraidikationen:* Erhöhter intrakranieller Druck, Schädel-Hirn-Trauma, Myas-
    thenia gravis, Behandlung mit MAO-Hemmern (bis 14 d nach Absetzen).
  - *Wechselwirkungen:* Antihypertonika, zentral wirksame Wirkstoffe (deren Wi ↑);
    Phenothiazin-Neuroleptika, Benzodiazepine (RR ↓); Ritonavir (Fentanyl-Wi ↑);
    MAO-Hemmer 14 d vor Fentanyl-Gabe absetzen.
  - *Kinetik:* Bioverfügbarkeit 92%, nach 12 – 24 h klinischer Wirkungsbeginn, nach
    48 h volle Wi mit gleichbleibendem Plasmaspiegel, terminale HWZ 16 – 22 h,
    nach 3 d Pflasterwechsel notwendig.
▣ **Umrechnen der Opiat-/Opioid-Dosis:** Tab. 6.2.

Tabelle 6.2 · **Opioidumrechnungstabelle (Angaben in mg). Zugehörigen Wert
zum bisher eingesetzten Medikament in der gleichen Spalte des
anderen Medikamentes nachlesen (aus Schüttler et al., Checkliste
Anästhesie, Stuttgart: Georg Thieme; 2000)**

Tramadol (oral, rektal)	150	300	450	600						
Tramadol (s. c., i. m., i. v.)	100	200	300	400	500					
Tilidin/Naloxon (oral)	150	300	450	600						
Dihydrocodein (oral)	120	240	360							
Morphin (oral, rektal)	30	60	90	120	150	180	210	300	600	900
Morphin (s. c., i. m., i. v.)	10	20	30	40	50	60	70	100	200	300
Morphin (peridural)	2,5	5	7,5	10	12,5	15	17,5	25	50	75
Morphin (intraspinal)	0,25	0,5	0,75	1,0	1,25	1,5	1,75	2,5	5	7,5
Oxycodon (oral)	15	30	45	60	75	90	105	150		
Hydromorphin (oral)	4	8	12	16	20	24	28	40	80	120
Buprenorphin (s.l.)	0,6	1,2	1,8	2,4	3,0	3,6	4,2			
Buprenorphin (s. c., i. m., i. v.)	0,3	0,6	0,9	1,2	1,5	1,8	2,1			
Fentanyl TTS mg/24 h		0,6	–	1,2	–	1,8	–	3,0	–	9,0
Fentanyl Pflastergröße (cm²)		10	–	20	–	30	–	50	–	150

Beispiel: Wechsel von 3 × 200 mg Tilidin/Naloxon auf Morphin:
1. 600 mg Tilidin/Naloxon entspricht 120 mg Morphin oral
2. Dosisreduktion auf 90 mg Morphin: Verordnung von 3 × 30 mg retardiertem Morphin
3. Bedarfsmedikation: z. B. nichtretardiertes Morphin 10 mg

Adjuvanzien

▶ **Wirkprinzip:** Antidepressiva und Antikonvulsiva wirken vermutlich durch Membranstabilisierung und Verhinderung ektoper Reizentstehung bzw. Modulation schmerzverarbeitender Strukturen (serotonerg, noradrenerg). Neuere Antidepressiva aus der Gruppe der SSRI (S. 115) sind oft ebenfalls wirksam bei weniger Nebenwirkungen.

▶ **Substanzen, Dosierung** (wichtig ist eine langsame Ausdosierung und Behandlung über mindestens 4 Wochen zum Abschätzen eines Therapieerfolges):
- *Antidepressiva* (S. 114):
  - Amitriptylin: $1-3 \times 25-50$ mg/d.
  - Paroxetin: 20 mg (max. 40 mg) morgens.
  - Clomipramin: $2 \times 10-25$ mg/d.
  - Doxepin: $3 \times 10-50$ mg/d.
  - Imipramin: $3 \times 10-50$ mg/d.
- *Antikonvulsiva:*
  - *Carbamazepin* (S. 548): 100–1200 mg/d.
  - *Valproat* (S. 555): 600–1200 mg/d (für diese Indikation keine Zulassung).
  - *Phenytoin* (S. 553): 200–400 mg/d.
  - *Gabapentin* (S. 550): 300–900 mg/d (Zulassung für schmerzhafte diabetische Neuropathie, postherpetische Neuralgie).
  - *Pregabalin* (S. 553) (Lyrica 25|50|75|100|150|200|300 mg/Kps., Zulassung für periphere neuropathische Schmerzen): 150–600 mg in 2–3 Einzeldosen (einschleichend beginnen mit $2-3 \times 25-50$ mg, abhängig von den Beschwerden wöchentlich steigern bis zur Max.-Dosis 600 mg/d).
  - *Tiagabin* (Gabitril 5|10|15 mg/Tbl., keine Zulassung für diese Indikation): Beginn mit 7,5–15 mg/d, bis 60 mg/d in 3 Einzeldosen.
  - *Topiramat* (S. 555, für diese Indikation keine Zulassung).
  - *Lamotrigin* (S. 550): 100–300 mg/d (für diese Indikation keine Zulassung).
- *Baclofen* (S. 145, Schmerzen bei Spastik und Trigeminusneuralgie): 3×5 mg/d (max. 80 mg/d).
- *Dexamethason* (S. 136, Nerv-/Plexus-Kompression/-Entzündung, Hirndruck): 4–16 mg/d.
- *Cannabinoide* (Dronabinol, BTM-pflichtiges Rezepturarzneimittel): Therapieversuch bei chronischen Schmerzen, Spastik bei MS, Emesis bei Chemotherapie und in Palliativmedizin. 2,5 – 5 mg/d in 3 Einzeldosen, bei Spastik bis 20 mg/d, bei chronischen Schmerzen bis 40 mg/d. Als Rezepturarzneimittel Herstellung von Kapseln bzw. öligen Tropfen. Informationen über *www.delta9pharma.de*

Nicht-medikamentöse Basistherapie

▶ **TENS** (transkutane elektrische Nervenstimulation):
- *Postulierter Wirkmechanismus*: Segmentale Hemmung von afferenten Schmerzbahnen über Erregung von A-β-Fasern („gate-control-Theorie").
- *Indikationen*: Lumboischialgie, HWS-Syndrom, Spannungskopfschmerz, Schulter-Arm-Syndrom, Gesichtsschmerz, Zosterneuralgie, Schmerz nach peripherer Nervenläsion.

▶ **Akupunktur:** Wirkmechanismus unbekannt, Therapieerfolg nicht voraussagbar.

▶ Entspannungsverfahren, Physiotherapie, Psychotherapie, Selbsthilfegruppen.

Blockadetechniken

▶ **Periphere Blockaden:** Lokale Applikation von Lokalanästhetika (Bupivacain). Mögliche Indikationen:
- *Plexus-brachialis-Blockade:* Herpes zoster, Post-zoster-Neuralgie, CRPS.

- *Infiltration im Bereich einzelner Nerven:* Spannungskopfschmerz (Nn. occipitales), Narbenneurome, Triggerareale bei myofaszillen Schmerzsyndromen.
► **Sympathikusblockaden:** Lokale Applikation von Lokalanästhetika. Mögliche Indikationen:
  - *Ganglion cervicale superius:* Trigeminusneuralgie, atypischer Gesichtsschmerz, Post-Zoster-Neuralgie, Herpes zoster im Gesicht.
  - *Ganglion stellatum:* Post-Zoster-Neuralgie, CRPS (S. 289)
  - *Grenzstrang: Thorakal* Herpes zoster, *lumbal* Herpes zoster, CRPS (S. 289), andere sympathisch unterhaltene Schmerzsyndrome.
  - *i. v.-sympathikolytische Regionalanästhesie (IVSR):* CRPS (S. 289), andere sympathisch unterhaltene Schmerzsyndrome.
► **Periduralanästhesie:** Applikation von Analgetika in den Periduralraum nach Einlage eines Katheters (evtl. über ein tragbares Pumpensystem). Mögliche Indikationen: Radikuläre Schmerzen, Herpes zoster.
► **Spinalanästhesie:** Applikation von Analegtika in den Subarachnoidalraum. In der Schmerztherapie Verwendung bei Pumpensystemen.
► **Intrathekale Opioidanalgesie:** Erst erwägen bei Insuffizienz der Periduralanästhesie.
► **Intraventrikuläre Opioidanalgesie:** Ultima ratio bei Tumorschmerzen.

Operative Therapieoptionen

► **Epidurale Neurostimulation (spinal cord stimulation = SCS):**
  - *Prinzip:* Epidurale Platzierung einer Stimulationselektrode im Bereich der betroffenen Segmente.
  - *Indikationen:* Kausalgie, CPRS, Plexus- und periphere Nervenläsion, Wurzelausriss, Stumpfschmerz.
► **Neurochirurgisch-operative Verfahren:**
  - *DREZ (dorsal root entry zone coagulation):* Koagulation von Hinterhornneuronen entlang der Fissura posterolateralis. Ggf. indiziert bei therapieresistenten neuropathischen Schmerzen (bei Wurzelausriss, Zoster-Neuralgie, Phantomschmerzen). Initiale Besserung in 50–90 %, aber hohe Rezidivrate.
  - *Mikrovaskuläre Dekompression* v. a. bei Trigeminusneuralgie (S. 283 f).
  - *Ganglion-gasseri-Thermokoagulation, Gangliolyse:* s. S. 284 f.

Charakteristika wichtiger Schmerzarten

► **Nozizeptorschmerz :**
  - *Physiologie, Vorkommen:* Schmerz durch lokale Erregung freier Endigungen nozizeptiver Neurone, z. B. durch Entzündung, Verletzung, Druck (Haut, Muskeln, Bindegewebe, innere Organe, Pleura, Peritoneum).
  - *Klinik:* Als Oberflächenschmerz heller Charakter/brennend/dumpf/gut lokalisierbar, als Tiefenschmerz (z. B. viszeral) schlecht lokalisierbar mit affektiven/vegetativen Begleitsymptomen und evtl. Übertragungsphänomenen (in die sog. Head-Zonen).
  - *Therapie:* Abgestufte Therapie nach dem WHO-Stufenschema (primär für Tumorschmerzen entwickelt): Bei nicht (mehr) ausreichender Wirksamkeit der niedrigeren Stufe soll jeweils ein Wechsel zu Medikamenten der nächsthöheren Behandlungsstufe erfolgen.
    – *Stufe 1:* Nichtopioidanalgetika (S. 126), evtl. + Adjuvans (S. 133).
    – *Stufe 2:* Niedrigpotente Opioide (S. 128), evtl. + Nichtopioidanalgetika (S. 126), evtl. + Adjuvans (S. 133).
    – *Stufe 3:* Hochpotente Opioide (S. 128), evtl. + Nichtopioidanalgetika (S. 126), evtl. + Adjuvans (S. 133).

– *Stufe 4:* Spinale Opioidgabe (invasiv über Ports/Pumpensysteme), evtl. + Nichtopioidanalgetika (S. 126), evtl. + Adjuvans (S. 133).
▶ *Hinweis:* Die Kombination eines hoch- mit einem niedrigpotenten Opioid ist nicht sinnvoll!

▶ **Neuropathischer Schmerz:**
- *Physiologie, Vorkommen:* Schmerzen nach Schädigung oder Durchtrennung peripherer Nerven, Nervenwurzeln oder zentraler Bahnsysteme (z. B. Hirnnervenneuralgien, Nervenkompressionssyndrome, Neurome, Plexusneuropathien, entzündliche Neuropathien, zentrale Schmerzsyndrome, Phantomschmerz/Deafferenzierungsschmerz, sympathisch unterhaltene Schmerzsyndrome). Pathophysiologisch liegt eine veränderte und gestörte Verarbeitung afferenter Signale („zentrale Sensibilisierung") zugrunde → periphere Analgetika sind weitgehend unwirksam.
- *Klinik:* Reizunabhängig (spontan) *oder* reizabhängig im Sinne einer Hyperalgesie oder Allodynie. Einschießend, elektrisierend *oder* dumpf, brennend (Dauerschmerz).
- *Therapie:*
  – Einschießende Schmerzen (Antikonvulsiva > Antidepressiva): 1. Wahl Carbamazepin (S. 548). Alternative trizyklische Antidepressiva (S. 133. Auswahl nach Nebenwirkungsprofil [Sedierung/Antriebssteigerung]).
  – Brennende Dauerschmerzen (Antidepressiva > Antikonvulsiva): 1. Wahl Amitriptylin, andere Antidepressiva s. S. 133. Alternative: Carbamazepin.
  – Vorgehen bei Erfolglosigkeit der Therapie: *1.* Präparatewechsel (Austausch Antidepressiva gegen Antikonvulsiva oder umgekehrt); *2.* Kombination von Antidepressiva und Antikonvulsiva; *3.* Therapieversuch mit retardierten Opioiden/Opiaten nach dem WHO-Stufenschema (s.o.); *4.* Neurodestruktive Verfahren (s.o.).

▶ **Zentraler Schmerz** (als *Sonderform neuropathischer Schmerzen*):
- *Physiologie, Vorkommen:* Nach Läsion der zentralnervösen, schmerzverarbeitenden Systeme auftretende Schmerzen und Missempfindungen ohne peripheren nozizeptiven Input.
- *Klinik:* Neuropathischer Schmerzcharakter (s.o.) mit variabler Erscheinungsform. Beginn meist unmittelbar nach der zentralen Läsion. Meist Dauerschmerz, häufig aber zusätzlich einschießende Attacken.
- *Therapie:*
  – Wie bei neuropathischen Schmerzen (s.o.). TENS-Versuch.
  – In der Frühphase diagnostische Lidocaininfusion (1 mg/kg KG, bei 2. und 3. Infusion 4 mg/kg KG. Bei positivem Effekt Umstellung auf Mexiletin 2×100 mg (max. 10 mg/kg KG); alternativ Tocainid bis 3×400 mg/d.
  – Nicht indiziert sind periphere Analgetika und Tranquilizer (hohe Abhängigkeitsgefahr!).
- *Prognose:* Insgesamt schlecht. Schmerzfreiheit nur in seltenen Fällen erreichbar. Je „zentraler" die Läsion, desto schlechter die Prognose (Wegfall der Modulationsmöglichkeit übergeordneter Zentren).

▶ **Phantomschmerz, Deafferenzierungsschmerz** (als *Sonderform neuropathischer Schmerzen*):
- *Klinik:* Schmerzhafte Empfindungen in einem amputierten oder denervierten Körperteil. Häufig schwer lokalisierbare, aber in der nicht mehr vorhandenen Extremität empfundene brennende, stechende, krampfartige oder einschießende Schmerzen (in 75 % Attacken, in 25 % Dauerschmerz). Beginn meist innerhalb der ersten Tage und Wochen nach der Amputation, u. U. aber auch erst nach Jahren.
- *Differenzialdiagnose:* Lokale Neurombildung.
- *Prophylaxe:* Durchführung einer Amputation in Regionalanästhesie.
- *Früher Therapiebeginn* (Erfolgschance bis 80 %): Epidural- oder Plexusanästhesie, Kalzitonin 100 – 200 mg i. v. (bis zu 5-mal im Abstand von 1 – 3 Tagen).

- *Später Therapiebeginn* (Erfolgschance < 50%): Medikamentöse Therapie wie neuropathischer Schmerz (s.o.), Opioide und Opiate, TENS (S. 133), als ultima ratio DREZ-OP (S. 134).
- *Unwirksam:* Periphere Analgetika, Vitamine.
- *Kontraindiziert:* Nachamputationen bei unauffälligem Stumpf.

► **Sympathisch unterhaltener Schmerz** (als *Sonderform neuropathischer Schmerzen*): S. 289.

► **Myofaszielle Schmerzsyndrome:** Umschriebene regionale Schmerzsyndrome mit Triggerpunkten in der Muskulatur: Häufige Ursachen von Rücken- und Gesichtsschmerzen. Therapeutisch in erster Linie Physiotherapie, eine analgetische Dauertherapie ist nicht sinnvoll.

► **Psychogener Schmerz:**
- *Definition:* Schmerzen ohne organische Ursache als Ausdruck einer psychischen Störung.
- ▣ **Cave:** Rein psychogene Schmerzen sind selten, häufiger ist eine psychosomatische Ausgestaltung primär organischer Schmerzsyndrome im Verlauf einer Chronifizierung (s.u.)!
- *Klinische Charakteristika:* Fehlende organische Ursache, unklare Schmerzqualität, anatomisch-physiologisch nicht einzuordnen, inadäquater Affekt, demonstratives Schmerzverhalten, keine Beeinflussbarkeit durch Ruhe/Belastung/Analgetika, atypische Reaktionen auf Medikamente, oft psychosoziale Konfliktkonstellation zum Zeitpunkt des Auftretens bzw. der beginnendes Chronifizierung des Schmerzes.
- *Therapie:* Körperbezogene Therapieformen (z.B. PMR, Biofeedback), Psychotherapie, Antidepressiva (Schmerzdistanzierung).

► **Psychosomatische Ausgestaltung primär organischer Schmerzsyndrome:**
- *Therapie:* Medikamentöse Therapie der Grunderkrankung, Opiate/Opioide sowie invasive Maßnahmen meiden, Psychotherapie, Antidepressiva (Schmerzdistanzierung).

6.3 Immuntherapie

Glukokortikoide
....

► **Präparate** (Beispiele): Tab. 6.3.

► **Wirkungsmechanismus:** Hemmung der T-Zellproliferation/Phospholipaseaktivität/Expression der induzierbaren Cyclooxygenase (COX II), Stabilisierung lysosomaler Membranen neutrophiler Granulozyten.

► **Wirkungen:** Antiphlogistisch, immunsuppressiv, antiallergisch (antiödematös), antiproliferativ, kohlenhydratstoffwechselsteigernd, eiweißkatabol, unspezifisch antitoxisch (Membranstabilisierung), mikrozirkulationsfördernd.

► **Indikationen** (Beispiele): Immunsuppression, maligne Lymphome, vasogenes Hirnödem (z.B. perifokales Ödem bei Tumoren).

► **Kontraindikationen:** Gastrointestinale Ulzera (Anamnese!), kürzliche aktive Impfung, Glaukom, aktive Tuberkulose, akute Infektion (v.a. HSV, VZV, HBsAG-positive chronisch aktive Hepatitis, Parasitenbefall), (schwerer) Diabetes mellitus. In Schwangerschaft, Stillzeit strenge Risiko-/Nutzenabwägung.

► **Nebenwirkungen:**
- *Bei kurzfristiger Therapie:* Blutzucker ↑, Erbrechen, Triglyzeride ↑, Cholesterin ↑, Na ↑, K ↓, Cushing-Syndrom, RR ↑, BB-Veränderungen (Leukozytose), Immunsuppression, Erregungszustand, affektive Symptome, Unruhe, aseptische Knochennekrosen.

Tabelle 6.3 · Glukokortikoide

Wirkstoff	Präparate (Beispiele)	Cushing-Schwelle (mg)*
Prednison	Decortin 1|5|20|50 mg/Tbl.	ca. 7,5
Prednisolon	*p. o.:* Decortin H, Dermosolon – alle: 1|5|10|20|50 mg/Tbl. *parenteral:* Solo-Decortin H, Prednisolut – *alle:* 10|25|50|100|250|500|1000 mg/Amp.	ca. 7,5
Methylprednisolon	*p. o.:* Medrate 2|4|100 mg/Tbl., Metysolon, Urbason 40 mg/Tbl. – *alle:* 4|8|16 mg/Tbl. *parenteral:* Medrate 40 mg/Trockenamp., Urbason solubile 16|32||250 mg/Trockenamp. – *alle:* 125|500|1000 mg/Trockenamp.	ca. 6
Dexamethason	Fortecortin 0,5|1,5|4|8 mg/Tbl.; 4|8|40|100 mg/Amp.	ca. 0,75

*cave: Es gibt keine exakte Schwelle, die Angaben gelten nur im unteren bis mittleren Dosisbereich!

- *Bei langfristiger Therapie:* Striae rubrae, Hautatrophie, Petechien, Akne, verzögerte Wundheilung, Muskelschwäche, Osteoporose, Glaukom, Katarakt, Euphorie, Dysphorie, Depression, schizophreniforme Störungen, Angstzustände, Hirsutismus, Atrophie der NNR, gastrointestinale Ulzera.
- Krampfschwelle ↓ bei Epileptikern, Manifestation einer Epilepsie.
- **▣ Hinweis:**
  - Vor Langzeittherapie: Routinelabor (v. a. BB, Glukose), Urinstatus, Röntgen-Thorax, ophthalmologisches Konsil (Glaukom?), ggf. Gastroskopie.
  - Bei Langzeittherapie niedrigste noch wirksame Dosis anstreben.
- ▶ **Dosierung:** Siehe einzelne Krankheitsbilder.

Methotrexat (MTX)

- ▶ **Präparat** (Beispiele): Lantarel 2,5\|7,5\|10 mg/Tbl., Metex 7,5\|10 mg/Tbl., Methotrexat medac 2,5\|10 mg/Tbl., MTX Hexal 2,5\|10 mg/Tbl., Farmitrexat 5\|20\|50\|500\|1000\|5000 mg/Inj.-Flasche, Lantarel 7,5\|10\|15\|20\|25 mg/Inj.-Flasche.
- ▶ **Wirkungsmechanismus:** Folsäureantagonist durch Hemmung der Dihydrofolatreduktase, wodurch die für die Purinsynthese erforderlichen reduzierten Folate fehlen, Steigerung der IL-2-Synthese, Verminderung der IL-1-Aktivität, antiinflammatorisch.
- ▶ **Wirkungseintritt:** Nach ca. 4–8 Wochen. Wenn nach 4 Monaten trotz Dosissteigerung bis auf 15–25 mg/Woche keine Wirkung eingetreten ist, sollte die weitere Behandlung überprüft werden.
- ▶ **Indikationen:** Vaskulitiden (S. 323, 663), ZNS-Lymphom (S. 376), Medulloblastom/PNET (S. 371), Meningeosis neoplastica (S. 378), okuläre Myositis (S. 692).
- ▶ **Kontraindikationen:** Allergie gegen Methotrexat, akute Infektionen, Gravidität/Kinderwunsch/ungenügende Kontrazeption/Stillzeit, aktive Lebererkrankung, gastrointestinale Ulzera, Niereninsuffizienz, Alkoholabusus, Knochenmarkdepression, schwerer Diabetes mellitus, schwere Allgemeinerkrankung, mangelnde Compliance.
- ▶ **Nebenwirkungen:** Stomatitis, Haarausfall, Übelkeit, Erbrechen, Transaminasenanstieg, teratogene Wirkung, Abort, vermehrte Infektanfälligkeit, Exanthem, Knochenmarkdepression, Fieber, Pneumonitis.

- **Dosierung:**
  - *Standardtherapie:* Initial 5 – 7,5 mg/Woche p.o., dann 1 × wöchentlich 15 mg p.o./i.v./i.m./s.c. (max. 7,5 – 25 mg/Woche).
  - *Bei älteren Patienten und bei Niereninsuffizienz:* Initialdosis reduzieren (2,5 – 5 mg/Woche), langsamer steigern.
  - ◼ *Adjuvant:* 24 h nach der Methotrexat-Einnahme Folinsäure (Leucovorin) 7,5 – 15 mg 4- bis 6-mal im Abstand von 6 h („Folinsäure-rescue").
- **Wechselwirkungen:**
  - *MTX-Wirkung* ↑ : z.B. Barbiturate, Phenylbutazon, Salizylsäure, andere nichtsteroidale Antirheumatika, Sulfonamide (auch (Trimethoprim/Sulfamethoxazol, Sulfasalazin), Penicillin, Tetrazykline, Phenytoin, Tranquilizer, Insulin.
  - *MTX-Wirkung* ↓ : Nichtresorbierbare Antibiotika, Allopurinol.
- **Kinetik:** Resorption 70 % nach p.o. (individuell sehr unterschiedlich 25 – 90 %), HWZ triphasisch: 2 – 4 h, 5 h und 27 h, passiert nach i.v.-Gabe nicht die Blut-Hirn-Schranke (→ muss ggf. intrathekal gegeben werden).
- **Kontrolluntersuchungen:** Monat 1 wöchentlich, Monat 2 + 3 alle 14 Tage, dann monatlich: Anamnese/klinische Untersuchung (Exanthem, Stomatitis, gastrointestinale Symptome, Fieber, Luftnot, Husten, Blutungen), Labor (BB, γ-GT, AP, GPT, Kreatinin).
- ◼ *Hinweis:* Während und bis 6 Monate nach MTX-Therapie sichere kontrazeptive Maßnahmen einhalten/empfehlen!

Azathioprin
....

- **Präparat** (Beispiel): Azafalk 25|50 mg/Tbl. Imurek 25|50 mg/Tbl., 50 mg/Amp.
- **Wirkungsmechanismen:** Eingriff in den Nukleinsäurestoffwechsel. Reduktion der zirkulierenden B-/T-Lymphozyten, z.T. auch Suppressorzellen. Hemmung der IgM-/IgG-Synthese und Interleukin-2-Sekretion.
- **Wirkungseintritt:** Frühestens nach 4 – 8 Wochen. Wenn nach 3 – 6 Monaten keine Wirkung eingetreten ist, sollte die Behandlung überprüft werden.
- **Indikationen:** Vaskulitiden (S. 323, 663), Morbus Behçet (S. 438), Sarkoidose (S. 437), Multiple Sklerose (S. 439), Myasthenia gravis (S. 670), Polymyositis (S. 690), Dermatomyositis (S. 691).
- **Kontraindikationen:** Schwere Leber-, Nieren- und Knochenmarkschäden, bekannte Allergie gegen Azathioprin und/oder 6-Mercaptopurin (wirksamer Metabolit des Azathioprin), Infektionserkrankung (Tbc, akute/chronische bakterielle oder virale Infekte, Mykosen), Schwangerschaft bzw. Kinderwunsch, Stillzeit.
- **Nebenwirkungen:** Übelkeit, Erbrechen, Diarrhö, Leukopenie, Anämie, Infektion, Blutdruckabfall, tox. Pankreatitis, Arzneimittelfieber, Cholestase.
- **Dosierung:**
  - *Einschleichend* 50 – 150 mg/d (Ziel: Leukozytenzahl reduziert, aber ≥ 4000/µl [bei simultaner Kortikoidtherapie ≥ 8000/µl], MCV > 100 fl, Lymphozyten ~ 600 – 1200/µl) in 1 – 3 Dosen.
  - *Bei Kreatininclearance* < 20 ml/min: Maximal 1,5 mg/kg KG/d.
  - ◼ *Cave:* Keine gleichzeitige Therapie mit Allopurinol! Falls doch aus dringenden Gründen erforderlich, Azathioprin-Dosis um 75 % reduzieren!
- **Wechselwirkungen:**
  - Wirkung von nicht depolarisierenden Muskelrelaxanzien (z.B. Pancuronium) evtl. ↓ , von depolarisierenden (z.B. Succinylcholin) evtl. ↑ , Wafarin (dessen Wi ↓).
  - Azathioprin-Wirkung ↑ : Evtl. bei Sulfamethoxazol-Trimethoprim, Allopurinol, Furosemid; bei genetischem Defekt.
- **Kinetik:** Bioverfügbarkeit 60 %, gute GIT-Resorption zu 88 %, max. Plasmakonzentration nach 2 h, HWZ ca. 5 h, hepatische Metabolisierung zu Mercaptopurin, renale Elimination zu 60 %.

► **Kontrolluntersuchungen:** In den ersten 2 Monaten alle 8 – 14 Tage, danach monatlich: Anamnese/Klinik (Exanthem, gastrointestinale Symptome, Fieber, Infekt, Blutungen), Labor (BB, γ-GT, AP, GPT, Bilirubin, Kreatinin, Urinstatus).

► **Kriterien für Therapieunterbrechung:** *Haut* – Exanthem; Transaminasenanstieg 4fach, Ikterus, Pankreatitis; *Blutbildveränderungen* (Leukopenie < 3000/µl, Granulozytopenie < 2000/µl, Thrombopenie < 100000/µl, aplastische Anämie); *Sonstiges:* Pulmonale Infiltrate, schwere Infektion, Azathioprinfieber, Schwangerschaft/Kinderwunsch.

◪ **Hinweis:** Während und bis 6 Monate nach MTX-Therapie sichere kontrazeptive Maßnahmen einhalten/empfehlen!

Ciclosporin
....

► **Präparat:** Cicloral 25|50|100 mg/Kps., 100 mg/1 ml Lsg., Immunosporin 25|50|100 mg/Kps., Sandimmun 25|100 mg/Kps., 100 mg/1 ml Lösung, 100 mg/1 ml Amp., Sandimmun Optoral 10|25|50|100 mg/Kps., 100 mg/1 ml Lsg.

► **Wirkungsmechanismen:** Hemmung der Produktion von IL-2- und IL-1-Rezeptoren sowie von IL-6, Hemmung der Makrophagen-T-Zell-Interaktionen und der T-Zellreaktivität, Hemmung der B-Zellproduktion, der Produktion von IFN-γ und der natürlichen Killerzellaktivität.

► **Wirkungseintritt:** Nach ca. 4 – 8 Wochen ist mit einem Eintritt der Wirkung zu rechnen. Wenn nach 3 Monaten trotz Dosissteigerung bis auf 5 mg/kg KG keine Wirkung eingetreten ist → Therapie beenden.

► **Indikationen:** Vaskulitiden (S. 323, 663), Morbus Behçet (S. 438), Sarkoidose (S. 437), Myasthenia gravis (S. 670), okuläre Myositis (S. 692).

► **Kontraindikationen:** Allergie gegen Ciclosporin, floride Infekte, Malignome (auch anamnestisch), unkontrollierte arterielle Hypertonie, primäre/sekundäre Immundefizienz, Leber-/Nierenfunktionsstörung, mangelhafte Compliance, Schwangerschaft/Kinderwunsch, langjährige Methotrexat-Therapie.

► **Nebenwirkungen:** Hypertrichose, Gingivahyperplasie, Erbrechen, Nausea, Leberfunktionsstörung, Niereninsuffizienz, RR-Anstieg, Tremor, Müdigkeit, Parästhesien, Hyperlipidämie.

► **Dosierung** (kontinuierliche Langzeittherapie):
   • Initial 2,5 mg/kg KG/d auf 2 Einzeldosen verteilt (morgens und abends). Nach 6 Wochen individuelle Dosierungsanpassung entsprechend Therapieeffekt und Verträglichkeit; max. 5 mg/kg KG/d.
   • Bei Kreatinin-Anstieg > 30% des Ausgangwertes Dosisreduktion um 25%.
   • Bei RR ↑ Dosisreduktion oder Therapieversuch mit Kalzium-Antagonisten.

► **Wechselwirkungen:**
   • *Ciclosporin-Wirkung* ↑ : Andere Immunsuppressiva, nephrotoxische Substanzen, Ketoconazol, Makrolid-Antibiotika, Doxyzyklin, orale Kontrazeptiva, Propafenon, Kalzium-Antagonisten.
   • *Ciclosporin-Wirkung* ↓ : Barbiturate, Carbamazepin, Phenytoin, Metimazol, Rifampizin, Nafcillin, i. v.-Sulfadimidin/Trimethoprim, Chlorambucil, Antimalaria-Medikamente.

► **Kinetik:** Bioverfügbarkeit 20 – 50%, HWZ 14 – 20 h, max. Plasmaspiegel nach 1,2 h, volle Wirkung nach mehreren Wo., hepatischer Metabolismus und biliäre Elimination.

► **Kontrolluntersuchungen:** In den ersten 2 Monaten alle 1 – 2 Wochen, dann monatlich: Anamnese/klinische Untersuchung (Hypertrichose, Gingivahyperplasie, Blutdruckkontrolle, Tremor, Parästhesien, gastrointestinale Beschwerden?), Labor (BB, AP, GPT, Kreatinin, Kalium, Urinstatus).

► **Kriterien für Therapieunterbrechung:** *Hautsymptome* (ausgeprägte Hypertrichose oder Gingivahyperplasie), Leberfunktionsstörung, RR$_{diast}$ > 95 mm Hg, Krea-Anstieg > 130% des Ausgangswertes, neurologisch Tremor, Parästhesien.

Cyclophosphamid

▶ **Präparat** (Beispiel): Endoxan 50 mg/Tbl., 100|200|500|1000 mg Inj.-Flasche).

▶ **Wirkungsmechanismen:** Zytotoxizität, Suppression primärer zellulärer und humoraler Immunreaktionen, antiphlogistisch.

▶ **Wirkungseintritt:** Bei der Dauertherapie nach 2–4 Wochen, bei der Bolustherapie ab dem 2.–3. Bolus (s.u.).

▶ **Indikationen:** Vaskulitiden (S. 323, 663), Sarkoidose (S. 437), Multiple Sklerose (S. 439), Neuromyelitis optica (S. 449), ADEM (S. 449), Immunneuropathien (CIDP S. 657, MMN S. 658), hypereosinophiles Syndrom (S. 693), Medulloblastom/PNET (S. 371).

▶ **Kontraindikationen:** Schwere Knochenmarkdepression, akute Infektionen, Schwangerschaft und Stillzeit (Kontrazeption!).

▶ **Nebenwirkungen:** Leukozytopenie, MCV-Anstieg, Übelkeit, Haarausfall/Alopezie, Infekte, dauerhafte Infertilität, Teratogenität, Karzinogenität.

▶ **Dosierung** (möglichst stationäre Therapieeinleitung; bei oraler Dauertherapie sollte die gesamte Dosis morgens eingenommen werden; cave Dosisanpassung bei eingeschränkter Nierenfunktion und höherem Lebensalter):
  • *Bei Vaskulitiden und schweren Kollagenosen mit Organbeteiligung:*
    – *FAUCI-Schema:* Cyclophosphamid 2(–4) mg/kgKG/d + Prednison (initial 1 mg/kgKG/d p. o. in 3 Einzeldosen für 7 d, danach als einmalige Morgendosis).
    – *AUSTIN-Schema (Cyclophosphamid-Bolustherapie):* 15–20 mg/kgKG als Infusion mit reichlich parenteraler Flüssigkeitszufuhr (alle 3–4 Wochen wiederholen; cave Leukozytenabfall [Nadir] am 8.–12. Tag → dokumentieren zur Dosisfindung für den nächsten Bolus!).
  • *Bei anderen rheumatischen Erkrankungen ohne Vaskulitiden:*
    – Beginn einschleichend mit 50 mg/d, evtl. bis 2 mg/kgKG.
    – Dosisreduktion bei nachweisbarer Wirkung.
  ◧ *Hinweis:* Kumulative Dosis von 50 g sollte nicht überschritten werden!
  ◧ *Hinweis:* Dosisreduktion bei Leber- und Niereninsuffizienz!

▶ **Adjuvante Maßnahmen = Zystitis-Prophylaxe** (bei Dauer-*und* Bolustherapie):
  • Ausreichende Trinkmenge: Mindestens 2–3 l/d.
  • Urothelprotektion mit Mesna (Uromitexan), gleiche orale Dosis wie Cyclophosphamid: *a)* bei Dauertherapie 50% morgens, 50% abends; *b)* bei Bolustherapie verteilt auf 3 Tagesdosen (0/4 h/8 h).

▶ **Wechselwirkungen:** Antidiabetika (BZ ↓); Allopurinol, Hydrochlorothiazid (Knochenmarkstoxizität ↑); Phenobarbital, Phenytoin, Benzodiazepine, Chloralhydrat (Induktion mikrosomaler Leberenzyme möglich); depolarisierende Muskelrelaxanzien (Verlängerung der Apnoephasen); Chloramphenicol (dessen HWZ ↑); Anthracycline und Pentostatin (Kardiotoxizität ↑); Grapefruits (Cyclophosphamid-Wi ↓).

▶ **Kinetik:** Bioverfügbarkeit 74%, HWZ 4–8 h, Wirkungseintritt nach 1–2 Wo., 30% unverändert in 24 h ausgeschieden, keine Penetration der Blut-Hirn-Schranke.

▶ **Kontrolluntersuchungen:** Bei *Dauertherapie* individuelle Festlegung durch verordnenden Arzt, bei *Bolustherapie* am Tag 8/10/12 nach Bolusgabe: Anamnese/Klinik (Infektzeichen; cave nicht mit Krankheitsaktivität verwechseln!; Zeichen einer Zystitis), Labor (Dauertherapie: Blutbild und Urinstatus/-sediment; Bolustherapie: Blutbild).

▶ **Kriterien für Therapieunterbrechung:** *Blut/Knochenmark:* Leukopenie <3000/µl, Granulozytopenie <2000/µl, Thrombopenie <100000/µl, aplastische Anämie; Hämaturie, Zystitis; Infektionen.

Intravenöse Immunglobuline (IVIG)

► **Grundlagen:**
- *Herstellung:* 7S-Immunglobuline zur i.v.-Anwendung werden aus gepooltem Spenderserum hergestellt. Alle derzeit auf dem Markt befindlichen Präparate können als sehr virussicher angesehen werden.
- *Beispiele:* Gamma-Venin 2,5|5|10 g/Inf.-Lösung, Gammonativ 2,5|5 g/Inf.-Lösung, Intraglobin F 50|100|200 ml/Inf.-Lösung, 10|20 ml/Amp., Sandoglobulin 1|3|6|10 g/Inf.-Lösung, Venimmun N 2,5|5|10 g/Inf.-Lösung.
- *Halbwertzeit:* ca. 30 Tage (*cave* entspricht nicht der Wirkungsdauer).
- *Inhalt:* Normaler Antikörperquerschnitt (auch Autoantikörper, Anti-Idiotyp-Antikörper); erhältliche Präparate unterscheiden sich in den Anteilen der verschiedenen IgG-Subklassen, dem Anteil fragmentierter IgG und Ig-Dimeren sowie an Zusatzstoffen/Stabilisatoren (z.B. Glukose).

► **Wirkungsmechanismus** (Hypothesen):
- Anti-Idiotyp-Antikörper (Antikörper gegen die Fab-Region der pathologischen Autoantikörper).
- Besetzung der Fc-Rezeptoren durch die IVIG ohne Aktivierung der Zellen mit nachfolgender Hemmung zellulärer Reaktionen.
- Down-Regulation der körpereigenen Ig-Synthese (inkl. der pathogenen Auto-Ak) durch Überangebot der Ig.
- Antikörper gegen Zytokine und andere Mediatorsubstanzen.

► **Indikationen:**
- Guillain-Barré-Syndrom (S. 654; gleiche Wirksamkeit wie Plasmapherese).
- Multifokal-motorische Neuropathie (S. 658; einzig gesichert wirksame Substanz neben Cyclophosphamid).
- Einschlusskörpermyositis (S. 691; einzige Substanz, geringe Wirksamkeit).
- Alle Erkrankungen, bei denen Wirkung bekannt ist, wenn Kontraindikationen gegen andere Immunsuppressiva bestehen:
  – CIDP (S. 657).
  – Myasthenia gravis (akute Dekompensation; S. 670).
  – Polymyositis/Dermatomyositis (S. 691), Overlap-Syndrom (S. 693).
  – Enzephalomyelitis disseminata (Intervalltherapie; S. 439).
  – Vaskulitiden (ZNS S. 323, PNS S. 663).
- 🔲 *Hinweis:* Besondere Vorteile bieten die IVIG in der Behandlung von entzündlichen Erkrankungen bei immunkompromitierten Patienten oder bei floriden Infekten (z.B. myasthene Krise bei Pneumonie).

► **Kontraindikationen:**
- Völliger IgA-Mangel (mit Anti-IgA-AK): Geringe IgA-Reste in den Präparaten sind nicht auszuschließen, evtl. schwere allergische Reaktion!
- Relativ: Deutliche kardiovaskuläre Vorschädigung (Volumenbelastung, Hyperviskositätssyndrom), Niereninsuffizienz.

► **Nebenwirkungen** (IVIG sind insgesamt gut verträglich, NW eher selten): Anaphylaxie (v.a. bei vollständigem IgA-Mangel; s.o.), Kopfschmerzen, Übelkeit, aseptische Meningitis (Mollaret), Ekzeme, Hirninfarkt (Hyperviskositätssyndrom?), Infektionsübertragung (Viren, unbekannte Erreger?).

► **Dosierung:**
- *Initialtherapie:* Meist 0,4 g/kgKG/d i.v. (ca. 30 g/d) an je 5 aufeinanderfolgenden Tagen. Da die Wirkung dosisabhängig ist, kann eine Modifikation sinnvoll sein.
- *Weiteres Vorgehen:*
  – *Bei akuten Erkrankungen* (GBS, myasthene Krise) wird die Therapie danach ausgesetzt und der Verlauf beobachtet. Vereinzelt kann auch – bei erneuter Beschwerdezunahme – die IVIG-Gabe wiederholt werden, dann evtl. auch nur über 1–3 Tage. Bei fehlendem Effekt keine weitere IVIG-Therapie, sondern evtl. alternative Verfahren anwenden.

– *Bei chronischen Erkrankungen* (CIDP, MMN, Vaskulitis) 4 Wochen nach Initial-therapie Dosis über 1 Tag (ca. 30 g) erneut verabreichen.
→ Danach keine Wirkung sichtbar → IVIG i.d.R. wirkungslos → absetzen.
→ Wirkung nachweisbar ohne erneute intermittierende Verschlechterung → 1 Tag IVIG im Abstand von ca. 4 Wochen wiederholen → Abstände je nach Symptomverlauf verlängern.
→ Bei deutlicher Wirkung nach erster Gabe und erneuter Verschlechterung vor Ablauf der 4 Wochen → möglichst früh zu Beginn der Verschlechterung erneut 1 Tag IVIG. In diesem Abstand weitere IVIG-Gaben über 1 Tag mit dem Ziel, die erreichte Besserung zu stabilisieren und intermittierende Verschlechterungen zu vermeiden. Symptomzunahmen (z. B. bei interkurrentem Infekt) können oft durch eine zusätzliche 2–3-tägige (selten 4–5 d) IVIG-Gabe abgefangen werden. Nach Stabilisierung der Verbesserung langsame Dosisreduktion durch Verlängerung des Intervalls oder (besser?) durch IVIG-Reduktion bei gleichem Intervall anstreben.
– Je nach Erkrankung ist eine IVIG-Einsparung durch Kombination mit anderen Immunsuppressiva möglich.

▶ **Konkrete Anwendung:**
• Lyophilisierte Präparate vorsichtig auflösen (Schaumbildung möglichst vermeiden). Gekühlte Lösung auf Zimmertemperatur aufwärmen. Als Blutprodukte entsprechend in Patientenakte und Buch dokumentieren.
• Erste Infusion sehr langsam mit Überwachung (*cave* anaphylaktische Reaktion), weitere Dosen ggf. schneller (bis max. 30 g über ca. 5 h).

▶ *Hinweis:* Kurz (ca. 2–3 Wochen) nach IVIG-Behandlung kann *keine* Immunadsorpti-on durchgeführt werden, da die Adsorptionssäulen bei der hohen Ig-Konzentration schnell abgesättigt und damit wirkungslos wären. Bei Bedarf konventionelle Plas-mapherese einsetzen!

Tacrolimus

▶ **Präparat:** Prograf 0,5|1|5 mg/Kps., i. v.-Infusionskonzentrat (5 mg/ml) nur zur kurz-fristigen Induktionstherapie und wenn keine orale Gabe möglich; (andere Bezeich-nung FK 506).
▶ **Wirkungsmechanismus:** Hemmung der Bildung von zytotoxischen Lymphozyten (T-Zellen); weiterhin Unterdrückung der Bildung von Lymphokinen wie Interleu-kin-2, -3 und c-Interferon sowie der Expression des Interleukin-2-Rezeptors.
▶ **Indikationen:** Keine Zulassung für neurologische Indikationen. „Off-labe-use" bei Myasthenia gravis (S. 439), Während Therapie wirksame Kontrazeption erfoderlich!
▶ **Kontraindikationen:** Bekannte Überempfindlichkeit; gleichzeitige Gabe von Ciclo-sporin (Nierentoxizität verstärkt); „vanishing bile duct syndrome" nach Lebertrans-plantation.
▶ **Nebenwirkungen:** (meist dosisabhängig und reversibel) Tremor, Kopfschmerzen, Enzephalopathie (Schwindel, Koordinationsstörungen, Verwirrtheit, Krampfanfäl-le), Schlafstörungen, Agitiertheit, depressive Zustände, Parästhesien, Paresen, Krea-tininanstieg, Niereninsuffizienz, Elektrolytstörungen, Diabetes mellitus, Erbrechen, erhöhte Leberwerte, Blutbildveränderungen, Sehstörungen, Fieber, Alopezie. Gele-gentlich oder selten: Neuropathie, Gichtanfall, Blutdruckabfall, Myopathie, Kardio-myopathie.
▶ **Dosierung:**
• *Initial* 0,05–0,20 mg/kg KG/d auf 2 Einzeldosen verteilt (morgens und abends). Rasche individuelle Dosierungsanpassung nach klinischen Kriterien und Spiegel-bestimmung; max. 0,3 mg/kg KG/d.
• *Blutspiegel Zielwert:* In den ersten 3 Monaten Talspiegel von 10–20 µg/l, danach 5–15 µg/l. *Cave* Tacrolimus wird sehr langsam ausgeschieden → erst Tage nach Dosisänderungen auch Spiegeländerung!

- Bei NW/Intoxikationszeichen: Dosisreduktion in Schritten von 20 – 25 % oder Absetzen der Medikation.
- ► **Wechselwirkungen:**
  - Verminderte Wirkung oraler Kontrazeptiva.
  - *Tacrolimus-Wirkung* ↑ *:* Makrolid-Antibiotika, Ibuprofen, Imidazol-Antimykotika, Danazol, Amoxicillin, Imipenem, Mibefradil, Amiodaron und Stoffe mit Inhibition des P450-(3A-)Systems (z. B. Cimetidin, Omeprazol, Cortison, Diltiazem, Metoclopramid, Verapamil, Midazolam).
  - *Tacrolimus-Wirkung* ↓ *:* Rifampicin und Stoffe mit Induktion des P450-(3A-)Systems (z. B. Barbiturate, Carbamazepin, Phenytoin, Dexamethason, INH, Meprobamat).
  - Verstärkte Nebenwirkungen bei Kombination mit: Ciclosporin (Kombination kontraindiziert!), Lovastatin, Colchizin (Muskelschmerzen), NSAR (Neuro- und Nephrotoxizität).
- ► **Kinetik:** Bioverfügbarkeit oral ca. 15 – 17 % (stark abhängig von Nahrungsaufnahme), Resorption mit großer interindividueller Variabilität. Eliminationshalbwertszeit zwischen 4 und 50 h. Ausscheidung von Metaboliten primär über die Galle.
- ► **Kontrolluntersuchungen:** Regelmäßig, in den ersten Monaten engmaschig RR, EKG, bei Risikopatienten Echokardiografie, Neurostatus, Sehvermögen, Labor (BB, AP, Leberwerte, Kreatinin, Kalium, E'lyte, Glukose, Gerinnung).

Mycophenolatmofetil

- ► **Präparat:** CellCept 250 mg/Kps, 500 mg/Tbl., Pulver für Suspension zum Einnehmen (1 g/5 ml), Pulver für Infusionskonzentrat 500 mg/Fl.
- ► **Wirkungsmechanismen:** Zytotoxisch, hemmt die klonale Proliferation der T- und B-Zellen, hemmt Pyrimidin-Synthese.
- ► **Wirkungseintritt:** Nach ca. 2 – 4 Monaten.
- ► **Indikationen:** Keine Zulassung für neurologische Indikationen. Kann „off-label" als Ersatz für Azathioprin eingesetzt werden, wenn dieses ungenügend wirksam oder unverträglich ist. Therapeutischer Effekt bei kleineren Fallzahlen für Myasthenie und CIDP, nachgewiesen. Wirksame Kontrazeption vor, während und bis 6 Wochen nach Therapie erforderlich.
- ► **Kontraindikationen:** Überempfindlichkeit gegen Mycophenolsäure. Schnelle Injektion/Bolusinjektion. Vorsicht bei aktiven schweren Erkrankungen des Verdauungstraktes.
- ► **Nebenwirkungen:** Leukopenie, Thrombozytose, Anämie, Sepsis, Übelkeit, Erbrechen, Diarrhö, Infekte. Gelegentlich oder selten: Fieber, Gewichtsverlust, Kopfschmerzen, Ödeme, erhöhte Kreatininwerte, Elektrolytstörungen, erhöhte Leberwerte, Ulcera, Krampfanfälle, Depression, sekundäre Lymphome, Neoplasien der Haut, Parästhesien, Schlafstörungen, Tremor, Geschmackstörungen.
- ► **Dosierung:**
  - 2 g/d auf 2 Einzeldosen verteilt (morgens und abends). Steigerung auf 2 × 1,5 g/d evtl. möglich, ggf als „loading-dose" über 4 Tage. Spiegelkontrolle ist möglich aber meist nicht erforderlich.
  - Bei schwerer chronischer Niereninsuffizienz nicht mehr als 2 × 1 g/d, besondere Überwachung bei älteren Menschen.
  - Infusion (langsam über > 2 h; Dosierung wie oral) möglichst nur wenn orale Medikation nicht möglich.
- ► **Wechselwirkungen:**
  - Keine gleichzeitige Verabreichung mit Azathioprin und Medikamenten, die den enterohepatischen Kreislauf beeinflussen.
  - *Mycophenolatmofetil-Wirkung* ↑ *:* Aciclovir/Valaciclovir (auch deren Spiegel erhöht), Niereninsuffizienz, Kombination mit Tacrolimus.

- *Mycophenolatmofetil-Wirkung* ↓ : Magnesium-/Aluminiumhydroxid-haltige Antazida, Cholestyramin.
- ► **Kinetik:** Nach oraler Gabe gute und rasche und Absorption, Metabolosierung in den aktiven Metaboliten MPA.
- ► **Kontrolluntersuchungen:** Regelmäßige Kontrollen von BB (Absolute Neutrophilenzahl > 1300/µl), Nierenwerten, Elektrolyten.

Rituximab

- ► **Präparat:** MabThera 100 mg|500 mg Konzentrat für Infusionslösung.
- ► **Wirkungsmechanismen:** Monoklonaler chimärischer (Maus/Mensch) CD20-Antikörper. Bewirkt B-Zell-Depletion.
- ► **Wirkungseintritt:**
- ► **Indikationen:** B-Zell-Non-Hodgkin-Lymphom. Keine Zulassung für neurologische Indikationen. Kann „off-label" eingesetzt werden gegen Neuropathie bei Gammopathie, wenn Kortison ungenügend wirksam oder unverträglich ist (z. B. Plasmozytom oder IgM-MGUS mit oder ohne MAG-Antikörper (DADS-PNP). Therapeutischer Effekt in kleineren Fallzahlen auch bei CIDP belegt. Wirksame Kontrazeption während und bis 12 Monate nach Therapie erforderlich.
- ► **Kontraindikationen:** Allergie gegen Maus-Proteine, Hypotonie, bek. Bronchospasmus; Vorsicht bei Patienten mit bek. Herzerkrankungen sowie bei Granulozyten < 1500/µl, Thrombozyten < 75000/µl.
- ► **Nebenwirkungen:** Während Infusion vorübergehender Blutdruckabfall und Arrhythmie, Fieber, Bronchospasmus, Dyspnoe möglich, ggf. 12 h zuvor Antihypertensiva absetzten. Insgesamt wenig NW: Anaphylaktischer Schock, Leukopenie, Thrombozytopenie, Anämie, Übelkeit, Erbrechen, Gewichtsverlust, Elektrolytstörungen, Depression, Parästhesien, Schlafstörungen, Geschmackstörungen, Myalgien.
- ► **Dosierung** (langsame Infusion (über > 2 h) erforderlich!): 375 mg/m^2 KOF Infusion einmal wöchentlich, 4 – 8 Zyklen bei Tumortherapie üblich.
- ► **Wechselwirkungen:** Bislang liegen keine Hinweise über mögliche Wechselwirkungen mit anderen Arzneimitteln vor.
- ► **Kinetik:** Serumspiegel und Halbwertszeit sind proportional zur Dosis (nach erster Infusion ca. 75 h, nach vierter Infusion ca. 200 h).
- ► **Kontrolluntersuchungen:** Regelmäßige Kontrollen von BB, Elektrolyten.

Andere

- ► **β-Interferone:** Siehe S. 445.
- ► **Mitoxantron:** Siehe S. 446.
- ► **Glatirameracetat:** Siehe S. 445.
- ► **Plasmapherese:** Siehe S. 656.

6.4 Medikamentöse antispastische Therapie

Vorbemerkung

- ► Bei der Therapie spastischer Syndrome sollten vor allem physiotherapeutische Maßnahmen im Vordergrund stehen! Die hier vorgestellten medikamentösen Antispastika sollten deshalb niemals die Therapie der ersten Wahl darstellen!
- ► Folgender Stufenplan kann formuliert werden:
  1. Physiotherapie (die zentrale Säule der Therapie!).
  2. Zusätzliche medikamentöse Therapie (schwere Muskelspastik, v.a. bei bettlägerigen Patienten):
     - Orale antispastische Medikamente.

– Botulinum-Toxin-Therapie.
– Intrathekale Infusionstherapie mit Baclofen.

► Therapieziel ist Reduzierung/Ausschaltung schmerzhafter Spasmen, ohne dass es dabei ggf. zu einer Einschränkung der Beweglichkeit/Funktion durch eine durch die Therapie provozierte Parese kommt.

Übersicht über antispastische Medikamente

► **Hinweise zur Auswahl** (Tab. 6.4):
- Mittel der ersten Wahl sind Baclofen und Tizanidin wegen der relativ geringen Nebenwirkungen und der geringen sedierenden Wirkung.
- Bei schwerer Muskelspastik und Unruhe sind Benzodiazepine und Phenothiazine sehr gut geeignet (erwünschte Sedierung).
- Dantrolen ggf. nur dann einsetzen werden, wenn die Muskelspastik anders nicht beherrscht werden kann (*cave* hepatotoxisch, Parese ↑).

Tabelle 6.4 · Übersicht über antispastische Medikamente

Wirkstoff (Handelsname)	Initialdosis	Maximaldosis
Baclofen (Lioresal)	2×5 mg/d	4×30 mg/d (max. 140 mg/d)
Tizanidin (Sirdalud)	3×2 mg/d	36 mg/d
Diazepam (Valium)	3×2 mg/d	3×20 mg/d
Tetrazepam (Musaril)	1×25 mg/d	4×50 mg/d
Clonazepam (Rivotril)	$2 \times 0,5$ mg/d	3×2 mg/d
Clonidin (Catapresan)	$2 \times 0,075$ mg/d	$3 \times 0,15$ mg/d
Memantin (Axura, Ebixa)	1×10 mg/d	3×20 mg/d
Dantrolen (Dantamacrin)	2×25 mg/d	4×100 mg/d
Tolperison (Mydocalm)	3×50 mg/d	3×150 mg/d

Baclofen

► **Wirkung:** Durch Bindung an GABA$_B$-Rezeptoren kommt es zu einer Dämpfung der mono- und polysynaptischen Reflexübertragung im Rückenmark. *Nachteil:* Reduktion der Muskelkraft!

I. Orale Applikation (z. B. Lioresal 5|10|25 mg/Tbl.):
- *Kontraindikationen:* Überempfindlichkeit gegen Baclofen; *relativ:* Schwangerschaft, Epilepsie (auf suffiziente antikonvulsive Therapie achten!), Ulcera ventriculi/duodeni, respiratorische/hepatische/renale Insuffizienz, Psychosen, zerebrovaskulären Vorerkrankungen.
- *Nebenwirkungen:*
  – *Häufig:* Sedierung (*cave* Teilnahme am Straßenverkehr!), Übelkeit.
  – *Gelegentlich bis selten:* Mundtrockenheit, Verwirrtheit, Schwindel, Erbrechen, Kopfschmerzen, Schlaflosigkeit, erhöhte Krampfbereitschaft, Euphorie, Depression, Parästhesie, Ataxie, Tremor, Nystagmus, Obstipation, Diarrhö, Hypotonie, Dysurie, Pollakisurie.
  – Vereinzelt: Leberfunktions-, Visus-, Geschmacksstörungen, Exantheme.
- *Wechselwirkungen:* Andere ZNS-wirksame Pharmaka (→ u. U. Sedierung ↑), trizyklische Antidepressiva (→ u. U. Muskelhypotonie ↑), Antihypertonika (→ arterielle Hypotonie!).

- *Dosierung:*
  - Initial 2–3 × 5 mg/d, dann alle 5 Tage um jeweils 2 × 5 mg/d steigern bis zur notwendigen Dosierung (meist 30–75 mg/d, max. 7 × 20 mg/d). Dosis am klinischen Zustand orientieren.
  - Bei Niereninsuffizienz Dosis reduzieren auf etwa 5 mg/d.
  - Bei Therapiebeendigung über 1–2 Wochen ausschleichen!
- *Kinetik:* HWZ 3–5 h, unveränderte renale Ausscheidung.

II. Intrathekale Applikation (Lioresal intrathecal 1 ml á 0,05 mg, 20 ml á 10 mg, 5 ml á 10 mg; die Applikation erfolgt über eine subkutan implantierte Pumpe):

- *Spezielle Indikation:* Schwere Spastik, erfolglose orale Therapie, wegen zu hoher Dosen nicht tolerable Nebenwirkungen der oralen Therapie.
- *Kontraindikationen:* s. o.
- *Nebenwirkungen:* s. o.; nach Katheterimplantation Kopfschmerzen, intermittierender Harnverhalt, generalisierte epileptische Anfälle.
- *Kinetik:* s. o.
- *Komplikationen:* Infektion, Dislokation, Diskonnektion, Verstopfung, Pumpenfehler.
- *Dosierung, Anwendung:*
  - ▶ **Hinweis:** In Phase 1 und 2 immer Atmung, Puls, Blutdruck kontrollieren und Reanimationsbereitschaft sicherstellen!
  1. *Zunächst Testphase* mit intrathekalen Bolusinjektionen (über Lumbalpunktion oder intrathekalen Katheter): Mit 0,025–0,05 mg beginnen und bei Bedarf alle 24 h um je 0,025 mg erhöhen, bis eine 4–8-stündige Reaktion erreicht wird (max. Bolus von 0,1 mg anwenden!).
  2. *Dosisanpassungsphase:* a) Bolus-Testdosis wirkt < 12 h → Testdosis verdoppeln und über 24 h verabreichen; Bolus-Testdosis wirkt > 12 h → Testdosis beibehalten und über 24 h verabreichen. Bei Bedarf täglich langsam steigern (um 10–30 %).
  3. *Erhaltungstherapie:* Meist 0,3–0,8 mg/d.
  - ▶ **Cave:** Katheterabknickung, Fehlfunktion d. Pumpe.

Tizanidin

- ▶ **Präparat:** Sirdalud 2|4|6 mg/Tbl.
- ▶ **Wirkung:** Stimulation von α_2-Rezeptoren. Insgesamt vor allem Hemmung polysynaptischer Reflexe. *Vorteil:* Die Muskelkraft bleibt besser erhalten!
- ▶ **Kontraindikationen:** Überempfindlichkeit; *relativ:* Leber-/Niereninsuffizienz, Schwangerschaft.
- ▶ **Nebenwirkungen:** Mundtrockenheit, Sedierung, Benommenheit, optische Halluzinationen, Schwindel. Anstieg der Transaminasen (GOT, GPT).
- ▶ **Wechselwirkungen:** Kombination mit Antihypertensiva (→ u. U. potenzierte Blutdrucksenkung, Bradykardie), Alkohol/Sedativa (→ u. U. Sedierung ↑).
- ▶ **Dosierung:** Initial 3 × 2 mg/d p. o. abends, alle 4–7 Tage um 1 × 2–4 mg steigern bis zur individuell optimalen Dosis (meist 12–24 mg/d in 3–4 Einzeldosen, max. 24–36 mg/d). Dosisreduktion bei Leber- und Niereninsuffizienz!
- ▶ **Kinetik:** HWZ 3–5 h.
- ▶ **Kontrollen:** Serum-Leber-/Nierenwerte, EKG.

Benzodiazepine

- ▶ **Allgemein:**
  - *Wirkung:* Erhöhung der Cl⁻-Ionenleitfähigkeit mit Seigerung der $GABA_A$ergen Transmission. *Nachteil:* Reduktion der Muskelkraft!
  - Kontraindikationen, Nebenwirkungen, Wechselwirkungen s. S. 120.

▶ **Tetrazepam** (z. B. Musaril 50 mg/Tbl., Musaril primo 25 mg/Tbl.):
  • *Dosierung:* Initial 1 × 25 mg/d p. o., bei Bedarf steigern um 1 × 25 mg/d auf max. 4 × 50 mg/d p. o.
  • *Kinetik:* HWZ 18 h.
▶ **Diazepam** (z. B. Valium 2|5|10 mg/Tbl.): Initial 5 mg p. o. zur Nacht, bei zusätzlich notwendiger Tagesmedikation 2 × 5 mg/d p. o. Max. 2 – 3 × 20 mg/d (*cave* wegen Sedierung und langer Halbwertszeit selten indiziert).
▶ **Clonazepam** (z. B. Rivotril): Initial 2 × 0,5 mg/d p. o., max. 3 × 2 mg/d p. o.

Memantin
....

▶ **Präparat:** Axura|Ebixa 10 mg/Tbl., 10 mg/20 Tr. Lösung zum Einnehmen.
▶ **Wirkung:** Hemmung der über NMDA-Rezeptoren vermittelten glutamatergen Transmission.
▶ **Kontraindikationen:** Verwirrtheit, Epilepsie, schwere Nierenfunktionsstörung, Schwangerschaft, Stillzeit.
▶ **Nebenwirkungen:** Motorische Unruhe, optische Halluzinationen, Verwirrtheit, Knöchelödeme, Livedo reticularis, Schwindel, Übelkeit, Erbrechen, Mundtrockenheit.
▶ **Wechselwirkungen:** Möglicherweise Wirkung ↑ bei Kombination mit Barbituraten, Neuroleptika, Anticholinergika, Amantadin, Dopaminagonisten. Bei Baclofen oder Dantrolen evtl. Wirkungsmodifizierung → Dosisanpassung!
▶ **Dosierung:** Initial 1 × 10 mg/d p. o. (1 Tbl. oder 20 Tr. am Morgen), wöchentliche Steigerung um 10 mg/d p. o. Standarddosis: 20 – 30 mg/d p. o. Maximaldosis 3 × 20 mg/d p. o.! Bei leichter Nierenfunktionsstörung normal dosieren (s. o.), bei mittelschwerer Nierenfunktionsstörung (Kreatinin-Clearance 40 – 60 ml/min/1,73 m^2) auf 10 mg/d p. o. reduzieren.
▶ **Kinetik:** HWZ 60 – 100 h.

Dantrolen
....

▶ **Präparate:** Dantamacrin 25|50 mg/Kps. (zur antispastischen Therapie keine parenterale Anwendung!).
▶ **Wirkung:** Peripheres Myotonolytikum mit Hemmung der Ca^{2+}-Freisetzung aus dem sarkoplasmatischen Retikulum, Reduktion der freien myoplasmatischen Kalziumkonzentration. *Nachteil:* Reduktion der Muskelkraft.
▶ **Kontraindikationen:** Überempfindlichkeit, Lebererkrankungen, respiratorische Insuffizienz, schwere Kardiomyopathien, Schwangerschaft, Stillzeit.
▶ **Nebenwirkungen:**
  • *Gelegentlich:* Müdigkeit, Schwindel (*cave* Reaktionsvermögen beeinträchtigt!), Schwäche, Diarrhö, dosisabhängige Hepatotoxizität schon bei 200 mg/d (letale Verläufe!), Atemstörung, Depression, Verwirrtheit, Hämaturie, Juckreiz, Myalgie, Photosensibilisierung (→ Schutz vor starker Sonnenbestrahlung!).
  • *Einzelfälle:* Aplastische Anämie, Leukopenie, anaphylaktische Reaktionen, Rhythmusstörungen bis zur Asystolie.
▶ **Wechselwirkungen:** Niemals gleichzeitig Ca^{2+}-Salze oder Ca^{2+}-Antagonisten verabreichen! Kombination mit Benzodiazepine (→ u. U. Muskelrelaxierung ↑), Östrogene (→ u. U. Hepatotoxizität ↑).
▶ **Kontrolluntersuchungen:** Leberenzyme. Bei Werten außerhalb der Norm Dantamacrin absetzen.
▶ **Dosierung** (maximal 2 Monate!): Initial 2 × 25 mg/d p. o., danach wöchentlich steigern um 25 mg/d p. o. Maximaldosis 4 × 100 mg/d p. o. (Dosen > 200 mg/d nicht > 2 Mo.!).
▶ **Kinetik:** HWZ 4 – 12 h.

Botulinumtoxin

► s. S. 520

Tolperison

► **Präparat:** Mydocalm Filmtabletten 50 mg/Tbl.
► **Wirkung:** Interaktion mit Na^+-Kanälen? Hemmung von mono- und polysynaptischen Reflexen,
► **Kontraindikationen:** Myasthenia gravis, Überempfindlichkeit; *relativ:* Schwangerschaft, Stillzeit, Kinder unter 14 Jahre.
► **Nebenwirkungen:** In höheren Dosierungen Schwindel, Mundtrockenheit, Magenbeschwerden, Blutdruckabfall möglich.
► **Dosierung:** Initial 3 × 50 mg/d p. o. (max. 3 × 150 mg/d p. o.).
► **Kinetik:** HWZ 2 – 5 h.

6.5 Antikoagulation

Heparin – parenterale Antikoagulation

► **Wirkung:** Bindung an Antithrombin III (AT III) → Aktivierung von AT III mit Hemmung der prokoagulatorischen Faktoren Xa und IIa (bei AT-III-Mangel vermindert wirksam!).
► **Indikationen:**
  • *Prophylaxe* von Thromboembolien bei Immobilisation (low-dose-Heparinisierung).
  • *Therapie* zerebrovaskulärer Erkrankungen (high-dose-Heparinisierung):
    – Bei zerebralen und spinalen Ischämien embolischer Genese zur frühen Rezidivprophylaxe (S. 311).
    – Bei hochgradigen Stenosen (Indikation nicht gesichert!) und Gefäßdissektionen der hirnversorgenden Gefäße (S. 311).
    – Bei Sinus- und Hirnvenenthrombosen (S. 350).
    – Nach Thrombolyse (S. 312) (Indikation nicht gesichert!).
    – Bei rezidivierenden TIAs bis zur Klärung der Ursache (S. 311).
► **Formen:**
  • *Unfraktioniertes Heparin (UFH):* Antagonist von Thrombin und Faktor Xa; HWZ ca. 1 – 2 h (dosisabhängig). Therapiekontrolle durch PTT oder Thrombinzeit.
  • *Fraktioniertes = niedermolekulares Heparin* (NMH): Antagonist von Faktor Xa, längere HWZ als UFH → Gabe 1 – 2mal tgl. s.c.; Therapiekontrolle durch Faktor-Xa-Test (nicht routinemäßig erforderlich, bei hoher Dosierung PTT-Anstieg möglich).
    – *Enoxaparin* (z. B. Clexane Fertigspritze 0,2|0,4|0,6|0,8|1,0 ml mit 2000|4000|6000|8000|10000 IE Anti-Xa).
    – *Dalteparin* (z. B. Fragmin P Fertigspritze á 0,2 ml mit 2500 IE Anti-Xa, Fragmin P Forte Fertigspritze à 0,2 ml mit 5000 IE Anti-Xa).
► **Kontraindikationen:**
  • *Prophylaktische Heparinisierung:* Heparinallergie, HIT Typ II (Tab. 6.5).
  • *Therapeutische Heparinisierung:* Heparinallergie, HIT Typ II, manifeste Blutung, Blutungsneigung, erhöhtes Blutungsrisiko (post-OP je nach OP bis 10 d, floride Ulzera, Ösophagusvarizen, Nephrolithiasis, Bronchiektasen, Neoplasien), bekanntes Hirnarterienaneurysma, fixierte arterielle Hypertonie ($RR_{diast} > 105$ mm Hg), bakterielle Endokarditis, schwere Leber- und Niereninsuffizienz, akute Pankreatitis, vor Arterien- oder Organpunktionen.

▶ **Nebenwirkungen:** Erhöhtes Blutungsrisiko (abhängig von Dosierung und zugrunde liegender Erkrankung), Allergien, Bronchospasmus, Osteoporose, Transaminasen-/Lipase-/LDH-Erhöhung, Pruritus/Urtikaria, reversible Alopezie, Kopf- und Gliederschmerzen, heparininduzierte Thrombopenie (HIT) Typ I und II (Tab. 6.5).

Tabelle 6.5 · **Heparininduzierte Thrombozytopenie Typ I und II**

HIT Typ I	HIT Typ II
früh – in den ersten Tagen nach Heparingabe (nicht-immunologische Form)	**spät** – meist 5–17 Tage nach Heparingabe (immunologische Form); bei Reexposition früher möglich
Thrombozyten meist > 100 000/µl (Abfall meist < 30% des Ausgangswertes)	Thrombozyten < 100 000 (meist < 50 000)/µl (Abfall ≥ 50% des Ausgangswertes)
dosisabhängig	dosis*un*abhängig + unabhängig vom Heparinpräparat
milder Verlauf, reversibel, keine thromboembolischen Komplikationen	schwerer, lebensbedrohlicher Verlauf, häufig mit begleitenden arteriellen/venösen Thrombembolien und Hautreaktionen
Maßnahmen bei HIT-I-Verdacht: Die Heparin-Therapie kann bei Bedarf unter engmaschigem Thrombozyten-Monitoring fortgesetzt werden	*Maßnahmen bei HIT-II-Verdacht:* 1. Heparin sofort absetzen! 2. Umstellung auf alternative Antikoagulanzien: – Lepirudin (Tab. 6.7) – Danaparoid (Tab. 6.7) 3. Diagnosestellung durch HIPA-Test (heparininduzierter Plättchen-Aktivierungs-Test) oder PF 4-Heparin-ELISA 4. Nachfolgende Umstellung auf Kumarine erst nach Stabilisierung, langsam einschleichend wegen erhöhter Gefahr von Kumarinnekrosen!

▶ **Labor-Monitoring bei Heparintherapie:**
- *Unfraktioniertes Heparin: PTT* in der Regel 1 × täglich.
- *Niedermolekulares Heparin:* Anti-Xa-Bestimmung nur unter bestimmten Fragestellungen erforderlich (z.B. Niereninsuffizienz).
- *Thrombozyten* (zur Erkennung einer HIT, s.o.): Vor Beginn der Heparingabe, am Tag 1 nach Beginn und über 3 Wochen alle 3 Tage.
  ☐ *Warngrenze:* Abfall der Thrombozyten auf < 50% des Ausgangswertes!
▶ **Low-dose-Heparinisierung**=Thromboembolie-Prophylaxe bei Immobilisation.
- *Unfraktioniertes Heparin=UFH:* 2 × 7500 IE s.c. oder 3 × 5000 IE s.c.
- *Niedermolekulares Heparin:* 1 × 2000–5000 IE Anti-Xa/d s.c.
Therapeutische (Voll-)Heparinisierung:
- *Unfraktioniertes Heparin:* ca. 25000 IE/d kontinuierlich i.v. (z.B. Perfusor mit 25000 IE + NaCl 0,9% ad 50 ml, Laufrate initial 2 ml/h) Dosierung abhängig von Ziel-PTT: Angestrebte Verlängerung um Faktor 2,5–3 des Ausgangswertes (meist 60–80 sek). Dosissteuerung s. Tab. 6.6.
  ☐ *Cave:* Bei i.v.-Gabe kurzfristiges Absetzen (z.B. bei diagnostischen oder pflegerischen Maßnahmen) wegen Rebound-Effekt vermeiden!
- *Fraktioniertes/niedermolekulares Heparin:* Nach Körpergewicht.

▶ **Alternativen bei Heparin-spezifischen Kontraindikationen** (z. B. HIT II): Tab. 6.5, Tab. 6.7.

Tabelle 6.6 · **Dosissteuerung bei therapeutischer Heparinisierung mit UFH in Abhängigkeit vom PTT-Wert (aus Hahn, Checkliste Innere Medizin. 4. Aufl. Stuttgart: Georg Thieme; 2003)**

PTT (sek)	Wiederholungs-bolus (IE) i. v.	Infusionsstopp (min)	Änderung Infusi-onsrate (bei 25 000 IE/50 ml)	nächste PTT-Kontrolle
< 50	5 000	0	+ 0,3 ml/h	nach 6 h
50 – 59	0	0	+ 0,2 ml/h	nach 6 h
60 – 85	0	0	0	am nächsten Morgen
86 – 95	0	0	– 0,2 ml/h	nach 6 h
96 – 120	0	30	– 0,3 ml/h	nach 6 h
> 120	0	60	– 0,4 ml/h	nach 6 h

Tabelle 6.7 · **Heparin-Alternativen bei gewünschter parenteraler Antikoagulation und Heparin-spezifischen Kontraindikationen (z. B. HIT)**

Präparat	Dosierung	Bemerkung
Lepirudin (Refludan; 1 Fl. à 20/50 mg)	*HIT II + Thrombose:* – i. v.-Bolus 0,4 mg/kgKG (Konzentration 5 mg/ml) – dann 0,15 mg/kgKG/h i. v. (Konzentration 2 mg/ml) – *Thrombembolie-Prophylaxe bei vorbekannter HIT II* (keine Zulassung): 0,1 mg/kgKG/h i. v. ▶ *Cave:* Dosisreduktion bei Niereninsuffizienz!	– *Monitoring:* PTT (1,5 – 3,0 facher Ausgangswert) – *KI:* Allergie gegenüber Hirudinen, Blutungsneigung (relative KI), Schwangerschaft, Stillzeit ▶ *Cave:* Anaphylaktische Reaktionen möglich! Es gibt kein Antidot!
Danaparoid-Natrium (Orgaran; 1 Amp./ 0,6 ml à 750 Anti-Faktor-Xa-Einheiten [E] = 1250 IE Anti-Xa-/ ml)	*isolierte Thrombopenie* (≤ 90 kg KG): 2 – 3 × 750 E/d s. c. – *HIT II + Thrombose* (55 – 90 kgKG): i. v.-Bolus 2 500 E, dann 400 E/h über 4 h, anschließend 300 E/h über 4 h, dann 150 – 200 E/h als i. v.-Infusion	– in Deutschland bei HIT II zugelassen – *KI:* Blutung, Blutungsneigung – *Monitoring:* Anti-Xa-E/ml; *Ziel:* 0,2 – 0,4 (isolierte Thrombopenie), 0,5 – 0,8 (HIT II + Thrombose) – *Absetzkriterien:* Persistierende Thrombopenie, weiteres Absinken, Thromboembolie ▶ *Cave:* Es gibt kein Antidot!

HIT = Heparininduzierte Thrombozytopenie; KI = Kontraindikationen

▶ **Vorgehen bei Komplikationen:**
- *Übermäßige PTT-Verlängerung:* Heparin-Dauerinfusion stoppen, PTT-Kontrolle nach 60 – 90 min, abhängig davon Infusion erneut (ggf. mit niedriger Dosierung) starten.
- *Antagonisierung von Heparin* (z. B. bei Blutungen) → *Protamin.* Cave anaphylaktische Reaktion, i. v. *langsam* injizieren (1 ml in 2 min)! Die HWZ von Heparin be-

rücksichtigen (HWZ bei i. v.-Gabe: Ca. 90 min bei 200 IE/kgKG → nach 90 min nur 50 % der errechneten Protamindosis verabreichen)! *Protaminchlorid* (z. B. Protamin ICN 1000 zur i. v.-Gabe, Protamin ICN 5000 zur i. m.-Gabe): 1 ml Protamin ICN 1000 i. v. inaktiviert 1000 IE (i. v. zunächst maximal 5 ml injizieren, dann PTT-Kontrolle!), 1 ml Protamin ICN 5000 i. m. inaktiviert 5000 IE Heparin.

Orale Antikoagulation

▶ **Wirkmechanismus:** Hemmung der Synthese der hepatischen Gerinnungsfaktoren II, VII, IX, X sowie von Protein C und S durch Vitamin-K–Antagonismus.
▶ **Indikationen** (in der Neurologie):
  • *Primärprophylaxe* bei nicht-rheumatischem Vorhofflimmern.
  • *Sekundärprophylaxe* einer zerebralen oder spinalen Ischämie: Nach kardioembolischem Hirninfarkt, bei offenem Foramen ovale (wenn ein Verschluss nicht möglich ist), pulmonalem Rechts-Links-Shunt, Gefäßdissektionen, Sinus- und Hirnvenenthrombosen.
▶ **Nebenwirkungen:** Blutungen, Appetitlosigkeit, Übelkeit, Diarrhö, Hautnekrosen, Dermatitis, Urtikaria, Transaminasenerhöhung, reversible Alopezie.
▶ **Kontraindikationen:** Schlechte Compliance, besondere Verletzungsgefahr, Alkoholismus, konsumierende Erkrankungen, Stillzeit, Schwangerschaft.
▶ **Patientenaufklärung** muss umfassen: Aufklärung über die Risiken einer erhöhten Blutungsneigung, erforderliche Einhaltung einer Vitamin-K-armen-Diät, Ausstellung eines Marcumarausweises, Hinweis auf erforderliches regelmäßiges Monitoring durch Hausarzt.
▶ **Monitoring:** Über die *INR* (international normalized ratio); früher üblich: *Quickwert.* Zur ungefähren Umrechnung von Quick-Werten in die INR s. Tab. 6.9.
▶ **Präparate und Dosierungen:** s. Tab. 6.8. Die Dosierung richtet sich nach der Grunderkrankung und orientiert sich am therapeutischen INR- bzw. Quickwert (siehe bei den einzelnen Erkrankungen). Beginn der Behandlung überlappend mit der meist vorausgehenden Heparintherapie, welche fortgeführt wird, bis der INR-Wert an 2 aufeinander folgenden Tagen ≥ 2 beträgt.
◪ *Hinweis:* Bei Überlappung mit Heparintherapie diese bis zum Erreichen des oberen bzw. unteren Grenzbereiches von Ziel-Quick-Wert bzw. -INR fortführen!
◪ *Merke:* Je höher der Quick, desto niedriger die INR!
▶ **Vorgehen bei Überdosierung** (klinisch v. a. Hämaturie, petechiale Blutungen bei mechanischer Belastung, spontane Haut- und Schleimhautblutungen, Meläna, Verwirrtheit bis zur Bewusstlosigkeit):
  • *INR < 5, keine Blutung:* Therapiepause.

Tabelle 6.8 · **Orale Antikoagulation**

Präparat	Dosierung	Bemerkung
Phenprocoumon (z. B. Marcumar 3 mg/Tbl.)	in Abhängigkeit von der Grunderkrankung (s. dort); Initialdosis bei Ausgangs-Quick von 100 % (INR 1,0): Tag 1: 4 Tbl. = 12 mg, Tag 2: 2 Tbl. = 6 mg.	rasche „Aufdosierung" obsolet! (*cave* Kumarinnekrose im ZNS!)
Warfarin (z. B. Coumadin 5 mg/Tbl.)	wie Phenprocoumon (s. o.)	deutlich kürzere HWZ von ca. 6 h, daher auch zur kurzfristigen Antikoagulation geeignet. Sämtliche internationale Studien wurden mit diesem Präparat durchgeführt!

Tabelle 6.9 · INR- und Quick-Werte im Vergleich (Quick-Reagenz = Neoplastin Plus)

INR	1,0	1,25	1,5	2,2	2,8	3,0	3,5	4,4	5,1	6,1	7,5	9,8
Quick (%)	100	70	55	36	29	27	24	20	18	16	14	12

- *INR > 5, keine Blutung:* 1 – 2 mg Vit.-K_1 (10 – 20 Tr. Konakion) p. o. oder Vit.-K_1 3 mg i. v. (Konakion MM); Wirkungseintritt nach ca. 10 Stunden.
- *Relevante Blutung:*
    - Zur Antagonisierung Prothrombinkomplex (PPSB, Faktoren II, VII, IX, X). *Dosierung:* Sofort 1000 – 2000 E PPSB + Gabe von 10 mg Vitamin K i. v. (z. B. 1 Amp.= 1 ml à 10 mg Konakion MM; Wirkungseintritt nach ca. 10 Stunden).
    - Wenn PPSB nicht verfügbar ist Fresh Frozen Plasma (FFP) 10 – 20 ml/kg KG.
- ▶ **Arzneimittelinteraktionen:**
    - *Verstärkte Wirkung der Kumarine:* Valproinsäure, nichtsteroidale Antiphlogistika, Fibrate, Chloramphenicol, Erythromycin, Tetrazykline, Sulfonamide, Trimethoprim, Cephalosprine, Allopurinol, Schilddrüsenhormone, Antiarrhythmika (Amiodaron, Chinidin, Propafenon), Dihydroergotoxin, akute Alkoholaufnahme.
    - *Verminderte Wirkung der Kumarine:* Haloperidol, Carbamazepin, Glukokortikoide, Phenytoin, Barbiturate, Rifampicin, 6-Mercaptopurin, Thiouracil, Colestyramin, chronische Alkoholaufnahme, Vitamin-K-reiche Ernährung.
    - *Beeinflussung anderer Substanzen durch Kumarine:* Phenytoinspiegel erhöht, Wirkung von Sulfonylharnstoffen verstärkt (BZ-Senkung ↑).

Lysetherapie, Thrombozytenaggregationshemmer s. S. 313

6.6 Physiotherapie in der Neurologie

Grundlagen

- ▶ **Allgemeine Vorbemerkungen:**
    - Die Physiotherapie in der Neurologie ist eine zentrale Therapiekomponente und bei einigen chronisch-degenerativen Erkrankungen nahezu die einzige therapeutische Möglichkeit.
    - Der Patient muss entsprechend des zu Beginn erhobenen Befundes mit einem individuell angepassten Therapiekonzept optimal behandelt werden.
    - Die meisten Therapieverfahren auf neurophysiologischer Grundlage wurden für Patienten mit zentralen Störungen entwickelt, sind aber im Prinzip auch bei anderen neurologischen Krankheitsbildern anwendbar.
- ▶ **Indikationen:**
    - *Physiotherapie:* Bei allen Erkrankungen indiziert, die mit motorischen und koordinativen Defiziten einhergehen – im weitesten Sinn auch bei sensiblen und kognitiven Einbußen oder Wahrnehmungsstörungen.
    - *Physikalische Therapie:* Nur unterstützend! Als alleinige Therapie kommen diese passiven Verfahren bei neurologischen Erkrankungen nicht in Frage.
    - *Zusätzlich:* Ergotherapie, Pflege und soziale Dienste.

Therapieziele

▶ **Allgemeine Ziele:**
- Erreichen der größtmöglichen Selbständigkeit des Patienten sowie die Verbesserung seiner subjektiven Lebensqualität.
- Möglichst frühzeitige Mobilisierung und Aktivierung des Patienten (auch zur Vermeidung von Komplikationen und Sekundärschäden wie Kontrakturen und Thrombosen).
- Aktivierung von Kreislauf und Atmung (Pneumonieprophylaxe).

▶ **Spezielle Ziele bei Erkrankungen des ZNS:**
- Tonusregulation bei Spastik und Rigor durch Bahnung physiologischer Bewegungsmuster.
- Verhinderung pathologischer Bewegungsmuster.
- Erlernen von Ersatzbewegungen, ggf. Verwendung von Hilfsmitteln.
- Verbesserung des „Körpergefühls besonders bei Störung der Tiefensensibilität oder bei neuropsychologischen Defiziten („Körperschemastörung", Neglect, Anosognosie).

▶ **Spezielle Ziele bei Erkrankungen des PNS und des Muskels:**
- Verbesserung von Kraft, Ausdauer, Koordination und Beweglichkeit.
- Verzögerung der Pareseentwicklung.
- Stimulation der Reinnervation peripherer Nerven (wenn möglich).
- Vermeidung von Fehlbelastungen, Einsatz von Hilfsmitteln und Ersatzbewegungen, Kontraktur- und Osteoporoseprophylaxe.
- Thromboseprophylaxe, Verbesserung der Hauttrophik.
- Aktivierung von Kreislauf und Atmung/Pneumonieprophylaxe.

Therapiekonzept bei akuter Erkrankung

▶ **Konzept am Beispiel der intrazerebralen Blutung:**
- ◪ *Allgemein:* So früh wie möglich mit der Physiotherapie beginnen!
1. Initial passive Maßnahmen bei Bedenken gegenüber aktiven Übungen (frische intrazerebrale Blutung mit perifokalem Ödem): Thrombose-, Pneumonie-(Atemtherapie), Kontrakturprophylaxe (ggf. Dehnung), Lagerung der paretischen Extremitäten in physiologischen Bewegungsmustern (zur Spastikreduzierung).
2. Zunehmende Belastung des Patienten während der Hämatom-Resorption und Ödem-Rückbildung. Ziel ist die Spastikreduzierung, Mobilisierung, Wiedererlangung der Muskelkraft, Wiedererlernen komplexer Bewegungsmuster (auch aus Sitz und Stand heraus), Selbstständigkeit. Ggf. bereits Hilfsmittel wie Rollstuhl und Gehwagen einbinden.
3. Stationäre oder (im Einzelfall) ambulante Rehabilitation.
4. Sozialdienste und andere Hilfsmöglichkeiten integrieren/organisieren.

Therapiekonzept bei chronisch-progredienter Erkrankung

▶ **Konzept:**
- *Ziel:* → bessere Erfolge (bei geringeren Kosten) durch eine weniger intensive, aber längerfristige Behandlung.
- ◪ *Hinweis:* Dieses Konzept ist nicht anzuwenden bei so hochgradigen Paresen, dass der Patient Übungen aus eigener Kraft nicht ausreichend durchführen kann!
1. Individuelles Therapiekonzept erarbeiten → orientieren an der subjektiven Lebensqualität des Patienten, Nah- und Fernziele definieren.
2. Zunächst tägliche Therapie unter Anleitung, um Kraft, Ausdauer, Koordination und Beweglichkeit zu verbessern.
3. Plan für eigene Übungen zu Hause erarbeiten (und schriftlich fixieren). Mögliche Fehler erwähnen! Das Übungsprogramm sollte nach der Entlassung in Abständen von etwa 2 Wochen kontrolliert werden.

4. Zusätzliche Abschnitte mit intensiver Physiotherapie unter Anleitung über 4 – 6 Wochen (2 – 3mal pro Woche).

▶ *Hinweis:* Wichtig für den Erfolg ist die regelmäßige Durchführung! Die Patienten müssen langfristig motiviert und kooperativ sein. Deshalb auch auf die individuellen Wünsche des Patienten eingehen!

Organisatorische Voraussetzungen

▶ PhysiotherapeutInnen mit Erfahrungen bei neurologischen Krankheitbildern und in neurophysiologischen Therapieverfahren.

▶ **Therapiebegleitend:**
  • *Enge Zusammenarbeit* mit Ärzten, anderen Therapeuten und Pflegekräften mit Dialog über Indikation, Verlauf/Ziele der Therapie in der Klinik und im Anschluss an den stationären Aufenthalt (AHB, ambulante Versorgung).
  • *Anleitung und Unterstützung der Pflegekräfte* (Lagerungsplan, Manöver zur Hilfestellung, Hilfsmittel), um während des gesamten Kliniktags an den Therapiezielen zu arbeiten (= 24-h-Management).

▶ **Verordnung einer ambulanten Physiotherapie:**
  • Genaue Diagnose nennen.
  • Gesamtzahl der Behandlungsserie angeben (in der Regel 6 – 12).
  • Frequenz der Behandlungen (je Woche oder Monat) empfehlen.
  • Für neurologische Erkrankungen ist möglichst eine *„Physiotherapie auf neurophysiologischer Grundlage„* anzustreben (Voraussetzungen: Abgeschlossene Bobath-, PNF- oder Vojta-Ausbildung).
  • Gegebenenfalls unterstützende physikalische Therapie verordnen.
  • Kontraindikationen erwähnen, z.B. Herz-Kreislauferkrankungen, Osteoporose, Frakturen.

Spezielle physiotherapeutische Verfahren

▶ **Bobath-Therapie:**
  • *Therapie-Konzept:*
    – Komplexe, dem Alltag entlehnte Funktionen werden fazilitiert, um sie wieder aktiv einsetzen zu können. Pathologische Abweichungen von der normalen Bewegung werden (z.B. Tonuserhöhung) gezielt beeinflusst, physiologische Bewegungsabläufe werden gebahnt und pathologische Bewegungsmuster vermieden. Konzepte zur Lagerung, Pflege und Kontaktaufnahme fließen ein.
    – Patient und Bezugspersonen werden über Abläufe und Ziele der Therapie informiert (Aktivierung der kognitiven Leistungen des Patienten!).
  • *Indikation:* Patienten mit zentral-motorischen Störungen.
  • *Ausbildungs-Voraussetzung:* Bobath-Grundkurs (3 – 4 Wochen), der frühestens 2 Jahre nach Abschluss der Ausbildung begonnen werden kann.

▶ **Vojta-Therapie (Reflexlokomotionstherapie):**
  • *Therapie-Konzept:*
    – Grundlage ist die Beobachtung, dass der motorischen Entwicklung Bewegungen zugrunde liegen, die als Muster im ZNS angelegt sind. Die motorischen Reflexmuster (= Lokomotions- oder Koordinationskomplexe) haben immer Fortbewegungscharakter.
    – Diese als ideal angesehenen Bewegungsprogramme sollen nach einem erworbenen neurologischen Defizit teilweise reaktiviert und so ein erneutes motorisches Lernen induziert werden (→ von Ersatz- und Kompensationsmustern überdeckte Muster werden ausgelöst und reaktiviert).
    – Nicht nur Rumpf- und Extremitätenmuskeln, sondern auch oro-faziale Muskeln, Gleichgewichts-/Haltefunktionen sowie vegetative Funktionen und die Atmung werden trainiert/aktiviert.

- Voraussetzung ist eine verbliebene Plastizität des ZNS.
- Wenn diese Muster wieder erlernt worden sind, wird der Patient die Bewegungen auch spontan wieder einsetzen.
- *Indikation:* Bei allen neurologischen Erkrankungen anwendbar.

▶ **Propriozeptive neuromuskuläre Fazilitation (PNF):**
- *Therapie-Konzept:* Bahnung von Bewegungen über die gesamte funktionelle Einheit von Nerv und Muskel. Durch gezielte Applikation exterozeptiver, propriozeptiver und telerezeptiver Reize werden komplexe Muskelbewegungen initiiert und erleichtert (fazilitiert).
  - *Propriozeptive Stimuli:* „*Initial-Strech*,: Passive kurzfristige Dehnung der entspannten Muskulatur zur Erleichterung des Bewegungsbeginns; „*Re-Strech*,: Kurze passive Dehnung der kontrahierenden Muskulatur zur Förderung der Kraftentwicklung; *Traktion (Zug)* oder Approximation *(Druck).*
  - *Exterozeptive Stimuli:* „Lumbrikale Griffe" (taktiler Reiz durch flächige Berührung und Griff durch den Therapeuten) oder Eis.
  - *Telerezeptive Stimuli:* Verbaler Bewegungsauftrag (z. B. Anspannen oder Halten der Anspannung), visuelle Kontrolle der Bewegung durch den Patienten (Rückkopplung).
- *Ziele:* Erlernen eines physiologischen Bewegungsmusters, Stärkung der Muskelkraft und -ausdauer, Muskeldehnung, Kontrakturprophylaxe und -therapie, Beschleunigung der Bewegungsumkehr (bei Koordinationsstörungen), physiologische Koordination von Bewegungsabläufen, Tonusnormalisierung (bei Spastik), Verbesserung der reziproken Innervation (rhythmische Bewegungsabläufe).
- *Anwendungsbereiche:* Allgemeine Muskelschwäche und Koordinationsstörungen in Neurologie, Chirurgie und Orthopädie.

▶ **Ataxietraining:** Befunderhebung nach Bobath (s.o.), Therapie der Koordination nach Bobath oder Vojta, ggf. Übungen mit labilen Unterstützungsflächen (weiche Bodenmatte, Sitzball, Schaukelbrett), um die reziproke Innervation zu trainieren und die Adaptation zu fördern.

Allgemeine physiotherapeutische Verfahren

▶ **Isometrische (= statische) Übungen:** Der Muskel wird mit variabler Kraft (mit oder ohne Widerstand) kontrahiert – *ohne* Längenabnahme. Bei neuromuskulären Erkrankungen hat sich ein Einsatz von etwa 50 % der verfügbaren Maximalkraft bei 20 – 30 % der maximalen Belastungsdauer bewährt.

▶ **Isotonische (= dynamische) Übungen:** Der Muskel wird (mit gleichbleibender Kraft) angespannt –*mit* Verkürzung des Muskels (Übungen mit Gewichten oder elastischen Widerständen [Deuserband, Theraband]).

▶ **Bewegungsbad** (Wassertemperatur 32 – 34° C) – *wichtige Vorteile:*
- Abnahme des Körpergewichtes (um ca. 90 %) durch Auftrieb im Wasser → bei Paresen sind sonst unmögliche Funktionsmuster wieder möglich (z. B. Gehen). Wichtige psychologische Bedeutung!
- Verbesserte Mobilisierung, Entspannung der Muskulatur durch Wärme.
- Stimulation von Herz, Kreislauf und Atmung.

▶ **Schlingentisch:**
- Der Patient wird so gelagert, dass das Gewicht des gesamten Körpers oder einzelner Körperteile unterstützt wird.
- Gelenke können isoliert mobilisiert und einzelne Muskelgruppen selektiv therapiert werden (durch Einsatz von Expandern oder Gewichten kann eine selektive Kräftigung einzelner Muskeln erfolgen).
- Ausweichbewegungen können gut erkannt und verhindert werden.

▶ **Training physiologischer Funktionen:**
- *Rückenschulung:* Bei Lumbago und Bandscheibenläsionen sollte neben der Kräftigung der paravertebralen Muskulatur auch eine Anleitung erfolgen, die statisch

optimalere Belastung der Wirbelsäule in Ruhe (Haltungsschule) und unter Belastung (Anheben von Lasten mit gerader Wirbelsäule aus den Knien heraus etc.) zum Ziel hat.

- *Gangtraining,* z. B. bei Spastik/Hemisyndrom.
- ▶ **Therapie im Stehbrett/Stehgerät:** Bei Standunfähigkeit wird der Patient für 10–60 min im Stehen fixiert. *Ziele:* Herz-Kreislauf-Training (durch Orthostase), evtl. Verzögerung einer inaktivitätsbedingten Osteoporose.
- ▶ **Mobilisationstechniken** (z. B. Brügger, Cyriax) zur Lösung von Verspannungen (Dehnung/Mobilisation von Muskeln) und Verbesserung der Beweglichkeit (Gelenkmobilisation) → Basis für eine schmerzlose weitere Therapie, Ermöglichung physiologischer Bewegungsmuster.
- ▶ **Kontrakturprophylaxe:**
  - *Bei hochgradigen Paresen* bewirken letztlich alle aktiven Therapietechniken durch die gezielte Mobilisation auch eine Kontrakturprophylaxe.
  - *Bei Koma oder Plegie:* Passives Bewegen der Gelenke und ggf. Dehnen verkürzter Muskeln und Sehnen.
- ▶ **Atemtraining:**
  - Aktive Übungen (z. B. Atemstoßtraining, Wattepusten, Seifenblasen).
  - Passive Atemtechniken, ggf. manuell unterstützt (Ausatemtechniken, manuelle Thoraxkompression bei Exspiration, manuelle Reizgriffe und Vibrationen am Thorax).
  - Übungen zur Thorax- und Wirbelsäulenmobilisation.
  - Lagerung und Sekretdrainage.
- ▶ **Kryotherapie:**
  - Kälteapplikation lokal (Eis) oder als Vollbad (8–12° C).
  - Schmerzlinderung bei chronisch entzündlichen Prozessen (Arthrosen), evtl. vor der aktiven Therapie.
  - Beeinflussung des Muskeltonus, auch im Zunge-/Schlundbereich.

Physikalische Therapie

- ▶ **Fango** (Vulkangestein [evtl. + Paraffinbeimischung] wird auf ca. 40° C erhitzt):
  - *Indikationen:* Muskelverspannung, degenerative Gelenksveränderungen (auch im Bereich der Wirbelsäule), psychosomatische Störungen.
  - Behandlung täglich für 10–30 min; vor der Physiotherapie oder während anschließender Ruhephase anwenden.
  - ◩ *Cave:* Verbrennungsgefahr bei Sensibilitätsstörungen!
- ▶ **Massage** („klassisch" oder als Reflexzonenmassage):
  - In der Neurologie als Ergänzung oder Vorbereitung aktiver Therapiemaßnahmen!
  - *Anwendungsbereiche:* Muskellockerung und Mobilisation bei kompensatorischen Fehlhaltungen, Lösen schmerzhafter Myogelosen, im Rahmen der Schmerztherapie, psychosomatische Störungen, vegetative Störungen (v. a. Bindegewebs-und Reflexzonenmassage).
  - *Fußreflexzonenmassage:*
    - *Prinzip:* Bei Palpation entsprechender Zonen wird Schmerzempfindlichkeit als diagnostisches Zeichen auf eine Störung der entsprechenden Körperstruktur gewertet. Störungen können durch Manipulation an den entsprechenden Fußfeldern behandelt werden.
    - *Indikation:* Schmerzsyndrome (v. a. Muskelverspannungen).
    - *Kontraindikationen:* Floride entzündliche Erkrankungen, ausgeprägte rheumatische und trophische Veränderungen der Füße.
    - *Durchführung:* 6–12 Behandlungen über 20 min 2–3-mal pro Woche.

- *Akupunkturmassage* (keine Nadeln!):
  - *Prinzip:* Durch Betasten werden Störungen diagnostiziert, durch Manipulation an den jeweiligen Akupunkturpunkten (Druck, Massagestäbchen, Vibrationsgerät) wird eine Tonisierung der entsprechenden Meridiane erreicht.
  - *Indikation:* Chronische Schmerzen, muskuläre und Gelenksbeschwerden, Störungen innerer Organe.
- *Lymphdrainage:*
  - *Prinzip:* Durch vorsichtige manuelle Manipulation (verschiedene Grifftechniken) wird die Drainierung der Lymphflüssigkeit gefördert.
  - *Indikation:* Lymphödeme, Reflexdystrophie, neurogene Schmerzen.

▶ **Hydrotherapie:**
- *Möglichkeiten:* Ansteigende/wechselwarme Bäder, Wechselgüsse, Bäder mit verschiedenen Zusätzen (z. B. Heublumen), Unterwassermassage; hydroelektrische Bäder (s. u.).
- *Indikationen:* Dysästhesien und sensible Störungen, Spannungskopfschmerz und vasomotorische Regulationsstörungen, als allgemein roborierende Maßnahme bei psychovegetativer Labilität.

▶ **Elektrotherapie:**
- *Schmerztherapie:*
  - *Prinzip:* Lokale Durchblutungsförderung zum Abbau der Zytokine. Beeinflussung des Nervenmembranpotentials zur Anhebung der Erregungsschwelle der Schmerzfasern (Mittelfrequenzstrom um 100 Hz v. a. zur Schmerztherapie, Interferenzstrom = 2 Mittelfrequenzströme, die gering phasenversetzt oder mit geringem Frequenzunterschied appliziert werden).
  - *Durchführung:* Meist mittelfrequenter Wechselstrom; Anwendung mit 4 Elektroden über ca. 10 Minuten in Serien von 6–12 Behandlungen.

◼ **TENS-Therapie:** (= *t*ranskutane *e*lektrische *N*erven-*S*timulation) :
  - *Prinzip:* „gate-control„-Mechanismus, durch den nach elektrischer Reizung des Nerven eine Weiterleitung der Schmerzreize verhindert wird. Die Stimulatoren sind klein, batteriebetrieben und vorwiegend für die Heimanwendung vorgesehen (rezeptierfähig!).
  - *Indikation:* Chronische Schmerzen, v. a. Neuralgien und Kausalgien.
  - *Durchführung:* Gleichstromimpulse mit ca. 100 Hz werden kontinuierlich oder in Reizgruppen (2–4/sek) appliziert. Die Kathode wird über dem schmerzhaften Gebiet, über dem versorgenden Nerven dieses Dermatoms, über dem entsprechenden Myotom oder über Akupunkturpunkten platziert. Mehrmals täglich 30–60 min.
  - Die Schmerzlinderung hält 2–4 h an.
- *Muskelreizung* zur Reinnervationsförderung (unklar, ob Vorteile gegenüber der aktiven Therapie bestehen und ob die Reinnervation anatomisch und funktionell korrekt erfolgt). Gelegentlich Mittelfrequenzstromtriggerung zur Bewegungsinitiation, Frequenzen um 50 Hz.
- *Hydroelektrische Bäder:*
  - *Stangerbad*: Vollbad, Elektroden in der Wanne ermöglichen Längs- oder Querdurchflutung mit galvanischem Strom. *Indikation:* Schmerzen, Spastik, Paresen, vegetative Störungen. *Durchführung:* 1–3-mal über ca. 15 min pro Woche (abhängig vom Befinden des Patienten).
  - *Vier-Zellen-Bad*: Durch separate Wasserbecken für Arme und Beine kann galvanischer Strom in verschiedenen Verläufen durch den Körper geleitet werden. Indikation und Durchführung wie bei Stangerbad (s. o.).
- *Iontophorese:* Transkutane Applikation von verschiedenen elektrisch differenten Wirkstoffen unter der jeweils entsprechenden Elektrode unter Nutzung von galvanischem Gleichstrom.

Therapieprinzipien

6.7 Heimbeatmung bei neurologischen Erkrankungen

Grundlagen

► **Definition:** Heimbeatmung („intermittierende Selbstbeatmung", ISB) ist eine mechanische Beatmung mit mobilen Beatmungssystemen außerhalb von Intensiv- oder Überwachungsstationen (z. B. zu Hause oder in Pflegeheimen).
► **Verwendete Geräte:**
  • *Überdruckbeatmungsgeräte* zur nicht-invasiven (über Nasen- oder Nasen-Mundmaske) oder invasiven (Tracheostoma-)Beatmung.
  • *Unterdruckbeatmungsgeräte* zur nicht-invasiven Beatmung (über externen thorakalen Unterdruck).
◧ *Cave:* Bei progredienten neuromuskulären Erkrankungen (z.B. ALS, Muskeldystrophien) kann ein Einsatz insbesondere der invasiven Beatmung bedeutende Konsequenzen bezüglich einer eventuellen Therapielimitierung bei fortschreitender Abhängigkeit vom Beatmungsgerät haben. Bei elektivem Einsatz ist deshalb im Vorfeld eine eingehende Beratung durch ein erfahrenes Zentrum anzustreben, um die Indikation und Tragweite mit Patienten und Angehörigen zu besprechen (s.u.).
► **Indikationen** für eine Heimbeatmung können sein: Muskeldystrophien, spinale Muskelatrophie, Amyotrophe Lateralsklerose, Post-Polio-Syndrom, Syringomyelie, andere peripher-neurologische Erkrankungen mit Beteiligung der Atemmuskulatur.

Klinik einer Hypoventilation

► **Klinische Symptome oder Folgen einer alveolären Hypoventilation:** Dyspnoe, verstärkter Einsatz der Atemhilfsmuskulatur, rezidivierende Pneumonien, kardiale Funktionsstörungen, nächtliche Schlafstörungen, Abgeschlagenheit, Konzentrationsstörungen, Tagesschläfrigkeit, Kopfschmerzen, Schwindel.
► **Objektive pathologische Parameter der Lungenfunktion:**
  • Verminderte Vitalkapazität im Stehen, Sitzen oder Liegen.
  • Chronische nächtliche oder tagsüber auftretende Hyperkapnie (pCO_2 >45 mm Hg) oder Hypoxie (pO_2 <60 mm Hg).

Voraussetzungen zur Einleitung einer Heimbeatmung

► **Vordiagnostik:** Rö-Thorax, Lungenfunktionsprüfung, 24-h-SaO_2- und Blutgas-Monitoring, EKG, Echokardiographie, internistisches Konsil.
► **Soziale und apparative Infrastruktur,** die ein optimales psychosoziales Umfeld und eine sachgerechte pflegerische Betreuung des Patienten gesichert erscheinen lassen.
► **Vorangehende Beratung** in Zentrum mit besonderer Erfahrung in der Betreuung von Patienten mit Heimbeatmung. Adressen über die Deutsche Gesellschaft für Muskelkrankheiten (DGM): Bundesgeschäftsstelle: Im Moos 4, 79112 Freiburg, Tel. 0 76 65/94 47 – 0, Fax 0 76 65/94 47 – 20; Email: info@dgm.org; Internet: www.dgm.org

7 Rechtliche Aspekte

► Siehe hierzu auch Kap. 35.6: Ethische und juristische Aspekte in der Neurologischen Intensivmedizin S. 735 ff.

7.1 Betreuung

Grundlagen

....

▫ *Hinweis:* Bei einem nicht einwilligungsfähigen Patienten können rechtsgültige Einwilligungen in medizinische Maßnahmen *nicht* durch Angehörige erfolgen, sondern *nur* durch einen vom Vormundschaftgericht bestellten Betreuer oder das Vormundschaftsgericht selbst!

► **Voraussetzungen für die Errichtung einer Betreuung:** Ein volljähriger Patient ist aufgrund einer psychischen Krankheit und/oder körperlichen, geistigen oder seelischen Behinderung nach dem Urteil des behandelnden Arztes nicht in der Lage, seine Angelegenheiten ganz oder teilweise zu besorgen.

► **Dauer einer Betreuung:** Ohne neue Überprüfung (Gutachten) nur für einen vorher festgelegten Zeitraum (z. B. 14 Tage, 6 Monate) und maximal für 5 Jahre. Bei Wegfall der Gründe für eine Betreuung muss bzw. kann diese unproblematisch vorzeitig beendet werden.

Praktische Umsetzung in der Medizin

....

► Zum Thema **Patientenwille, Patientenverfügung, Vorsorgevollmachten** s. Kap. 35.6, S. 735 f.

► **Notfälle:** Hier kann – wenn der tatsächlicher Wille nicht feststellbar ist – nach dem mutmaßlichen Wille des Patienten gehandelt werden = „Geschäftsführung ohne Auftrag" (cave die Grenze zu aufschiebbaren Maßnahmen ist unscharf!). Bei weiter bestehender Einwilligungsunfähigkeit muss eine Betreuung eingerichtet werden.

► **Aufschiebbare Maßnahmen → Betreuung** (wenn die Eiwilligungsfähigkeit nicht gegeben ist – auch zum Schutz des behandelnden Arztes!):

▫ *Einwilligungsfähigkeit:* : Die Beurteilung der Einwilligungsfähigkeit eines Patienten obliegt dem behandelnden Arzt. Einwilligungsfähigkeit ist an eine gewisse Einsichts- und Urteilsfähigkeit des Patienten in die Tragweite eines Entschlusses gebunden (cave nicht an Geschäftsfähigkeit gebunden – auch ein nicht geschäftsfähiger Patient kann einwilligungsfähig sein!)

● Die Betreuung muss bei dem für den Wohnort des Patienten zuständigen Vormundschaftgericht beantragt werden (bei Eilentscheidungen kann auch das Gericht am Ort des Krankenhauses eine Betreuung einrichten).

● Zur Einrichtung ist ein Attest des behandelnden Arztes ausreichend (bei Eilentscheidungen auch per Fax). Der Inhalt könnte lauten:

● *Herr/Frau... befindet sich seit... in stationärer/ambulanter Behandlung. Er/Sie ist aufgrund... nicht in der Lage, seine/ihre Angelegenheiten zu besorgen. Es besteht ein Betreuungsbedarf für die Aufgabenbereiche... (z. B. Zuführung zur Heilbehandlung, Aufenthaltsbestimmung). Der Betreuungsbedarf besteht aus heutiger Sicht zunächst für... Tage/Wochen/Jahre. Zur Übernahme der Betreuung käme ggf.... (Name, Anschrift, Telefon) in Frage.*

● Der bestellte Betreuer ist meist ein naher Angehöriger (im Zweifelsfall ein Amtsbetreuer), der mit der Übernahme der Betreuung einverstanden ist.

● Der Betreuer muss einwilligen, wenn dies der Patient auch tun müßte. Bei Eilentscheidungen kann auch das Vormundschaftsgericht einwilligen.

● Das Vormundschaftsgericht muss *zusätzlich* zum Betreuer einwilligen, wenn durch die geplante Maßnahme eine „begründete Gefahr" (=Wahrscheinlichkeit

von ca. 20 – 30 %) eines „schweren und länger dauernden" (= ca. > 1 Jahr) Gesundheitsschadens besteht.
- Ein Betreuer kann nach geltender Rechtsauffassung nicht in die Beendigung lebenserhaltender Maßnahmen oder in eine Organspende einwilligen.
► Weiterer Betreuungsbedarf: Z. B. Aufenthaltsbestimmung, Vermögenssorge.

7.2 Fahreignung bei neurologischen Erkrankungen

Allgemeine Hinweise

► Grundsätzlich hat jeder Verkehrsteilnehmer in Selbstverantwortung zu entscheiden, ob und in welcher Weise er am Straßenverkehr teilnimmt.
► Der behandelnde Arzt hat eine beratende Funktion. Er ist aufgrund des Behandlungsvertrages verpflichtet, im Rahmen der Aufklärung den Patienten auf eine *verminderte Fahreignung* hinzuweisen, die durch eine festgestellte Erkrankung oder durch Therapiemaßnahmen entstehen kann.
► Wenn durch Behandlungsmaßnahmen eine *akute Fahruntüchtigkeit* (z. B. nach einer medikamentösen Sedierung in der ambulanten Versorgung) entsteht, muss der Arzt aufgrund einer sogenannten Garantenstellung den Patienten notfalls auch an der Teilnahme am Straßenverkehr hindern.
► Eine Meldepflicht gegenüber der Verwaltungsbehörde besteht nicht. Der Arzt darf ihr aber, in seltenen Ausnahmefällen, die fehlende Fahreignung eines Patienten zur Gefahrenabwendung melden.
► Der behandelnde Arzt kann sich, wenn dies vom Patienten gewünscht wird, in einem Zeugnis zur Frage der Fahreignung äußern. Werden der Verwaltungsbehörde Umstände bekannt, die Zweifel an der Fahreignung eines Betroffenen aufgrund einer Erkrankung aufkommen lassen, wird sie aber in der Regel ein Gutachten eines verkehrsmedizinisch qualifizierten Facharztes verlangen (Voraussetzungen: Teilnahme an einer Fortbildungsveranstaltung der Landesärztekammern oder mindestens einjährige Tätigkeit bei einer Begutachtungsstelle für Fahreignung).

Praktische Konsequenzen

► Aufklärungspflicht über fehlende Fahreignung (aber keine Meldepflicht)! Schriftliche Dokumentierung der Aufklärung in der Krankenakte!
► Allgemeine Grundsätze für die Bewertung der Fahreignung:
  • Im Akutstadium einer neurologischen Erkrankung ist die Fahreignung in der Regel nicht gewährleistet.
  • Durch den natürlichen Krankheitsverlauf, nach erfolgter Therapie oder durch Kompensationsmöglichkeiten (etwa Fahrzeugumrüstung bei Armparese) kann sie aber wieder eintreten. Dabei müssen Nebenwirkungen der Therapie und die Persönlichkeit des Patienten (Compliance, allgemeine Lebensführung u. a.) berücksichtigt werden.
  • Eine Fahreignung kann an Auflagen und Beschränkungen gebunden sein, z. B. Nachuntersuchungen oder Umkreisbeschränkungen.
► Die Beurteilung der Fahreignung soll auf der Grundlage der „Begutachtungs-Leitlinien zur Kraftfahrereignung" erfolgen. Die Begutachtungs-Leitlinien mit Stellungnahmen zu ausgewählten Erkrankungen des Nervensystems können vom Bundesministerium für Verkehr angefordert werden. Verlag für neue Wissenschaft GmbH, Bürgermeister-Smidt-Straße 74, 27568 Bremerhaven, ISBN 3 – 89701 – 464 – 5. Internet: *www.fahrerlaubnisrecht.de/Begutachtungsleitlinien/BGLL Inhaltsverzeichnis.htm*
► Ein Patient wird sich in der Regel nicht zur Erstellung eines Gutachtens an die Verwaltungsbehörde wenden. Wenn ein Patient bei Zweifeln an der Fahreignung nach ärztlicher Beratung eine Absicherung wünscht, kann er sich in einer verkehrspsy-

chologischen Praxis oder im Rahmen einer freiwilligen Medizinisch-Psychologischen Untersuchung (MPU bei TÜV oder DEKRA) unter Wahrung der Schweigepflicht einer Prüfung seiner psychofunktionellen Leistungsfähigkeit unterziehen.

7.3 Todesfeststellung, Todesbescheinigung, Organspende

Feststellung des Todes

► **Unsichere Todeszeichen**: Bewusstlosigkeit, Pulslosigkeit, Atemstillstand, weite reaktionslose Pupille, Blässe, Abkühlung.
► **Erste sichere Todeszeichen:**
  • *Totenflecke* (Livores): Rotviolette Flecken durch Absinken des Blutes in die tiefer liegenden Körperabschnitte; meist $1/2 - 1$ h nach Todeseintritt.
  • *Totenstarre* : 4 – 12 h nach Todeseintritt beginnende Muskelstarre durch Abbau von ATP (Unterkiefer → Hals → Nacken → weitere Peripherie).
► **Hirntodbestimmung:** Alle Maßnahmen und genaues Vorgehen s. S. 163.

Todesbescheinigung (Leichenschauschein)

► Leichenschau (unbekleidete Leiche): Der Arzt muss mindestens ein sicheres Todeszeichen feststellen (vgl. Hirntod s. S. 163).
► Übliches Schema: Personalien, Todesfeststellung, Todeszeitpunkt, Todesart/Todesursache (→ *Beispiel:* Kardiogener Schock als *Folge von* Myokardinfarkt, *ursächliche Grunderkrankung:* Koronare Herzkrankheit).
► Bei völlig unklarer Todesursache bzw. bei Verdacht auf unnatürliche Todesursache polizeiliche Anzeige erstatten bzw. Staatsanwaltschaft informieren.
► Bei übertragbarer Krankheit (nach Infektionsschutzgesetz) Amtsarzt/örtliches Gesundheitsamt informieren.
► Ärzte im Praktikum sollten die Leichenschau unter Aufsicht eines vollapprobierten Kollegen durchführen und die Todesbescheinigung sowie der Leichenschauschein sollten gegengezeichnet werden.

Organspende

► **Allgemein:**
  • Das Transplantationsgesetz ist seit 1.12.1997 in Kraft. Es regelt die Transplantation von menschlichen Organen, Organteilen und Gewebe.
  • Es gilt *nicht* für Knochenmark, Blut, embryonale und fetale Organe.
► Untersuchungen beim Spender:
  • *Abgeschlossene Hirntoddiagnostik* mit Feststellung des Hirntodes (s. S. 163).
  • *Zustimmung zur Organspende* (sog. erweiterte Zustimmungslösung): Grundsätzlich ist eine persönliche Einwilligung des Verstorbenen erforderlich. Fehlt diese, so kann der nächste Angehörige einer Organentnahme zustimmen. Ein vom Vormundschaftsgericht bestellter Betreuer kann in seiner Funktion als Betreuer nicht in eine Organentnahme einwilligen (Ausnahme: wenn er gleichzeitig der nächste Angehörige ist. S. S. 159).
  • *Labor:*
    – Infektions-Screening (Serologie): Lues, HIV, Hepatitis, CMV.
    – Blutgruppe, Rh-Faktor, HLA-Typisierung.
    – Komplettes Routinelabor.
  • *Sono* (Abdomen, Nieren): Organgröße, Auffälligkeiten?

Rechtliche Aspekte

Tabelle 7.1 · **Organspende – spezielle Ausschlusskriterien (nach Largiadèr)**

Organ (Altersgrenze)	Ausschlusskriterien
Niere (keine Grenze)	rezidivierender Harnwegsinfekt, renaler Hypertonus, generalisierte Arteriosklerose, Oligoanurie, Anstieg der harnpflichtigen Substanzen unter Kreislaufunterstützung und Infusionstherapie
Leber (< 65)	Alkoholanamnese, Hepatitis, Medikamentenintoxikation, schweres Lebertrauma, Fettleber, protrahierter Schock, Oligoanurie, Azidose, Transaminasen > 100 U/l ohne Rückbildungstendenz
Herz (< 65)	(intraoperativ tastbare) Koronarsklerose, Kammerflimmern vor Kardioplegie, schlechte myokardiale Funktion, Klappenvitium
Lunge (< 55)	pulmonale Vorerkrankungen, Thoraxtrauma, Raucheranamnese, pulmonales Infiltrat, Aspiration
Pankreas (< 50)	(s. *Leber*), Amylasämie, Diabetes mellitus, Trauma, Operationen im Oberbauch, Reanimation

---

- *Ausschlusskriterien?*
  - *Allgemein:* Sepsis/generalisierte Infektion (HIV; HBV-/HBC-Infektion), Malignom (außer Hirntumoren), prolongierter Schock, Drogenmissbrauch in der Vorgeschichte.
  - *Speziell* s. Tab. 7.1.
- ▶ **Organerhaltende Maßnahmen beim Spender:**
  - *Beatmung:* Normoxämie anstreben, *cave* hohe F_iO_2- (> 0,5) und PEEP-Werte.
  - *Hämodynamik → Volumentherapie:*
    - Isotone/halbisotone NaCl-Lösung (ggf. HES, Albumin); Monitoring durch arteriellen Mitteldruck → Ziel: 70 – 80 mm Hg; Ziel-ZVD: > 10 cm H_2O.
    - Bei Polyurie mit erheblichem Volumenbedarf ggf. Desmopressin 2 – 4 µg s.c./ i. v. (Ziel ist die Vermeidung von schweren Elektrolytstörungen).
  - *Hämodynamik → Katecholamine:*
    - Immer Dopamin niedrig dosiert (2 µg/kg KG/min) als „Nierendosis".
    - Zusätzlich Dobutamin, wenn Dopamin + Volumen nicht ausreichen.
    - ◪ *Cave:* Katecholamine mit vorwiegend α-adrenerger Wirkung (Noradrenalin, Adrenalin) → Nieren- und Leberdurchblutung ↓ mit evtl. Organschäden.
  - *Azidose:* Meist metabolische Azidose → Azidose-Korrektur.
  - *Hypothermie* < 35° C: Heizmatten und/oder vorgewärmte Infusionslösungen.
  - *Hyperthermie* > 38,5° C: Physikalische Maßnahmen (evtl. Metamizol).

- ▶ **Wichtige Adressen:**
  - *Deutsche Stiftung Organtransplantation:* Koordinationsstelle für Deutschland. Kontakt: www.dso.de (Liste der regionalen Organisationszentralen) oder Hauptverwaltung Tel. 06102 – 30080.
  - *Eurotransplant* (für Organaustausch innerhalb Belgien, Deutschland, Luxemburg, Niederlande, Österreich): Eurotransplant Foundation; P.O. Box 2304; NL-2301 Leiden, The Netherlands; telefon (0031) – (0)71 – 71 5795 795; Fax (0031) – (0)71 – 71 5790 057.
  - *Nationale Tranplantationszentren – Internet-Adressen* (hier sind die regionalen Adressen + Telefonnummern zu finden):
    - Eurotransplant-Website (Länder s.o.): *www.transplant.org*
    - Informationen für Deutschland: *www.akos.de; www.dso.de*

- Informationen für Österreich: *www.tpiweb.com/tpi.htm*
- Informationen für die Schweiz: *www.swisstransplant.org*

7.4 Hirntod

Grundlagen

- ► **Definition „dissoziierter Hirntod":** Völliger und irreversibler Ausfall der gesamten Hirnfunktion bei noch erhaltenen übrigen Organfunktionen. Er ist mit dem Tod des Individuums gleichgesetzt.
- ► **Protokoll zur Feststellung des Hirntodes** (Dokumentationspflicht!): Herausgegeben von der Bundesärztekammer (abrufbar unter *www.bundesaerztekammer.de* → Themen A–Z → Richtlinien, Leitlinien etc. → Richtlinien → Hirntod).
- ► **Personelle Anforderungen:**
  - *Der klinische Teil* der Hirntoddiagnostik muss durch zwei qualifizierte (= mehrjährige Erfahrung in der Behandlung von Patienten mit schweren Hirnschädigungen) und voneinander unabhängige Ärzte erfolgen.
  - *Bei vorgesehener Organtransplantation* müssen die Ärzte, die den Hirntod feststellen, zusätzlich auch vom Transplantationsteam unabhängig sein.

Voraussetzungen – Ausschlussdiagnostik

- ► **Voraussetzung**: Vorliegen einer akuten schweren primären oder sekundären Hirnschädigung. Diagnose, ggf. belegende Untersuchungsbefunde (z. B. CCT-Nummer) im Protokoll dokumentieren.
- ► **Ausschlussdiagnostik**:
  - *Intoxikation?*:
    - *Einsichtnahme in die Krankenakte* (Medikamentenapplikation, Anamnese und Vorbefunde?). Ein Ausschluss einer Intoxikation als Ursache der Symptomatologie darf bei klarer Vorgeschichte der klinischen Symptomatologie (z. B. großes intrazerebrales Hämatom) und fehlenden Hinweisen auf die Applikation relevanter Substanzen angenommen werden.
    - *Im Zweifelsfall immer* a) toxikologisches Screening (v. a. auf Benzodiazepine, Barbiturate, Opiate, trizyklische Antidepressiva) und/oder b) Nachweis eines zerebralen Perfusionsstillstandes (s. u.).
    - ◾ *Cave:* Ergebnisse von Spiegelbestimmungen korrelieren nicht immer mit der Klinik! Nicht alle Substanzen können nachgewiesen werden!
  - *Relaxation, neuromuskuläre Blockade?* Im Zweifelsfall muss das Abklingen der Wirkung von Muskelrelaxanzien abgewartet werden.
  - *Primäre Hypothermie? Cave:* Bei bestehendem Hirntodsyndrom kann ein *sekundärer* Abfall der Körpertemperatur bis in einen Bereich um 35 °C vorkommen. Eine Hirntoddiagnostik ist dann zulässig.
  - *Metabolisches oder endokrines Koma?* Vor allem Hinweise auf hypo- oder hyperglykämisches Koma, Urämie, Leberausfallkoma, Addison-Krise oder thyreotoxisches Koma müssen beachtet werden. Auch hier ist der klinische Kontext wichtig. Im Zweifelsfall Laboruntersuchungen veranlassen.
  - *Kreislaufschock?* Ein RR_{syst} um 90 mm Hg sollte zum Untersuchungszeitpunkt bestehen. Wert im Protokoll dokumentieren!

Klinische Symptome des Ausfalls der Hirnfunktion

- ► **Bewusstlosigkeit (Koma):** Keine Reaktion auf Schmerzreize.
- ► **Beidseitiger Ausfall der Hirnstammreflexe:**
  - *Pupillen:* Beidseits weite oder mittelweite Pupillen, keine Lichtreaktion (*cave* Anwendung eines Mydriatikums muss ausgeschlossen sein!).

- *Okulozephaler Reflex fehlend:* Bei passiver, rascher Kopfwendung liegen die Bulbi starr in der Augenhöhle. Bei Vorliegen einer HWS-Instabilität kann alternativ eine kalt-kalorische Vestibularisprüfung erfolgen (dabei vor der Untersuchung der Gegenseite 5 min warten!). Es dürfen keinerlei Augenbewegungen erkennbar sein.
- *Korneal-Reflex (S. 5) fehlend.*
- *Trigeminus-Schmerzreiz-Reaktion fehlend:* Reizung der Nozizeptoren in der Nasenschleimhaut mittels Zahnstocher.
- *Pharyngeal- und Trachealreflex (Hustenreflex) fehlend:* Reize im Pharynx und tiefes Einführen eines Absaugkatheters.

▶ **Ausfall der Spontanatmung bei Anstieg des p_aCO_2 > 60 mm Hg** und suffizienter Oxigenierung (*cave* gilt nicht, wenn Patient auf höhere p_aCO_2-Werte als 45 mm Hg adaptiert ist → in diesem Fall ergänzende, apparative Zusatzuntersuchung, s.u.) → *Apnoe-Test* **(obligat!):**
- Beatmungsgerät auf 100% O_2, Atemfrequenz von 1/min bei physiologischem Atemzugvolumen einstellen = Hypoventilation.
- Mit Blutgasanalysen (erstmals nach etwa 5 min, ggf. kurzfristig mehrfach wiederholen) den p_aCO_2-Anstieg dokumentieren.
- Bei einem p_aCO_2 > 60 mm Hg (Wert im Protokoll dokumentieren!) den Tubus kurzfristig vom Beatmungsgerät diskonnektieren und das Einsetzen der Spontanatmung durch Vorhalten eines dünnen Bindfadens vor den Tubus oder dichtes Auflegen eines einlagigen, angefeuchteten Zellstoffes auf die Tubusöffnung überprüfen (Zellstoff bewegt sich bereits bei minimalen intrathorakelen Druckschwankungen).
- Wenn keine unmittelbare Spontanatmung erkennbar ist, gilt der Apnoetest im Sinne des Protokolls als erfüllt.
- Fortsetzung der Beatmung mit den ursprünglichen Einstellungen.

Nachweis der Irreversibilität der klinischen Ausfallssymptome

▶ **Alters- und ursachenspezifisches Vorgehen:**
- *Patienten > 2 Jahre:*
  - *Primäre supratentorielle Hirnschädigung:* Zweimalige Untersuchung der klinischen Symptome im Abstand von 12 h *oder* einmalige klinische Untersuchung durch 2 Untersucher + apparative Zusatzuntersuchung.
  - *Sekundäre Hirnschädigung:* Zweimalige Untersuchung der klinischen Symptome im Abstand von 72 h *oder* einmalige klinische Untersuchung (2 Untersucher) + apparative Zusatzuntersuchung.
  - *Primäre infratentorielle Schädigung:* Zusätzlich zur klinischen Untersuchung *obligat* als ergänzende (apparative) Untersuchung entweder Null-Linien-EEG oder Nachweis eines zerebralen Perfusionsstillstandes.
- *Säuglinge und Kleinkinder (≧ 29 Tage < 2 Jahre):*
  - Beobachtungszeit von *24 h* obligat.
  - Bei Erst- *und* bei Zweituntersuchung obligat EEG *oder* Nachweis des zerebralen Zirkulationsstillstandes durch Dopplersonographie. Soll der Zirkulationsstillstand durch Perfusionsszintigraphie nachgewiesen werden, genügt die einmalige Durchführung dieser Zusatzdiagnostik im Anschluss an die zweite klinische Diagnostik.
- *Neugeborene (0 – 28 Tage):* Beobachtungszeit von *72 h* obligat. Für Zusatzuntersuchungen siehe Vorgehen bei Säuglingen und Kleinkindern.

▶ **Apparative Zusatzuntersuchungen** (i.d.R. nur einmal durchzuführen):
- *EEG:* s. S. 53.
- *Evozierte Potentiale* (nur bei primär supratentorieller oder sekundärer Hirnschädigung):

- *Akustisch evozierte Hirnstammpotentiale (FAEP)* beidseits nicht ableitbar (*cave* eventuell vorbestehende beidseitige Taubheit muss ausgeschlossen sein) im Sinne eines progredienten, konsekutiven Verlustes aller Wellen, eventuell mit ein- oder beidseits erhaltenen Wellen I oder I + II.
- *Medianus-SEP:* Kortikale (und ggf. hochzervikale) Antworten beidseits erloschen. Fz-Referenz: Ausfall der Komponente N13 bei fehlender kortikaler Antwort. Extrakranielle Referenz und Ableitung über sensiblem Kortex: Abbruch nach N11/P11.

- *Feststellung eines zerebralen Zirkulationsstillstandes* bei ausreichendem Perfusionsdruck, arteriellem Mitteldruck (Erwachsene > 80 mm Hg, Kinder bis Pubertät > 60 mm Hg) – *alternativ einsetzbare Methoden:*
  - *Zweimalige extra- und transkranielle Dopplersonographie* im Abstand von 30 min: Nachweis eines Pendelflusses. Ein fehlendes Strömungssignal ist nur dann verwertbar, wenn derselbe Untersucher zuvor eindeutige Strömungssignale dokumentieren konnte.
  - *Perfusionsszintigraphie:* Fehlende Darstellung des Zerebrums.
  - *Selektive zerebrale Angiographie mit dokumentierter Katheterlage und ausreichendem arteriellem Mitteldruck* (Erwachsene > 80 mm Hg, Kinder > 60 mm Hg): Darstellung beider Karotiden und des vertebrobasilären Kreislaufes. *Nachteil:* Invasive Untersuchung mit potentiellen Risiken (s. S. 91), sie sollte nur im Rahmen einer Therapieentscheidung angewendet werden, nicht zur Entscheidung einer Organspende!

Konsequenzen

- ► **Todeszeitpunkt** ist der Zeitpunkt, zu dem bei Vorliegen der geforderten Befunde die Hirntoddiagnostik abgeschlossen ist.
- ► **Nach Feststellung des dissoziierten Hirntodes** können intensivmedizinische Maßnahmen zur Organerhaltung beendet werden.
- ► **Einverständnis zu einer Organspende?** → s. S. 161.

8 Neurologische Begutachtung

Zu Besonderheiten in Österreich und der Schweiz siehe www.thieme.de/specials/cl-neurologie.html

8.1 Grundlagen

Anlass und Stellenwert einer Begutachtung

▶ **Anlass:** Fragen zu medizinischen Sachverhalten im Rahmen von Verwaltungs- oder Gerichtsverfahren.

▶ **Stellenwert:** Das Gutachten hat den Stellenwert eines Beweismittels, der medizinische Gutachter entscheidet also den Vorgang nicht, sondern steuert nur den fachlichen Sachverstand bei. Das Gutachten muss den Entscheider (Sachbearbeiter, Richter) in die Lage versetzen, den Vorgang sachgerecht entscheiden zu können. Bei der Abfassung von Gutachten muss daher einerseits eine Sprache gewählt werden, die der Entscheider verstehen kann, andererseits sollte die Wortwahl erkennen lassen, dass der Gutachter nicht selbst entscheidet (z. B. nicht „setzen wir eine MdE ... fest", sondern: „der Befund begründet eine MdE von ...").

Die Rolle des Gutachters

▶ **Verpflichtung zur Begutachtung:** Jeder Arzt ist grundsätzlich nach Approbation und Zivilprozessordnung [ZPO] zur Begutachtung verpflichtet. Bei Gutachtenverweigerung ohne Begründung sind Zwangsmaßnahmen möglich (§390 ZPO). Zu Besonderheiten bei Gerichtsgutachten s. S. 168.

▶ **Haftung:** Der Gutachter haftet für die Richtigkeit seines Gutachtens, unter bestimmten Umständen können bei Gutachtenfehlern (erhebliche) Entschädigungszahlungen fällig werden.

▶ **Wichtige Voraussetzungen:**
  • *Die Zuständigkeit muss geklärt sein:* Der Gutachter darf sich nur zu Fragen aus dem Bereich der Medizin äußern, den er beherrscht (keine Stellungnahme zu z. B. fachfremden Themen) → ggf. muss der Gutachtenauftrag zurückgegeben werden.
  • *Rechtliche Vorgaben und Beweisregeln sollten dem Gutachter bekannt sein.*

▶ **Ziel:** Herbeiführung einer Entscheidung, die Rechtssicherheit bzw. Rechtsfrieden zwischen den Gutachten-Parteien herstellt.

▶ **Allgemeine Verhaltensregeln:**
  • Der Gutachter sollte sich i.d.R. nur zu den strittigen Fragen äußern; ggf. auch dann, wenn ihm bestimmte Grundannahmen falsch erscheinen, die zwischen den Parteien aber nicht strittig sind. Bei Unklarheiten kann eine kurze Rücksprache mit dem Auftraggeber sinnvoll sein.
  • Im Rahmen der Begutachtung ist der Arzt unabhängiger und neutraler Sachverständiger, der weder für den Auftraggeber noch für den Probanden Partei ergreifen soll. Diese Rolle widerspricht teilweise der des Therapeuten. Der Untersuchte sollte daher auch als „Proband", Kläger, Versicherter etc. und nicht als „Patient" bezeichnet werden.
  • Der Gutachter soll eine „empathische Sachlichkeit" aufweisen und emotionale Spannungen von Seiten des Probanden reflektieren: Meist kommt der Proband nicht aus eigenem Antrieb zur Begutachtung!
  • Zur Schweigepflicht/Einsichtnahme durch den Probanden s.u.
  • Bei Begleitpersonen immer Probanden fragen, ob diese bei Untersuchung und Befragung anwesend sein sollen (in Akten vermerken).
  • Der Gutachter hat sich an dem aktuell allgemein anerkannten wissenschaftlichen Kenntnisstand zu orientieren (keine Außenseitermeinungen), eine medizinisch eindeutige Beurteilung zu erarbeiten und nachvollziehbar darzulegen.

◻ *Merke:* Keine Verdachtsdiagnosen, Vermutungen, Spekulationen!
- Falls eine eindeutige Klärung nicht möglich ist, z.B. bei konkurrierenden Lehrmeinungen oder unklaren anamnestischen Daten, kann eine Alternativbeurteilung erfolgen (wenn A, dann diese Einschätzung, wenn B, dann jene Einschätzung).
- Wenn gar keine schlüssige Beurteilung möglich ist, begründete Darstellung des Problems und Unmöglichkeit der Beurteilung feststellen („non liquet").
▶ **Gutachten unterliegen dem Urheberrecht**, eine Verwertung von Dritten (anderen Versicherungen etc.) ist nur nach Zustimmung des Verfassers erlaubt.

Schweigepflicht des Gutachters

▶ Mit der Einwilligung zur gutachterlichen Untersuchung willigt der Proband konkludent ein, dass die Ergebnisse des Gutachtens vom ärztlichen Gutachter an den Auftraggeber weitergegeben werden dürfen (→ Schweigepflichtentbindung), soweit diese *1)* für die Erstattung des Gutachtens von Bedeutung sind und *2)* nur den nach der Verfahrensordnung zur Kenntnisnahme berufenen Stellen mitgeteilt werden.
▶ Die Schweigepflichtentbindung des Probanden gilt deshalb nicht für alle medizinischen Befunde oder Informationen, die dem Gutachter bekannt werden! Der Proband hat die Möglichkeit, die Verwertung z.B. anamnestischer Angaben einzuschränken. Die Verschwiegenheitspflicht gilt auch gegenüber nicht am Verfahren beteiligten Ärzten. *Ausnahme:* Gegenüber Sozialversicherungsträgern und von ihnen beauftragten Gutachtern besteht für Ärzte allgemein eine gesetzlich geregelte Offenbarungspflicht.

Einsichtnahme des Probanden

▶ Befunde und medizinische Fakten können dem Probanden mitgeteilt werden, besonders wenn sich im Rahmen eines Gutachtens Hinweise für eine Erkrankung/Therapiemöglichkeit ergeben, die bislang nicht berücksichtigt worden war. Wird dies versäumt, kann ggf. unterlassene Hilfeleistung vorgeworfen werden. Therapieempfehlungen sind aber nicht Aufgabe des Gutachters.
▶ Der Proband hat grundsätzlich das Recht, sein Gutachten einzusehen, Ausnahmen sind nur möglich, wenn die Einsicht die Gesundheit des Probanden gefährden könnte (praktisch nur bei psychiatrischen Patienten möglich).
◻ *Cave:* Das Ergebnis des Gutachtens soll und kann dem Probanden nicht mitgeteilt werden, da der Gutachter letztlich nicht die Entscheidung fällt (*cave:* Entschädigungsforderungen bei Fehlaussage über Entscheidungsausgang sind möglich).

Wichtige Definitionen

▶ **Vollbeweis** (§286 ZPO): Subjektive Gewissheit, sehr hoher Wahrscheinlichkeitsgrad, „Der für das praktische Leben brauchbare Grad an Gewissheit, der Zweifeln Schweigen gebietet, ohne diese gänzlich auszuschließen" (BGH 1979). Muss ein Sachverhalt im Vollbeweis gesichert sein, gilt er als nicht existent, wenn er z.B. zwar „wahrscheinlich" ist, aber nicht im Vollbeweis zu belegen.
▶ (Einfache hinreichende) **Wahrscheinlichkeit**: Es spricht mehr für als gegen eine Annahme.
▶ **Erhebliche Wahrscheinlichkeit** (§ 287 ZPO): Höhere oder deutlich höhere Wahrscheinlichkeit. Keine Gewissheit, aber mehr als „Möglichkeit" (praktisch entsprechend der einfachen Wahrscheinlichkeit).
▶ **Anknüpfungstatsachen:** Voraussetzungen, auf denen die Begutachtung aufbaut. Besonders nicht-medizinische A. (z.B. bestand Versicherungsverhältnis) und strittige A. (z.B. unterschiedliche Darstellung der Parteien) müssen vom Auftraggeber vorgegeben werden und dürfen nicht vom Gutachter einfach angenommen werden (*Cave:* Befangenheitsvorwurf).

■ **Hinweis:** Bei strittigen Anknüpfungstatsachen (besonders nicht-medizinische, z.B. bestand Versicherungsverhältnis) muss der Auftraggeber dem med. Gutachter vorgeben, von welcher Vorgabe er ausgehen soll (§ 404a ZPO). Dies kann nicht der Gutachter entscheiden. Ggf. sonst Alternativbeurteilung nötig.

► **Adäquanztheorie** des Zivilrechts (z.B. private Unfallversicherung [PUV], Haftpflichtversicherung): Als Ursache wird ein Ereignis angesehen, wenn es als „Conditio sine qua non" mit dem Schaden in adäquatem Verhältnis steht. Adäquat heißt hier, dass es „im Allgemeinen und nicht nur unter besonders eigenartigen, ganz unwahrscheinlichen Bedingungen geeignet ist" den Schaden herbeizuführen. Unfallfremde Teilursachen werden bei der Leistung anteilig abgezogen. Exotische, unwahrscheinliche Ursachen, die nicht vorhersehbar waren, sind prinzipiell nicht anerkennungsfähig.

► **Relevanztheorie** des Sozialrechts (SER, GUV): Ereignis ist wesentliche (ca. >50%) Bedingung (s.u.) für den Schaden. Wird dies bejaht, werden unfallfremde Mitbedingungen nicht anteilig abgezogen (im Gegensatz zur PUV).

► Eine **wesentliche Bedingung** ist „nicht hinwegzudenken, ohne dass der Schaden entfiele". Als Schaden gilt ein manifester Gesundheitsschaden/Todesfall mind. 1 Jahr früher als ohne Unfall zu erwarten. Konkurrierende Ursachen sind nur relevant, wenn sie in der Bedeutung für die Entstehung des Schadens zumindest etwa gleichwertig sind. Sonst wird das Ereignis als alleinige Ursache gewertet. Aber Unfallschäden, die „nur irgendwie" zum Gesundheitsschaden beitragen, sind unwesentlich und werden nicht berücksichtigt.

Gutachtenlogik

► **Kausale Begutachtung:**
- *Prinzip:* Bei der kausalen Begutachtung steht die Ursache der Gesundheitsstörung im Vordergrund. Typisches Beispiel ist die Unfallversicherung. Störungen durch eine Erkrankung i.e.S. sind nicht versichert, sondern ausschließlich unfallbedingte Störungen. Wesentliche Aussagen des Gutachtens müssen deshalb die Diagnose der Gesundheitsstörung und die Ursächlichkeit des Unfalls sein. Je nach Rechtsgebiet die Adäquanz- oder Relevanztheorie (s.o.) benutzt werden (Kausalkette).
- *Kausalkette der GUV:*
  1. *„Innerer Zusammenhang":* Person ist versichert bzw. Schaden trat infolge der versicherten Tätigkeit auf (keine ärztliche Einschätzung).
  2. *„Haftungsbegründende Kausalität":* Unfallereignis trat infolge der unfallbringenden Tätigkeit ein.
  3. *„Haftungsausfüllende Kausalität"* (ärztliche Einschätzung): *a)* Primärer Körperschaden trat auf (Vollbeweis, ärztliche Einschätzung); *b)* ein Gesundheitsschaden besteht (Vollbeweis, ärztliche Einschätzung); *c)* der Zusammenhang zwischen Ereignis und Körperschaden/Gesundheitsschaden besteht (Wahrscheinlichkeit „es spricht mehr dafür als dagegen", ärztliche Einschätzung).

  ■ **Hinweis:** Alle 3 Punkte müssen mit der angegebenen Beweisqualität nachgewiesen werden, sonst entfällt die Leistungspflicht der GUV.

► **Finale Begutachtung:** Bei der finalen Begutachtung (z.B. Rentenversicherung, soziales Entschädigungsrecht) sollen Einschränkungen des Probanden entschädigt werden. Auch wenn eine Diagnose gestellt werden soll, die tatsächlich bestehenden Einschränkungen (Behinderungen) des Probanden sind entscheidend.

Besonderheiten bei Gerichtsgutachten

► **Auftraggeber:** Gericht (amtlich bestellt nach § 106 SGG) oder eine der Gerichtsparteien („Arztes ihres Vertrauens" [§109 SGG]).

■ **Hinweis:** Hat der Gutachter Zweifel an Inhalt und Umfang des Auftrages, so hat er unverzüglich eine Klärung durch das Gericht herbeizuführen (§ 407a ZPO).

▶ **Gutachtenverweigerung** (§408 ZPO) ist nur möglich aus Gründen, die auch ein Zeugnisverweigerungsrecht begründen würden: *a)* aus *persönlichen* Gründen (§383 ZPO), z. B. Gefahr der Selbstbelastung (Kunstfehlerprozess), Verwandtschaft mit Probanden (auch Erklärung der Befangenheit) oder Zeitmangel/Arbeitsüberlastung (da Pflicht zur Gutachtenerstattung in angemessener Zeit), *b)* aus *sachlichen* Gründen (§384 ZPO, z. B. fehlende Fachkompetenz auf dem Sachgebiet des GA).

▶ **Rolle des Arztes bei Gerichtsgutachten** (Aufgaben und Stellung des Gutachters vor Gericht, ist durch die Zivilprozessordnung [ZPO] vorgegeben):

- *Sachverständiger Zeuge:* Der Arzt teilt Erkenntnisse mit, die er z. B. bei der Behandlung eines Patienten erfahren hat (Zeuge). Er kann aber aufgrund seines Sachverstands „Befundtatsachen" anders wahrnehmen und darlegen als nicht sachkundige Zeugen. Es erfolgt keine Untersuchung und keine (gutachterliche) Wertung!

- *Sachverständiger:* Befundtatsachen werden im Rahmen eines Gutachtens erhoben **und bewertet**. Der Sachverständige kommt in aller Regel erst durch den Gutachtenauftrag in Kontakt mit dem Sachverhalt und stellt dem Entscheider (Richter) seinen medizinischen Sachverstand zur Verfügung.

- Der Gutachter/Sachverständige kann zur Verhandlung geladen werden (muss dort erscheinen) um sein Gutachten zu erläutern und Fragen der Parteien zu beantworten. Im Strafrecht regelmäßig Teilnahmes des Sachverständigen an mündlicher Verhandlung.

Rechtliche Grundlagen

▶ **Sozialgesetzbücher (SGB):** Gesetzliche Grundlagen für einen großen Teil der Gutachten sind in den derzeit 12 SGB (I–XII) festgehalten: ***SGB I:*** Allgemeines; ***SGB II:*** Grundsicherung für Arbeitsuchende; ***SGB III:*** Arbeitsförderung; ***SGB IV:*** Gemeinsame Vorschriften für die Sozialversicherung; ***SGB V:*** Gesetzliche Krankenversicherung (KV); ***SGB VI:*** Gesetzliche Rentenversicherung; ***SGB VII:*** Gesetzliche Unfallversicherung (GUV); ***SGB VIII:*** Kinder- und Jugendhilfe; ***SGB IX:*** Rehabilitation und Teilhabe behinderter Menschen; ***SGB X:*** Allgemeines (Verfahren und Datenschutz), ***SGB XI:*** Soziale Pflegeversicherung; ***SGB XII:*** Sozialhilfe.

▶ Bei Gutachten bezüglich privater Versicherungen gelten die **Versicherungsbedingungen des jeweiligen Vertrages** (muss der Versicherer ggf. zur Verfügung stellen).

▶ In Gerichtsverfahren gelten zusätzlich die Regeln der **Zivilprozessordnung (ZPO)** oder der **Strafprozessordnung (STPO)**.

Arbeitsschritte und Aufbau eines Gutachtens

▶ **Die einzelnen Arbeitsschritte auf dem Weg zu einem Gutachten:**
- Fakten zusammentragen aus Aktenlage, Anamnese und Befunden.
- Gesundheitsstörung definieren (Diagnose).
- Medizinisch begründet Schlussfolgerungen ziehen.
- Prognose erarbeiten.
- Zielfragen des Auftraggebers beantworten (ohne Beantwortung der Fragen kann Vergütung gestrichen werden).

▶ **Aufbau:**
- *Kopfblatt:* Angaben über Probanden, Auftraggeber, Aktenzeichen, der der Begutachtung zugrunde liegenden Informationen (Akten, ggf. Zusatzunterlagen aufführen, Befragung und Untersuchung des Probanden).
- *Darstellung nach Aktenlage* (Akten angeben, ggf. fehlende Aktenteile [Seiten] aufführen). Zusammenfassung relevanter Daten mit Angabe von Seitenzahlen.
- *Angaben des Probanden* (Anamnese).
- *Untersuchung des Probanden.*

- *Zusatzuntersuchungen* (falls notwendig).
- *Zusammenfassung und Beurteilung.*
- *Diagnosen* (mit ICD-10-Codierung).
- *Wertung* entsprechend Gutachtenauftrag.
- *Beantwortung der Zielfragen.*

▣ Hinweise:

- Zusatzgutachten und kostspielige Zusatzuntersuchungen zuvor vom Auftraggeber genehmigen lassen!
- Jedes Gutachten muss vom bestellten Gutachter angefertigt werden, Mitarbeiter müssen namentlich benannt werden, wenn sie nicht nur unwesentlichen Beitrag geleistet haben.
- Der benannte Gutachter hat das Gutachten *persönlich* zu erstatten, der Auftrag kann durch den Gutachter nicht übertragen werden (§ 407a ZPO). Evtl. Auftrag zurückgeben (Begründungen s. S. 169) und Ersatz nennen.

8.2 Gesetzliche Unfallversicherung (GUV)

Grundlagen

▶ **Versichert sind** kraft Gesetzes (SGB VII, früher Reichsversicherungsordnung [RVO]) alle aufgrund eines Arbeits-, Dienst- oder Ausbildungsverhältnisses Beschäftigten gegen die Folgen von
- *Arbeitsunfällen:* Unfälle von Versicherten infolge einer den Versicherungsschutz begründenden Tätigkeit. Zwischen Versichertenverhältnis und unfallbringender Tätigkeit muss ein „innerer Zusammenhang" bestehen.
- *Berufskrankheiten* (S. 174).
- *Wegeunfällen:* Unfall beim Zurücklegen des mit der versicherten Tätigkeit zusammenhängenden Weges (Hin- und Rückweg).
▶ Dem Unternehmen (Arbeitgeber) wird die zivilrechtliche Haftung gegenüber den Arbeitnehmern abgenommen.
▶ **Träger** der gesetzlichen Unfallversicherung sind überwiegend die Berufsgenossenschaften (BG).
▶ **Datenermittlung:** Die GUV hat ein Ermittlungsrecht (§199 Abs. 3 SGB VII) bzw. sogar eine Ermittlungspflicht von Amts wegen für alle ihr bekannt gewordenen versicherungsrelevanten Sachverhalte. Die Krankenkassen haben eine Auskunftspflicht (§ 188 SGB VII) bezüglich früherer Erkrankungen, die mit dem Unfall in Zusammenhang stehen können. Die GUV darf diese Auskünfte aber erst einholen, wenn eine haftungsbegründende Kausalität und ein Zusammenhang der aktuellen Erkrankung mit dem Unfall hinreichend wahrscheinlich ist. Behandelnde Ärzte haben eine Auskunftspflicht gegenüber dem GUV-Träger (§ 203 Abs.1 SGB VII), auch über Vorerkrankungen, sowie eine Anzeigepflicht für Berufskrankheiten (§ 202 SGB VII).
▶ **Unfalldefinition GUV:** Zeitlich begrenztes, von außen auf den Körper einwirkendes, unfreiwilliges Ereignis, das zu einem Gesundheitsschaden oder zum Tod führt.
- *Zeitlich begrenzt:* Plötzlich, max. innerhalb von ca. 8 Std. (1 Arbeitsschicht) z.B. auch Sonnenstich, Blase, Scheuerwunde. Nicht relevant ist, ob ein solches Ereignis durch spezielle Umstände der Tätigkeit entstand oder nicht (z.B. einfaches Umknicken ist auch als Unfall zu werten).
- Unfälle, die aus „innerer Ursache" auftreten (durch Apoplex, Grand-mal Anfall etc.) sind schicksalhaft und nicht durch die BG auszugleichen.
- Einschränkung: Wenn ein solches schicksalhaftes Ereignis schwerer verläuft durch die besondere berufliche Situation, fällt diese schwerere Schädigung unter den Versicherungsschutz. *Beispiel:* Maurer erleidet Schlaganfall (innere Ursache) auf dem Gerüst und stürzt in die Tiefe. Folgen des Schlaganfalls sind durch die BG

nicht zu entschädigen, Folgen eines „normalen Sturzes" aus dem Stand auch nicht, aber Folgen des (schwereren) Sturzes vom Gerüst.

► **Minderung der Erwerbsfähigkeit (MdE)**:
  - Die Einschätzung der MdE in der GUV erfolgt aufgrund der „maßgeblichen Literatur" (diverse Publikationen, z. B. Rauschelbach et al.: Das neurologische Gutachten, Georg Thieme Verlag). Dimension der MdE ist hier „v.H.", Angabe minimal in 5-er Schritten. Ein Abweichen von den Tabellen müsste genauestens begründet werden.
  - Eine MdE ergibt sich nur aus Funktionseinbußen, die länger als 26 Wochen nach Unfall bestehen, und kann ab Wiedereintritt der Arbeitsfähigkeit bzw. ab Beendigung der Heilbehandlung (wenn bisherige Tätigkeit nicht mehr ausgeübt werden kann) festgesetzt werden.
  - ☒ *Cave:* Die MdE-Tabellen der „Anhaltspunkte" dürfen nicht verwendet werden, sie beziehen sich auf das SER (S. 178; dort MdE auch in „%").

► **Rechtsweg**: Sozialgerichte.

Schadensdefinitionen

► **Primärer Körperschaden**: Durch den Unfall unmittelbar hervorgerufene Gesundheitsstörung, muss im Vollbeweis (S. 167) belegt sein.
► **Vorschaden:** Vor dem Unfallereignis bestehende manifeste Gesundheitsstörung (Krankheit, andere Defizite), die im Vollbeweis belegt werden muss. Im Gutachten zuerst die vorbestehenden Einschränkungen belegen, dann den zusätzlichen Körperschaden durch Unfall. Bei MdE-Bewertung nur „Neuschaden" berücksichtigen. *Beispiel:* Traumatischer Unterarm-Verlust rechts (MdE 50 v.H.):
  - Vorschaden: Verlust rechtes Auge (MdE 30 v.H.) → Unfall-MdE 50 v.H. da Vorschaden für MdE irrelevant.
  - Vorschaden: Verlust 3 Finger rechts (MdE 30 v.H.) → Unfall-MdE 40 v.H. da Vorschaden die neue MdE mindert.
  - Vorschaden: Verlust 3 Finger links (MdE 30 v.H.) → Unfall-MdE 60 v.H. da Vorschaden die neue MdE erhöht.
► **Schadensanlage**: Vorbestehender Zustand, der zuvor keine Einschränkung bewirkte aber zu erhöhter Vulnerabilität geführt hat (Vollbeweis nötig). Nur wichtig bei Kausalitätsbeurteilung (war ein geringer Unfall überhaupt „wesentlich" bei der Auslösung einer Schädigung?). Wenn Unfall „wesentliche Ursache" war, ergibt sich durch die Schadenslage keine MdE-Minderung (im Ggs. zu „Vorschaden"), da der Versicherte „wie er ist" versichert ist. Beispiele: Konstitutionelle Luxation, bisher unerkannte Gerinnungsstörung.
► **Spätfolgen/Folgeschaden** (mittelbare Unfallfolge): Spätere Erkrankung durch den primären Unfallschaden (z.B. posttraumatische Epilepsie) ist grundsätzlich versichert. Primärer Schaden und Folgeschaden muss im Vollbeweis gesichert sein. Folgeschaden muss mit „Wahrscheinlichkeit" (es spricht mehr dafür als dagegen) in Zusammenhang mit Erstschaden oder dessen Therapie stehen (bloße Möglichkeit ist unzureichend).
► **Nachschaden:** Schädigung nach dem Unfall aufgetreten, ohne Zusammenhang mit Unfallschaden → grundsätzlich keine rechtliche Relevanz.
► **Mittelbare Schädigungsfolge**: Neuer Schaden, der eintritt wegen der Unfallschäden und der ohne Unfallschäden nicht eingetreten wäre, Ausnahme: wenn der Versicherte fahrlässig gehandelt hat. Beispiel 1: Kniegelenk durch Arbeitsunfall steif; erneuter Unfall durch „Hängenbleiben" mit diesem Bein kann anerkannt werden; Sturz von Leiter wäre aber „vernunftwidriges Verhalten mit selbstgeschaffener Gefahr" und nicht anzuerkennen (Entscheidung der GUV-Verwaltung). Beispiel 2: Polytrauma nach PKW-Unfall bei Befreiung von der Gurtpflicht infolge berufsbedingtem Asthma wird auch bei privatem Verkehrsunfall anerkannt, wenn mit Gurt Verletzung nur gering gewesen wäre.)

▶ **Parallelschaden**: Zwei Ursachen führen parallel laufend zu einem gemeinsamen Schadensbild. Parallelschäden sind praktisch nur bei Begutachtung von Berufskrankheiten bedeutsam als konkurrierende Kausalität. (Beispiel: Otosklerose und Lärm führen zu Schwerhörigkeit). Berufliche Ursache muss zur Anerkennung andere Ursachen „überwiegen". .

▶ **Verschlimmerung**: Durch einen Unfall ist der Verlauf einer Vorerkrankung ungünstiger geworden → Anerkennung „i.S.e. Verschlimmerung". Begriffe wie „vorübergehende V.", abgegrenzte, anhaltende V. (Vorerkrankung wirkt sich durch Unfall bleibend schlimmer aus als zuvor), „richtungsgebende V." (Vorerkrankung nahm progredient schlimmeren Verlauf durch Unfall), können die medizinische Differenzierung vereinfachen, sind aber rechtlich nicht relevant.

▶ **Brückensymptome**: Belegbare Symptome zwischen Unfall und späterem Gesundheitsschaden, die einen Zusammenhang zwischen beiden stützen: Ist z. B. ein Erstschaden nicht vollständig belegt (evtl. sind Anteile initial auch übersehen worden), besteht aber bei Begutachtung ein Schadensbild, das auf den Unfall zurückgeführt werden kann, können dokumentierte Brückensymptome zwischen Unfall und Diagnosestellung in einer Indizienkette einen Zusammenhang zwischen bestehendem Schaden und Unfall belegen wenn Vor- und Nachschaden ausgeschlossen ist.

▶ **Bagatelltrauma**: Nicht strukturelle oder mikro-strukturelle Verletzung (Prellung, Stauchung, Schürfung, mikroskopische Faserzerreißung, Kapillardefekt wie Prellmarke u. a.) mit Regelverlauf der folgenlosen Ausheilung (restitutio ad integrum). Eine für Dauerfolgen erhebliche Wahrscheinlichkeit (§287 ZPO) besteht grundsätzlich nicht. Dauerfolgen könne aber anerkannt werden bei Komplikationen im Heilverlauf, Behandlungsfehler oder bei primär übersehenem Verletzungsanteil (Brückensymptome [s.o.] nachweisen!).

Gutachtenkonzeption der GUV

1. Bestand ein Versicherungsverhältnis: Beantwortung durch Auftraggeber.

2. Unfallnachweis (Hat ein Unfall stattgefunden?): Vollbeweis; Beantwortung überwiegend durch Auftraggeber.

3. Primärer Körperschaden: Initiale und aktuelle Diagnose(n) (Vollbeweis).

4. Kausalitätsprüfung (s. „Kausale Begutachtung" S. 168):
- Der primäre Schaden hat das/die zum Gutachtenzeitpunkt geschädigte(n) Organ(e) erreicht und konnte grundsätzlich die Schädigung auslösen (einfache Wahrscheinlichkeit, d. h. es spricht mehr dafür als dagegen; ein nur „möglicher" Zusammenhang reicht nicht aus).
- Der Unfall muss alleinige Ursache des Schadens sein oder zumindest *wesentliche Teilursache* (s. Relevanztheorie S. 168). Nicht wesentlich bedeutet, der Schaden ist zwar durch den Unfall hervorgetreten, die Gesundheitsstörung wäre aber auch ohne Unfall in etwa dem gleichen Zeitraum (ca. innerhalb von 1 Jahr) aufgetreten (Unfallereignis z. B. vergleichbar mit normaler Alltagsbelastung). Der Unfall wäre dann eine *Gelegenheitsursache* → keine Leistungspflicht der GUV.
- ◼ **Hinweis**: Die Beweislast für die Gesundheitsstörung und den Kausalzusammenhang liegt beim Antragsteller – kann das nötige Beweisniveau (Vollbeweis bzw. Wahrscheinlichkeit) nicht erreicht werden, ist ein Anspruch abzulehnen.

5. Entspricht der **Heilungsverlauf** dem pathophysiologisch zu erwartenden „Regelverlauf" (wenn nicht, begründet darlegen, Ursachen benennen).

6. Angabe des **Ausheilungsergebnisses**. Von Dauerfolgen (= nicht rückbildungsfähige Restsymptome) wird in der Regel bei Persistenz von >3 Jahren ausgegangen.

◼ **Hinweis**: Eine für Anerkennung von Dauerfolgen nötige „erhebliche Wahrscheinlichkeit" wird z. B. bei Bagatelltrauma nie erreicht. Eine Anerkennung von Dauerfolgen ist dann nur möglich bei: *1.)* Primär übersehenem Verletzungsanteil: Dann ist notwendig den ursprünglich übersehenen primären Körperschaden im Vollbeweis zu sichern. Dazu Symptome möglichst früh nach Unfallzeitpunkt suchen und beschreiben, die die (übersehene) Diagnose belegen (Brückensymptome); *2.)* Komplikationen im Heilverlauf (z. B. Morbus Sudeck, Thrombosen); *3.)* Behandlungsfehler/-folgen (BG entschädigt, kann aber ggf. den Schädiger in Regress nehmen.)

7. **Zeitraum der unfallbedingten Arbeitsunfähigkeit** angeben.
8. **Zusammenfassung der wesentlichen Unfallfolgen** (für Rentenbescheid). Immer Funktionseinbußen benennen (nicht „Z. n.", sondern: „Restdefizit nach Schädigung ...")
9. **Höhe der unfallbedingten MdE** (v.H.).
10. Ggf. unfallfremde Gesundheitsstörungen.
11. Ist die **ausgeübte Tätigkeit mit Unfallfolgen vereinbar?** Ggf. Wegefähigkeit ansprechen.
12. **Bestehen Indikationen für Reha-Maßnahmen, weitere Heilmaßnahmen, berufshelfende Maßnahmen?**
13. Ist eine **Nachuntersuchung zur Überprüfung der Unfallfolgen/MdE** sinnvoll (wann?)?

Leistungen der GUV

▶ **Heilbehandlung inkl. Rehabilitation**: Ziele (lt. SGB VII, Kap.3): Gesundheitsschaden beseitigen oder bessern, Verschlimmerung verhüten, Folgen mildern (Heilbehandlung, Medikamente, Hilfsmittel, häusliche Krankenpflege).
▶ **Leistungen zur Teilhabe am Arbeitsleben** und am Leben in der Gemeinschaft: Den Neigungen und Fähigkeiten entsprechenden Arbeitsplatz sichern (z. B. Förderung von Schulung und behindertengerechten Arbeitsplätzen); Hilfen zur Bewältigung der Anforderungen des täglichen Lebens; Teilhabe am Leben in der Gemeinschaft und Führung eines möglichst selbständigen Lebens ermöglichen (Kfz-Hilfe, Wohnungshilfe, Haushaltshilfe/Kinderbetreuung).
▶ **Ergänzende Leistungen** (z. B. Wiedereingliederung).
▶ **Verletztengeld:** Beginn ab AU oder ärztlicher Behandlung (sofern infolge Arbeitsunfall oder Berufskrankheit aufgetreten [muss jeweils mindestens „wesentliche Ursache" sein]), Ende bei Arbeitsfähigkeit, Übergangsgeld, Altersrente oder nach 78 Wochen (aber nicht vor Ende der stationären Behandlung).
▶ **Übergangsgeld**.
▶ **Leistungen bei Pflegebedürftigkeit** (Pflegegeld, Pflegekraft, Heimpflege).
▶ **Rente** (*cave*: Heilung und REHA gehen vor Rente!):
  • *Voraussetzung* („rentenfähige MdE") = MdE nach 26 Wochen ≥ 20 v.H. durch einen Unfall oder (bei zwei Unfällen) durch mindestens jeweils eine MdE von 10 v.H. („Stützrente").
  • *Leistungen:*
    – *„Vorläufige Entschädigung"* (Grundlage „Erstes Rentengutachten") für längstens 3 Jahre.
    – *Rente auf unbestimmte Zeit (RUZ):* Spätestens 3 Jahre nach Versicherungsfall (Grundlage „Zweites Rentengutachten") erneute Feststellung der MdE. Auch beim unveränderten Befund kann die MdE geändert werden, wenn z. B. frühere Einschätzung unzutreffend war.
    – Eine spätere Änderung der RUZ ist nur bei Nachweis einer wesentlichen Änderung (> 5 v.H., §48 SGB X) der Unfallfolgen möglich.
    – Bei Anspruch auf Rente infolge MdE < 40 v.H. kann auf Antrag eine einmalige Kapitalabfindung ausgezahlt werden, wenn nicht zu erwarten ist, dass die MdE wesentlich sinkt.

▶ **Hinweis:** Kann die nötige Beweisqualität nicht erreicht werden, ist davon auszugehen, dass der Sachverhalt nicht bestand (z. B. Unfall, Körperschaden lag nicht vor → keine Leistungspflicht; Vorschaden lag nicht vor → keine Reduktion der Leistungen).

Tabelle 8.1 · Beispiel GUV

Techniker erleidet beim Anheben einer Maschine eine Wirbelkörper-Deckplatten-Impressionsfraktur

Variante a	pathologische Fraktur bei zuvor unbekannter Knochenmetastase (Schadensanlage): WS war minder belastbar → Kausalität gegeben, Fraktur wäre aber auch bei alltäglichen Belastungen in „etwa gleichem Zeitraum" (1 Jahr) zu erwarten gewesen → Unfall nicht „wesentliche Ursache" (sondern Gelegenheitsursache) → keine Leistungen der GUV
Variante b	Fraktur bei Osteoporose durch Alkoholmissbrauch (Schadensanlage) → Fraktur wäre ohne Ereignis nicht auch etwa in dem gleichen Zeitraum aufgetreten → Versicherungsschutz besteht für den Ist-Zustand des Patienten → volle Leistungen der GUV. Der Anteil der Vorschädigung an der Verletzung wird nicht (hypothetisch) herausgerechnet (i. Ggs. zur PUV).

8.3 Berufskrankheit (BK)

Grundlagen

▶ **Träger:** Gesetzliche Unfallversicherung (GUV).
▶ **Definition Berufskrankheit:** Krankheiten, die nach den Erkenntnissen der medizinischen Wissenschaft durch besondere Einwirkungen verursacht sind, denen bestimmte Personengruppen durch ihre versicherte Tätigkeit in erheblich höheren Grade als die übrige Bevölkerung ausgesetzt sind (§9 Abs 1 SGB VII).
▶ Haben Ärzte den begründeten Verdacht auf das Vorliegen einer Berufskrankheit, sind sie verpflichtet dies der zuständigen Stelle unverzüglich anzuzeigen (Formular unter www.hvbg.de).
◻ **Hinweis:** Rechtlich sind die BK dem Arbeitsunfall gleichgestellt.
▶ **Berufskrankheitenliste:**
  ● Die grundsätzlich anerkennungspflichtigen Erkrankungen sind in der Berufskrankheiten-Verordnung (BKV) niedergelegt, die dem veränderten medizinischen Kenntnisstand regelmäßig angepasst wird.
    ◻ **BKV im Internet:** http://arbmed.med.uni-rostock.de/bkvo/bekvo.htm
  ● Die BK-Liste ist umfassend (abschließend → Krankheiten, die nicht in der BKV enthalten sind, sind grundsätzlich nicht anzuerkennen). Ausnahmen („Öffnungsklausel") sind nur möglich, wenn neue medizinische Erkenntnisse dies nahe legen, die noch nicht in der BKV berücksichtigt werden konnten.
◻ **Neurologisch (ZNS oder PNS) relevante BK:**
  – Toxische Einwirkungen durch Metalle/Metalloide: BK 1101 – 1110.
  – Toxische Einwirkungen durch Erstickungsgase: CO (BK 1201), Schwefelwasserstoff (BK 1202).
  – Toxische Einwirkungen durch Lösungsmittel und sonstige chemische Stoffe: BK 1302 – 1310, durch organische Lösungsmittel und deren Gemische: BK 1317.
  – Durch physikalische Einwirkungen verursachte Krankheiten (BK 2103 – 2110, Nerven-Druckschäden 2106).
  – Krankheiten durch Infektionserreger, Parasiten sowie Tropenkrankheiten (BK 3101, 3102, 3104).
▶ **Berufe-Liste:** Berufe, die für die Anerkennung der BK in Frage kommen, sind ebenfalls abschließend aufgeführt.

Neurologische Begutachtung

Gutachtenkonzeption BK (analog zu GUV)

- ► **Gesundheitsstörung** (Vollbeweis).
- ► Die **tatsächliche Berufstätigkeit** muss eine erhöhte Einwirkung bewirkt haben (Vollbeweis), der Beruf muss in der BKV genannt sein.
- ► **Kausalität** (Wahrscheinlichkeit): Die Einwirkung durch den Beruf muss wesentliche Ursache sein (überwiegende Ursache).
- ► **Benennung der zutreffenden BK** (mit BK-Nummer).
- ► **Einschätzung der Funktionsstörung** wie bei GUV (S. 171).

Leistungen

- ► Entsprechen der Leistungen der GUV (S. 173).

8.4 Beamtenrechtliche Versorgung

Dienstunfall

- ► **Rechtsgrundlage**: Beamtenversorgungsgesetz (BeamtVG).
- ► **Rechtsweg**: Verwaltungsgerichte.
- ► **Gutachtenkonzeption**:
  - • *Kausaler Zusammenhang* (Vollbeweis).
  - • *Unfalldefinition* (analog GUV) in Ausübung oder in Folge des Dienstes.
  - • oder *Erkrankung, die durch Besonderheit des Dienstes erworben wurde:* „Belastung durch den Dienst über die üblicherweise im täglichen Leben anzunehmende Belastung hinausgehend", es sei denn, dass der Beamte sich die Krankheit außerhalb des Dienstes zugezogen hat.
  - ◪ *Cave:* Die medizinische Begutachtung erfolgt analog zur GUV, es sind hier aber ausschließlich die „Anhaltspunkte" zu verwenden.
- ► **Leistungen**: Heilbehandlung, Erstattung von Sachschäden, Unfallausgleich, Unfallruhegehalt, Unfallhinterbliebenenversorgung, einmalige Unfallentschädigung.

Dienstunfähigkeit (DU)

- ► **Rechtsgrundlage**: Bundesbeamtengesetz (BBG), Länderbeamtengesetze, zuständige Behörde ist die Dienstbehörde.
- ► **Rechtsweg**: Verwaltungsgerichte.
- ► **Definition**: Dienstunfähig ist, wer wegen seines körperlichen Zustandes oder aus gesundheitlichen Gründen zur Erfüllung seiner Dienstpflichten dauernd unfähig ist → Ruhestand. Als dienstunfähig kann auch angesehen werden, wer innerhalb von 6 Monaten mehr als 3 Monate keinen Dienst getan hat und keine Aussicht besteht, dass er innerhalb weiterer 6 Monate wieder voll dienstfähig wird. Darüber hinaus gibt es gesetzliche Vorschriften für die Beurteilung der Dienstfähigkeit bestimmter Beamtengruppen (z. B. Polizei, Vollzugsdienst).
- ► **Gutachtenkonzeption**: Finale Begutachtung unter Berücksichtigung der zuletzt ausgeübten Tätigkeit (Gutachten an Amtsarzt!). Der Dienstherr erhält nur ein „Gesundheitszeugnis" ohne medizinischen Inhalt, ggf. aber Hinweise auf dienstlichen/ privaten Unfall und Termin zur Nachuntersuchung.
- ► **Leistungen**: Heilbehandlung, Erstattung von Sachschäden, Unfallausgleich, Unfallruhegehalt, Unfallhinterbliebenenversorgung, einmalige Unfallentschädigung, Rentenfähigkeit ab 25 % DU.

8.5 *Private Unfallversicherung (PUV)*

Grundlagen

▶ **Träger:** Privatrechtliche Versicherungsgesellschaften.
▶ Leistungen und Voraussetzungen ergeben sich ausschließlich aus den jew. Bedingungen des Einzelvertrages (Versicherungsvertragsgesetz [VVG]).
▶ **AUB:** Allgemeine Unfallversicherungs-Bedingungen, die als Grundlage für alle PUV-Verträge dienen (versch. Fassungen AUB 61, AUB 88, AUB 99; seit 1993 nicht mehr verbindlich, können evtl. im Einzelvertrag modifiziert sein.)
　▶ *Cave:* Bezieht sich ein Gutachter nicht auf die zutreffende AUB, kann grobe Fahrlässigkeit (ggf. Haftung für Vermögensschaden) vorgeworfen werden!
▶ **Rechtsweg:** Ärzteausschuss (§12 I AUB), ordentliche Gerichte.

Definitionen

▶ **Invalidität:** Dauerhafte Beeinträchtigung der körperlichen oder geistigen Leistungsfähigkeit (Endzustand ist nach 3 Jahren festzustellen unter Berücksichtigung der Langzeitprognose), wenn diese innerhalb des 1. Jahres nach dem Unfall entstanden sind und und vor Ablauf von 3 Monaten danach ärztlich festgestellt und der Versicherung bekannt gegeben wurden. Maßstab für die Funktionsstörung ist die normale (durchschnittliche) Funktion. *Bemessung der Invalidität:*
 - *Schäden an Extremitäten:* Abstrakter Gebrauchswertverlust in Bruchteilen des Wertes für die vollständigen Verlust der jeweiligen Extremität (des Extremitätenabschnitts) nach der jeweiligen Gliedertaxe (siehe AUB), z.B 1/5 Armwert, Handwert, Fingerwert.
 - *Schäden an Kopf, Wirbelsäule, Organen:* Einschätzungen des Invaliditätsgrades außerhalb der Gliedertaxe (in %; aber analog GUV).
▶ **Unfalldefinition PUV:**
 - *1)* Plötzliches, *2)* unfreiwilliges, *3)* von außen kommendes Ereignis, *4)* das zu einem Körperschaden führt (alle Punkte müssen erfüllt sein!).
 - Als Unfall gilt auch, wenn durch erhöhte Kraftanstrengung an Gliedmaßen oder Wirbelsäule ein Gelenk verrenkt wird oder Muskeln, Sehnen, Bänder oder Kapseln gezerrt oder zerrissen werden ("erschöpfende" Aufzählung, z.B. Knochen, Bandscheibe, Nerv sind hier nicht versichert).
▶ **Konkurrierende Ursachen**: Falls andere Krankheiten oder Gebrechen (über den altersüblichen Verschleiß hinaus, asymptomatisch) Unfallschaden oder -folgen zu ≥ 25% verstärken, werden die Leistungen entsprechend gekürzt. (Ein Anteil < 25% wird nicht gewertet.) Beweislast liegt bei Versicherung (Vollbeweis). Üblich sind Bezifferungen von 25%, 33%, 50%, 66%, 10%-Unterteilungen sind wenn plausibel auch möglich.
▶ **Vorinvalidität** (Vorschaden): Wird durch den Unfall eine körperliche oder geistige Funktion betroffen, die schon vorher dauernd beeinträchtigt war, wird ein Abzug in Höhe dieser Vorinvalidität vorgenommen. Bewertung der V. wie die Invalidität.
▶ **Folgende Leistungen sind ausgeschlossen** (Auszug lt. AUB 88, AUB 99):
 - Geistes- oder Bewusstseinsstörungen infolge von Trunkenheit, Schlaganfall, epileptischem Anfall, Krampfanfall, der den ganzen Körper der vers. Person ergreift. (Liste ist abschließend, d.h. nicht genannte Ursachen für Geistes- und Bewusstseinsstörungen schließen Leistung nicht aus!).
 - Vorsätzliche Straftat, (Bürger-)Krieg, v.a. aktive Teilnahme.
 - Unfälle durch ABC-Waffen und kriegsähnlichen Zustand zwischen einigen genannten Ländern; als Luftfahrzeugführer oder Besatzungsmitglied; als aktiver Teilnehmer einer Rennsportveranstaltung; durch Kernenergie und Strahlen; durch Heilmaßnahmen/Eingriffe, sofern diese nicht durch einen (versicherten) Unfall veranlasst wurden; durch Infektionen, auch wenn diese durch geringfügi-

ge Haut- und Schleimhautverletzungen verursacht wurden; durch Vergiftungen infolge Einnahme fester und flüssiger Stoffe durch den Mund (außer Kinder < 10 J.).

- Schäden an Bandscheiben, es sei denn, dass der Unfall „überwiegende Ursache" ist (Beweispflicht des Betroffenen).
- Blutungen aus inneren Organen und Gehirnblutungen, es sei denn, dass der Unfall „überwiegende Ursache" ist (Beweispflicht des Betroffenen).
- Krankhafte Störungen infolge psychischer Reaktionen, auch wenn diese durch einen Unfall verursacht wurden. Hierunter fallen Unfälle durch psychische Reaktionen und psychische Reaktionen auf Unfälle oder Unfallfolgen. Eine psychiatrische (Zusatz-)Begutachtung ist daher nicht erforderlich.
   ▶ *Hinweis:* Versichert sind dagegen hirnorganische (Psycho-)Syndrome und Defizite, allerdings wiederum nicht eventuelle psychische Reaktionen darauf.

Gutachtenkonzeption PUV

▶ **Liegt Unfall vor?**
- *Ereignis* (s. Unfalldefinition PUV S. 176).
- Eine weitere medizinische Prüfung ist nur nach Unfallnachweis überhaupt relevant.
- Definition einer organpathologisch begründeten Gesundheitsschädigung als Erstschadensbild (Vollbeweis lt. §286 ZPO), psychische Reaktionen und Somatisierung sind ausgeschlossen (Psychoklausel).

▶ **Dauerfolgen/Invalidität** muss mit erheblicher Wahrscheinlichkeit (lt. §287 ZPO) unfallbedingt sein (Kausalitätsprüfung nach Adäquanztheorie, S. 168), als Voraussetzung für Invaliditätsleistung. (Tagegeldleistungen ggf. auch ohne Dauerfolgen.)
- *Grad der Invalidität angeben* (Invalidität s. S. 176):
   - Bei Funktionsverlust an einer Extremität (sofern alle Schäden aus einem Unfall) nach Gliedertaxe unter dem proximalsten Wert zusammenfassen (z. B. Schaden an Finger, Unterarm und Oberarm → Funktionsminderung als Bruchteil Armwert angeben).
   - Bei Schäden an mehreren Extremitäten werden diese (von Versicherung!) summiert.
   - Funktionseinbußen an Wirbelsäule, Rumpf, Becken, inneren Organen, Kopf, Hirn und Penis werden außerhalb der Gliedertaxe bemessen. Bemessungsgrundlage ist, inwieweit (abstrakte) normale körperliche oder geistige Leistungsfähigkeit beeinträchtigt ist (unabhängig von z. B. beruflicher Tätigkeit).
- *Unfallfremde Mitwirkung angeben* (konkurrierende Ursachen s. S. 176) bei Unfallentstehung, im Heilverlauf und beim Ausheilungsergebnis (werden nacheinander aufsummiert als gesamte unfallfremde M.).
- *Vorinvalidität (in %) angeben* (Vorinvalidität s. S. 176).

▶ Die **Versicherungsleistung** wird mathematisch (von Versicherung) ermittelt: Invalidität nach Unfall – unfallfremde Mitwirkung – Vorinvalidität = unfallbedingte Invalidität (in %), auszuzahlende Invaliditätsleistung ist der entsprechende Anteil der vereinbarten Gesamtsumme.

Leistungen

▶ *Hinweis:* Die Leistungen hängen vom jeweiligen Vertrag ab und sind deshalb sehr unterschiedlich! → hier nur ein Auszug:

▶ **Auszahlung der vertraglich vereinbarten Summe**
- bei Invalidität durch Unfall.
- bei Tod durch Unfall (innerhalb von 1 Jahr nach Unfall).

► **Tagegeld** (max. 1 Jahr, Auszahlungsbetrag: Leistungsminderung im konkreten Beruf als Prozentanteil der versicherten Summe, ggf. abzüglich unfallfremder Mitwirkung).

► **Krankenhaus-Tagegeld** (je notwendiger Tag im Akutkrankenhaus, max. 2 Jahre) bzw. **Genesungsgeld** (im Anschluss an KH-Aufenthalt, gleiche Dauer wie zuvor KH-Tagegeld (max. 100 d) 10 d 100%, 10 d 50%, dann 25%).

► **Sofortleistung** (bei schweren und kombinierten Verletzungen einmalige sofortige Zahlung der vereinbarten Summe).

► **Übergangsleistung** (wird erbracht bei ununterbrochen über 6 Monate fortbestehender unfallbedingter Beeinträchtigung >50% im beruflichen und außerberuflichen Bereich (Beurteilungsgrundlage: vorherige konkrete Berufstätigkeit (b. Berufstätigen) oder durchschnittliche Belastung im privaten Leben.) *Cave:* Auch bei geringer unfallfremder Mitwirkung entfällt die Leistung.

► **Heilkostenersatz/Bergungskosten/Kosten kosmetischer Operationen.**

► **Schmerzensgeld** (nach fester Tabelle, *cave:* nicht zu verwechseln mit Schmerzensgeld im Haftpflichtrecht!).

8.6 Soziales Entschädigungsrecht (SER)

Grundlagen

► **Gesetze**: Leistungen nach dem SER leiten sich aus verschiedenen Gesetzen ab, u. a. Bundesversorgungsgesetz (Kriegsopfer), Soldatenversorgungsgesetz, Zivildienstgesetz, Häftlingshilfegesetz, Bundesseuchengesetz/Infektionsschutzgesetz, Opferentschädigungsgesetz. (Opfer von Gewalttaten), Strafrechtliches Rehabilitierungsgesetz.

► **Voraussetzung für die Leistung** (Entschädigung) ist ein Gesundheitsschaden, der durch die jeweilige Situation (Haft, Wehrdienst etc.) hervorgerufen worden ist (kausaler Zusammenhang). *Beispiel Wehrdienstbeschädigung* (WDB): Gesundheitliche Schädigung durch Wehrdienstverrichtungen, Unfälle während der Dienstausübung, wehreigentümliche Verhältnisse, Unfälle bei der Durchführung bestimmter Maßnahmen sowie bestimmte Wegeunfälle.

► **Minderung der Erwerbsfähigkeit** (MdE): Die MdE ist nach der körperlichen und geistigen Beeinträchtigung im allgemeinen Erwerbsleben zu bemessen, Begleiterscheinungen und Schmerzen sind zu berücksichtigen (§30 Abs. 1 BVG). Bewertung nach „Anhaltspunkten"; MdE in %.

► **Rechtsweg**: Sozialgerichte

Gutachtenkonzeption SER

► **Kausale Begutachtung** analog der GUV (S. 172), Schädigung aber nicht auf Unfälle beschränkt:
  • Dienstliche Tätigkeit als Ursache (Vollbeweis).
  • Gesundheitsschaden (Vollbeweis).
  • Kausalität (Wahrscheinlichkeit).

► Minderung der Erwerbsfähigkeit (MdE in 10%-Schritten): Bewertung nach „Anhaltspunkten" (S. 181). Die Bemessung der MdE entspricht also dem GdB im Schwerbehindertenrecht, Leistung aber nur bei ursächlichem Zusammenhang mit jeweiliger Gesetzesgrundlage.

► **Sonderfall Kannversorgung**: Besteht in der medizinischen Wissenschaft Unklarheit über die Ursachen eines Leidens und ist dadurch eine Schädigung nicht „mit Wahrscheinlichkeit" beurteilbar, reicht eine „gute oder noch besser qualifizierte Möglichkeit" für die Annahme einer Kausalität aus. Die Kannversorgung kommt in Betracht z. B. bei MS, ALS, Spinaler Muskelatrophie, Syringomyelie, spastischer Spinalparese, Muskeldystrophie, Myasthenie, bestimmten PNP-Formen, Elektrotraumata, Mangelernährung, toxischen Schäden und resistenzmindernden körperlichen Belastungen.

Leistungen

► **Grundrente:** Entschädigung für die Beeinträchtigung der körperlichen Unversehrtheit, soll Mehraufwendungen, die ein Gesunder nicht hat ausgleichen, nicht Lebensunterhalt sichern. Die MdE ist bei besonderer beruflicher Betroffenheit angemessen höher zu bewerten ($30 Abs. 1+2 BVG). Gewährung der Grundrente ab MdE 30%, in 10%-Schritten bemessen.
► **Ausgleichsrente** wird Schwerbeschädigten (MdE $\geq$ 50%) gewährt, die wegen ihres Gesundheitszustandes, hohen Alters oder aus sonstigen Gründen keine zumutbare Erwerbstätigkeit ausüben können. (Höhe von MdE und sonstigem Einkommen abhängig).
► **Berufsschadensausgleich** erhalten rentenberechtigte Beschädigte zur Abgeltung eines schädigungsbedingten Einkommensverlustes. ($30 Abs. 3 BVG).
► **Pflegezulage** (pauschal in 6 Stufen).
► **Hinterbliebenenversorgung.**
► **Notwendige Maßnahmen** zur Erhaltung, Wiederherstellung oder Besserung der Gesundheit und Leistungsfähigkeit.

8.7 Schwerbehinderten-Recht

Grundlagen

► **Rechtsgrundlage:** Seit 2001 SGB IX, Teil 2 „Rehabilitation und Teilhabe behinderter Menschen" (früher Schwerbehindertengesetz).
► **Ziele:** Berufliche und soziale Integration behinderter Menschen in die Gesellschaft, medizinische und berufliche Rehabilitation von Behinderten oder von Menschen, denen eine Behinderung droht.
► **Behinderung** (in GdB): Körperliche Funktion, geistige Fähigkeit oder seelische Gesundheit weicht mit hoher Wahrscheinlichkeit länger als 6 Monate von dem für das Lebensalter typischen Zustand ab, sodass die Teilhabe am Leben in der Gesellschaft beeinträchtigt ist.
► Der **Grad der Behinderung (GdB)** drückt die aktuelle Auswirkung einer Beeinträchtigung auf die Aktivität (Teilhabe) aus (engl.: Handicap), nicht den zugrunde liegenden Organschaden (engl.: Impairment) oder die tatsächliche Funktionsbeeinträchtigung (Disability). Störungen, die erst in Zukunft zu erwarten sind, dürfen nicht berücksichtigt werden.
► Sonderfall **Heilungsbewährung:** Wenn die Prognose ungewiss oder schwer absehbar ist (seit 2004 nur noch bei Tumorerkrankungen) und die Lebensführung unter dieser ungewissen Prognose leidet, kann vorübergehend (2 Jahre bei kleinen solitären, 5 Jahre bei metastasierenden/großen Tumoren) ein pauschaler Zuschlag bei der Feststellung des GdB gewährt werden.
► Eine Neufestsetzung des GdB wird nötig, wenn durch Verschlimmerung einer bestehenden Behinderung oder Hinzutreten neuer Behinderungen eine „wesentliche Änderung" resultiert (mindestens Änderung des GdB von 10 nötig).
► Die Feststellung einer Behinderung erfolgt ab GdB $\geq$ 20. Schwerbehindert ist, wer einen GdB $\geq$ 50 aufweist.
► **Gleichstellung:** Schwerbehinderten gleichgestellt werden können Behinderte mit GdB $\geq$ 30, wenn sie infolge ihrer Behinderung ohne Gleichstellung einen geeigneten Arbeitsplatz nicht erlangen oder behalten können (Antrag über Arbeitsamt).

► **Antragstellung** erfolgt beim Versorgungsamt. Entscheidung, Beurteilung durch ärztlichen Dienst des Versorgungsamtes (meist nach Aktenlage).
► **Rechtsweg**: Sozialgericht.

Leistungen

► **Abhängig vom Grad der Behinderung:** Tab. 8.2
► **Abhängig von sog. Merkzeichen (Nachteilsausgleich):** Tab. 8.3.

Tabelle 8.2 · Grad der Behinderung (GdB)

GdB	Leistung
< 30	keine Bedeutung
30–40	ggf. Gleichstellung mit Schwerbehinderten möglich
≥ 50	„Schwerbehindert", Ausstellung eines entsprechenden Ausweises: Verbilligter Eintritt bei Veranstaltungen, Sitzplatz im ÖPNV, Freistellung von Mehrarbeit, Anspruch auf Hilfen im Beruf u. a.
50–60	Kündigungsschutz, frühere Berentung, zusätzlicher Urlaub (max. + 7 d), Steuervorteile
70 (oder GdB 50 + Merkzeichen „G")	weitere Steuervorteile
80–100 (oder GdB 70 und Merkzeichen „G")	Merkzeichen „aG" und „H" zuerkennungsfähig, damit Freifahrt im ÖPNV oder Kfz-Steuervergünstigung

Tabelle 8.3 · Merkzeichen bei Behinderung

Merkzeichen	Kriterien	Leistung
G (Gehbehindert)	erhebliche Beeinträchtigung der Bewegungsfähigkeit im Straßenverkehr durch Gehstörung (Anhalt: Gehfähigkeit ≤ 2km in > 30 min), innere Leiden, Orientierungsstörungen oder infolge von Anfällen. „Kann nicht ohne erhebliche Schwierigkeiten oder Gefahren für sich oder andere übliche Strecken zu Fuß zurücklegen". Schmerzfreie Gehstrecke ist nicht entscheidend	Freifahrt in ÖPNV
aG (außergewöhnlich gehbehindert	Schwerbehinderte mit außergewöhnlicher Gehhinderung, die sich dauernd nur mit fremder Hilfe oder großer Anstrengung außerhalb ihres Kfz bewegen können. Anhalt: (Schmerzfreie) Gehfähigkeit 30m. Grundlage ist nur die Gehstörung (nicht Orientierungsstörung etc.)!	Benutzung von Behindertenparkplätzen, Parkerlaubnis im Halteverbot – 3 h, in Fußgängerzonen während der Ladezeit und auf Anwohnerparkplätzen, Steuererleichterung
B (Begleitung erforderlich)	bei Schwerbehinderten, wenn die Voraussetzungen für „G" oder „H" vorliegen, und die Betroffenen zur Vermeidung von (möglichen) Gefahren für sich oder andere bei Benutzung von öffentliche Verkehrsmitteln regelmäßig (nicht „immer") auf fremde Hilfe angewiesen sind	Freifahrt im ÖPNV auch für Begleitung.

Tabelle 8.3 · Fortsetzung

Merkzeichen	Kriterien	Leistung
H (Hilflos)	Schwerbehinderte, die nicht nur vorübergehend bei häufig und regelmäßig wiederkehrenden Verrichtungen aus körperlichen oder psychischen Gründen dauernd in erheblichem Umfang (> 1 h/d) fremder Hilfe bedürftig. Häusliche Pflegebedürftigkeit ist nicht Voraussetzung (z.B bei Blinden ist „H" anzunehmen)	Freifahrt im ÖPNV, Steuervorteile durch Pflegepauschale.
BL (Blindheit)	Visus auf dem besseren Auge $\leq 0{,}02$	Freifahrt im ÖPNV, KFZ-Steuerbefreiung, Steuerermäßigung, Nutzung von Behindertenparkplätzen
GL (Gehörlos)	Voraussetzung: Schwerbehinderter, der Gehörlos ist (oder nahezu gehörlos, wenn daneben eine schwere Sprachstörung vorliegt)	Freifahrt im ÖPNV
RF (Rundfunk/ Fernsehen)	Sehbehinderte (GdB ≥ 60) und Hörgeschädigte (Gd $\geq$ B50) sowie Personen mit GdB ≥ 80, die an öffentlichen Veranstaltungen ständig und umfassend nicht teilnehmen können (z. B. trotz Hilfen ständig an Wohnung gebunden, auch bei motorischer Unruhe, Aggressivität, bei in Veranstaltungen „unzumutbaren" Entstellungen, Geruchsbelästigungen, Geräuschen, Anfällen (um der Menschenwürde der Betroffenen Rechnung zu tragen)). Nicht entscheidend ist, ob der Betroffene überhaupt an Veranstaltungen teilnehmen würde	Befreiung von Rundfunk-/Fernsehgebühren, Gebührenermäßigung bei Telefon
dE (dauernde Einbuße) der körperlichen Beweglichkeit	wird von Amts wegen vergeben (ohne medizin. Begutachtung). Voraussetzung: Dauernde Einbuße der körperlichen Beweglichkeit. Anhalt: Selbständige Gehstrecke 2 – 3 km	

Gutachtenkonzept Schwerbehinderten-Recht

▶ Finale Begutachtung der Einschränkungen der „Teilhabe am gesellschaftlichen Leben" (immer unabhängig vom ausgeübten Beruf). Beurteilungsmaßstab ist der für das Lebensalter typische Zustand.

▶ **Aufgaben des Gutachters:**
  • Diagnose der Gesundheitsstörung benennen, entscheidend sind aber die tatsächlichen Einschränkungen durch die Erkrankung (im Vollbeweis belegen), letztlich unabhängig wodurch diese bedingt sind.
  • Einschätzung der Behinderung (z. B.: Die geltend gemachte Gesundheitsstörung bedingt einen GdB von 30). Ggf. Empfehlung eines Zeitpunktes zur Nachprüfung.
  • Feststellung von Voraussetzungen für einen Nachteilsausgleich (NTA) (Merkzeichen S. 180).

▶ **Einschätzung des GdB:**
  • Maßgeblich für den Grad der Behinderung (GdB) sind die „Anhaltspunkte" (identische Werte wie MdE im SER), ggf ergänzt durch aktuelle Rechtssprechung des

BSG. Der GdB wird in 10-er Schritten abgestuft ohne Dimension angegeben (z. B. GdB 20).

- Voraussetzung: Funktionsbeeinträchtigung als Dauerzustand (>6 Monate). Die Prognose darf i.d.R. nicht einbezogen werden. Ausnahme: Siehe Heilungsbewährung S. 179.
- Ist eine Behinderung nicht in den „Anhaltspunkten" aufgeführt den Wert einer „vergleichbaren Behinderung" verwenden, ggf. anteilig.
- „Übliche seelische Begleiterscheinungen und Schmerzen" sind in den Einschätzungen der „Anhaltspunkte" enthalten. Gehen diese über das Übliche hinaus (z. B. gesonderte Therapie erforderlich), sind sie zusätzlich zu werten.
- Berechnung des **Gesamt-GdB** bei mehreren Behinderungen:
  - ausgehend vom höchsten GdB-Wert die anderen Werte einbeziehen (keine Addition, sondern Prüfung ob und in welchem Ausmaß die höhere Behinderung weiter verstärkt wird.)
  - Behinderungen mit GdB von ≤ 10 nicht berücksichtigen.
  - Einzel GdB von 20 nur berücksichtigen, wenn sich die Behinderungen nicht wesentlich überschneiden.
  - ◨ **Merke:** Es besteht kein zwingender Zusammenhang zwischen GdB und z. B. Arbeitsfähigkeit/Berufsfähigkeit. Ein GdB von 100 und eine volle Berufstätigkeit stellen keinen grundsätzlichen Widerspruch dar.

8.8 Gesetzliche Rentenversicherung (GRV)

Leistungen/Definitionen

- ▶ Verminderte berufliche Leistungsfähigkeit: Der Versicherte ist nicht in der Lage auf Dauer, bei zumutbarer Willensanstrengung und bei Anlegen eines strengen Maßstabes ohne Gefährdung der Restgesundheit leichte Tätigkeiten auf dem allgemeinen Arbeitsmarkt wenigstens 6 Std. an 5 Tagen in der Woche auszuüben.
- ▶ **Rente** wegen verminderter Erwerbsfähigkeit (nur bei Gesundheitsstörungen, die dauerhaft sind, bzw mehr als 6 Monaten dauern).
- ▶ **Berufsunfähigkeit (BU):**
  - (Entfallen seit 1.1.2001): Berufsunfähig sind Versicherte, deren Erwerbsfähigkeit (wegen Krankheit oder Behinderung) weniger als der Hälfte derjenigen von Gesunden mit ähnlicher Ausbildung und gleichwertigen Kenntnissen entspricht (nach §43 alt SGB VI). Bewertungsmaßstab war Beruf; Verweismöglichkeit bestand auf „zumutbare Tätigkeit"; unabhängig von Arbeitsmarktlage.
  - Übergangsregelung für vor dem 2.1.1961 Geborene: wenn Leistungsfähigkeit auf dem allgemeinen Arbeitsmarkt = 6 h, im bisherigen Beruf aber unter 6 h, dann ebenfalls Rente wegen teilweiser Erwerbsminderung.
- ▶ **Erwerbsunfähigkeit (EU)** (bis 31.12.2000): Erwerbsunfähig sind Versicherte, die wegen Krankheit oder Behinderung auf nicht absehbare Zeit außerstande sind eine Erwerbstätigkeit in gewisser Regelmäßigkeit auszuüben oder ein Arbeitseinkommen zu erzielen, das mehr als $^1/_7$ des monatlichen Durchschnittseinkommens entspricht (nach §44 SGB VI) Bezug: allgemeiner Arbeitsmarkt. Erwerbsunfähig ist nicht, wer eine selbständige Tätigkeit ausübt oder eine Tätigkeit vollschichtig ausüben kann. (Keine Berücksichtigung der Arbeitsmarktlage.)
  - (Seit 1.1.2001) 2-stufige Rente wegen **Erwerbsminderung** (nach §43 neu SGB VI) Bezug ist nur noch der allgemeine Arbeitsmarkt (nicht aber Arbeitsplatzverfügbarkeit), kein Berufsbezug. Die Renten können befristet werden für max. 3 Jahre (Zeitrente), Verlängerung der Befristung bis max. 9 Jahre.
    - Rente bei teilweiser Erwerbsminderung: Wer täglich mehr als 3, aber nicht mehr als 6 Stunden erwerbstätig sein kann

- Rente bei vollständiger Erwerbsminderung Wer täglich nur noch weniger als 3 Stunden erwerbstätig sein kann. 3 h/Tag entsprechen 15 h/Woche (Verfügbarkeitsgrenze lt. SGB III).
- Bei teilweiser Erwerbsminderung (3 – 6 h arbeitsfähig) kann eine „Arbeitmarkt bedingte Erwerbsminderungsrente" Rente (immer auf Zeit) eingesetzt werden, wenn der Betroffene wegen Arbeitslosigkeit kein entsprechendes Erwerbseinkommen erzielen kann.
- Eine Arbeitsunfähigkeit ist nicht gleichzusetzen mit einer Erwerbsminderung (andere Kriterien, anderer Zeithorizont).

▶ **Rehabilitation:** Wenn bereits eine Erwerbsminderung eingetreten ist, die vorbestehende Erwerbsfähigkeit „gefährdet" ist und eine günstige Reha-Prognose besteht, werden Leistungen zur Therapie, Berufsförderung und Lebensbewältigung sowie Hilfsmittel übernommen. Belastungserprobung möglich.

Gutachtenkonzeption GRV

▶ Anamnese + Befunde → Krankheitsdiagnose (ICD-Codierung).
▶ Quantifizierung des Schweregrades der Behinderung
▶ Beurteilung der Fähigkeits-/ Werkzeugstörung
▶ Prüfung der „zumutbaren Willensanstrengung" zur Ausführung an einer Erwerbstätigkeit (sehr schwierige Beurteilung).
▶ Definition der Arbeitsbeeinträchtigung: Möglichst je ein negatives und positives eLeistungsbild zeichnen. Allgemeine Leistungsfähigkeit im täglichen Leben berücksichtigen. Die entsprechenden Zielfragen müssen möglichst differenziert beantwortet werden, da sie häufig medizinisch schwer nachvollziehbare aber rechtlich relevante Einschränkungen abfragen. Dabei können qualitative Leistungseinschränkungen medizinisch meist besser begründet werden als quantitative (konditionelle, zeitliche).
▶ Zeitliche Definitionen: Ständig: >90%; überwiegend, häufig: 50 – 90%; hälftig: ca. 50%; zeitweise, gelegentlich: ca 10% der Arbeitszeit.
▶ Unter Berücksichtigung der Prognose: Entscheidungsempfehlung.
▶ Folgende gutachterliche Einschätzungen führen unabhängig von der übrigen Leistungseinschätzung meist zur Gewährung einer Rente („K.O.-Kriterien" für Erwerbsfähigkeit):
- *Fehlende Wegefähigkeit:* Vers. ist nicht in der Lage (auch mit Hilfsmitteln) täglich 4 × eine Wegstrecke von mehr als 500 Metern mit zumutbarem Zeitaufwand (ca. je 20 min) zu Fuß zurückzulegen und öffentliche Verkehrsmittel während der Hauptverkehrszeit zu benutzen. (Einschätzung unabhängig von den tatsächlichen Wegverhältnissen im Einzelfall)
- *Notwendige „arbeitsunüblichen" Pausen:* medizinisch begründbare, das übliche Maß überschreitende regelmäßige Arbeitsunterbrechungen.

8.9 Krankenversicherung

Gesetzliche Krankenversicherung (GKV)

▶ **Rechtsgrundlage** der GKV ist das SGB V.
▶ **Rechtsweg:** Sozialgerichte.
▶ **Leistungen:**
- Maßnahmen zur Verhütung/Früherkennung von Krankheiten, ambulanten/stationären Behandlung, Heil- und Hilfsmittelversorgung, Rehabilitation, Unterhaltssicherung, ergänzende Leistungen zur Beseitigung/Verhütung der Verschlimmerung einer Behinderung oder Pflegebedürftigkeit.

- Stationäre Behandlung nur, wenn „die notwendige medizinische Versorgung mit einiger Aussicht auf Erfolg nur mit den besonderen Mitteln des Krankenhauses (apparative Mindestausstattung/jederzeit rufbereiter Arzt/geschultes Pflegepersonal) durchgeführt werden kann und eine ambulante ärztliche Versorgung nicht ausreicht.
- Krankengeld für die Zeit der AU ab Ende der Lohnfortzahlung (i.d.R nach 6 Wochen) bis max. 78 Wochen innerhalb von 3 Jahren während AU wegen derselben Erkrankung auch während Belastungserprobung.

◻ *Merke:* Alle Leistungen der GKV müssen ausreichend (nicht optimal!), zweckmäßig und wirtschaftlich sein und dürfen das Maß des Notwendigen nicht überschreiten (§12, Abs. 1 SGB V).

▶ **Arbeitsunfähigkeit (AU) GKV:** Eine AU liegt vor, wenn der Versicherte aufgrund von Krankheiten und Gebrechen seine zuvor konkret ausgeübte Tätigkeit nicht oder nur unter der Gefahr der Verschlimmerung der Erkrankung ausführen kann (§92 Abs.1 SGB V).

  - *Kriterien:*
    – Es gilt das Leistungsvermögen im bei Antragstellung ausgeübten Beruf (Tätigkeitsprofil muss ggf. vorgegeben werden), auch wenn später während der AU Arbeitslosigkeit eintritt.
    – Tritt vor der Arbeitslosigkeit eine AU ein, gelten als Maßstab alle zumutbaren Beschäftigungen (§ 121, SGB III). AU besteht dann, wenn der Arbeitslose nur weniger als 15 h/Woche eine Beschäftigung unter den üblichen Bedingungen des für ihn in Betracht kommenden Arbeitsmarktes ausüben kann (Verfügbarkeitsgrenze lt. SGB III).
    – AU liegt auch vor, wenn bei einer Krankheit, die für sich noch keine AU bedingt, absehbar ist, dass aus der Ausübung der beruflichen Tätigkeit abträgliche Folgen für die Gesundheit oder Genesung erwachsen.
    – AU besteht immer während einer stationären Behandlung im Krankenhaus, in einer Vorsorge- oder Reha-Einrichtung.
    – Wenn in der Genesung zwar Teilzeitarbeit möglich ist, aber nicht die vor der Erkrankung übliche und praktizierte Regelarbeitszeit, besteht weiterhin Arbeits*un*fähigkeit. (formal auch während Arbeitsversuchen.)

  - *Begutachtung der AU (GKV):*
    – AU muss durch Arzt festgestellt werden: Besteht Zusammenhang zwischen Krankheit und AU? Entspricht Leistungsfähigkeit den Leistungsanforderungen am Arbeitsplatz?
    – AU kann auf Zeit oder auf Dauer bestehen (immer für die zuletzt ausgeübte Tätigkeit).
    – Ist durch Arbeitstätigkeit in absehbarer Zeit eine Verschlimmerung zu erwarten?
    – Kann Reha-Maßnahme die Arbeitsfähigkeit wiederherstellen?

  - Eine aktuelle Tätigkeit in dem Beruf schließt eine AU aus (i. Ggs. zur BU).
  - Zwischen AU und Berufs-/Erwerbsunfähigkeit besteht kein zwingender Zusammenhang.

Private Krankenversicherung (PKV)

▶ **Grundlage** sind die jeweiligen Versicherungsverträge.
▶ **Rechtsweg:** Ordentliche Gerichte.
▶ **Arbeitsunfähigkeit (AU) PKV:** Eine AU liegt vor, wenn der Versicherte seine berufliche Tätigkeit nach medizinischem Befund vorübergehend in keiner Weise ausüben kann, sie auch nicht ausübt und keiner anderen Erwerbstätigkeit nachgeht. Maßstab ist die zuletzt ausgeübte Tätigkeit. Ist der Versicherte auf nicht absehbare Zeit außerstande seine zuletzt ausgeübte Tätigkeit zu mehr als 50 % auszüben liegt BU vor (Krankentagegeld S. 178).

Neurologische Begutachtung

► **Leistungen:**
- Ambulante und stationäre Behandlung, Heil- und Hilfsmittel, Reha (teilweise eingeschränkt).
- Alternative Therapien sind nur dann erstattungsfähig, wenn diese „medizinisch notwendig" waren. Die medizinische Notwendigkeit ist vom Standpunkt der Schulmedizin zu betrachten.
- *Krankentagegeld:* Oft höher als BU-Rente. Anspruch auf Krankentagegeld besteht bei 100%iger AU. Bei teilweiser AU entfällt der Anspruch völlig (evtl. bei Belastungserprobung). Auch kein Anspruch, wenn der Versicherte aufsichtsführend, leitend oder mitarbeitend, auf anderen Teilgebieten oder Teilzeit tätig sein kann. Ebenfalls kein Anspruch bei BU. Zuweilen sieht aber die KK früher die Bedingungen für eine BU erfüllt als die BU-Versicherung → Lücke in der Leistungskette.

8.10 Berufsunfähigkeits(zusatz)versicherung (BU-Z)

Grundlagen

► **Rechtliche Grundlage:** Individueller Versicherungsvertrag.
► **Definition:** Leistungspflichtige Berufsunfähigkeit liegt vor (finale Begutachtung), wenn der Versicherte den bei **BU-Antragstellung** ausgeübten Beruf (Tätigkeitsprofil und Vertragsbedingungen müssen ggf. vorgegeben werden) außerstande ist auszuüben (alle 3 Punkte müssen erfüllt sein!):
  1. voraussichtlich dauerhaft (≥ 6 Monate ununterbrochen; Nachprüfungen sind dem Versicherer später jederzeit möglich),
  2. krankheitsbedingt (in Folge Krankheit, Körperverletzung oder Kräfteverfall),
  3. zu mind. 25%, 50%, 75% (je nach Vertrag). Bei Verweismöglichkeit im Vertrag: ... außerstande auch seine Verweistätigkeit (s.u.) auszuüben.
► Teilweise Leistungsminderung (ggf. differenziert nach Tätigkeitsanteilen) in Prozent-Schritten angeben.
► Der Grad der BU-Z richtet sich nach den Einschränkungen der Fähigkeiten zur Tätigkeitausübung im konkreten Beruf, der „in gesunden Tagen" zuletzt ausgeübt wurde bzw. Leistungsminderung in der Verweistätigkeit (sofern lt. Vertrag Verweis möglich, s.u.). Der zugrunde liegende Beruf ist die „konkrete, individuell ausgestaltete, auf Einkommenserzielung gerichtete Tätigkeit, die als Grundlage der Lebensstellung des Versicherten diente".
► **Verweis-Möglichkeit:** Ggf. kann der Versicherte auf gleichwertige berufliche Tätigkeiten verwiesen werden (keine med. Entscheidung, ggf. ist aber zu entscheiden, ob eine mögliche „Verweistätigkeit" krankheitsbedingt ausgeübt werden könnte).
  - *Kriterien für Verweistätigkeit:* keine deutlich geringeren Kenntnisse und Fähigkeiten erforderlich, allgemeine Wertschätzung liegt nicht spürbar unter der bisherigen, Vergütung liegt nicht deutlich unter dem bisherigen Verdienst, die bisherige Stellung im Leben ist im Wesentlichen gewährleistet.
  - Einer Umschulung muss nicht zugestimmt werden.
  - Bei Verweismöglichkeit und gesundheitlicher Möglichkeit der Ausübung entfällt die Leistungspflicht.
► **Ausschlusskriterium** ist BU durch Krieg, Ausführung von Verbrechen, absichtliche Selbstbeschädigung, Rennsport, Luftfahrt.
■ *Hinweis:* Relevant ist nicht die Beeinträchtigung der allgemeinen Leistungsfähigkeit, sondern die im zuletzt ausgeübten Beruf. Eine Tätigkeit des Betroffenen im Beruf schließt nicht zwingend eine BU aus, z. B. wenn die Tätigkeit unter Gefährdung der Gesundheit ausgeübt wird. Maßgeblich ist immer die medizinische Beurteilung.
► **Rechtsweg:** Ordentliche Gerichte.

Gutachtenkonzept BU-Z

▶ **Erkrankung sichern** (im Vollbeweis), Diagnose (aber nicht zwingend erforderlich, da finale Begutachtung/Zustandsbegutachtung).

▶ **Schweregrad der Funktionsstörung darstellen.**

▶ **Störung der Fähigkeiten** darlegen:
  - *Negatives Leistungsprofil darlegen* (was kann der Versicherte nicht mehr). Klassifizierung der körperlichen Beanspruchung an Arbeitsplätzen (REFA) oder ähnliche Tabellen zur Quantifizierung benutzen.
  - *Positives Leistungsprofil darlegen* (was kann der Versicherte noch) und mit Anforderungen im konkreten Beruf des Versicherten abgleichen. (Ggf. Anforderungsprofil der Tätigkeit von Versicherung anfordern.)

▶ **Prüfung der „zumutbaren Willensanstrengung".**

▶ **Definition und Abschätzung der Arbeitsbeeinträchtigung (in %):** Bei mehreren Tätigkeiten innerhalb des Berufes (z.B. Außendienst, Werkstatt-Tätigkeit und Büroaufgaben) die Beeinträchtigung in den jeweiligen Tätigkeitsbereichen gesondert abschätzen (%) und aufführen.

▣ *Merke:* Diese anteilige Beeinträchtigung bei dieser Tätigkeit wird dann im Verhältnis des Anteils dieser Tätigkeit an der Gesamttätigkeit berücksichtigt und mit den anderen Anteilen zur Gesamt-BU verrechnet – z.B.: Bürotätigkeit-Anteil ca. 20% mit 30% BU, Außendienst-Anteil ca. 80% mit 60% BU → 30% von 20 + 60% von 80 = 6%+48% = 54% = Gesamt-BU. *Cave:* BU-Rente meist erst ab 50%.

▶ **Prognose der Erkrankung** nur sehr eingeschränkt berücksichtigen, keine Spekulationen, Nachbegutachtung bleibt im Verlauf jederzeit möglich.

Leistungen

▶ BU-Rente bei 25, 50, 75, 100% BU je nach Vertrag, bei anerkannter Pflegestufe immer Anerkennung ohne Gutachten.

▶ Beitragsbefreiung zur Lebensversicherung.

8.11 Haftpflichtrecht

Grundlagen

▶ **Rechtsgrundlage:** Schadenersatzansprüche eines „Opfers" gegenüber einem „Täter", z.B. aus *Gefährdenshaftung* des Kfz-Führers (§7 STVG), *Haftung aus vermutetem Verschulden*des Kfz-Führers (§18 STVG), *speziellen Gesetzen* (z.B. Arzneimittelgesetz, Medizinproduktegesetz).

▶ **Rechtsweg:** Ordentliche Gerichte (z.B. Amts-/Landgericht).

Gutachtenkonzept Haftpflicht

▶ **Unfallereignis/Schadensereignis sichern** (Vollbeweis).

▶ **Primären physischen/psychischen Schaden objektivieren** (Vollbeweis).

▶ **Kausalkette darlegen:** Kann das Ereignis nicht hinweggedacht werden, ohne dass der Schaden entfiele (conditio sine qua non) und ist das Ereignis nicht nur unter ganz ungewöhnlichen Bedingungen in der Lage den Schaden hervorzurufen (Adäquanztheorie, Vollbeweis) → nur dann mögliche Folgen.

▶ **Physischer/psychischer Sekundärschaden** („Folgen") und dessen Auswirkungen feststellen (erhebliche Wahrscheinlichkeit notwendig, § 287 ZPO).

▶ Bei unklarer Ausgangslage (z.B. widersprüchlichen Angaben der Parteien) immer Anknüpfungstatsachen erfragen, ggf. Alternativbeurteilung darlegen.

► Beschränkung auf medizinische Aussagen, keine juristischen Beurteilungen abgeben, juristisch belegte Fachtermini (z. B. „grober" Behandlungsfehler, „schuldhaft" gehandelt) strikt vermeiden.

Leistungen

► Anspruch auf Ersatz betrifft sämtliche körperlichen/gesundheitlichen Folgeschäden und die dadurch verursachten finanziellen Belastungen vollumfänglich.
► Bei immateriellem Schaden (Einbuße von Lebensqualität, Berücksichtigung von Freizeitinteressen) Anspruch auf Schmerzensgeld.
► Bei materiellem Schaden: Verdienstausfall, Haushaltsführungsschaden, Behandlungskosten, Rechtsverfolgungskosten, Sachschäden.

Sonderfall Arzthaftpflicht

► **Mögliche Vorwürfe nach § 823 BGB (Delikthaftung):**
   • Vorsätzlich (selten) → auch Strafrecht.
   • Fahrlässig (Nichtbeachtung der notwendigen Sorgfalt).
   • Widerrechtlich (ohne Zustimmung des Betroffenen):
      – Ohne Zustimmung.
      – Ohne wirksame Zustimmung des Betroffenen wegen fehlender oder unvollständiger Aufklärung.
      ☒ *Cave:* Bei Vorwurf der fehlenden oder unwirksamen Aufklärung des Patienten liegt die Beweislast beim Arzt!
► **Mögliche Vorwürfe nach § 280 BGB (Vertragshaftung):** Verletzung einer Vertragspflicht (seit 1.1.2002) bzw. „Schlechterfüllung" (früher):
   • Beweislast liegt beim Patienten.
   • Haftung setzt einen adäquaten verursachten Schaden voraus.
   • Da der Behandlungsvertrag in aller Regel ein Dienstvertrag ist (§ 611 BGB) schuldet der Arzt nur eine sorgfaltsgerechte Bemühung um die korrekte Diagnose/Therapie, nicht einen „Erfolg".
   • Der Arzt schuldet den objektiv gebotenen (fach-)ärztlichen Standard eines durchschnittlich befähigten, gewissenhaften Facharztes in der konkreten Behandlungssituation (ex-ante-Sicht!).
   • Mängel in der Befunderhebung, grobe Diagnose- oder Behandlungsfehler oder Vorliegen einer üblicherweise „voll beherrschbaren Risikosphäre" (Risiko ist nicht durch die [normalerweise gut beherrschbare] Gesundheitsstörung, sondern durch technische oder organisatorische Probleme bedingt) führen zu Beweiserleichterungen oder Beweislastumkehr zugunsten des Patienten.
☒ *Merke:* Dokumentationspflicht besteht für alle aus Gründen der Patientensicherheit wichtigen diagnostischen und therapeutischen Maßnahmen und Verlaufsdaten, soweit sie für das weitere Behandlungsgeschehen bedeutsam sind bzw. werden können.
☒ *Merke:* Dokumentationsmängel sind selbst keine Vertragsverletzung, führen aber ggf. zur Beweislastumkehr.

8.12 Pflegeversicherung

Grundlagen

► **Rechtsgrundlage**: SGB XI, Leistungen durch Pflegekasse.
► **Rechtsweg**: Sozialgericht.
► **Ziele**: Vorrang häuslicher Pflege vor vollstationärer Pflege und Vorrang von Prävention und Rehabilitation.

Tabelle 8.4 · Pflegestufen

Pflege-stufe	Definition	Leistungen
I	Mindestzeitbedarf > 90 min/d Pflegeaufwand (nach Tabellen) bei Ernährung, Körperpflege oder Mobilität	Pflegeeinsätze bis 384 €/Monat oder Pflegegeld 205 €/Monat
II	> 180 min/d Pflegeaufwand, mindesten 3 ×/d mind. 1 ×/d bei mind. 2 Verrichtungen	Pflegeeinsätze bis 921 €/Monat oder Pflegegeld 410 €/Monat
III	> 270 min, rund um die Uhr, auch regelmäßig nachts	Pflegeeinsätze bis 1432 €/Monat, Pflegegeld 665 €/Monat
Härtefälle	> 420 min/d, nachts mind. 120 min, Pflege nur durch Fachkraft möglich	ggf. höhere Leistungen

► **Pflegestufen – Definition und Leistungen:** Tab. 8.4.
► **Weitere Leistungen:**
  • Pflegehilfsmittel, technische Hilfen, Wohnumfeld-verbessernde Maßnahmen.
  • *Kurzzeitpflege:* wenn der Pflegebedürftige kurzzeitig zuhause nicht gepflegt werden kann (z.B. nach Krankenhausentlassung).
  • *Vollstationäre Pflege:* wenn alle anderen Maßnahmen nicht mehr in Betracht kommen um die Pflege sicherzustellen.

9 Neurologische Leitsyndrome und Leitsymptome

9.1 Parese (Lähmung)

Grundlagen

▶ **Schweregrade:**
- *Parese:* Paresegrad 1–6 bzw. Kraftgrad 1–5 (Tab. 1.3, S. 9).
- *Plegie (=Paralyse):* Völlige Unfähigkeit, einen Muskel anzuspannen (Kraftgrad 0 in Tab. 1.3, S. 9).

▶ **Einteilungen bzgl. der Verteilung der Paresen:**
- Monoparese bzw. Monoplegie: an einer Extremität.
- Hemiparese bzw. Hemiplegie: an einer Körperhälfte.
- Paraparese bzw. Paraplegie: an den unteren Extremitäten.
- Tetraparese bzw. Tetraplegie: an allen vier Extremitäten.

▶ **Ursachen und klinische Merkmale:**
- *Zentrale Parese* (Läsion des 1. motorischen Neurons):
  - *Gesteigerte Muskeleigenreflexe* (*cave* können initial abgeschwächt/erloschen sein!).
  - *Gesteigerter Muskeltonus* (*cave* kann initial reduziert sein!).
  - *Positive Pyramidenbahnzeichen* (S. 16; *cave* können initial fehlen!).
  - *Abgeschwächte/fehlendeFremdreflexe* (z.B. Bauchhaut-/Kremasterreflex).
  - *Sensibilitätsstörungen* mit typischem Verteilungstyp oft begleitend.
- *Periphere Parese* (Läsion peripheres Nervensystem = 2. motorisches Neuron: Wurzel, Plexus, peripherer Nerv):
  - Abgeschwächte oder fehlende Muskeleigenreflexe.
  - Reduzierter Muskeltonus.
  - Negative Pyramidenbahnzeichen.
  - Erhaltener Bauchhaut-/Kremasterreflex.
  - Sensibilitätsstörungen abhängig von betroffenem Nerv.
  - Langfristig Muskelatrophien.
- *Muskuläre Parese* (Läsion Skelettmuskulatur):
  - Muskeleigenreflexe bei noch ausreichender Muskelmasse erhalten, sonst abgeschwächt oder fehlend.
  - Reduzierter Muskeltonus (schlaff).
  - Keine Sensibilitätsstörungen.
  - Langfristig Muskelatrophien.
- *„Differenzialdiagnosen":*
  - Schwächezustände.
  - Psychogene Parese: Keine objektivierbaren Symptome, wechselnd ausgeprägte Paresegrade/Wechselinnervation.

▶ **Basisdiagnostik:**

◨ **Merke:** Ziel ist es, durch Anamnese und klinische Untersuchung ein möglichst klares Bild über die Verteilung und Zusatzsymptome/-befunde zu erhalten, um ein möglichst eindeutiges Syndrom beschreiben zu können.
- *Anamnese:* z.B.
  - *Verlauf? Akut:* Ischämie, Blutung, Kompression; *rezidivierend:* z.B. bei transitorisch ischämischer Attacke, epileptischem Anfall, metabolischen Störungen.
  - *Zusatzsymptome:* z.B. Kopfschmerzen, Krampfanfall (H.a. Raumforderung, Sinusvenenthrombose).

  – *Vorerkrankungen:* z.B. KHK, art. Hypertonie, Diabetes mellitus, pAVK?
  – *Medikamentenanamnese:* z:b. Statine bei Myopathie.
- *Sorgfältige klinisch-neurologische Untersuchung:* wo sind Paresen nachweisbar/objektivierbar? Dabei auf Muskeltonus, Reflexniveau, Atrophien, Sensibilitäts-störungen achten.
► **Apparative/weiterführende Diagnostik:** siehe folgende Tabellen.

Hemiparese

Tabelle 9.1 · **Mögliche Ursachen einer Hemiparese**

Verdachtsdiagnose	wegweisende Befunde
Hemisphären-Läsion	– *vaskulär:* ischämisch (TIA → S. 304, PRIND → S. 304, Infarkt → S. 304), Blutung (S. 338); Sinusvenenthrombose (S. 350); meist sehr plötzlich einsetzende Symptomatik → CCT (MRT) – *infektiös-entzündlich:* meist rasch progredient; charakteristische Begleitsymptomatik (Fieber, Meningismus, Bewusstseinsstö-rung, Kopfschmerzen, Anfall, Infektquelle) → CCT, Liquor, Blut (Leukos, CRP), EEG (Herd?), Infektquelle suchen – *autoimmun-entzündlich:* selten hemiplegische Manifestation ei-ner Multiplen Sklerose, Vaskulitis – *Schädel-Hirn-Trauma:* (Fremd-)Anamnese, Klinik, CCT (MRT), – *metabolisch:* Anamnese – *Tumoren:* meist langsam progredient mit typischen Begleit-symptomen (Kopfschmerzen, Erbrechen, Anfall, Stauungspapil-le) → CCT mit KM, bei dringendem Tu-Verdacht besser gleich MRT mit KM, EEG (Herd?) – *Migräne (Migraine accompagnée):* Kopfschmerz-/Migräne-Anam-nese, ggf. bekannte Symptomatik – *Anfallsleiden:* postiktuale Parese (Todd-Parese, S. 530), positive Anfalls-/Epilepsie-Anamnese
Hirnstamm-Läsion	– im Prinzip dieselben Ursachen wie bei Hemisphären-Läsion möglich → s.o. – typischerweise gekreuzte Symptomatik = Hirnnervenläsion auf einer Seite + Hemiparese kontralateral – MRT Bildgebung der Wahl
Brown-Séquard-Syndrom	– Trauma → Anamnese, MRT – Tumor → MRT – Metastase → bekanntes Tumorleiden? MRT
psychogen	keine objektivierbaren Symptome, normale Reflexe, keine Pyrami-denbahnzeichen, Persönlichkeit „auffällig", Zusatzdiagnostik ohne passenden pathologischen Befund

Paresen im Bereich Schulter, obere Extremität

Tabelle 9.2 · Mögliche Ursachen von Paresen: Schulter, obere Extremität

Verdachtsdiagnose	wegweisende Befunde
proximal = Schulter und Oberarm	
Wurzelläsion	
– C 5	Parese/Atrophie M. deltoideus, M. biceps brachii, M. brachioradialis; BSR ggf. ↓ ; Sens. Vorderseite Oberarm ↓ MRT (CT) → Diskusprolaps? EMG (pathol. Spontanaktivität? S. 623)
– C 6	Parese/Atrophie M. biceps brachii + M. brachioradialis, BSR ↓ ; Sens. Radialseite Unterarm + Hand ↓ MRT (CT) → Diskusprolaps? EMG (pathol. Spontanaktivität? S. 623)
Plexusläsion	obere Plexusläsion: Vorwiegend Segment (C4 –)C5 –C6 betroffen, evtl. zusätzliche Wurzeln direkt bestroffen (z. B. bei Trauma); Parese M. deltoideus, supra-/infraspinatus, pectoralis, biceps brachii, supinator; BSR/RPR ↓ ↓ , TSR ggf. +; Sens. ggf. Außenseite Oberarm und radialer Unterarm ↓ häufigste Ursachen: Trauma, Entzündung, Skalenuslückensyndrom, Tumor, Bestrahlung; MRT (CT) (Diskusprolaps *nicht* nachweisbar), Liquor, EMG (pathol. Spontanaktivität in mehreren Kennmuskeln? S. 616)
Trauma	Fraktur, Sehnenriss, Luxation, Plexusparese, Läsion peripherer Nerv, ischämische Muskelnekrose, intramedulläre Blutung → Anamnese, Klinik!
Hirnläsion *(kortikale Parese)*	siehe Tab. 9.1
neuralgische Schulter- *amyotrophie*	kombinierter Parese M. serratus ant., M. deltoideus, M. supra-/infraspinatus; selten bilateral; akuter Beginn/akute Paresen, heftige Schmerzen; wenig Sens.-Störungen → Klinik, Anamnese, EMG (s. a. S. 617)
Läsion einzelner peripherer Nerven	
– N. accessorius	Parese M. sternocleidomastoideus + trapezius (Kopfdrehung nach kontralateral ↓ , Arm-Elevation ↓ , Schulterhebung ↓); häufig Schulterschmerzen → Klinik, EMG
– N. thoracicus longus	Parese M. serratus anterior; Scapula alata, Arm-Elevation über Horizontale ↓ → Klinik, Anamnese (Tragen schwerer Lasten), EMG (s. a. S. 637)
– N. thoracodorsalis	Parese M. latissimus dorsi (ggf. + M. teres major), Oberarm-Adduktion ↓ ; Ursachen Plexusläsion → Klinik, EMG (s. a. S. 637)
– Nn. pectorales	bei Plexusläsion Parese Mm. pectorales; Arm-Adduktion ↓ ; Klinik, EMG (s. a. S. 637)
– N. suprascapularis	Parese M. supra- und infraspinatus

Fortsetzung ▶

Tabelle 9.2 · Fortsetzung Schulter, obere Extremität

Verdachtsdiagnose	wegweisende Befunde
Läsion einzelner peripherer Nerven, Forts.	
– N. musculocutaneus	bei Oberarmverletzungen Parese Mm. biceps brachii, brachialis, coracobrachialis ↓ → Armbeugung ↓, Supination UA ↓ Bizepssehnenreflex ↓ Sensibilitätsstörung radiale Unterarmbeugeseite → Klinik, EMG (s. a. S. 639)
– N. axillaris	bei Schulterluxation oder -fraktur Parese M. deltoideus, OA-Abduktion ↓ Sensibilitätsstörung proximale Oberarmaußenseite
– N. radialis (Höhe Axilla)	Parese M. triceps brachii; TSR ↓, Sens. Unterarmstreckseite radial ↓; s. a. S. 639
Infektionen (radikulär/myelitisch)	
– Herpes zoster	selten Myelitis, Polyradikulitis, Enzephalitis zusätzlich zu typischem Exanthem → Anamnese, Klinik, Liquor
– Neuroborreliose	Zusatzsymptome/-befunde (z. B. Meningismus, Hirnnervenausfälle)?; Liquordiagnostik (S. 409)
– Poliomyelitis	typisch stadienhafter Verlauf (1. „grippaler Infekt", 2. paralytisch mit schlaffen Paresen), keine Sens.-Störungen; → Anamnese (Impfschutz?), Klinik, Liquor, Serologie (s. a. S. 585)
intramedulläre Prozesse	Syringomyelie, Blutung, Myelitis → meist bilaterale Parese/Symptomatik → MRT mit KM
Mononeuritis multiplex	Ausfälle im Versorgungsgebiet verschiedener peripherer Nerven, auch sensorischer Art (S. 651)
Muskeldystrophie	(Familien-)Anamnese, langsam progredient, keine Sensibilitätsstörungen
spinale Muskelatrophie (SMA)	schlaffe Paresen, keine Sensibilitätsstörungen (Ausnahme: Kennedy-Syndrom), Muskeleigenreflexe ↓↓, Faszikulationen → Klinik, EMG, NLG, CK, Muskelbiopsie (s. a. S. 485)
Pseudoparese	bei Schmerzen, psychogen; neurologisch nicht objektivierbar
distal = Unterarm und Hand: siehe oben + zusätzlich:	
Wurzelläsion	
– C 7	Parese/Atrophie M. triceps brachii, ggf. Handstrecker, TSR ↓; Sens. dorsaler Unterarm ↓ MRT (CT) → Diskusprolaps? EMG (pathol. Spontanaktivität? S. 623)
– C 8	Parese/Atrophie kleine Handmuskeln, Sens. ulnarer Unterarm + Hand ↓ MRT (CT) → Diskusprolaps? EMG (pathol. Spontanaktivität? S. 623)
Plexusläsion	Segment C 7 – C 8: Parese kleine Handmuskeln, M. triceps brachii, extensor carpi radialis; häufig Horner-Syndrom MRT (CT) obere Thoraxaperatur, Liquor, EMG

Tabelle 9.2 · Fortsetzung Schulter, obere Extremität

Verdachtsdiagnose	wegweisende Befunde
Läsion einzelner peripherer Nerven	
– N. radialis	Läsionsort Oberarm → Parese M. brachioradialis u. distale Radialis-Muskeln (Details S. 639)
	Läsionsort Supinatorloge → Parese Handstrecker, M. abductor pollicis longus; RPR ↓; Details S. 639
– N. ulnaris	Läsionsort Sulcus ulnaris → Parese M. flexor carpi ulnaris u. distale Ulnaris-Muskeln; Sens. Dig. 4 + 5 ↓ (Details S. 642)
	Läsionsort Loge de Guyon → Parese Hypothenar, Sens. meist normal ↓ (Details S. 644)
	Läsionsort palmar → Parese Mm. interossei, M. adductor pollicis (Details S. 642)
– N. medianus	Läsionsort Oberarm → Parese auch M. pronator teres u. distal; Sens. Beugeseite Dig. 1 – 3 ↓; Trömner-, Knipsreflex ↓
	Läsionsort M. pronator teres → Parese M. flexor carpi radialis, Fingerflexoren I–III, Daumenopposition
	Läsionsort Karpaltunnel → Parese/Atrophie M. abductor pollicis brevis, opponens pollicis (Thenaratrophie); oft nachts Schmerzen + Parästhesien Beugeseite Finger 1 – 3 (Brachialgia paraesthetica nocturna)
intramedulläre Prozesse	Syringomyelie, Blutung, Myelitis → meist bilaterale Parese/Symptomatik → MRT mit KM

bilaterale Parese s. Tab. 9.4

Paresen im Bereich Hüfte, untere Extremität

Tabelle 9.3 · Mögliche Ursachen von Paresen: Hüfte, untere Extremität

Verdachtsdiagnose	wegweisende Befunde
proximal = Hüftgelenk und Oberschenkel	
Wurzelläsion	
– L 3	Parese des M. quadriceps und der Adduktoren, PSR abgeschwächt, Sensibilitätsstörung Vorderseite Oberschenkel
– L 4	Parese des M. tibialis anterior und M. quadriceps, PSR fehlt; Sensibilitätsstörung medial Vorderfläche Unterschenkel u. Vorderseite Oberschenkel
Plexusläsion	Parese der von lumbosakralen Segmenten versorgten Muskeln; Ursachen: retroperitoneale Raumforderung (z. B. maligner Tumor, Metastase, Hämatom, Abszess), Radiatio, Plexusneuritis, Beckenfraktur, diabetische Amyotrophie; MRT (CT) kleines Becken + Abdomen, EMG Kennmuskeln, Schweißtest

Fortsetzung ▶

Tabelle 9.3 · Fortsetzung Hüfte, untere Extremität

Verdachtsdiagnose	wegweisende Befunde
Läsion einzelner peripherer Nerven	
– N. obturatorius	Parese Adduktoren; Sens. Oberschenkel innen distal ↓, ADDR ↓
– N. femoralis	Parese M. iliopsoas, M. quadriceps femoris; Sens. Innenseite Ober-/ Unterschenkel ↓; PSR ↓
– N. glutaeus sup.	Parese Mm. glutaeus medius et minimus + M. tensor fasciae latae; Hüftabduktion/-innenrotation ↓ → Trendelenburg-Zeichen evtl. „Watschelgang" → Anamnese, Klinik, EMG (s. a. S. 646)
– N. glutaeus inf.	Parese M. glutaeus maximus; Hüftstreckung ↓ → Anamnese, EMG (s. a. S. 647)
Muskeldystrophie	(Familien-)Anamnese, langsam progredient, keine Sensibilitätsstörungen
spinale Muskelatrophie (SMA)	schlaffe Paresen, keine Sensibilitätsstörungen (Ausnahme: Kennedy-Syndrom), Muskeleigenreflexe ↓ ↓, Faszikulationen → Klinik, EMG, NLG, CK, Muskelbiopsie (s. a. S. 485)
Meningiosis neoplastica	Parese nicht isoliert! Immer weitere Symptome/Befunde wie Kopfschmerzen, Hirnnervenausfälle, radikuläre Symptome; MRT mit KM (meningeale Anreicherung), Liquordiagnostik (S. 378)
Infektionen: siehe Tab. 9.2	
intramedulläre Prozesse	Syringomyelie, Blutung, Myelitis → meist bilaterale Parese/Symptomatik → MRT mit KM
Neurinom	radikuläre Symptomatik (motorisch und sensibel); Röntgen LWS nativ 2 Ebenen, MRT mit KM, Liquor (Protein ↑)

distal = Unterschenkel und Fuß

Wurzelläsion	
– L 5	Parese Zehenstrecker (v.a. M. extensor hallucis longus); Sens. lateral Tibiavorderkante ↓ (Ausstrahlung zur Großzehe); TPR ↓ ↓ 623
– S 1	Parese M. peronaeus brevis und M. triceps surae; Sens. lateraler Unterschenkel + Fuß ↓; ASR ↓ ↓ 623 ((Diagnostik))
Meningiosis neoplastica	s.o.
Infektionen	siehe Tab. 9.2
intramedulläre Prozesse	Syringomyelie, Blutung, Myelitis → meist bilaterale Parese/Symptomatik → MRT mit KM
Neurinom	s.o.

Tabelle 9.3 · Fortsetzung Hüfte, untere Extremität

Verdachtsdiagnose	wegweisende Befunde
Läsion einzelner peripherer Nerven	
– N. ischiadicus	Parese M. biceps femoris, M. semitendinosus, M. semimembranosus, Mm. peronaei, M. tibialis ant.; Sens. Unterschenkel + Fuß ↓; ASR ↓ (s. a. S. 647)
– N. peroneus profundus	Parese Fuß-/Zehenheber, Steppergang; Pronation erhalten; Sens. lateraler Unterschenkel, Fuß- und Zehenrücken ↓ → Klinik, EMG, NLG
– N. peroneus superficialis	Parese M. peronaeus longus et brevis → Pronation ausgefallen, Sens. Spatium interosseum I ↓ → Klinik, EMG, NLG
– N. tibialis	Plantarflexion Fuß (Läsion Kniekehle) oder Zehen (Läsion Tarsaltunnel); Sens. Unterschenkelrückseite ↓ (Läsion Kniekehle) + Planta (Läsion Kniekehle + Tarsaltunnel); ASR + TPR ↓
bilaterale Parese s. Tab. 9.4	

Bilaterale, symmetrische Parese

Tabelle 9.4 · Mögliche Ursachen von bilateralen, symmetrischen Paresen

Verdachtsdiagnose	wegweisende Befunde
meist *akuter* Beginn	
zentrale Ursachen:	
– Locked-in-Syndrom	spastische Tetraplegie, bulbäre Symptome; horizontale Blickparese; Blink-/Kornealreflex ↓; *intakt (!):* Bewusstsein, Kognition, Sehen, Hören (s. a. S. 319)
spinale Ursachen:	
– vaskulär	– A.-spinalis-ant.-Syndrom: Paraspastik Beine, dissoz. Sensibilitätsstörung kaudal Läsionshöhe, Tiefensensibilität normal, Blasen-/Miktionsstörungen (S. 580).
	– A.-radicularis-magna-Syndrom: ggf. komplettes Querschnittsyndrom (S. 580)
	– Hämatomyelie: ähnlich Spinalis-ant.-Syndrom (s. o.)
	– Subarachnoidalblutung: Querschnittsyndrom (S. 585)
– Trauma	– spinaler Schock: S. 392
	– Epidural-/Subdural-Hämatom: S. 584
– infektiös/ entzündlich	– epiduraler spinaler Abszess: S. 589
	– Myelitis/Poliomyelitis: S. 585
bilaterale Wurzel-/ Plexusläsion	Trauma, Diskusprolaps, Radiatio, Kompressionssyndrom, Kauda-Syndrom → Anamnese, Klinik, MRT

Fortsetzung ▶

Tabelle 9.4 · Fortsetzung bilaterale Paresen

Verdachtsdiagnose	wegweisende Befunde

meist *akuter* Beginn

Myopathie:

– Rhabdomyolyse	schmerzhafte Schwellung und Schwäche von Rumpf- und Extremitätenmuskeln; Hyperkaliämie, Myoglobinämie, Myoglobinurie, akutes Nierenversagen → Klinik, Anamnese (Medikamente, Alkoholabusus, Narkose), Labor (Befunde s.o.)
– hyperkaliämische periodische Paralyse	typischerweise Lähmungsattacken (min–h) in Ruhephase nach körperlicher Anstrengung, Hunger, Stress, Kälte, K^+-Zufuhr; → Anamnese, Labor (K^+ ggf. ↑, CK ggf. ↑), EMG (myopathisch)
– hypokaliämische periodische Paralyse	typischerweise Lähmungsattacken (h–d) in Ruhephase nach körperlicher Anstrengung oder nach kohlenhydratreicher Mahlzeit → Anamnese, Labor (CK ggf. ↑, K^+ während Attacke ↓), EKG (Hypokaliämie-Zeichen = U-Wellen, Abflachung T-Welle, ST-Senkung)

andere:

– Guillain-Barré-Syndrom	Kombination aus aufsteigenden/progredienten Paresen, Sensibilitätstörungen, Schmerzen, autonomen Störungen → Liquor (typisch: zytoalbuminäre Dissoziation), NLG, EMG (s. a. S. 654)
– Myasthenia gravis	akut, aber dennoch (außer Erstmanifestation) bekannt (Anamnese!), zunehmende Schwäche bei Belastung, s. a. S. 670
– psychogen	keine objektivierbaren Symptome, wechselnd ausgeprägte Paresegrade/Wechselinnervation.

meist *langsamer* Beginn

Mantelkantensyndrom	spastische Paraparese der Beine + Sensibilitätsstörung, Blasenstörung, Stuhlinkontinenz; z. B. bei Meningiom, Thrombose des Sinus sagittalis sup. → CCT/MRT
degenerative Motoneuropathie	spastische Spinalparalyse (SSP, S. 488), Amyotrophe Lateralsklerose (ALS, S. 481), spinale Muskelatrophie (SMA, S. 485), Post-Polio-Syndrom (S. 487)
motorisch-sensible Neuropathie	HMSN, verbunden mit Sensibilitätsstörungen
Myopathie	keine Sensibilitätsstörungen (!); s. S. 681 ff.
spinaler (inkl. intramedullärer) Prozess	Syringomyelie, Blutung, Myelitis, zervikale Myelopathie; immer verbunden mit Sensibilitätsstörungen
Polyneuropathien	verbunden mit Sensibilitätsstörungen, s. S. 651 ff.

Belastungsabhängige Parese

Tabelle 9.5 · Mögliche Ursachen einer belastungsabhängigen Parese

Verdachtsdiagnose	wegweisende Befunde
internistische Ursachen	„Schwäche"/„Parese" durch Herz-Kreislauf-Insuffizienz bzw. respiratorische Insuffizienz
Myasthenia gravis	unter Belastung zunehmende Schwäche der quergestreiften Muskulatur, Besserung nach Ruhepausen → Anamnese! Details zur Diagnostik s. S. 670
Lambert-Eaton-myasthenes-Syndrom (LEMS)	Schwäche proximale Muskulatur (v.a. Beine), Zunahme nach längerer Belastung, *aber:* initial bei Belastung häufig Kraft*zunahme*! Details s. S. 678
Glykogenosen	S. 460
Mitochondriopathien	S. 700
Kalium-Störungen	S. 467
obere Extremität	Subclavian-Steal-Syndrom (S. 247)
spinale Stenose	Claudicatio spinalis (S. 581)

Multifokale Paresen

Tabelle 9.6 · Mögliche Ursachen von multifokalen Paresen

Verdachtsdiagnose	wegweisende Befunde
Poliomyelitis	typisch stadienhafter Verlauf (1. „grippaler Infekt", 2. paralytisch mit schlaffen Paresen), keine Sens.-Störungen; → Anamnese (Impfschutz?), Klinik, Liquor, Serologie (s. a. S. 585)
Amyotrophe Lateralsklerose (ALS)	Mischung aus zentralen (1. Motoneuron) und peripheren (2. Motoneuron) Paresen, Faszikulationen, keine Sensibilitätsstörungen; EMG, NLG, CMCT (s. a. S. 481)
Neuroborreliose	Zusatzsymptome/-befunde (z. B. Meningismus, Hirnnervenausfälle)?; Liquordiagnostik (S. 409)
Multiple Sklerose	Verlauf, zentrale Störungen, zusätzliche Paresen, Spastik? → Klinik, MRT, Liquor
Herpes zoster	selten Myelitis, Polyradikulitis, Enzephalitis zusätzlich zu typischem Exanthem → Anamnese, Klinik, Liquor
Meningeosis neoplastica	Symptomenvielfalt, meist auch „zerebrale" Symptomatik (z. B. Kopfschmerzen, Übelkeit)
Myasthenia gravis	unter Belastung zunehmende Schwäche der quergestreiften Muskulatur, Besserung nach Ruhepausen → Anamnese! Details zur Diagnostik s. S. 670
Myositis	ggf. Muskelschmerzen, Exanthem, Beteiligung innerer Organe (s. a. S. 690)

Fortsetzung ▶

Tabelle 9.6 · Fortsetzung Multifokale Paresen

Verdachtsdiagnose	wegweisende Befunde
Polyneuropathie (PNP):	
– Multifokal motorische Neuropathie (MMN)	Paresen, aber keine Beteiligung des 1. Motoneurons (DD ALS!), keine Sensibilitätsstörungen; NLG (multiple Leitungsblöcke!), EMG (s. a. S. 658)
– CIDP	Anamnese (Progredienz), meist distale Sensibilitätsstörungen, Paresen meist proximal → NLG, Liquor (s. a. S. 657)
– Vaskulitis	„buntes" Bild, Sensibilitätsstörungen; immunologische/PNP-Diagnostik, Biopsie (s. a. S. 663)

9.2 Sensibilitätsstörungen

Grundlagen

▶ **Definitionen wichtiger Manifestationsformen:**
- *Hypästhesie:* Verminderte Sensibilität für sensible Qualitäten.
- *Anästhesie:* Keine sensible Empfindung.
- *Pallästhesie:* Vibrationsempfindung.
- *Dissoziierte Sensibilitätsstörung:* Störung nur bestimmter sensibler Qualitäten während andere erhalten sind – z. B. Ausfall Schmerz- und Temperaturempfindung, aber Empfindung Druck und Berührung erhalten.

▶ **Sensible Reizerscheinungen:** Tab. 9.7.

Tabelle 9.7 · Sensible Reizerscheinungen

	Klinik	Läsionsort	mögliche Ursachen
Hyperpathie	Brennschmerz nach sensiblem Reiz in hypästhetischem Bereich; länger als Reiz	Thalamus, Hinterstrang, peripherer Nerv, Wurzel	Hirninfarkt, spinale Ischämie, inkomplette Verletzung peripherer Nerv
Parästhesie	Kribbeln, Taubheitsgefühl, „Ameisenlaufen", ggf. mit untypischer Ausdehnung	peripherer Nerv, Wurzel, Hinterstrang, sensibler Kortex	Läsion peripherer Nerv/ Wurzel, Polyneuropathie, funikuläre Myelose, Jackson-Anfall
Dysästhesie	veränderte Wahrnehmungsqualität bei sensiblem Reiz	peripherer Nerv, Wurzel, Tr. spinothalamicus	Rückenmarkerkrankung, Diskusprolaps, PNP
Kausalgie	dumpfer Brennschmerz mit Trophik-Störungen, häufig bei Berührung verstärkt	peripherer Nerv	inkomplette Läsion peripherer Nerv (z. B. N. medianus, N. tibialis)
Neuralgie	Schmerzattacken im Versorgungsgebiet peripherer Nerv, Provokation möglich (z. B. Druck, Dehnung)	peripherer Nerv	Trigeminusneuralgie

Tabelle 9.7 · Fortsetzung Sensible Reizerscheinungen

	Klinik	Läsionsort	mögliche Ursachen
Anaesthesia dolorosa	Schmerz in anästhetischem Bereich	peripherer Nerv	Nervendurchtrennung
Phantomschmerz	Schmerzen „in" fehlender Extremität	ZNS	Z.n. Arm-/Beinamputation
Stumpfschmerz	wie Kausalgie, ggf. mit Hyperpathie	Narbenneurom nach Läsion peripherer Nerv	Z.n. Nervenverletzung, Amputation

Diagnostik

► **Basisdiagnostik:** Entscheidend ist die klinisch-neurologische Untersuchung!
► **Weiterführende Diagnostik:**
  ● Bildgebung: CT, MRT, am besten mit KM.
  ● EMG, NLG.
  ● Somatosensibel evozierte Potenziale (SSEP): S. 64; ggf. auch nützlich zur Abgrenzung organische/psychogene Störung.

Fokale Sensibilitätsstörung

Tabelle 9.8 · Mögliche Ursachen fokaler Sensibilitätsstörungen

mögliche Ursache	wegweisende Befunde, Diagnostik
Mononeuropathie	klinisch scharf begrenzt, im „Überlappungsgebiet" mit anderen Nerven sensible Reizerscheinungen mgl. → Klinik, NLG, EMG (bei gemischten Nerven), SSEP; ggf. MEP, Bildgebung
radikuläre Läsion	Parästhesien/Schmerzen im Versorgungsgebiet (Dermatom), unscharf begrenzte Sensibilitätsstörung – ggf. sogar nicht eindeutig objektivierbar (häufig Schmerzempfindung am stärksten betroffen), ggf. Parese, Muskeleigenreflex ↓ → Bildgebung, ggf. Liquor (V.a. Radikulitis), EMG, NLG, SSEP
Plexusläsion	variable Ausfälle, Kombination mit Paresen, autonomen Störungen → EMG, NLG, SSEP, MEP, Bildgebung
ZNS-Läsion	zusätzlich zu Sensibilitätsstörung motorische/neuropsychologische/sensorische Ausfälle → Klinik, CCT (MRT), SSEP

Halbseitige Sensibilitätsstörung

Tabelle 9.9 · Mögliche Ursachen halbseitiger Sensibilitätsstörungen

mögliche Ursache	wegweisende Befunde, Diagnostik
länger anhaltend	
Ischämie/Blutung	
– pure sensory stroke	ohne weitere neurologische Symptome/Ausfälle; Läsion in Thalamus/Innerer Kapsel → Klinik, CCT (MRT)
– Hemisphäre, zentrale sensible Bahnen	zusätzlich brachiofazial betonte Hemiparese → Klinik, CCT
– Hirnstamm	zusätzlich Hirnnervenausfälle, Störungen der Okulomotorik, zerebelläre Zeichen
sensibler Hemineglect	„Ausblenden" der betroffenen Körperseite v.a. bei gleichzeitiger Untersuchung beider Körperhälften (bei isolierter Untersuchung Empfidung erhalten) → H.a. Parietallappen-Läsion → CCT (MRT)
Astereognosie (Läsion Parietalregion)	Sensibilität ist erhalten, aber getasteter Gegenstand (geschlossene Augen) wird nicht erkannt → Klinik, CCT (MRT)
psychogen	„auffällige" Schilderung, keine anatomisch „sinnvollen" Grenzen (z.B. ganze Extremität betroffen)
passager kurz (<24h)	
transitorisch ischämische Attacke (TIA)	zusätzliche motorische/neuropsychologische Ausfälle
fokaler epileptischer Anfall	sensibler Jackson-Anfall mit Ausbreitung („march") → Anamnese (bekannt/schon öfter aufgetreten, kurz, motorische Beteiligun = Zuckungen?) → EEG (Fokus kontralateral postzentral), CCT (MRT)
Hirnstamm-Anfall	Anamnese, EEG, MRT
Migräne-Aura	über Stunden „anschwellend", ggf. simultan Kopfschmerzen (nicht obligat), positive Migräne-Anamnese, häufig auch motorische Ausfälle → Anamnese, ggf. (wenn komplett neu) CCT (MRT)
psychogen	s.o.
passager länger (>24h)	
zentrale Vaskulitis	Anamnese, Klinik, NLG, EMG, PNP-Diagnostik (S. 323)
Multiple Sklerose (S. 439)	Verlauf, zentrale Störungen, zusätzliche Paresen, Spastik? → Klinik, MRT, Liquor
PRIND kortikal/subkortikal	Klinik, Anamnese, CCT (MRT)

Neurologische Leitsyndrome und Leitsymptome

Bilaterale/symmetrische Sensibilitätsstörung

Tabelle 9.10 · Mögliche Ursachen bilateraler/symmetrischer Sensibilitätsstörungen

mögliche Ursache	wegweisende Befunde, Diagnostik
transitorisch-ischämische Attacke *vertebrobasilär*	Klinik, Anamnese, Doppler-/Duplex (v.a. hinteres Stromgebiet), MRT
Restless-legs-Syndrom (RLS; S. 575)	echte Defizite nur bei PNP! Missempfindung in Ruhe, Besserung bei Bewegung, Schlafstörung
Basilarismigräne (S. 275)	Anamnese, Verlauf, ggf. TCD, EEG, MRT
Hyperventilation	Klinik (ggf. Pfötchenstellung, psychisch auffällig), Anamnese, sofortige Besserung nach Beruhigung/Rückatmung in Plastikbeutel
Polyneuropathie (S. 651)	Klinik, Verlauf, NLG, EMG, Labor
Polyradikuläre Läsion	
– Guillain-Barré-Syndrom (S. 654)	meist (aufsteigende) Paresen im Vordergrund, autonome Störungen → Liquor (typisch: zytoalbuminäre Dissoziation), EMG/NLG, SSEP
– CIDP	Anamnese (Progredienz), meist distale Sensibilitätsstörungen, Paresen meist proximal (s. a. S. 657)
– Diskusprolaps (S. 622)	radikuläre Symptomatik, Anamnese (akutes Ereignis?), CT (MRT)
– Spinalkanalstenose	„Claudicatio spinalis" = belastungsabhängig radikuläres Syndrom → spinales CT/MRT
– Meningeosis neoplastica (S. 378)	Symptomenvielfalt, meist auch „zerebrale" Symptomatik (z. B. Kopfschmerzen, Übelkeit)
– Cauda-Läsion	Anamnese (Bandscheibenprobleme/-vorfall ?), Reithosenanästhesie, Schmerzen
Myelopathie	
– Querschnittsyndrom (S. 208)	Anamnese (Trauma?), meist auch motorische Ausfälle → CCT/MRT, SSEP
– zervikale Myelopathie (S. 628)	Nackenschmerzen, Paraparese/Paraspastik, Blasen-Darm-Störung
– funikuläre Myelose	Tiefensens. ↓, sensible Ataxie, Pyramidenbahnzeichen, Paresen, MER ↓
– Tabes dorsalis (S. 414)	Anamnese (Lues-Symptome/Befunde?, bekannte Lues?), positive Lues-Serologie, EMG/NLG, SSEP
– spinozerebelläre Ataxie (S. 476)	(Familien-)Anamnese, progredient, Ophthalmoplegie, Pyramidenbahnzeichen → genetische Diagnostik

Dissoziierte Sensibilitätsstörung

Tabelle 9.11 · Mögliche Ursachen dissoziierter Sensibilitätsstörungen

mögliche Ursache	wegweisende Befunde, Diagnostik
isolierter Ausfall Schmerz- und Temperaturempfinden	
Thalamus-Läsion	Störung Schmerzempfindung gesamt kontralaterale Körperhälfte → CCT
Wallenberg-Syndrom (Läsion Tractus spinothalamicus lat.)	ipsilateral Ausfall HN. V, IX, X, Horner-Syndrom, Hemiataxie (S. 319)
Syringomyelie/-bulbie (Läsion Tr. spinothalamicus lat.)	Schmerzen, Parese, Wirbelsäulen-Veränderungen; MRT spinal (S. 587)
A.-spinalis-anterior-Syndrom	Paraspastik der Beine, Blasenstörung (s. a. S. 211)
zentromedulläre Läsion (kreuzende Schmerzfasern betroffen)	auf Läsionshöhe schlaffe Paresen, kaudal spastisch, autonome Störungen (s. a. S. 210)
Brown-Séquard-Syndrom (Läsion Tr. spinothalamicus lat.)	ipsilateral zur Läsion Lage-/Vibrationsempfinden ↓, kontralateral Schmerz-/Temperaturempfinden ↓ (s. a. S. 210)
Polyneuropathie (HMSN)	Anamnese, langsam progredient, autonome Störungen (s. a. S. 666)
kongenitale Schmerzunempfindlichkeit	Anamnese!
Tabes dorsalis	Anamnese (Lues-Symptome/Befunde?, bekannte Lues?), positive Lues-Serologie, EMG/NLG, SSEP
isolierter Ausfall Tiefensensibilität	
funikuläre Myelose (Vitamin-B_{12}-Mangel, S. 591)	PNP, Ataxie, Paresen, MER ↓, Pyramidenbahnzeichen +, ggf. Glossitis → Labor, NLG, MEP, SEP
Tabes dorsalis	s. o.
paraneoplastisches Syndrom (S. 381, 644)	Labor, Tumorsuche
spinozerebelläre Ataxie (S. 476)	progrediente Ataxie, Familienanamnese, Pyramidenbahnläsion, sensible Neuropathie → gen. Diagnostik

9.3 Neuropsychologische Syndrome

Aphasie

▶ **Definition:** Aphasien sind zentrale Sprachstörungen mit Störungen der verschiedenen Bereiche des Sprachsystems.

▶ **Diagnostik:**
- *Aachener-Aphasie-Test* (AAT): 6 Abschnitte, Dauer ca. 60–90 min.
- *Aachener-Aphasie-Bedside-Test* (AABT): 6 Abschnitte mit Untertests, Dauer ca. 15–35 min.
  - Spontansprache, z.B. Anamnese zu Familie/Beruf.
  - Aufforderung zu Blick- + Kopfbewegungen, z.B. „schütteln sie den Kopf".
  - Aufforderung zu Mundbewegungen, z.B. „öffnen sie den Mund".
  - Singen, Reihen- und Floskelnsprechen, z.B. Tonleiter summen.

- Identifizieren von Objekten, z. B. Anweisung „nehmen Sie die Tasse".
- Benennen, z. B. Tasse, Hammer, Kette.
- *Zusätzlich:* Lesen, schreiben, nachsprechen lassen.
▶ Zu **Formen und klinischen Merkmalen** s. Tab. 9.12.

Apraxie

▶ **Allgemein:** Störung in der Ausführung von Einzelbewegungen oder Bewegungsfolgen sowie eine Störung im zweckgerichteten Umgang mit Objekten.
▶ **Ideomotorische Apraxie:**
  - *Definition:* Störung einzelner Bewegungen/Handlungen (Sonderformen: bukkofaziale (orale) oder Gliedmaßenapraxie).
  - *Läsionsort:* Parieto-temporo-frontale Areale der sprachdominanten Hemisphäre mit den verbindenden subkortikalen Bahnen.
  - *Parapraxie* (= Kardinalsymptom!):
    - *Substitutionen:* Ersatzbewegung oder verbale Reaktion.
    - *Überschussbewegungen:* Zusätzliche Bewegungen.
    - *Auslassungen:* Nur teilweise Ausführung einer Bewegung/Reaktion.
    - *„body-part-as-object"-Fehler:* Körperteile werden als Objekte zur Erklärung/Verdeutlichung von Bewegungen eingesetzt (z. B. putzt der Patient die Zähne mit dem Zeigefinger).
    - *Perseveration* (Haften an Vorstellungen bzw. beharrliches Wiederholen von Bewegungen [oder auch Wörtern] auch in nicht passendem Zusammenhang): Wiederholung einer ganzen Bewegung bzw. von Bewegungsfragmenten.
  - *Orientierende Untersuchung* (abwechselnd links + rechts prüfen):
    - *Arme:* „Zeigen Sie mir einen Vogel; werfen Sie mir eine Kusshand zu; machen Sie vor, wie Sie einen Kamm benützen/die Zähne putzen; winken Sie; legen Sie den Handrücken auf die Stirn; berühren Sie das Kinn mit den Fingerspitzen".
    - *Gesicht:* „Pfeifen Sie; strecken Sie die Zunge heraus; spitzen Sie den Mund; zischen Sie; lecken Sie die Lippen; rümpfen Sie die Nase".
▶ **Ideatorische Apraxie:**
  - *Definition:* Störung, bei der komplexe Handlungsfolgen nicht so ausgeführt werden können, dass ein bestimmtes Ziel erreicht wird.
  - *Läsionsort:* Temporo-parietale Areale der sprachdominanten Hemisphäre.
  - *Orientierende Untersuchung:* z. B. Zahnputzbecher, Zahnbürste und Zahnpasta zur Verfügung stellen und den Patienten die richtige Handlungsfolge zeigen lassen; oder Umgang mit Telefonbuch und Telefon (Nummer suchen, Hörer abnehmen, wählen, Hörer an das Ohr halten).

Räumlich-konstruktive Störung („konstruktive Apraxie")

▶ **Definition:** Störung bei zeichnerischen oder konstruktiven Tätigkeiten, z. B. beim Zeichnen von Bau- oder Lageplänen, beim Zusammenlegen von Hemden, beim Ankleiden.
▶ **Läsionsort:** Rechts häufiger als links parieto-okzipital.
▶ **Orientierende Untersuchung:** z. B. Haus, Fahrrad, Würfel zeichnen/kopieren lassen; besser z. B. Bauklötze nach einer Vorlage zusammenbauen lassen.

Neglect

▶ **Definition:** Nichtbeachtung von Reizen verschiedener Modalitäten (z. B. akustisch, visuell, taktil), die auf der Gegenseite der Läsion lokalisiert sind.
▶ **Läsionsort:** V. a. bei rechts parietalen Läsionen.
▶ **Typische Symptomatik, Anamnese:** z. B. Stoßen an Hindernissen, Vernachlässigung von Körperteilen, Hinwendung zur nicht betroffenen Seite = Läsionsseite.

Neurologische Leitsyndrome und Leitsymptome

Tabelle 9.12 · Übersicht über die klinischen Parameter häufiger aphasischer Syndrome

Spontansprache	Nachsprechen	Benennen	Sprachverständnis	Schreiben, Lesen	Differenzialdiagnose
motorische = Broca-Aphasie (Läsion im Versorgungsgebiet der A. praerolandica [Marklager des Frontalhirns])					
nicht flüssig, langsam, große Sprachanstrengung, v. a. *Agrammatismus*, phonematische Paraphasien, gestörte Prosodie, oft Sprechapraxie/Dysarthrie (Kommunikation schwer bis mittelgradig gestört)	meist möglich, aber (sehr) eingeschränkt	mit phonematischen (kaum semantischen) Paraphasien	weitgehend normal oder nur leicht eingeschränkt	möglich, mit Einschränkungen und Fehlern wie beim spontanen Sprechen	*amnestische Aphasie* (s. u.), *zentrale Dysarthrie* (kein Agrammatismus/Benennungs-/Schreib-/Sprachverständnisstörung)
sensorische = Wernicke-Aphasie (Läsion im Versorgungsgebiet der A. temporalis posterior [posteriorer Anteil des Temporallappens])					
flüssig (z. T. überschießend = Logorrhoe), phonematische + semantische Paraphasien, Perseverationen, Jargon, Neologismen, Paragrammatismus, Paragrammatismus Leitsymptom: Paragrammatismus, Paraphasien, Jargon (Kommunikation bei Jargon sehr schwer gestört, sonst schwer bis mittelgradig)	möglich, aber gestört/ entstellt durch Paraphasien und lexikalische bzw. syntaktische Fehler	gestört, zahlreiche phonematische und semantische Paraphasien und Perseverationen	grob gestört	in ähnlicher Form gestört wie Sprechen und Sprachverständnis (s. o.)	Leitungsaphasie, transkortikale Aphasie (s. u.), globale Aphasie (Läsion der gesamten Sprachregion [Hauptstamm der A. cerebri media betroffen])

nicht flüssig, stark gestört, Automatismen, Stereotypien („recurring utterances,"), phonematische Neologismen, oft orale Apraxie/Dysarthrie (Kommunikation sehr schwer bis schwer eingeschränkt)	z. T. initiierbar, dann aber mit phonematischen Paraphasien und Perseverationen	schwer gestört	schwer gestört	schwer gestört	Anarthrie (= keine mündliche Äußerung; Schreiben und Sprachverständnis deutlich besser); Mutismus (typische psychiatrische Merkmale, keine Hemiparese), keine amnestische Aphasie (überwiegend temporoparietal [kortikal oder subkortikal])
meist gut artikuliert, semantische und phonematische Paraphasien, Wortfindungsstörungen (Kommunikation mittelgradig bis leicht gestört)	meist nur wenig gestört	Wortfindungsstörungen mit Ausweichstrategien (z. B. Floskeln, Umschreibung, Perseveration, Abbruch)	unauffällig	weitgehend unauffällig	bei geringer Sprachproduktion v.a. Broca-Aphasie

Leitungsaphasie (Läsion im Fasciculus arcuatus?)

flüssig, zahlreiche phonematische Paraphasien	stark gestört	gestört	gestört	gestört

transkortikal-motorische Aphasie (Läsion anterior der Broca-Region)

stark reduziert oder fehlend (ähnlich Broca-Aphasie)	*nicht gestört*	gestört	gut	möglich

Neurologische Leitsyndrome und Leitsymptome

Forts. ▶

Tabelle 9.12 · Fortsetzung

Spontansprache	Nachsprechen	Benennen	Sprachverständnis	Schreiben, Lesen	Differenzialdiagnose
transkortikal-sensorische Aphasie (Läsion im temporo-okzipitalen Marklager)					
flüssig, semantische Paraphasien (ähnlich Wernicke-Aphasie)	*nicht gestört*	schwer gestört	schwer gestört	gestört	
gemischte transkortikale Aphasie (multifokale Läsionen, v.a. mit Unterbrechung der sensorischen Assoziationskortizes)					
nicht flüssig (ähnlich globale Aphasie)	*nicht gestört*	gestört	gestört	gestört	

Begriffsdefinitionen:

– *syntaktische Struktur:* Komplexität und Vollständigkeit von Satzmustern. Pathologisch: Agrammatismus
– *Agrammatismus:* Telegrammstil, fehlende Konjugationen, Deklinationen, Funktionswörter
– *Echolalie:* Wörtliche oder nur leicht geänderte Wiederholung gesprochener Wörter oder Sätze
– *Jargon:* Sinnlose und unverständliche Aneinanderreihung von Wörtern und Redefloskeln (= semantischer Jargon) oder von Lauteinheiten (= phonematischer Jargon) bei erhaltenem Sprechvermögen
– *Neologismen:* Wortneubildung (Wörter, die im Wortschatz der betreffenden Sprache nicht vorkommen)
– *Paragrammatismus:* Gestörter Satzbau (Satzverschränkungen, Satzabbrüche, falsche Komb. von Satzteilen)
– *phonematische Paraphasie:* Auslassen, Hinzufügen, Umstellen einzelner Laute in einem Wort (z.B. Apfel statt Apfel; Bine statt Birne; aber statt aber)
– *Paraphasie:* semantische*semantische Paraphasie:* Verwechslung von (existenten) inhaltlich mehr oder weniger verwandten Wörtern (z.B. Stuhl statt Bett, aber auch Regenschirm statt Telefon)
– *Prosodie:* Sprachmelodie, Betonung, Rhythmus, Intonation
– *Kommunikationsverhalten:* Gesprächsführung, Reaktion auf Gesprächsinhalte

▶ **Orientierende Untersuchung:**
- Den Patienten von beiden Seiten ansprechen. Text lesen lassen. Simultan symmetrische Reize darbieten (Extinktionsphänomen = auf der betroffenen Seite wird der Reiz nicht wahrgenommen).
- Text diktieren (typischerweise bleibt eine Blatthälfte frei), Linien halbieren lassen (die Mitte getroffen?), Zeichnen/Abzeichen, z. B. Zifferblatt/Haus (vollständig?).

Agnosie

▶ **Visuelle Agnosie** (Läsion im visuellen Assoziationskortex bds.): Trotz normaler Sehschärfe ist ein Erkennen nicht möglich. Zur orientierenden Untersuchung soll der Patient Gegenstände benennen oder deren Gebrauch demonstrieren (vorher Instruktionsverständnis prüfen, Aphasie ausschließen).

▶ **Farbagnosie** (Läsion im ventromedialen Okzipitallappen links): Unfähigkeit, Farben zu erkennen. Zur orientierenden Untersuchung soll der Patient typische Farben angeben bzw. zuordnen (z. B. Feuerwehr, Post).

▶ **Taktile Agnosie** (Läsion des kontralateralen Parietallappens): Trotz erhaltener Berührungsempfindlichkeit können die Patienten einen Gegenstand nicht durch Betasten erkennen (aber sofort bei Betrachtung).

▶ **Prosopagnosie** (Läsion temporookzipital rechts oder bds.): Vertraute Gesichter und häufig auch komplexe Strukturen können nicht erkannt werden. Zur orientierenden Untersuchung Fotos von Angehörigen oder bekannter Persönlichkeiten benennen lassen.

▶ **Anosognosie,** leichtere Form = Anosodiaphorie (Läsion rechts parietal): „Nichterkennen von Krankheit" – die Patienten leugnen, erkrankt zu sein bzw. an einer Funktionsstörung zu leiden (z. B. bei Hemiparese, kortikaler Blindheit [Anton-Syndrom], homonymer Hemianopsie).

Alexie und Agraphie

▶ **Reine Alexie:** Unfähigkeit, Buchstaben, Wörter oder Sätze zu lesen bei linksseitiger Läsion des Okzipitallappens (visueller Kortex) sowie einer Läsion der Leitung vom rechten visuellen Assoziationskortex zum entsprechenden Areal in der linken Hemisphäre. Begleitend besteht meist eine rechtsseitige homonyme Hemianopsie und häufig eine Farbbenennungsstörung.

▶ **Agraphie:** Erworbene Unfähigkeit, korrekt zu schreiben (ohne motorische oder sensorische Ursache). Mit Alexie (= kombinierte Lese- *und* Schreibstörung) bei Läsion des Gyrus angularis. (Gerstmann-Syndrom : Alexie + Agraphie + Rechts-Links-Störung).

Amnesie

▶ **Formen:**
- *Anterograde Amnesie:* Störung des Neugedächtnisses (= Kurzzeit- und Langzeitgedächtnis).
- *Retrograde Amnesie:* Geschehnisse vor Eintritt der zur Amnesie führenden Läsion können nicht erinnert werden (Altgedächtnis).

▶ **Wichtige Ursachen amnestischer Störungen:** Tab. 9.13.

▶ **Orientierende Untersuchung:**
- Orientierung prüfen (Ort, Zeit, Person, Situation).
- Vorsprechen von 3 Zahlen und 3 Begriffen, vom Patienten unmittelbar wiederholen lassen. Nach wenigen Minuten erneut abfragen.
- Mini-Mental-Status-Test (MMST, S. 21).

Tabelle 9.13 · Wichtige Ursachen amnestischer Störungen

akut + meist persistierend	posttraumatisch, Ischämien (Thalamus, Hippocampus, Versorgungsgebiet der A. cerebri ant.), Aneurysmablutung A. communicans anterior, CO-Intoxikation, zerebrale Hypoxie
akut + transient	amnestische Episode (transitorische globale Amnesie = TGA s. u.), Epilepsie (Temporallappenanfälle), Commotio cerebri
subakut + meist persistierend	Wernicke-Korsakow-Syndrom (S. 471), Enzephalitis (v. a. Herpes-Enzephalitis, S. 422)
langsam progredient	Morbus Alzheimer und andere Demenzen (S. 450 ff.), zerebrale Raumforderungen

◼ *Transitorische globale Amnesie (TGA):*
   Definition/Kriterien: Akut einsetzende amnestische Episode von maximal 24 h Dauer; keine begleitende Bewusstseinsstörung, keine fokalen Ausfälle oder epileptische Symptome; eventuell ausgelöst durch Stresssituationen.
   * *Pathogenese:* Unbekannt. Es bestehen keine sicheren Hinweise auf eine Assoziation mit zerebrovaskulären Risikofaktoren oder Erkrankungen.
   * *Klinik:*
      – Wacher, desorientiert und ratlos wirkender Patient mit anterograder und (wechselnd ausgeprägter) retrograder Amnesie, Störung des Langzeitgedächtnisses.
      – Typischerweise stereotyp wiederkehrende Fragen („wo bin ich", „was ist los"...).
      – Keine Zeichen einer sonstigen Persönlichkeits- oder Verhaltensstörung.
   * *Diagnostik:* Unauffälliges EEG, CCT, MRT; im Hirnperfusions-SPECT eventuell Minderperfusion im medialen Temporallappen.
   ◼ *Hinweis:* Bei typischer Anamnese und Klinik sind Zusatzuntersuchungen entbehrlich!
   * *Differenzialdiagnose:*
      – Vaskulär bedingte transitorische Amnesie bei Hirnstamm-TIA (weitere Hirnstammzeichen als wegweisende Begleitsymptomatik).
      – Commotio cerebri (initiale Bewusstseinsstörung, Trauma-Anamnese).
      – Intoxikationen (pathologisches EEG, Begleitsymptomatik).
      – Korsakow-Syndrom (Amnesie plus Frontalhirnsyndrom mit Konfabulationen).
      – Psychogene Amnesie.
   * *Therapie:* Keine gesicherte Therapie bekannt.
   * *Prognose:* Rezidivgefahr um 25 %.

9.4 Spinale Syndrome

Querschnittsyndrom – Komplettes Querschnittsyndrom

▶ **Definition:** Klinisches Syndrom nach akuter kompletter Schädigung des Rückenmarks.
▶ **Ätiologie:** Trauma, Ischämie, Entzündung, Raumforderung.
▶ **Klinik des akuten Querschnittsyndroms → „spinaler Schock"** (reduzierte Erregbarkeit spinaler Motoneurone; Dauer bis zu 6 Wochen, danach Übergang in chronisches Querschnittsyndrom [s.u.]):
   * *Motorik, Reflexe:* Es besteht eine schlaffe Plegie unterhalb des Ortes der Schädigung, die Muskeleigenreflexe und Fremdreflexe sind erloschen.

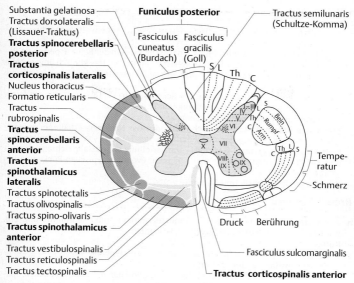

Abb. 9.1 · Querschnitt durch das Rückenmark mit Topographie von Bahnen und Laminae (nach Duus)

- *Sensibilität:*
  - In Läsionshöhe bandförmige Hyperalgesie (s. Abb. 1.3 S. 18).
  - Die Begrenzung der Sensibilitätsstörung kann einige Segmente unterhalb der Läsion liegen (s. Abb. 1.3 S. 18).
  - *Autonome Funktionen:* Parese der glatten Blasen- (→ Detrusorareflexie) und Mastdarmuskulatur mit Harnretention und Überlaufblase (S. 257).
► **Klinik des chronischen Querschnittsyndroms:**
- *Motorik, Reflexe:* Spastische Parese/Plegie, gesteigerte Muskeleigenreflexe mit verbreiterten Reflexzonen (u. U. Kloni), pos. Pyramidenbahnzeichen. Abgeschwächte Fremdreflexe.
- *Sensibilität:* u. U. Reizerscheinungen.
- *Autonome Funktionen:* Übergang zu einer Detrusorhyperreflexie mit Urgeinkontinenz, Detrusor-Sphinkter-Dyssynergie (S. 257), Störungen der Mastdarm- (*cave* ebenfalls Dyssynergie mit mangelnder Stuhlentleerung!) und Sexualfunktion sowie der Schweißsekretion.
- *Spinale Automatismen:* Exterozeptive (z. B. Berührung, Lagewechsel) und enterozeptive (z. B. Blasenfüllung) Stimuli lösen unterhalb der Läsion Beuge- und Strecksynergien aus (nicht zu verwechseln mit Willkürbewegungen!).
◼ *Cave: Autonome Dysreflexie* mit hypertensiver Entgleisung (mit entsprechenden Begleitsymptomen) bei mangelnder Blasen- und/oder Darmentleerung. Notfalltherapie ist hier *1)* Katheterisierung/Rektumentleerung und *2)* antihypertensive Therapie.

▶ **Höhenlokalisation:**
- *Zervikalmark:*
  - Oberes Zervikalmark: Spastische Tetraparese, u. U. Atemlähmung (Phrenikus-lähmung).
  - Mittleres/unteres Zervikalmark: Spastische Paresen der Beine + periphere Paresen der Arme möglich, Wurzelreizerscheinungen. Das klinisch angegebene sensible Niveau kann dabei einige Segmente unterhalb der Läsion lokalisiert sein.
- *Thorakalmark:* Spastische Parese der Beine, Blasen- /Mastdarmstörungen (s.o.). Hyperalgetische Zone einige Segmente unter der Läsion.
- *Lumbalmark, Conus medullaris, Cauda equina:* s. S. 211.

▶ **Klinik des inkompletten Querschnittsyndroms:** Nachweis erhaltener motorischer oder sensibler Funktion distal der Höhe des Traumas (*beachte:* Erhaltene sakrale Reflexe werden nicht gewertet!). Die Verteilung der Ausfälle richtet sich nach dem Ort der Rückenmarkläsion und entspricht eventuell typischen Rückenmarkssyndromen (s.u.).

▶ **Allgemeine Diagnostik und Therapie** s. S. 579.

Brown-Séquard-Syndrom

▶ **Ätiologie:** Halbseitige Läsion des Rückenmarks durch Trauma, Raumforderung (z. B. Blutung, Tumor), Entzündung (Myelitis), Ischämie.

▶ **Klinik:**
- *Auf Höhe der Läsion:* Periphere (schlaffe) Paresen, Hyperalgesie.
- *Distal +* **ipsilateral** der Läsion:
  - *Motorik:* Initial schlaffe Parese/Plegie mit erloschenen spinalen Reflexen, später Übergang in spastische Parese/Plegie.
  - *Sensibilität:* Störung von Lage-/Vibrationsempfindung sowie der taktilen Diskrimination. Berührungsempfindung erhalten.
  - *Vegetativum:* Initial Rötung/Überwärmung, evtl. fehlendes Schwitzen.
- *Distal +* **kontralateral** der Läsion: Störung der Schmerz- und Temperaturempfindung (Durchtrennung der segmental kreuzenden Fasern des Tractus spinothalamicus → dissoziierte Sensibilitätsstörung).

▶ **Allgemeine Diagnostik und Therapie** s. S. 579.

Zentromedulläres Syndrom

▶ **Ätiologie:** Läsion des Rückenmarkzentrums durch z.B. Syringomyelie, Blutung, Ischämie, Trauma, Stiftgliom, Myelitis (z. B. Multiple Sklerose). Betroffen sind vor allem die kreuzenden Fasern des Tractus spinothalamicus.

▶ **Klinik:**
- *Sensibilität:* Typischerweise bilaterale dissoziierte Sensibilitätsstörungen. d. h. Störung von Schmerz- und Temperaturempfindung bei erhaltenen anderen sensiblen Qualitäten. Die Patienten schildern schmerzlose Verletzungen, die sie nicht bemerkt haben.
- *Motorik, Reflexe:*
  - Auf Läsionshöhe bilaterale schlaffe Parese mit abgeschwächten Reflexen.
  - Unterhalb der Läsion spastische Parese mit gesteigerten Reflexen und autonomen Störungen (s.o.).
- *Vegetative und trophische Störungen:*
  - Schweißsekretionsstörungen, Hypothermie, Zyanose, Ödeme.
  - Nagelveränderungen, Schwielen, schlechte Wundheilung.
  - Neurogene Arthropathie: Schmerzlose Gelenkschwellung (Schulter > Ellenbogen > Handgelenk > Hüftgelenk > Sprunggelenke) mit Entwicklung von Osteolysen und Auftreibungen des Knochens.

▶ **Allgemeine Diagnostik und Therapie** s. S. 579.

*Tabelle 9.14 · **Klinische Differenzierung zwischen Konus- und Kaudasyndrom***

Konus-Syndrom	Kauda-Syndrom
Sensibilitätsstörung	
– Reithosenanästhesie – bilateral, symmetrisch – eher früh im Verlauf	– Reithosenanästhesie – u.U. dissoziiert – eher asymmetrisch – eher spät im Verlauf
Schmerzen	
– meist mäßig – bilateral, symmetrisch – perineal + Hüftregion	– meist stark – eher asymmetrisch – radikulär
schlaffe Paresen	
– untypisch	– entsprechend Läsionshöhe – eher asymetrisch – mittel- bis hochgradig – Atrophie
Reflexe	
– ASR + PSR meist normal – Anal- + Bulbokavernusreflex abge- schwächt oder ausgefallen	– MER abgeschächt oder ausgefallen (ASR > PSR) – Anal- + Bulbokavernusreflex abge- schwächt oder erloschen
Sphinkterstörung	
– früh + hochgradig	– meist spät + weniger schwer
Sexualfunktionsstörung	
– Erektions- + Ejakulationsstörung	– Erektions- + Ejakulationsstörung

Spinalis-anterior-Syndrom

► **Ätiologie:** Durchblutungsstörung im Versorgungsgebiet der A. spinalis anterior.
► **Klinik:** Paraspastik der Beine, dissoziierte Sensibilitätsstörung kaudal der Läsions-höhe. Berührungs- und Lageempfinden (Tiefensensibilität) normal. Blasen-/Mikti-onsstörungen (s.o.).
► **Allgemeine Diagnostik und Therapie** s. S. 579.

Konus- und Kauda-Syndrom

► **Ätiologie:** Medialer Bandscheibenvorfall in Höhe des Conus medullaris bzw. der Cauda equina, andere Raumforderung (z. B. Tumor, Wirbelfraktur).
► **Klinik und klinische Differenzierung** s. Tab. 9.14.
► **Allgemeine Diagnostik und Therapie** s. S. 579.
☐ *Cave:* Ein Konus- und/oder Kauda-Syndrom ist ein Notfall → neurochirurgisches Konsil (→ ggf. OP-Vorbereitung).

Vorderseitenstrang-Syndrom (Tractus spinothalamicus)

► **Ätiologie:** Läsion der kreuzenden Fasern des Tractus spinothalamicus. Isoliert bei Syringomyelie oder Stiftgliom (s. unter „zentromedulläres Syndrom").
► **Klinik:** Dissoziierte Sensibilitätsstörung (Schmerz- und Temperaturempfindung ist reduziert oder aufgehoben, die Berührungsempfindung ist kaum gestört).
► **Allgemeine Diagnostik und Therapie** s. S. 579.

Hinterstrang-Syndrom

► **Ätiologie:** Läsion der propriozeptiven afferenten Fasern (1. Neuron). Isoliert bei funikulärer Myelose, Tabes dorsalis, in Kombination mit anderen Störungen bei degenerativen Systemerkrankungen, Vit.-E-Mangel.
► **Klinik:**
  • *Ausfallsymptome:* Störung von Berührungsempfindung, taktiler Diskrimination, Zahlenerkennen, Vibrationsempfinden, Lagesinn. Dadurch sensible Ataxie, gestörte Feinmotorik (bei reiner Hinterstrangläsion normaler Muskeltonus, normaler Reflexstatus).
  • *Reizsymptome:* Meist in Form von Parästhesien (Missempfindungen).
► **Allgemeine Diagnostik und Therapie** s. S. 579.

Hinterwurzel-Syndrom

► **Ätiologie:** Raumforderung, Trauma (Wurzelausriss).
► **Klinik:**
  • *Ausfallsymptome:* Segmentale Hypästhesie (ggf. Hyperpathie), sensible Ataxie, Hypotonie und Areflexie (durch Unterbrechung des Reflexbogens).
  • *Reizsymptome:* Segmentale Schmerzen (ggf. Hyperalgesie, Hyperästhesie).
► **Allgemeine Diagnostik und Therapie** s. S. 579.

Vorderwurzel-Syndrom

► **Ätiologie, Pathogenese:** Siehe Hinterwurzel-Syndrom (s.o.).
► **Klinik:** Schlaffe Paresen.
► **Allgemeine Diagnostik und Therapie** s. S. 579.

9.5 Augensymptome: Anamnese, Basisdiagnostik

Anamnese

► Wie ist der Charakter der Sehstörung (z. B. Schleier, Skotom)?
► Wann ist die Störung erstmals aufgetreten bzw. aufgefallen?
► Ist die Störung plötzlich aufgetreten, war sie nur vorübergehend?
► Ist die Störung über einen längeren Zeitraum unverändert, zu- oder abnehmend?
► Bestehen Begleitsymptome, frühere neurologische Symptome?
► Gibt/gab es eine medikamentöse (Langzeit-)therapie?
► Brillenträger, Augenoperationen, bekannte Augenerkrankungen?
► Bestehen internistische Vorerkrankungen?
► Schadstoffexposition (z. B. Berufsanamnese)?
► Familienanamnese für Augenerkrankungen, andere Erkrankungen?

Neuroophthalmologische Basisdiagnostik

▪ **Hinweis:** Am besten in enger Kooperation mit einem Ophthalmologen!
▶ **Allgemein-körperliche und neurologische Untersuchung.**
▶ **Inspektion:**
  - Körper- und Kopfhaltung (Neigung, Drehung?), Orbita.
  - Stellung der Augenlider – Ptosisbeurteilung: Hängt das Oberlid mehr als 2 mm über den oberen Limbus, kann die Lidkante nicht ausreichend angehoben werden? Levatorfunktion prüfen (mit Daumen Augenbraue fixieren → der Patient blickt nach unten → dann nach oben blicken lassen – Lidhebung = Levatorfunktion).
▶ **Orientierende Prüfung** der Lichtreaktion (s. S. 5).
▶ **Blickhaltefunktion** (Blickrichtungsnystagmus?).
▶ **Langsame Blickfolge** (glatte oder sakkadierte Bewegung?), s. S. 5.
▶ **Sakkaden** (Latenz, Zielgenauigkeit, Geschwindigkeit?), s. S. 5.
▶ **Swinging-flashlight-Test:**
  - *Fragestellung:* Besteht eine afferente Pupillenstörung bzw. ein relativer afferenter Pupillendefekt (RAPD)?
  - *Voraussetzung:* Keine efferente Pupillenstörung (Anisokorie; S. 226).
  - *Durchführung:* Abgedunkelter Raum, eine helle Lichtquelle von unten für ca. 2 – 3 sek auf *ein* Auge richten (mehrmals Seite wechseln = „swinging").
  - *Beurteilung:*
    – *Normal:* Prompte und symmetrische Miosis beider Pupillen.
    – *Pathologisch:* Träge oder fehlende Reaktion der Pupille bei Beleuchtung der pathologischen Seite, die Pupille kann sich sogar erweitern („pupillary escape„"). Bei Läsionen im Tractus opticus tritt die afferente Pupillenstörung auf der Seite des temporalen Gesichtsfeldausfalls auf.
  - *Wichtige Ursachen:* Einseitige Sehnerverkrankung (z. B. Retrobulbärneuritis), Chiasmaläsion, Läsion des Tractus opticus (s. o.).
▶ **Funduskopie:** Makula, Papille (Ödem, Atrophie, Anomalie, Symmetrie?).
▶ **Perimetrie:** Orientierend Fingerperimetrie (S. 4) + apparative Perimetrie; bei pathol. Befunden spezielle neuroradiologische Abklärung.
▶ **Labor:** BSG, Elektrolyte, Kreatinin (für evtl. KM-Untersuchungen), Blutbild (Polyglobulie, Anämie, Thrombozytose, Leukozytose?), Fibrinogen, Blutzucker, Gesamt-Cholesterin, Triglyzeride, Gerinnung.

Weiterführende Diagnostik

▶ Immer in Abhängigkeit von den bisherigen Ergebnissen und den eventuell bestehenden klinischen Begleitsymptomen. Zur speziellen Diagnostik siehe die jeweiligen differenzialdiagnostischen Krankheitsbilder.

9.6 Augensymptome: Visusstörungen

Grundlagen

▶ (Basis-)Diagnostik s. S. 212 Anamnese.

Typischerweise beidseitige Visusstörungen

Tabelle 9.15 · Differenzialdiagnose von beidseitigen Visusstörungen

Verdachtsdiagnose	wegweisende Befunde
typischerweise beidseitige plötzliche + nicht progrediente Visusstörung	
vaskuläre beidseitige Sehrindenläsion (S. 599)	häufig zunächst Farbsehstörung oder Hemianopsie, normale Pupillenreaktion, aufgehobener optokinetischer Nystagmus, evtl. verbunden mit anderen Hirnstammsymptomen → Klinik, MRT (CCT), Doppler/Duplex (Vertebralisdissektion?), TCD (Fluss?), EEG
Basilarismigräne (S. 274)	Photopsien, okzipitaler Kopfschmerz, Übelkeit, Erbrechen, evtl. kurzfristige Bewusstseinsstörung, Schwindel, Dysarthrophonie, Hypakusis, Doppelbilder, Ataxie, Parästhesie (bilateral), Paraparese. Völlige Erholung → Migräne-Anamnese, Verlauf
epileptische Aura (S. 531)	evtl. Photopsien, visuelle Halluzinationen → Anamnese, EEG
toxische Schäden des N. opticus (S. 598)	s. u.
psychogener Visusverlust	meist belastende Ereignisse → Anamnese, klinische Untersuchung normal (z. B. optokinetischer Nystagmus mit rotierender Trommel auslösbar, sicherer Gang), normale VEP, psychiatrisches Konsil
Stauungspapille (S. 596)	amblyopische Attacken, auch einseitig, sonst initial meist normaler Visus; s. u.
Hypophyseninfarkt	bitemporaler Gesichtsfelddefekt (S. 216), Kopfschmerzen → Klinik, MRT, ophthalmologisches Konsil (Perimetrie)
typischerweise beidseitige + nicht progrediente Visusstörung	
toxische Schäden des N. opticus (S. 598)	initial oft deutliches Zentralskotom, zentrozökale Skotome, gestörtes Farbensehen → Anamnese, ophthalmologisches Konsil
typischerweise beidseitige + progrediente Visusstörung	
Stauungspapille (S. 596)	initial meist keine Sehstörung, blinder Fleck entsprechend dem Ödem vergrößert, manchmal amblyopische Attacken → ophthalmologisches Konsil, Anamnese
Papillitis	S. 596
toxische Schäden des N. opticus (S. 598)	s. o.
hereditäre Optikus-Atrophie	S. 598

Tabelle 9.15 · Fortsetzung

Verdachtsdiagnose	wegweisende Befunde
typischerweise beidseitige + progrediente Visusstörung, Forts.	
frontobasales Meningeom (S. 372)	monokuläres Zentralskotom, Hirndruck (S. 725), Frontalhirnsyndrom (S. 456) → Funduskopie (ipsilateral Papillenatrophie, kontralateral Papillenödem = *Foster-Kennedy-Syndrom*), CCT nativ und mit KM, ggf. MRT
Drusenpapille (S. 597)	meist (sektorale) Gesichtsfeldausfälle → Funduskopie
Retinitis pigmentosa (RP); (hereditär/DD z. B. metabolisch, medikamentös)	progrediente Nachtblindheit, konzentrische Gesichtsfeldeinschränkung/Ringskotom ("Tolpatschigkeit"), Visus/Farbsehen normal, Spontannystagmus möglich → ophthalmologisches Konsil (ERG, Perimetrie, andere RP-Ursachen?), Hörtest (evtl. Hypakusis)

Typischerweise einseitige Visusstörungen

Tabelle 9.16 · Differenzialdiagnose von einseitigen Visusstörungen

Verdachtsdiagnose	wegweisende Befunde
typischerweise einseitige plötzliche + vorübergehende Visusstörung	
Amaurosis fugax (S. 597)	einige Minuten andauernd, oft vertikale Ausbreitung ("aufsteigender" oder "fallender" Vorhang) → Anamnese, Karotis-Doppler/Duplex, kardiologisches Konsil
Neuritis nervi optici (S. 597)	s. u.
Glaukomanfall (S. 227)	starke Schmerzen, harter Bulbus, rotes Auge, Mydriasis → ophthalmologisches Konsil
Pseudotumor cerebri (S. 301)	amblyopische Attacken initial möglich
typischerweise einseitige + nicht progrediente Visusstörung	
Zentralarterienverschluss/-astverschluss (S. 596)	plötzlicher, vollständiger Visusverlust, bei sektorförmigem Skotom evtl. lediglich Astverschluss → Anamnese, ophthalmologisches Konsil, Karotis-Doppler/Duplex
Zentralvenenthrombose (S. 597)	schleierartige, später totale Verdunklung, bei Befall der Makula Verlust der zentralen Sehschärfe → Funduskopie
Arteriitis temporalis (S. 328)	plötzliche Kopfschmerzen, druckdolente/ verhärtete A. temporalis, ggf. Myalgie, Gewichtsverlust → Klinik, Labor (BSG ↑ ↑, CRP ↑), A.-temporalis-Biopsie

Fortsetzung ▶

Tabelle 9.16 · Fortsetzung

Verdachtsdiagnose	wegweisende Befunde
typischerweise einseitige + nicht progrediente Visusstörung, Forts.	
traumatische Optikusläsion (S. 595)	akuter Visusabfall, evtl. verspätet Gesichts-feldausfälle → Anamnese, MRT (CCT; im Notfall auch primär)
typischerweise einseitige + progrediente Visusstörung	
Neuritis nervi optici (S. 597)	Nebelsehen, Bulbusbewegungsschmerz, Gesichtsfelddefekte, Blendungsempfindlichkeit → Funduskopie, VEP, Liquor, ggf. MRT
Papillitis	S. 596
Ablatio retinae	schmerzloser, progredienter Gesichtsfeldverlust, evtl. akzentuiert durch Bulbusbewegungen; initial evtl. Lichtblitze → ophthalmologisches Konsil, Anamnese (Myopie?)
Tumor-Kompression des N. opticus	meist monokulär, evtl. Exophthalmus, Doppelbilder → Funduskopie (Papillenödem, -atrophie), MRT (Orbita-CT), Sonographie

9.7 Augensymptome: Gesichtsfelddefekte

Bilateraler Gesichtsfelddefekt

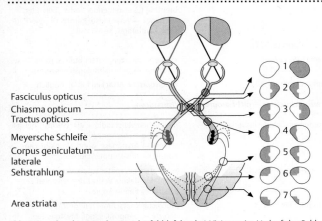

Fasciculus opticus
Chiasma opticum
Tractus opticus
Meyersche Schleife
Corpus geniculatum laterale
Sehstrahlung
Area striata

Abb. 9.2 · Charakteristische Gesichtsfelddefekte bei Läsionen im Verlauf der Sehbahn (nach Masuhr, Neumann). 1 = monokularer Gesichtsfelddefekt; 2 = heteronyme binasale Hemianopsie; 3 = heteronyme bitemporale Hemianopsie; 4 = homonyme Hemianopsie (chiasmanahe Läsion); 5 = homonyme Hemianopsie (Läsion der gesamten Sehstrahlung); 6 = Quadrantenanopsie nach oben; 7 = Quadrantenanopsie nach unten

Tabelle 9.17 · **Ursachen bilateraler Gesichtsfelddefekte**

Verdachtsdiagnose	wegweisende Befunde
Läsion der Nn. optici (selten Kompression des Chiasma opticum von bds. lateral)	*binasaler Gesichtsfelddefekt* → ophthalmologisches Konsil, MRT
Läsion im Bereich des Chiasma opticum (Hypophysentumor, Kraniopharyngeom, Metastasen, Aneurysma, dilatierter 3. Ventrikel, Hypophysitis, Tuberkulose, Sarkoidose)	*bitemporale Hemianopsie,* inital häufig symptomarm, die Patienten stoßen sich evtl. häufiger (beide Seiten!), später Probleme beim fovealen Sehen (z. B. beim Lesen) durch Befall der Makulafasern → ophthalmologisches Konsil, Röntgen-Sella, CCT, ggf. MRT, Hormondiagnostik der Hypophyse (S. 374), Tumorsuche
pathologischer Prozess hinter dem Chiasma (meist vaskulär bedingt [Aa. thalamogeniculata, A. choroidea ant., A. cerebri media])	*homonyme Hemianopsie,* plötzlich auftretend, ggf. zusätzliche fokal-neurologische Symptome (z. B. Aphasie, ipsilaterale Halbseitensymptomatik) → ophthalmologisches Konsil, CCT (ggf. MRT), Doppler, Duplex
rindennahe Läsion des Tractus opticus (vaskulär [Ischämie, Blutung], Tumor)	*homonyme Quadrantenanopsie,* schlecht einzuordnende Sehstörungen (z. B. Danebengreifen), ggf. Halbseitensymptome → ophthalmologisches Konsil, CCT/ggf. MRT (temporal, parietal, okzipital Auffälligkeiten?), Doppler, Duplex
Verschluss der A. cerebri posterior (arteriosklerotisch, Kompression [Raumforderung])	*homonyme Hemianopsie* mit Makulaaussparung (s. o.), (mit erhaltener fovealer Sehschärfe) → ophthalmologisches Konsil, CCT (ggf. MRT), Doppler, Duplex
nicht-vaskuläre Läsion des Okzipitalpols (Entzündung, Raumforderung, Trauma)	*v. a. foveales Sehen* betroffen (z. B. Lesen) → Anamnese, ophthalmologisches Konsil (Zentralskotom?), CCT (ggf. MRT)
psychogen-funktionelle Ursache	*Tunnelsehen,* röhrenförmiges Gesichtsfeld (mit immer identischem Durchmesser!) → Klinik! Psychiatrische Untersuchung

Unilateraler Gesichtsfelddefekt

Tabelle 9.18 · **Ursachen unilateraler Gesichtsfelddefekte**

Verdachtsdiagnose	wegweisende Befunde
Makulaläsion, Papillenveränderungen, Retrobulbärneuritis	*Zentralskotom,* Fixation mitbetroffen → ophthalmologisches Konsil
Kompression des N. opticus, Retinopathie, Simulation	*isolierter temporaler Halbmond, konzentrische GF-Einschränkung* → ophthalmologisches Konsil
vordere ischämische Optikusneuropathie, hemiretinaler Arterienverschluss, Glaukom	*altudinale Hemianopsie* → ophthalmologisches Konsil
Retinitis pigmentosa (S. 460), Glaukom, Chloroquintherapie	*Ringskotom* → Anamnese, ophthalmologisches Konsil

9.8 Augensymptome: Doppelbilder

Spezielle Diagnostik bei Doppelbildern
....

▶ **Basisdiagnostik** s. S. 212.
▶ **Klinische Einordnung der Doppelbilder:**
- *Fixation und Folgebewegung in die 9 Kardinalrichtungen* → Hinweise auf die Parese/den Ausfall eines bestimmten Augenmuskels:
  - Die Doppelbilder weichen stärker auseinander, wenn der Blick in die Funktionsrichtung des gelähmten Muskels bewegt wird. *Beispiel:* Sind die Doppelbilder beim Blick nach links am stärksten ausgeprägt → Parese des linken M. rectus lateralis *oder* des rechten M. rectus medialis.
  - Nystagmus in der Hauptaktionsrichtung eines paretischen Muskels → muskelparetischer Nystagmus (kann bei sonst schwer zu beurteilenden Befunden die Diagnose ermöglichen).
- *Besteht eine bestimmte kompensatorische Kopfhaltung?*
  - Kopf nach rechts oder links gedreht → H.a. Parese M. rectus lateralis (N. abducens, selten N. oculomotorius).
  - Kopf gehoben oder gesenkt → H.a. Parese M. rectus superior oder M. rectus inferior (N. oculomotorius).
  - Kopf zur Schulter geneigt, Gesicht zur gleichen Schulter gedreht, Kinn gesenkt (Torticollis ocularis) → H.a. Parese M. obliquus superior (N. trochlearis).
- *Bielschowsky-Kopfneige-Test:* S. 601.
- *Cover-Test:* Beide Augen fixieren ein Objekt, dann ein Auge abdecken und gleichzeitig das andere Auge beobachten. Kommt es zu einer Einstellbewegung, so bestand/besteht eine manifeste Schielabweichung (auch bei konkomitierendem Schielen).
▶ **Vorgehen bei Unklarheit, von welchem Auge das Doppelbild generiert wird:**
- *Zur Doppelbild-Analyse* soll der Patient in die Richtung mit maximalem Abstand der Doppelbilder blicken. Das Bild des betroffenen Auges („falsches Bild") ist weiter peripher. Erkennbar, wenn Augen einzeln abgedeckt werden (der Patient muss angeben, ob inneres [„echtes"] oder äußeres [„falsches"] Bild verschwindet). Zur Vereinfachung für den Patienten vor *ein* Auge farbiges Gläschen halten und stabförmige Lichtquelle (als Fixationspunkt) verwenden.
- *DD paralytisches/konkomitantes Schielen:* Paralytisches Schielen ist bedingt durch Läsion von Augenmuskel(-n), Augenmuskelnerv(-en) oder Läsion im Kerngebiet der Augenmuskelnerven. Beim konkomitanten Schielen tritt Schielen bei gleichzeitiger Blickbewegung beider Augen auf, während die Beweglichkeit jedes einzelnen Auges normal ist (bei kongenitaler oder früh erworbener Sehschwäche eines Auges).
- *Vertikale Doppelbilder?*
  - Maximale Doppelbilder bei Adduktion des befallenen Auges → Parese M. *obliquus* superior oder inferior.
  - Maximale Doppelbilder bei Abduktion des befallenen Auges → Parese M. *rectus* superior oder inferior.
▶ **Spezielle Zusatzdiagnostik:**
- *Camsilon-(Tensilon)test* bei unklaren und untypischen Fällen zum Ausschluss einer okulären Myasthenie (S. 670).
- *Kranielles MRT* mit Darstellung der Orbita mit Fettsättigung vor/nach KM (S. 87): Raumforderung? Pseudotumor orbitae etc.?
- *Glukosetoleranztest* zum Ausschluss einer diabetischen Ursache (S. 34).

Tabelle 9.19 · Augenmuskelnerven, äußere Augenmuskeln und Befunde bei Doppelbildern/Paresen (nach Mumenthaler)

Nerv	Muskel	Haupt-funktion	primäre Ab-weichung des paretischen Bulbus	Maximum der Doppelbilder beim Blick nach	Stellung und Art der Doppelbil-der
N. oculo-motorius	M. rectus medialis	Adduktion	temporal	nasal	neben-einander, gekreuzt
	M. rectus superior	Elevation (v. a. bei Abduktion)	unten + temporal	oben + temporal	schräg
	M. rectus inferior	Senkung (v. a. bei Abduktion)	oben + temporal	unten + temporal	schräg
	M. obliquus inferior	Elevation (v. a. bei Adduktion)	unten + nasal	oben + nasal	schräg
N. trochlearis	M. obliquus superior	Senkung (v. a. bei Adduktion)	oben + nasal	unten + nasal	schräg
N. abducens	M. rectus lateralis	Abduktion	nasal	temporal	nebeneinan-der, unge-kreuzt

Doppelbilder konstant in einer Blickrichtung

► **Einer peripher-nervalen Läsion entsprechende Störung:**
  • Zur möglichen klinischen Zuordnung s. Tab. 9.19.
  • Zu möglichen Ursachen s. Tab. 9.20.
► *Nicht* **einer peripher-nervalen Läsion entsprechende Störung** → *Ursache im Bereich von Auge + Orbita:* Augenmuskeln, mechanische Prozesse, okuläre Myositis, Orbitatumoren, endokrine Ophthalmopathie (Hyperthyreose mit ggf. unilateralem Exophthalmus, Tachykardie, Diarrhö, andere Hyperthyreose-Zeichen), mitochondriale Myopathie, okuläre Muskeldystrophie, Moebius-Syndrom, selten myasthene Syndrome.

Inkonstant auftretende Doppelbilder

► **Myasthene Syndrome:** S. 670 ff.
► **Brown-Syndrom:** S. 601.
► **Myokymie des M. obliquus superior:** S. 601.
► **Internukleäre Ophthalmoplegie = INO** (nur sehr kurz bei rascher Blickwendung auftretende Doppelbilder):
  • *Klinik:*
    – Gestörter konjugierter Seitwärtsblick mit Adduktionshemmung des nach nasal bewegten Auges (= Seite der Läsion!) und dissoziiertem Nystagmus des abduzierten Auges.
    – Die Konvergenz ist meist intakt.

Tabelle 9.20 · Mögliche Ursachen für Doppelbilder durch Ausfall bestimmter Augenmuske

Verdachtsdiagnose	wegweisende Befunde
I. Läsion der Augenmuskelnerven	
kryptogen, kongenital	Ausschlussdiagnose!
Trauma	Anamnese (oft Trochlearisparese bds.), CCT
Aneurysma (S. 304)	langsam zunehmend (manchmal auch plötzlich), v. a. N. III, evtl. Schmerzen/Hypästhesie V_1
Tumor	langsam zunehmend
Karotis-Sinus-cavernosus-Fistel (S. 304)	(pulsierender) Exophthalmus, gestaute Konjunktival- und Fundusvenen
Hirndruck	v. a. N. abducens und N. oculomotorius; s. S. 304
Tolosa-Hunt-Syndrom	S. 287
Raeder-Syndrom	S. 282
Infektionen	z. B. Botulismus (S. 417), Diphtherie, Lues (S. 413), Sinusitis
Pharmaka	z. B. INO oder äußere Ophthalmoplegie bei Phenytoinintoxikation
basale Meningitis	Fieber, Meningismus, andere neurologische Ausfälle, Allgemeinsymptome, Liquor
Meningeosis neoplastica (S. 623)	Anamnese, Liquorzytologie (Tumorzellen)
Sarkoidose (S. 616)	v. a. N. facialis, Anamnese
Guillain-Barré-Syndrom	S. 654
Fisher-Syndrom	assoziiert mit Ataxie, Areflexie; Liquor!
Diabetes mellitus	v. a. N. III, N. VI, starke Schmerzen, Pupille frei
Migraine ophthalmoplégique (S. 275)	Anamnese, Parese meist gegen Ende der Kopfschmerzphase (Latenz bis zu 3 Tagen möglich!); MRT, Angiographie, Liquor
II. Läsion der Augenmuskelkerne	
▶ *Hinweis:* Nahezu immer mit anderen zentralnervösen Symptomen vergesellschaftet!	
Hirnstamminfarkt, Hirnstammblutung	plötzlich, immer andere Hirnstammsymptome → s. S. 316
Hirnstammtumoren	v. a. Metastasen, Gliome
Trauma mit Hirnstammkontusion	Anamnese
Syringobulbie	S. 587
Multiple Sklerose	S. 441

- *Läsionsort:* Fasciculus longitudinalis medialis (MFL) zwischen Abduzens- und Okulomotoriuskernen (ipsilateral zur Adduktionshemmung, s.o.).
- *Ursachen:* Multiple Sklerose, Hirnstamminfarkt, Blutung, Tumor, Entzündung, metabolisch, toxisch, Anomalie des kraniozervikalen Übergangs, Syringobulbie.

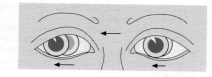

Abb. 9.3 · Internukleäre Ophthalmoplegie

► **Eineinhalb-Syndrom:**
- *Klinik:* INO (s.o.) + horizontale Blickparese zur Seite der Läsion (= zur Seite des Auges mit Adduktionshemmung).
- *Läsionsort:* Ipsilaterales paramedianes pontines Blickzentrum (PPRF) + ipsilateraler Fasciculus longitudinalis medialis (MLF).
- *Ursachen:* Hirnstamminfarkt, Multiple Sklerose, Blutung, Tumor, metabolisch, Anomalie des kraniozervikalen Übergangs, Syringobulbie.

9.9 Augensymptome: Supranukleäre Blickparesen

Konjugierte Blickparese (Deviation conjugée)

◻ *Hinweis:* Zum Nachweis bzw. zur Differenzierung „supranukleär versus periphere Parese" *a)* Lid passiv heben und *b)* Kopf in die Gegenrichtung der Parese bewegen (z.B. senken bei Heberparese), während der Patient einen bestimmten Punkt fixiert → Puppenkopfphänomen bei supranukleärer Störung.

► **Der Patient blickt zur Seite der Läsion** (→ horizontale Blicklähmung zur Gegenseite):
- *Klinik:* Kopf und Blick des Patienten sind in die gleiche Richtung gewendet, meist begleitet von kontralateraler Hemisymptomatik → Patient „blickt seinen Herd an". Im Verlauf langsame Rückbildung möglich: Zunächst Rückstellung bis Mittellinie, später Nystagmus bei Blickwendung zur Gegenseite.
- *Ursachen:* Hemisphärenläsion; Läsion des präzentralen Blickzentrums in der ipsilateralen Area 6 und 8.
- *Differenzialdiagnose:* Reizung der kontralateralen Seite, z.B. Adversivanfall.

► **Der Patient blickt zur Gegenseite der Läsion** (→ horizontale Blicklähmung zur selben Seite):
- *Klinik:* Ipsilaterale horizontale Blickparese, fakultativ internukleäre Ophthalmoplegie (S. 219), Eineinhalbsyndrom (S. 221), skew-deviation (S. 711), ocular bobbing (S. 711), Miosis, kontralaterale Hemiparese, Bewusstseinsstörung.
- *Ursachen:* Läsion des pontinen Blickzentrums (PPRF) bei Ponsinfarkt, -blutung, -tumor, Multipler Sklerose (S. 439), Wernicke-Enzephalopathie (S. 471), zentraler pontiner Myelinolyse (S. 470).

► **Blickparese in der vertikalen Ebene (selten):**
- *Klinik:* Blick nach oben und/oder unten ist beidseits gestört.
- *Mittelhirnischämie, -blutung, -tumoren:* Typisch N.-III-Parese, kontralaterale Hemiparese (Weber-Syndrom), INO, Konvergenzstörung; evtl. andere neurologische Symptome (z.B. Bewusstseinsstörung, Ataxie, Kopfschmerzen).

◻ *Dorsales Mittelhirnsyndrom (Syn. Parinaud-Syndrom, Prätektalsyndrom):*
- *Klinik:* Blickparese nach oben oder komplette Blickparese nach oben *und* unten (bei erhaltenem Bell-Phänomen), Pseudoabduzensparese (abduzierendes Auge langsamer als adduzierendes), Skew-deviation (S. 711), Retraktions-Konvergenz-Nystagmus (bei versuchtem Blick nach oben), eingeschränkte Akkomodation, fehlende Lichtreaktion bei erhaltener Konvergenz, pathologische Lidretraktion (Collier-Zeichen).

- *Ursachen:* Pinealom, Mittelhirnischämie/-blutung, Tumor, AV-Malformation, Entzündung, Trauma.
- *Steele-Richardson-Olszewski-Syndrom* (S. 506): Initial Blickparese nach unten, später auch nach oben und horizontal, lebhaftes Puppenkopfphänomen.
- *Whipple-Krankheit* (vgl. S. 418): v. a. vertikale Blicklähmung, evtl. Pendel-Konvergenz-Nystagmus; MRT, Dünndarmbiopsie, Liquor-PCR.
- *Sonderformen:*
  - *Vertikales Eineinhalbsyndrom:* Bilaterale Blickparese nach oben + unilaterale Blickparese nach unten (oder umgekehrt) → rostrale Mittelhirnläsion.
  - *Tonische Vertikaldeviation: Nach unten* („sustained downgaze"): Typisch bei thalamischer Blutung, Hypoxie, metabolischer Enzephalopathie; auch bei Hydrozephalus. *Nach oben* („sustained upgaze"): Typisch bei Hypoxie (symmetrisch subkortikal und zerebellär, Hirnstammstrukturen sind *nicht* betroffen).
► **Überschießende Blickbewegungen (Blickdysmetrie)** bei Kleinhirnerkrankungen; allmählich stabilisiert sich der Blick in der gewünschten Richtung.

9.10 Augensymptome: Nystagmus

Allgemeine Definitionen
....

► **Rucknystagmus:** Es gibt eine schnelle und langsame Phase. Die langsame Phase ist die pathologische Phase dar.
  ☑ **Merke:** Die Nystagmus-Schlagrichtung wird nach der schnellen Phase benannt!
► **Pendelnystagmus:** Identische Geschwindigkeit in beiden Nystagmusphasen (wie bei einem Uhrpendel).
► **Dissoziierter Nystagmus:** Deutliche Seitendifferenz der Nystagmus-Amplitude und/oder der Nystagmus-Richtung zwischen beiden Augen.

Spezielle Diagnostik bei Nystagmus
....

► **Basisdiagnostik** s. S. 212. Wichtig ist die Frage, ob der Nystagmus schon immer besteht (kongenitale Formen) oder neu aufgetreten ist (erworbene Formen).
► **Klinische Untersuchung und Beschreibung** (Beobachtung bei Blick nach oben, unten, rechts, links):
  - Dissoziierte oder synchrone Bulbusbewegung?
  - Rhythmus: Regelmäßig, unregelmäßig?
  - Richtung (bei Rucknystagmus Richtung der schnellen Phase): Vertikal, horizontal, rotatorisch, retraktorisch, gemischt?
  - Geschwindigkeit: Langsam, schnell?
  - Wann tritt der Nystagmus auf:
    - Spontan?
    - Auslöser → Kopfbewegung, Lagerung, Blickwendung?
  - Liegt ein physiologischer Nystagmus vor (Tab. 9.21)?
► **Apparative Diagnostik:**
  - Elektronystagmographie (ENG) inkl. thermischer Vestibularisprüfung: S. 77.
  - Audiogramm: Hörstörung?
  - Akustisch evozierte Potentiale: Hirnstammläsion, Läsion des N. VIII?
  - MRT, fakultativ Lumbalpunktion, Angiographie.

Tabelle 9.21 · Physiologische bzw. nicht pathologische Nystagmusformen

Nystagmusform, Lokalisation/Ursache	charakteristische Befunde
Endstell-Nystagmus	**physiologisch!** – *Richtung, Schlagform:* erschöpflicher Rucknystagmus – *Bahnung:* bei exzentrischen Blickpositionen > 40° Seitwärtsblick
optokinetischer Nystagmus (OKN)	**physiologisch!** – *Richtung, Schlagform:* rasche Bewegung als Rückstellbewegung der Bulbi in Mittelstellung
Willkürnystagmus	– *Richtung, Schlagform:* Meist horizontal, selten vertikal. Rascher, feinschlägiger, konjugierter Pendelnystagmus, inkonstant – *Bahnung, Test:* Kein Spontannystagmus – *begleitend:* Evtl. Lidflattern

Pathologische Nystagmusformen

Tabelle 9.22 · Charakteristika pathologischer Nystagmusformen

Nystagmusform, Lokalisation/Ursache	charakteristische Befunde
Spontannystagmus	
peripher-vestibulär: Vestibularapparat, N. vestibulocochlearis	– *Richtung:* zur Gegenseite der Läsion (= vom Herd weg), richtungsbestimmt – *Schlagform:* Rucknystagmus, meist horizontal/horizontal-torsional – *Bahnung:* Kopfbewegungen, andere Kopfhaltung – *Hemmung:* Durch Fixation (Frenzel-Brille!) – *begleitend:* Schwindel, Übelkeit, Erbrechen
zentral-vestibulär: Hirnstammläsion (vestibuläre Kerne und deren zentrale Verbindungen)	– *Richtung:* Meist in Richtung des Herdes, auch in zwei Ebenen möglich (Rechtsblick → rechts, Linksblick → links) – *Schlagform:* Vertikal und torsionell, aber auch rein horizontal oder gemischt – *Bahnung:* Blick zum Herd, Kopfbewegungen, andere Kopfhaltung – *Hemmung:* Keine – *begleitend:* Schwindel kann fehlen!
– **Downbeat-Nystagmus** (z. B. bei Störungen des kraniozervikalen Übergangs, spinozerebelläre Degeneration, Multiple Sklerose, Intoxikation)	– *Richtung, Schlagform:* Rucknystagmus nach unten – *Bahnung:* Oft bei Blick nach lateral (und/oder unten) – *begleitend:* Ataxie, Dysarthrie

Fortsetzung ▶

Tabelle 9.22 · **Fortsetzung**	
Nystagmusform, Lokalisation/Ursache	**charakteristische Befunde**

Spontannystagmus, Forts.

– **Upbeat-Nystagmus**-(bei Hirnstamm-, Kleinhirnaffektion, Intoxikation)	– *Richtung, Schlagform:* Rucknystagmus nach oben – *Bahnung:* Oft bei Blick nach oben, Konvergenz – *begleitend:* Ataxie, Dysarthrie
kongenitaler Fixationsnystagmus (Ursache unbekannt, oft X-chromosomal rezessiv)	– *Richtung, Schlagform:* verschiedene Formen, selten reiner Pendelnystagmus (konjugierte Bewegung beider Bulbi mit gleicher Geschwindigkeit um eine Mittelstellung) – *Bahnung:* Zunahme bei Fixation – *Abschwächung:* Konvergenz, nicht im Schlaf – Keine begleitende Oszillopsie
erworbener Pendelnystagmus (bei Hirnstamm- oder Kleinhirnaffektion bei demyelinisierender oder vaskulärer Erkrankung)	– *Richtung, Schlagform:* Horizontal, vertikal, diagonal, elliptisch, zirkulär – *Bahnung:* Fixation, Blick zur Seite – *begleitend:* Meist Kopftremor, auch Gaumensegel- (= palataler Myoklonus) oder Extremitäten-Tremor
periodisch alternierender Nystagmus (PAN) (bei zerebellären/pontomedullären Läsionen wie bei SHT, Enzephalitis, Multipler Sklerose, Tumor, Anomalie des kraniozervikalen Übergangs u. a.)	– *Richtung, Schlagform:* Horizontaler Rucknystagmus mit periodischem Richtungswechsel (alle 90–120 sek) – *Bahnung:* Blick in aktuelle Schlagrichtung – *begleitend:* Oft sakkadierte Blickfolgebewegung, Blickrichtungsnystagmus (s. o.), Oszillopsien
see-saw-Nystagmus (bei Zwischenhirnläsion)	– *Richtung, Schlagform:* Alternierend Aufwärtsbewegung und Innenrotation des einen Auges, kontralateral Abwärtsbewegung und Außenrotation (Zyklusdauer ca. 1 min) – *Bahnung:* Evtl. durch Blick nach unten oder zur Seite

Blickevozierter Nystagmus

blickparetischer Nystagmus	– *Richtung, Schlagform:* Niederfrequenter Rucknystagmus mit Scheinbewegungen, rasche Komponente in Richtung der eingeschränkten Blickrichtung – *supranukleär:* Bilateral konjugiert – *peripher:* Nur am betroffenen Bulbus

Tabelle 9.22 · Fortsetzung

Nystagmusform, Lokalisation/Ursache	charakteristische Befunde
Blickevozierter Nystagmus, Forts.	
Blickrichtungs-Nystagmus *(BRN)* (häufig Medikamenten-NW: Sedativa, Antikonvulsiva; Hirnstammläsion)	– *Richtung, Schlagform:* unerschöpflicher Rucknystagmus – *Bahnung:* bei exzentrischen Blickpositionen < 40° Seitwärtsblick oder vertikal
latenter Fixationsnystagmus	– *Richtung, Schlagform:* Zur Seite des fixierenden Auges (→ Richtung wechselt, wenn das andere Auge abgedeckt wird) – *Bahnung:* Abdecken eines Auges – *begleitend:* Immer Strabismus
erworbener Pendelnystagmus (bei Hirnstamm- oder Kleinhirnaffektion bei demyelinisierender oder vaskulärer Erkrankung)	– *Richtung, Schlagform:* Horizontal, vertikal, diagonal, elliptisch, zirkulär – *Bahnung:* Fixation, Blick zur Seite – *begleitend:* Meist Kopftremor, auch Gaumensegel- (= palataler Myoklonus) oder Extremitäten-Tremor
Dissoziierter Nystagmus *= monokulärer oder deutlich asymmetrischer Nystagmus*	internukleäre Ophthalmoplegie (INOP, S. 219)
Rebound-Nystagmus (bei Kleinhirnerkrankung)	– *Richtung, Schlagform:* Transienter Rucknystagmus mit langsamer Phase in Richtung der zuvor eingenommenen exzentrischen Blickposition – *Bahnung, Test:* Patient 30 sek > 40° zu einer Seite blicken lassen, dann wieder geradeaus – *begleitend:* Ataxie
Lagennystagmus	
Lagerungsnystagmus: Benigner paroxysmaler Lagerungsschwindel (BPL, BPPV)	– *Richtung, Schlagform:* Blickrichtungsabhängig, torsionell-vertikal, „zum unten liegenden Ohr" – Latenz von mehreren Sekunden – erschöpflich (< 60 sek) – *begleitend:* Starker Schwindel
zentraler Lagenystagmus	– *Richtung, Schlagform:* Horizontal oder vertikal „zum oben liegenden Ohr" – keine Latenz – unerschöpflich (> 60 sek) – *begleitend:* Wenig Schwindel

Wichtige Nystagmus-Differenzialdiagnosen

Tabelle 9.23 · Sakkadenförmige Augenbewegungen

	Kriterien	Läsion
Opsoklonus	kontinuierlich oder in Serien auftretende vertikale + horizontale Sakkaden ohne intersakkadisches Intervall (auch im Schlaf und bei Bewusstlosigkeit)	Kleinhirn, Hirnstamm
Ocular flutter	Horizontale Serien von Sakkaden ohne intersakkadisches Intervall	Kleinhirn, Hirnstamm
Ocular bobbing	rasche konjugierte Abwärtsbewegung der Augen mit langsamer Rückstellbewegung (bei Bewusstlosigkeit)	Pons
Ocular dipping	langsame konjugierte Abwärtsbewegung der Augen mit rascher Rückstellbewegung	Pons
Gegenrucke (Square wave jerks)	Sakkadenpaar: 1. Sakkade unterbricht die Fixation, 2. Sakkade führt die Augen zurück → Refixation	zerebellär (aber auch bei Gesunden möglich!)

9.11 Augensymptome: Pupillenstörungen

Anisokorie

► *Hinweis:* Anisokorie ist das Leitsymptom einer *efferenten* Pupillenstörung (= bei direkter/indirekter Beleuchtung wird die gestörte Pupille weniger eng).
► **Essenzielle Anisokorie** (*Synonym:* Physiologische Anisokorie):
  • *Klinik:* Das Ausmaß der Anisokorie (meist < 0,5 mm) ist unabhängig von der Beleuchtungsstärke.
  • *Diagnostik:* Alle übrigen Befunde sind normal (Licht- und Nahreaktion, Dilatationsgeschwindigkeit, keine Ptosis, normaler Kokaintest). Vergleich mit alten Fotos.
► **Harmlose zentrale Anisokorie:** Meist < 1 mm, seitenwechselnd, v. a. bei Dunkelheit.
► **Horner-Syndrom:** S. 227.
► **Okulomotoriuslähmung:** s. S. 599.

Mydriasis

► **Ophthalmoplegia interna** (S. 599):
  • *Klinik:* Mydriasis, lichtstarr, fehlende Nahreaktion und Akkommodation (selektive Schädigung der parasympathischen Fasern des N. oculomotorius peripher im Nervenquerschnitt bei erhöhtem intrakraniellem Druck.
  • *Diagnostik:* CCT, ggf. MRT, Pilokarpin-1%ige (*cave* 0,1% reichen nicht aus!) Augentropfen (Verengung).
► **Okulomotoriusparese:** S. 599.
► **Pupillotonie:**
  • *Klinik:* Fehlende/stark abgeschwächte Lichtreaktion, aber intakte Nahreaktion (jedoch verlangsamt) und meist auch intakte Akkommodation.
  ► *Adie-Syndrom:* Pupillotonie + Hypo-/Areflexie der Bein-MER.

- *Epidemiologie:* Bevorzugt Frauen um das 30. Lebensjahr betroffen.
- *Diagnostik:* Klinik (s.o.), Spaltlampenuntersuchung (stark verlangsamte Lichtreaktion), Pilokarpin-0,1%-Augentropfen (meist deutliche Kontraktion des M. sphincter pupillae), Labor (z.B. BSG zum Ausschluss einer Arteriitis temporalis).
- *Ursachen:* Meist harmlos ohne nachweisbare Läsion (Schädigung der Nn. ciliares breves oder des Ganglion ciliare meist unbekannter Ätiologie); Meist im Rahmen eines Adie-Syndroms (s.o.); symptomatisch nach Orbita-Traumen/Operationen, Infektionen (v.a. Varizella zoster; Lues, Borreliose), Ischämie (bei Arteriitis temporalis), Shy-Drager-Syndrom, paraneoplastisch.
- *Verlauf:* Auch kontralateral möglich, im Verlauf zunehmend rückläufig (durch Reinnervationsvorgänge), danach evtl. enger als Gegenseite (durch Fehlregenerationsmechanismen).
- *Therapie:* Über Harmlosigkeit aufklären, evtl. Pilokarpin-AT .

► **Ganglionitis ciliaris** (Entzündung des Ganglion ciliare): Akut auftretende Pupillotonie. Ursache: Meist Virusinfektionen. Therapie: Keine (harmlos).

► **Pharmakologisch fixierte weite Pupille:** Lichtstarr, fehlende Nahreaktion und Akkommodation bei lokal applizierten Sympathomimetika/Parasympatholytika (diagnostisch, therapeutisch, akzidentell, psychogen). *D:* Anamnese!

► **Glaukomanfall:** Lichtstarr, leicht entrundet, steinharter Bulbus, rotes Auge, Kopf- und Bulbusschmerz. *D:* Klinik, Tonometrie (ophthalmologisches Konsil). *Notfalltherapie:* a) Acetazolamid 500 mg i.v., dann 4×250 mg/d p.o. (NW: Anämie, Leukopenie, Thrombopenie; KI: Stillzeit, Niereninsuffizienz, Hypokaliämie, Sulfonamidallergie). Kalium substituieren, z.B. mit Kalinor-Brausetabletten $2-3 \times 1$ Tbl./d., *oder b)* Pilokarpin 1% Augentropfen: 30 min alle 5 min, dann alle 15 min.

► **Botulismus** (S. 417): Innere und äußere Ophthalmoplegie (Doppelbilder!), Akkommodationsschwäche, andere Hirnnervenparesen, Mundtrockenheit, Harnverhalt, Obstipation, ggf. Paresen. *D:* Anamnese, Klinik, Toxinnachweis.

► **Mittelhirnläsion:** Isolierte Mydriasis sehr selten auch bds., häufig assoziiert mit Blickparese oder anderen fokal-neurologischen Zeichen (abhängig von der Ätiologie – z.B. Ischämie, Blutung, Tumor), *D:* MRT.

► **Intoxikationen,** z.B. Halluzinogene, Kokain, Amphetamine, Atropin, trizyklische Antidepressiva, z.T. Neuroleptika → Anamnese!

► **Myasthene Krise** (S. 676): Anamnese! Evtl. Tensilon-/Camsilon-Test zur Abgrenzung gegen cholinerge Krise. *Notfalltherapie* S. 676.

Miosis

► **Horner-Syndrom (HS):**

- *Definition:* Läsionen der zentralen oder peripheren (prä- oder postganglionären) Sympathikusbahn mit **Miosis** (Parese M. dilatator pupillae – wegen Dilatationsdefizit am besten in abgedunkeltem Raum zu sehen! Licht-/Konvergenzreaktion erhalten), **Ptosis** (Parese M. tarsalis), **Enophthalmus** (Parese M. orbitalis), evtl. ipsilaterale *Schweißsekretionsstörung* v.a. im Gesicht.
  ◪ *Cave:* In bis zu 20% der Normalbevölkerung „benigne" Anisokorie!
- *Ursachen* (Abb. 9.4):
  – **Läsion des 1. sympathischen Neurons** (zentrale Sympathikusbahn zwischen Hypothalamus und Centrum ciliospinale C8–Th3) → **zentrales Horner-Syndrom.** *Ursachen:* z.B. zerebrovaskuläre Erkrankungen im Versorgungsgebiet der A. cerebri media oder im Hirnstamm, Raumforderung/Entzündung Hirnstamm/spinal (z.B. Abszess, Tumor, MS, Syringomyelie/-bulbie).
  – **Läsion des 2. sympathischen Neurons** (vom Centrum ciliospinale zum Grenzstrang bis proximal des Ganglion cervicale superius) → **Peripheres präganglionäres Horner-Syndrom.** *Ursachen:* z.B. bei Raumforderungen und Entzündungen (wie Pancoast-Tumor, Lymphome, Metastasen, grenzstrangna-

he Abszesse), Plexusläsionen, Thrombose der V. subclavia, Aortenaneurysma, Trauma.

– **Läsion des 3. sympathischen Neurons** (am oder distal vom Ganglion cervicale superius) → **Peripheres postganglionäres Horner-Syndrom**. *Ursachen:* z.B. bei Raumforderungen und Entzündungen im Halsbereich oder intrakraniell, Karotisdissektion/-aneurysma, Sinus-cavernosus-Thrombose oder Karotis-Sinus-cavernosus-Fistel, Cluster-Kopfschmerz, Migräne, Raeder-Syndrom.

- *Diagnostik:* Zu Pupillentests s. Tab. 9.24.

Tabelle 9.24 · Pharmakologische Pupillentestung bei Verdacht auf Horner-Syndrom

....

Kokain-Test: Zur Abgrenzung des HS von anderen Pupilleninnervationsstörungen = Klärung der Frage „Liegt überhaupt Horner-Syndrom vor"?; beim HS ist die mydriatische Wirkung lokaler Kokain-Applikation ausgefallen:
- je 1 Tropfen 4 – 10 %ige Kokain-Lösung beidseits eintropfen, 45 min beobachten, alle 15 min kontrollieren. Patienten aufklären: Schmerzhaft!
- *Effekt:* Mydriasis des gesunden Auges! Ein HS ist gesichert, wenn danach die betroffene Pupille mindestens 1 mm enger ist. Ausschluss eines HS bei Anisokorie < 0,3 mm.

....

Test mit Hydroxyamphetamin-HCl (1 %ige Lösung) oder **Pholedrin** (5 %ige Lösung): Zur Unterscheidung einer prä- von einer postganglionären Läsion beidseits eintropfen:
Cave: Nach einem Kokain-Test 48 h warten!
Beurteilung:
- *Keine Mydriasis des „Horner-Auges"* → *H.a. post*ganglionäre Läsion
  - *Läsion im Ganglion cervicale sup.:* Ipsilaterale Hemihypohidrose/-anhidrose oder Anhidrose des Gesichts.
  - *Bei distalerer Läsion* immer weniger ausgeprägte Schweißsekretionsstörung (ganz peripher, z.B. retroorbital, keine Schweißsekretionsstörung mehr).
- *Mydriasis des „Horner-Auges"* → *H.a. prä*ganglionäre Läsion
  - *Zentrales präganglionäres Neuron betroffen:* Zusätzlich ipsilaterale Hemihypo- oder Hemianhidrose, meist weitere klinische Symptome einer zentralen Läsion.
  - *Peripheres präganglionäres Neuron betroffen:* Quadranten-Hypo/Anhidrose oder Hypo/Anhidrose von Gesicht und Hals, fehlende zentrale Begleitsymptomatik.

▶ *Hinweis:* Bei akut aufgetretenem peripherem HS in Anbetracht der wichtigen Differenzialdiagnose einer akuten Erkrankung der A. carotis großzügige Indikationsstellung zur Doppler-/Duplexsonographie, Kernspinangiographie und/oder konventionellen Angiographie!

- Weitere Untersuchungen in Abhängigkeit von den häufigen Ursachen.

▶ **Reizmiosis bei akuter N.-III-Läsion:** S. 599.

▶ **Primäre Ponsläsion:**
  - *Klinik:* Häufig Anisokorie, seltener symmetrisch sehr enge Pupillen („pinpoint pupils"), abgeschwächte Lichtreaktion. Begleitend möglich sind horizontale Blickparese, internukleäre Ophthalmoplegie, Eineinhalb-Syndrom, skew deviation, ocular bobbing, Abduzens-Parese, Bewusstseinstrübung, fokal-neurologische Ausfälle (z.B. Halbseitensymptomatik).
  - *Ursachen:* Meist vaskulär. *D:* MRT.

▶ **Argyll-Robertson-Pupille:**
  - *Klinik:* Beidseitige, häufig asymmetrische Miosis (Anisokorie), geringe/fehlende Lichtreaktion, intakte Konvergenzreaktion.
  - *Ursachen:* Neurolues (*cave:* auch bei Borreliose, Wernicke- Enzephalopathie, Encephalomyelitis disseminata, Neurosarkoidose).
  - *Diagnostik:* Siehe Lues S. 413.

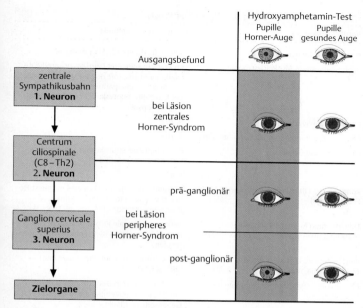

Abb. 9.4 · Schema der Sympathikusbahn und Ergebnisse der pharmakologischen Pupillentestung zur Orientierung über die verschiedenen „Versionen" eines Horner-Syndroms

▶ **Pharmakologische fixierte enge Pupille:** Bei z. B. Pilokarpin-, Neostigmin-, Clonidin- oder Carbachol-Augentropfen. *D:* Anamnese!
▶ **Intoxikationen:** Opiate, Organophosphate. *D:* Anamnese!
▶ **Cholinerge Krise bei Myasthenie:** S. 676.
▶ **Iritis, Iridozyklitis:** Als Reizmiosis → Rotes Auge? Lichtscheu? Schmerzen bei der Akkommodation? Ursachenabklärung, ophthalmologisches Konsil.

9.12 Augensymptome: Ptosis

Differenzialdiagnose

Tabelle 9.25 · Mögliche Ursachen einer Ptosis

Verdachtsdiagnose	wegweisende Befunde
kongenitale Ptosis	lebenslang bestehend, uni- oder bilateral → Anamnese! Kongenitale Myasthenia gravis ausschließen (S. 670)
Horner-Syndrom	S. 227; keine isolierte Ptosis
Okulomotoriusparese (S. 599), Läsionen im Kerngebiet des N. III (= nukleär, z. B. Moebius-Syndrom)	kaudale Mittelhirnläsion durch Ischämie, Blutung, Trauma, Enzephalitis, Tumor, Wernicke-Enzephalopathie → MRT, (CCT)

Tabelle 9.25 · **Fortsetzung Ursachen einer Ptosis**

Verdachtsdiagnose	wegweisende Befunde
okuläre Myasthenia gravis	S. 670; fluktuierende Symptomatik
okulopharyngeale Muskeldystrophie (S. 687)	im Erwachsenenalter langsam progrediente, bilaterale Ptosis, (oft nur leichte) Dysphagie; z. T. Augenmuskelparesen. Keine Beteiligung der Extremitätenmuskulatur → Anamnese! Muskelbiopsie
Kearns-Sayre-Syndrom	S. 702
Myotone Dystrophie (Curschmann-Steinert)	S. 704
Lambert-Eaton-Syndrom	Ptosis und Augenmuskelparesen nur in ca. 50 % der Fälle → S. 678
Botulismus	S. 417
kongenitales Fibrosesyndrom (supranukleäre Fehlbildung?)	bilateral mit Augenmuskelparesen (meist Heberschwäche) und Kopfheberschwäche → Anamnese, Klinik!
Denervierung M. tarsalis superior (= inkomplettes Horner-Syndrom [S. 227])	geringe unilaterale Ptosis; passagere Besserung auf Gabe von Phenylephrin-10 %-Augentropfen
kontralateraler, kortikaler Prozess (z. B. Ischämie, Angiom)	Klinik (fokal neurologische Symptome) → MRT, (CCT)
Marcus-Gunn-Syndrom (angeborene Innervationsanomalie)	Ptosis mit Hebung des Lides bei Mundöffnung bzw. Verschiebung des Unterkiefers zur Gegenseite → Klinik!
Raumforderung in der Orbita (z. B. Tumoren, Meningoenzephalozele)	Klinik, MRT
Pseudoptosis:	
– *aponeurotische/senile Ptosis* (Defekt/Desinsertion der Aponeurose des M. levator palpebrae)	verstrichene Deckfalte, das Oberlid hängt > 2 mm über den oberen Limbus (meist bei älteren Patienten)
– *Oberlidtumoren, Oberlidödem*	Klinik
– *Volumenverlust der Orbita* (z. B. Enukleation, Mikrophthalmus, Z. n. blow-out-Fraktur)	Lidretraktion, Retraktionssyndrom → Klinik, Anamnese
– *funktionell*	Klinik (Innervation des M. orbucularis oculi beachten → Anspannung?)

9.13 Sprech- und Schluckstörung

Diagnostisches Vorgehen bei Sprech- und/oder Schluckstörung

▶ **Klinisch-anamnestische Einordnung, Differenzierung:**
  • *Sprechstörung* (s. Tab. 9.26):
    – Schlecht artikuliert, verwaschen, heiser, näselnd?
    – Akut oder langsam progredient, fluktuierend?
    – Tageszeitlicher Zusammenhang?

Tabelle 9.26 · „System-Ursachen" von Sprechstörungen und deren Merkmale

Nomenklatur	Merkmale, wegweisende Befunde
bulbär, pseudobulbär: Dysarthrie/Dysarthrophonie	verwaschen, schlecht artikuliert
Kleinhirn: zerebelläre Dysarthrie/Dysarthrophonie	laut, unregelmäßig, explosiv, skandierend, bellend, kloßig
extrapyramidal: extrapyramidale Dysarthrie/Dysarthrophonie	leise, verwaschen, ataktisch, nuschelnd
HNO (Epi-, Hypopharynx):	
– *Näseln* (Rhinophonia)	Störung von Stimmklang und Sprachfärbung durch unphysiologische Luftströmung
– *Dysphonie*	Störung der Phonation mit verändertem Stimmklang und reduzierter Stimmleistung (Heiserkeit, belegte Stimme)
– *Poltern*	rasche, überhastete Rede, Lautverstümmelungen
– *Stottern*	spastische Koordinationsstörung mit vorübergehender Blockierung der Rede

- *Schluckstörung:* Häufiges Verschlucken, Reflux, Unterschied zwischen flüssiger und fester Nahrung?, „Starthemmung" beim Schluckakt, Gefühl eines Hindernisses (oropharyngeal, ösophageal)? Schmerzen, „Herzbeschwerden ", nächtliche Hustenanfälle, versteckte Aspiration?

▶ **Basisdiagnostik:**
- *Klinisch-neurologisch:* Zunge (Parese, Abweichung, Atrophie, Fibrillation?), Gaumensegel (hängend, Kulissenphänomen?), Sensibilität im Pharynx?, Reflexstatus (gesteigert?), Schleimhautveränderungen im Mund (Stomatitis)?
- *HNO-Konsil:* HNO-Status.
- *Internistisches Konsil:* Ggf. Sono-Hals, Ösophago-Gastroskopie.
- *Apparativ:* Röntgen-Thorax (Herzschatten, Mediastinum?), CCT (v. a. auch Schädelbasisbereich), bei Unklarheit/V.a. Hirnstammprozess kranielles MRT. Bei Schluckstörung evtl. KM-Passage des Hypopharynx/Ösophagus.
- *Labor:* Routinelabor.

▶ **Spezielle Diagnostik** abhängig von der Verdachtsdiagnose s.u.

Differenzialdiagnose von Sprech- und/oder Schluckstörungen

Tabelle 9.27 · Mögliche Ursachen von Sprech- und/oder Schluckstörungen

Verdachtsdiagnose	wegweisende Befunde
HNO-Erkrankungen, z. B. hypertrophe Rachenmandeln, Oro-, Meso-, Hypopharynx-, Larynx-, Speicheldrüsenprozesse, Missbildungen (z. B. Spaltbildungen), Xerostomie	HNO-Konsil (s. o.)
internistische Erkrankungen, z. B. (Reflux-) Ösophagitis, Zenker-Divertikel, Achalasie, Hiatushernie, Ösophagusstriktur/-stenose/-tumor, Sklerodermie, Sicca-Syndrom	Anamnese (s. o.), internistisches Konsil

Tabelle 9.27 · Fortsetzung Sprech- und Schluckstörungen

Verdachtsdiagnose	wegweisende Befunde
orthopädisch-anatomische Ursachen, z. B. überlanger Processus styloideus (Styloideus-Syndrom)	klinischer Befund, orthopädisches Konsil
psychogen (Globus hystericus/pharyngis)	alle anderen Funktionen sind normal → Ausschlussdiagnose
Hirnnervenaffektion: Läsionen von N. IX, X und/oder XII (S. 611 ff.), multiple Hirnnervenläsionen (S. 593)	Klinik
Hirnstammaffektion	plötzlich oder langsam progredient, häufig verbunden mit anderen Hirnstammsymptomen → MRT, ggf. Liquor, AEP, Blinkreflex
Dysarthria-clumsy-hand-syndrome (bei lakunären Ischämien in der Basis pontis)	Dysarthrie + Dysphagie + zentrale Fazialisparese + Feinmotorikstörung der Hand → Klinik, MRT
Bulbärparalyse (S. 487) mit Läsion der bulbären motorischen Hirnnervenkerne (N. IX. X. N. XII)=bulbäre Form der ALS	Muskelatrophien im Bereich von Mund und Schlund, ggf. Fibrillationen der Zungen- oder Faszikulationen oder Extremitätenmuskulatur, gesteigerter Masseterreflex → Ausschluss anderer Erkrankungen: MRT (CCT), Liquor, NLG, EMG (ggf. Zunge = Nachweis der Schädigung des 2. Neurons), MEP (Nachweis der Schädigung des 1. Neurons)
Pseudobulbärparalyse	supranukleäre Dysarthrie, Reflexsteigerung (perioral, Pyramidenbahnzeichen), keine Zeichen des 2. Neurons bei vaskulären (Multiinfarktsyndrom), diffusen, entzündlichen, degenerativen Läsionen der Pyramidenbahn → Klinik, CCT, MRT
Myasthenia gravis (S. 670)	belastungsabhängig, fluktuierend, näselnde Sprache, meist okuläre Symptome → Anamnese, Klinik, Acetylcholinrezeptor-AK
Locked-in-Syndrom	S. 319
akinetischer Mutismus	S. 715
Kleinhirnläsion: vaskulär (S. 322), entzündlich (z. B. MS), degenerativ, toxisch (z. B. Alkohol/Medikamente)	skandierendes Sprechen → Klinik, Anamnese, CCT, MRT
Myopathien (S. 681 ff.), v. a. Muskeldystrophie (okulo-pharyngeal/fazio-skapulo-humeral), Myositis, hyperkaliämische periodische Lähmung	schwaches Stimmvolumen, näselnde Sprache → Klinik, Labor, Laktatischämietest, EMG, NLG, Sonographie, Biopsie
Parkinson-Syndrom (S. 493)	monotone Sprache, wenig Modulation, evtl. Wiederholung von Endsilben oder ganzer Wörter → Begleitsymptome (Rigor, Tremor, Gangstörung)?
Steele-Richardson-Olszewski-Syndrom (S. 506)	Schluckstörungen typisch
choreatische (S. 513) und dystone Syndrome (S. 518)	dyston, plötzliche Änderung von Lautstärke und Betonung, plötzliche Sprechpausen → Klinik
Basilarismigräne	oft nur paroxysmal → Klinik, S. 275

Tabelle 9.27 · Fortsetzung Sprech- und Schluckstörungen

Verdachtsdiagnose	wegweisende Befunde
weitere Sprechstörungen:	
– kortikale Dysarthrie	zentraler Prozess (z. B. Hirninfarkt)? → CCT (MRT)
– Gesichtsapraxie (bukkofaziale Apraxie) bei Läsionen im motorischen Assoziationskortex	Anamnese, CCT (MRT)
– bilaterales Operkulum-Syndrom/Foix-Cheveny-Marie-Syndrom	zentrale Diplegie der Mund- und Schlundmuskulatur
Sprachstörung	
– motorische Aphasie (S. 204)	Anamnese, Klinik, CCT (MRT)

9.14 Riech- und Schmeckstörungen

Grundlagen

▶ **Spezielle Anamnese:** Seit wann?, beidseitig?, Medikamenteneinnahme?, Beruf?, Operation?, Trauma?, Noxen?

▶ **Basisdiagnostik:**
- *Klinisch-neurologisch:* Geschmacksprüfung (süß, sauer, salzig, bitter), orientierende Geruchsprüfung (S. 4), Sensibilität Rachenhinterwand? (N. glossopharyngeus), Hirnnervenausfälle?, Augenhintergrund? Peripher- oder zentralneurologische Begleitsymptome (Reflexstatus, Sensibilität)?
- *HNO-Untersuchung:* Geruchsprüfung, Entzündung, Tumor, Rhagaden, Xerostomie, Papillenatrophie, Schleimhaut-Rötung? Riech- und Schmeckprüfung.
- *Psychischer Befund:* Hirnorganisches Psychosyndrom? Simulation? → Trigeminusreizstoffe; ggf. psychiatrisches Konsil.
- *Labor:* Routineparameter.
- *Apparativ:* Röntgen-Schädel-Übersicht in 2 Ebenen (Frakturzeichen, Verkalkungen?).

▶ **Spezielle Diagnostik** abhängig von der Verdachtsdiagnose s. Tab. 9.28.

Verminderte Geruchs- und Geschmacksempfindung

Tabelle 9.28 · Mögliche Ursachen von Riech- und Schmeckstörungen

Verdachtsdiagnose	wegweisende Befunde
Riechstörungen – Anosmie/Hyposmie	
lokale Infektionen	Anamnese, klinischer Befund, Rhinoskopie (HNO-Konsil)
Polypen	u. U. Näseln, klinischer Befund, Rhinoskopie (HNO-Konsil)
nach Virusgrippe	bei 75 %; bei schwer Betroffenen nur in ca. 65 % Erholung

Fortsetzung ▶

Tabelle 9.28 · Fortsetzung Riech- und Schmeckstörungen

Verdachtsdiagnose	wegweisende Befunde
andere Nasenaffektionen (z. B. Rhinitis sicca, behinderte Nasenatmung)	Anamnese, klinischer Befund (HNO-Konsil)
Tumoren (Beispiele):	
– peripher: Papillom, Karzinom, Adenom	klinischer Befund, HNO-Konsil
– zentral: v. a. Tumoren der vorderen Schädelgrube (z. B. Olfaktoriusmeningeom/Frontal-/Temporallappengliom, Metastasen)	klinischer Befund (HOPS, Frontalhirnsyndrom, Epilepsie), HNO-Konsil, Röntgen Schädel, MRT (CCT), Liquor (entzündlich?), EEG, ggf. Angiographie und Labor-Hormonbestimmungen
Trauma (mit Abriss der Fila olfactoria, Kontusion des Bulbus olfactorius)	Anamnese (oft erst spät bemerkt), Röntgen Schädel, MRT (CCT); als Komplikation evtl. Fistel: In verdächtiger Flüssigkeit Bestimmung von Glukose, β_2-Transferrin (nicht mit jeder Labormethode erfassbar), Liquor (entz.?), Szintigraphie (Fistelnachweis)
Radiatio	Anamnese
basale Meningitis	klinischer Befund, Liquor, ggf. MRT
Enzephalitis	Klinik, Liquor, EEG, MRT
Morbus Parkinson (S. 490), Morbus Alzheimer (S. 452)	Anamnese, Klinik, Ausschluss anderer/symptomatischer Ursachen (MRT, Liquor, Labor, EEG, Doppler/Duplex, kardiol. Abklärung)
Aplasie des Bulbus olfactorius (Kallmann-Syndrom)	Befund (hypogonadotroper Hypogonadismus, keine Pubarche, eunuchoider Hochwuchs, selten Farbenblindheit), Anamnese (schon immer?), Ausschluss anderer Ursachen (CCT, MRT, Liquor, EEG)
internistische Ursachen (z. B. Sarkoidose, Hypothyreose, Morbus Paget, zystische Fibrose, Sheehan-Syndrom, Sklerodermie, Zink-Ionen-Verlust z. B. bei Histidinmedikation, Diabetes mellitus)	Anamnese, klinischer Befund, Labor, spezifische Diagnostik
nach Laryngektomie	Anamnese
Medikamente, z. B. Neuroleptika, ASS, Tranquilizer, Antibiotika (z. B. Aminoglykoside, Tetrazykline), Carbamazepin, Thiamazol, β-Blocker, L-Dopa, Clofibrat, Antidiabetika, Antirheumatika, Antihypertensiva	Anamnese
toxisch: Nikotin-/Amphetamin-/Kokain-abusus, Äthanol	Anamnese

Tabelle 9.28 · Fortsetzung Riech- und Schmeckstörungen

Verdachtsdiagnose	wegweisende Befunde
andere:	
– Epilepsie (S. 527 ff.)	Anamnese (olfaktorische Auren, andere Anfälle?), EEG, MRT, Liquor (Entz.?), ggf. SPECT (frontotemporale Hypoperfusion?)
– Depression, Schizophrenie	Psychiatrisches Konsil, Ausschluss anderer/ symptomatischer Ursachen (MRT, Liquor, Labor, EEG)
– Alter, idiopathisch	Ausschlussdiagnose

Riechstörungen – Hyperosmie: Migräne, Hyperemesis gravidarum, zystische Fibrose, Morbus Addison, epileptische Aura

Schmeckstörungen (lokale Befunde/Ursachen)

lokal: Tonsillenaffektion, Schleimhaut-Papillenatrophie/-entzündung (Glossitis, Stomatitis), Sicca-Syndrom, Sjögren-Syndrom	Anamnese (Noxen [z. B. Alkohol, Nikotin, Psychopharmaka, Antihypertensiva, Arsen, CCl₄], Radiatio, Operation, Hormonstörungen), HNO- und internistisches, ggf. auch zahnärztliches Konsil
internistische Ursachen: s. o. + Gastritis, Vaskulitis	s. o.
Medikamente: s. o. (v. a. bei oraler Einnahme)	s. o.
toxisch: s. o.	s. o.
Läsion des N. VII bzw. Chorda tympani	Geschmacksstörung vordere ²/₃ der Zunge (S. 607)
ZNS-Läsion (CO-Intoxikation, Schädel-Hirn-Trauma, Hirnstamm-/Schädelbasisprozess)	Anamnese, CCT, MRT

9.15 Hörstörung und Tinnitus

Grundlagen

▶ **Anamnese:**
- Seit wann?, ein- oder beidseitig?, Ohrgeräusch (wenn ja, welcher Art – z.B. pulsierend/pfeifend, dauernd/intermittierend)?, begleitend Schwindel (Drehschwindel, unsystematisch)?, Kopfschmerzen?
- Medikamentöse/Antibiotikatherapie in der Vorgeschichte (z.B. Aminoglykoside, Streptomycin, Chinin, Cisplatin, Furosemid, ASS?), Drogenabusus, Mittelohrentzündungen, Lärmexposition (Beruf, Musik)?, Trauma?

▶ **Basisdiagnostik:**
- *Klinische Untersuchung:*
  - Klopfschmerz des Mastoids, Otoskopie (Trommelfell intakt, physiologischer Reflex?).
  - Orientierende Hörprüfung: Rinne- und Weber-Versuch (S. 6).
  - Übriger neurologischer Befund unauffällig?
- *HNO-Konsil:* v. a. Otoskopie, Audiogramm.

- *Labor:* Routinelabor, Serologie (Borrelien, Lues, Viren).
- *Apparativ:* Röntgen (Schädel in 2 Ebenen, Schüller), CCT (Mastoiditis, Felsenbein?), MRT (Kleinhirnbrückenwinkel?), ENG (vestibuläre Asymmetrie?), AEP, Liquordiagnostik (Entzündung, Eiweißerhöhung?).
► **Spezielle Diagnostik** abhängig von der Verdachtsdiagnose s.u.

Akute Hypakusis

Tabelle 9.29 · Mögliche Ursachen einer *akuten* Hypakusis

Verdachtsdiagnose	wegweisende Befunde
meist beidseitig	
(para-)infektiös: Virusinfektionen (z. B. Masern, Mumps, CMV, Varicella zoster)	Anamnese, Serologie, Liquor, HNO-Konsil
basale Meningitis	schwere Begleitsymptomatik, fokal-neurolog. Symptome (Hemisymptomatik, HN-Paresen); Liquor! (s. S. 407)
Meningiosis neoplastica	Anamnese, Liquorzytologie, MRT (s. S. 378)
meist einseitig (para-)infektiös:	
– akute Otitis media	klinischer Befund (lokale Schmerzen, Fieber), Otoskopie, HNO-Konsil
– Borreliose	extrem selten, Diagnostik s. S. 409
– akute Labyrinthitis	klinischer Befund (Tinnitus, Drehschwindel, Nystagmus), HNO-Konsil; *cave* hämatogene oder fortgeleitete Entstehung möglich → ggf. Liquor, Labor (Lues, Borreliose?)
– Herpes zoster oticus (S. 424)	lokale Schmerzen, evtl. Bläschen im Gehörgang, Tinnitus, andere Hirnnerven (häufig VII-Parese); HNO-Konsil, Liquor (lymphoplasmazellulär)
akuter Hörsturz	häufig Druckgefühl und/oder Tinnitus; HNO-Konsil; *cave* Ausschlussdiagnose!
ZNS-Ischämie	z. B. Hirnstamminfarkt (S. 316) oder kortikal (oberer Temporallappen) → MRT, AEP. Begleitsymptomatik!
Apoplexia cochleae (A. auditiva interna)	HNO-Konsil
Hirnstammblutung	immer Begleitsymptomatik (s. o.)! CCT, MRT
Tumor	selten akut
Trauma (Felsenbeinfraktur, Contusio labyrinthi, Ruptur ovales/rundes Fenster z. B. bei Barotrauma)	(Fremd-)Anamnese, CCT, Otoskopie, HNO-Konsil
postpunktionell	Anamnese – kürzlich Liquorpunktion?; Ausschluss anderer Ursachen

Subakute bzw. progrediente Hypakusis

Tabelle 9.30 · Mögliche Ursachen einer *subakuten bzw. progredienten* oder kongenitalen Hypakusis

Verdachtsdiagnose	wegweisende Befunde
meist beidseitig	
Presbyakusis	physiologisch im Alter, HNO-Konsil
Trauma (Lärm)	Anamnese! HNO-Konsil
Otosklerose	oft mit Tinnitus, Schwindel
medikamentös-toxisch	Anamnese (Aminoglykoside, Streptomycin, Chinin, Cisplatin, Furosemid, ASS)
autoimmun (z. B. Lupus erythematodes, Wegener-Granulomatose, rheumatoide Arthritis, Morbus Behçet, Cogan-Syndrom, Lues)	Begleitsymptome, HNO-Konsil, Labor (Autoantikörper, BSG, BB, CRP)
mitochondriale Zytopathien, z. B. MELAS, MERRF, Kearns-Sayre-Syndrom	s. S. 700
neuromuskulär, z. B. Muskeldystrophie (fazioskapulohumeral, S. 460), hereditäre Neuropathie (S. 700)	die Hypakusis tritt klinisch in den Hintergrund; Anamnese, Klinik
Systemdegeneration, z. B. Heredoataxien (S. 476)	Klinik, Anamnese (Hörstörung klinisch im Hintergrund)
Stoffwechselerkrankungen (z. B. Morbus Refsum, Morbus Niemann-Pick; S. 247)	Klinik, Anamnese, nie isoliert Hörstörung
kongenital	
– hereditär	Anamnese
– erworben, z. B. Röteln-Embryopathie, Toxoplasmose, Hypothyreose	Anamnese (Labor)
postinfektiös	Anamnese (rezidivierende Otitiden?), HNO-Konsil
Meningeosis neoplastica	S. 378
meist einseitig	
Morbus Menière (S. 245)	Klinik (anfallsartiger Drehschwindel + Tinnitus + Hypakusis) → HNO-Konsil
Vestibularis-Paroxysmie	s. S. 244
Raumforderung, z. B. Akustikusneurinom, Meningeom, Glomus-Tumor, Kleinhirntumor, Arachnoidalzysten, Schädelbasisaffektion, Metastasen	Schwindel, Tinnitus, evtl. zusätzlich andere Hirnnerven betroffen; MRT, Liquor, AEP, ggf. Angiographie
Ostitis deformans Paget	Röntgen-Schädel

Ohrgeräusche (Tinnitus)

► **Spezielle Diagnostik:**
- Analyse der verschiedenen Tinnitusursachen: ggf. Anwendung des strukturierten Tinnitus-Interviews (STI).
- Graduierung des Tinnitusschweregrades: Tinnitus-Fragebogen (TF) von Goebel + Hiller.

Tabelle 9.31 · Mögliche Ursachen von Ohrgeräuschen (Tinnitus)

Verdachtsdiagnose	wegweisende Befunde
nicht-pulsatil	
■ *Cave:* Häufig Begleitsymptom bei Hörstörungen → Tab. 9.29 + 9.30	
vergrößerter Bulbus venae jugularis	kontinuierliches Rauschen
Kiefer-Malokklusion	kieferorthopädisches Konsil
Vertebralis-Paroxysmie	s. S. 244
Myoklonien des weichen Gaumens	Klickgeräusche
pathologisch weite Tuba auditiva	blasendes Geräusch während In-/Exspiration
felsenbeinnahe Prozesse (Raumforderung, Entzündung)	CCT (+ Knochenfenster) z. B. bei V. a. Cholesteatom, MRT z. B. bei V. a. Akustikusneurinom
HWS-Funktionsstörung	Anamnese, evtl. orthopädisches Konsil
psychogen	Anamnese, evtl. psychiatrisches Konsil
pulsatil (→ vaskuläre Ursache!)	
Karotisstenose (v. a. Siphon), Karotisdissektion	Doppler/Duplex, TCD, MRT-Angiographie
Karotis-Sinus-cavernosus-Fistel	s. S. 333
AV-Malformation (S. 329)	Rauschen sistiert evtl. bei Druck auf V. jugularis, MRT(-Angio), konventionelle selektive Angiographie
kraniale Durafistel (S. 333)	Doppler/Duplex, MRT-Angio, koventionelle selektive Angiographie
Glomustumor	Doppler/Duplex, HNO-Konsil
fibromuskuläre Dysplasie	Doppler/Duplex, Angiographie
Aneurysma	
Aortenklappenstenose, künstliche Herzklappe	Anamnese, Auskultation, Echokardiographie
Hyperzirkulation bei Anämie	Labor
Otitis media	Anamnese, Klinik

■ *Therapie-Optionen bei Tinnitus:*
- Behandlung von Grunderkrankung(en).
- Beratung, Führung.
- Auslösende Medikamente nach Möglichkeit absetzen.
- Counseling, Biofeedback, Relaxation, Ablenkungstraining, Hypnotherapie.

- Tinnitus retraining therapy (TRT): Information/Aufklärung, Entspannungstechnik/psychologische Führung, akustische Ablenkung durch als angenehm empfundene Nebengeräusche (individuell!).
- Keine gesicherten medikamentösen Verfahren.
► **Internet-Adressen zum Thema „Tinnitus":** *www.tinnitus.org* oder *www.tinnitus-liga.de*

9.16 Schwindel

Grundlagen

► **Anamnese:**
- *Welcher Art ist der Schwindel?*
  - *Systematischer* Schwindel: Drehschwindel („wie Karussellfahren"), Schwankschwindel („wie Bootfahren") oder Liftschwindel?
  - *Unsystematischer* Schwindel: Benommenheitsschwindel („Schwarzwerden vor den Augen")?
- *Wie lange dauert der Schwindel an?* – kurz (Sekunden bis Stunden) oder lang (Tage bis Wochen)?
- *Gibt es Auslöser und/oder Verstärker?* → z.B. durch bestimmte Bewegungen/bestimmte Körperhaltungen (Lage- oder Lagerungsschwindel), z.B. Anstrengung, Husten, große Höhe, Dunkelheit, Kopfschütteln, Kopfhängelage, Drehung im Liegen, Bücken + Aufrichten, Angst, Aufregung, „Stress", Lärm? oder bereits in Ruhe?
- *Gibt es Begleitsymptome?* – Beispiele:
  - Oszillopsien?
  - Neurologische Symptome, z.B. Sprech-, Schluck-, Sensibilitätsstörung, Paresen?
  - Standunsicherheit?
  - Einfluss von Augenschluss/Dunkelheit?
  - z.B. Tinnitus (S. 238) oder Hypakusis (S. 235) → eher otogen.
  - Doppelbilder/Augenflimmern (S. 218), Sensibilitätsstörungen, Paresen, Kopfschmerzen, Sturzanfälle → eher zentral, vertebrobasilär.
  - Palpitationen, Kollapsneigung, Blässe, Schweißausbruch, Herzjagen → eher kardiovaskulär.
  - ◪ *Hinweis:* Übelkeit, Erbrechen und Fallneigung sind sehr unspezifisch!
- *Besonders auch auf Vorerkrankungen achten (Beispiele):* Hörsturz, Tinnitus, Herz-Kreislauf-/Stoffwechselerkrankungen, Operationen (z.B. Ohren, Kopf), Schädel-Hirn-Trauma, Augenerkrankungen.
► **Basisdiagnostik:**
- *Neuroophthalmologische Untersuchung: Basisdiagnostik* s. S. 212, zusätzlich Frenzel-Brille (S. 6): Blick geradeaus/nach rechts/links/unten/oben/ (→ Spontan-, Blickrichtungsnystagmus?) und nach Kopfschütteln (→ Provokationsnystagmus?).
- *Lage-, Lagerungsmanöver* unter Frenzel-Brille zum Nachweis eines benignen paroxysmalen Lagerungsschwindels: Lageprüfung: Aus Rückenlage in Rechts-/Links-Seitenlage drehen.
- *Rascher Kopfdrehtest (Halmagyi-Test):* Rasche Kopfdrehung um 20° nach rechts/links. Der Blick muss stehen bleiben. Wenn Sakkaden auftreten → pathologischer vestibulo-okulärer Reflex.
- *Stand- und Haltungsprüfung* (Schwanken, Fallneigung?): Romberg (S. 20), Stand- und Gangprüfung mit offenen/geschlossenen Augen, ohne/mit Ablenkungsmanövern (z.B. Rechnen).

- *Hinweise auf zentrale Störung* (z. B. Doppelbilder, sakkadierte Blickfolge, VII-Parese, Schluckstörung, periorale Sensibilitätsstörung)?
- *HNO-Konsil:* Ausschluss von Ursachen auf HNO-Gebiet.
- *Apparativ:* Elektronystagmographie (ENG, S. 77), MRT, evtl. CCT (→ DD Ischämie, Blutung, Tumor?), Doppler-/Duplexsonographie (→ Stenose, Plaques, Dissektion?), Liquordiagnostik (→Entzündung?), EEG, AEP.
▶ **Spezielle Diagnostik** abhängig von der Verdachtsdiagnose s. u.

Übersicht über wichtige Schwindelformen und -ursachen

Tabelle 9.32 · Übersicht über wichtige Schwindelformen und -ursachen

lage-/lagerungsabhängiger (Dreh-)Schwindel

- benigner (peripherer) paroxysmaler Lagerungsschwindel (BPPV, BPL) → S. 241
- Vestibularis-Paroxysmie → S. 244
- Perilymphfistel → S. 246
- zentraler Lageschwindel (Affektion von Vestibulariskernen oder des Kleinhirns)

Drehschwindel-Attacken (Sekunden bis Stunden)

- physiologisch: Bewegungskrankheit (Kinetose)
- benigner (peripherer) paroxysmaler Lagerungsschwindel (BPPV, BPL) → S. 241
- Migräne-Schwindel → S. 242
- Vestibularis-Paroxysmie → S. 244
- Durchblutungsstörung des Hirnstamms (vertebrobasiläre Insuffizienz, Hirnstamm-TIA; *cave* Vertebralisdissektion/Basilaristhrombose!) → Doppler/Duplex, Angiographie, MRT (vgl. S. 316)
- Basilarismigräne → S. 275
- Perilymphfistel → S. 246
- Morbus Menière → S. 245
- Schwindel bei Multipler Sklerose → S. 439
- vestibuläre Epilepsie: Einfach-partielle Anfälle (S. 530) mit Drehschwindelattacken, selten Nystagmus, häufig Rotations- und Adversivbewegungen, selten Nausea, häufig Tinnitus, akustische Halluzinationen → (Provokations-)EEG, MRT

Dauerdrehschwindel (Tage bis Wochen)

- Neuropathia vestibularis → S. 243
- Migräne-Schwindel → S. 242
- Morbus Ménière → S. 245
- Hirnstammläsion (vaskulär, entzündlich, Tumor) S. 316, Akustikusneurinom S. 376
- Kleinhirnläsion (vaskulär, entzündlich, Tumor) → S. 322, 474
- Labyrinthitis → S. 666
- toxischer, traumatischer Labyrinthschaden → S. 246

Oszilllopsien

- *peripher:* z. B. bilaterale Vestibulopathie (pathologischer Halmagyi-Test)
- *zentral:* z. B. downbeat-Nystagmus (S. 223)

Benommenheits- und Schwankschwindel

- phobischer Schwankschwindel → S. 245
- Hyperventilationssyndrom
- Polyneuropathie (somatosensorisch) → S. 652
- zerebellär → Intoxikation, Heredoataxie (S. 474)

Tabelle 9.32 · Fortsetzung

Benommenheits- und Schwankschwindel, Forts.

- episodische Ataxie (S. 478)
- visuell → Visusstörungen (S. 214), Nystagmus (S. 223), Höhenschwindel
- orthostatisch: Kurzzeitig „Schwarzwerden" vor den Augen, Stand- und Gangunsicherheit (v. a. nach dem Aufstehen) → Medikamenten-Anamnese, RR-Messung, Schellong-Test (S. 565), Doppler/Duplex der hirnversorgenden Arterien, ggf. autonome Testung (S. 80)
- kardial: Herzrhythmusstörungen, arterielle Hypertonie → Anamnese, RR-Messung, Klinik
- Karotissinussyndrom → Test S. 566
- pulmonal → Anamnese, Klinik
- hämatologisch: Anämie, Polyglobulie, Leukose
- hormonell: Hypo-, Hyperglykämie, Urämie, Coma hepaticum, Hyperthyreose
- sog. „zervikogener Schwindel": Vorkommen umstritten, jedenfalls selten (viel zu häufig diagnostiziert!). Allenfalls leichte Gangunsicherheit. *Cave* Vertebralisdissektion durch chiropraktische Manöver!

Benigner (peripherer) paroxysmaler Lagerungsschwindel (BPPV, BPL)

- ☐ **Hinweis:** Häufigste Schwindelursache!
- ▶ **Ätiologie:** Kanalolithiasis v. a. des hinteren Bogenganges = flottierende Partikel in der Endolymphe der Bogengänge irritieren die Sinneszellen.
- ▶ **Vorkommen:** Häufigstes Schwindelsyndrom. Maximum 6.–7. Lebensjahrzehnt, Frauen > Männer (2 ÷ 1).
- ▶ **Spezielle Klinik:** Meist starke Drehschwindelattacke (< 1 min), ausgelöst durch Kopf- oder Körperlageänderung (Hinlegen, Aufrichten, Herumdrehen, Bücken, Kopfreklination). Begleitend Übelkeit, Erbrechen, Oszillopsien.
- ▶ **Diagnostik – Lagerungsprobe** (Brechschale bereithalten!):
  - *Prüfung des hinteren Bogengangs:* Patient sitzt → rasch auf die Seite des betroffenen Ohres ablegen + gleichzeitig Kopf überstrecken und um 45° zur Gegenseite drehen.
  - *Prüfung des horizontalen Bogengangs:* Im Liegen Kopfdrehung zur betroffenen Seite.
  - *Befund:*
    - *Hinterer Bogengang betroffen:* Typischerweise nach einer *Latenz* von ca. 5 sek für 30–90sek. min Drehschwindel + rotierender Nystagmus (crescendo-decrescendoartiger Charakter) zum unten liegenden Ohr. Nach Wiederaufrichten kann Nystagmus in die Gegenrichtung auftreten. Nach mehreren Lagerungen nimmt die Intensität ab (Habituation).
    - *Horizontaler Bogengang betroffen:* stärkere Symptome bei Drehung zur Seite des betroffenen Ohres. Nystagmus zum unten liegenden Ohr. Durch wiederholte Lagerungsmanöver kaum/keine Habituation! Attacke häufig länger als bei hinterem Bogengang.
- ☐ *Hinweis:* Die übrigen Befunde sind unauffällig (z. B. normales Hörvermögen, seitengleiche kalorische Erregbarkeit)!
- ▶ **Therapie** (= systematisches Lagerungstraining):
  - *Befreiungsmanöver nach Sémont oder Brandt-Steddin* (Abb. 9.5): Der Patient sitzt und dreht den Kopf um 45° zur Gegenseite des erkrankten Bogenganges. Danach wird er rasch auf die betroffene Seite gelegt (Schwindelauslösung, etwa 3 min so liegen bleiben). Anschließend erfolgt unter Beibehaltung der Kopfhaltung eine ebenfalls schnelle Umlagerung um 195° auf die Gegenseite („großer Wurf") für hinteren Bogengang.

- *Eigenübungsprogramm nach Brandt:* Der Patient sitzt am Bettrand, lässt sich dann auf die betroffene Seite fallen und wartet 30 sek ab. Anschließend richtet er sich wieder auf, um sich auf die Gegenseite fallen zu lassen (für weitere 30 sek). Dann setzt er sich wieder auf. Mehrmals täglich mehrmals hintereinander wiederholen bis zur Beschwerdefreiheit bzw. bis das Schwindelgefühl merklich ermüdet.
► **Prognose:** Klingt meist spontan ab innerhalb weniger Wochen oder Monate; bei etwa 30% der nicht adäquat therapierten Fälle Persistenz über Jahre.

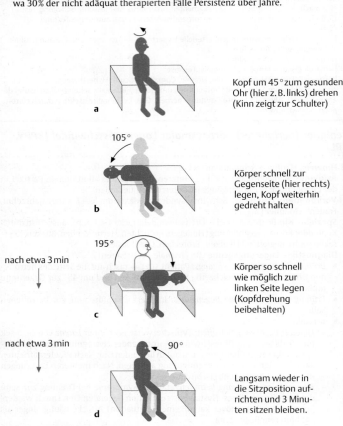

a — Kopf um 45° zum gesunden Ohr (hier z. B. links) drehen (Kinn zeigt zur Schulter)

b — 105° — Körper schnell zur Gegenseite (hier rechts) legen, Kopf weiterhin gedreht halten

nach etwa 3 min — c — 195° — Körper so schnell wie möglich zur linken Seite legen (Kopfdrehung beibehalten)

nach etwa 3 min — d — 90° — Langsam wieder in die Sitzposition aufrichten und 3 Minuten sitzen bleiben.

Abb. 9.5 · Befreiungsmanöver

Migräne-Schwindel (MiS)

► **Epidemiologie:** Häufige Ursache rezivierender Schwindelepisoden (v.a. zwischen 20. und 50. Lebensjahr, Frauen >> Männer), häufiger als Morbus Menière oder Neuropathia (Neuronitis) vestibularis. Häufig Jahre nach Beginn der Migräne-Kopfschmerzen.

► **Pathogenese:** Vasospasmus der Labyrinth-Arterie?

► **Klinik:**
- Heterogenes Bild (kann nahezu jede andere vestibuläre Störung imitieren). Möglich sind spontaner Drehschwindel, Gleichgewichtsstörungen, lageabhängiger Schwindel, illusionäre Bewegungsempfindung bei Kopfbewegungen.
- Eine Kopplung mit Migräne-Kopfschmerzen ist nicht zwingend!
- Attackendauer: Sekunden bis Wochen; meist Stunden bis Tage.

► **Diagnostik:** Anamnese, klinische Untersuchung, Audiogramm (Abgrenzung Morbus Menière).

► **Für die Diagnose sprechen:**
- Gesicherte Migräne.
- Episodischer vestibulärer Schwindel mäßiger bis starker Intensität.
- Zeitlicher Zusammenhang der Schwindelattacken mit Migräne-Kopfschmerzen, Phonophobie, Photophobie, Flimmerskotom oder anderen Migräne-Auren.
- Therapie mit Migräne-Medikamenten wirksam.
- Ausschluss anderer Ursachen.
- ◩ *Hinweis:* Nicht jeder Migränepatient mit Schwindel hat einen Migräne-Schwindel!

► **Differenzialdiagnose:**
- *Benigner paroxysmaler Lagerungsschwindel:* Kurze Attacken v.a. bei Lageänderung, rotatorischer Nystagmus.
- *Vestibularis-Paroxysmie:* Kurze Attacken (Sekunden bis Minuten).
- *Morbus Menière:* Hier Attacken meist < 24 h, Hypakusis die Regel, Tinnitus meist stärker, keine Photophobie.
- *Vertebrobasiläre TIA:* Meist über Schwindel hinausgehende Symptomatik, vaskuläre Risikofaktoren.

► **Therapie:** Bei Attacken > 30–60 min Antivertiginosum (z.B. Dimenhydrinat), alternativ Versuch mit Triptanen (bei Attacken < 30–60 min sind diese Medikamente nicht rasch genug wirksam!). Migräneprophylaktika scheinen auch die Frequenz der Schwindelattacken zu reduzieren.

Neuropathia (Neuronitis) vestibularis

► **Ursache:** Unklar, evtl. infektbedingt (Reaktivierung einer HSV-I-Infektion?), vorwiegend Funktion des vorderen horizontalen Bogenganges betroffen (Pars sup. N. VIII).

► **Spezielle Klinik:**
- Plötzlicher Drehschwindel über Tage, Übelkeit, Erbrechen, Fallneigung zur betroffenen Seite.
- Rotierender Spontannystagmus zur nicht betroffenen Seite (häufig erst unter Frenzel-Brille nachweisbar!), richtungsbestimmter Lage- und Lagerungsnystagmus.
- Einstellsakkade bei rascher Kopfdrehung (Halmagyi-Test).
- ◩ *Cave: Normales* Hörvermögen, *kein* Tinnitus, *keine* Bewusstseinstrübung, *keine* Hirnstammsymptome, *keine* zentrale Okulomotorikstörung (z.B. Blickfolgesakkadierung, Blickhaltedefekt, Sakkadenstörung), *keine* zentral-vestibuläre Störung (z.B. Störung der Fixationssuppression), *keine* zusätzlichen Hirnnervenausfälle, *keine* Paresen oder Sensibilitätsstörungen.

► **Sinnvolle Diagnostik:**
- ENG (Spontannystagmus zur gesunden Seite), Untererregbarkeit des betroffenen Labyrinths (in kalorischer Prüfung oft kompletter Ausfall). Bei Drehprüfungen verkürzter per- und postrotatorischer Nystagmus des betroffenen horizontalen Bogengangs.
- HNO-Konsil (unauffälliges Audiogramm), ggf. Bildgebung, Doppler-/Duplexsonographie.

▶ **Therapie:**
- Zu Beginn bei starker Übelkeit Bettruhe einhalten.
- Antivertiginosa, z. B. Dimenhydrinat (Vomex A) 1 – 3 × 100 mg/d oder Sulpirid, für die ersten 2 – 3 Tage (dann absetzen, um Adaptationsmechanismen nicht zu behindern).
- Übungsbehandlungen zur Förderung der zentralen Kompensationsmechanismen: Kopfdreh- und -kippbewegungen, optokinetischen Nystagmus auslösen, langsame Blickfolgebewegungen und Sakkaden, Gang- und Standübungen (auf festem und weichem Untergrund).
- Glukokortikoid-Gabe (initial 100 mg/d über 1 – 2 Wochen) möglich, jedoch umstritten.

▶ **Differenzialdiagnose:**
- Morbus-Menière-Attacken (S. 245).
- Vestibuläre/basiläre Migräne (S. 275).
- Störungen von Labyrinth oder N. vestibulocochlearis anderer Ursache (z. B. Vestibularisparoxysmie).
- Herpes zoster oticus: Schmerzen, Lokalbefund (Bläschen), Hörstörung, Fazialisparese.
- Multiple-Sklerose-Plaques im Hirnstamm („Pseudo-Neuritis vestibularis"): Hier aber praktisch wie kompletter Ausfall bei kalorischer Prüfung, zusätzlich zentrale Okulomotorikzeichen.
- Akustikusneurinom (S. 376): Progrediente unilaterale Hypakusis und thermische Untererregbarkeit. Schwindel, Fallneigung und Nystagmus meist erst später im Verlauf (bei Kompression von ponto-medullärem Hirnstamm und Flokkulus).

▶ **Prognose, Verlauf:** Für Wochen (!) Schwindel bzw. durch schnelle Kopfbewegungen auslösbare Schwindelattacken sind möglich.

Vestibularis-Paroxysmie (disabling positioning vertigo)

▶ **Pathogenese:** Mikrovaskuläre Kompression des N. vestibulocochlearis.
▶ **Klinisch-diagnostische Kriterien:**
- Sekunden bis Minuten andauernde Dreh- oder Schwankschwindelattacken mit Stand- und Gangunsicherheit, Nystagmus.
- Evtl. zusätzlich kochleäre Symptomen (Hypakusis, Ohrgeräusch).
- Häufig abhängig von bestimmten Kopfpositionen oder -bewegungen (die auch zu einer Abschwächung der Symptome führen können).
- Messbare kochleäre und/oder vestibuläre Defizite während der Attacke, ggf. auch im symptomfreien Intervall.
- Gutes Ansprechen auf Carbamazepin innerhalb weniger Tage.

▶ **Diagnostik:** ENG, AEP, Audiogramm, MRT (cave „passende" Gefäß-Nerven-Kontakte sind auch bei beschwerdefreien Personen nachweisbar!), ophthalmologisches Konsil.
▶ **Mögliche Begleitsymptome:** Oszillopsien, Doppelbilder, skew deviation.
▶ **Differenzialdiagnose:** BPPV (S. 241), Perilymphfistel (S. 246), zentraler Lageschwindel.
▶ **Therapie:**
1. *Antikonvulsivum:* Carbamazepin retard 2 × 200 – 400 mg/d p. o. (S. 548) *oder* Phenytoin 2 – 3 × 100 mg/d p. o. (S. 553) *oder* Valproinsäure 2 – 4 × 500 mg/d p. o. (S. 555) *oder* Gabapentin 3 × 100 – 400 mg/d (S. 550).
2. *Pimozid* (Orap; Neuroleptikum; S. 521) initial 1 – 2 × 2 mg/d; weitere Dosierung nach Bedarf.
3. *Mikrovaskuläre Dekompressionsoperation:* Wenn eine Pharmakotherapie wirkungslos (primär oder sekundär) oder langfristig nicht möglich ist.

Phobischer Schwankschwindel

▶ **Spezielle Klinik:**
- Schwankschwindel, subjektive Stand- und Gangunsicherheit.
- ◫ *Hinweis:* Niemals Drehschwindel mit Scheinbewegung der Umgebung bei phobischem Schwankschwindel!
- Fluktuierende Symptomatik mit (spontaner) attackenartiger Verschlimmerung (v. a. als Fallangst; fast immer, ohne gestürzt zu sein).
- Häufig Assoziation mit typischen Situationen (gezielt erfragen!): Brücken, leere Räume, weite Plätze, Treppen, Menschenmengen, Schlangestehen.
- Vegetative Begleitsymptomatik, z. B. Herzrasen, Schwitzen, Kribbeln.
- Zunehmendes Vermeidungsverhalten, Angst, sozialer Rückzug.
- Erkrankungsbeginn oft assoziiert mit besonderen Belastungssituationen oder auch vestibulärer Erkrankung (z. B. BPPV, s. o.).
- Evtl. Besserung nach Alkoholgenuss oder bei schnellerem Gehen oder Laufen.
▶ **Spezielle Diagnostik:** Anamnese!, wichtige DD ausschließen (Vestibularis-Paroxysmie, bilaterale Vestibulopathie, Hirnstamm-/Kleinhirnstörung) → HNO-Konsil, ENG, Posturographie.
▶ **Prozedere, Therapie:** Beschwerden ernst nehmen, aufklären über Harmlosigkeit, psychosomatische Abklärung, Motivation zu Sport und zur selbstständigen Überwindung von evtl. manifestem Vermeidungsverhalten (=bewusstes Aufsuchen schwindelerregender Situationen), evtl. unterstützend Verhaltens- und/oder Pharmakotherapie (z. B. Imipramin oder Paroxetin).

Morbus Menière

▶ **Pathogenese:** Hydrops endolymphaticus durch Resorptionsstörung im Bereich des Saccus endolymphaticus → Ionenkonzentration ↑ → Hydrops durch nachströmendes Wasser.
▶ **Spezielle Klinik** (v. a. 4.–6. Dekade): Akuter Drehschwindel (für Minuten bis Stunden), verbunden mit Tinnitus, Druckgefühl im betroffenen Ohr, Hypakusis, Steh- und Gehunfähigkeit sowie Übelkeit, Erbrechen, Angst, Schweißausbruch; ggf. zuvor Aura (Ohrdruck, Tinnitus). Im Anfall heftiger horizontaler Nystagmus zur nicht betroffenen Seite.
▶ **Sinnvolle Diagnostik:** Anamnese! ENG (im Verlauf nach längerer Krankheit kalorische Untererregbarkeit und Hypakusis), AEP, Audiometrie, HNO-Konsil (u. a. Fowler-Test – positives Rekruitment), Schwindelkalender (Häufigkeit, Stärke, Dauer, Begleitsymptome).
▶ **Therapie:**
- *In der Attacke:*
  – Leichte Sedierung, z. B. Bromazepam (z. B. Lexotanil) 5 mg ($2 \times 1/2$ Tbl./d).
  – Antivertiginosa, z. B. Dimenhydrinat (z. B. Vomex-A -Supp.) nach Bedarf.
- Evtl. Glukokortikoide, z. B. Prednisolon 0,5 – 1 g/d i. v. für 3 Tage (S. 136).
- Evtl. Rheologika-Infusionen, z. B. HAES 6 %.
- Betahistin (z. B. Aequamen forte, Vasomotal forte) $3 – 4 \times 16$ mg/d p. o. *KI:* Gleichzeitig Antihistaminika, Asthma bronchiale, gastrointestinale Ulzera, Phäochromozytom, Schwangerschaft, Stillzeit. *NW:* Magenbeschwerden, Übelkeit, Erbrechen, Diarrhö, Herzklopfen, Nervosität.
- Transtympanale chemisch-toxische Labyrinth-Ausschaltung mit Gentamicin.
- Evtl. operative Therapie (bei mangelndem konservativem Erfolg): z. B. Sakkotomie, Labyrinthektomie, Vestibulotomie, Neurektomie des N. vestibularis.
▶ **Prognose:** Unregelmäßige Frequenz der Attacken. Im Verlauf häufig Tinnitus und Hypakusis/Tieftonverlust. Nach Jahren spontanes Sistieren, oft Labyrinthzerstörung.

Labyrinth-Läsion

▶ **Perilymphfistel, traumatischer Labyrinthschaden:**
  • *Ursachen:* Traumatische/spontane Ruptur des ovalen/runden Fensters.
  • *Klinik:* Sekunden bis Minuten dauernde Schwindelattacke, meist Verstärkung durch Körperbewegungen, Kopfhaltungen. Tinnitus, Hypakusis möglich.
  • *Diagnostik:* Bei adäquatem Trauma CCT (Knochenfenster → Felsenbeinfraktur?), HNO-Konsil (Tympanotomie, Inspektion).
▶ **Labyrinthitis** (bei Herpes zoster oticus, Lues, Borreliose, Tbc):
  • *Klinik:* Schwindel, Ohrenschmerzen, Übelkeit, Stand- und Gangunsicherheit, fakultativ Fieber. Nystagmus zum erkrankten Ohr.
  • *Diagnostik:* CCT (Mastoidbeteiligung?), Otoskopie (entzündliches Trommelfell), HNO-Konsil, Liquor.
▶ **Vaskulärer Labyrinthschaden** (Labyrinthapoplex):
  • *Ursachen:* Embolie (kardial, Zellen [auch Bakterien], Fett, Fruchtwasser, Luft).
  • *Klinik:* Plötzlich Drehschwindel, Erbrechen, Taubheit, Tinnitus, Stand- und Gangunsicherheit, Nystagmus zur gesunden Seite.
  • *Diagnostik:* HNO-Konsil, internistisches Konsil (Vitium, Emboliequelle?), Doppler/Duplex der hirnversorgenden Arterien.
▶ **Toxischer Labyrinthschaden:**
  • *Medikamentöse Ursachen:* Aminoglykoside, Zytostatika (z. B. Bleomycin, Vincristin), (Schleifen-)Diuretika, Chinin, Digitalis, Barbiturate, Kontrazeptiva, Salizylate, Antidepressiva, Sedativa.
  • *Klinik:* Vordergründig meist Tinnitus und Hypakusis,
  • *Diagnostik:* HNO-Konsil, ENG (horizontaler Spontannystagmus, Lage- und Lagerungsnystagmus, thermische Erregbarkeit↓, Blickrichtungsnystagmus bei zentral-vestibulärer Beteiligung).
▶ **Bilaterale Vestibulopathie:**
  • *Klinik:* Typischerweise v. a. im Dunkeln oder auf unebenem Untergrund auftretende Gangunsicherheit und Oszillopsien mit Unscharfsehen bei Kopfbewegungen oder beim Gehen. Kein Drehschwindel
  • *Ursachen:* Bilaterales Akustikusneurinom, toxisch, simultane oder sequentielle Neuropathia oder Labyrinthinfarkte, idiopathisch, autoimmun.
  • *Diagnostik:* Vestibularisprüfung (Kalorik: bilateral ausgefallene oder verminderte Erregbarkeit), MRT.
  • *Therapie:* Physiotherapie, evtl. Glukokortikoide (S. 136), Immunsuppressiva (S. 137) oder hochdosiert Immunglobuline i. v. (S. 141).
▶ **Fistel des vorderen Bogenganges:**
  • *Klinik:* Schwindel bei Husten, Niesen, Pressen.
  • *Ursachen:* Knöcherne Dehiszenz des anterioren Bogenganges.
  • *Diagnostik:* CCT (hochauflösend).
  • *Therapie:* Operative Deckung.

Durchblutungsstörung des Hirnstamms

▣ *Hinweis:* Die vertebrobasiläre Insuffizienz (VBI) ist ein Symptomenkomplex und kein eigenständiges Krankheitsbild im eigentlichen Sinne!
▶ **Ätiologie** (Auswahl): Stenosen/Verschlüsse der A. vertebralis/basilaris/cerebri posterior, Subclavian-Steal-Syndrom (s. u.), Skalenussyndrom, Hypertonie, Herzerkrankungen, Kollagenosen.
▶ **Spezielle Klinik:** Nicht positionsabhängiger Schwindel für Minuten (meist drehend), Sehstörungen (z. B. Gesichtsfelddefekt, Visusstörung), evtl. Kopfschmerzen (v. a. okzipital), Sensibilitätsstörungen, Tinnitus, Hypakusis, Schluck- und Sprechstörung, drop attacks, amnestische Episoden.

► **Mögliche Befunde:** Hirnnervenausfälle, Nystagmus, Ataxie, Reflexdifferenzen, Pyramidenbahnzeichen, Dysarthrie, Dysdiadochokinese, einseitige Sensibilitätsstörung, Amnesie.
► **Diagnostik:** Röntgen-HWS (degenerative Veränderungen?), Doppler/Duplex der Aa. vertebrales, CCT/MRT (Tumor, Infarkt, Blutung?), 24-h-EKG, ggf. Angiographie, ENG, HNO-Konsil.

■ *Subclavian-Steal-Phänomen:*
  • *Pathogenese:* Stenose der A. subclavia vor dem Abgang der A. vertebralis → Strömungsumkehr in der A. vertebralis zur Blutversorgung des Armes.
  • *Spezielle Klinik:* Siehe S. 316, evtl. Schmerzen und leichte Ermüdbarkeit des Armes, Schwindel bei Armbelastung („Steal-Effekt"), (Symptome bei Beanspruchung des Armes durch erhöhten Durchblutungsbedarf).
  • *Sinnvolle Diagnostik:* Pulspalpation und RR-Messung im Seitenvergleich (Differenz > 30 mm Hg?), Doppler/Duplex v. a. der A. vertebralis/A. subclavia/A. basalaris, Oberarmkompressionstest, ggf. Angiographie.
  • *Therapieoptionen:* Gefäßdilatation, Bypass, Thrombendarteriektomie.

Raumforderung im Kleinhirnbrückenwinkel (S. 376)

9.17 Stand- und Gangstörung

Grundlagen

► **Anamnese:** Beginn (akut, schleichend), Verlauf (einphasig, schubförmig, chronisch-progredient), assoziierte Symptome oder Erkrankungen.
► **Basisdiagnostik:** Klinisch-neurologische Untersuchung (S. 20).
► **Spezielle Diagnostik** abhängig von der Verdachtsdiagnose s. Tab. 9.33.

Tabelle 9.33 · Differenzialdiagnose von Stand- und Gangstörungen

mögliche wegweisende Befunde	*Syndrombeschreibung*, weiterführende Diagnostik
Zehen/Fußspitzen schleifen beim Gehen am Boden, Verschlechterung bei erhöhter Gehegeschwindigkeit/Rennen, X-Bein-Stellung, (spastische) Tonuserhöhung, Reflexsteigerung, Pyramidenbahnzeichen, andere neurologische Ausfälle	*Spastik* bei Pyramidenbahnläsion zerebral/spinal (z. B. vaskuläre Läsionen, Entzündung, Raumforderung, neurodegenerative Erkrankungen) → Klinik, Anamnese, zerebrale Bildgebung, weitere Zusatzuntersuchungen nach Verdachtsdiagnose
Gangunsicherheit mit Fallneigung, pathologischer FNV/KHV, Intentionstremor, evtl. Nystagmus, skandierende Sprache	*zerebelläre Ataxie* (Kleinhirnerkrankung oder Hirnstammfunktionsstörung) → Anamnese, Klinik, MRT (CCT), weitere Zusatzuntersuchungen nach Verdachtsdiagnose
positiver Romberg-Versuch (S. 20), Tiefensensibilitätsstörung (Lagesinn, Vibration), eventuell Störung der Oberflächensensibilität	sensible Ataxie (Störung der afferenten sensiblen Bahnen, insbesondere Hinterstränge bei toxischen Störungen, funikulärer Myelose, degenerativen Erkrankungen) → Klinik, spinale und zerebrale Bildgebung, Elektroneurographie, SEP, Bestimmung von Vit. B_{12} und Folsäure, weitere Zusatzuntersuchungen nach Verdachtsdiagnose

Fortsetzung ▶

Tabelle 9.33 · Fortsetzung DD Stand- und Gangstörungen

mögliche wegweisende Befunde	*Syndrombeschreibung*, weiterführende Diagnostik
kleinschrittiges, nach vorne übergeneigtes Gangbild, Trippelschritte, Umdrehen beim Gehen „en bloc", verminderte Mitbewegung der Arme beim Gehen, eventuell Start- oder Stophemmung, Rigor	*hypokinetisch-rigide Gangstörung* Basalganglienerkrankungen → Klinik, S. 490 ff.
Beine „kleben" beim Gehen am Boden, Stolpern bei aktiver Körperdrehung im Stehen, gute Beweglichkeit der unteren Extremitäten im Liegen, keine Tonuserhöhung/Spastik, evtl. Trias mit Demenz und Inkontinenz	*Gangapraxie* = frontale Gangstörung (z. B. bei Normaldruckhydrozephalus [S. 300], anderen frontalen Prozessen) → Anamnese, Klinik, zerebrale Bildgebung, Liquorprobepunktion, weitere Zusatzuntersuchungen nach Verdachtsdiagnose.
komplexe pathologische Bewegungen, die das Gehen erschweren, z. B. einschießende oder tonische unwillkürliche Bewegungen	*hyperkinetische oder dystone Syndrome* (z. B. Chorea Huntington, Dystonie, symptomatische Bewegungsstörungen [S. 513 ff.]), → Anamnese, Klinik, weitere Zusatzuntersuchungen nach Verdachtsdiagnose

9.18 Unwillkürliche Bewegungen

Übersicht

Tabelle 9.34 · Unwillkürliche Bewegungen – Übersicht

Krankheitsbild, Verdachtsdiagnose	Beschreibung
Tremor	s. u.
Myoklonus	s. u.
Spätdyskinesie (tardive Dyskinesie)	S. 118
choreoathetotische neuroaxonale Dystrophie (Hallervorden-Spatz-Erkrankung)	S. 510
Morbus Wilson	S. 511
Chorea Huntington	S. 513
Chorea minor (Sydenham)	S. 517
Neuroakanthozytose-Syndrom	S. 517
Dystonien	S. 518 ff.
Hemiballismus/Ballismus	S. 524
Tics	S. 525
Restless-legs-Syndrom	S. 575

Tremor-Syndrome

▶ **Wichtige Kriterien zur Beschreibung eines Tremorsyndroms:**
- *Frequenz:* Niedrig- (2–4 Hz), mittel- (4–7 Hz), hochfrequent (> 7 Hz).
- *Tremorarten* (nach Bedingung für das Auftreten):
  - *Ruhetremor.*
  - *Aktionstremor:* Haltetremor, Tremor bei ungerichteter Bewegung, Tremor bei Zielbewegung = Intentionstremor (Zunahme gegen Ende der Bewegung).
  - *Physiologischer Tremor* (kein Krankheitswert!): Tritt bei jeder gesunden Normalperson auf mit niedriger Amplitude und relativ hoher Frequenz (6 Hz proximal, bis zu 20 Hz distal = Hände/Finger).
- *Bewegungsamplitude:* Grob- oder feinschlägig?
- *Lokalisation:* Wo am Körper tritt der Tremor auf?

▶ **Allgemeine Diagnostik zum Ausschluss einer symptomatischen Ursache:**
- Anamnese (v.a. Medikamentenanamnese!), Fremdanamnese, Familienanamnese.
- Neurologischer Status.
- Neurophysiologie: Polygraphisches EMG (zur exakten Bestimmung der Tremorfrequenz und der synchronen/asynchronen Innervation von Agonisten/Antagonisten), Mehrkanal-EEG, MEP (S. 73), long-loop-Reflex.
- Bildgebung: Im Einzelfall MRT (CCT), SPECT, evtl. auch PET (zur DD von Parkinsonsyndromen s. S. QVQ = Tab_Idiopathische_Parkinsonsyndrome).
- Labor (z.A. einer metabolischen Entgleisung bei V.a. verstärkten physiologischen Tremor): Na^+, Ca^{2+}, K^+, Cl^-, GOT, GPT, γ-GT, CHE, Kreatinin, Harnstoff, Glukose, Cu^{2+}, fT_3, fT_4, TSH. Im Einzelfall Coeruloplasmin (S. 511), toxikologische Untersuchungen/Drogen-Screening, weitere endokrinologische (z.B. Kortisol, Parathormon) und/oder immunologische Untersuchungen.
- Ggf. Liquordiagnostik.

▶ **Wegweisende klinische Tests:**
- *Ruhetremor:* Der Patient sitzt, die Arme liegen auf einer Unterlage auf. Evtl. kognitive Aufgabe (z.B. Rechnen) zur Provokation einer Tremor-Verstärkung. Zumindest kurzes Sistieren des Tremors beim Heben der Arme.
- *Aktionstremor:*
  - *Haltetremor:* Arme in Pronationsstellung vorhalten.
  - *Tremor bei ungerichteter Bewegung:* Ungerichtete Flexions- und Extensionsbewegungen durchführen lassen.
  - *Intentionstremor:* Finger-Nase-/Finger-Finger-Versuch oder Knie-Hacken-Versuch (S. 20).

▶ **Differenzialdiagnosen:**
- *Rhythmischer Myoklonus:* Auf eine Extremität oder Körperregion begrenzte Muskelzuckungen < 5 Hz (im EEG spike-wave-Komplexe?)
- *Asterixis* (= negativer Myoklonus): Innervationspausen einer Halteinnervation (v.a. an den Armen). Bei den Händen typischerweise Flexions- und Extensionsbewegungen in Hand- und Fingergrundgelenken sowie Fingerspreizbewegungen („flapping"). Typisch bei hepatischer Enzephalopathie (S. 462) → Nachweis/Ausschluss durch EMG.
- *Klonus:* Repetitive Muskelkontraktionen, v.a. bei rascher Muskeldehnung (S. 14).
- *Epilepsia partialis continua:* Anamnese, EEG (S. 53).

▶ **Kennzeichen und Therapie wichtiger Tremorformen:** s. Tab. 9.35. Bei medikamentöser Therapieresistenz von zerebellärem und essenziellem Tremor Tiefenhirnstimulation erwägen (Nucl. ventrointermedius [Vim] des Thalamus).

Neurologische Leitsyndrome und Leitsymptome

Tabelle 9.35 · Klinische Tremorsyndrome und deren Therapie (nach Deuschl)

Diagnose	allgemeine Hinweise + Kriterien	klinische Merkmale	Therapie
physiologischer Tremor	– Tremorform aller Normalpersonen	F 6–20 variabel	
verstärkter physiologischer Tremor	– Anamnese < 2 a – keine neurologische Erkrankung mit Kernsymptom Tremor – Ursachen: Typischerweise endogene/exogene Intoxikationen (z.B. Hyperthyreose, trizyklische Antidepressiva, Lithium, Valproat)	F 6–12 **H Z**	– möglichst kausale Therapie – Propranolol[1] 30–240 mg/d
essenzielle Tremor-Syndrome (ET) – klassischer essenzieller Tremor	– Prävalenz bis 5% (>40a) – Erkrankungsbeginn >50% vor 25. Lj., zweiter Gipfel um 60. Lj. – ca. 60% autosomal dominanter Erbgang mit variabler Penetranz (Familienanamnese) – monosymptomatisch mit langsamer Progredienz – Besserung durch Alkohol (50–70%) – bilateral, meist symmetrisch – v.a. Hände, Kopf, Stimme, Beine – kein Ruhetremor	F 7–9 **H R Z**	– Propranolol[1]: 30–320 mg/d (<60a) – Primidon[1] (Pat. >60a oder mit KI gegen β-Blocker): Initial 62,5 mg (abends), langsam steigern bis 250 (max. 500) mg – Evtl. auch Kombination Propranolol und Primidon – operative Therapie (Vim-Stimulation oder -Läsion) – Gabapentin 1800–2400 mg/d – Clonazepam[1] 0,75–6 mg/d (oder Alprazolam 0,75–4 mg/d) – Botulinumtoxin[1] – Clozapin: Initial 12,5 mg, wenn wirksam 12,5–50 mg/d – Selbsthilfegruppe: www.tremor.org

– primärer orthostatischer Tremor	– selten; mittleres bis höheres Erwachsenenalter – meist idiopathisch, selten symptomatisch (z. B. Ponsläsion) – Unsicherheit beim Stehen (Gehen/Sitzen/Liegen o.B.), z. T. häufige Stürze – Vibrieren der Beinmuskeln im Stehen (tastbar, evtl. sichtbar) – Poly-EMG Beinmuskeln im Stehen obligat (typisch: 13 – 18 Hz-Muster)!	F 13 – 18 H Z	– Gabapentin 1800 – 2400 mg/d – L-Dopa 187 – 750 mg/d – Primidon 62,5 – 500 mg/d – Clonazepam 1,5 – 6 mg/d
aufgabenspezifischer Tremor	– z. B. Schreibtremor, Stimmtremor – oft bei Musikern oder Sportlern – typischerweise bei hochspezialisierte Tätigkeiten	F 4 – 9 Z H	– unbefriedigende medikamentöse Therapie – Schreibtremor: selten wirkt Propranolol[1] oder Primidon[1] (s. o.) – Stimmtremor: Propranolol-Versuch, ggf. Botulinumtoxin[1]
dystoner Tremor	– Tremor in von Dystonie betroffenem Körperabschnitt – fokal begrenzt	F < 7 H Z R	– dyst. Kopftremor: Botulinumtoxin – dyst. Handtremor: Botulinumtoxin – dyst. Stimmtremor: Botulinumtoxin – generalisiert: Gpi-Stimulation – Extremitäten: Trihexyphenidyl 3 – 15 mg/d oder Propranolol 120 – 240 mg/d oder Clonazepam 2 – 6 mg/d
Tremor bei idiopathischem Parkinsonsyndrom	s. S. 493	F 3 – 6 R H Z	s. S. 495

Neurologische Leitsyndrome und Leitsymptome

Forts. ▶

Neurologische Leitsyndrome und Leitsymptome

Tabelle 9.35 · Fortsetzung

Diagnose	allgemeine Hinweise + Kriterien	klinische Merkmale	Therapie
klassischer zerebellärer Tremor	– Läsion des ipsilateralen Kleinhirns	F 2,5–5 **Z** H	– Versuch mit Propranolol[1], Carbamazepin 400–600 mg/d, Clonazepam 1,5–6 mg/d, Physostigmin und Ondansetron – stereotaktische Operation
Ruber-/Mittelhirntremor (Holmes-Tremor)	– Läsion zerebello-thalamischer + nigro-striataler Bahnen – Tremor mit Latenz zur Läsion – v.a. proximale Armmuskulatur	F < 4,5 **R Z** H	– Versuch mit Dopaminergika, Trihexiphenidyl 2–12 mg/d (S. 520), L-Dopa < 1200 mg/d, Clozapin < 75 mg/d – stereotaktische Operation
Gaumensegeltremor (GT)			
– symptomatisch (SGT)	– Läsion/Degeneration Hirnstamm/Kleinhirn – MRT (typisch: Pseudohypertrophie der Oliven)	– rhythmische Gaumensegelbewegungen (M. levator veli palatini) und weiterer Muskeln im Hirnnervenbereich (Oszillopsien) sowie der Extremitäten	– ggf. Oszillopsien Botulinumtoxin in Augenmuskeln – zur Therapie des Tremors s. Holmes-Tremor (s.o.)
– essenziell (EGT)	– Extremität/Augen o.B. – keine Hirnstammläsion – MRT ohne pathol. Befund	– rhythmische Bewegungen weicher Gaumen (M. tensor veli palatini) – klinisch „Ohrklick"	– ggf. Botulinumtoxin in M. tensor veli palatini

Tremor bei peripherer Neuropathie	– oft bei demyelinisierenden Neuropathien (z. B. IgM-Paraproteinämien, HMSN Typ I)	F variabel H z	– möglichst kausale Therapie – symptomatisch Versuch mit Propanolol[1] oder Primidon[1]
medikamenten-/toxininduzierter Tremor	– alle Tremorformen möglich – meist verstärkter physiologischer Tremor (s. o.) – Beispiele: I nach Lithium, R/H nach langfristiger Neuroleptikatherapie (tardiver Tremor)	variabel	– keine konkreten Empfehlungen[1] – evtl. Versuch mit Propanolol[1] – ggf. Absetzen oder Umstellen der Medikation
psychogener Tremor	– plötzlicher Beginn – vollständige Remissionen – Kombination von Ruhe- und Aktionstremor – Abnahme der Amplitude oder Frequenzvariation bei Ablenkung – bei wiederholter Prüfung wechselnde Ausprägung – muskuläre Verspannung der Extremität	variabel	– psychiatrische Behandlung – Physiotherapie – ggf. passager Propranolol[1] 30–180 mg/d

F = Frequenz; H = Haltetremor; R = Ruhetremor; Z = Aktivierung bei Zielbewegung („fett" = obligat vorhanden, „normal" = kann vorkommen)

[1] Kontraindikationen, Nebenwirkungen:

– *Propanolol* (z. B. Dociton): Kl: Asthma bronchiale, manifeste Herzinsuffizienz, AV-Block II°, III°; NW: Müdigkeit, Bradykardie, AV-Block
– *Primidon* (S. 554; z. B. Liskantin, Mylepsinum): Kl: Intoxikation mit Sedativa/Alkohol, Asthma bronchiale, Porphyrie, schwere Leber-/Niereninsuffizienz; NW: ZNS-Symptome, Exanthem, Ataxie, Schwindel, Kopfschmerzen, Sedierung.
– *Clonazepam* (S. 549, z. B. Rivotril): Kl: Myasthenia gravis, schwere Leberinsuffizienz, schwere Ateminsuffizienz, Schlafapnoesyndrom; NW: Sedierung, Amnesie, Appetitlosigkeit, Speichel-/Bronchialsekretion ↑.
– *Botulinumtoxin* (S. 520).

Neurologische Leitsyndrome und Leitsymptome

Myoklonus-Syndrome

▶ **Definition:** Kurze (20–150 ms), unwillkürliche und plötzlich einschießende Bewegungen mit klinisch erkennbarem Bewegungseffekt.

▶ **Formen:**
- *Kortikaler Myoklonus:* Aktivität von Neuronen im motorischen Kortex.
- *Retikulärer Myoklonus:* „Generator" im Bereich der Formatio reticularis.
- *Spinaler Myoklonus:* Bewegungsinitiierung auf spinaler Ebene.

▶ **Wichtige Kriterien zur Beschreibung eines Myoklonus-Syndroms:**
- *Lokalisation:* Fokal, segmental, multifokal, generalisiert?
- *Zeitliche Abfolge:* Arrhythmisch, rhythmisch, oszillierend?
- *Auftreten:* Spontan, vereinzelt, dauernd (kontinuierlich), auf äußere Reize (z. B. akustisch, visuell, somatosensorisch), Willkürbewegungen (Halte-, Aktions-, Intentionsmyoklonus)?
- *Dynamik:* Lokal oder sich ausbreitend (bei Ausbreitung Richtung beachten [kraniokaudal, vestibulo-kranial etc.] – wichtig für Lage des Generators).
- *Dauer:* Kontinuierlich oder anfallsartig?

▶ **Diagnostik:**
- Anamnese, Fremdanamnese, Familienanamnese, Neurostatus.
- *Neurophysiologie:* Polygraphisches EMG; zur Abgrenzung kortikaler Myoklonien zusätzlich: EEG-Rückwärtsanalyse (EEG-Potentiale *vor* Auftreten des Myoklonus im EMG), Medianus-SEP (Nachweis sog. Riesenpotenziale?), Neurographie.
- *Labor:* Blutbild, Entzündungsparameter, Elektrolyte, GOT, GPT, γ-GT, Kreatinin, Harnstoff, Ammoniak, CK, Kupfer, Coeruloplasmin, Laktat, Lupus-assoziierte AK; ggf. erweitern bei entsprechendem Verdacht.
- Liquordiagnostik.
- Kraniales MRT zur Erkennung symptomatischer Ursachen (Tab. 9.36); ggf. zusätzlich spinal.

▶ **Wichtige Myoklonus-Syndrome:** Siehe Tab. 9.36.

Tabelle 9.36 · Myoklonus-Syndrome

Myoklonus-Syndrom	Formen, Charakteristika
physiologischer Myoklonus	– Angst-/Schreck-Myoklonie – Einschlaf-/Aufwach-Myoklonie – Anstrengungs-Myoklonie – Singultus – essenzielle nächtliche Myoklonie – postsynkopale Myoklonie
(hereditärer) essenzieller Myoklonus	– autosomal dominant oder sporadisch – EEG unauffällig – gutartig, nur geringe Progredienz – häufig Besserung durch Alkoholgenuss
Epilepsie-assoziierter Myoklonus	– primär generalisierte Epilepsien – fokale Epilepsie (z. B. Rolando-E.) – fokal motorische Anfälle – Myoklonus-Epilepsien: Lafora-Einschlusskörperchen-Krankheit, Ramsay-Hunt-Syndrom, Sialidosen („cherry-red-spot,"-Myoklonus-Syndrom), Zeroidlipofuszinose (z. B. Kufs-Syndrom), mitochondriale Enzephalopathie (z. B. MERRF), dentato-rubro-pallidoluysianische Atrophie

Tabelle 9.36 · Fortsetzung	
Myoklonus-Syndrom	**Formen, Charakteristika**
symptomatischer Myoklonus	– *Systemdegeneration:* Morbus Wilson, Chorea Huntington, Parkinsonsyndrome, Morbus Alzheimer, Multisystematrophie, kortikobasale Degeneration
	– *metabolische Enzephalopathie:* z. B. Nieren-/respiratorische/Leberinsuffizienz, diabet. Ketoazidose, Hypoglykämie
	– *toxisch:* z. B. Schwermetalle, Kokain, LSD, Cannabis, Ecstasy, Wismut, Methylbromid, L-DOPA, trizyklische Antidepressiva, MAO-Hemmer, Lithium, Penicilline, Cephalosporine
	– *infektiös-entzündlich:* Enzephalitiden (SSPE, Herpes-simplex, Mumps, Coxsackie, HIV, Arbo, Creutzfeldt-Jakob-Krankheit, Rasmussen)
	– *paraneoplastisch:* Neuroblastom, Adenokarzinom
	– *posthypoxisch:* Lance-Adams-Syndrom (schwerer Aktionsmyoklonus, die Willkürmotorik ist stark gestört bis zur Rollstuhlpflichtigkeit; häufig zusätzlich Ataxie)
	– *physikalisch:* Hitzschlag, Stromunfall, Taucherunfall
	– *fokale ZNS-Läsion:* z. B. Ischämie, Blutung, Tumor, Trauma

▶ **Therapieoptionen** (*cave* keine Therapie bei benignen Myoklonien! Bei sekundären Myoklonien steht die Behandlung der Grundkrankheit im Vordergund): Optionen für eine smptomatische Therapie (individuell!):
- *Valproat* (S. 555) initial 300 mg/d, max. 4000 mg/d.
- *Clonazepam* (Rivotril, S. 549) initial 2 × 0,5 mg/d, max. 6 – 10 mg/d.
- *Primidon* (z. B. Mylepsinum) 500 – 700 mg/d (einschleichend!).
- *5-Hydroxytryptophan* initial 4 × 100 mg/d, max. 3000 mg/d.
- *Piracetam* (z. B. Nootrop) max. 16 g/d, alternativ Levetiracetam initial 2 × 500 mg/d, max. 3000 mg/d.
- Kombination der genannten Wirkstoffe.

▶ **Sonderform Lance-Adams-Syndrom**:
- *Klinik:* Nach zerebraler Hypoxie auftretende, meist symmetrische, ausgeprägte Kloni an Extremitäten und Gesicht. Bei Überleben der Akutphase Manifestation als Aktionsmyoklonus.
- *Therapie:* Versuch mit Clonazepam (z. B. Rivotril) in hohen Dosen i. v., alternativ Piracetam (Nootrop) 10 – 12 g/d i. v., p. o..

9.19 Anfall, Synkope

Differenzialdiagnostische Einordnung

▶ Die Tabelle 9.37 auf der folgenden Seite bietet eine Übersicht zur klinischen Einordnung/Orientierung.

Tabelle 9.37 · Differenzialdiagnostische Einordnung von epileptischen Anfällen und Synkopen

	einfach-partieller Anfall (S. 530)	komplex-partieller Anfall (S. 531)	primär generalisierter Grand-mal-Anfall (S. 531)	sekundär generalisierter Grand-mal-Anfall (S. 533)	Absence (S. 534)	Synkope (S. 565)
Beginn:						
– mit Aura	+	+ (temporal)	–	+	–	+ (Vorboten)
– mit Zuckung	+	möglich	–	–	–	+
– mit Streckung, Dehnung	+		–	–	–	+ (sehr kurz)
– ohne Vorboten	–	+ (frontal)	+	+ (möglich)	+	–
Bewusstseinsstörung	–	+	+	+	+	+
Sturz	(möglich)	–	+	+	–	+
postiktuale Verwirrtheit	–	+	+	+	–	ungewöhnlich
Dauer < 30 sek	weites Spektrum	–	–	–	+	+
Intervall-EEG:						
– bilateral synchrone spike-waves	–	–	+	–	+	–
– spikes, sharp-waves, slow waves	möglich	möglich	möglich	möglich	möglich	–

+ = trifft zu/ja; – = trifft nicht zu/nein bzw. kein adäquates Differenzierungsmerkmal

9.20 Autonome Störungen

Neurogene Blasenstörungen

▶ **Definition:** Funktionelle Störung von Blase und Harnröhrensphinkter.

▶ **Reflexbögen zur Blasenfunktion:**
- *Schleife 1* (Frontalhirn – Hirnstamm): Regionen von Frontallappen und Formatio reticularis mit Impulsen von Kleinhirn und Basalganglien. *Funktion:* Koordination der willentlichen Kontrolle des Miktionsreflexes.
- *Schleife 2* (Hirnstamm – sakrales Miktionszentrum): *Afferent* vom M. detrusor zum Pons; *efferent* von Formatio reticularis zum sakralen Miktionszentrum bei S2–S4. *Funktion:* Ausreichend lange Detrusorkontraktion für völlige Blasenentleerung.
- *Schleife 3* (Blase – sakrales Miktionszentrum → M. sphinkter urethrae externus): *Afferent* vom M. detrusor zum sakralen Miktionszentrum; *efferent* über N. pudendus zum M. sphincter urethrae externus. *Funktion:* Steuerung eines koordinierten Verhaltens von Detrusor und urethraler Muskulatur und entsprechende Relaxierung des quergestreiften Sphinkters.
- *Schleife 4* (Frontalhirn – sakrales Miktionszentrum): *Efferent* vom Kortex zum Nucleus pudendus im sakralen Miktionszentrum → über N. pudendus zum M. sphincter urethrae externus. *Funktion:* Willentliche Beeinflussung des quergestreiften Anteils des M. sphincter urethrae externus.

▶ **Periphere und autonome Innervation:**
- *Sympathikus:* Ursprung im Bereich der Segmente Th10–12 bis L2, peripher dem N. hypogastricus zugeordnet. *Funktion:* Detrusorrelaxation, Blasenhals- und Sphinkter-internus-Kontraktion (Speicherphase).

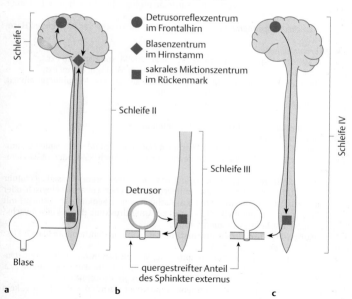

Schleife I

● Detrusorreflexzentrum im Frontalhirn

◆ Blasenzentrum im Hirnstamm

■ sakrales Miktionszentrum im Rückenmark

Schleife II

Schleife III

Schleife IV

Detrusor

Blase

quergestreifter Anteil des Sphinkter externus

a   b   c

Abb. 9.6 · Steuerung der Blaseninnveration

- *Parasympathikus:* Ursprung im sakralen Miktionszentrum (S2–S4), peripher dem N. pelvicus zugeordnet. *Funktion:* Initiierung der Kontraktion des Detrusors und Hemmung der Kontraktion der glatten urethralen Muskulatur (Entleerungsphase).
- *N. pudendus* (S2–4): Afferent von Urethra, efferent zum M. sphincter urethrae externus.

▶ **Diagnostik:**

- *Anamnese:* Miktions, Defäkations- und Sexualanamnese, zusätzliche neurologische Symptome, internistische Vorerkrankungen, Operationen im Bauch-/Beckenraum, Medikamentenanamnese (typische Auslöser einer pharmakogenen oder Verstärker einer neurogenen Blasenstörung: Antidepressiva, Neuroleptika, Antiarrhythmika, andere anticholinerg wirkende Substanzen).
- *Klinische Untersuchung:* Reflexstatus (Kremaster [L1–2], Anal [S4–5], Bulbokavernosus [S2–4]), Parese-/Sensibilitätsprüfung ("Reithose"?), Rektum-Palpation (Sphinktertonus, Urethraobstruktion), Atrophien intrinsischer Fußmuskeln (S3), Fußdeformität, Nävi/Hypertrichose im Lumbosakralbereich.
- *Gynäkologisches bzw. urologisches Konsil.*
- *Labor:* Urin (Urinstatus, Bakteriologie z. A. eines Infektes), Kreatinin.
- *Restharnbestimmung* (post mictionem!).
- *Röntgen:* i.v.-Urogramm, Miktionszysturethrographie (MCU).
- *Urologisch-apparative Diagnostik:*
  - *Sonographie* des oberen und unteren Harntraktes.
  - *Uroflowmetrie* (Messung des Miktionsvolumens und der Harnflussgeschwindigkeit): v.a. zur Diagnose infravesikaler Abflussstörungen.
  - *Zystomanometrie* (Blasendruckmessung): Objektivierung von Detrusorhyperreflexie, Detrusor-Sphinkter-Dyssynergie und Detrusorhypo-/areflexie.
  - *Urethrozystoskopie:* Feststellung primär urologischer Ursachen (z. B. Tumor, Verletzung).
  - *Ausscheidungsurogramm:* Abklärung von Erkrankungen der ableitenden Harnwege.
- *Neurophysiologie:*
  - EMG des M. sphincter urethrae ext. (alternativ M. sphincter ani ext.).
  - Distal motorische Latenz des N. pudendus zum M. sphincter ani ext.
  - Magnetstimulation des M. sphincter urethrae ext. oder M. sphincter ani ext. von kortikal oder/und lumbaler Stimulation.
  - Bulbokavernosusreflex (evtl. Latenz ↑).
  - Pudendus-SEP.
  - Sympathischer Hautreflex von Perineum und von den Füßen.

▶ **Allgemeine Therapie:**

- *Eventuell (mit-)verantwortliche Pharmaka (s.o.) absetzen* oder Therapie ggf. umstellen (z. B. trizyklische Antidepressiva ersetzen durch SSRI oder MAO-Hemmer).
- *Prophylaxe/Therapie von Harnwegsinfektionen:* Ausreichende Flüssigkeitszufuhr (1,5–2,5 l/d), vollständige Blasenentleerung anstreben (pharmakologisch oder durch (am besten intermittierenden) Katheterismus). Senkung des Urin-pH mit L-Methionin (Acimethin $3 \times 0,5 – 1$ g/d) zur Unterdrückung des Bakterienwachstums, ggf. antibiotische Dauertherapie.

A. Detrusorhyperreflexie /Detrusorinstabilität (= zerebral enthemmte Blase):

- *Schädigungsort:* Suprapontin.
- *Mögliche Ursachen:* Mantelkantenprozesse, Morbus Parkinson, Multisystematrophie, Demenz, Multiple Sklerose, zerebrovaskuläre Erkrankungen, Trauma (v.a. Frontalhirn), Frontalhirntumoren, (Normaldruck-)Hydrozephalus.
- *Spezielle Klinik:* (Drang-)Inkontinenz, imperativer Harndrang, Pollakisurie, kein Restharn.

Tabelle 9.38 · **Medikamente zur Therapie neurogener Blasenstörungen**

Substanzklassen, Wirkprinzip	Indikationen	Präparate + Dosierung (Alternativen)	NW, KI (Auswahl)
Anticholinergika, Relaxanzien glatter Muskulatur → Hemmung des Detrusors	– Detrusorhyperreflexie – Detrusor-Sphinkter-Dyssynergie (unter Beachtung der Restharnmengen)	– Oxybutynin (z.B. Dridase 5 mg/Tbl.) 2 – 3 × 2,5 – 5 mg/d p.o. (ggf. intravesikal) – Trospiumchlorid (z.B. Spasmolyt-Dragees 20 mg/Drg.) 2 × 20 mg/d p.o. – Tolterodin (z.B. Detrusitol 1|2 mg/Tbl.) 2 × 1 – 2 mg/d p.o. – Propiverin (Mictonorm) 3 × 10 mg	*NW:* Mundtrockenheit, Akkommodationsstörung, Obstipation, Müdigkeit, Übelkeit, Herzrhythmusstörungen. *KI:* Engwinkelglaukom, infravesikale Obstruktion, GIT-Motilitätsstörung, Lungenödem, Tachyarrhythmie, Myasthenia gravis
α-adrenerge Rezeptorenblocker → Hemmung des inneren Sphinkters, Enthemmung des Detrusors, Relaxierung glatter Muskulatur	– Detrusor-Sphinkter-Dyssynergie – Detrusorhypo-/areflexie	– Urapidil (Ebrantil) 2 × 30 mg – Phenoxybenzamin (Dibenzyran) 2 × 10 bis 3 × 20 mg – Prazosin (z.B. Minipress) 3 × 0,5 – 2 mg – Terazosin (Heitrin) 1 – 20 mg	*NW:* Hypotonieneigung, Miosis, nasale Kongestion, Ejakulationsstörung. *KI:* KHK, Herzinsuffizienz
Antispastika	Detrusor-Sphinkter-Dyssynergie	– Baclofen (Lioresal) 3 × 5 – 25 mg	*NW:* Sedierung, Schwindel, GIT-Symptome, Kopfschmerzen. *KI:* Epilepsie, Niereninsuffizienz
		– Tizanidin (Sirdalud) 3 × 2 – 4 mg	*NW:* Sedierung, Schwindel, GIT-Symptome, Kopfschmerzen. *KI:* Leberinsuffizienz
		– Memantin (Axura, Ebixa) 2 – 3 × 5 – 20 mg	*NW:* Sedierung, Schwindel, Kopfschmerzen. *KI:* Epilepsie, Niereninsuffizienz
Antidiuretika → Minderung der Diurese	Detrusorhyperreflexie	Desmopressin (Minirin) 10 µg/1 Hub)	*NW:* GIT-Symptome, Hirnödem, Kopfschmerzen, Wasserretention. *KI:* dekomp. Herzinsuffizienz

- *Therapieoptionen:*
  - *Allgemein:* Intermittierender Katheterismus, Blasentraining, Beckenboden-gymnastik, Kondom-Urinal, Vorlagen, Windel.
  - *Medikamentös* (Detrusorrelaxation): Oxybutynin oder Trospiumchlorid oder Tolterodin oder Propiverin (Dosierungen s. Tab. 9.38). Ggf. Antidiurese (Desmopressin, s. Tab. 9.38).

B. Detrusor-Sphinkter-Dyssynergie (DSD) – (spinale Reflexblase):
- *Schädigungsort:* Spinal supranukleär (=oberhalb des Conus medullaris).
- *Mögliche Ursachen:* Trauma, Diskusprolaps, Querschnittsmyelitis, Ischämie, Multiple Sklerose, spinaler Tumor, Heredoataxie, AV-Malformation.
- *Spezielle Klinik:* Stakkatomiktion, Pollakisurie mit Drang- und Reflexinkontinenz, Restharn (mäßig; *cave* selten Harnverhalt!), rezidivierende Harnwegsinfektionen.
- *Therapieoptionen:*
  - *Allgemein:* Stuhlregulierung, genügende Trinkmenge, Blasentraining, Beckenbodengymnastik, ggf. intermittierende Selbstkatheterisierung (ISK; indiziert ab Restharnmengen > 100 ml; mind. 3 × tgl.), Kondom-Urinal, Vorlagen, Windel.
  - *Medikamentös systemisch:* Zur Detrusorrelaxation s.o. und Tab. 9.38. Bei Blasenhalshypertonie ggf. α-Sympathikolytika (z.B. Prazosin, s. Tab. 9.38), bei Sphinkterspastik ggf. Baclofen (Lioresal, s. Tab. 9.38 und S. 145).
  - *„Lokal":* Botulinumtoxin A (S. 520) *oder* Sphinkterotomie *oder* Stent.

C. Detrusorhyporeflexie oder **-areflexie** (areflexive, autonome Blase):
- *Schädigungsort:* Läsionen Sakralmark, lumbosakraler Plexus, periphere Nerven (periphere Blaseninnervation gestört).
- *Mögliche Ursachen:* Konus-Kauda-Läsion durch Trauma, Raumforderung (medialer Diskusprolaps, Tumor, Spinalkanalstenose), Tabes dorsalis, Radikulopathie, Multiple Sklerose, Neuropathie, operativer Eingriff, Strahlentherapie, Myelodysplasie, Tethered-cord-Syndrom.
- *Spezielle Klinik:* Harnverhalt mit hohen Restharnmengen, Überlaufblase, neurogene Stressinkontinenz.
- *Therapieoptionen:*
  - *Allgemein:* v.a. (!) intermittierender Selbstkatheterismus (ISK, s.o.), Blasentraining. Ggf. suprapubischer Dauerkatheter oder – bei großen Restharnmengen – kontinente supravesikale Harnableitung (ileal conduit).
  - *Medikamentös:* mit Cholinergika wie Urapidil (Ebrantil), aber Wirkung mangelhaft bei starken Nebenwirkungen → keine Alternative zum ISK!

Neurogene Darmstörungen
....

▶ **Funktionelle Anatomie:**
- *Efferent:* Enddarmperistaltik und M. sphincter ani internus werden durch das parasympathische Kerngebiet S2–4 versorgt. Der willkürliche M. sphincter ani externus wird vom N. pudendus innerviert.
- *Afferent:* Afferenzen aus der Darmwand gehen über den Plexus pelvicus zum Sakralmark S2–4.
▶ **Ursachen:** Querschnittläsion (S. 208), Multiple Sklerose (S. 439), Konus-/Kauda-Syndrom (S. 211).
▶ **Spezielle Diagnostik:** Nach internistischer Maßgabe.
▶ **Klinik:**
- *Läsionen über dem sakralen Zentrum:* Stuhlverhalt (Retentio alvi).
- *Läsionen des sakralen Zentrums bzw. der Kauda:* Ausfall des Analreflexes, schlaffer Schließmuskel, Stuhlinkontinenz (Incontinentia alvi).

▶ **Therapieoptionen:**
- *Obstipation:* Zunächst ballaststoffreiche Ernährung, pflanzliche Laxanzien, Laktulose, ggf. Domperidon (Motilium; S. 276).
- *Diarrhöen:* Möglichst Behandlung der Grunderkrankung (z. B. autonome PNP), sonst symptomatisch mit z. B. Loperamid, ballaststoffarmer Ernährung.

Störung von Erektion und Ejakulation

▶ **Funktionelle Anatomie:** *Efferent:* Sympathikus über L1 – 2, Parasympathikus (Vasodilatation → Erektion; *afferent:* N. pudendus (somatosensibel).
▶ **Ursachen:**
- *ZNS:* Hirninfarkt/-blutung/-tumor, Enzephalitis, Subarachnoidalblutung, Multiple Sklerose, Morbus Alzheimer, Morbus Parkinson, Multisystematrophie, Schädelhirntrauma, Dystrophia myotonica.
- *Spinal:* Entzündung, Raumforderung, Trauma, funikuläre Myelose.
- *Peripher:* PNP, Plexus-lumbosacralis-Läsion, N.-pundenus-/-pelvicus-Läsion, Konus-/Kauda-Syndrom, Lambert-Eaton, akute Pandysautonomie.
- *Medikamentös* (z. B. β-Blocker, Antikonvulsiva, Anticholinergika, Antiphlogistika, Opiate, Psychopharmaka).
- *Psychogen.*
▶ **Klinik:**
- *Läsionen zervikothorakal:* Ein spinaler Erektionsreflex mit reflektorischer Ejakulation ist möglich (trotz Sensibilitätsverlust!).
- *Läsionen thorakolumbal/peripher:* Erektion und Ejakulation nicht möglich.
▶ **Spezielle Diagnostik:**
- (Sexual-)Anamnese, urologisches Konsil (→ ggf. Tumeszenzmessung).
- Labor: BB, Nieren-/Leberwerte, Elektrolyte, TSH, HbA1c, Prolaktin, Testosteron, ggf. FSH/LH.
- Apparativ: Doppler-/Duplexsonographie, SSEP, EMG, ggf. Angiographie, Kavernosographie, SKIT (Schwellkörperinjektionstest mit Prostaglandin E_1).
▶ **Therapieoptionen:**
- *Kausal:* z. B. Diabeteseinstellung, Therapie von Durchblutungsstörungen, evtl. Medikamente absetzen.
- *Symptomatisch bei erektiler Dysfunktion:* Beratung, medikamentös mit PDE-5-Hemmern (z. B. Sildenafil = Viagra®, Vardenafil = Levitra®, Tadalafil = Cialis®; *cave* strenge Indikationsstellung – KI bei kardialen Vorerkrankungen, Nitrateinnahme → immer urologisches Konsil – NW häufig Kopfschmerzen, Flush, verstopfte Nase, Schwindel), Schwellkörper-Autoinjektionstherapie (SKAT), MUSE, Vakuumpumpen, Operation (z. B. Penisprothese, Revaskularisation).

Orthostatische Hypotonie (OH)

▶ **Diagnosekriterien/Vorgehen:** Siehe S. 79.
▶ **Klinik:** Schwindel, Benommenheit, (Prä-)Synkope (Schwarzwerden/Flimmern vor den Augen), Nackenschmerzen, Zittern, Müdigkeit, Palpitationen.
▶ **Mögliche Ursachen:** s. Tab. 9.39.
▶ **Diagnostik:** Autonome Testverfahren (S. 79).
▶ **Therapieoptionen** (*cave* abhängig von Ursache von Schweregrad!):
- *Allgemeine Maßnahmen:* Intravasales Volumen steigern (NaCl-Zufuhr ↑, Flüssigkeit 1 – 3 l/d), langsam aufstehen, in die Hocke gehen, angepasste Stützstrumpfhosen.
- *Medikamentös:* Sympathomimetika (Etilefrin [z. B. Effortil] oder Midodrin [z. B. Gutron] oder Mineralokortikoide (Fludrokortison [z. B. Astonin H]).

Tabelle 9.39 · **Mögliche Ursachen einer orthostatischen Hypotonie (OH)**

Verdachtsdiagnose	wegweisende Befunde
Volumenmangel/-verlust (vgl. unten endokrine Störungen)	Anamnese (Erbrechen, Diarrhö), Tachykardie, RR ↓ , Labor (v. a. HK)
kardial (Rhythmusstörungen, KHK, Infarkt, Vitien, Myokarditis, Perikarditis	Klinik, Anamnese, EKG, Echo, Labor (vgl. Synkopen S. 565)
medikamentös (z. B. Antihypertensiva, Diuretika, Vasodilatatoren, Anticholinergika [z. B. Antidepressiva, Neuroleptika, Antiparkinsonmedikamente])	Anamnese, Symptome der Grunderkrankung, Labor
endokrin (z. B. Hypothyreose, Nebennierensuffizienz, Hypoaldosteronismus, ADH-Hypersekretion (S. 728)	Anamnese, Klinik, Labor, ggf. Bildgebung
(längere) Bettlägerigkeit	Anamnese
Polyneuropathie (v. a. diabetisch, vgl. S. 652 ff.)	Klinik (OH Nebensymptom), Anamnese, NLG, Labor (vgl. S. 652)
Guillain-Barré-Syndrom (S. 654)	Anamnese, Klinik, Liquor, NLG
Multiple Sklerose (S. 439)	(zentralnervöse) Begleitsymptome, Liquor, MRT
Morbus Parkinson (S. 490)	Anamnese, (zentralnervöse) Symptome
spinaler Schock bei Querschnittsyndrom (S. 208)	Anamnese, Klinik, andere autonome Störungen
Multisystematrophie (OPCA, Shy-Drager S. 508)	ZNS- + PNS-Symptome, andere autonome Störungen
isolierte autonome Insuffizienz (pure autonomic failure, idiopathische OH)	OH v. a. postprandial, andere autonome Störungen, keine ZNS-Symptome/keine peripher somatische Neuropathie → Herzfrequenz-/RR-Analyse, QSART (S. 79), Plasma-Noradrenalin ↓
akute Pandysautonomie (S. 656)	GBS-assoziiert (S. 654), ausgeprägte weitere autonome Störungen → Liquor, NLG (normal), autonome Testverfahren (S. 79)
familiäre Dysautonomie (Riley-Day-Syndrom)	fehlende Tränensekretion/fungiforme Papillen, PSR ↓ , Ataxie, Muskelhypotonie, Dysphagie

Schweißsekretionsstörung

▶ **Mögliche Ursachen einer Hypohidrose:**
- *Generalisiert:* Chronische idiopathische Anhidrose, isolierte autonome Insuffizienz (s. o.), MSA (S. 494), Intoxikation (z. B. Atropin, Botulismus), hereditäre sensible und autonome Neuropathie Typ IV, Fabry-Syndrom, Multiple Sklerose (S. 439), Hirntumor, Hirninfarkt, Wernicke-Enzephalopathie (S. 471), Morbus Parkinson (S. 490), medikamentös (v. a. Anticholinergika).
- *Lokalisiert:* PNP (v. a. diabetisch vgl. S. 652 ff.), Plexusläsion (S. 616), Hautkrankheiten (z. B. Psoriasis, cholinerge Urtikaria), Grenzstrangläsionen (oberer Quadrant: Horner-Syndrom [S. 227; untere Quadranten: z. B. Syringomyelie, retroperitoneale Raumforderung), Rückenmarksläsion, Hirnstammläsion.

► **Mögliche Ursachen einer Hyperhidrose:**
- *Generalisiert: Primär/essenziell:* Ätiologisch unklar, familiär gehäuft; v.a. axillär, palmar, plantar, fazial. *Sekundär:* z.B. bei Infektionen, Neoplasien, endokrinen Störungen (Karzinoid, Phäochromozytom, Hyperthyreose, Akromegalie, Hypoglykämie), medikamentös/toxisch (Cholinergika, Prostigmin, Insektizide).
- *Lokalisiert:* PNP, Hirninfarkt, spinale Läsion, periphere Nervenläsion.

► **Diagnostik** (S. 79): Sympat. Hautreflex, QSART, Jod-Stärke-Test, Ninhydrin-Test.

► **Therapie:** Möglichst kausale Therapie! Symptomatisch Clonidin (Catapresan) 2–3 × 0,0075 mg/d, max. 2–3 × 0,3 mg/d oder Bornaprin (Sormodren) 2 mg/d, max. 3 mg/d oder bei lokalisierter Hyperhidrose: ggf. Botulinumtoxin-Injektionen.

9.21 Delirantes Syndrom (Verwirrtheitszustand)

Delirantes Syndrom (ICD 10 F 05)

► **Definition:** Deskriptiver Begriff eines ätiologisch unspezifischen klinischen Zustandsbildes. Immer liegt eine organische Störung zugrunde (akute organische Psychose, „hirnorganisches Psychosyndrom"). Vom Delir abzugrenzen ist das *Durchgangssyndrom* (ICD 10 F 06): Akute, reversible symptomatische Psychose *ohne* Bewusstseinstrübung.

► **Ursachen:**
- Vielzahl akuter und chronischer organischer Funktionsstörungen („hirnorganisches Psychosyndrom ") –*Beispiele:*
  - Intoxikation, Entzugssymptomatik, Medikamentennebenwirkung.
  - Enzephalopathien, metabolische/endokrinologische Funktionsstörungen (S. 457), dementielle Erkrankungen.
  - Epilepsie, Enzephalitis, vaskuläre Erkrankung, intrakranielle Raumforderung, Wernicke-Korsakow-Syndrom, transitorische globale Amnesie (TGA, S. 208).
  - Exsikkose, postoperativ, Sepsis, Herzinsuffizienz, respiratorische Insuffizienz.
- Akute Psychosen, akute Belastungsstörung/Erlebnisreaktion (Anamnese).

► **Klinik:**
- *Prodromi:* Unruhe, Angst, Irritabilität. Symptome der Bewusstseinstrübung sind in unterschiedlicher Gewichtung: Vigilanzminderung, Orientierungsstörungen (initial zeitlich, später örtlich-räumlich, situativ, zur Person), Aufmerksamkeitsstörungen, Immediat- und Kurzzeitgedächtnisstörungen, verlangsamtes, erschwertes, inkohärentes Denken.
- *Bei zunehmendem Schweregrad* Halluzinationen (meist optisch-szenisch, seltener haptisch, Akoasmen), illusionäre Verkennungen, Personen- und Situationsverkennung, Wahnsymptomatik, Beschäftigungsunruhe (Nesteln, Fädenziehen), Tremor, Hyperhidrosis, Tachykardie.

► **Basisdiagnostik:** Entsprechend der Vielzahl der Ursachen muss die Diagnostik im Einzelfall eine breites Spektrum umfassen:
- *Fremdanamnese:* z.B. Beginn und bisheriger Verlauf der Symptomatik, Vorerkrankungen, Medikamentenanamnese.
- *Neurostatus:* Fokal-neurologische Ausfälle?
- *CCT:* z.B. Raumforderungen, Liquorabflussstörungen, andere fokale Läsionen?
- *Basislaboruntersuchungen* (v.a. sofort Blutzuckerbestimmung).
- *Liquoruntersuchung:* Entzündung? Cave: Vorher CCT (S. 24)!
- *EEG:* Allgemeinveränderung, epilepsietypische Potentiale, Herdbefund?

▶ **Therapie:**
- Ohne Kenntnis der Ursache sehr zurückhaltend sein! Rasche ursächliche Therapie anstreben!
- Falls dies nicht möglich ist oder nicht abgewartet werden kann akute symptomatische Therapie:
  - Ohne Sedierungseffekt: Hochpotente Neuroleptika (S. 117), z.B. Haloperidol 1–2 mg p.o./i.v./i.m. (möglichst *nicht* bei Parkinson-Syndrom).
  - Mit Sedierungseffekt: Kurzfristig Benzodiazepine (S. 120), z.B. Lorazepam 1–2 mg p.o./i.v., i.m. (*cave* nicht bei Intoxikationsverdacht!), oder bei älteren Patienten Clomethiazol (S. 120) 1–2 Kps. *oder* 5–10 ml Mixtur.

9.22 Schmerzsyndrome

Grundlagen

▶ **Anamnese:**
- Beginn (evtl. assoziiert mit anderen Erkrankungen, z.B. Infektion)?
- Abhängigkeit von endogenen oder exogenen Faktoren (z.B. Entzündung, rheumatische Erkrankung, Belastung, Lage)? In Ruhe, spezifische Auslöser?
- Progredienz (Entzündung, Tumor)?
- Lokalisation? Ausstrahlung?
- Schmerzcharakter, z.B. brennend, ziehend, drückend, dumpf, elektrisierend?
- Stärke des Schmerzes (z.B. anhand der „visuellen Analogskala" von 0–10)?

▶ **Diagnostik:** Neben der allgemeinen klinischen Untersuchung ist die spezielle Diagnostik stark abhängig von der Verdachtsdiagnose (s.u.).

Kopf- und Gesichtsschmerzen

▶ Siehe S. 271.

Schmerzen im Bereich von Nacken, Schulter und Arm

Tabelle 9.40 · Differenzialdiagnose von Schmerzen im Bereich von Nacken, Schulter und Arm

Verdachtsdiagnose	wegweisende Befunde
Nackenschmerz	
Diskusprolaps [C3, C4], Plexusneuritis, Spondylose, Spondylitis, Tumor, Metastase, Muskelverspannung, Vertebralisdissektion, Meningitis	Anamnese (Trauma, Distorsion, wie schnell entwickelt?), Röntgen, MRT, ggf. Szintigraphie, Labor
Schmerz v. a. in Schulter und Oberarmbereich	
lokale Läsion im Bereich des Schultergelenks oder Oberarmes (z.B. Periarthropathia humeroscapularis, Arthrose, Arthritis, Tumor, Humeruskopfnekrose)	orthopädisches Konsil, Röntgen Schultergelenk und Humerus, evtl. Skelettszintigraphie

Tabelle 9.40 · Fortsetzung

Verdachtsdiagnose	wegweisende Befunde
Schmerz v. a. in Schulter und Oberarmbereich, Forts.	
Läsion des Plexus brachialis (S. 616):	
– Neuralgische Schulteramyotrophie	akute neuropathische Schmerzen, nachfolgend Paresen (selten Sensibilitätsstörungen) → S. 617
– infektiös, z. B. Borreliose	s. S. 409
– Tumor	Anamnese, Bildgebung, Liquor
– nach Radiatio	Anamnese, Bildgebung
Polymyalgia rheumatica	meist höheres Alter, intensive Muskelschmerzen, Allgemeinsymptome, BSG ↑ ↑; S. 327
Myopathien	S. 681 ff.
N.-suprascapularis-Läsion (S. 636)	Schwäche der Armabduktion und -außenrotation → EMG, Röntgen Schulter/Skapula (Incisura scapulae?), evtl. MRT (Tumor?)
Tumoren (Pancoast-Tumor, Metastasen, Lymphome, spinale Tumoren [S.588])	Rö-/CT-Thorax, evtl. Skelettszintigraphie, Liquor
kardiale Ursachen (Herzinfarkt, Angina pectoris)	Klinik (starke Schmerzen, Todesangst, Luftnot), Anamnese (KHK?), EKG, Labor
Gallenblasenerkrankung	Klinik, Labor, Sonographie
Thrombose V. axillaris (Paget-von-Schroetter-Syndrom)	Schwellung, Überwärmung, livide Verfärbung → klinischer Befund!
Thoracic-outlet-Syndrom	S. 618
rheumatoide Arthritis, Spondylitis ankylosans	Klinik, Anamnese (Gelenkschwellungen-/steifigkeit)
Gicht	Klinik, Labor
zervikale Syringomyelie	S. 587, dissoziierte Sensibilitätsstörung, atrophische Paresen auf Syrinxhöhe, distal im Verlauf Spastik (zentromedulläres Syndrom); evtl. Horner-Syndrom, Skoliose → MRT (kraniell, HWS), MEP, EMG, SEP
zervikale Myelopathie	S. 628
Radikulopathie C4/C5	+ Sensibilitätsstörung, ggf. Paresen von M. biceps brachii, deltoideus, supra-/infraspinatus → MRT HWS, EMG oben genannter Muskeln (+ ggf. paravertebral), evtl. Liquor (V. a. Radikulitis, Meningiosis neoplastica)
Schmerzen im ganzen Arm	
Subclavian-Steal-Syndrom	S. 247, bei Betätigung/Belastung des Armes
Karpaltunnelsyndrom	S. 641, v. a. nachts (Brachialgia paraesthetica nocturna)

Fortsetzung ▶

Tabelle 9.40 · Fortsetzung DD Schmerzen im Arm

Verdachtsdiagnose	wegweisende Befunde
Schmerzen im ganzen Arm, Forts.	
Überlastung	Anamnese, Muskelschmerzen
Schwellung durch Lymphödem (Mamma-Ca?), Thrombose der V. axillaris	Anamnese, Klinik
Plexusläsion	s. o.
Morbus Parkinson	S. 490 („Schulter-Arm-Syndrom" oft Erst-symptom)
Schmerzen v. a. im Ellenbogenbereich	
Epicondylitis (radialis/ulnaris)	radial/ulnar ausstrahlende Schmerzen, lokaler Druckschmerz
N.-ulnaris-Läsion (Luxation, posttraumatisch)	S. 642
Pronator-teres-Syndrom	s. u.
lokale Läsion des Ellenbogengelenkes (z. B. Bursitis, Arthrose, Arthritis, Fraktur)	Klinik, Anamnese, Röntgen, ggf. MRT und/oder orthopädisches Konsil
Schmerzen v. a. in Unterarm und Hand	
N.-medianus-Läsion:	
– Interosseus-anterior-Syndrom (S. 641)	Schmerzen Unterarm-Beugeseite, Paresen Mm. flexor dig. prof. II/III, flexor pollicis longus, pronator quadratus, *keine* Sensibilitätsstörungen → EMG, NLG
– Pronator-teres-Syndrom (S. 641)	Schmerzen Unterarm-Beugeseite, Zunahme bei Belastung (v. a. bei Pronation), Parästhesien, erst *spät* Paresen → Klinik, NLG, EMG
– Karpaltunnelsyndrom	S. 641
N.-radialis-Läsion: Interosseus-posterior-Syndrom (S. 637)	Schmerzen Unterarm-Streckseite (v. a. bei Supination, Druckschmerz distal Epicondylus humeri radialis), Paresen (nicht M. brachioradialis, Mm. extensores carpi radialis)
N.-ulnaris-Läsion (Loge-de-Guyon-Syndrom, S. 644)	ggf. Krallenhand → Klinik, NLG, EMG
Plexusläsion (unterer Armplexus)	mögliche Ursachen s. o.
distaler Unterarm: Sehnenerkrankungen, Knochentumoren, entzündliche Prozesse	orthopädisches Konsil, Röntgen-Unterarm
orthopädisch-rheumatologische Ursachen (z. B. rheumatoide Arthritis, Arthrose)	Anamnese, Klinik, ggf. orthopädisches/internistisches Konsil

Schmerzen im Bereich von Rumpf, Rücken und Gesäß

Tabelle 9.41 · Differenzialdiagnose von Schmerzen im Bereich von Rumpf, Rücken und Gesäß

Verdachtsdiagnose	wegweisende Befunde
Rumpfschmerz	
Herpes zoster (S. 424)	radikuläre Schmerzen, typischerweise in einem Dermatom Hauteffloreszenz, Sensibilitätsstörungen → evtl. Liquor (lympho-plasmazellulär), AK, PCR
spinaler Tumor (v. a. Neurinome, Meningeome, Metastasen; vgl. 588)	gürtelförmige Schmerzen (uni-/bilateral) → MRT
Interkostalneuralgie	gürtelförmige, segmentale Schmerzen → Anamnese, Röntgen
Tietze-Syndrom	Schwellung und Schmerz Rippenknorpel 1./2. Rippe parasternal → Klinik, Palpation
Rektus-abdominis-Syndrom	paramedianer, brennender Schmerz mit Zunahme bei Bauchpresse
internistische Ursachen (Abdominalorgane)	(bei entsprechendem Verdacht) internistisches Konsil
diabetische Radikulopathie (S. 652)	heftige meist gürtelförmige brennende/bohrende Schmerzen → Diabetes-Anamnese, EMG
thorakaler Diskusprolaps	vgl. S. 622; selten → MRT (evtl. Myelographie)
Rückenschmerz	
Wirbelsäulen-Degeneration (inkl. Morbus Scheuermann, Osteoporose)	Anamnese, Klinik, Röntgen (degenerative Veränderungen?)
Diskusprolaps	S. 622
Trauma	Anamnese
Muskelverspannung (v.a. HWS)	Anamnese (Kopfschmerzen, Distorsion?), Klinik
Herpes zoster	s. o.
Morbus Bechterew, Erkrankung des Ileosakralgelenks	nachts betonte Schmerzen, Arthritis großer Gelenke → internistisches Konsil
Tumoren (v. a. Metastasen)	oft radikuläre Symptomatik als Spätsymptome → Röntgen (CT, MRT), Szintigraphie, Labor
Spondylitis/Spondylodiszitis (S. 630)	starke lokale Schmerzen, Allgemeinsymptome → Röntgen, MRT, ggf. Knochenszintigraphie
lumbale spinale Enge	S. 628
Spinalnerven-Kompressions-Neuropathie	
Gesäßschmerz	
Kokzygodynie (Stauchungstrauma, entzündliche Prozesse)	belastungsabhängige (Brenn-)Schmerzen in der Steißbeinspitze → rektale Untersuchung
Piriformis-Syndrom (posttraumatisch)	sehr selten! Lokaler glutäaler Schmerz, Druckschmerz in der Region des Foramen ischiadicus majus, Verstärkung bei Beugung/Innenrotation der Hüfte → Klinik, EMG (Ischiadikusläsion), Ausschluss anderer Ursachen

Beinschmerz

Tabelle 9.42 · Differenzialdiagnose von Beinschmerzen	
Verdachtsdiagnose	**wegweisende Befunde**

Leiste, Oberschenkel

Läsionen einzelner peripherer Nerven:

– N. cutaneus femoris lateralis (S. 645)	Vorder-Außenseite des Oberschenkels (Meralgia paraesthetica), Zunahme bei Hüftstreckung, evtl. lokaler Druckschmerz am Leistenband → Klinik (Neurographie, SEP)
– N. genitofemoralis (S. 644)	mediale Leiste, Oberschenkelinnenseite, Skrotum, Labien, Zunahme bei Hüftstreckung → Klinik, Sonographie/CT(MRT) z.A. anderer Ursachen
– N. ilioinguinalis/iliohypogastricus (S. 644)	mediale (N. ilioinguinalis) oder laterale (N. iliohypogastricus) Leiste, Zunahme bei Hüftstreckung → Klinik
– N. obturatorius (S. 646)	Innenseite des distalen Oberschenkels, evtl. Parese der Adduktoren → Klinik, EMG

Läsion des Plexus lumbalis:

– diabetische Amyotrophie	S. 653
– Borreliose	S. 409
– Neoplasie	zunehmende Schmerzen, später Sensibilitätsstörungen + Paresen → Anamnese (Malignom?), CT, MRT, EMG, NLG, SEP
– retroperitoneales Hämatom (Antikoagulation, Hämophilie)	akuter Schmerz, N.-femoralis-Läsion (S. 645) → Anamnese, CT
– Strahlenschaden	Anamnese – Radiatio?
Monoradikulopathie (L1/L2/L3)	segmental Schmerzprojektion, Sensibilitätsstörung, Parese, Reflexabschwächung → Bildgebung, evtl. Liquordiagnostik
Polymyalgia rheumatica	S. 327
Hüftgelenks-Affektion, andere knöcherne Läsion	Anamnese, Klinik, orthopädisches Konsil, Röntgen

Unterschenkel, Fuß

N.-tibialis-Läsion:

– Morton-Metarsalgie (S. 648)	belastungsabhängige Schmerzen am Vorfuß, Parästhesien, Druckschmerz → Klinik, (MRT)
– Tarsaltunnelsyndrom (Trauma, rheumatoide Arthritis, Ganglion, anatomische Variante?)	Zunahme beim Gehen und Stehen, Par-/Hypästhesie an der Fußsohle → Leitungsblockade im Tarsaltunnel führt zu Beschwerdefreiheit!
N.-saphenus-Läsion	Schmerzen, Par-/Hypästhesien → diagnostische Leitungsblockade

Tabelle 9.42 · Fortsetzung Differenzialdiagnose von Beinschmerzen

Verdachtsdiagnose	wegweisende Befunde
Unterschenkel, **Fuß**, Forts.	
Polyneuropathie	S. 652
Plexus-sacralis-Läsion	
– Neoplasie	s. o. bei Plexus lumbalis
– Strahlenschaden	s. o.
Monoradikulopathie (L4/L5/S1)	s. o.
lumbal enger Spinalkanal	neurogene Claudicatio intermittens → MRT (CT)
Kauda-Syndrom (S. 211):	
– lumbaler Bandscheiben-Massenvorfall	S. 622
– Neoplasie im Bereich der Kauda	progrediente Sphinkterstörungen und motorisch/sensible Defizite → MRT
Restless-legs-Syndrom	S. 473
Claudicatio intermittens	erst nach bestimmter Gehstrecke → Anamnese (pAVK?), internistisches Konsil
Beckenvenenthrombose	Schwellung, Erwärmung, livide Verfärbung des Beins → internistisches Konsil
Kompartment-Syndrom (S. 635)	posttraumatische Schwellung mit Ischämie- und Nekrosegefahr (*cave* Crush-Syndrom!) → Klinik, Anamnese, Logendruckmessung
knöcherne Läsion	Anamnese, Klinik, orthopädisches Konsil

Muskelschmerz

Tabelle 9.43 · Differenzialdiagnose von Muskelschmerzen

Verdachtsdiagnose	wegweisende Befunde
diffuse Schmerzen	
Polymyositis, Dermatomyositis (S. 690)	proximal betonte Muskelschwäche (oft auch ohne Schmerzen!)
infektiöse Myositis (z. B. viral, parasitär; s. S. 693)	Allgemeinsymptome, stark bewegungsabhängige Schmerzen
Polymyalgia rheumatica (S. 327)	Allgemeinsymptome, Druckschmerz, BSG ↑ ↑
Fibromyalgie-Syndrom (S. 291)	diffus + schmerzhafte Triggerpunkte, Allgemeinsymptome (Müdigkeit, Kopfschmerzen, ggf. depressive Verstimmung)
Hypothyreose	Steifigkeitsgefühl, Krampi, Schwäche, verlangsamte Bewegungen → CK ↑, EMG (myopathisch), fT_3/fT_4 ↓

Fortsetzung ▶

Tabelle 9.43 · Fortsetzung Differenzialdiagnose von Muskelschmerzen

Verdachtsdiagnose	wegweisende Befunde
fokale Schmerzen	
Hämatom	Schwellung → Klinik, Anamnese (Trauma, Medikation?), Labor
eitrige Myositis	Schwellung, Allgemeinsymptome → Anamnese (Nadelstich, Verletzung?), Labor (BSG, CRP, Leukos ↑)
medikamentös	Medikamenten-Anamnese (z. B. ACE-Hemmer, Allopurinol, Carbamazepin, H_2-Antagonisten, Ca-Antagonisten)
Kompartment-Syndrom (S. 635)	posttraumatische Schwellung mit Ischämie- und Nekrosegefahr (*cave* Crush-Syndrom!) → Klinik, Anamnese, Logendruckmessung
akute Alkoholmyopathie (S. 472)	Schwellung, Krampi → Labor (CK ↑ ↑, Myoglobinurie, Muskelbiopsie)
Claudicatio intermittens	bewegungsabhängige Schmerzen → pAVK?, internistisches Konsil
neurogen	z. B. Armplexusneuritis → NLG, EMG (Nachweis der neurogenen Ursache)
Gelenkerkrankungen	Schmerzzunahme bei Gelenkbewegung → Klinik, orthopädisches Konsil

10 Kopf- und Gesichtsschmerzen

10.1 Übersicht und Grundlagen

Grundlagen

▶ **Epidemiologie:**
- *Lebenszeitprävalenz* für alle Arten von Kopfschmerzen (KS): Etwa 70% der Gesamtbevölkerung.
  - >50% KS vom Spannungstyp (Frauen ÷ Männer = 1 ÷ 1).
  - >30% Migräne (Frauen ÷ Männer = 3 ÷ 1).
  - Etwa 10% andere KS (symptomatisch oder nicht symptomatisch).
- *Punktprävalenz:* Etwa 20 – 40% der Bevölkerung. Die hohe Prävalenz kommt zustande, weil Kopfschmerzen Symptom vielfältiger organischer und nicht-organischer Erkrankungen unterschiedlichster Ätiologie sein können, z.B. harmlose Folge vorübergehender somatischer und psychischer Stressoren, aber auch Initialsymptom akut lebenbedrohlicher Erkrankungen wie einer Subarachnoidalblutung.

▶ **Ätiologie – Einteilung nach der International Headache Society (IHS):** Tab. 10.1.

Tabelle 10.1 · Kopfschmerz-Ursachen nach der Klassifikation der International Headache Society (IHS)

primäre **Kopfschmerz-Erkrankungen** (keine bekannte, ursächliche strukturelle Läsion):
- Migräne (S. 274)
- Spannungskopfschmerz (S. 279)
- Cluster-Kopfschmerz (S. 280)
- chronisch paroxysmale Hemikranie (S. 287)
- Kopfschmerz mit besonderen Auslösern (S. 287)

sekundäre **Kopfschmerz-Erkrankungen** (KS sind ein Symptom anderer Erkrankungen oder äußerer Einflüsse):
- medikamenteninduzierter Dauerkopfschmerz (Analgetika und Ergotaminpräparate; S. 285)
- zervikogener Kopfschmerz (S. 286)
- Trigeminusneuralgie (S. 283)
- posttraumatische Kopfschmerzen
- intrakranielle Raumforderungen
- Tolosa-Hunt-Syndrom (S. 287)
- zerebrovaskuläre Erkrankungen (S. 306 ff)
- andere vaskuläre Erkrankungen (z.B. Arteriitis temporalis)
- intrakranielle bakterielle und nicht-bakterielle Entzündungen (S. 398 ff)
- extrakranielle bakterielle und nicht-bakterielle Entzündungen sowie andere Nachbarschaftsprozesse (Zähne, Mund, Kiefer, HNO, Augen)
- Allgemeinerkrankungen (z.B. Intoxikationen, Infektionserkrankungen, Anämie, hypertensive Krise)
- Umwelteinflüsse: Organische Lösungsmittel wie Alkohole, Phenole, aromatische und aliphatische Kohlenwasserstoffe, halogeniert oder unhalogeniert, Dämpfe (Lötzinn, Kupfer, Magnesium), Mangan, Kohlenmonoxid, Quecksilber, Blei (akute Intoxikation), Desinfektionslösungen, Pflanzenschutzmittel, Insektizide, Nitrat- oder Nitriteinwirkung, Natriumglutamat-Aufnahme, Koffeinentzug, eventuell auch psychosozialer Stress, Angst und Depression, muskulärer Stress

Differenzialdiagnose von Kopfschmerzen

Tabelle 10.2 · Klinische Einordnung von Kopfschmerzsyndromen

klinische Charakteristika	Verdachtsdiagnose	wegweisende Diagnostik
attackenförmig, akut auftretender oder attackenförmig rezidivierender Kopfschmerz		
pulsierend, durch Aktivität verstärkt, einseitig (nur bei 60 % d. Pat.), vegetative Begleitphänomene Licht-/ Geräuschempfindlichkeit, Übelkeit, Erbrechen	Migräne ohne Aura	Anamnese
s. o. + zusätzliche neurologische Ausfall- oder Reizsymptome vor Beginn der KS	Migräne mit Aura	
dumpf-drückend, bilateral vegetative Begleitphänomene, aber *ohne* Erbrechen und *ohne* neurologische Begleitsymptome	episodischer Spannungskopfschmerz	Anamnese
perakuter Beginn mit heftigster Intensität	Subarachnoidalblutung	CCT, wenn negativ Liquorpunktion
ziliäre Injektion, Lakrimation, Nasenkongestion, Horner-Syndrom, 15 – 240 min Dauer, Wiederholfrequenz 0,5 – 8/d	Cluster-Kopfschmerz	Anamnese
ziliäre Injektion, Verschwommensehen, Bulbusdruckschmerz, meist Mydriasis	Glaukom	Tonometrie
druckdolente Temporalarterien, BSG-Beschleunigung	Arteriitis temporalis	BSG, Temporalisbiopsie
mit Fieber	Meningitis, Meningoenzephalitis (DD: Kopfschmerz bei Allgemeininfekt)	CCT, danach Liquorpunktion
mit neurologischen Herdsymptomen oder/und epileptischen Anfällen	akute intrakranielle Raumforderungen, Sinus- oder Hirnvenenthrombose	CCT
mit Visusverlust, v. a. adipöse Frauen	Pseudotumor cerebri	kraniales MRT, Liquordruckmessung
Dauerkopfschmerz (eventuell attackenförmige Verstärkung)		
dumpf-drückend, bilateral vegetative Begleitphänomene, aber *ohne* Erbrechen und *ohne* neurologische Begleitsymptome, ≥ 15 Tage/Monat	chronischer Spannungskopfschmerz	Anamnese

Tabelle 10.2 · Fortsetzung

klinische Charakteristika	Verdachtsdiagnose	wegweisende Diagnostik
Dauerkopfschmerz (eventuell attackenförmige Verstärkung) Forts.		
dumpf-drückend, gelegentlich pulsierend, uni- oder bilateral, selten vegetative Begleitphänomene, Analgetikaeinnahme täglich über 3 Monate, Schmerzen an ≥ 15 Tagen/Monat	medikamenten-induzierter Dauerkopfschmerz	Anamnese
von nuchal ausstrahlend, Verstärkung bei Kopfbewegungen, eventuell mit vegetativen Begleitphänomenen, Schwindel	zervikogener Kopfschmerz	mechanische Provokation
mit begleitenden neurologischen Herdsymptomen, eventuell Erbrechen	symptomatischer Kopfschmerz (z. B. bei intrakranieller Raumforderung)	CCT (ggf. MRT)

Kopfschmerz-Anamnese (wichtige Fragen)

▶ **Typische Auslöser,** z. B. situationsgebunden, bei körperlicher Anstrengung, stressassoziiert?
▶ **Verlauf,** z. B. perakut, akut oder langsam beginnend, persistierend oder spontan sistierend?
▶ **Schmerzcharakter,** z. B. bohrend, stechend, pulsierend, drückend?
▶ **Lokalisation,** z. B. halbseitig, holozephal, frontal, okzipital?
▶ **Begleitsymptome,** z. B. vegetativ, Sehstörungen (z. B. Flimmerskotom), andere neurologische Herdsymptome?
▶ **Häufigkeit** bei rezidivierenden Kopfschmerzen?
◨ *Kopfschmerz-Kalender:* Als pdf-Datei unter *www.dmkg.de* abrufbar.

Warnsymptome für symptomatische Genese und Zusatzdiagnostik

▶ **Warnsymptome symptomatischer Kopfschmerzen:**
  • Erstmaliges Auftreten eines starken, so nicht bekannten Kopfschmerzes.
  • Fieber, Meningismus.
  • Auffälliger Neurostatus (neurologische Herdsymptome).
  • Kontinuierlich zunehmende Kopfschmerzen oder primär Dauerkopfschmerz.
  • Hirndruckzeichen (Bewusstseinstrübung, Stauungspapille, Nüchternerbrechen).
▶ **Labordiagnostik:** Insbesondere bei älteren Patienten stets Routinelabor mit BB, BSG, Leber-/Nierenwerten, Elektrolyten, fT_3, fT_4, TSH.
▶ Blutdruckmessung.
▶ **Kraniale Bildgebung** (MRT nativ / ggf. nach KM, 2. Wahl auch CCT nativ/ggf. mit KM):
  • Erstmanifestation, insbesondere bei akutem oder perakutem Beginn, Zusammenhang mit körperlicher Anstrengung, Fieber, Meningismus.
  • Wesentliche Änderung einer bisher bekannten Kopfschmerz-Symptomatik.
  • Neurologische Begleit-/Herdsymptome oder/und epileptische Anfälle.
  • Hirndruckzeichen, Stauungspapille.

◼ *Ausnahme:* Eine Bildgebung ist nicht erforderlich bei bekannter Migräne mit Aura, wenn die aktuellen neurologischen Begleitsymptome genauso sind wie vorbekannt bzw. vorbeschrieben.

▶ **Liquorpunktion** (S. 24): Bei V.a. Meningitis/Meningoenzephalitis (S. 398), Hirnabszess (S. 404) bzw. Subarachnoidalblutung (S. 344).

▶ **EEG:** Unspezifisch, aber auch sehr unbelastend. Evtl. Hinweise, die eine weitere Diagnostik rechtfertigen (z.B. Herdbefund).

▶ **Doppler:** Bei pulssynchronem Ohrgeräusch, Protrusio bulbi (z.B. AV-Fistel).

▶ **Angiographie:** Bei Verdacht auf Sinus- oder Hirnvenenthrombose. In der Regel nichtinvasive CT- oder MR- Angiographie. Konventionelle Angiographie bei bestehendem Verdacht nur dann, wenn eine nichtinvasive Angiographie nicht durchführbar ist.

▶ **Augenärztliche Konsiliaruntersuchung** vor allem bei Augenrötung und Druckschmerz (→ V.a. Glaukomanfall).

▶ **Temporalisbiopsie:** Bei druckdolenter, prominenter Temporalarterie und massiv erhöhter BSG (→ V.a. Arteriitis temporalis, s. S. 328).

10.2 Migräne

Grundlagen

▶ **Definition:** Erkrankung mit intermittierend auftretenden Kopfschmerzattacken verbunden mit vegetativen Begleiterscheinungen ohne symptomatische Ursachen.

▶ **Epidemiologie:**
- *Prävalenz:* ca. 10–30%; Frauen ÷ Männer = 3 ÷ 1 (Erwachsene) bzw. 1 ÷ 1 (Kinder).
- *Erkrankungsalter:* Erstmanifestation meist 15.–25. Lj., selten nach 40. Lj. (Ausnahme: Familiäre Belastung bei Frauen und Hormontherapie in der Menopause).
- *Familiäre Häufung* bei fehlendem Nachweis einer genetischen Determination ("Lifestyle-Faktoren"?). Bei der Sonderform der familiären hemiplegischen Migräne Mutation auf Chromosom 19 und 1 (s.u.).

▶ **Pathophysiologie:**
- *Kopfschmerz:* Vermutet wird eine Aktivierung des trigeminovaskulären Systems unklarer Genese mit nachfolgender neurogener (aseptischer) Entzündung.
- *Aura:* Vermutet wird eine wandernde neuronale Funktionsstörung ("spreading depression„) infolge Aktivierung des trigeminovaskulären Systems.
- Sonderform der *familiären hemiplegischen Migräne:* Mutation des P/Q-Ca-Kanals auf Chr. 19p13 (CACNA1A-Gen), autosomal dominant. Vermutlich kann auch eine Mutation auf Chr. 1q23 (ATP1A2-Gen) zum selben Störungsbild führen.

▶ **Anfallsprovokation** ("Triggerfaktoren") – weniger Einzelfaktoren spielen eine Rolle als vielmehr die Kombination von Einflüssen, die zu einer plötzlichen Veränderung des Stressniveaus (oder allgemein des „milieu interne") führen:
- Stress nach Ruhe oder Entspannung nach Stress.
- Veränderter Schlaf-Wach-Rhythmus, Zeitverschiebungen.
- Ernährung: Alkohol (v.a. Rotwein), Schokolade, Südfrüchte, Käse, Koffein (plötzlich eingestellter, zuvor eher hoher Konsum).
- Lärm, Aufenthalt in ungewohnter Höhe, Kälte, Flackerlicht.
- Auslösung oder Verstärkung einer vorbestehenden Migräne durch Traumata oder invasive Eingriffe (Operationen, Angiographien).
- Hormonelle Umstellungen (Menstruation, orale Kontrazeptiva, Substitution im Klimakterium/Menopause).

Klinik und Diagnostik (IHS-Kriterien zur Diagnosestellung)

▶ **Phasen:**
- Prodromalphase vor einer Migräneattacke bei fast 50% der Patienten: „Plus-Symptome„ (Heißhunger, Hyperaktivität, Überempfindlichkeit der Sinneseindrücke), „Minus-Symptome" (Müdigkeit, Abgeschlagenheit, Obstipation).
- Dauer der Kopfschmerzphase normal 4–72h. Falls Kopfschmerzdauer >72h: Status migraenosus.

▶ **Migräne ohne Aura (85–90%):**
- *2 der folgenden 4 Kriterien:* Schmerz einseitig (= Hemikranie, Seitenwechsel möglich innerhalb einer Attacke und zwischen unterschiedlichen Attacken), pulsierender Charakter, durch Aktivität verstärkt, Beeinträchtigung im Alltag.
- *Zusätzlich mindestens ein vegetatives Begleitphänomen* wie Appetitlosigkeit, Übelkeit, Erbrechen, Lärm-/Lichtscheu (Phono-/Photophobie).
  - ◱ *Hinweis:* Eine vegetative Symptomatik ist auch ohne Kopfschmerz möglich (v.a. bei Kindern).

▶ **Migräne mit Aura** (10–15%; früher Migraine accompagnée) –*2 der folgenden 3 Kriterien müssen – zusätzlich zu den Kriterien der Migräne ohne Aura – erfüllt sein:*
1. *Zentral erklärbare Aurasymptome,* z.B. visuelle Phänomene (wie Flimmerskotom, Hemianopsie, grelle Lichtblitze, Halluzinationen), Hemiparese, Sprach- und Sprechstörung, aufsteigende Kribbelparästhesien.
2. *Dauer der Aura* <1h (bei *Migräne mit prolongierter Aura* Dauer >1h bis zu 1 Woche ohne fassbare Läsionen im CCT/MRT; Symptomatik klingt wieder völlig ab).
   - ◱ *Hinweis:* Auch Aura ohne KS möglich („migraine sans migraine„) → schwierige DD insbesondere zu zerebralen Ischämien, fokalem epileptischem Geschehen.
3. *Zeitlicher Verlauf:* Aurasymptome treten meist **vor** den eigentlichen Kopfschmerzen auf (Intervall <1h, Dauer <1h). Typisch ist der allmähliche Beginn und das Ausbreiten der Aurasymptome sowie die allmähliche Rückbildung.

▶ **Sonderformen:**
- *Basilarismigräne:* Aura mit Ausfällen im hinteren Hirnkreislauf (von Parästhesien über Schwindel und zerebelläre Funktionsstörungen bis hin zur Bewusstlosigkeit), okzipital betonter Kopfschmerz.
- *Ophthalmoplegische Migräne:* Augenmuskelparesen als Aurasymptome.
- *Retinale Migräne:* Skotome bis zu monokulärer Erblindung als Aurasymptome.
- *Familiäre hemiplegische Migräne* (selten): Hereditär (Chromosom 19, Diagnostik am Institut für angewandte Physiologie der Universität Ulm, Albert-Einstein-Allee 11, 89069 Ulm).

◱ *Cave:* Bei Erstmanifestation oder Änderung einer bekannten Aurasymptomatik und atypischem zeitlichen Verlauf (z.B. perakuter Beginn, Persistenz der „Aurasymptome" in der Kopfschmerzphase, ausbleibende Rückbildung) *immer* symptomatische Ursachen ausschließen → siehe DD!

Differenzialdiagnosen

▶ **DD des Migräne-Kopfschmerzes:** Siehe Tab. 10.2 S. 272.
▶ **DD der Migräne-Aura:**
- Subarachnoidalblutung: Anamnese, Meningismus, CCT, ggf. LP.
- Zerebrale Ischämie: Anamnese, Dopplersonographie, ggf. CCT.
- Fokaler epileptischer Anfall: Anamnese, EEG, ggf. CCT.

Komplikation

▶ **Migränöser Infarkt:** Selten kommt es im Rahmen einer Migräne mit Aura zu persistierenden (>7 Tage) ischämisch-neurologischen Defiziten im Sinne eines Infarktes (Nachweis mittels CCT oder MRT). Allerdings sind kernspintomographisch bei

Migränepatienten vereinzelt als Zufallsbefunde Signalstörungen gefunden worden, die den Verdacht auf abgelaufene klinisch stumme Ischämien nahelegen. Ein Risiko scheint insbesondere bei jungen Frauen mit zusätzlichem Vorliegen von Risikofaktoren wie Hypertonie, Rauchen, oralen Kontrazeptiva gegeben.

Akuttherapie der Schmerzattacken

▶ **Antiemetikum:** Der frühzeitige Einsatz ist essenziell (Analgetikawirkung ↑):
- *Metoclopramid* (z.B. Paspertin 10 mg/Amp., 10 mg/Tbl., 10 mg/Kps., 4 mg/12 Trpf., 10|20 mg/Supp.):
  - *Dosierung:* 10 – 20 mg p.o. *oder* 20 mg rektal *oder* 10 mg i.v. jeweils 10 – 15 min vor Analgetikagabe.
  - *Nebenwirkungen:* Extrapyramidal-dyskinetisches Syndrom (EPS).
  - *Kontraindikationen:* Hyperkinesen, Epilepsie, Niereninsuffizienz, Schwangerschaft, Prolaktinom, < 14. Lj. (nur bei zwingender Indikation verabreichen).
- *Domperidon* (z.B. Motilium 10 mg/Tbl., 10 mg/1 ml Susp.):
  - *Dosierung:* 20 – 30 mg p.o.
  - *Nebenwirkungen:* EPS (s.o.), seltener.
  - *Kontraindikationen:* < 10. Lj., Hyperkinesen, Epilepsie.
▶ **Zusätzlich Analgetikum**, wegen Übelkeit/Erbrechen am besten parenteral, bei Selbsttherapie 15 min nach Antiemetikum:
- Acetylsalicylsäure (S. 313) 500 – 1000 mg p.o. als Brause (ggf. i.v.).
- *Oder:* Paracetamol (z.B. ben-u-ron, S. 126) 500 – 1000 mg rektal (ggf. p.o.).
- *Oder:* Ibuprofen (S. 127) 400 – 600 mg p.o. oder rektal.
- *Oder:* Diclofenac (Präparat mit rasch resorbierbarer Zubereitung wählen, z.B. Diclofenac-Kalium, S. 127) 50 – 100 mg p.o. oder rektal.
- *Oder:* Naproxen (z.B. Naproxen Stada 250|500 mg/Tbl.) 500 – 1000 mg p.o.
- *Oder:* Metamizol (S. 127) 500 – 1000 mg.
- *Oder:* Mischpräparat ASS 250 mg + Paracetamol 200 mg + Coffein 50 mg (Thomapyrin). *NB:* Bisher galten Mischpräparate als kontraindiziert, diese Kombination ist jedoch erwiesenermaßen wirksamer als entsprechende Einzelsubstanzen!
- *Oder:* Phenazon (Migräne-Kranit 500 mg/Tbl.) 2 × 500 mg p.o.. Mit einigen Triptanen vergleichbare Wirksamkeit.
▷ *Cave:* Ausreichend hoch dosieren, *keine* Retardpräparate, *keine* Opiate verwenden!
▶ **Bei schweren Attacken** (primär oder wenn die oben genannten Substanzen keine ausreichende Wirkung hatten):
- *Triptane* (Serotoninrezeptoragonisten, s. Tab. 10.3):
  - *Nebenwirkungen:* Parästhesien der Extremitäten, Engegefühl in Brust/Hals durch Ösophagusspasmus, Kältegefühl, RR ↓, Bradykardie, Tachykardie, Müdigkeit, Schwindel.
  - *Kontraindikationen:* Hypertonie, KHK, Myokardinfarkt-Anamnese, Angina pectoris, TIA-/Insultanamnese, Schwangerschaft, Stillzeit, pAVK, schwere Leber-/Niereninsuffizienz, Kinder, Morbus Raynaud.
  - ▷ *Cave:* Keine Wirkung auf Aurasymptome, daher erst mit Beginn der KS-Symptome (allerdings in möglichst früher Kopfschmerzphase!) einsetzen! Nie gleichzeitig mit Ergotamin, bei vorausgegangener Ergotaminbehandlung frühestens nach 24 h!
  - ▷ *Hinweis:* Die chronische Einnahme von Triptanen kann frühzeitiger als bei anderen Analgetika zu einem medikamenteninduzierten Dauerkopfschmerz führen (S. 285), allerdings resultiert medikamenteninduzierter Kopfschmerz bei Triptanen nicht in einem Spannungskopfschmerz, sondern in *Zunahme der Migräneattacken!*

Tabelle 10.3 · **Triptane in der Migränebehandlung (Übersicht)**

Substanz	Dosierung	Bemerkungen
Sumatriptan (Imigran 50|100 mg/Tbl.; 6 mg/Inject-Kartusche bzw. s.c.-Fertigspritze; 25 mg/Supp.; nasal 10/20 mg)	– 6 mg s.c. (Autoinjektor; ggf. WH nach > 2 h; max. 12 mg/24 h bzw. 24 mg/Woche) – *oder* 25 mg rektal (WH nach > 2 h; max. 2 Supp./24 h) – *oder* 10 – 20 mg nasal (WH nach > 2 h; max. 40 mg/24 h) – *oder* bei fehlendem Erbrechen 25 – 100 mg p.o. (WH nach > 4 h; max. 300 mg/24 h bzw. 400 mg/Woche).	– umfangreiche Erfahrung mit Substanz – viele Applikationsformen verfügbar
Zolmitriptan (AscoTop 2,5|5 mg/Tbl. bzw. Schmelztablette, 5 mg/Dosis Nasenspray)	– 2,5 mg p.o.; WH nach frühestens 2 h (dann 5 mg möglich); maximal 10 mg/24 h – 5 mg nasal (Spray)	– wirkt auch bei Ineffektivität von Sumatriptan. Geringere Wirkung, aber längere Wirkdauer als Sumatriptan
Naratriptan (Naramig 2,5 mg/Tbl.)	– 2,5 mg p.o., max 5 mg/24 h	– hat die wenigsten NW, aber auch die geringste Wirksamkeit der Triptane – Rate des Wiederholungs-Kopfschmerzes vermindert (lange Wirkdauer)
Rizatriptan (Maxalt und Maxalt lingua 5|10 mg/Tbl.)	– 5/10 mg p.o.	– als Schmelztablette schneller Wirkungseintritt
Eletriptan (Relpax)	– 20/40 mg p.o.	– hat bei Dosis von 80 mg/d im Vergleich zu allen Triptanen beste Wirkung – die meisten Nebenwirkungen
Almotriptan (Almogran 12,5 mg/Tbl.)	– 12,5 mg p.o.	– schnellere Wirkung, größere Effektivität als Sumatriptan
Frovatriptan (Allegro 2,5 mg/Tbl.)	– 2,5 mg p.o.	

WH = Wiederholung

- **2. Wahl Ergotamintartrat** (einzig noch zugelassenes Präparat Ergo-Kranit 2 mg/Tbl.):
  - *Dosierung:* Initial 2 mg p.o., Wiederholung nach 4 – 6 h möglich, max. 4 mg Ergotamin/d bzw. 6 mg/Woche.
  - *Kontraindikationen:* KHK, pAVK, art. Hypertonie, Schwangerschaft, Stillzeit, < 12. Lj., Therapie mit Triptanen.
  - *Nebenwirkungen:* Übelkeit, Erbrechen, Muskelkrämpfe, Kältegefühl, Dauerkopfschmerz, Ergotismus.

► Der Patient sollte die oben genannten Medikamente zur Anfallskupierung zu Hause haben, um möglichst frühzeitig therapeutisch eingreifen zu können.

▣ *Cave:* Bei langfristiger und häufiger Einnahme der Akutmedikation ist die Entwicklung eines zusätzlichen analgetikainduzierten Kopfschmerzes (S. 285) möglich (→ Kopfschmerztagebuch führen lassen, vgl. S. 273!). In diesen Fällen Einleitung einer Intervalltherapie (Migräneprophylaxe; s.u.).

▣ *Behandlung der schweren Migräneattacke und des Status migraenosus:*
- *Metoclopramid* 10 mg i. v., dann 500 – 1000 mg ASS i. v.; alternativ Sumatriptan 6 mg s.c. (**cave** Sumatriptan nicht verabreichen, wenn der Patient bereits ein orales Triptan versucht hat oder Ergotamin eingenommen hat!); alternativ 500 – 1000 mg Metamizol i. v.
- *Kortikosteroide i. v.:* z. B. 500 mg Prednisonäquivalent i. v. mit sehr guter Wirksamkeit!
- *Valproinsäure i. v.:* z. B. Orfiril (S. 555, nicht zugelassen): Dosierung 300 – 1200 mg. i. v.

▣ *Behandlung der Migräneattacke bei Schwangeren und Kindern:*
- *Schwangere:* Paracetamol.
- *Kinder:* Paracetamol, ASS, Ibuprofen (als Supp.).

Migräneprophylaxe

► **Indikationen:**
- Regelmäßig > 3 Attacken pro Monat.
- Attackendauer regelmäßig > 48 h.
- 2 Attacken mit schwerer Symptomatik trotz adäquater Therapie.
- 2 Attacken mit prolongierter Aura > 7 Tage.
- Bei Unverträglichkeit der Akutmedikation.
- Zustand nach migränösem Infarkt.
► **Prinzipien:** Beendigung einer Analgetikamissbrauchs, Analyse von Auslösefaktoren, langsam aufdosieren aber hoch genug ausdosieren.
► **Medikamente der 1. Wahl:**
- β-*Blocker:* Langsam einschleichend. NW: Müdigkeit, art. Hypotonie, Alpträume, Hypoglykämie, Bronchospamus, Bradykardie. KI: AV-Block, Herzinsuffizienz, Bradykardie, Sick-Sinus-Syndrom, Asthma bronchiale, relative KI bei Diabetes mellitus, orthostatischer Dysregulation.
  - *Metoprolol* (z. B. Beloc mite Tbl. 50 mg/Tbl.; Beloc-Zok Retardtablette 95 mg/ Tbl.) 50 – 150 mg p. o.
  - *Propranolol* (z. B. Dociton Tbl. 10|40|80 mg/Tbl.) 40 – 120 mg p. o.
- *Kalziumantagonisten:*
  - *Flunarizin* (z. B. Sibelium 5 mg/Kps.) 5 – 10 mg p. o. zur Nacht. NW: Gewichtszunahme, Müdigkeit, GIT-Beschwerden, Depression. KI: Fokale Dystonie, Schwangerschaft, Stillzeit.
► **Medikamente der 2. Wahl:**
- *Cyclandelat* (z. B. Spasmocyclon 200|400 mg/Drg; Natil 400 mg/Kps.) 3 × 400 mg p. o. (NW: Übelkeit, Diarrhö; S. 555. KI: Glaukom).
- *Valproinsäure* (z. B. Orfiril; S. 555, nicht zugelassen): Langsam einschleichend nach Serumspiegel (therapeutischer Bereich: 40 – 100 µg/ml). Richtdosis 600 mg/d p. o. in 2 Einzelgaben.
- *Topiramat* (z. B. Topamax; S. 555, nicht zugelassen): Langsam einschleichend Beginn 25 mg/Tag, Richtdosis 50 – 100(– 200) mg/d p. o. in 2 Einzelgaben.
- *Naproxen v. a. bei menstrueller Migräne (= alle Migräneattacken zum Zeitpunkt der Menstruation bzw. Ovulation):* z. B. Naproxen Stada 250|500 mg/Tbl. 2 × 250 mg/d p. o. 2 Tage vor bis 2 Tage nach Menstruation.
► **Medikamente der 3. Wahl** (nicht zugelassen, aber Wirksamkeit belegt): Magnesium > 600 mg/d, Riboflavin 300 mg/d. Ungünstigeres Nebenwirkungsprofil bei Dihy-

droergotamin. Ggf. bei menstrueller Migräne Triptane während Menstruationsperiode.
▶ **Nichtmedikamentöse Prophylaxe:** Regelmässige körperliche Betätigung (Ausdauersport) ist in Wirksamkeit belegt! Versuch, Triggerfaktoren zu minimieren oder auszuschalten, Entspannungsverfahren (insbesondere progressive Muskelrelaxation nach Jacobson).

Weitere Informationen im Internet

▶ **Deutsche Migräne- und Kopfschmerzgesellschaft:** *www.dmkg.de*
▶ **Stiftung Kopfschmerz:** *www.stiftung-kopfschmerz.de*
▶ **Migräne-Akademie:** *www.migraene-akademie.de*

10.3 Spannungskopfschmerz

Grundlagen

▶ **Definition:** Idiopathische Kopfschmerzerkrankung, fakultativ verbunden mit vegetativen Begleiterscheinungen (nach Ausschluss symptomatischer Ursache). Keine neurologischen Begleitsymptome.
◩ **Cave:** Symptomatische Kopfschmerzen können dem Kopfschmerz vom Spannungstyp ähneln!
▶ **Epidemiologie – Lebenszeitprävalenz:**
  • Episodischer Spannungskopfschmerz (s.u.): 40–60%.
  • Chronischer Spannungskopfschmerz (s.u.): 3%. Frauen ÷ Männer = 5 ÷ 4.
  • Eine familiäre Häufung kann – auch angesichts der hohen Lebenszeitprävalenz – nicht belegt werden.

Klinik (IHS-Kriterien und Diagnosestellung)

▶ **Kopfschmerzdauer:** 30 min bis 1 Woche.
▶ **Häufigkeit:**
  • *Episodischer* KS vom Spannungstyp: An < 15 Tagen/Monat und < 180 Tagen/Jahr.
  • *Chronischer* KS vom Spannungstyp: An > 15 Tagen pro Monat und > 180 Tagen/Jahr.
▶ **2 der folgenden klinischen Charakteristika:**
  • Drückend-ziehender, nicht pulsierender Schmerz.
  • Bilateral lokalisierter Schmerz, typischerweise beschrieben wie „Ring um den Kopf", Spannungsgefühl.
  • Leichte bis mäßige Schmerzintensität, die die übliche körperliche Aktivität nicht beeinträchtigt.
  • Nicht durch Treppensteigen oder vergleichbare körperliche Aktivität verstärkt.
▶ Lärm- *oder* Lichtscheu.
▶ Symptomatische Ursachen sind ausgeschlossen. Keine neurologischen Ausfälle.
▶ Bei chronischem Spannungskopfschmerz häufig psychische Belastungsfaktoren, häufig Medikamentenabusus.
◩ **DD zur Migräne:** Beim Spannungskopfschmerz gelegentlich zwar Übelkeit, aber *kein* Erbrechen. Keine Aura. Kopfschmerz beginnt meist im Laufe des Vormittags mit Höhepunkt am Nachmittag, aber auch umgekehrter Verlauf möglich.

Differenzialdiagnose

▶ **Kopfschmerzsyndrome mit struktureller Läsion:**
  • Sinusitis frontalis: Grippaler Infekt, morgendliches Schmerzmaximum, Schmerzverstärkung beim Bücken.

- Erhöhter intrakranieller Druck: Morgendliches Erbrechen, im Verlauf Herdsymptome, Anfälle, Psychosyndrom.
- Pseudotumor cerebri: Sehstörungen, Stauungspapille, Liquordruck ↑.
- Chronisch subdurales Hämatom: Meist Alter > 60 Jahre, Alkoholabusus.
- Arteriitis temporalis: BSG. Leukos ↑, Alter > 60 Jahre, v. a. temporal.

▸ **Kopfschmerzsyndrome ohne strukturelle Läsion:**
- Analgetika-/Ergotamin-induzierter Kopfschmerz: Anamnese.
- Arterieller Hypertonus: Anamnese, RR-Messung.
- Metabolische/endokrine Störungen: Anamnese, Klinik, Labor.
- Infektionen, besonders chronische Infektionen.
- Substanzen, z. B. Alkohol, Nitrate, Ca^{2+}-Antagonisten: Anamnese.

Therapie

▸ **Episodischer Kopfschmerz vom Spannungstyp:**
- Entspannungsverfahren; Minimierung psychosozialer Stressoren.
- _Pfefferminzöl 10%:_ 3-mal im Abstand von je 15 min auf Stirn und Schläfen applizieren.
- _Analgetika:_ Acetylsalicylsäure (S. 313) 500 – 1000 mg p. o. _oder_ Paracetamol (S. 126) 500 – 1000 m p. o. _oder_ Ibuprofen 200 – 800 mg p. o. oder Naproxen (S. 276) 500 mg p. o.

▣ _Cave:_
  - _Keine_ Kombinationspräparate, _keine_ Benzodiazepine, _keine_ Opiate, _kein_ unkontrollierter Einsatz, nur kurzfristig (an maximal 10 Tagen pro Monat) einsetzen!
  - _Aber:_ „Schmerzgedächtnis" vermeiden → Analgetika ausreichend hoch dosieren, wenn ohne Analgetika keine suffiziente Kontrolle der Schmerzen erzielbar ist.

▸ **Chronischer Kopfschmerz vom Spannungstyp:**
▣ _Cave:_ Keine Analgetika einsetzen!
- _Stattdessen Antidepressiva_ (S. 114) zur Dechronifizierung
  - 1. Wahl Amitriptylin, Doxepin (z. B. Aponal), Imipramin (z. B. Tofranil).
  - 2. Wahl Clomipramin, Mianserin, Maprotilin.
  - 3. Wahl MAO-Hemmer (S. 114)
- _Dosierung_ der drei vorgenannten Präparate: Jeweils _langsam einschleichend_ initial 10 – 25 mg zur Nacht; über 3 Wochen bis 75 mg in 2 – 3 Einzelgaben steigern (maximal 150 mg/d).
- _Nebenwirkungen + Kontraindikationen:_ s. S. 114.
▣ _Hinweis:_ Der Therapieerfolg kann nicht vor Ablauf von 6 Wochen beurteilt werden!

10.4 Clusterkopfschmerz

Grundlagen

▸ **Synonyme:** Erythroprosopalgie, Bing-Horton-Syndrom.
▸ **Definition:** Idiopathische Kopfschmerzerkrankung mit periodisch gehäuft auftretendem, attackenförmigem und streng einseitigem Schmerz, verbunden mit lokalisierten autonomen Reizerscheinungen.
▸ **Epidemiologie:** Prävalenz ca. 1 %. Inzidenz 1/10000 (Männer ÷ Frauen = 4 ÷ 1). Altersgipfel 25.– 30. Lj., 1 – 3 Episoden (Cluster) pro Jahr.
▸ **Formen:** Episodisch (ca. 80%), chronisch (ca. 20%). Differenzierung s.u..
▸ **Pathophysiologie:** Möglicherweise aseptische Entzündung im Sinus cavernosus und im Bereich der A. ophthalmica. Ganglionäre Beteiligung.

Klinik (IHS-Kriterien)

► **Qualität, Lokalisation:** Seitenkonstanter und einseitiger sehr starker („vernichtend") bohrend-stechender Schmerz orbital, supraorbital und/oder temporal, frontal (*Hinweis:* Nahezu nie Seitenwechsel!)
► **Zeitliches Muster:**
   • *Attackenfrequenz:* 1 Attacke jeden 2. Tag bis zu 8 Attacken/Tag.
   • *Attackendauer:* Unbehandelt 15–180 min (im Mittel 30–45 min).
   • *Tageszeitliche Bindung:* Oft nachts zwischen 1 und 3 Uhr und intraindividuell oft zur gleichen Tageszeit auftretend.
   • *Clusterdauer* (episodische Form): Meist 2 Wochen bis 2 Monate.
► **Autonome Reizerscheinungen** (zusätzlich zum KS mindestens 1 Manifestation): Lakrimation, konjunktivale Injektion, Nasenkongestion, Rhinorrhö, Schwitzen/Rötung im Bereich der Stirn und des Gesichtes, Miosis, Ptosis, Lidödem, körperliche Unruhe oder Agitiertheit.
► **Auslösefaktoren:** Alkohol, Nitroglyzerin, Histamin, helles Licht, selten auch Nikotin, Höhe (Gebirge, Flugzeug).
► **Aktivität des Patienten:** Bewegungsdrang, Umherlaufen, kein Rückzugverhalten (als wichtiges Abgrenzungskriterium zur Migräne!).
► **Differenzierung episodischer versus chronischer Cluster-KS:**
   • *Episodisch:* ≥ 2 KS-Episoden mit einer Dauer ≥ 7 Tage (< 1 Jahr) bei unbehandelten Patienten + zwischengeschaltete ≥ 14-tägige Remissionen.
   • *Chronisch:* Remissionsphasen *a)* fehlen für ≥ 1 Jahr oder *b)* dauern < 14 Tage.

Diagnostik

► **Neurostatus, ggf. Neurophysiologie:** Insbesondere Suche nach Trigeminusläsion.
► **Ophthalmologische Diagnostik:** Ausschluss eines Glaukoms.
► In Einzelfällen (bei erstmaligem Auftreten > 60. Lj., bei auffälligem Neurostatus, bei untypischer Symptomatik): Liquordiagnostik, ggf. CCT (Suche nach knöchernen Prozessen der Schädelbasis), ggf. MRT.

Differenzialdiagnose

► **Trigeminusneuralgie** (S. 283): Kürzere Attackendauer, keine Begleitstörungen wie beim Cluster-KS.
► **Migräne,** (S. 274): Längere Attackendauer, andere Begleitsymptome, Rückzugsverhalten.
► **Chronisch paroxysmale Hemikranie** (S. 287): Mehr Attacken/Tag (meist kürzer), Indometacin-sensibel; die autonomen Begleitsymptome sind identisch.
► **SUNCT-Syndrom** (S. 288): Attackendauer ↓, -frequenz ↑.
► **Glaukomanfall:** Bei erhöhtem Augeninnendruck harter Bulbus, meist keine autonomen Störungen.

Akuttherapie

◻ *Hinweis:* Opiate oder periphere Analgetika sind unwirksam!
► **1. Wahl:** Serotoninrezeptoragonisten (s. Tab. 10.3 S. 277): Sumatriptan 6 mg s.c., ggf. Wiederholung nach 2 h (*s.c.* max. 12 mg/24 h bzw. 24 mg/Woche), oder Sumatriptan 20 mg nasal (max. 40 mg/24 h) bzw. Zolmitriptan 5 mg nasal (max. 10 mg/24 h).
► **2. Wahl** Inhalation von 100%igem Sauerstoff → 8–10 l/min über 15 min. über eine O_2-Maske im Sitzen (Vermeidung einer venösen Stase). Frühzeitig zu Attackenbeginn anwenden, Sauerstoffflasche kann bei guter Wirksamkeit verschrieben werden.
► **Alternativ:** Ipsilateral nasale Applikation von Lidocain-Spray (1 ml 4%ige Lösung) bei rekliniertem und zur betroffenen Seite geneigtem Kopf

Prophylaxe

► **Indikation:** Bei Beginn einer Clusterepisode sollte prinzipiell parallel eine Prophylaxe eingeleitet werden. Dabei minimal wirksame Dosis ermitteln. Prophylaxedauer individuell je nach üblicher Dauer einer Clusterepisode.

► **Prophylaxe des episodischen Clusterkopfschmerzes** (NB: Keine Substanzen zugelassen):

1. *Wahl:*
   - *Verapamil* (z.B. Isoptin 80|120 mg/Tbl.) über 7 Tage einschleichend bis 3 × 80 mg/d steigern, falls keine unerwünschte Blutdruckreduktion eintritt; ggf. weiter steigern bis zu 1200 mg/d. *Cave* bei Langzeitanwendung Wirkungsverlust; EKG- und RR-Kontrollen!
   - *Kortikosteroide:* Prednison 2 × 50 mg/d über 5 d, dann jeden 4. Tag um 10 mg reduzieren. Falls nach 5-tägiger Anfangsdosis keine Beschwerdebesserung erreicht wird, sollte auf ein anderes Medikament umgestiegen werden. *Cave* keine Dauertherapie wegen Nebenwirkungen (S. 136)! Oft schneller Erfolg mit Kortikosteroiden, aber ungünstigeres Nebenwirkungsprofil als Verapamil.

2. *Wahl:*
   - *Lithium* (s. S. 117; einschleichend beginnen mit 675 mg/d, ggf. steigern bis 1200 mg/d. Serumspiegel anfangs wöchentlich, später monatlich bestimmen (Ziel: 0,7 – 1,0 mmol/l); Wirkungseintritt meist innerhalb der ersten Therapietage; Ausschleichen nach 2 Wochen Attackenfreiheit).
   - *Valproat* (S. 555): Einschleichend bis 600 – 2000 mg/d steigern unter Blutspiegelkontrollen. Wirksamkeit nicht gut belegt.

3. *Wahl:*
   - *Topiramat* (Topamax; S. 555): Widersprüchliche Ergebnisse, Therapieversuch in Einzelfällen aber gerechtfertigt. Langsam einschleichend beginnen mit 25 g/d, Richtdosis 50 – 100(–200) mg/d p.o. in 2 Einzelgaben.
   - *Methysergid* ist nicht mehr im Handel erhältlich.
   • Bei streng zeitlich gebundenen Attacken (1 × täglich) prophylaktische Gabe von Dihydroergotamin (Ergo Kranit 2 mg p.o.) etwa 2 h vor Attackenbeginn (S. 276).

► **Prophylaxe des chronischen Clusterkopfschmerzes** (NB: Keine Substanzen zugelassen):
1. *Wahl:* *Verapamil* (s.o.) oder *Lithium* (s.o.).
2. *Wahl:* Kortikosteroide (s.o.).
3. *Wahl:* Valproat (s.o.).

► **Bei Versagen der medikamentösen Behandlung:** Als ultima ratio interventionelle Verfahren mit Lokalanästhetika- oder Glyzerolinjektionen in Cisterna trigeminalis, Ganglion Gasseri. Hochfrequenztherapie mit Gangliorhizolyse u. a.

Raeder-Syndrom

► **Definition:** Das Raeder-Syndrom entspricht klinisch einem Clusterkopfschmerz, ist aber symptomatischer Genese (Prozesse der Schädelbasis im Bereich der mittleren Schädelgrube, Prozesse der intrakraniellen A. carotis).

► **Klinik:** Periorbitaler Gesichtsschmerz, Sensibilitätsstörungen im Versorgungsgebiet des 1. Trigeminusastes, Nasenkongestion, Rhinorrhö, Hornersyndrom.

► **Therapie:** Je nach Grunderkrankung, symptomatisch wie Cluster-Kopfschmerz (S. 280).

10.5 Gesichtsneuralgien

Grundlagen

▶ **Definition:** Chronische Schmerzerkrankungen mit plötzlich einschießenden und streng einseitigen Schmerzattacken im Versorgungsgebiet der betroffenen Nerven.
▶ **Wichtige Formen:** Trigeminusneuralgie (TN), Glossopharyngeusneuralgie (GN), N.-laryngeus-superior-Neuralgie (LN).
▶ **Epidemiologie** (Trigeminusneuralgie):
  • *Prävalenz* 40/100000, *Inzidenz* 4 – 6/100000. Frauen ÷ Männer = 1,5 ÷ 1.
  • *Altersgipfel* 50.– 80. Lj. (bei symptomatischer Genese abhängig von Grunderkrankung).
▶ **Formen:**
  • *Idiopathisch:* Definitionsgemäß *ohne* organisch-pathologischen Befund, in letzter Zeit jedoch zunehmend Hinweise auf häufig vorkommende, pathogenetisch relevante vaskuläre Kompression von intrakraniellen Nervenanteilen durch Gefäßschlinge (s.u.).
  • *Symptomatisch:*
    – *TN:* Am häufigsten bei Multipler Sklerose, außerdem bei Tumoren im Kleinhirnbrückenwinkel, vaskulären Läsionen, postherpetisch, posttraumatisch nach Schädelbasisfrakturen u. a.
    – *GN:* Tumoren im Kleinhirnbrückenwinkel, vaskuläre Läsionen, Tumoren des Pharynx, Tonsillenprozesse.

Klinik

▶ **Streng einseitige, blitzartig einschießende, unerträgliche stechende/brennende Schmerzen:**
  • *TN:* Versorgungsgebiet des 2. >. 3. >> 1. Trigeminusastes.
  • *GN:* Oropharynx, seltener im Bereich des Ohres oder Kieferwinkels.
  • *LN:* Kehlkopf, Zungenbein.
▶ **Dauer, Frequenz:** Sekunden bis 2 Minuten, bis zu 100 Attacken/Tag.
▶ **Lokalisation:** In > 90 % (TN; re > li) bzw. 75 % (GN) der Fälle einseitig.
▶ **Triggerfaktoren** (häufig!):
  • *TN:* z. B. Berührung bestimmter Hautareale, Kauen, Sprechen, Luftzug.
  • *GN:* Kauen, Sprechen, Schlucken, Husten, Gähnen, kalte Speisen/Getränke.
  • *LN:* Schlucken, Husten, Gähnen.
▶ **Mögliche autonome Begleitsymptome:**
  • *TN:* Tränenfluss, Gesichtsrötung.
  • *GN:* Vagussymptomatik mit Bradykardie, RR-Abfall (kardiale Synkope).
▶ **Im Intervall:**
  • *Idiopathische Formen:* Kein neurologisches Defizit, keine Dauerschmerzen.
  • Auf *symptomatische Formen* kann insbesondere hinweisen:
    – Sensibles Defizit oder andere begleitende Herdsymptome.
    – Kontinuierlicher (Dauer-)Schmerz.
    – Pathologisches Trigeminus-SEP.
    – Bei GN Erstmanifestation < 40. Lj.

Diagnostik

▶ **Neurologische Untersuchung**: Hinweise auf symptomatische Form?
▶ **Bildgebende Verfahren** (zum Ausschluss symptomatischer Formen):
  • *MRT:* Nativ und nach KM T_1-gewichtete Darstellung von Kleinhirnbrückenwinkel und Sinus cavernosus in Dünnschichttechnik (Schichtdicke axial 3 – 4 mm, koronar 4 – 5 mm). Bei Verdacht auf Gefässschlinge zusätzlich auch arterielle TOF- und CISS 3D-Untersuchung.

- *CCT nativ/nach KM* (2. Wahl): Weichteil-/Knochenfenster + Dünnschicht-CT der Schädelbasis im Knochenfenster.
► **Trigeminus-SEP:** Evtl. pathologisch bei symptomatischen Formen einer TN.
► Liquoruntersuchung.
► Ggf. HNO- und zahnärztliche Untersuchung.
◨ *Cave:* Häufig werden nicht indizierte Zahnextraktionen und HNO-Operationen durchgeführt. Bei klinisch typischer Symptomatik müssen diesbezügliche Indikationen sehr streng gestellt werden.

Differenzialdiagnose

► **Clusterkopfschmerz** (S. 280): Längere Attacken, meist junge Männer.
► **Trigeminus-Neuropathie:** Dauerschmerz mit sensiblem Defizit (häufig nach Trauma, iatrogenen Eingriffen). Pathologische Befunde bei Trigeminus-SEP. Therapie: Elektrostimulation, evtl. läsionelle Verfahren.
► **Postherpetische Neuralgie** (S. 425): Anamnese, Dauerschmerz mit sensiblem Reizsyndrom (Allodynie, Hypästhesie).
► **Atypischer Gesichtsschmerz** (S. 285): Längere Attacken, ausbreitend.
► **Kiefergelenk-Arthropathie:** Gesichtsschmerz im Bereich des Kiefergelenks mit muskelkaterartigem Charakter.
► **Zentraler Gesichtsschmerz:** Anamnese, neurol. Defizit, eher Dauerschmerz.
► **Sinusitis.**

Therapie

► **Medikamentöse Therapie (Hinweis:** Analgetika sind unwirksam!):
  • 1. Wahl: *Carbamazepin* (S. 548): Initial 1–3 × 200 mg /d p.o. (Retardpräparat), ggf. 400 mg Sirup zur Aufsättigung. Steigerung bis 3 × 400 mg. (Alternativ: Oxcarbazepin 900–1800 mg/Tag, off label).
  • 2. Wahl: Gabapentin (S. 550) 400–1200 mg p.o./d oder *Phenytoin* (S. 553). Initial 3 × 100 mg/d p.o.
  • 3. Wahl: *Baclofen* (Lioresal, s. S. 145) 3–4 × 5–10 mg/d p.o., –75 mg/d.
  • Weitere Substanzen (NB: alle off label, aber Wirksamkeit durch Studien belegt):
    – Clonazepam (Rivotril) 3–8 mg/d p.o.
    – Lamotrigin 200–400 mg/d p.o.
    – Topiramat 50–200 mg/d p.o.
    – Valproinsäure 900–3000 mg/d p.o.
    – Pimozid 4–12 mg/d p.o.
    – Misoprostol 3 × 200 µg/d p.o.
► **Interventionelle Verfahren bei TN** (bei Versagen einer medikam. Therapie):
  • *Vaskuläre Dekompressionsoperation nach Janetta:* Bei jüngeren Patienten (d.h. bis etwa 50–60 Jahre) mit nachgewiesener Gefäßschlinge (Abb. 10.1) in erfahrenen Zentren Op der Wahl. Komplikationen: v.a. Hörverlust, Blutungen, N.-VII-Parese. Erfolge bis 95%, Rezidivrate ca. 10%.
  • *Perkutane Thermokoagulation des Ganglion Gasseri:* Bei Patienten mit Multipler Sklerose, bei älteren Menschen sowie bei hohem Narkoserisiko. Erfolge bis >90%, Rezidivrate ca. 10–30%.
  • *Perkutane retroganglionäre Glyzerin-Instillation:* Erfolge bis >80%, teilweise sind Mehrfach-Instillationen erforderlich. Rezidivquote 30–40%, postoperative Hypästhesie bis 50%.
  • *Ballonkompressionen:* Bei älteren Patienten, Patienten mit Multipler Sklerose. Erfolge bis >90%, Rezidivrate bis 50% in 2 Jahren.
  ◨ *Cave:* Gefahr der Entwicklung einer Anästhesia dolorosa (fehlende Oberflächensensibilität bei quälenden Schmerzen im selben Hautbezirk).

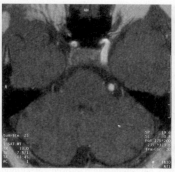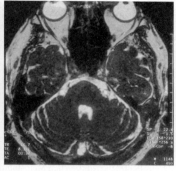

b

Abb. 10.1 · Trigeminusneuralgie durch Gefäßschlinge: Deutlich elongierte A. basilaris mit Kontakt zum N. trigeminus links: a) MR-Angiographie (TOF art.), b) Ciss 3D axial

10.6 Andere Kopfschmerzsyndrome

Atypischer Gesichtsschmerz

▶ **Grundlagen:** Meist bei Frauen auftretendes Syndrom unklarer Ätiologie.
▶ **Klinik:**
  • Mäßiggradiger orofazialer *Dauer*schmerz. Dumpfer Charakter.
  • Meist einseitig in begrenztem Gebiet, evtl. mit Sensibilitätsstörungen.
  • Psychopathologische Auffälligkeiten bei mehr als der Hälfte der Patienten (Depression, Angstsymptomatik).
  • Anamnestisch häufig HNO-und zahnärztliche Eingriffe.
◳ *Hinweis:* Der atypische Gesichtsschmerz ist eine Ausschlussdiagnose! Organische Ursachen müssen abgeklärt werden!
▶ **Diagnostik:** Ausschluss von Läsionen oder Raumforderung mittels CCT (einschließlich hoch auflösendes CT im Knochenfenster) und ggf. MRT.
▶ **Therapie:** 1. Wahl Amitryptilin (S. 114), 2. Wahl Clomipramin (S. 114), 3. Wahl Carbamazepin. Ergänzend Basistherapie erforderlich (z. B. verhaltenstherapeutische Maßnahmen, TENS; S. 133).
▶ **Prognose:** Ungünstiger als primäre Kopfschmerz-Formen.

Medikameneninduzierter Dauerkopfschmerz

▶ **Definition:** Ist an chronischen Substanzgebrauch gebunden.
▶ **Epidemiologie:** Häufigkeit unklar (große Dunkelziffer), f ÷ m = 5 ÷ 1.
▶ **Pathophysiologie:** Postuliert wird ein supprimiertes antinozizeptives System.
▶ **Klinik** (IHS-Kriterien):
  • *Schmerzcharakter:* Dumpf drückender (selten pochend-pulsierender) Dauerkopfschmerz. Ausnahme: Bei Triptanen manifestiert sich analgetikainduzierter Kopfschmer als Zunahme der Migräneattacken!
  • *Kriterien für allgemeine Substanzen:* Chronischer Kopfschmerz (> 15 Tage/Monat) nach täglicher Einnahme einer Substanz über 3 Monate. Besserung der Beschwerden innerhalb von 4 Wochen nach Absetzen der Substanz.
  • *Kriterien für analgetikainduzierten Kopfschmerz:*
    – Einnahme von mindestens 50 g Acetylsalicylsäure oder Äquivalent eines vergleichbaren Analgetikums pro Monat oder/und

– Einnahme von 100 Tabletten pro Monat eines Kombinationspräparates mit Koffein, Kombination mit Barbituraten oder/und von einem oder mehreren narkotischen Analgetikapräparaten.

▶ **Therapie (= Medikamentenentzug):**
- *Voraussetzung:* Kooperation, Einsicht von Seiten des Patienten. Deshalb: Aufklärung!
- *Problem:* Enge Patientenführung, da sich vor Abklingen des Dauerkopfschmerzes meist zusätzlich noch innerhalb von 2 – 10 Tagen Entzugskopfschmerzen einstellen!
- *Ambulanter Entzug:*
  - Indikationen: Keine kombinierte Einnahme von Analgetika mit Tranquilizern/ Codein, keine Kombinationspräparate, hohe Motivation, Hilfe durch Familie/ Freunde.
  - Vorgehen: Abruptes Absetzen der Substanzen; Beginn einer Prophylaxe (bei Migräne β-Blocker [S. 278], bei Spannungskopfschmerz Amitriptylin [S. 280]; bei Übelkeit/Erbrechen Metoclopramid, bei Schmerzen Naproxen $2 \times 500\,mg$ (*cave* nur wenn kein NSAR-Abusus vorliegt!). Engmaschige ambulante Betreuung!
- *Stationärer Entzug:*
  - Indikation: Symptomatik besteht > 5 Jahre, zusätzliche Einnahme von Hypnotika/Tranquilizer/Anxiolytika, Kombinationspräparate, erfolglose Selbstentzugsbehandlungen, mangelndes soziales Umfeld, depressive Verstimmung, Angst.
  - Vorgehen: Abruptes Absetzen der Analgetika, Ausschleichen von Benzodiazepinen oder/und Barbituraten; Bedarfsmedikation s.o., ggf. Sedierung mit niedrigpotenten Neuroleptika (S. 117) oder Antidepressiva (S. 114).
▶ **Verlauf:** Eine regelmäßige Nachbetreuung ist erforderlich! Therapie der noch auftretenden Kopfschmerzen durch spezialisierte Ärzte!

Zervikogener Kopfschmerz

▶ **Definition:** Dumpfer, von nuchal ausstrahlender Dauerkopfschmerz, selten attackenförmig. Tritt auf bei strukturellen oder funktionellen Störungen der oberen HWS, Auslösung durch spezifische HWS-Bewegungen.
◨ **Hinweis:** Der zervikogene Kopfschmerz ist wesentlich seltener als er diagnostiziert wird! Meist liegt stattdessen ein akzentuierter Spannungskopfschmerz vor. Wichtige DD wegen unterschiedlicher Therapie!
▶ **Pathophysiologie:** Vermutlich Reizung nozizeptiver Afferenzen des N. trigeminus über zervikale Nervenwurzeln.
▶ **Klinik und Diagnosestellung** (IHS-Kriterien):
- *Obligat* müssen vorhanden sein:
  - Schmerz im Nacken mit Ausstrahlung nach temporal, frontal oder orbital.
  - Auslösung oder Verstärkung durch bestimmte Bewegungen oder Kopfhaltungen. Eventuell im Sinne von Triggerpunkten.
- *Zusätzlich* ein klinisches und ein radiologisches Kriterium:
  - *Klinisch:* Veränderungen der Nackenmuskulatur und/oder eingeschränkte passive und/oder eingeschränkte aktive Nackenbewegung.
  - *Radiologisch:* Unphysiologische Stellung der HWS und/oder Bewegungsstörungen bei Flexion oder Extension und/oder knöcherne Veränderungen wie Anomalien, Frakturen, Raumforderungen (nicht: Osteochondrosen oder Spondylosen).
▶ **Therapie:** Blockade durch Lokalanästhetika (meist C2-Segment) oder des N. occipitalis. Zusätzlich Basis-Schmerztherapie (S. 125).

Chronisch paroxysmale Hemikranie

▶ **Epidemiologie:** Sehr selten (weltweit < 200 Fälle); f >> m.
▶ **Klinik:** Ähnelt nahezu vollständig dem Clusterkopfschmerz (S. 280) mit folgenden wichtigen Unterschieden:
  - Überwiegend Frauen betroffen (Frauen:Männer etwa 3:1).
  - Kürzere Dauer der Attacken: 2–20 (–45) Minuten.
  - Attackenfrequenz gelegentlich höher: Bis zu 30 pro Tag.
  - Absolut zuverlässige Wirksamkeit von Indometacin (s.u.).
▶ **Differenzialdiagnose:** Cluster-Kopfschmerz (S. 280) – hier meist längere Attaken, Frequenz ↓, Indometacin ohne Erfolg.
▶ **Therapie:** Indometacin (z.B. Amuno 25|50 mg/Kps.) 150(–250 mg)/d in 3 Einzeldosen (HWZ etwa 4 Stunden). Bei erreichter Schmerzfreiheit (meist innerhalb von 3 bis 7 Tagen) die Dosis auf individuelle Erhaltungsdosis reduzieren. Auslassversuche sind gerechtfertigt, jedoch selten erfolgreich. Magenschutz ist aufgrund der Dauertherapie meist erforderlich. Bei substanzspezifischen NW Therapieversuch mit Diclofenac.

Kopfschmerzen ohne begleitende strukturelle Läsion

▶ **Diagnose:** Fehlen einer strukturellen Läsion.
▶ **Formen *mit* spezifischen Auslösern** (Anamnese):
  - Kopfschmerz durch äußeren Druck.
  - Kältebedingter Kopfschmerz (äußere/innere Kälteexposition).
  - Benigner Hustenkopfschmerz.
  - Benigner Anstrengungs-Kopfschmerz.
  - Kopfschmerz bei sexueller Aktivität.
▶ **Formen *ohne* spezifische Auslöser:**
  - *Idiopathischer stechender Kopfschmerz:* In eng umschriebenem Trigeminusversorgungsgebiet (wenigen Quadratzentimeter) im Abstand von Monaten bis mehrfach stündlich auftretende Schmerzattacken (Sekunden bis Minuten). Therapeutisch Versuch mit Indometacin (S. 287) 3×50 mg.
  - Kopfschmerz mit primärer Bindung an den Schlaf: Ältere Patienten, bifrontaler Kopfschmerz aus dem Schlaf heraus (oft zu typischen Uhrzeiten), keine autonomen Symptome. Therapeutisch abendliche Gabe von Lithium (s. S. 117) oder Acetazolamid, gute Wirkung von Kaffee.
▶ Bei spezifischen Auslösern therapeutisch Meiden der auslösenden Ursache. bzw. Modifikation der auslösenden Umstände soweit möglich. Bei schlafgebundenem Kopfschmerz

Tolosa-Hunt-Syndrom

▶ **Definition, Pathophysiologie:** Granulomatöse Entzündung im Bereich der Fissura orbitalis superior und des Sinus cavernosus mit Ausfällen der Nerven (II), III, IV, V_1, VI, (VII) in wechselnder Ausprägung.
▶ **Klinische Kriterien:**
  - Bohrender Schmerz (peri-)orbital. Störung der Okulo- und Pupillomotorik (Mydriasis oder Miosis) innerhalb der ersten 14 Tage, zusätzlich Hypästhesie/Hypalgesie im ersten Trigeminusast.
  - Verlauf unbehandelt durchschnittlich 8 Wochen, Sistieren der Schmerzen innerhalb von 3 Tagen nach Beginn einer Kortison-Therapie, Rückbildung der Hirnnervenstörung innerhalb von Wochen.
  ◪ *Cave:* Die Diagnose „Tolosa-Hunt-Syndrom" ist eine Ausschlussdiagnose!
▶ **Diagnostik:** Im MRT evtl. im Sinus cavernosus Signalanhebungen in T_2-Sequenzen, KM-Anreicherung in T_1-Sequenzen.

▶ **Differenzialdiagnose:** Andere intra- und retroorbitale Raumforderungen sowie andere entzündliche Prozesse, Sinus-cavernosus-Thrombose.
▶ **Therapie:** Prednison 1 mg/kg KG/d p.o. über 2 Wochen (Schmerzfreiheit meist innerhalb von Tagen), anschließend Ausschleichen über Wochen.
▶ **Prognose:** Meist Spontanremissionen. Rezidive in etwa einem Drittel der Fälle.

Weitere Kopfschmerzerkrankungen

▶ **Postpunktioneller Kopfschmerz:** s. S. 26, 303.
▶ **Arteriitis temporalis:** s. S. 328.
▶ **Infektionen:** s. S. 398 ff.
▶ **SUNCT-Syndrom** (*s*hortlasting *u*nilateral *n*euralgiform headache with *c*onjunctival injection and *t*earing):
  • *Klinik:* Mischbild aus Trigeminusneuralgie und Clusterkopfschmerz: Seitenkonstante, durch äußere Reize triggerbare periorbitale Schmerzattacken für Sekunden bis Minuten mit autonomen Begleitsymptomen. 60(−200) Attacken täglich.
  • *DD zur Trigeminusneuralgie (TN):* Bei der TN eher 2. und 3. Trigeminusast betroffen, keine autonomen Begleitsymptome.
  • *Therapie:* Derzeit keine sicher wirksame Therapie bekannt, Therapieversuch insbesondere mit Lamotrigin (S. 550) gerechtfertigt, alternativ andere Antikonvulsiva (Topiramat, Gabapentin, Pregabalin, ggf. in Kombinationen).
▶ **Hemicrania continua:** Chronische (selten episodische), streng einseitige Kopfschmerzen. Selten mit superponierten Attacken für Stunden bis Tage. Autonome Begleitsymptome. Eventuell nächtliche Schmerzzunahme. Zuverlässiges Ansprechen auf Indometacin (S. 287): Therapiebeginn mit 3 × 50 mg/d, steigern bis auf 200 mg/d.
▶ **Syndrom des roten Ohres:** Chronische (seltener attackenförmige), streng einseitige, brennende Schmerzen des äußeren Ohres, verbunden mit Rötung. Therapieversuche gerechtfertigt, aber derzeit keine wirksame Therapie bekannt.

11 Schmerzsyndrome

11.1 Komplexes regionales Schmerzsyndrom

Grundlagen

▶ **Synonym:** Complex regional pain syndrome (CRPS).
  - CRPS Typ I = Sudeck-Syndrom/sympathische Reflexdystrophie.
  - CRPS Typ II = Kausalgie.
▶ **Definition:** Nach schmerzhaften oder banalen Traumen (Distorsion, Kontusion, Fraktur, kleine operative Eingriffe) auftretendes Schmerzsyndrom mit begleitendem Funktionsverlust und Nachweis einer autonomen Dysfunktion. Kombination aus nozizeptivem, neuropathischem und sympathischem Schmerz.
▶ **Epidemiologie:** Männer:Frauen etwa 1 ÷ 1, Gipfel zwischen 40. und 60. Lj.
▶ **Pathophysiologie:** Nicht definitiv geklärt – Hypothese:
  1. Sensibilisierung nozizeptiver Afferenzen in der Peripherie und pathologische Kopplung sympathischer Neurone an diese Afferenzen.
  2. Komplexe zentrale Umorganisation mit Auswirkung auf afferente (→ Schmerzen, Sensibilitätsstörungen), sympathische (→ autonome Störungen) und motorische (→ motorische Dysfunktion) Systeme.
▶ **Einteilung:**
  - *Typ I* (= sympathische Reflexdystrophie [SRD], Sudeck-Syndrom): Die SRD beginnt Stunden bis Tage nach einem auslösenden Ereignis, es besteht ein Missverhältnis zwischen der Schwere des auslösenden Ereignisses und der Reaktion. Die Störungen breiten sich diffus über eine Extremitätenregion aus (meist distal, seltener proximal). Kein Nachweis einer umschriebenen Nervenschädigung.
  - *Typ II* (= Kausalgie): Seltener als Typ I. Im Gegensatz zu Typ I obligat Nachweis einer peripheren Nervenschädigung.

Klinik

▶ **Schmerzen, sensible Dysfunktion:** Heftiger, in Bezug auf die erlittene Läsion unverhältnismäßig schwerer (Dauer, Intensität, Ausbreitung) Spontanschmerz und Bewegungsschmerz. Die Schmerzen tretend verstärkt nachts auf und bessern sich durch Hochlagern. Allodynie, Hyperpathie, Dysästhesien. Selten persistierendes sensibles Defizit (Ausnahme: CRPS II).
▶ **Motorische Dysfunktion:** Paresen, seltener Halte- oder Aktionstremor bzw. dystones Syndrom.
▶ **Autonome Dysfunktion:**
  - *Schweißsekretionsstörung:* Meist Hyperhidrose, seltener Hypohidrose.
  - *Ödem* mit scharfer proximaler Begrenzung
  - *Veränderungen des Blutflusses:* Differenz der Hauttemperatur im Vergleich zur gesunden Seite von mindestens 1,5° C (meist wärmer, im Verlauf aber auch kälter), livide Verfärbung.
  - *Trophische Veränderungen:* Gestörte Hautdurchblutung, Störung von Haar- und Nagelwachstum, Gelenkveränderungen, nach Wochen bis Monaten Knochenentkalkung.

Diagnostik

▶ Anamnese, klinischer Befund.
▶ **Bildgebende Verfahren:** Zunächst als Ausschlussdiagnostik. Im Verlauf unspezifische, fleckförmige periartikuläre ossäre Entkalkungen im Röntgen und Signaländerungen im MRT.

► **3-Phasen-Skelett-Szintigraphie** (mit $^{99\,m}Tc$): Bereits früh im Verlauf der Störung sensitives Verfahren mit Zeichen vermehrter bandenförmiger Anreicherung an allen Gelenken de Extremität in der späten Phase.
► **Neurophysiologische Diagnostik** zum Nachweis/Auschluss einer peripheren Nervenläsion (DD CRPS I/CRPS II, siehe oben).
► **Schweißsekretionsmessung**.
► **Thermographie** (Erfassung einer Hauttemperaturdifferenz).
► **Ischämietest:** Auswickeln der Extremität und proximale suprasystolische Kompression mittels Blutdruckmanschette führt zu rascher Schmerzreduktion um 50% (Schmerzskala) oder Schmerzfreiheit.
► **Diagnostische intravenöse regionale Sympathikolyse:** Blockade mittels alphaadrenergem Ganglienblocker unter Ischämiebedingungen:
  • Auswickeln der Extremität und suprasystolische Kompression mit Blutdruckmanschette zur Erzeugung einer Blutleere.
  • Gabe von Guanethidin (Ismelin) 0,1 mg/kg KG in 20 ml NaCl 0,9% als Bolus i.v.
  • Stauung nach 15 min lösen: Schmerzreduktion direkt im Anschluss an Sympathikolyse.
    – Schmerzreduktion >75% und anhaltend: sympathetically maintenaind pain (SMP).
    – Schmerzreduktion >75%, nicht anhaltend: SMP-Komponente.
    – Schmerzreduktion gering bis fehlend: Nicht anhaltend: sympathetically independent pain (SIP).

Therapie

► **Schmerzauslöser vermeiden!** Ggf. Immobilisation, Analgetika (NSAR, Opioide) evtl. Kälte.
► Sobald verträglich schonende, individuell angepasste **Physiotherapie** nach Rückbildung von Ödem und Ruheschmerz. In Ödemphase Lymphdrainage (**cave:** Schmerzgrenze beachten!).
► **Analgetika:** NSAR (S. 126) oder Opioide (S. 128).
► Evtl. additiv: Antidepressiva (S. 114), Antikonvulsiva (S. 547), Calcitonin 100–200 IE s.c., Kortikoide 10–30 mg p.o. oder Beginn mit 100 mg (dann ausschleichen).
► **2. Therapiestufe: Sympatikusblockade:**
  • Therapeutische intravenöse regionale Sympathikolyse (siehe Diagnostik). Nur durchführen, wenn deutliche Schmerzfreiheit nach diagnostischer Blockade.
  • Lokal-invasive Therapie: Stellatum-Blockade (S. 133) mittels Lokalanästhetikum oder Grenzstrangblockade mittels lokaler Applikation von Lokalanästhetikum oder Opioiden (z.B. Buprenorphin) an den Grenzstrang.
► **Verhaltenstherapie** (individuell) zur Krankheitsverarbeitung oder gegen Bagatellisierung.

Prognose, Selbsthilfegruppe

► Eine frühzeitige adäquate Behandlung, ggf. unter stationären Bedingungen, verbessert die Prognose.
► Selbsthilfegruppe: Morbus-Sudeck-Selbsthilfegruppe e.V., Postfach 730162, 22121 Hamburg, Tel. 040/6725586.

11.2 Fibromyalgie

Grundlagen

- ► **Definition:** Polytopes Schmerzsyndrom des Bewegungssystems mit Betonung in Muskulatur und Sehnenansätzen.
- ► **Ätiologie:** Weitgehend unklar (Veränderungen im peripheren nozizeptiven System, in der spinalen Schmerzleitung und der zentralen Schmerzverarbeitung, Hinweise für gestörte Stressverarbeitung).
- ► **Epidemiologie:** Meist sind Frauen betroffen.

Klinische Symptomatik, diagnostische Kriterien

- ► **Generalisierte Schmerzen** (linke und rechte Körperhälfte, Ober- und Unterkörper und im Bereich des Achsenskelettes [HWS/BWS/LWS]).
- ► Schmerzen an mindestens 11 von 18 definierten **Druckpunkten („tender points")** auf Fingerdruck (9 auf jeder Körperhälfte):

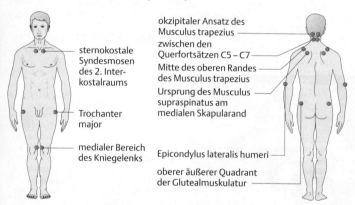

okzipitaler Ansatz des Musculus trapezius

zwischen den Querfortsätzen C5 – C7

Mitte des oberen Randes des Musculus trapezius

Ursprung des Musculus supraspinatus am medialen Skapularand

sternokostale Syndesmosen des 2. Interkostalraums

Trochanter major

medialer Bereich des Kniegelenks

Epicondylus lateralis humeri

oberer äußerer Quadrant der Glutealmuskulatur

Abb. 11.1 · Druckpunkte („tender points") zur Diagnose des Fibromyalgie-Syndroms (aus Hahn JM. Checkliste Innere Medizin. Stuttgart: Georg Thieme; 2003)

- ► Häufig vegetative (kalte Hände, Hyperhydrosis, trockener Mund, Dermographismus) und/oder funktionelle (Schlafstörungen, Magen-Darmbeschwerden, funkt. kardiale Beschwerden, Hyperventilationsneigung) Begleitsymptome.
- ► Routinelabor, CK im Serum, EMG, (ggf. Muskelbiopsie) ohne pathologischen Befund.

Therapie (drei Säulen)

- ► **Medikamentös:**
  - 1. Wahl Amitriptylin 10 – 50 mg/d; neu Navoban (5 HT_3 Rezeptorantagonist; in Studien bei 50 % der Pat. Schmerzreduktion. Offiziell allerdings nicht für Fibromyalgie zugelassen).
  - Weniger wirksam: Analgetika und Muskelrelaxantien.
- ► **Physiotherapie und physikalische Therapie:** Aktive Beübung, Entspannungsverfahren, Massagen, Wärme/Kälteapplikation.
- ► **Psychotherapeutische Maßnahmen:** Beeinflussung seelischer Konflikte, Patientenschulung zum besseren Verständnis des Krankheitsbildes, Vermittlung von Coping-Strategien.

12 Anlage- und Entwicklungsstörungen

12.1 Dysraphien, Arachnoidalzysten

Arnold-Chiari-Missbildung (ACM)

▶ **Grundlagen:**
- *Definition:* Kongenitale Missbildung mit Kaudalverlagerung von Pons, Medulla oblongata und Kleinhirnwurm.
- *Epidemiologie:* Inzidenz 4/100000.

▶ **Einteilung:**
- *Typ I (familiär + sporadisch):* Kaudalverlagerung von Medulla oblongata und Kleinhirntonsillen (evtl. assoziiert mit Hydrocephalus internus, Syringomyelie, kraniozervikale Übergangsstörung [S. 294]). Symptomatisch in der Adoleszenz oder im Erwachsenenalter (Abb. 12.1).
- *Typ II:* Zusätzlich zu Kaudalverlagerung von Medulla oblongata und Teilen des Kleinhirnwurmes Deformation des Hirnstamms, Hydrozephalus, Spina bifida (evtl. mit Myelomeningozele, Missbildungen des kraniozervikalen Überganges [S. 294]). Symptomatisch in der Kindheit.
- *Typ III:* Zerviko-okzipitale Enzephalozele und/oder zervikale Spina bifida. Meist nicht mit dem Leben vereinbar.
- *Typ IV:* Unspezifische Kleinhirnhypo- oder -aplasie.

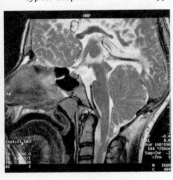

Abb. 12.1 · Arnold-Chiari-Missbildung Typ I (MRT sagittal T2w) mit Tiefstand der Kleinhirntonsillen, rudimentärem Corpus callosum, hypoplastischem Hirnstamm und Kaudalverlagerung der Medulla oblongata

▶ **Mögliche klinische Symptomatik:**
- Ataxie, Schwindel, Nystagmus, Pyramidenbahnzeichen, Hirnnervenausfälle, Dysarthrie.
- Bei Hydrozephalus Hirndruckzeichen (S. 725).
- Bei Hirnstammaffektion spastische Para-/Tetraparese.
- Bei Syringomyelie S. 587.

▶ **Diagnostik:**
- Anamnese, klinischer Befund.
- Röntgen-Schädel (2 Ebenen): Erweitertes Foramen magnum, Lückenschädel, abgeflachte hintere Schädelgrube.
- Kranielles MRT: Kaudalverlagerung der Kleinhirntonsillen und Medulla oblongata, evtl. Hydrozephalus, Meningo- oder Enzephalozele, Syringomyelie (S. 587).

▶ **Therapie:**
- Subokzipitale Dekompression bei Hirnstammsymptomatik mit/ohne Hirnnervenausfällen (spastische Para-/Tetraparese, Atem-/Schluckstörung).
- Bei Hydrozephalus evtl. primär oder isoliert Shuntanlage.

► **Verlauf und Prognose:** Die ACM Typ I ist oft erst im Erwachsenenalter symptomatisch, der Typ III ist meist sehr früh letal.

Spina bifida

► **Grundlagen:**
- *Definition:* Meist lumbosakrale Dysraphie des knöchernen Spinalkanals mit inkomplettem Verschluss der diesen umschließenden Elemente. Entstehung um den 16.–22. Tag der embryonalen Entwicklung.
- *Formen:*
  - *Spina bifida occulta:* Mit intaktem Hautmantel (vollständig gedeckt). Die Rückenmarkshäute sind intakt, der Conus medullaris orthotop oder nach kaudal verlagert (evtl. als sog. tethered-cord-Syndrom, s.u.).
  - *Spina bifida aperta* (= cystica): Mit Vorfall/Verlagerung des Spinalkanal-Inhalts:
  - → *Meningozele:* Vorfall von Dura und Arachnoidea, häufig verbunden mit einem tethered-cord-Syndrom (Fixierung des kaudalen Myelons im unteren Spinalkanal).
  - → *Myelomeningozele:* Vorfall von Rückenmarkshäuten mit Rückenmark/Cauda equina.
  - → *Myelozele:* Isolierter Vorfall des Rückenmarkes (durch duralen Defekt).
  - → Offen liegende unreife Neuralplatte.
- *Epidemiologie:* Inzidenz der Spina bifida occulta ca. 5–10 % (Schätzungen, da oft asymptomatisch), der Spina bifida aperta ca. 0,1 %.
- *Ätiologie und Pathogenese:* Nicht geklärt, vermutet werden genetische und teratogene Faktoren, Folsäuremangel, exogene Noxen (Alkohol, Nikotin, Valproat, Röntgenstrahlen).

► **Klinik:**
- *Spina bifida occulta:*
  - Möglicherweise assoziierte Fehlbildungen im Bereich des fehlenden Schlusses der Wirbelbögen wie veränderter Haarwuchs (z. B. Hypertrichose), Grübchen, Dermalsinus (Fistel, von der Hautoberfläche evtl. bis epi- oder intradural reichend, Lipom, Diastematomyelie (S. 588).
  - Bei Affektion des Myelons durch tethered-cord-Syndrom: Blasenstörungen (+ Potenzstörungen bei Männern), Fußdeformität (Hohlfuß), Muskelatrophie an den Beinen, Pyramidenbahnzeichen, Reflexausfälle, Schmerzen und Parästhesien (lumbal, sakral), trophische Störungen
- *Spina bifida aperta:*
  - Querschnittsyndrom (S. 208): Spastische Paresen, Blasen- und Mastdarmstörungen, Sensibilitätsstörungen.
  - Sekundäre Skelettveränderungen: Hohlfußbildung, Knie-/Hüft-/Adduktorenkontrakturen, (Kypho-)Skoliose.
  - Relativ häufig zusätzlich Arnold-Chiari-Missbildung Grad II (S. 292) mit potentieller Entwicklung eines Hydrozephalus.

► **Diagnostik:**
- *Bildgebung:*
  - Röntgen-Wirbelsäule: Spaltbildung?
  - Spinales MRT: Syringomyelie (S. 587), Filum teminale (tethered-cord?).
  - Kranielles MRT (v. a. bei Verdacht auf Spina bifida aperta): Hydrozephalus, Arnold-Chiari-Missbildung (S. 292)?
- *Konsile* (v. a. bei geplanter OP): Urologie, Gynäkologie, Pädiatrie, Orthopädie, Neurochirurgie.
- *Neurophysiologie:* EMG (chronisch neurogene Läsion?), SSEP (pathologische Latenzen?).

▶ **Therapie:**
- *Spina bifida occulta:* Klinische Verlaufskontrollen, bei tethered-cord-Syndrom frühzeitige Operation (z. B. Laminektomie).
- *Spina bifida aperta:*
  - Operation nach interdisziplinärer Abstimmung (möglichst rasch = innerhalb 24 h nach der Geburt des Kindes).
  - Physiotherapie, orthopädische und urologische Versorgung und Betreuung.
  - Shuntanlage bei Hydrozephalus.

▶ **Selbsthilfegruppe:** Arbeitsgemeinschaft Spina bifida und Hydrocephalus e.V. (ASbH) – Bundesverband –, Münsterstr. 13, 44145 Dortmund, Tel. (0231) 8610 50 – 0, Fax (0231) 861050 – 50.

Dandy-Walker-Syndrom

▶ **Grundlagen:**
- *Definition:* Embryonale Entwicklungsstörung mit zystischer Erweiterung des IV. Ventrikels, Hypo- bzw. Aplasie des Kleinhirnwurmes mit/ohne Atresie der Foramina Luschkae und Magendi.
- *Ätiologie, Pathogenese:* Im 3. Fetalmonat einsetzende Störung multifaktorieller Ätiologie (weitgehend ungeklärt). Bei ca. 30% assoziiert mit Fehlbildungen von Balken, Aquädukt, Groß-/Kleinhirn, Syringomyelie, Meningozele oder/und Missbildungen anderer Organe (z. B. kardial).
- *Epidemiologie:* Inzidenz 2/100000 Geburten. Meist sporadisch, selten familiär.

▶ **Klinik:** Meist erst im jungen Erwachsenenalter Manifestation der klinischen Symptomatik (→ nach Prodromi fragen!): Progredienter Hydrozephalus mit vergrößertem Schädelumfang, Ataxie, Nystagmus, Schwindel, Gangstörungen, Hirnnervenausfälle.

▶ **Diagnostik:** Kraniale Bildgebung (Ultraschall bei Neugeborenen, ansonsten CCT/ MRT): Erweiterung des IV. Ventrikels mit Verbindung zu einer Zyste und Trennung der Kleinhirnhemisphären, Dysplasie des Kleinhirnwurmes und des Hirnstamms evtl. assoziierte Fehlbildungen (s.o.).

▶ **Therapie:** Shuntanlage (S. 27).

▶ **Verlauf und Prognose:** Gut bei adäquater Therapie.

Arachnoidalzysten

▶ **Grundlagen:**
- *Definition:* Arachnoidalzysten sind extrazerebrale, leptomeningeale Zysten, die vom übrigen Liquorraum isoliert sind.
- *Ätiologie:* Embryonale Fehlbildung, nach entzündlichen Erkrankungen.
- *Lokalisation:* Supratentoriell meist temporal an der Konvexität, infratentoriell meist retrozerebellär in der Mittellinie (z.T. im Bereich des Kleinhirnbrückenwinkels).

▶ **Klinik:** Raumforderung (z. B. Anfälle, Herdsymptome), Hydrocephalus occl.

▶ **Therapie:** Bei symptomatischen Zysten ggf. Operation (Entlastung, Shunt).

12.2 Missbildungen des kraniozervikalen Überganges

Platybasie

▶ **Grundlagen, Definition:** Abflachung der Schädelbasis mit einem Basalwinkel > 145° (Abb. 12.2), z.T. assoziiert mit Veränderungen der Felsenbeine und des Os occipitale.

► **Klinik:** Meist asymptomatisch.
► **Diagnostik:** Röntgen-Schädel in 2 Ebenen und CT mit sagittaler Rekonstruktion und Bestimmung des Basalwinkels (Abb. 12.2).
► **Therapie:** Meist nicht notwendig.

Basiläre Impression

► **Grundlagen, Definition:** Anhebung der das Foramen magnum umgebenden Anteile des Os occipitale und des Atlas → der Dens wird nach kranial verlagert, insgesamt Einengung der hinteren Schädelgrube mit eventueller Irritation der Medulla oblongata, Liquorzirkulations- und Durchblutungsstörungen. Häufig assoziierte Veränderungen: Arnold-Chiari-Malformation (S. 292), Dandy-Walker-Syndrom (S. 294), Arachnoidalzysten (S. 294), Syringobulbie (S. 587).
► **Klinik:** Bei Hirndruck Kopfschmerzen, Übelkeit, Erbrechen, Bewusstseinsstörung. Bei Affektion der Medulla oblongata hoher Querschnitt mit ggf. spastische Paresen, Pyramidenbahnzeichen, Sensibilitätsstörungen, Paresen kaudaler Hirnnerven (v. a. N. X/XII), Kreislauf- und Atemregulationsstörungen. Selten Ataxie, Doppelbilder, Schwindel.
► **Diagnostik:**
  - *Bildgebung:* Röntgen-Schädel in 2 Ebenen und CT mit sagittaler Rekonstruktion und Bestimmung des Basalwinkels (> 145°) und der Chamberlain-Linie (überragt vom Dens axis um > 5 mm, s. Abb. 12.2) oder der McGregor-Linie (überragt um > 7 mm). MRT des Schädels/kraniozervikalen Übergangs.
  - *Neurophysiologie:* AEP (S. 70), ENG (S. 77), Blinkreflex (S. 44).
► **Therapie:**
  - *„Kausal":* Dekompressions-Operation. Indiziert bei entsprechender Klinik und Aussicht auf Reversibilität bzw. zur Unterbrechung der Krankheitsprogression. Vorgehen: Resektion von Teilen des Os occipitale und des hinteren Atlasbogens.
  - *Symptomatisch:*
    – Physiotherapie, physikalische Therapie.
    – Shuntanlage bei Liquorzirkulationsstörungen (S. 27).

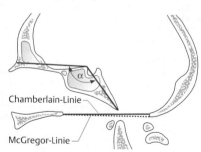

Chamberlain-Linie

McGregor-Linie

Abb. 12.2 · Missbildungen des kraniozervikalen Überganges, α = Basalwinkel

Atlasassimilation

► **Grundlagen, Definition:** Verschmelzung von Foramen occipitale magnum und Atlasbogen. Dadurch kann es zur Irritation der Medulla oblongata kommen.
► **Klinik:** Meist asymptomatisch. Zu möglichen Symptomen bei Irritation der Medulla oblongata siehe basiläre Impression (s. o.).
► **Diagnostik, Therapie:** Siehe basiläre Impression (s. o.).

Klippel-Feil-Syndrom

▶ **Grundlagen, Definition:** Familiär und sporadisch auftretende zervikale Blockwirbelbildung durch Verschmelzung von meist 2–3 HWK, evtl. zusätzlich Syringomyelie/-bulbie, Spina bifida, Atlasassimilation u.a.
▶ **Klinik:**
  • Kurzer Hals, tiefe Haargrenze, Tortikollis, Schulterhochstand, Kyphoskoliose obere Wirbelsäule.
  • Kopf-, Nacken und Armschmerzen.
  • Sensibilitätsstörungen der Arme (Parästhesien).
  • Schwindel, Nystagmus, Synkope, Ausfälle kaudaler Hirnnerven.
  • Spastische Paresen.
  • Evtl. Hirndruck bei Liquorzirkulationsstörungen (S. 300).
▶ **Diagnostik:** Röntgen-HWS (4 Ebenen), zervikales MRT (Myelonkompression?), Neurophysiologie (SSEP, MEP).
▶ **Therapie:** Siehe basiläre Impression (s.o.).

12.3 Phakomatosen, neurokutane Syndrome

Neurofibromatose

▶ **Grundlagen:**
  • *Typen und Genetik* (es gibt mehr als 2 Typen – hier die wichtigsten):
    – *Typ 1* (=*Morbus Recklinghausen*): Chromosom 17.
    – *Typ 2:* Chromosom 22.
  • *Vererbung:* Autosomal-dominant (mit 100%iger Penetranz, aber variabler Ausprägung im Phänotyp). In bis zu 50% spontane Neumutationen!
  • *Epidemiologie:* Inzidenz ca. 1/3000 Geburten, Prävalenz ca. 35–40/100000.
▶ **Pathologie:** Bildung von Neurofibromen an peripheren Nerven, bestehend aus Schwann-Zellen, Fibroblasten, Blutgefäßen und Pigmentzellen. Sie wachsen pedunkulär, knotig oder flächig (aber *nie* abgekapselt!).
▶ **Klinik:**
  • *Typ 1* – diagnostische Kriterien (gefordert werden ≥2 der folgenden Symptome):
    – Café-au-lait-Flecken: Mehr als 6 mit ∅ > 15 mm (präpubertär > 5 mm).
    – > 2 Neurofibrome (meist schon vor der Pubertät).
    – Optikusgliom.
    – Axilläres oder inguinales „freckling" (ähnlich Sommersprossen).
    – ≥2 Lisch-Knötchen (= pigmentierte Irishamartome).
    – Knochenveränderung: Keilbeindysplasie, Verdünnung der Kortikalis eines langen Röhrenknochens mit/ohne Pseudarthrose.
    – Verwandter I. Grades mit Neurofibromatose Typ 1.
    – Mögliche andere assoziierte Merkmale: Tumoren (Phäochromozytom, Wilms-Tumor, Leukämie), Radius-/Tibia-Pseudarthrose, Kyphose, Hormonstörungen durch Hypophysenkompression.
  • *Typ 2* – diagnostische Kriterien (gefordert wird eines der folgenden Merkmale):
    – Bilaterale Akustikusneurinome (CCT/MRT).
    – Unilaterales Akustikusneurinom + Verwandter I. Grades mit bilateralen Akustikusneurinomen.
    – Ein Verwandter I. Grades mit bilateralen Akustikusneurinomen + 2 der folgenden Merkmale: Plexiformes Neurofibrom, Gliom, Meningeom, Ependymom, Schwannom, Astrozytom, juvenile Katarakt.
▶ **Diagnostik:**
  • *Konsile:* Dermatologie (Café-au-lait-Flecken, freckling?), Ophthalmologie (Visusminderung, Lisch-Knötchen?), HNO (Hypakusis?).

- *Labor:* Molekulargenetik (S. 33).
- *Liquor:* Normale Zellzahl, Protein unspezifisch erhöht (S. 28)
- *CCT/kranielles MRT:* Intrakranielle Tumoren (v. a. auf N. VIII achten! Jährlich kontrollieren!).
- *Spinales MRT:* Indiziert bei klinischem Verdacht auf Affektion der langen Bahnen (spinaler Tumor?) oder radikulärer Symptomatik.
- Neurophysiologie: AEP, VEP, evtl. SEP, MEP.
► **Therapie:** Operative Entfernung symptomatischer Neurofibrome, bei Optikus-/Chiasmagliom ggf. Radiatio oder Chemotherapie. Symptomatisch u. a. antikonvulsive Therapie, Shunt bei Liquorabflussstörung.
► **Selbsthilfegruppe:** Von Recklinghausen-Gesellschaft e.V., Langhorner Chaussee 560, 22419 Hamburg, Tel. 0 40 – 52 71 28 22.

Tuberöse Sklerose (Morbus Bourneville-Pringle)

► **Grundlagen:**
- *Epidemiologie:* Prävalenz ca. 5 – 15/100000.
- *Genetik:* Autosomal-dominant (ca. 25 %; Chromosom 9 und 16), spontane Neumutationen (ca. 65 %). Stark schwankende Penetranz und Expressivität.
- *Pathologie: Zerebral* kortikal lokalisierte knotige Verhärtungen (sog. Tuber, v. a. Astrozyten) und subependymale Gliaknötchen (Astrozyten, sekundäre Verkalkungen), Astrozytome, Hamartome der Retina, Heterotopien der grauen Substanz im Marklager. *Extrakraniell* evtl. sub- oder periunguale Fibrome (= Koenen-Tumoren), Angiofibrome im Gesicht (= Adenoma sebaceum), Nieren-/Lungen-/Rektumtumoren, kardiale Rhabdomyome.
  ☐ *Hinweis:* Informationen auch unter www.tuberoesesklerose.de
► **Klinik:**
  ☐ *Trias:* Adenoma sebaceum + epileptische Anfälle + geistige Behinderung.
- *Haut:* Hypopigmentierte Flecken (v. a. an Rumpf und Extremitäten), Adenoma sebaceum (rotbraune, kleine, Knötchen meist symmetrisch im Bereich von Wangen und Kinn), „Chagrin-Lederfleck" (meist lumbosakral lokalisierte subepidermale Fibrose, ⌀ 1 – 10 cm), unguale Fibrome, fibröse Stirnplaques, Café-au-lait-Flecken, Gingiva-Hyperplasie.
- *ZNS:* Epileptische Anfälle (oft schon bei Säuglingen; meist tonisch-klonische und BNS-Krämpfe), geistige Behinderung (in ca. 50 – 60 %), Autismus (in ca. 25 %). Selten spastische, extrapyramidale, zerebelläre Symptome.
- *Augen:* Retina-Hamartome.
- *Andere:* Angiomyolipom der Niere (→ konsekutives Nierenversagen), kardiale Rhabdomyome, Lungensymptome (Spontanpneumothorax, Dyspnoe, Hämoptoe), selten Leber-/Milz-/Knochenaffektion.
► **Diagnostik:**
- *Klinische Untersuchung, Konsile* (Dermatologie, Ophthalmologie, Innere).
- *Bildgebung:*
  - *CCT und kranielles MRT:* Verkalkungen, subependymale/kortikale Knoten, Demyelinisierungen?
  - *Röntgen-Thorax:* Zeichnungsvermehrung, Zysten?
- *EEG:* Unspezifisch.
- *Einordnung der diagnostischen Kriterien:*
  - *Nachweis/Beweis:* 1 primäres + 2 sekundäre oder tertiäre Merkmale.
  - *Möglich:* 1 sekundäres + 2 tertiäre Merkmale.
► **Symptomatische Therapie:** Antikonvulsiv (ggf auch Epilepsiechirurgie), bei Hirndruck Shuntanlage (S. 27), dermatologische Therapie.
► **Genetische Beratung!**

Von-Hippel-Lindau-Syndrom (Hämangioblastose)

▶ **Grundlagen:**
- *Definition:* Hereditäre Erkrankung mit Bildung von Hämangioblastomen in der Retina, dem Kleinhirn und anderen Organen. Nierenzellkarzinom in 50%, seltener Phäochromozytom.
- *Epidemiologie:* Inzidenz ca. 3 ÷ 100000 Geburten.
- *Genetik:* Autosomal dominant (Chromosom 3), variable Expression.

▶ **Klinik:**
- *Auge* (retinales Hämangioblastom): Schmerzloser Visusverlust.
- *ZNS* (v.a. Kleinhirnhämangioblastom): (Okzipitale) Kopfschmerzen, Schwindel, Gangstörungen, Erbrechen, Ataxie, Dysmetrie, Nystagmus, Paresen. Bei spinaler Affektion evtl. Querschnittsymptomatik (S. 208).
- *Andere Organe:* Symptomatik entsprechend der Tumorlokalisation/-art (s. diagnostische Kriterien).

▶ **Diagnostik:**
- *Bildgebung:*
  - MRT (CCT) zerebral + spinal (ohne/mit KM).
  - zerebrale Angiographie
  - Nierensonographie.
  - Abdomen-CT (-MRT).
- *Ophthalmoskopie.*
- *Labor:* Hormonbestimmung (Serum + Urin) – H.a. Phäochromozytom?
- *Diagnostische Kriterien:*
  - ZNS-*und* Retina-Hämangioblastome.
  - *Oder:* ZNS-*oder* Retina-Hämangioblastome + eines der folgenden Kriterien: Nierenkarzinom, Phäochromozytom, Nieren-/Pankreas-/Leber-/Nebenhodenzysten.
  - *Oder:* Familiäres Auftreten + eines der folgenden Kriterien: ZNS-*oder* Retina-Hämangioblastome, Nierenkarzinom, Phäochromozytom, Nieren-/ Pankreas-/Leber-/Nebenhodenzysten.

▶ **Therapie:**
- *Zerebelläre Hämangioblastome:* Operation.
- *Retinale Angiome:* Laserkoagulation.
- *Andere Manifestationen:* Nach internistischer/interdisziplinärer Maßgabe.

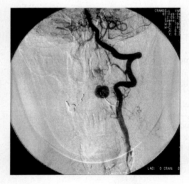

Abb. 12.3 · Hämangioblastom bei von-Hippel-Lindau-Syndrom mit deutlich perfundiertem Knoten im oberen Zervikalkanal (DSA über linke A. vertebralis)

Sturge-Weber-Syndrom (enzephalofaziale Angiomatose)

▶ **Grundlagen:**
- *Definition:* Neurokutane Dysplasie mit einseitigem Naevus flammeus, Hämangiom der Meningen und einer kortikalen Atrophie.
- *Epidemiologie:* Prävalenz (Vollbild der Erkrankung) ca. $4 \div 100000$.
- *Genetik:* Meist sporadisch, selten familiär mit unklarem Erbgang.
- *Pathologie:* Angiomatose v. a. der Leptomeninx, ipsilateralen Gesichtshaut und Choroidea des Auges. Hierdurch konsekutiv Minderperfusion des normalen Gewebes mit Atrophie, Fibrosierung, Verkalkungen.

▶ **Klinik:**
- *Haut – Naevus flammeus:* Meist unilateral v. a. im Bereich des N. V_1. Bei Ausbreitung nach supraorbital besteht meist eine zerebrale Beteiligung.
- *ZNS:* Epileptische Anfälle (meist einfach-partielle Anfälle), Hemisymptomatik kontralateral zu einem zerebralem Angiom (Hemianopsie, -parese/-plegie), evtl. geistige Behinderung.
- *Augen:* Choroidea-Angiom (meist um 8. Lj.), Glaukom, Buphthalmus.
- *Andere Organe* (fakultativ!), z. B. Angiomatose des Respirations-/Gastrointestinaltraktes (z. B. Dyspnoe, Hämoptoe, Kolongangrän, Hämatemesis), Ovarien/Pankreas (endokrine Störungen).

▶ **Diagnostik:**
- *Bildgebung:*
  - Röntgen-Schädel: Verkalkungen, Schädel-Hemiatrophie?
  - CCT und MRT: Verkalkungen, Hirnatrophie, andere Gefäßprozesse?
- *EEG:* Herdbefunde, epilepsietypische Veränderungen?
- *Ophthalmologisches Konsil:* Choroidea-Angiom, Glaukom, Gesichtsfeldausfälle?

▶ **Therapie:** Antiepileptische Therapie (S. 542), evtl. Shunt-Anlage (S. 27). Bei Choroidea-Angiom Lasertherapie. Kosmetische Therapie des Naevus flammeus.

Louis-Bar-Syndrom (Ataxia teleangiectasia)

▶ **Grundlagen:**
- *Definition:* Im Kleinkindesalter beginnende Heredoataxie mit Teleangiektasien.
- *Epidemiologie:* Prävalenz 1,5 – 2,5 : 100000, Inzidenz 0,4 – 1 : 100000.
- *Genetik:* Autosomal rezessiv (Chromosom 7, 14, 22).
- *Pathologie:* Kleinhirnrindenatrophie, spinale Affektion (Demyelinisierungen), Aplasie/Hypoplasie von Thymus, Lymphknoten, Tonsillen, Gonaden. Angiomatose innnerer Organe. Neigung zu rezidivierenden (v. a. bronchopulmonalen) Infektionen und zu Malignomen.

▶ **Klinik:**
- *ZNS:* Progrediente zerebelläre Ataxie, Gangstörung/-unfähigkeit, Dysarthrie, gestörte Okulomotorik (okulomotorische Apraxie), Choreoathetose. Bei Vorderhornbeteiligung Bild einer spinalen Muskelatrophie (S. 485). Selten geistige Behinderung.
- *Haut:* Vor allem Teleangiektasien im Bereich der Konjunktiven, Wangen, Ohrmuscheln.
- *Andere Organe:* Skelett (Wachstumshemmung), Atemtrakt (rezidivierende Infektionen), Hormonsystem (z. B. Schilddrüsenstörungen, Infertilität, Diabetes mellitus), Immunsystem (Immunschwäche).

▶ **Diagnostik:**
- *Labor:* α-Fetoprotein i. S. ↑, evtl. auch GPT/GOT/AP ↑, $IgA/IgE/IgG_2$ meist ↓.
- *Bildgebung* (cave erhöhte Strahlenempfindlichkeit → MRT ist die Methode der Wahl): Kleinhirnatrophie.

▶ **Therapie:** Symptomatische Therapie der Organmanifestation, Physiotherapie.

13 Liquorzirkulationsstörungen

13.1 Liquorzirkulationsstörungen

Normaldruckhydrozephalus (NPH)

▶ **Definition:** Hydrocephalus communicans durch zerebrale Liquorabfluss-/-resorptionsstörung im äußeren Liquorraum (außerhalb des Ventrikelsystems). Meist ist keine oder nur eine grenzwertige Erhöhung des mittleren intrakraniellen Druckes messbar („Normaldruck"), es treten aber Druckspitzen durch verstärkte Liquor-Pulsationen auf.

▶ **Epidemiologie:** Inzidenz ca. 10/100000, Prävalenz ca. 20 – 30/100000, Altersgipfel bei idiopathischem NPH um 60.– 70. Lebensjahr.

▶ **Ätiologie:** Meist idiopathisch (iNPH). Symptomatisch (sNPH) z.B. nach SAB, nach Meningitiden, bei ausgeprägter Liquoreiweißerhöhung, nach intrathekaler Zytostatikatherapie.

▶ **Klinik** (typische Symptom-Trias): *1) Gangstörung:* Balancestörung, Tonserhöhung, Füße „kleben" am Boden, kleinschrittiges Gangbild („Gangapraxie") bei guter Beweglichkeit der Beine im Liegen! *2) Inkontinenz* mit imperativem Harndrang. *3)* Mäßiggradige subkortikale Demenz (S. 451). Neben der Trias finden sich eventuell auch Pyramidenbahnzeichen.

▶ **Basisdiagnostik bei klinischem Verdacht auf NPH:**
  • *Bildgebung (CCT, MRT):*
    – Missverhältnis zwischen verplumpten inneren und eher engen äußeren Liquorräumen.
    – Evans-Index > 0,33 (Verhältnis maximaler Durchmesser Ventrikelvorderhörner/Gesamthirndurchmesser in diesem Bereich).
    – Enge hochfrontale und parietale Furchenzeichnung.
    – Periventrikuläre Veränderungen (hypodense Zonen im CCT bzw. hyperintens im T_2-gewichteten MRT) in Folge einer chronischen druckbedingten Hypoperfusion bzw. Liquordiapedese.
    – Allenfalls geringe bis mäßige allgemeine Hirnatrophie bzw. geringe bis mäßige vaskuläre Veränderungen, die das klinische Bild nicht erklären und nicht in relevantem Ausmaß über die periventrikuläre Region hinausgehen.
    – ggf. erhöhter pulsatiler Fluss im Aquädukt (MRT: sagittale T2 – Turbospinecho-Dünnschicht-Sequenzen).
  • *Neuropsychologische Testung:* Subkortikale Demenz (S. 451)?
  • *Liquorprobepunktion:* Abnahme von 30 – 50 ml. Eine Besserung (klinisch, neuropsychologische Tests) kann sofort oder im Verlauf von bis zu 2 Tagen eintreten. Wenn initial erfolglos nach 2 – 3 Tagen erneut punktieren.

▶ **Fakultative Diagnostik bei weiter unklaren Befunden:**
  • *Passagere lumbale Liquordauerdrainage* → klinische Besserung?
  • *Invasive zerebrale oder lumbale 24-h-Liquordruckmessung* → Druckspitzen? Anteil der B-Wellen (f = 0,5 – 2/min) > 10%/24 h?
  • *Liquorinfusionstest unter invasiver Liquordruckmessung* → Liquorausflusswiderstand?

▶ **Differenzialdiagnose:**
  • Parkinson-Syndrom (S. 490): Bei NPH kein Rigor, kein Zahnradphänomen, gute Beinbeweglichkeit im Liegen!
  • Andere Erkrankungen, die klinisch zu frontaler Gangstörung führen (z.B. Morbus Binswanger [S. 455], Frontalhirn-Tumor): Bildgebende Verfahren.
  • Andere demenzielle Erkrankungen: Meist keine vergleichbare Gangstörung

- Andere Formen eines Hydrozephalus:
  - *Hydrocephalus e vacuo:* Erweiterte innere und äußere Liquorräume bei Substanzdefekten oder Hirnvolumenminderung.
  - *Verschlusshydrozephalus (Hydrocephalus occlusus)* durch Verlegung von Liquorabflusswegen:
  → Ursachen: z.B. kongenital, bei kraniozervikalen Übergangsanomalien (S. 294), Tumoren, nach Blutungen, Entzündungen. Klinisch meist Hirndrucksymptomatik.
  → Klinik: Kopfschmerzen, Übelkeit (v.a. morgens), Meningismus, Vigilanzstörung.
  → Diagnostik: CCT (MRT); *cave:* Keine Lumbalpunktion!
  → Therapie: Drainage (akut: externe Ventrikeldrainage, längerfristig, ggf. auch primär: Shunt [S. 27]).

► **Therapie** *(wenn Probepunktionen zu langfristiger Besserung geführt haben):*
- Wiederholte Liquorpunktion mit Entnahme großer Liquormengen.
- Implantation eines ventrikuloperitonealen oder ventrikuloatrialen Shunts mit Mitteldruckventil oder Ventil mit einstellbarer Druckstufe.
  - ◼ *Cave:* Indikation sorgfältig abwägen! Keine ultima-ratio-Therapie!
  - *Indikationen* (= am ehesten bei Vorliegen folgender Faktoren): Gutes, aber nur kurzfristiges Ansprechen auf Liquorprobepunktionen; im Vordergrund stehende Gangstörung; nur geringe Demenz; im CCT oder MRT nur geringe Hirnatrophie und nur mäßiggradige vaskuläre Veränderungen; kurze Anamnese; symptomatische Genese; mehr als 10% B-Wellen in 24-h-Langzeit-ICP-Messung.
  - *Erfolgsraten* bei strenger Patientenselektion: Bei idiopathischem NPH 50–70%, bei symptomatischem NPH 70–90%.
  - *Komplikationen* (allgemein schwerwiegende postoperative Morbidität und Letalität bis 10%!): Shuntinfektion (bis 20%), symptomatische Epilepsie (bis 10%), akutes oder chronisches subdurales Hämatom (bis 10%) infolge Überdrainage, Shunt-Dysfunktion (ca. 10–40%).
  - *Postoperative Verlaufskontrolle:* Wichtigster Parameter ist der klinische Erfolg. Eine neuroradiologisch fassbare Abnahme der Ventrikelweite ist nicht essenziell. Bei klinischer Verschlechterung großzügige CCT-Kontrollen, insbesondere zum Ausschluss eines subduralen Hämatoms als Folge einer Überdrainage.

Pseudotumor cerebri (PTC)

► **Definition:** Benigne intrakranielle Hypertension (BIH). Erhöhter Liquordruck (>20 cm H_2O) ohne intrakranielle Raumforderung oder Ventrikelerweiterung.

► **Ätiologie:**
- *Idiopathisch:* Evtl. erhöhter zerebral-venöser Druck mit erhöhtem intrazerebralem Blutvolumen.
- *Symptomatisch:*
  - Liquorzirkulationsstörung infolge erhöhten Liquoreiweißgehaltes oder Obstruktion des kraniozervikalen Überganges.
  - Venöse Abflussstörung durch Hirnvenen-/Sinusthrombose oder venöse Druckerhöhung bei AV-Malformation.
  - Venöse Druckerhöhung bei Rechtsherzinsuffizienz, COPD.
  - Liquorüberproduktion (z. B. Plexuspapillom).

► **Risikofaktoren:**
- Frauen im gebärfähigen Alter.
- Adipositas, insbesondere rasche Gewichtszunahme.
- Endokrine Störungen (Schilddrüsenstoffwechsel, Hypo- und Hyperkortisolismus, Morbus Addison, Hypoparathyreoidismus).
- Hypervitaminose A, Eisenmangelanämie, COPD (s.o.).

- Medikamente: Kortikoide, Antibiotika (v.a. Tetrazykline), Phenothiazine, Lithium.

▶ **Klinik** (in absteigender Häufigkeit):
- Kopfschmerzen (>90%): Langsam zunehmend, pulsierend, einseitiger Beginn, später holozephal, evtl. mit Übelkeit/Erbrechen/Meningismus.
- Transiente Sehstörungen (≤90%): Verschwommensehen, vergrößerter blinder Fleck, nasal-inferiore Gesichtsfelddefekte.
- Dauerhafte Visusminderung in 70%, kompletter Visusverlust in bis zu 5%.
- Pulsierender Tinnitus (60%), Abduzensparese (≤40%), Fazialisparese.

▶ **Diagnostik:**
- *Klinisches Bild*, v.a. Trias Kopfschmerz, transiente Sehstörung, Stauungspapille (Funduskopie!).
- *Ophthalmologisches Konsil:* Stauungspapille? (fast immer nachweisbar + meist beidseitig).
- *Kraniales MRT* zum Ausschluss einer intrakraniellen Raumforderung oder eines Hydrozephalus, und einer Sinusthrombose. Gelegentlich zeigt sich im CT der Befund einer „empty sella" (erweiterte Sella mit Liquordichte).
- *Liquorpunktion (cave:* erst *nach* Ausschluss einer Raumforderung durch CCT oder MRT!) mit Messung des Liquoröffnungsdruckes: Punktion in Seitenlage (S. 24). Unmittelbar nach Auffinden des Spinalkanales Infusionsleitung (oder ZVD-System) an die Punktionskanüle anschließen. Mit ZVD-Messleiste die Höhe bestimmen, bis zu der Liquor ansteigt → Öffnungsdruck in cm H$_2$O. Normal < 20 cm H$_2$O, grenzwertig 20–25 cm H$_2$O, pathologisch >25 cm H$_2$O.
- Bei klinischem Verdacht spezielle Labordiagnostik (s. Risikofaktoren).

▶ **Therapie:**
- *Allgemein:* Gewichtsreduktion bei Adipositas.
- *Wiederholte Liquorpunktionen* mit Entnahme von 30–50 ml, am besten mit scharfen 22 G Nadeln zur Induktion einer Liquorleckage!
- *Wenn erfolglos* medikamentöser Therapieversuch mit Diuretikum:
  – Azetazolamid (Carboanhydrasehemmer, Diamox) 2 × 500 mg/d. Wichtige *NW:* Metabol. Azidose, Übelkeit, Parästhesien, K$^+$ ↓ , BZ ↑ , Leberfunktionsstörung. *KI:* Gicht, Niereninsuffizienz (Kreatinin >2 mg/dl bzw. Kreatinin-Clearance <30 ml/min), schwere Leberfunktionsstörungen, K$^+$ ↓ , Na$^+$ ↓ , Sulfonamidüberempfindlichkeit, Schwangerschaft, Stillzeit.
  – Alternativ Furosemid (Lasix) 40–250 mg/d.
- *Bei Visuseinschränkung:* Engmaschig ophthalmologische Kontrollen. Lumbalpunktion in kurzfristigen (evtl. täglichen) Intervallen, bei Progredienz OP (Fensterung der Optikusscheide) zur Verhinderung der drohenden Erblindung.
- *Ultima ratio:* Lumboperitonealer Shunt (S. 27).

Liquorunterdrucksyndrom

▶ **Ätiologie:**
- *Idiopathisch (spontane intrakranielle Hypotension, SIH):* Eventuell Liquorverluste durch spontane oder traumatische Risse in der Dura oder verminderte Liquorproduktion.
- *Symptomatisch* (postpunktionelles Syndrom): Nach Liquorpunktion (freies Intervall von 1–2 Tagen) durch Leckage.

▶ **Klinik:**
- *Kopfschmerzen:* Holozephal, meist biokzipital betont, bei Orthostase auftretend, im Liegen nahezu stets spontan remittierend.
- *Mögliche Begleitsymptome:* Übelkeit, Erbrechen, Sehstörungen, Tinnitus, Abduzensparese.

► **Diagnostik:**
- *Bei postpunktionellem Syndrom:* Anamnese und typische Klinik. Keine LP!
- *Bei SIH:* Lumbalpunktion mit Messung des Liquordruckes (meist $<3-5$ cm H_2O oder negativ („punctio sicca"). Kraniales MRT: Eventuell verdickte Meningen mit Gadolinium-Anreicherung.

► **Therapie:**
- Zunächst Bettruhe.
- Zufuhr von Koffein oder Gabe von 3×250 mg Theophyllin p. o.
- Bei schwerer Ausprägung eines postpunktionellen Syndromes (sowie bei SIH mit nachgewiesenem Duraleck) in Höhe des Liquorlecks oder $1-3$ Segmente tiefer epidurale Injektion von $10-20$ ml Eigenblut.
- Flüssigkeitszufuhr ist ohne gesicherten Wert.

► **Verlauf:** Bei postpunktionellem Syndrom spontanes Sistieren der Beschwerden i.d.R. nach wenigen Tagen, bei SIH meist innerhalb weniger Wochen.

14 Ischämische Erkrankungen des ZNS

14.1 Einteilung/Ursachen/Mechanismen

Definitionen und Einteilungen

▶ **Schlaganfall = Apoplex = zerebraler Insult:** Deskriptive Begriffe, die die verschiedenen Erkrankungen der zerebralen Ischämien und der intrakraniellen Blutungen unterschiedlichster Ätiologie bezeichnen. Die Begriffe sollten u. E. nicht verwendet werden, da eine präzisere Bezeichnung von Krankheitsentitäten in jedem Falle vorzuziehen ist! (Beispiele: Zerebrale Ischämie oder Hirninfarkt bzw. hypertensive Hirnblutung, Subarachnoidalblutung).

▶ **Einteilung nach Zeitdauer und Entwicklung** der klinischen Symptome (*cave* trotz reversibler Symptome kann dennoch ein ischämischer Gewebsuntergang im Sinne eines Infarktes vorliegen! Daher wird der Sinn dieser Einteilung zunehmend in Frage gestellt):
   - *TIA (transitorische ischämische Attacke):* Die Symptome bilden sich innerhalb von 24 h vollständig zurück.
   - *PRIND (prolongiertes reversibles ischämisches neurologisches Defizit):* Die Symptome bilden sich innerhalb einiger Tage vollständig zurück.
   - *Progressive stroke:* Die Symptome verstärken sich allmählich oder schubförmig.
   - *Complete stroke:* Die Symptome bilden sich nicht oder nicht vollständig zurück.

▶ **Einteilung nach Infarktmuster** in bildgebenden Verfahren:
   - Lakunärer Infarkt.
   - Territorialinfarkt.
   - Grenzzonen-Infarkt.

▶ **Einteilung nach Pathogenese** (Tab. 14.1):
   - *Mikroangiopathischer Infarkt,* z.B. bei arteriosklerotischen Gefäßveränderungen oder Vaskulitiden kleiner Gefäße (typischerweise lakunärer Infarkt).
   - *Arterioarteriell- oder kardial-embolischer Infarkt,* z.B. bei Makroangiopathie oder Herzerkrankungen (typischerweise Territorialinfarkt).
   - *Hämodynamischer Infarkt,* z.B. bei hochgradigen proximalen Gefäßstenosen oder nach globaler Zirkulationsstörung (typischerweise Grenzzonen-Infarkt).

▶ **Hinweis:** Das Infarktmuster kann Hinweise auf die Pathogenese geben und damit Rückschlüsse für eine gezielte Therapie erlauben. Die Einteilung nach der Zeitdauer der Symptome lässt solche Rückschlüsse nicht zu!

Epidemiologie + Risikofaktoren für arteriosklerotische Erkrankungen

▶ Epidemiologie: Inzidenz etwa 130/100000/Jahr für ersten Hirninfarkt (first ever stroke in lifetime), Prävalenz 600/100000. 30% der Patienten versterben innerhalb eines Jahres.

▶ **Gesicherte Risikofaktoren:** Arterielle Hypertonie (ab 140/90 mm Hg, Verdopplung des Risikos mit jedem Anstieg um 20/10 mm Hg), Diabetes mellitus, Nikotinkonsum, hormonelle Kontrazeptiva mit hohem Östrogenanteil und postmenopausaler Hormonersatz, Migräne, erniedrigtes HDL-Cholesterin, Hämatokrit-Erhöhungen, Gerinnungsstörungen mit Hyperkoagulabilität, erhöhtes Homocystein, erhöhter Alkoholkonsum > 60 g/d, Vorhofflimmern, Kokain/Heroinkonsum

▶ **Wahrscheinliche Risikofaktoren:** Übergewicht, Bewegungsmangel, Thrombozytenfunktionsstörungen, Hyperurikämie, erhöhte Serumlipide, erhöhtes Serumfibrinogen, genetische Faktoren.

Ursachen und Mechanismen von ZNS-Ischämien

☐ *Hinweis:* Für die gezielte Akutbehandlung und Prophylaxe eines Hirninfarktes ist die zugrundeliegende Pathogenese entscheidend. Zu den häufigsten Ursachen s. Tab. 14.1.

► Weitere seltene Ursachen: Gefäßspasmen (z. B. bei SAB), Gefäßkompression, CADA-SIL- (S. 335) und Moya-Moya-Syndrom (S. 336), Morbus Fabry (S. 457).

Tabelle 14.1 · Ursachen von ZNS- Ischämien

zugrundeliegende Störung	Pathomechanismus der Ischämie	Infarktmuster
Mikroangiopathie bei Arteriosklerose	distale Obstruktion auf Arteriolen-Ebene	lakunärer Infarkt, chronische Perfusionsstörung des periventrikulären Marklagers
Makroangiopathie, Aorten-/Karotis-/Vertebralisdissektion	proximale Obstruktion mit distaler Hypoperfusion arterioarterielle Embolie	hämodynamischer Infarkt-Territorialinfarkt
Herzrhythmusstörung, Vitien, kardialer oder pulmonaler Rechts-Links-Shunt	embolischer Gefäßverschluss (bei Rechts-LinksShunt durch „paradoxe" Embolie)	Territorialinfarkt
globale Zirkulationsstörung	zerebrale Hypoperfusion	hämodynamischer Infarkt
Hirnsinus- und Venenthrombose (S. 350)	venöse Abflussstörung	hämorrhagische Infarzierung
Gefäßmalformation (S. 328 ff.)	Embolie, Steal-Effekt	Mischbild
Vaskulitis (S. 323)	proximale oder distale Obstruktion	meist lakunäre Parenchymläsionen im Marklager
Gerinnungsstörungen, Thrombozytenfunktionsstörungen, andere hämatologische Erkrankungen	arterielle oder venöse Obstruktion	meist Territorialinfarkt oder hämorrhagische Infarzierung, seltener lakunäre Läsionen

Primärprävention ischämischer Hirnerkrankungen

► **Arterielle Hypertonie:** RR-Senkung mindestens unter 140/90 mm Hg, anzustreben unter 120/80 mm Hg (S. 310).
► **Diabetes mellitus:** Strenge Blutzuckereinstellung (S. 309).
► **Fettstoffwechselstörung:** Konsequente Senkung einer Hypercholesterinämie mit Statinen (z. B. Pravastatin, Simvastatin). Statine können möglicherweise *unabhängig* vom Ausgangswert das Risiko eins Hirninfarktes senken.
► **Idiopathisches Vorhofflimmern** („lone atrial fibrillation"): Antikoagulation (S. 151) (INR 2,0 – 3,0) bei Alter > 60 Jahre, Diabetes mellitus oder/und arterieller Hypertonie als Begleitfaktoren.
► **Vorhofflimmern bei Herzerkrankung:** Unabhängig von weiteren Begleitfaktoren Antikoagulation (INR 2 – 3; S. 151).
► Vermeidung übermäßigen Alkoholgenusses, Nikotinkarenz. Vermeidung der Kombination oraler Kontrazeptiva mit Nikotin, Gewichtsreduktion bei Adipositas.

14.2 Supratentorieller Hirninfarkt

Klinik

▶ Das klinische Bild ist abhängig vom betroffenen Gefäßstromgebiet. Eine Auswahl möglicher Symptome ist in den Abbildungslegenden aufgeführt:

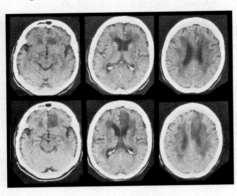

Abb. 14.1 · Territorialinfarkt im Versorgungsgebiet der A. cerebri anterior (CCT nativ; hier zusätzlich diffuse Marklager-Perfusionsstörung). Klinik: Typischerweise kontralateral beinbetonte Hemiparese (evtl. Monoparese des Beines), Hemihypästhesie/ -hypalgesie

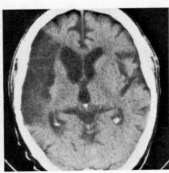

Abb. 14.2 · Territorialinfarkt im Versorgungsgebiet der A. cerebri media (CCT nativ). Klinik: Typischerweise kontralateral brachiofazial betonte Hemiparese, Hemihypästhesie/-hypalgesie, Hemianopsie, Blickparese nach kontralateral, Neglect (weitere neuropsychologische Ausfälle siehe Text)

Akutdiagnostik bei Hirninfarkt

▶ **Stufenschema** bei Aufnahme eines Patienten mit Verdacht auf ein akutes zerebrovaskuläres Ereignis:
- *Klinische Untersuchung* zur Einschätzung eines akuten Handlungsbedarfs. Besonders beachten:
  - Bewusstseinsstörung?
  - Atemstörung? → transkutane Sauerstoffsättigung, Blutgasanalysen; ggf. Intubation und Beatmung (Indikationen s. S. 720).
  - Schluckstörung, Aspirationsgefahr? → Magensonde, primär parenterale Ernährung mit periphervenöser Basisernährung (z. B. Periamin).
  - Begleiterkrankungen (insbesondere kardial/pulmonal)?

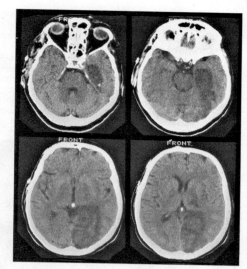

Abb. 14.3 · Territorial-
infarkt im Versorgungsge-
biet der A. cerebri posterior (CCT nativ). Klinik: Typischerweise kontralaterale Hemianopsie

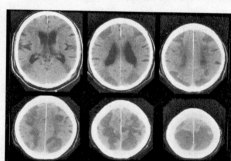

Abb. 14.4 · Multiple
Grenzzoneninfarkte zwi-
schen den Stromgebieten
der A. cerebri anterior, media und posterior beidseits
(CCT nativ)

- *Problemzentrierte Anamneseerhebung:*
  - Genauer Zeitpunkt des Symptombeginns (wichtig für Zeitfenster bei Throm-
    bolyse)?
  - Primärsymptome (wichtig für topologische Zuordnung)?
  - Begleitsymptome (z. B. pektanginöse Beschwerden)?
  - Vorerkrankungen, Medikamenteneinnahme?
- *Blutentnahme:* BB, HK (↑ bei Hypovolämie), BKS, Leberenzyme, Gerinnung
  (wichtig vor geplanter Heparinisierung!), BZ, Kreatinin, Elektrolyte, CRP, Herzen-
  zyme.
- *Zerebrale Bildgebung:*
  - *CT* (primär *ohne* KM), eine charakteristische Hypodensität findet sich i.d.R. erst
    nach 8 – 12 h. Ein Perfusions-CT kann eventuell zur Abschätzung von definiti-
    vem Infarktkern und dem so genannten tissue at risk (= „Penumbra", poten-

ziell überlebensfähiges Hirngewebe) dienen. Eine CT-Angiographie kann zur Klärung einer zugrundeliegenden Gefäßpathologie im Einzelfall hilfreich sein.

- *MRT:* Stellenwert in der Akutdiagnostik zunehmend mit CT vergleichbar, relativ zuverlässige Infarktdiagnostik bereits nach < 1 h möglich (mittels Diffusions-MRT, evtl. in Kombination mit Perfusions-MRT). Flash-Sequenz kann mittlerweile zum Ausschluss einer intrazerebralen Einblutung als gleichwertig mit dem CT angesehen werden, die Untersuchung ist allerdings in der Notfallsituation i.d.R. aufwendiger.
- ▶ *Cave:* Perfusions-CT und Diffusions-/Perfusions-MRT sind in ihrem Wert in der Indikationsstellung zur Thrombolyse derzeit noch nicht ausreichend evaluiert!

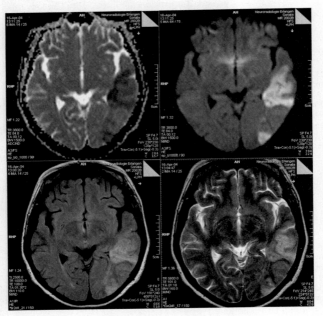

Abb. 14.5 · Media-Teilinfarkt links. Oben: ADC-map (li) und DWI (re); unten: T2w-FLAIR axial (li) und T2w-TSE axial (re)

- *EKG:* Emboliequelle (z. B. absolute Arrhythmie bei Vorhofflimmern, Zeichen eines Myokardinfarktes)?
- *Nichtinvasive Gefäßdiagnostik:* Extrakranielle Doppler-/Duplexsonographie, ggf. transkranielle Dopplersonographie, ggf. MR-/CT-Angiographie (s. oben und S. 85).
- *Echokardiographie:* Transthorakal, zum sicheren Ausschluss einer kardialen Emboliequelle auch transösophageal (TEE).

Spezifische Zusatzdiagnostik

► Eine spezifische Zusatzdiagnostik kann bei begründetem Verdacht oder bei negativer Basisdiagnostik (insbesondere junge Patienten!) indiziert sein:
  - In Einzelfällen zum Ausschluss von Gerinnungsstörungen möglichst *vor Antikoagulation* Entnahme von Zitratblut für umfangreichere Gerinnnungsanalysen (AT III, Protein C, Protein S, APC-Resistenz, Fibrinogen, Faktor-V-Leiden, Prothrombin-Mutation G 20210A).
  - Weitere kardiologische Abklärung (*Langzeit-EKG* und *-RR*).
  - *Invasive Gefäßdiagnostik:* Je nach Zusatzbefunden und Verdachtsdiagnose konventionelle Angiographie (Goldstandard; S. 91), CT- oder MR-Angiographie.
  - Screening für *Vaskulitis* (S. 323) und *Antiphospholipid-AK-Syndrom* (S. 337).

Basistherapie des Hirninfarktes

► **Thromboseprophylaxe:** Wenn keine Antikoagulation erfolgt, immer zumindest low-dose Heparinisierung (S. 148). AT-Strümpfe.
► **Korrektur einer Hypovolämie.**
► **Korrektur von Elektrolytstörungen:** Bei Na$^+$ < 120 mmol/l (*cave* zentrale pontine Myelinolyse s. S. 470).
► **Korrektur einer Blutzuckerstoffwechselstörung:**
  - *Hyperglykämie ist unabhängiger Prognosefaktor für schlechtes Outcome. Therapie*: Ab Werten > 150 mg/dl (8 mmol/l) *sofort* Altinsulin s.c.
  - *Hypoglykämie* kann die Symptomatik einer Ischämie imitieren (z. B. Auftreten einer Hemiparese oder Aphasie)! *Therapie: Sofort* Glukose i.v.!

Tabelle 14.2 · Maßnahmen zur Korrektur einer erhöhten Körpertemperatur

Körpertemperatur in °C	Maßnahme
37,5–38,0	physikalisch
38,0–38,5	zusätzlich 1 g Paracetamol (S. 126); max. 3 g/d
38,5–39,0	zusätzlich gekühlte Infusionen (10–15 °C)
>39,0	zusätzlich Metamizol (S. 126) 1 g in 100 ml NaCl 0,9 % als Kurzinfusion i.v.; max. 4–6 g/d

Tabelle 14.3 · Maßnahmen zur Optimierung des Blutdrucks

Blutdruck (mm Hg)	Maßnahme
>220	vorsichtige Senkung (z. B. Ca^{2+}-Antagonist p.o., Clonidin p. o. oder s. c., ggf. Perfusor)
200–220	Senkung nur, wenn aus kardialer Indikation erforderlich
130–160	Warnbereich! Volumengabe, bei Volumenmangel kolloidale Lösung (z. B. HAES), bei Exsikkose zunächst Elektrolytlösungen
110–130	i. v.-Volumengabe (kolloidale Lösung oder Ringer, NaCl 0,9 % s. o.), bei Erfolglosigkeit zusätzlich vasoaktive Substanzen. Beginn mit Dopamin in mittlerer Laufzeit, ggf. in Kombination mit Dobutamin (S. 725)
<110	zusätzlich vasoaktive Substanzen (z. B. Dopamin, ggf in Kombination mit Dobutamin, s. S. 725)

► **Korrektur erhöhter Körpertemperatur** (ein Anstieg um 1 °C bedeutet ein um Faktor 2 erhöhtes Risiko für ein schlechtes Outcome): Ab Werten >37,5° C fiebersenkende Maßnahmen nach dem Schema in Tab. 14.2.
► **Optimierung des Blutdruckes:** Ziel ist ein RR_{syst} 160–200 mm Hg (ein RR-Anstieg um 20 mm Hg kann das Risiko der Ausbreitung einer irreversiblen Zellschädigung um >30% reduzieren). Zur RR-Einstellung siehe Tab. 14.3.

Spezifische Therapiestrategien

► Übersicht s. Tab. 14.4.

Tabelle 14.4 · Spezifische Therapiestrategien bei ischämischen Hirnerkrankungen

Verfahren/Substanz	Zeitfenster	
Therapieziel frühe Reperfusion:		
systemische Thrombolyse (rtPA)	3 h (eventuell bis 6 h, umstritten)	S. 310
intraarterielle Thrombolyse (Urokinase, rtPA)	6 h (im Basilarisstromgebiet bei schubförmiger Verschlechterung auch später)	S. 312
Therapieziel frühe Sekundärprävention:		
Heparinisierung	sofort	S. 148
Thrombozytenaggregationshemmer	sofort	S. 313
operative oder angiographisch-interventionelle Desobliteration zuführender Gefäße	bei TIA sofort, bei persistierenden Symptomen nach 4 Wochen	S. 314
orale Antikoagulation (Kumarine)	bei TIA sofort nach Symptomrückbildung möglich, bei persistierenden Symptomen (= Infarkt) nach 4 Wochen	S. 148, 313
Therapieziel „Neuroprotektion", Schadensbegrenzung:		
strenge Korrektur jeder Blutzuckerstoffwechselstörung	sofort	S. 468
strenge Fiebersenkung	sofort	Tab. 14.2
strikte Vermeidung von Hypotonie	sofort	Tab. 14.3
andere Neuroprotektiva	nach wie vor keine belegten Substanzen	

► **Therapeutische Heparinisierung** (high-dose-/Vollheparinisierung): *Indikationen* s. Tab. 14.5. *KI/NW, Vorgehen* s. S. 148.
► **Systemische Lyse mit rt-PA:**
  • *Wirkung belegt* bei akuter zerebrale Ischämie unabhängig von Schweregrad der Ausfälle, Pathogenese des Infarktes, betroffenem Gefäßgebiet, Alter des Patienten oder vorbestehender Therapie mit Thrombozytenaggregationshemmern.
  • *Zeitfenster:* Beginn der systemischen Lyse innerhalb von max. 3 h nach Symptombeginn!

Tabelle 14.5 · Indikationen für eine Vollheparinisierung

Indikation	Dauer	Bemerkung
rezidivierende TIAs	bis zur Klärung der zugrunde-liegenden Pathogenese und ggf. Einleitung einer kausalen Therapie	je nach Ursache anschlie-ßend orale Antikoagulation, Thrombozytenaggregations-hemmer oder andere Maß-nahmen
progressive stroke im Hirn-stammgebiet	bis zur klinischen Stabilisie-rung	s. TIAs
vermutete oder nachgewie-sene kardiale Emboliequelle	für 2 – 4 Wochen (bei Bestäti-gung anschließend orale Anti-koagulation)	gleiche Frühbehandlung bei offenem Foramen ovale, an-schließend Verschluss opera-tiv/mittels Schirm, alternativ orale Antikoagulation
hochgradige Stenosen der hirnzuführenden Gefäße	trotz *hämodynamischer* Ursa-che ggf. bis zu einer operati-ven Intervention (bei Infarkt 4 Wochen Wartezeit)	falls operative Intervention nicht möglich, kann orale Antikoagulation nach 4 Wo-chen erwogen werden (z. B. intrakranielle Stenosen)
Dissektion der hirnzuführen-den Gefäße	4 Wochen	Umsetzen auf orale Antiko-agulation für 6 Monate

- *Ausschlusskriterien:*
  - Intrazerebrale Einblutung (→ CCT ausschlaggebend!)
  - Frühe Infarktdemarkation in einem erheblichen Anteil des Mediaterritoriums (pragmatisch kann eine Grenze von mehr als einem Drittel des Mediaterritori-ums gelten).
  - Unbekannter Symptombeginn (z. B. während des Schlafes).
  - Chirurgische Eingriffe, relevantes Trauma innerhalb der letzten 30 Tage.
  - Relevantes Schädelhirntrauma innerhalb der letzten 3 Monate.
  - Maligne Erkrankungen.
  - Schwangerschaft und 30 Tage post partum.
  - Gastrointestinale Blutungen.
  - Vermutete septische Embolie als Infarktursache.
  - Gerinnungsstörungen mit Hypokoagulabilität.
  - Zerebrovaskuläre Erkrankung mit persistierenden Symptomen innerhalb der letzten 30 Tage.
  - Medikamentös nicht beherrschbare Hypertonie ($RR_{syst} > 220$ mm Hg und/oder $RR_{diast.}$ 120 mm Hg).
  - ▷ *Hinweis:* Die Vorbehandlung mit Thrombozytenfunktionshemmern gilt *nicht* mehr als Kontraindikation!
- *Durchführung:* 0,9 mg rt-PA/kg KG i. v., davon 10 % als i. v.-Bolusinjektion und 90 % kontinuierlich über 60 Minuten i. v.. Ob anschließend eine Vollheparinisierung durchgeführt werden soll, ist umstritten, jedoch aus pathophysiologischen Über-legungen zu befürworten.
- *Komplikationen:* Intrakranielle Blutungen in ca. 5 – 9 % der Fälle (überwiegend kli-nisch nicht relevant), Blutung in anderen Körperregionen, insbesondere bei vo-rangegangenem Sturz i. R. d. Infarktes.
- *Prognose:* Reduktion der Letalität nach 1 Monat von 15 auf 12 %, nach 3 Monaten von 20 auf 17 %; signifikante Reduktion der Morbidität (ein Drittel der Pat. nach 3 Monaten unabhängig).

► **Intraarterielle Lyse mit Urokinase oder rt-PA:**
  ☐ *Hinweis:* Experimentelles Therapieverfahren, aber in erfahrenen Zentren mittlerweile gängige Therapiestrategie.
  • *Zeitfenster:* Maximal 6 h (im *Basilarisstromgebiet* wegen der deutlich schlechteren Prognose des Spontanverlaufes auch noch später, insbesondere bei *progressive stroke* im Basilarisstromgenbiet mit deutlich verzögerter Verschlechterung i.S. einer ultima-ratio-Therapie).
  • *Ausschlusskriterien:* Siehe systemische Lyse (s.o.).
  • *Durchführung:* Nach diagnostischer selektiver Angiographie über einen vor dem Thrombus – im Verlauf der Applikation auch im Thrombus – platzierten Angiographiekatheter innerhalb von maximal 2 h:
    – Urokinase: Gesamtdosis 500000 bis maximal 1000000 IU. *Alternativ:* 20 mg rt-PA.
    – Analog der systemischen Lyse ist ungeklärt, ob anschließend eine Vollheparinisierung durchgeführt werden soll, sie ist jedoch aus pathophysiologischen Überlegungen zu befürworten!
  • *Komplikationen:* Klinisch relevante intrakranielle Blutungen treten je nach Zeitfenster, Dosis und Thrombolytikum in 10%–20% der Fälle auf.
► **In der Akuttherapie nicht erwiesene Therapieverfahren:** Kortikosteroide, Hämodilution, Ganglioside, Kalziumantagonisten.

Hirninfarkt-Komplikationen

► **Ischämisches Hirnödem:**
  • Osmotherapie, z.B. mit Mannitol, Glyzerol (S. 725).
  • Oberkörperhochlagerung.
  • Eventuell *operative Dekompression* (s.u.): Sofort, max. innerhalb von 2–3 h nach Eintritt relevanter druckbedingter Symptome.
  • Eventuell *Hypothermie:*
    – Ziel: Körpertemperatur 33–34° C;
    – Vorgehen: Mittels Kühldecke oder/und gekühlten Infusionen über einen Zeitraum von 6–12 h Kerntemperatur absenken. Dauer der Hypothermiebehandlung ca. 2–4 Tage. *Cave:* Langsame Temperatursenkung und langsames Wiedererwärmen! Erhöhte Infektionsgefahr!
► **Schluckstörung:** Magensonde, Nahrungskarenz bis zur Stabilisierung des Akutverlaufes, in der Regel in ersten 3 Tagen nach Ereignis.
► **Bewusstseinsstörung, zentrale Atemstörung:** Intensivüberwachung: Monitoring von Oxygenierung, Kreislaufparametern, Blutzucker, Temperatur.

Operative Dekompression

► **Allgemeines:** Eine akut lebensbedrohliche, mit konservativen Maßnahmen nicht zu beherrschende Raumforderung durch ein zytotoxisches Infarktödem entwickelt sich bei 10–15% aller großen supratentoriellen Infarkte. Maximum meist in den ersten 2–5 Tagen, Letalität etwa 80%.
  ☐ *Cave:* Bei supratentoriellem Hirninfarkt ist die operative Dekompression zwar ein evidentes, aber *nicht erwiesenes* Therapiekonzept → kritischer beurteilen als bei Kleinhirninfarkten (S. 322). Aus diesem Grund ist v.a. die *prophylaktische* Dekompression *vor* Auftreten eines bedrohlichen Ödems umstritten.
► **Kriterien für eine Dekompression:**
  • Große Infarkte mit zu erwartendem raumfordernden Infarktödem oder
  • Infarkte mit bereits nachweisbarem raumforderndem Effekt mit Mittellinienverlagerung (Septum pellucidum) > 4 mm und Versagen konservativer Maßnahmen.
  • Streng einseitige Hirnschädigung, keine kontralaterale Vorschädigung.

◘ *Hinweis:* Auch bei bereits kurzfristig vorliegenden Zeichen einer sekundären Hirnstammkompression (beginnende „obere Einklemmung", z.B. progrediente Bewusstseinstrübung, Pupillenstörung, ipsilaterale Streckmechanismen) kann eine operative Dekompression ohne erhöhte Morbidität im Vergleich zur konservativen Therapie die Mortalität im oben angegebenen Ausmaß senken!

► **Verfahren:** Großflächige Kraniotomie (mindestens 12 cm Durchmesser, bis zum Boden der mittleren Schädelgrube reichend) ohne Resektion von infarziertem Hirngewebe. Zeitfenster maximal 2 – 3 h nach dem Auftreten von Zeichen sekundärer Hirnstammkompression.

► **Prognose, Outcome:** Wahrscheinlich Reduktion der Letalität von 80 auf etwa 30 – 40 % ohne Erhöhung der Morbidität (Überlebende nach OP scheinen nach bisherigen Daten kein schlechteres Outcome zu haben als Überlebende ohne OP).

Hirninfarkt-Sekundärprophylaxe

◘ *Hinweis:* Das optimale Therapiekonzept hängt ab von der Infarkt-Ätiologie und -Pathogenese. Der klinische Symptomverlauf (z.B. TIA oder Infarkt) ist hierbei nur von untergeordneter Bedeutung! Allgemein gilt, Risikofaktoren zu reduzieren (RR ↓, Lipide ↓, Normoglykämie, Nikotinkarenz; vgl. S. 305)!

► **Antihypertensive Therapie** (Einsatz prinzipiell ab Symptombeginn sinnvoll, *cave*: Ausmaß der RR-Senkung in der Akutphase ist umstritten!):
  • Gute Evidenz besteht für den lang wirkenden ACE-Hemmer Perindopril 4 mg (Coversum) der Rezidivrisiko signifikant senkt. Die Kombination von Perindopril mit Indapamid (Natrilix SR) soll diesen Effekt noch verstärken (Progress-Studie).
  • Gabe von Angiotensin-Rezeptorantagonisten bereits in Akutphase senkt möglicherweise neben Rezidivgefahr auch die Letalität.

► **Thrombozytenaggregationshemmer** (Einsatz ab Symptombeginn sinnvoll, *cave* nicht gemeinsam mit i.v.-Heparinisierung!):
  • *Indikationen:*
    – Makro- oder Mikroangiopathie mit lokaler Thrombenbildung und/oder arterioarterieller Embolie.
    – Phospholipid-AK-Syndrom (nicht definitiv belegt!).
  • *Präparate, Dosierung* s. Tab. 14.6, *Indikationen* s. Tab. 14.7.

Tabelle 14.6 · Thrombozytenaggregationshemmer

Präparat	Dosierung	Bemerkung
Acetylsalicylsäure/ASS (z.B. Aspirin, Godamed)	1 × 100 – 300 mg/d p.o. mittags	extrem niedrige Kosten. *KI, NW:* Ulkusanamnese, Asthma bronchiale, Thrombozytenfunktionsstörung, Allergie
Clopidogrel (Plavix, Iscover)	1 × 75 mg/d p.o.	*NW:* Hautausschlag, Diarrhö. *KI:* Schwere Leberfunktionsstörung, akute gastrointestinale Blutung
Dipyridamol + ASS (Aggrenox)	2 × 200 mg + 2 × 25 mg p.o.	*NW:* Kopfschmerz, GISymptome, Blutungen. *KI: Schwere KHK.*
Ticlopidin (Tiklyd)	2 × 250 mg/d	seit Zulassung von Clopidogrel bei Therapieneubeginn keine Indikation mehr (*cave* Neutropenie), aber bisher gut behandelte Patienten nicht umstellen

Tabelle 14.7 · Differenzialtherapie mit Thrombozytenaggregationshemmern zur Sekundärprophylaxe

Präparat	Indikation
ASS	1. Wahl nach TIA und Hirninfarkt, sofern *nicht* einer oder mehrere der folgenden Begleitfaktoren vorliegen: KHK, Z.n. Myokardinfarkt, Angina pectoris, Z.n. ACVB, pAVK, Diabetes mellitus. Evtl. bei Zweitereignis zerebraler Ischämie unter ASS (s. Anmerkung bei Clopidogrel)
Dipyridamol + ASS	Alternative 1. Wahl zu ASS mit leicht höherer Wirksamkeit. Eventuell bei bei Zweitereignis zerebraler Ischämie unter ASS (s. Anmerkung bei Clopidogrel)
Clopidogrel	1. Wahl bei allen Pat. *mit* den unter ASS genannten Begleitfaktoren, sowie bei Kontraindikationen gegen ASS. Anmerkung: Allerdings ist Definition von Therapie*versagen* einer Sekundärprophylaxe im Einzelfall schwierig, da auch bei effektiver Therapie nur eine Risiko*reduktion* zu erreichen ist!

▶ **Orale Antikoagulation** (S. 148):
- *Indikationen:*
  - Kardiale Emboliequelle (nicht-rheumatisches Vorhofflimmern [hier auch zur Primärprophylaxe, s. S. 305]. Vorhofflattern, Herzwandaneurysma).
  - Offenes Foramen ovale, vgl. S. 315.
  - Als Therapieversuch auch bei nicht operablen extrakraniellen oder bei intrakraniellen Gefäßstenosen zu erwägen.
  - Nach Gefäßdissektionen (für 6 Monate).
- *Bei Infarktpatienten typische Kontraindikationen:* Fehlende Compliance oder Therapieüberwachung, häufige Stürze, symptomatische Epilepsie mit tonisch-klonischen Anfällen, nicht befriedigend einstellbare arterielle Hypertonie.
- *Nebenwirkungen:* Blutungen, Übelkeit, Diarrhö, Appetitlosigkeit, Hautnekrosen, Urtikaria, Dermatitis, reversible Alopezie, Transaminasenerhöhung.
- *Präparate, Dosierung:* S. 148.
▶ **Lipidsenker:** Es gibt Hinweise, dass *unabhängig* von den Ausgangswerten die Gabe von Statinen zur Cholesterinsenkung das Rezidivrisiko signifikant senkt.
▶ **Senkung erhöhter Homozysteinspiegel durch Vitamingaben:** Es gibt bisher keine Hinweise, dass die Senkung eines erhöhten Homozysteinspiegels eine Rezidivprophylaxe darstellt (Theorie: Homozystein könnte lediglich eine *Markerfunktion* für eine andere kausale Bedingung haben).
▶ **Operative Karotisdesobliteration** (Thrombendarteriektomie):
- *Indikation:* TIA/PRIND oder Infarkt aufgrund einer Makroangiopathie mit extrakranieller Stenosierung > 70% ipsilateral zum Infarktgeschehen.
- *Zeitpunkt:* Bei TIA oder PRIND sofort, bei Infarkt nach 4 Wochen.
- *Erforderliche Diagnostik:* In den meisten Zentren beruht die Indikationsstellung einer OP-würdigen Stenose auf DSA-Befund. Bei erfahrenen Untersuchern kann jedoch Farbduplex ausreichen!
- *Kontraindikation:* Asymptomatische Gefäßstenosen. *Mögliche Ausnahmen* (individuell entscheiden!):
  - Höchstgradige, filiforme Stenosen bei jungen Patienten.
  - Sehr rasche Progredienz mittelgradiger hin zu hochgradigen Stenosen.
  - Bei komplexer Hämodynamikstörung (z.B. kontralateral zum Infarktgeschehen vorbestehender Verschluss, ipsilateral Stenose < 70%) gibt es kein allgemein belegtes Therapieverfahren!

▶ **Hinweis:** Die Operation ist dann der konservativen Strategie überlegen, wenn die Komplikationsrate (zerebrale Ischämie, allgemeine Op-Risiken) des jeweiligen Zentrums einschließlich Angiographie-Risiko unter 5 % liegt → für eigenes Zentrum klären!

▶ **Persistierendes Foramen ovale (PFO):** Suche nach Beinvenenthrombose. Temporäre Low-dose Antikoagulation (s. S. 151 f) für 6 – 12 Monate. Bei Rezidiv unter Antikoagulation, als Alternative zu und bei Kontraindikation gegen orale Antikoagulantien eventuell Verschluss durch Schirmimplantation (Nutzen derzeit nicht belegt, Studien laufen) oder durch OP (offene Kardiochirurgie!).

▶ **Angiographisch-interventionelle Verfahren** Ballondilatation, Stentimplantation (s. S. 92): Derzeit noch *keine* allgemeingültigen Empfehlungen! Therapieoption nur in Zentren mit besonderer Erfahrung im Rahmen klinischer Studien!
  • Mögliche Alternative bei folgenden Erkrankungen:
    – Nicht operable extrakranielle (A. vertebralis, distale A. carotis interna) oder intrakranielle Stenosen.
    – Kurzstreckige Stenosen und erhöhtes allgemeines OP-Risiko.
    – Radiogene Stenosen.
    – Fibromuskuläre Dysplasie.
    – Takayasu-Arteriitis.
    – Postoperative Rezidivstenose.
  • Komplikationen, Langzeitergebnisse: s. S. 92 f.

Skalen zur Graduierung von Schlaganfallfolgen

▶ **Barthel-Index:** Prüft Alltagsfunktionen nach Schlaganfall oder anderen Erkrankungen; Dauer ca. 5 – 10 min.
  • *Bewertung/Score:* 100 = weitgehende Unabhängigkeit, 60 – 95 = minimale Hilfe, < 60 = abhängig (Tab. 14.8).

Tabelle 14.8 · Barthel-Index

Parameter	Index-Wert
Essen	ohne Hilfe = 10, mit Hilfe (beim Schneiden) = 5
Vom (Roll)stuhl ins Bett, und umgekehrt (inkl. Aufsitzen im Bett):	unabhängig = 15, mit Hilfe = 5 – 10
Körperpflege (Gesicht waschen, Haare kämmen, rasieren, Zähne putzen)	unabhängig = 5, mit Hilfe = 0
Auf die bzw. von der Toilette gelangen	unabhängig = 10, mit Hilfe = 5
Baden	unabhängig = 5, mit Hilfe = 0
Gehen auf ebenem Grund (wenn Gehen nicht möglich, selbstständiges Fortbewegen im Rollstuhl)	unabhängig = 15, mit Hilfe = 10
Treppensteigen	unabhängig = 10, mit Hilfe = 5
Anziehen	unabhängig = 10, mit Hilfe = 5
Blasenkontrolle	Kontinent = 10, maximal einmal täglich inkontinent = 5, inkontinent oder Hilfe durch Einlauf/ Klysma = 0
Darmkontrolle	Kontinent = 10, maximal einmal wöchentlich inkontinent = 5, inkontinent oder Katheter = 0

14.3 Hirnstamminfarkt (Hirnstammsyndrome)

Grundlagen

▶ Die Gefäßversorgung des Hirnstammes erfolgt über die Aa. vertebrales und ihre Äste:
- Aus den beiden Vertebralarterien geht die A. cerebelli inf. post. (PICA) ab, bevor sie sich in Höhe der Medulla oblongata zur A. basilaris vereinigen.
- Aus der A. basilaris entspringen neben kleinen Seitenästen zunächst die A. cerebelli inferior anterior, im Weiteren die A. cerebelli superior, bevor sich die A. basilaris in die Aa. cerebri posteriores aufzweigt.

▶ Die hier aufgeführte Einteilung (s. Klinik) richtet sich nach topographischen Aspekten, die sich größtenteils an *Hirnstammregionen* und ihren *Leitsymptomen* orientieren (zum Überblick über die Anatomie s. Abb. 14.6).

▶ Daneben existieren Symptomkonstellationen, die mit Eigennamen belegt sind. Deren Kenntnis erleichtert eine topologische Zuordnung, ist aber i.d.R. in der klinischen Routine nicht relevant.

▶ **Ätiologie nach Hirnstammregionen:**
- Infarkte im Bereich des *Mittelhirns:* A.-basilaris-Stenose oder -Verschluss, kardiale Emboliequellen, Erkrankung der penetrierenden Äste (small artery disease) zu je etwa 25%.
- Infarkte im Bereich des *Pons:* Erkrankung der A.-basilaris-Äste (branch disease), seltener Erkrankung der penetrierenden Äste (small artery disease), Stenosen der A. basilaris oder Embolien.
- Infarkte im Bereich der *Medulla oblongata:* A.-vertebralis-Verschlüsse (75% thrombotisch, 25% embolisch). *Cave:* Auch im Rahmen von A. vertebralis-Dissektionen, dann ist in 20% der Fälle der A.-cerebelli-posterior-inferior (PICA)-Abgang mitbetroffen (→ PICA-Infarkt [s.u. Wallenberg-Syndrom], bei Gefahr der Hirnstammkompression; S. 322). Selten small-artery disease.

Klinik

▶ **Allgemeine Klinik:** Die klinische Symptomatologie von Hirnstamminfarkten weist durch die spezielle Anatomie einige Besoderheiten auf. Hinweise auf eine Ischämie im Hirnstammbereich als Ursache einer Hemisymptomatik ergeben sich häufig insbesondere durch Schwindel, Nystagmus, Doppelbilder, gekreuzte Symptomatik, Ataxie, Pupillenstörungen, Schluckstörungen, ausgeprägte Dysarthrie.

▶ **Mittelhirnsyndrome:**
- Mögliche, bei Auftreten *wegweisende Symptome:* Ipsilaterale Okulomotoriusparese, vertikale Blickparese oder horizontale Blickparese nach ipsilateral, kontralaterale Hemiataxie, Trochlearisparese, Horner-Syndrom.
- *Zusätzlich:* Kontralaterale Hemiparese, kontralaterale Sensibilitätsstörungen, sehr selten kontralateraler Tremor und Rigor.

▶ **Ponssyndrome:**
- Mögliche, bei Auftreten *wegweisende Symptome:* Abduzensparese, ipsilaterale Internukleäre Ophthalmoplegie und Eineinhalbsyndrom (S. 219), ipsilaterale nukleäre Fazialisparese, kontralaterale Hemiataxie, horizontale Blickparese nach ipsilateral.
- *Zusätzlich:* Kontralaterale Hemiparese, kontralaterale (eventuell dissoziierte) Sensibilitätsstörung, Dysarthrie, Nystagmus.

▶ **Medulla-oblongata-Syndrome:**
- Mögliche, bei Auftreten *wegweisende Symptome:* Ipsilaterales Horner-Syndrom, ipsilaterale Parese des N. VII sowie der Hirnnerven IX, X, XI, XII, ipsilaterale Ataxie, kontralaterale dissoziierte Sensibilitätsstörung (= kontalateral Störung der Algesie bei erhaltener Ästhesie).

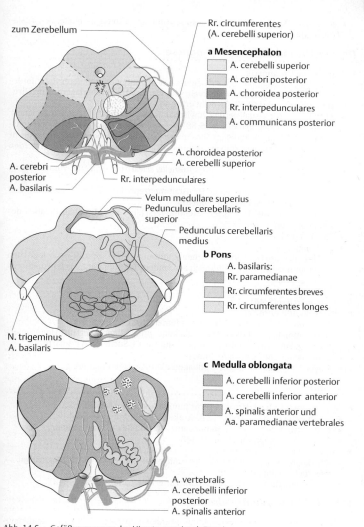

zum Zerebellum

Rr. circumferentes
(A. cerebelli superior)

a Mesencephalon

A. cerebelli superior

A. cerebri posterior

A. choroidea posterior

Rr. interpedunculares

A. communicans posterior

A. choroidea posterior
A. cerebelli superior

A. cerebri posterior
A. basilaris

Rr. interpedunculares

Velum medullare superius
Pedunculus cerebellaris superior

Pedunculus cerebellaris medius

b Pons

A. basilaris:
Rr. paramedianae

Rr. circumferentes breves

Rr. circumferentes longes

N. trigeminus
A. basilaris

c Medulla oblongata

A. cerebelli inferior posterior

A. cerebelli inferior anterior

A. spinalis anterior und
Aa. paramedianae vertebrales

A. vertebralis
A. cerebelli inferior posterior
A. spinalis anterior

Abb. 14.6 · Gefäßversorgung des Hirnstamms (nach Duus)

- *Zusätzlich:* Kontralaterale Hemiparese, Schwindel, Dysarthrie, Nystagmus, Übelkeit.
- ▶ *Cave:* Klinischer Verdacht auf:
  - *Basilaris-Syndrom* (S. 320) bei multiplen und/oder bilateralen Hirnstamm-Syndromen mit/ohne Kleinhirninfarkten und/oder Posteriorinfarkten.

- *A.-basilaris-Spitzensyndrom* bei Kombination aus Mittelhirn-, bilateralen Thalamus- und Posteriorinfarkten.

Diagnostik und Differenzialdiagnose

▶ **Allgemeine Diagnostik:**
- *CCT* (S. 83): Indikation zum Ausschluss einer Blutung oder anderer Raumforderungen (z. B. Tumor). Ischämieareale sind wegen Artefaktüberlagerung im Hirnstammbereich mit CT häufig nicht erkennbar.
- *MRT* (S. 87): Zur Visualisierung von ischämischen Hirnstammläsionen geeignet!
- *CT- und MR-Angiographie* (S. 85, S. 88): Bei rascher Verfügbarkeit zur Indikationsstellung einer intraarteriellen Thrombolyse möglich. Bei begründetem Verdacht auf Basilaristhrombose Zeitverzug durch nicht-invasive Angiographie vermeiden (s. Abschnitt Basilaristhrombose)!
- *Konventionelle Angiographie (intraarterielle, selektive DSA; S. 91):* Voraussetzung für i.a.-Lyse.
- *Liquor:* Zum Ausschluss einer Hirnstammenzephalitis (S. 382) bei subakutem Verlauf einer Hirnstammsymptomatik.
- *Duplexsonographie, TCD* (S. 99): Stenose/Verschluss in basisnahen Gefäßen des hinteren Stromgebietes?
- *Labor:* S. 306.
- *Neurophysiologie:*
  - *EEG:* Bei unklarer topologischer Zuordnung einer zentral-neurologischen Symptomatik eventuell hilfreich zur Aufdeckung supratentorieller Funktionsstörungen.
  - *Evozierte Potentiale* (AEP, SEP; S. 64).
  - *Blinkreflex* (S. 44).

▶ **Differenzialdiagnosen:**
- Hirnstammblutung und andere Raumforderungen: CCT, ggf. MRT.
- Hirnstammenzephalitis (S. 382): Subakuter, progredienter Verlauf! Liquoruntersuchung, Suche nach Autoantikörpern Hu/Anna 1, Suche nach Primärtumor.
- Basilarismigräne (S. 274): Anamnese!
- Polyneuritis cranialis (S. 656): Subakuter Verlauf, Liquorbefund.

Therapie

▶ Außer beim blanden lakunären Hirnstamminfarkt sollte erfolgen:
  - Engmaschige Überwachung (z. B. Stroke unit oder Intensivstation)!
  - Frühzeitige Intubation bei Ateminsuffizienz und Bewusstseinstrübung!
  - Eventuell Vollheparinisierung (S. 148).
▶ Sonstige allgemeine Therapie siehe supratentorielle Infarkte S. 309.
  - Bei Gefäßstenosen im Vertebralisstromgebiet gibt es keine OP-Möglichkeit → eventuell Angioplastie (S. 95).
  - Bei Basilaristhrombose (s. unten) intraarterielle Thrombolyse (S. 312).

Wichtige Hirnstammsyndrome

▶ **Weber-Syndrom** (Syndrom des Mittelhirnfußes): Ipsilaterale III-Parese und kontralaterale Hemiparese.
▶ **Nothnagel-Syndrom** (Vierhügel-Syndrom): Ipsilaterale III-Parese und kontralaterale Hemiataxie.
▶ **Millard-Gubler-Syndrom** (Syndrom der kaudalen Brückenhaube): Ipsilaterale VII-Parese und kontralaterale Hemiparese mit dissoziierter Hemihypästhesie.
▶ **Foville-Syndrom** (ebenfalls Läsion der kaudalen Brückenhaube): Wie Millard-Gubler-Syndrom ipsilaterale VII-Parese und kontralaterale Hemiparese mit dissoziierter Hemihypästhesie, zusätzlich ipsilaterale Abduzensparese.

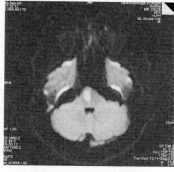

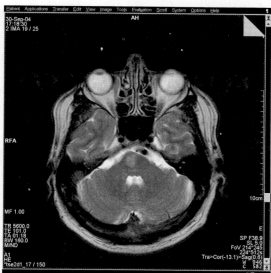

Abb. 14.7 · Ponsinfarkt rechts (MRT). a) DWI (diffusion weighted images) axial; b) T2w-TSE axial

▶ **Wallenberg-Syndrom** (dorsolaterales Medulla oblongata-Syndrom): Ipsilateral Ausfälle der Hirnnerven V, IX, X, Hornersyndrom, Hemiataxie; kontralateral dissoziierte Sensibilitätsstörung; Schwindel, Erbrechen.

▶ **Locked-in-Syndrom:**
  ● *Ätiologie:* Ischämien im basilären Versorgungsgebiet (>80%) → A.-basilaris-Syndrom. Seltener pontine Blutungen (S. 338), Tumoren (S. 358 ff.), zentrale pontine Myelinolyse (S. 470), posttraumatisch, Hirnstammenzephalitis (S. 382).

- *Klinik:*
  - Initial häufig Koma mit meist rascher Besserung der Vigilanz bei Ischämien.
  - Spastische Tetraplegie mit bulbären Symptomen (Unfähigkeit zu Sprechen, zu Schlucken und fehlende Mimik (*cave:* Der Patient wirkt mutistisch!).
  - Strecksynergismen mit adduzierten Armen, außenrotierten und flektierten Händen und Füßen.
  - Horizontale Blickparese beidseits.
  - Blink- und Kornealreflex aufgehoben durch Sensibilitätsstörung (*cave* Kornealulzera).
  - *Intakt* sind vor allem tegmentale Funktionen: Bewusstsein, Kognition, Sehen, Hören, häufig Sensibilität (Hautreize können zu Strecksynergismen führen → Pflegeproblem!), vertikale Augenbewegung und z. T. Lidschlag (Kommunikation!).
- ◼ *Hinweis:* Bis zum Beweis des Gegenteils von einer erhaltenen Großhirnfunktion ausgehen und immer wieder nach entsprechenden Zeichen (Kognition, Wahrnehmung von Reizen) *suchen!*
- *Differenzialdiagnose:*
  - *Akinetischer Mutismus:* Keine motorische Reaktion auf starke Schmerzreize, kaudale Hirnstammreflexe erhalten, intakte horizontale Blickfunktion.
  - *Persistierender vegetativer Zustand/apallisches Syndrom:* Keine visuelle Fixierung möglich, keine Kognition.
  - *Hypersomnie:* Kaudale Hirnnerven intakt, meist vertikale Blickparese, spontane gerichtete Bewegungen.
- *Therapie:* Neben der allgemeinen Therapie von Hirnstammischämien Einsatz von Kommunikationshilfen (z. B. Computern zur Unterstützung der Kommunikation über die Augen).

Basilaristhrombose

- ▶ **Definition:** Ausgedehnter, in der Regel bilateraler Hirnstamminfarkt aufgrund eines akuten Verschlusses der A. basilaris. Wegen der Schwere der neurologischen Ausfälle und der hohen Letalität dramatisches Krankheitsbild mit Intensivpflichtigkeit.
- ▶ **Ätiologie:** Häufig embolischer Verschluss, seltener lokale Thrombose auf dem Boden einer Makroangiopathie.
- ▶ **Allgemeine Klinik:**
  - Die klinische Symptomatik der Basilaristhrombose hängt prinzipiell ebenso wie die o.g. Hirnstammsyndrome von der Größe des ischämischen Hirnstammareals ab. Ebenso kann sich die Symptomatik einer Basilaristhrombose stotternd entwickeln ("progressive stroke"), mit den Zeichen eines zunächst umschriebenen Hirnstaminfarktes und sekudärer Progredienz.
  - Da bei einem Basilarisverschluss in der Regel jedoch grosse Anteile akut geschädigt werden, besteht die klassische Symptomatik in akuter Bewusstseinstrübung mit Schuckstörung, Tetraparese/-plegie mit bilateralen Pyramidenbahnzeichen, Hirnnerven-(insbesondere Pupillenfunktions-) Störung.
  - Prodromi oder in seltenen Fällen isolierte Symptome können sei: Schwindel, Nystagmus, Doppelbilder, gekreuzte Symptomatik, Ataxie, Pupillenstörungen, Blickparesen, Schluckstörungen oder ausgeprägte Dysarthrie.
- ▶ **Allgemeine Diagnostik:**
  - *CCT* (S. 83): Ischämieareale sind wegen Artefaktüberlagerung im Hirnstammbereich mit CT ebenso wie kleinere Hirnstamminfarkte primär nicht erkennbar. Häufig findet sich bei Basilaristhrombose jedoch eine zusätzliche uni- oder bilaterale Mitbeteiligung des Kleinhirnhirns und der Stromgebiete der Aa. cerebris post.
  - *MRT* (S. 87): Zur Visualisierung von ischämischen Hirnstammläsionen geeignet!

- *CT- und MR-Angiographie* (S. 85, S. 88): Bei rascher Verfügbarkeit zur Indikationsstellung einer intraarteriellen Thrombolyse möglich. Bei begründetem Verdacht auf Basilaristhrombose sollte aber keine Zeit mit nicht-invasiven Verfahren vergeudet, sondern gleich eine konventionelle Angiographie (mit Möglichkeit einer intraarteriellen Lysetherapie, S. 312.) durchgeführt werden!
- *Konventionelle Angiographie (intraarterielle, selektive DSA; S. 91):* Voraussetzung für i.a.-Lyse.

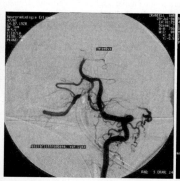
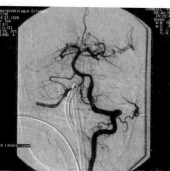
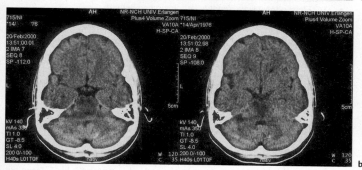

Abb. 14.8 · Basilaristhrombose: a) arterielle DSA: KM-Serie über linke A. vertebralis a.p. – oben links: vor Lyse, rechts: nach Lyse; b) CCT: Ponsinfarkt mit deutlichen Hypodensitäten (CT axial nativ)

▶ **Differenzialdiagnosen:** Siehe Hirnstamminfarkte allgemein.
▶ **Therapie:**
- Bei der Basilaristhrombose sollte immer erfolgen:
  - Intensivmedizinische Behandlung!
  - Frühzeitige Intubation bei Ateminsuffizienz und Bewusstseinstrübung!
- Bei stotterndem Verlauf der Symptomatik sollte angesichts des günstigen Nutzen-Risiko-Verhältnisses die Indikation zur Heparinisierung (S. 148 ff) gestellt werden.
- Bei Basilaristhrombose wegen der schlechten Prognose großzügige Indikationsstellung zur intraarteriellen Thrombolyse (S. 312).

▶ **Prognose:** Bei Basilaristhrombose mit ausgedehnter Hirnstammischämie infauste Prognose mit Letalität um 80%. Bei rascher Rekanalisation (spontan oder durch Thrombolyse) variable Residualschäden abhängig von der Größe des definitiven Infarktareales.

Basilarisspitzen- (top of the basilar -) Syndrom

▶ **Grundlagen:** Die Gefäßsituation im Bereich der Basilarisspitze ist variabel. Die A. basilaris teilt sich in die Aa. cerebri posteriores, daneben entspringen Arterien zum Thalamus und Mesenzephalon sowie die A. cerebelli superior. Das klinische Bild bei akuten Gefäßverschlüssen im Bereich des Basilariskopfes hängt vom schwerpunktmäßig betroffenen Gefäß ab.

▶ **Klinik:** Meist findet sich eine Kombination aus Mittelhirn-, bilateralen Thalamus- und Posteriorterritorialinfarkten, überwiegend *ohne* Paresen.
- *Mittelhirninfarkt:* vertikale Blickparese (nach oben, unten oder kombiniert), uni- oder bilaterale Okulomotoriusparese, Pupillen- oder/und Konvergenzstörung.
- *Bilateraler Thalamusinfarkt:* Akut einsetzende Bewußtseinsstörung mit Somnolenz, Sopor oder Koma ohne EEG-Veränderungen.
- *Posteriorinfarkt:* Homonyme Hemianopsie zur Gegenseite. Bei bilateralem Infarkt kortikale Blindheit, eventuell mit Anosognosie (*Anton-Syndrom*).

▶ **Diagnostik:**
- *CCT:* Nach 8 – 12 h Nachweis der supratentoriellen Infarktareale möglich.
- *MRT:* Nachweis der supra-*und* infratentoriellen Infarktareale (mit diffusionsgewichteter Sequenz bereits nach < 1 h).
- *EEG:* Meist ohne wegweisenden pathologischen Befund.
- *Transkranielle Dopplersonographie:* Meist kein beweisender pathologischer Befund.
- *Angiographie (DSA oder CT/MR-Angiographie):* Evtl. in der Akutphase zur Abklärung der Bewusstseinsstörung indiziert.

▶ **Therapie:** Ein kausaler Therapieansatz ist bei akutem Verschluss die Thrombolyse (S. 312). Bei stotterndem Verlauf der Symptomatik sollte angesichts des günstigen Nutzen-Risko-Verhältnisses die Indikation zur Heparinisierung (S. 148 ff) gestellt werden.

14.4 Kleinhirninfarkt

Grundlagen

▶ Bei 5 – 30% aller Kleinhirninfarkte tritt vorwiegend in ersten 8 h bis 5 Tagen ein raumforderndes Hirnödem mit Hirnstammkompression auf. In diesen Fällen liegt die Letalität ohne spezifische Behandlung bei etwa 80%! Grund: Ein ischämisches Hirnödem führt infolge des festen Kompartimentes unter dem Tentorium cerebelli rasch zu lebensbedrohlichem Liquoraufstau und Hirnstammkompression!

◨ *Wichtig:* Ein größerer Kleinhirninfarkt (>¹/₃ der Kleinhirnhemisphäre) ist ein neurologischer Notfall und bedarf in den ersten Tagen (Tag 1 – 3, je nach Dynamik bis zu Tag 7) in der Regel der Intensivüberwachung! Eine lebensbedrohliche Ödementwicklung kann innerhalb von 1 – 2 h eintreten!

Klinik

▶ Eine Kleinhirnsymptomatik manifestiert sich ipsilateral.
▶ Hauptsymptome sind Ataxie – je nach betroffener Region Rumpfataxie (Archizerebellum), Stand/Gangataxie oder Extremitätenataxie (Kleinhirnhemisphären) – und Blickrichtungsnystagmus.

Diagnostik

▶ **CCT/MRT:** Klinisch relevante Kleinhirninfarkte sind in der Regel mittels CT zu erfassen (Zeitverlauf wie bei supratentoriellen Infarkten). Ggf. kann zur besseren Visualisierung eine MRT erfolgen. Wegen der Gefahr eines ischämischen Ödems mit Liquoraufstau und/oder Hirnstammkompression bei klinischer Verschlechterung großzügige Indikationsstellung zu CT-Kontrolluntersuchungen!

▶ Wegen der bei Kleinhirninfarkten meist vorliegenden Verschlüsse kleinkalibriger Gefäße (SCA, AICA, PICA) hat eine Gefäßdarstellung (CTA oder MRA, S. 85, 88) in der Regel keine therapeutische Konsequenz und ist daher entbehrlich! Ausnahme: Verdacht auf Gefäßdissektion (s. S. 328).

▶ **Differentialdiagnose** Zerebellitis oder andere zerebellär-entzündliche Läsionen (z. B. Multiple Sklerose): Subakuter Verlauf mit Progredienz. Liquordiagnostik. Bei Verdacht auf Paraneoplasie (S. 381) Tumorsuche.

Therapie

▶ Großzügige Indikationsstellung zur **Intensivüberwachung**!
▶ Allgemeine Therapie siehe supratentorielle Infarkte S. 309.
▶ **Passagere externe Ventrikeldrainage:** Bei raumforderndem Ödem mit isoliertem Liquoraufstau, aber ohne Hirnstammkompressionszeichen (s. u.)
▶ **Operative Dekompression** bei raumforderndem Ödem mit Hirnstammkompression.
  - *Indikation:*
    – Kleinhirninfarkte mit im CCT nachweisbarem raumforderndem Effekt, ggf. mit Hydrozephalus.
    – Fehlen einer neurologisch relevanten zusätzlichen Hirnstammischämie (*cave:* Klinisch vor Beginn des Kleinhirnödems beurteilen!).
    – Klinische Zeichen einer relevanten Hirnstammkompression: Fazialisparese, Blickparesen, Hemiparese, Bewusstseinstrübung, Pupillenstörungen.
  - *Verfahren:* Subokzipitale Kraniotomie mit (in Ausnahmefällen auch ohne) Anlage einer passageren externen Ventrikeldrainage.
  - *Prognose, Outcome:* Reduktion der Letalität eines raumfordernden Kleinhirninfarkts von 80 auf etwa 15 %.

14.5 Vaskulitiden des ZNS

Allgemeines

▶ **Definition:** Erkrankungen mit rezidivierenden zerebralen oder spinalen Ischämien infolge einer entzündlichen Gefäßerkrankung, meist als ZNS-Manifestationen einer systemischen Vaskulitis. Ausnahmen: Isolierte Angiitis des zentralen Nervensystems (IAC), sekundäre lokalisierte Vaskulitiden (z. B. bei ZNS-Infektionen).

▶ **Epidemiologie** (allgemein): Inzidenz ca. 40/1 Mio. Einwohner/Jahr, Prävalenz ca. 200/1 Mio. Einwohner, Zunahme mit steigendem Lebensalter.

Einteilung

▶ **Primäre zerebrale Vaskulitiden:** s. Tab. 14.9, S. 324.
▶ **Sekundäre zerebrale Vaskulitiden:**
  - *ZNS-Infektionen:* Pneumokokkenmeningitis (S. 403), Borreliose (S. 409), Lues (S. 413), Tuberkulose (S. 407), Virusinfektionen (z. B. Hepatitis, HIV), Morbus Whipple (S. 418).
  - *Autoimmunerkrankungen:* Systemischer Lupus erythematodes, Sjögren-Syndrom, rheumatoide Arthritis, Mischkollagenose, Morbus Behçet, Sarkoidose, Morbus Crohn, Colitis ulcerosa.

- *Intoxikationen:* z. B. Amphetamin, Kokain, Morphin.
- *Neoplasmen:* z. B. Lymphome, Leukämien, solide Tumoren, Plasmozytom.
- Thrombangiitis obliterans (Morbus Winiwarter-Buerger).
- *Medikamente:* Antibiotika, Zytostatika, D-Penicillamin, nichtsteroidale Antiphlogistika, Gold, Allopurinol, HMG-CoA-Reduktasehemmer, H_2-Blocker, ACE-Hemmer, Dextran u.a.

Tabelle 14.9 · Primäre Vaskulitiden mit Beteiligung des ZNS

Erkrankung	häufige/charakteristische Begleitmanifestationen	Häufigkeit der ZNS-Beteiligung in % (betroffener Gefäßtyp)	Diagnosestellung
isolierte Angiitis des ZNS	keine	100 (MK, KK)	Angiographie, Hirnbiopsie (leptomeningeal oder kortikal)
Takayasu-Arteriitis	RR-Reduktion an Armen, RR-Diff. > 10 mm Hg, Synkopen, Hypertonie	20 – 40 (GK)	junge Frauen (v. a. asiatischer Herkunft), selten BSG ↑, CRP ↑, Angiographie
Panarteriitis nodosa	Nieren, GI-Trakt, Augen, Herz, bei $^2/_3$ Mononeuritis multiplex	30 (MK)	pANCA/cANCA bei 10%, HBs-Antigen, Angiographie, Nieren-/Muskelbiopsie (nekrotisierende Vaskulitis)
Wegener-Granulomatose	orale Ulzera, Lungen-/(Atemtrakt-) und Nierenbeteiligung	30 – 50 (KK) auch Sinus- und Hirnvenen-Thrombosen	cANCA (PR 3-ANCA) bei 60 – 100%, nekrotisierende Vaskulitis, Granulome (Biopsie)
Arteriitis temporalis	Kopfschmerzen, druckdolente Temporalarterien, Augenbeteiligung, Polymyalgia rheumatica	10 – 20 (GK)	BSG ↑, CRP ↑ (BSG > 100 in 1. h) Temporalisbiopsie (2 cm Biopsielänge!): Riesenzellarteriitis
mikroskopische Polyangiitis	Niere, Lunge	um 20 (MK, KK)	pANCA (MPO-ANCA) bei 60 – 100%, cANCA (PR3-ANCA) bei 10%
Churg-Strauss-Syndrom	Asthma bronchiale, bei $^2/_3$ Mononeuritis multiplex, Niere	20 (KK)	Eosinophilie, IgE-Erhöhung, bei 10 – 20% cANCA (PR3-ANCA), pANCA, Biopsie: nekrotisierende Vaskulitis, Granulome
Hypersensitivitäts-Vaskulitis	Hautmanifestation! (abhängige Körperregionen), Myalgien, Arthralgien	10 (KK)	Hautbiopsie, evtl. milde Leukozytose, evtl. Eosinophile/Kryoglobuline/RF ↑

GK = großes (Aorta, hirnzuführende Arterien), MK = mittleres (Hirnbasis- und Konvexitätsarterien), KK = kleines Kaliber PR3-ANCA = Proteinase-3-ANCA MPO-ANCA = Myeloperoxidase-ANCA

Klinik und Diagnosestellung

▶ **Vielgestaltige Symptomatik:**
- *Direkt ischämiebedingte Symptome:* Abhängig von Lokalisation und Ausdehnung des Ischämieareales (S. 306), Kopfschmerzen, Anfälle.
- *Unspezifische klinische Allgemeinsymptome:*
  - Abgeschlagenheit, Fieber, Gewichtsverlust, Myalgien, Arthralgien, Nachtschweiß.
  - Symptome durch Beteiligung anderer Organe/Organsysteme: Haut (Nekrosen, Purpura), Nieren (Nephropathie, Glomerulonephritis, Hämaturie), Auge (retinale Infarkte, Episkleritis), Muskel (Myalgien, Myositis), periphere Nerven (Mononeuritis multiplex), Herz (Peri-/Myo-/Endokarditis), Darm (blutige Stühle), Symptome der Grunderkrankung bei sekundären Vaskulitiden.

▶ **Diagnostik:**
- *Labor* (typische Veränderungen): BSG ↑, CRP ↑, Leukozyten ↑ (selten ↓), Thrombozyten ↑ (selten ↓), eventuell Eosinophilie, Hb ↓, Kreatinin/CK/Leberenzyme (Organbeteiligung?), Serumelektrophorese, Urinstatus (Hämaturie).
- *Erweiterte Labordiagnostik* je nach Verdachtsdiagnose: Immunglobuline quantitativ, Immunelektrophorese, Antinukleäre Antikörper (ANA), cANCA, pANCA, Rheumafaktoren, Antiphospholipidantikörper (Antikardiolipin-AK, Lupusantikoagulans), Komplement C3/C4, Immunkomplexe, Kälteagglutinine, Kryoglobuline.
- *Liquordiagnostik:* Meist unspezifische Eiweißerhöhung, gelegentlich chronische lympho-(plasmazelluläre) Pleozytose.
- *CCT:* Positive Befunde bei konfluierenden und multiplen Läsionen (Sensitivität 33–50%).
- *MRT:* Positive Befunde bereits bei kleinen Läsionen ab 1–2 mm (Sensitivität 50–100%). Typisch sind multiple Signalanhebungen in T_2w-/Flair-Sequenzen in unterschiedlichen Gefäßterritorien und unabhängig von Mark-Rindengrenze.
- *Nicht-invasive Gefäßdiagnostik:* Sonographie, MR-Angiographie (Einschränkung s. invasive Gefäßdiagnostik), CT-Angiographie. Indiziert bei V.a. Vaskulitis der großkalibrigen Gefäße (keine pathognomonischen Befunde zu erwarten!).
- *Invasive Gefäßdiagnostik:* Bei begründetem Verdacht gilt die arterielle digitale Subtraktions-Angiographie als Goldstandard (je nach betroffenem Gefäßkaliber Sensitivität 30–100%, Spezifität 30%). Typisch: Segmentale oder perlschnurartige Kaliberschwankungen.

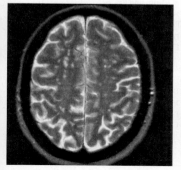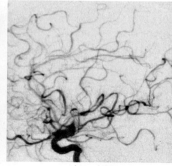

b

Abb. 14.9 · Vaskulitis: a) Multiple Läsionen in der weißen Substanz subkortikal beidseits (MRT axial T2w SE); b) Kalibersprünge im Gefäßverlauf (DSA Karotisstromgebiet in lateraler Projektion)

- *Biopsie:* Aus betroffenen Geweben/Organen (z. B. Haut, Muskel, N. suralis, Meningen). Keine ungezielte Biopsie!
▶ **Diagnosestellung:**
- *Primäre Vaskulitiden:* Begleitsymptome und Diagnosestellung s. Tab. 14.9.
- *Sekundäre Vaskulitiden:* Abhängig von der Grunderkrankung.

Differenzialdiagnose

▶ **Vaskulitis-ähnliche Krankheitsbilder:** Z. B. Sneddon-Syndrom, fibromuskuläre Dysplasie, Ergotismus, Strahlenfibrose, mykotische Aneurysmen und mykotische sowie septische Embolien, Multiple Sklerose.

Therapie

▶ **Immunsuppression abhängig vom Typ der Vaskulitis** (s. Tab. 14.10, s. S. 136):
- *1. Wahl:* Glukokortikoide (GK, Dosierungsangaben bezogen auf Prednison-äquivalente Cortisonderivate).

Tabelle 14.10 · **Therapie der Vaskulitiden**

Erkrankung	Initialtherapie	Therapiedauer	2. Wahl
isolierte Angiitis des ZNS	GK p.o. (40 – 60 mg/d), ggf. Beginn mit 500 – 1 000 mg i. v.	DR wenn stabil ET 1 Jahr	CYC
Takayasu-Arteriitis	GK p.o. (40 – 60 mg/d)	ET: GK + AZA oder MTX	CYC
Panarteriitis nodosa	GK p.o. (40 – 60 mg/d), ggf. Beginn mit 500 – 1 000 mg i. v. + CYC	DR wenn stabil, ET 6 Monate bis 1 Jahr	
Wegener-Granulomatose	Therapie bei Verdacht! GK p.o. (40 – 60 mg/d) + CYC	ET: CYC oder MTX	
Arteriitis temporalis	GK p.o. (40 – 60 mg/d), ggf. Beginn mit 500 – 1 000 mg i. v.	DR wenn BSG < 30 mm und Pat. beschwerdefrei. ET GK 1 – 2 Jahre	AZA, CYC, MTX
Churg-Strauss-Syndrom	GK p.o. (40 – 60 mg/d), ggf. Beginn mit 500 – 1 000 mg i. v. + CYC	DR wenn stabil, ET 6 Monate bis 1 Jahr	
Hypersensitivitäts-Vaskulitis	GK p.o Purpura Schönlein Henoch: NSAR	DR nach Symptombesserung, keine ET	CYC, IVIG, Plasmaseparation
mikroskopische Polyangiitis	GK p.o. (40 – 60 mg/d), ggf. Beginn mit 500 – 1 000 mg i. v. + CYC	DR wenn stabil, ET 6 Monate bis 1 Jahr	

DR = Dosisreduktion, ET = Erhaltungstherapie GK = Glukokortikoide (Dosierungsangaben bezogen auf Prednison-äquivalente Kortisonderivate, vgl. S. 136), CYC = Cyclophosphamid (S. 140), AZA = Azathioprin (S. 138), CSA = Ciclosporin (S. 139) A, MTX = Methotrexat (S. 137)

- *2. Wahl:* Cyclophosphamid (CYC), Azathioprin (AZA), Ciclosporin A (CSA), Methotrexat (MTX).
- *Sonderfälle:*
  - Mikroskopische Polyangiitis und Hypersensitivitätsvaskulitis: i. v.-Immunglobuline (IVIG) oder Plasmaseparation.
  - Purpura Schönlein-Henoch als Sonderform einer Hypersensitivitätsvaskulitis: Nichtsteroidale Antirheumatika (NSAR), 2. Wahl GC oder GC + CYC.
- ► **Gerinnungshemmende Therapie:**
  - *Acetylsalicylsäure* (S. 313): Keine gesicherte Indikation.
  - *Antikoagulation* (S. 151): Indiziert bei Sinus- und Hirnvenenthrombosen.
- ☐ *Hinweis:* In Kombination mit MTX keine gerinnungshemmende Therapie!

14.6 Polymyalgia rheumatica und Riesenzellarteriitis

Allgemeines

- ► Die Polymyalgia rheumatica und die Riesenzellarteriitis werden heute als zwei Manifestationsformen derselben Erkrankung aufgefasst.
- ► Wenige Patienten mit Polymyalgia rheumatica weisen gleichzeitig eine Riesenzellarteriits auf, wohingegen eine Riesenzellarteriitis bei etwa 50 % der Patienten mit einer Polymyalgia rheumatica einhergeht.
- ► Beide Erkrankungen manifestieren sich im höheren Lebensalter, das mittlere Erkrankungsalter liegt um 70 Jahre.
- ► Beide Manifestationsformen kommen in der Regel spontan zum Stillstand. Da allerdings während der Krankheitsphase Komplikationen häufig sind (s.u.), ist eine rasche Diagnosestellung und Therapieeinleitung essenziell!
- ► **Allgemeinsymptomatik und Zusatzbefunde**:
  - Bei beiden Manifestationsformen deutliche Allgemeinsymptome mit subfebrilen Temperaturen, Müdigkeit, Gewichtsverlust.
  - Laboruntersuchungen:
    - In 80 % deutlich erhöhte BSG i.S.e. „Sturzsenkung" > 80 – 100 mm in 1 h (in 20 % normal!).
    - Eventuell CRP ↑, Hb ↓.

Polymyalgia rheumatica (PMR)

- ► **Spezielle Klinik und Zusatzbefunde:**
  - Akuter Beginn mit ausgeprägten Myalgien sowie Muskeldruckschmerz insbesondere im Schulter- und Beckengürtel sowie den proximalen Extremitäten. Gefühl der Steifigkeit.
  - Symptome nachts und in den Morgenstunden verstärkt.
  - Keine Paresen. Fehlende Erhöhung der Muskelenzyme. Keine EMG-Veränderungen. Muskelbiopsie ohne wegweisenden Befund.
- ☐ *Hinweis:* Bei Verdacht oder gesicherter Polymyalgia rheumatica Pat. auf Symptome einer Arteriitis temporalis (s.u.) hin befragen bzw. danach suchen!
- ► **Differenzialdiagnose:**
  - Unspezifische parainfektiöse Myalgien: Ausschlussdiagnose.
  - Polymyositis und andere Myositiden (S. 690), Kollagenosen, Vaskulitiden (S. 323): Paresen, in der Regel CK-Erhöhung, pathologischer EMG- und Biopsiebefund, je nach Grunderkrankung spezielle Labormarker.
  - Erregerbedingte Myositis: Blutkulturen, klinische und labordiagnostische allgemeine Infektzeichen. Borellienmyositis: Serologie.

- Fibromyalgie-Syndrom: Typische Schmerzmaxima an „tender points" (Sehnenansätze), S. 291.

Riesenzellarteriitis/Arteriitis temporalis

▶ **Pathophysiologie:** Die Symptomatik ist i.d.R. Folge der Entzündung kranialer mittelgroßer Arterien (Arteriitis cranialis, Arteriitis temporalis). Die Riesenzellarteriitis des Aortenbogens (Takayasu-Arteriitis, S. 323) ist bei Europäern selten.

▶ **Spezielle Klinik und Zusatzbefunde:**
- Kopfschmerzen (stark, bohrend/stechend, ein- oder beidseitig).
- Verdickte, evtl. pulslose, evtl. auch druckdolente A. temporalis.
- Klinische Zeichen ischämischer Läsionen im Bereich des Auges (Amaurosis fugax, Doppelbilder) oder zerebral.
- Claudicatio-Symptomatik der Kaumuskulatur.
- Duplexsonographie der hirnversorgenden Gefäße: Stenosen/Verschlüsse?
- *Biopsie der A. temporalis:* Großzügige Indikationsstellung zur sofortigen Biopsie bereits bei Verdacht → a) wegen Gefahr der Erblindung, b) zur Diagnosesicherung wegen der im Erkrankungsfall erforderlichen Langzeittherapie! Entnahme von 2 cm Biopsat. Befunde: Granulomatöse Arteriitis mit Riesenzellen in 50 % der Fälle, in den anderen Fällen unspezifisches Bild einer Panarteriitis.
- ◪ *Cave:* Vor einer Biopsie muss dopplersonographisch durch Kompressionstests ein retrograder Fluss in der A. ophthalmica ausgeschlossen sein, da sonst die A. temporalis ein hirnversorgendes Gefäß darstellt!

▶ **Differenzialdiagnose:** Kopfschmerz-DD S. 272, Vaskulitis S. 323.

Therapie

▶ **Allgemeines**:
- Therapiebeginn sofort bei Verdacht! Ggf. Biopsie am Tag danach.
- Über 4 Wochen Glukokortikoide p.o. in der Initialdosierung (s.u.) geben. Bei initialer BSG-Erhöhung Reduktion nach BSG-Kontrolle schrittweise über 4–6 Monate bis zu einer individuell erforderlichen Erhaltungsdosis (in den meisten Fällen im Bereich der Cushing-Schwelle = um 7,5 mg/d). Erhaltungsdosis 2 Jahre beibehalten, in Einzelfällen dauerhaft.
- Bei Exazerbationen sofortige Erhöhung der Kortisondosis um 20 mg.

▶ **Isolierte Polymyalgia rheumatica**: Gabe einer prednisonäquivalenten Initialdosis von 0,5 mg/kg KG/d p.o.

▶ **Arteriitis temporalis** (isoliert oder kombiniert mit PMR): In den meisten Fällen Gabe einer prednisonäquivalenten Initialdosis von 1 mg/kg KG/d p.o. Bei drohender Erblindung empfiehlt sich die Gabe von 1000 mg/d i.v. in den ersten Tagen, dann über 14 Tage Dosisreduktion auf 100 mg/d (weiter s.o.).

14.7 Andere Gefäßerkrankungen

Dissektion

▶ **Grundlagen:**
- *Definition:* Dissektion = (dissezierendes) Hämatom in einer Gefäßwand: Intimaeinriss → Wandeinblutung → Stenosierung des Gefäßlumens → sekundäre, Thrombosierung.
- *Ursachen:*
  - Meist ohne erkennbare Ursache (spontane Dissektion).
  - Nach banalen (z. B. sportliche Betätigung) oder relevanten (z. B. HWS-Distorsion, chiropraktische Manöver im HWS-Bereich) Traumen. Häufig mit *zeitlicher Latenz* (Tage bis hin zu Wochen)!

- Bei Gefäßerkrankungen (in erster Linie fibromuskuläre Dysplasie [S. 335], seltener andere wie Marfan-Syndrom, Ehlers-Danlos-Syndrom).
  - Iatrogen (z. B. Katheterangiographie).
- *Lokalisationen:*
  - *A. carotis:* Extrakranieller und Schädelbasisabschnitt.
  - *A. vertebralis:* Prädilektionsstellen an Beginn bzw. Ende des Gefäßverlaufes in den Foramina transversaria (d. h. im Bereich des HWK 6 bzw. der Atlasschlinge).

► **Klinik:**
- Mögliche Symptome einer *Karotisdissektion:*
  - Schmerzen in der lateralen Halsseite (Karotisverlauf, „Karotidodynie"), submandibular, retroorbital und temporal.
  - Horner-Syndrom.
  - Hirnnervenausfälle Nn. IX, X, XII, seltener N. XI.
  - Zeichen einer zerebralen Ischämie.
- Mögliche Symptome einer *Vertebralisdissektion:*
  - Nackenschmerzen, okzipitale Kopfschmerzen.
  - Schwindelsymptomatik.
  - Hirnnervenausfälle.
  - Ischämische Hirnstamm- und/oder Kleinhirnsymptomatik.

► **Diagnostik:**
- *Anmanese:* Insbesondere fragen nach Schleudertrauma, chiropraktischen Manövern, stumpfer Halsverletzung in den letzten Wochen.
- *Doppler- und Duplexsonographie* (S. 99): Darstellung von Stenose oder Verschluss und mittels Duplexsonographie ggf. auch des „falschen" Lumens.
- *MRT und MRT-Angiographie* (S. 87): Darstellung des Blutflusses im Gefäß und des Gefäßwand-Hämatoms.
- *CT- und CT-Angiographie* (S. 85): Darstellung des KM-gefüllten, eingeengten Lumens und des Wandhämatoms.
- *Konventionelle Angiographie* (S. 91) mit dem typischen Zeichen eines spitz zulaufenden Beginns des dissezierten Gefäßabschnittes („flame sign"), eventuell Zeichen eines Pseudoaneurysmas.

► **Therapie:**
- Akut Bettruhe!
- *i. v.- Heparinisierung* für 4 Wochen wird empfohlen, ohne dass sichere wissenschaftliche Evidenz vorliegt (S. 148).
- *Anschließende orale Antikoagulation* wird für 6 Monate empfohlen, analog Vollheparinisierung allerdings ebenfalls ohne wissenschaftliche Evidenz (S. 151), bei primär erhaltenem Gefäßlumen bzw. in Abwägung anderer Einflussfaktoren auf Indikationsstellung evtl. auch Thrombozytenaggregationshemmer über 1 Jahr (S. 313).
- Bei Ausbildung von Pseudoaneurysmen im Halsabschnitt der A. carotis *gefäßchirurgischer Eingriff,* an nicht chirurgisch zugänglichen Gefäßabschnitten der A. carotis und im Bereich de A. vertebralis interventionelle Angiographie mit *Ballondilatation und Stenteinlage durch erfahrenes Zentrum* gerechtfertigt.

► **Prognose:** Abhängig von den Folgen des Gefäßverschlusses, d. h. vom Ausmaß einer eventuellen zerebralen Ischämie. Rekanalisierungsrate spontaner Dissektionen unter Antikoagulation ca. 70%, bei traumatischen Dissektionen und zugrunde liegender Gefäßerkrankung niedriger.

Arteriovenöses Angiom (AV-Angiom)

► **Grundlagen:**
- *Epidemiologie*: Prävalenz 0,5%, Inzidenz um 2/100000.
- *Pathologie*: Eine AV-Malformation hat 3 Bestandteile:

1. Gefäßknäuel mit pathologischem Wandaufbau (= Angiomnidus)
2. Zuführende arterielle Gefäße (Feeder).
3. Drainierende Venen.

- *Lokalisation*: > 80% supratentoriell, < 20% infratentoriell. Insgesamt etwa 50% in der Nähe zu funktionell wichtigen Hirnregionen.
- *Graduierung* zerebraler nach *Spetzler und Martin* zur Risikoabschätzung und Therapieentscheidung. Grad abhängig von 3 Faktoren: Größe, Nähe zu funktionell wichtigen Hirnregionen, venöse Drainage (Tab. 14.11).

Tabelle 14.11 · Graduierung von zerebralen AV-Angiomen nach Spetzler und Martin

Größe der Malformation	Nähe zu funktionell wichtigen Hirnregionen[1]	venöse Drainage
< 3 cm: *1 Punkt*	nein: *0 Punkte*	oberflächliche Venen: 0 Punkte
3 – 6 cm: *2 Punkte*	ja: 1 Punkt	tiefe Venen: 1 Punkt
> 6 cm: *3 Punkte*		

[1] Prä- und Postzentralregion, Sprachzentren, Sehrinde, Stammganglienregion, Hirnstamm Auswertung: Punktzahlen der jeweiligen Kategorie addieren (1 [min.] = niedriges Risiko, 5 [max.] = höchstes Risiko)

▶ **Klinik:**
- In etwa 10% Zufallsbefund.
- Blutungen (50 – 60%): Intrazerebral (atypisch gelegen), selten subarachnoidal (Blutungsrisiko 2 – 4%/Jahr, *nicht* mit der Angiomgröße oder mit körperlicher Belastung korreliert. Ob nach einer stattgehabten Blutung das Rezidivrisiko erhöht ist, ist nicht abschließend geklärt).
- *Epileptische Anfälle* (in 20 – 30%).
- *Neurologische Ausfälle* (in etwa 10%).

▶ **Diagnostik:**
- *MRT* (CCT) ohne/mit KM: Klärung der Nähe zu funktionell wichtigen Hirnregionen.
- *Selektive Angiographie:* Klärung der Zu- und Abflussverhältnisse, Therapieplanung (v. a. Planung einer interventionellen Angiographie [S. 92], möglichst in einem spezialisierten Zentrum).

▶ **Therapie:**
- ▶ **Hinweis:** Ziel muss die *komplette Ausschaltung* des Angioms sein, da nur dann ein vermindertes Blutungsrisiko besteht! Ist dies – evtl. durch Kombination von Verfahren – nicht zu erwarten, muss eine Therapieindikation bezweifelt werden! (*Ausnahme*: Evtl. endovaskuläre Teilokklusion bei großen Angiomen, wenn ein hohes Shuntvolumen zu progredienten neurologischen Ausfällen führt).
- *Mikrochirurgie:*
  - Elektiver Eingriff (nicht in der Akutphase einer Angiomblutung!).
  - Indikation bei Angiomdurchmesser < 3 cm und/oder Spetzler-Grad 1 – 3. In diesem Fall Verschlussraten von > 90%. Mortalität um 1%, Morbidität 2 – 4%.
  - Zurückhaltung bei Lage in funktionell wichtigen Hirnregionen (s. o.) und/oder bei Angiomen > 6 cm (eventuell Kombination mit alternativem Verfahren):
- *Endovaskuläre Therapie* (interventionelle Angiographie):
  - Indikation bei operativ nicht zugänglichen Angiomen, zur Verkleinerung primär größenbedingt inoperabler oder für Strahlentherapie ungeeigneter Angiome.
  - Abhängig von einer Fülle von Einflussfaktoren Verschluss durch alleinige Embolisation in 10 – 15%, Morbidität 2 – 5 (– 20)%, Mortalität 2 – 4 (– 11)%.
  - Prinzip, Technik und Risiken s. S. 92.

- *Stereotaktische Bestrahlung*:
  - Einsatz von Linearbeschleuniger oder sog. Gamma-Knife.
  - Wirkung über Eintreten einer Strahlenfibrose, Obliteration erst nach 1 – 3 Jahren zu erwarten!
  - Indikation vor allem bei kleinen Angiomen < 3 cm in operativ nicht zugänglichen Regionen.
  - Abhängig von einer Fülle von Einflussfaktoren Verschlussraten durch alleinige Bestrahlung bis zu 80%, Morbidität 0 – 20%, Mortalität 0 – 3 (-12)%.

▣ *Hinweis:* Nach jedem Therapieverfahren ist in der unmittelbar folgenden Phase mit transienten neurologischen Ausfällen zu rechnen!

Kapilläres Hämangiom (kapilläre Teleangiektasie)

▶ **Grundlagen:**
- *Pathologie*: Ein kapilläres Hämangiom besteht aus einem Netz erweiterter Kapillaren, die Gefäße durchziehen das Hirnparenchym.
- *Lokalisationen*: Infratentoriell > supratentoriell > spinal.

▶ **Klinik:**
- Meist asymptomatischer *Zufallsbefund*.
- *Neurologische Ausfälle* sind selten, aber insbesondere bei Lage im Hirnstamm und spinal möglich.
- *Blutungen* (Risiko klinisch relevanter Blutungen nicht sicher bekannt, da die kapillären Teleangiektasien nach der Blutung nicht mehr nachweisbar sind).

▶ **Diagnostik:**
- *CCT*: Nativ hyperdense Struktur. Nach KM-Gabe eventuell geringe Anfärbung.
- *MRT*: Läsion mit zentraler Signalanhebung in T2w-Sequenzen.
- *Selektive Angiographie* (S. 91): Meist keine Darstellung.

▶ **Therapie:**
  - Bei Zufallsbefund keine Operationsindikation!
  - Indikation zur Op bei symptomatischer Blutung in Abhängigkeit von Lokalisation und Klinik.

Kavernom

▶ **Grundlagen:**
- *Epidemiologie*: Prävalenz 0,5%. Meist konnatale Fehlbildungen (vaskuläre Hamartome). Sporadisch (50 – 75%) und familiär gehäuft.
- *Pathologie*: Ein kavernöses Angiom besteht aus erweiterten, mit Endothel ausgekleideten Gefäßräumen. Sie sind vom umgebenden Hirnparenchym abgegrenzt. In der Umgebung finden sich meist Hämosiderinablagerungen (abgelaufene Mikroblutungen) oder Verkalkungen. Größe von Kavernomen Millimeter bis mehrere Zentimeter.
- *Lokalisation*: $3/4$ supratentoriell, $1/4$ infratentoriell. Multiple Kavernome in bis zu 50%.

▶ **Klinik**: Epileptische Anfälle (Risiko ca. 2% pro Jahr), neurologische Ausfälle, Kopfschmerzen, Blutungen (Risiko klinisch relevanter Blutungen um 1 – 4% pro Jahr, erhöht in Schwangerschaft); *cave*: Zufallsbefund in bis zu 20%.

▶ **Diagnostik:**
- *CCT*: Nativ zentral hyperdense Strukturen, in der Peripherie häufig hypodense Areale. Nach KM-Gabe geringe Anfärbung möglich. Verkalkungen in einem Drittel der Kavernome nachweisbar.
- *MRT* (Abb. 14.10): Gut abgrenzbare Läsion mit unregelmäßigem Signalverhalten („popcorn"-Muster); in T2w-Sequenzen zentrale Signalanhebung, peripher Signalminderung (Hämosiderinsaum). Besonders sensitiv: T2w-Gradientenecho-Sequenzen.

- *Selektive Angiographie* (s. S. 91): Auch größere Kavernome stellen sich angiographisch meist nicht dar (geringer bis nahezu fehlender Blutfluss).
- ► **Therapie:**
  - ◪ *Hinweis:* Im Gegensatz zu AV-Malformationen besteht bei Zufallsbefund oder klinisch blander Symptomatik keine Operationsindikation!
  - – Indikation zur Op bei Blutungen, symptomatischer Epilepsie und/oder neurologischen Ausfällen. Abführende Venen müssen erhalten werden.
  - – Stereotaktische Radiochirurgie nur bei inoperablen Kavernomen.

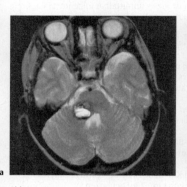 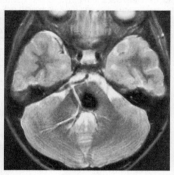

a

Abb. 14.10 · Kavernom a) im Pedunculus cerebelli rechts mit typischem peripherem Hämosiderinsaum, b) mit zusätzlicher venöser Anomalie um den Pons (MRT axial T2w SE)

Venöses Angiom (venöse Anomalie)

- ► **Grundlagen:**
  - • *Epidemiologie:* Es gibt keine genauen Zahlen.
  - • *Pathologie:* Eine venöse Malformation (developmental venous anomaly [DVA]) besteht aus einem retikulären Venengeflecht mit Drainage in Sammelgefäße. Die Gefäße durchziehen das Hirnparenchym.
  - • *Lokalisation:* Zerebral; 75 % supratentoriell (insbesondere frontales Marklager), 25 % infratentoriell (insbesondere Kleinhirn).
- ► **Klinik** (meist Zufallsbefund!): Neurologische Ausfälle, epileptische Anfälle, Kopfschmerzen, Blutungen (in 20–30 %, klinisch meist blande).
- ► **Diagnostik:**
  - • *CCT:* Nativ hypo- oder hyperdense Strukturen, nach KM-Gabe kräftige Anfärbung.
  - • *MRT:* Länglich konfigurierte Strukturen mit wechselndem Signalverhalten (Abb. 14.11).
  - • *Selektive Angiographie* (S. 91): In der venösen Phase Darstellung des Venenkonvolutes mit Drainage in abführende Vene.
- ► **Therapie:**
  - ◪ *Hinweis:* Im Gegensatz zu AV-Malformationen besteht bei Zufallsbefund oder klinisch blander Symptomatik keine Operationsindikation!
  - – Indikation zur Op bei klinisch bedeutender Blutung. In diesem Falle Ausräumen einer Blutung mit Entfernung der zuführenden Venen unter Belassen der Sammelvene (Vene meist in Drainage des Hirngewebes eingebunden!).

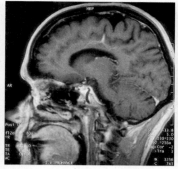 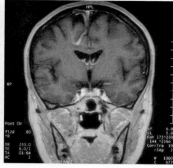

Abb. 14.11 · Venöse Anomalie. Mehrere Feeder-Gefäße im Balkenbereich rechts, kräftige Drainagevene zum Sinus sagittalis sup. (MRT T1-GRE sag./cor.)

Zerebrale AV-Fisteln

▶ **Grundlagen:**
- *Epidemiologie:* Es gibt keine genauen Zahlen.
- *Pathophysiologie:* Arteriovenöse Kurzschlüsse → erhöhter Venendruck (je nach Shuntvolumen) → Gefahr von Blutungen oder Stauungsödem.
- *Formen* und *Lokalisationen*:
  - *Dura-AV-Fisteln* (arteriovenöse Kurzschlüsse zwischen duraversorgenden Arterien und den duralen Sinus, seltener pialen Venen).
  - *Karotis-Sinus-cavernosus-Fisteln.*
  - *Vertebralisfisteln.*

▶ **Klinik:** Symptomatik abhängig von der Lokalisation.
- *Allgemein:* Intrazerebrale oder subarachnoidale Blutung, Kopfschmerzen, pulssynchrones Ohrgeräusch, zerebrale Ischämien, Hydrozephalus.
- *Karotis-Sinus-cavernosus-Fistel:* Exophthalmus, Visusstörung, konjunktivale Injektion, Stauungspapille, Ausfälle Hirnnerven III, IV, VI.

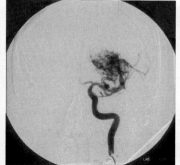 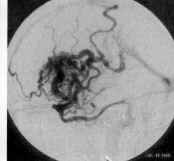

Abb. 14.12 · Arteriovenöse Fistel links: a) pathologische Gefäße, arterielle Zuflüsse aus A.-cerebri-media-Ästen, b) venöse Abflüsse über Sinus sagittalis sup/Sinus rectus/Sinus sigmoideus (art. DSA über A. carotis interna links)

- **Diagnostik:**
  - Klinische Untersuchung, Auskultation!
  - *CT, MRT:* Suche nach Komplikationen. Bei spinalen Fisteln hochauflösende MRT-Sequenzen zur Darstellung erweiterter, variköser Venen und eventuell eines Myelonödems.
  - *Diagnostische Angiographie* zur Darstellung von Zu- und Abflussverhältnissen (Abb. 14.12).
- **Therapie:**
  - Eine Therapieindikation besteht bei relevanter klinischer Symptomatik. Asymptomatische Fisteln oder geringe subjektive Beeinträchtigung rechtfertigen eine abwartende Haltung mit regelmäßiger Kontrolle einer Progredienz.
  - Die interventionelle Radiologie ist der operativen Therapie in den meisten Fällen vorzuziehen. Prinzip, Technik und Risiken s. S. 92.

Aneurysma

- **Grundlagen:**
  - *Definition:* Umschriebene Ausweitung eines arteriellen Blutgefäßes.
  - *Einteilung:*
    - Nach Form: Sackförmiges A., fusiformes A.
    - Nach Pathologie: *Wahres A.:* Dilatation (bei traumatischer Genese Destruktion) der Lamina elastica und der Media bei unbeeinträchtigter Adventitia. Aneurysmawand wird durch Adventitia gebildet. *Falsches A.:* Alle Wandschichten durchbrochen, die Aneurysmawand wird durch umgebendes Gewebe gebildet. *Misch-A.:* Wahres Aneurysma mit sekundär rupturierter Wand (eventuell Ruptur erst nach Jahren!).
  - *Ätiologie:* Familiär (Verwandte ersten Grades eines symptomatischen Patienten zeigen ein etwa 4fach erhöhtes Risiko einer Aneurysmablutung); kongenitale Anlagestörungen, Infektionen (Pilze, granulomatöse Entzündungen, Herpes-simplex-Enzephalitis); Arteriosklerose; arterielle Hypertonie.
  - *Lokalisation:* s. Tab. 14.12.

*Tabelle 14.12 · **Lokalisation zerebraler Aneurysmen***

Karotisstromgebiet (85–95%)	– A. communicans anterior und A. cerebri anterior (ca. 40%) – A. communicans posterior und A. carotis interna (ca. 30%) – A. cerebri media (ca. 20%)
vertebrobasiläres Stromgebiet (5–15%)	– A. basilaris (ca. 10%; Bifurkation, A. cerebelli superior) – A. vertebralis (ca. 5%, v. a. Übergang zur PICA)
multiple Aneurysmen (20–30%)	

- **Klinik:**
  - Ruptur: Meist SAB (S. 344), in etwa 20–40% verbunden mit einer ICB bzw. mit Ventrikeleinbruch. Nur selten zusätzlich SDH (2–5%).
  - Symptomatik durch direkten Druck des Aneurysmas auf zerebrale Strukturen (z. B. bei Riesenaneurysmen): z. B. isolierte Augenmuskelparesen (sog. paralytisches Aneurysma).
  - Epileptische Anfälle.
  - Infarkte durch Embolisation aus teilthrombosiertem Aneurysma.
- **Diagnostik:** s. S. 344.
- **Therapie:** s. S. 344.

Fibromuskuläre Dysplasie

▶ **Definition, Pathologie:**
- Hereditäre, langsam progrediente, nichtentzündliche Angiopathie extra- und intrakranieller Gefäßregionen der hirnversorgenden Arterien. Daneben werden häufig die Nierenarterien mitbetroffen.
- Abschnittsweise Zerstörung von Lamina elastica und glatten Muskelzellen der Media (→ Gefäßerweiterung, ggf. Aneurysma), in benachbarten Abschnitten Proliferation von glatten Muskelzellen und Bindegewebe (→ Gefäßverengung) → perlschnurartiger Aspekt im angiographischen Bild.

▶ **Epidemiologie:** Genaue Daten sind nicht bekannt, die Prävalenz dürfte etwa 1 % betragen. Primärmanifestation meist im jüngeren Erwachsenenalter (f >> m).

▶ **Klinik:** Auftreten von Dissektionen (spontan oder extern getriggert) mit zerebraler Ischämie. Bei Karotisdissektionen evtl. Horner-Syndrom (S. 227).

▶ **Diagnostik:**
- *Angiographie (DSA), evtl. Dopplersonographie:* Nachweis der typischen Gefäßveränderungen s.o..
- *MRT:* Bei Dissektion (S. 328) Nachweis der Methämoglobinablagerung im dissezierten Gefäßwandabschnitt.

▶ **Therapie:**
- Eine gesicherte Therapie der komplikationslos verlaufenden fibromuskulären Dysplasie existiert nicht.
- Bei Sekundärkomplikationen gelten folgende Empfehlungen:
  - Bei hämodynamisch bedingten Ischämien und Nachweis einer Stenose im Karotisstromgebiet: Orale Antikoagulation (S. 151) oder operative Revaskularisierung (Karotisdesobliteration, Angioplastie [S. 95, extra-intrakranieller Bypass; S. 95).
  - Bei thromboembolisch bedingten Ischämien: Thrombozytenaggregationshemmer (S. 95).
  - Bei Dissektion: *Intravenöse* Antikoagulation (S. 95) für 4 Wochen, gefolgt von *oraler* Antikoagulation für 6 Monate (S. 95), anschließend Thrombozytenaggregationshemmer (S. 95).

CADASIL

▶ **Grundlagen:**
- *Definition:* CADASIL (**C**erebral **A**utosomal **D**ominant **A**rteriopathy with **S**ubcortical **I**nfarcts and **L**eukencephalopathy) = Angiopathie ohne arteriosklerotisch-degenerative Veränderungen. Ischämien trotz Veränderungen an Gefäßen aller Organe bisher nur zerebral beschrieben.
- *Epidemiologie:* Genaue Daten liegen nicht vor, in Deutschland sind etwa 85 Familien beschrieben.
- *Ätiologie:* Mutationen auf dem kurzen Arm von Chromosom 19 (Notch3-Gen, Funktion noch nicht bekannt).
- *Pathologie:* Histologisch multilokulär, zerebral vor allem an Stammganglien- und langen Marklagerarterien sowie leptomeningealen Gefäßen Verdickung der Basalmembran und Einlagerung von eosinophilen Granula mit Veränderungen der Lamina elastica interna. Veränderungen sind für CADASIL spezifisch!

▶ **Klinik:**
- Beginn der Symptomatik im Mittel im 4. (2.–6.) Lebensjahrzehnt.
- *Migräne mit Aura* (Frühsymptom in fast der Hälfte der Patienten, eventuell sistierend nach ersten ischämischen Ereignissen).
- *Rezidivierende zerebrale Ischämien* (TIA, PRIND, Infarkt).

Ischämische Erkrankungen des ZNS

- Infolge der bilateralen subkortikalen Läsionen können sich progredient entwickeln: Organisches Psychosyndrom (schrittweise oder langsam kontinuierlich progredient) bis hin zur subkortikalen Demenz, Pseudobulbärparalyse, Gangstörung, Harninkontinenz.
- ► **Diagnostik:**
  - Positive Familienanamnese. Fehlen von klassischen Risikofaktoren.
  - *MRT:* Bild einer Leukenzephalopathie. In T2w-Aufnahmen Signalanhebungen und lakunäre Defekte in den Stammganglien, im periventrikulären Marklager und subkortikal. Prädilektionsstellen: Frontales und temporopolares Marklager, Region von Insel und Capsula externa sowie Balken (DD: Multiple Sklerose!).
  - *Biopsie:* Aufgrund der multilokulären Gefäßveränderungen kann die Diagnose über Haut-, Muskel- oder Suralisbiopsie gesichert werden. Bei Hautbiopsie Entnahme von 4 mm² Haut mit Subkutis.
  - *DNA-Diagnostik:*
    - *Direkt:* Suche nach den häufigsten Mutationen im Notch-3-Gen (S. 33). Falls keine der häufigen Veränderungen vorliegt, aufwendige Erweiterung erforderlich.
    - *Indirekt:* Bei größeren Familien durch Kopplungsanalysen.
  - ☐ *Cave:* Wegen erhöhtem Angiographierisiko bei Patienten mit CADASIL ist die konventionelle Angiographie kontraindiziert!
- ► **Differenzialdiagnosen:** Morbus Binswanger (SAE), Multiple Sklerose (S. 441), adulte Form einer Leukodystrophie (S. 458), familiäre Migräne (S. 274), Vaskulitiden, progressive multifokale Leukenzephalopathie (S. 427), MELAS-Syndrom (S. 702), familiäre Amyloidangiopathien, Gerinnungsstörungen (Protein C/S ↓, Antiphospholipid-AK, AT III ↓), HIV-Enzephalopathie (S. 427).
- ► **Therapie:** Es gibt keine bekannte kausale Therapie. Ein Versuch mit Thrombozytenaggregationshemmern ist gerechtfertigt (S. 95). Symptomatische Therapie sekundärer Störungen.

Moya-Moya
....

- ► **Definition, Pathologie:**
  - Ätiologisch ungeklärte, langsam progrediente, nicht-entzündliche Intimaverdickung mit Okklusion der extrakraniellen A. carotis.
  - Sekundär Bildung feiner, retikulärer Gefäßkollateralen an der Schädelbasis und intrakraniell. Gefäße mit fragilen Wänden, teilweise Mikroaneurysmen.
- ► **Epidemiologie:** Primärmanifestation meist im Kindes- und Jugendalter bis 15. Lj., seltener zwischen 30. und 50. Lj.
- ► **Klinik:** Rezidivierende Hirninfarkte (Stenose, Okklusion) und subarachnoidale oder zerebrale Blutungen (fragile Gefäßwände der Kollateralen, Mikroaneurysmen).
- ► **Diagnostik:**
  - *Bildgebende Verfahren:* CCT, MRT.
  - *Dopplersonographie:* Nachweis der extrakraniellen Stenose oder Okklusion.
  - *Angiographie:* Verifizierung der extrakraniellen Veränderung, intrakraniell Nachweis der typischen retikulären Gefäßkollateralen („Moya-Moya" [jap.] = „wie Rauch in der Luft").
- ► **Therapie:** Einzig erfolgversprechend erscheinen Versuche mit operativer Revaskularisierung (Schaffung von Anastomosen durch Gefäßimplantate oder extra-intrakraniellen Bypass).

14.8 Antiphospholipid-Antikörper-Syndrom

Grundlagen

▸ **Definition:** Lokal-thrombotische und/oder thromboembolische Gefäßerkrankung durch Antikörper gegen Zellmembran-Bestandteile (Antiphospholipid-Antikörper = Antikardiolipin-AK und Lupusantikoagulans).
▸ **Formen:**
- *Primäres* Antiphospholipid-Antikörper-Syndrom (APL-AK-Syndrom).
- *Sekundäres* APL-AK-Syndrom bei:
  - *Infektionen:* Viral (z. B. Adeno, HSV, EBV, Masern, Mumps, Röteln, HIV, Hepatitis A/C), bakteriell (z. B. Streptokokken, Salmonella typhi, Mykobakterien, Chlamydien, Leptospiren, Borrelien, Mykoplasmen).
  - *Medikamente:* Amoxicillin, Chinidin, Chlorpromazin, Ciprofloxacin, Dihydralazin, Procainamid, Propanolol, Streptomycin, Valproat.
  - *Kollagenosen + verwandte Erkrankungen:* Systemischer Lupus erythematodes, Morbus Behçet, Sklerodermie, rheumatoide Arthritis, Arthritis psoriatica, autoimmunhämolytische Anämie, idiopathische thrombozytopenische Purpura.
  - *Malignomen:* Non-Hodgkin-Lymphome, Bronchialkarzinom.
▸ **Koinzidenz mit Sneddon-Syndrom:** Idiopathische, nicht entzündliche Angiopathie mit Livedo racemosa (s. u.), rezidivierenden Hirninfarkten, Herzklappenveränderungen und Hypertonie (f > m). In ca. 40% positive APL-AK nachweisbar, häufig Fehlgeburten.

Klinik

▸ **Typische Konstellation:** Junge Patienten (< 50a) ohne klassische Risikofaktoren mit ausgeprägter Neigung zu arteriellen und venösen Thrombosen, Thrombozytopenie und bei Frauen rezidivierenden Fehlgeburten.
▸ **Neurologie:** Rezidivierende TIAs, Hirninfarkte, Hirnvenen-/Sinusthrombose, migräneartige Kopfschmerzen, epileptische Anfälle.
▸ **Innere Medizin/Dermatologie:** Beinvenenthrombosen, Lungenembolien, Organinfarkte, Thrombozytopenie, Livedo racemosa (netzartige livide Hautzeichnung), Thrombophlebitiden, Ulzera, Nekrosen.

Diagnostik

▸ **Antikörper-Nachweis:** Antikardiolipin-AK (IgG, IgM), Lupusantikoagulans.
▸ **Eventuell zusätzlich** PTT ↑, Faktor VIII-Aktivität ↓, Thrombozytopenie.

Therapie

▸ **Nach arteriellen Thrombosen/Thromboembolien:**
- Thrombozytenaggregationshemmer (ASS 250–500 mg/d p. o.; S. 127).
- Bei Rezidiven unter ASS: Orale Antikoagulation (Ziel-INR 3,0–3,5; S. 151).
- Bei Rezidiven unter Antikoagulation: Immunsuppression (Kortikoide mit hoher Erhaltungsdosis, ggf. auch Cyclophosphamid), evtl. Immunglobuline, Plasmapherese (*cave* kein Konsens!).
▸ **Nach zerebralen venösen Thrombosen:** Sofort orale Antikoagulation (s. o.).

15 ZNS-Blutungen

15.1 Intrazerebrale Blutungen (ICB)

Grundlagen

▶ **Definition:** Hämorrhagie innerhalb des Hirnparenchyms.
▶ **Epidemiologie:** Inzidenz 12–15/100000/Jahr (Verdopplung in jeder Lebensdekade!), verantwortlich für etwa 10–15% aller Schlaganfälle.

Ätiologie

▶ **Arterielle Hypertonie** (bis zu 65%):
  • Akut (z.B. im Rahmen einer Eklampsie).
  • Chronisch (degenerative Veränderungen, Hyalinose der Blutgefäße).
  • Mikroaneurysmen (Charcot-Bouchard), z.B lentikulostriatäre Gefäße.
▶ **Arteriopathien** (bis zu 15%):
  • *Amyloidangiopathie* (Ablagerung von β-Amyloid in Gefäßwänden der kleinen meningealen und kortikalen Gefäße, verdächtig bei multiplen lobären Blutungen und Demenz, ungefähr für 10% der ICB verantwortlich).
  • *Andere:* z.B. Fibrinoide Nekrose, Lipohyalinose, zerebrale Arteriitis, Rendu-Osler-Krankheit, Sturge-Weber-Syndrom.

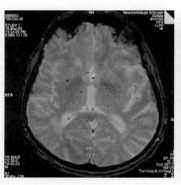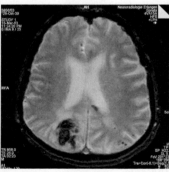

Abb. 15.1 · Amyloidangiopathie: a) multiple kleine Einblutungen in beiden Hemisphären, partiell auch im Stammganglienbereich (MRT HÄM-Sequenz axial); b) atypische Blutung parietal rechts (MRT T2w flash 2d-GE axial)

▶ **Tumoreinblutung:**
  • *Maligne Tumore:* Glioblastom, Lymphom, Metastasen von Melanomen, Choriokarzinomen, Nierenzellkarzinom, bronchogene Tumoren.
  • *Verschiedene gutartige Tumore* wie z.B. Meningeome, Hypophysenadenome.
▶ **Gefäß-Anomalien** (bis zu 10%): *AV-Malformationen* (S. 329), *Aneurysma* (sakkuläre [Berry-]Aneurysmen – distal des Circulus arteriosus Willisi oder innerhalb desselben und adhärent zum Parenchym – verursachen ICB und keine SAB), venöses Angiom (S. 332), Kavernome (S. 331), durale AV-Fisteln (S. 333).

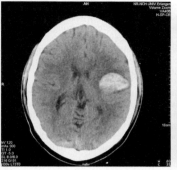
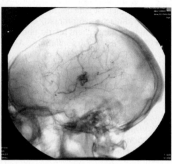

b

Abb. 15.2 · a) Angiomblutung links temporal (CCT nativ); b) AV-Malformation mit Nidus temporal und kräftiger Drainagevene zum Sinus sagittalis sup (art. DSA seitlich)

► **Koagulopathien** (bis zu 10%):
  • Primäre Gerinnungsstörungen (z.B. Hämophilie).
  • Hämatologische Erkrankungen (z.B. akute Leukosen).
  • Iatrogen (z.B. Antikoagulanzienbehandlung).
  • Thrombozytopenische Purpura.
► **Infektionen:** Mykosen (S. 431), granulomatöse Entzündungen (S. 407), Herpes-simplex-Enzephalitis (S. 422).
► **Zerebrale Vaskulitiden** (S. 323).
► **Erhöhter zerebraler Blutfluss:** Nach Endarteriektomie, Herzoperationen, vorhergehendem embolischem Infarkt und Reperfusion, Migräneattacke, intrazerebralen Gefäßoperationen (AVM), körperlicher Anstrengung.
► **Sinus- oder Hirnvenenthrombose** (Stauungsblutung; S. 350).
► **Drogenmissbrauch:** v. a. Sympathikomimetika (Kokain, Amphetamine).
► **Posttraumatisch:** Oft verzögert (in bis zu der Hälfte der Fälle).
► **Eklampsie.**
► **Unklare Ätiologie** in bis zu 20% der Fälle.

Lokalisation – bevorzugte Gefäßgebiete
....

► **Aa. lenticulostriatae** (50%; evtl. durch Mikroaneurysmen): Blutung innerhalb des Striatum (Basalganglien): Vor allem Putamen; auch Nucleus lentiformis, Capsula interna, Pallidum. Meistens bei arterieller Hypertonie, dann als Blutung „loco typico" bezeichnet .
► **Aa. thalamoperforantes** (15%): Meistens hypertoniebedingt (Stammganglien).
► **Paramediane Äste der A. basilaris:** Pons (etwa 90% hypertensiv), Kleinhirn.
► **Lobär** (>30%): Parietal- > Frontal- Temporal- Okzipitallappen (spontane ICB evtl. bei Mikroangiomen und Kavernomen, die selten nachweisbar sind). Seltener hypertoniebedingt.

Klinik
....

► **Allgemeine Klinik:**
  • ICB treten meistens unter Belastung auf, seltener in Ruhe/im Schlaf.
  • Die klinischen Symptome sind typischerweise über Minuten bis Stunden progredient. Vegetative Symptome und Bewusstseinsstörungen treten häufiger auf als bei ischämischen Infarkten.

- Allgemeinsymptome: Kopfschmerzen, Übelkeit, Erbrechen, Vigilanzstörung.
- Prinzipiell ist jede neurologische Herdsymptomatik möglich (s.u.).
- Die klinische Symptomatik erlaubt nie eine sichere Differenzierung zwischen einem ischämischem Infarkt und einer Blutung (Hämorrhagie).
- *Hypertensive Massenblutung :* Akutes Ereignis mit Bewusstseinsstörung bis hin zum Koma, evtl. Déviation conjugée zur Seite des Hämatoms.
► **Spezielle Klinik** (abhängig von Lokalisation und Größe der Blutung):
- *Putamenblutung:* Siehe Abb. 15.3.
- *Thalamusblutung:* Typischerweise kontralaterale Hemihypästhesie. Hemiparese falls Capsula interna mitbetroffen. Evtl. Beteiligung des Hirnstammes mit entsprechenden Symtomen (Blickdeviation, vertikale Blickparese, kleine nicht-reagierende Pupillen, Retraktionsnystagmus, Bewusstseinsstörungen etc.).
- *Kleinhirnblutung:* Vegetative Symptomatik mit Übelkeit und Erbrechen, Kopfschmerzen, Ataxie und Nystagmus, zunehmende Bewusstseinsstörung.
- *Ponsblutung:* Siehe Abb. 15.4.

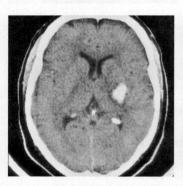

Abb. 15.3 · Stammganglienblutung links loco typico im Ncl. lentiformis/Crus posterius der Capsula interna, geringes perifokales Ödem (CCT nativ); klinisch kontralaterale sensomotorische Hemisymptomatik. Aphasie

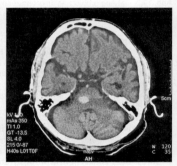

Abb. 15.4 · Hirnstammblutung im Pons (CCT nativ); klinisch typischerweise Bewusstseinsstörung, Störungen der Blickmotorik und Stecknadelkopfpupillen, bilaterale Herdsymptomatik

Diagnostik

► **Anamnese, Fremdanamnese:** Hypertonie, gerinnungshemmende Medikamente, wichtige Vorerkrankungen (vgl. Ätiologie), Drogenabusus?
► **Klinische Untersuchung:** Vigilanz-/Atemstörung, Okulo-Pupillomotorik, Herz-Kreislaufparameter?
► **Bildgebung:**
- *CCT-nativ:* In der Regel unmittelbare Darstellung der Blutung.
- *CCT mit KM:* Evtl. bei Verdacht auf intrazerebrale Raumforderung als Ursache der Blutung bzw. bei jeder atypisch lokalisierten Blutung.
- *MRT* (Abb. 15.5):
  - Als Akutdiagnostik i.d.R. nicht das Verfahren der Wahl, da im Vergleich zum CCT in der hyperakuten Phase weniger sensitiv, teurer, und schwieriger durchzuführen (v. a. bei beatmeten bzw. überwachungspflichtigen Patienten).
  - Zur Darstellung von Blut in Abhängigkeit vom Blutungsalter s. Tab. 15.1.

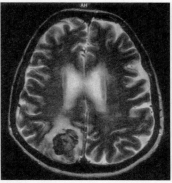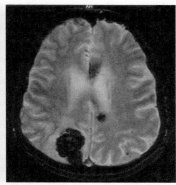

b

Abb. 15.5 · Atypische Blutung rechts parietal bei kongophiler Angiopathie (MRT: a) T2w-TSE axial, b) T2-GRE axial)

Tabelle 15.1 · Abschätzung des Alters von Hämatomen und Thromben im MRT

Alter von Hämatomen und Thromben	Darstellung in Relation zum Hirngewebe	
	T_1-gewichtet	T_2-gewichtet
akut	isointens	hypointens
subakut (6–15 Tage)	hyperintens (erst in T_1-, später auch in T_2-gewichteten Aufnahmen	(isointens >) hyperintens
chronisch (mehrere Wochen)	isointens (zunehmend inhomogen)	hyperintens (zunehmend inhomogen)

– Evtl. MRT auch im Verlauf zur Darstellung von Gefäßanomalien und Tumoren (z.B. bei atypischer Lokalisation und/oder fehlender Hypertonie), ggf. Wiederholung des MRT im Verlauf nach vollständiger Blutungsresorption.

► **Angiographie** (konventionelle Angiographie oder CT- bzw. MR- Angiographie): Indiziert bei atypischer Blutungslokalisation (= außerhalb der Stammganglien), fehlender Hypertonie oder jungem Alter zum Ausschluss von Gefäßmalformation, Aneurysma etc. Falls initial negativ und weiterbestehendem Verdacht auf Gefässmalformation Wiederholung nach 1–2 Monaten (nach Resorption von Blutung und Ödem). Bei einer ICB „loco typico" (Stammganglien, v.a. Putamen und Thalamus) i.d.R. *nicht* indiziert.

► **Laboruntersuchungen:** bei „atypischer" ICB und/oder fehlender Hypertonie
● Ausschluss einer Hypokoagulabilität.
● Abklärung entzündlicher Gefäßerkrankung: Vaskulitis-Screening (S. 323).
● Blutbild: Leukozytose (Temperaturanstieg) evtl. reaktiv.

Allgemeine Therapie

▶ *Hinweis:* Das therapeutische Vorgehen ist abhängig von der Blutungslokalisation, dem klinischem Bild und CCT-Befund.

▶ **Grad der Überwachung:**
- Bei Patienten ohne signifikante Bewusstseinsstörung ist eine engmaschige (!) Überwachung auf der Normalstation, besser Stroke unit, möglich. Bettruhe ist nur bei Nachweis einer Aneurysmablutung vor operativer Sanierung einzuhalten.
- Bei Bewusstseinsstörung intensivmedizinische Überwachung!

▶ **Ausreichende Oxigenierung sicherstellen:** Intubation, Beatmung bei entsprechender Bewusstseinsstörung (GCS < 8).

▶ **Thromboseprophylaxe:** Beim bettlägerigen Patienten unbedingt indiziert (*kein* erhöhtes Nachblutungsrisiko): z. B. 3 × 5000 IE Heparin s.c., AT-Strümpfe, Physiotherapie.

▶ **Blutdruck optimieren:** Ziel ist ein RR_{syst} 140 – 150 mm Hg und RR_{diast} < 95 mm Hg, auch mit Blick auf den intrazerebralen Druck, der bei erhöhtem Perfusionsdruck auf Grund der aufgehobenen Autoregulation ansteigt → z. B. Urapidil in 5 mg-Schritten langsam i. v. (evtl. Perfusor); *cave* eine zu schnelle RR-Senkung muss vermieden werden!
   ▶ *Achtung:* Bei bekanntem Hypertonus keine normotonen Werte anstreben!

▶ **Gerinnung normalisieren:** Bei Blutung unter Heparintherapie s. S. 148, unter oraler Antikoagulanzientherapie s. S. 148.

▶ **Fieber senken:** Paracetamol, Metamizol.

▶ **Hirnödemtherapie** (S. 725) evtl. unter ICP-Monitoring.

▶ **Kortikosteroide:**
- In der Regel *nicht* indiziert: Vermehrt Komplikationen (diabetogen, Infektionen, gastrointestinale Blutungen), kein nachgewiesener Benefit.
- Evtl. bei ausgeprägtem perifokalem Ödem Dexamethason (z. B. Fortecortin inject 4 mg/Amp.) 4 × 4 mg i. v.

▶ **Ulkusprophylaxe, Normoglykämie** aufrechterhalten.

▶ **Antikonvulsive Therapie:** Bei Anfällen zunächst Kupierung des Anfalls mit Clonazepam 1 – 2 mg i. v., bei längeren Anfällen evtl. schnelle Aufsättigung mit Phenytoin und Fortführen mit 3 × 100 mg/d. Die Notwendigkeit einer prophylaktischen Therapie ist nicht belegt.

▶ **Laborkontrollen:** Elektrolyte und Osmolarität (*cave* SIADH, s. S. 728).

Operative Therapie

▶ **Ausschaltung einer Blutungsquelle:**
- *Ziel:* Verminderung der Rate von Nachblutungen (v. a. bei Nachweis von Gefäßmalformationen oder Aneurysmen).
- *Indikation:* Bei nachwiesener Blutungsquelle sollte die Ursache wenn möglich behoben werden, v. a. bei einem Aneurysma (vgl. S. 344). Dann frühzeitige Operation innerhalb der ersten 24 Stunden anstreben! (Indikationen s. S. 349)

▶ **Ausräumung von Blutungen:**
- *Ziel:* Dekompression der blutungsbedingten Raumforderung durch operative Ausräumung oder stereotaktische Entlastung. .
- *Problem der Indikationsstellung:* Es gibt keine allgemeingültigen Richtlinien → individuelle Entscheidung auf Grund des Alters sowie der Vorerkrankungen des Patienten, der Lokalisation der Blutung sowie des Willens des Patienten bzw. Betreuers.
- *Relative Indikationen:*
  - Evtl. bei ausgeprägtem Ödem und raumforderndem Effekt mit Gefahr der Einklemmung.
  - Ausgeprägt raumfordernder Effekt.

– Erhöhter ICP trotz maximaler konservativer Therapie.
– Schnelle Verschlechterung des klinischen Zustandsbildes.
– Jüngere Patienten (< 50 Jahre).
– Günstige Lokalisation: Lobär, Capsula externa, Kleinhirn, nicht dominante Hemisphäre.
- *Keine Indikationen:*
  – Sehr geringe Symptomatik (z. B. GCS > 10).
  – Sehr ausgeprägte Symptomatik ohne Hoffnung auf richtungsweisende Verbesserung des Befundes (z. B. ausgedehnte Blutung im Bereich des Hirnstammes, komatöse Patienten mit Verlust der Hirnstammreflexe).
  – Schwere Gerinnungsstörung.
  – Ältere Patienten > 75 Jahre.
  – Stammganglienblutungen, Thalamusblutung.
- *Prognose:* Durch die Ausräumung kann evtl. die zusätzliche Schädigung von gesundem Hirngewebe durch Druck und Einklemmung vermindert werden. Defekte durch die Blutung selbst bleiben bestehen.

► **Externe Ventrikeldrainage** (S. 26) – Indikationen:
- Ventrikeleinbruch der Blutung und drohender oder manifester Verschluss.
- Evtl. bereits prophylaktisch bei zerebellären Blutungen > 3 cm, da es häufig zur Verdrängung des Aquäduktes kommt.
- Bei deutlicher Raumforderung und bewusstseinsgetrübten Patienten (s. Therapie des erhöhten ICP S. 725).

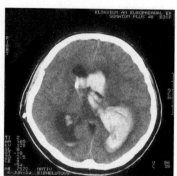

Abb. 15.6 · Externe Ventrikeldrainage: von rechts frontal eingebrachtes Drainagesystem wegen Ventrikelblutung mit Liquoraufstau (CCT nativ axial)

Komplikationen

► Ventrikeleinbruch, v. a. bei Thalamus- und Kleinhirnblutungen (→ Ventrikeldrainage s. o.).
► Einklemmung: Das Ödem ist maximal ausgeprägt 4 – 6 Tage nach dem Blutungsereignis (Ausräumung, Ventrikeldrainage, Hirndrucktherapie S. 725).
► Hydrozephalus, z. B. bei Ventrikeltamponade (→ Ventrikeldrainage s. o.).
► Epileptische Anfälle (s. o.).

Sekundärprophylaxe hypertensiver Blutungen

► Strenge RR-Einstellung, in jedem Fall < 140 mm Hg systolisch/85 mm Hg diastolisch, besser um 120 mm Hg systolisch/70 mm Hg diastolisch.
► Ggf. Ausschluss einer symptomatischen Hypertonie (Nierenarterienstenose, Phäochromozytom).

Prognose

▸ Die 30-Tage-Todesrate beträgt für alle ICB etwa 45 %. Insgesamt schlechtere Prognose bei initialem GCS < 8 und großer Blutung.

▸ Die häufigste Todesursache ist die zerebrale Herniation (meist 1. Woche).
  • Die Prognose einer lobären (oberflächlichen) Blutung ist besser als die einer Stammganglien- und Thalamusblutung (tiefe Blutung).
  • Blutungen lateral der Capsula interna (mit Kompression, aber ohne Destruktion der Capsula interna) haben eine bessere Prognose als Thalamusblutungen mit Destruktion der Capsula interna (v. a. in Hinblick auf die motorische Hemisymptomatik).

15.2 Subarachnoidale Blutungen (SAB)

Grundlagen

▸ **Definition:** Akute Einblutung in den Subarachnoidalraum.

▸ **Epidemiologie:**
  • Inzidenz: ca. 8/100000/Jahr für Europa (evtl. ↑ im Frühjahr und Herbst).
  • Altersgipfel zwischen dem 55. und 60. Lj.
  • Etwa 10 % aller Schlaganfälle, > 30 % aller intrakraniellen Blutungen.

▸ **Ätiologie:**
  • *Traumatisch* (S. 384 ff.).

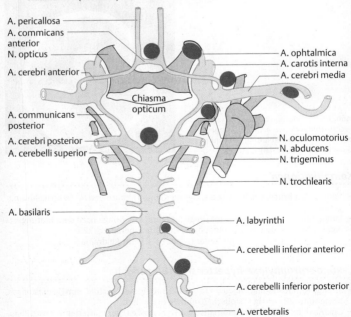

A. pericallosa
A. commicans anterior
N. opticus
A. cerebri anterior
A. communicans posterior
A. cerebri posterior
A. cerebelli superior
A. basilaris

A. ophtalmica
A. carotis interna
A. cerebri media

Chiasma opticum

N. oculomotorius
N. abducens
N. trigeminus
N. trochlearis
A. labyrinthi
A. cerebelli inferior anterior
A. cerebelli inferior posterior
A. vertebralis

Abb. 15.7 · Die häufigsten Aneurysma-Lokalisationen (nach Mumenthaler, Mattle)

- *Nicht-traumatisch:*
  - Rupturierte intrazerebrale Aneurysmen (75 – 80 %, s. S. 334).
  - Arteriovenöse Malformation (AVM; 4 – 5 %).
  - Verschiedene Vaskulitiden mit Beteiligung des ZNS (S. 323).
  - Intrazerebrale Tumoren (selten, S. 358).
  - Dissektion der A. carotis oder intrakranieller Arterien (z. B. A. vertebralis).
  - Unklare Ursache in 14 – 22 %, insbesondere bei präpontiner Blutung.
- **Lokalisation** (Abb. 15.7): Typischerweise an den Bifurkationsstellen der Gefäße.
- **Risikofaktoren:**
  - *Allgemein:* Arterielle Hypertonie, Nikotinabusus, Alkoholabusus, Schwangerschaft, post partum, Alter, Kokainabusus, Valsalva-Manöver (z. B. Heben, Pressen, Geschlechtsverkehr), Kontrazeptiva (umstritten).
  - *Bei nachgewiesenem Aneurysma* auch Lumbalpunktion und zerebrale Angiographie.
  - Das Risiko, bei einem asymptomatischem Aneurysma eine SAB zu erleiden, beträgt kumulativ etwa 1 – 2 % pro Jahr.

Klinik

- **Anamnese:** Etwa 30 % der SAB treten während des Schlafes auf. 50 % der Patienten geben retrospektiv Warnsymptome in einem Zeitraum von 1 – 3 Wochen vor der Blutung an – bei etwa 30 – 60 % als Kopfschmerzen.
- **Kopfschmerzen:**
  - Typisch ist ein plötzlicher, evtl. einseitiger, nie dagewesener Vernichtungskopfschmerz, oft mit Angstgefühl und vegetativer Symptomatik. Kopfschmerzen sind oft über Stunden die einzige Symptomatik.
  - Evtl. deutliche vegetative Symptomatik.
- **Je nach Schweregrad zusätzlich:**
  - Meningismus (initial evtl. nicht nachweisbar, in Einzelfällen erst nach 6 – 24 h), positives Kernig- und Brudzinski-Zeichen.
  - Bewusstseinsstörung oder Synkope (eine längerandauernde Bewusstlosigkeit kann Hinweis auf eine intrazerebrale Blutung bzw. einen Ventrikeleinbruch sein).
  - Fokale Hirnnervenausfälle (v. a. N. oculomotorius mit Doppelbildern).
  - Lumbago bei Wurzelreizung durch subarachnoidales Blut.
  - Okuläre Einblutung möglich (evtl. Visusverlust/-minderung).

Klassifikation, klinische Stadieneinteilung

- **Nach Hunt und Hess:** Einteilung nach klinischen Symptomen zum Zeitpunkt der Untersuchung (s. Tab. 15.2).

Tabelle 15.2 · Schweregradeinteilung einer Subarachnoidalblutung nach Hunt und Hess

Grad	Kriterien
0	nicht rupturiertes Aneurysma
I	asymptomatisch und/oder leichter Meningismus und/oder leichte Kopfschmerzen
II	Hirnnervenlähmung (v. a. III, IV), mäßige Kopfschmerzen und mäßiger Meningismus, sonst keine neurologischen Ausfälle
III	Somnolenz, Verwirrtheit, leichte neurologische Ausfälle
IV	Stupor, mäßige bis schwere neurologische Ausfälle, frühe Dezerebrationsstarre
V	Koma, Strecksynergismen

▶ *Hinweis:* Bei schweren Systemerkrankungen oder Nachweis schwerer Vasospasmen wird ein Schweregrad addiert!

Tabelle 15.3 · Schweregradeinteilung einer Subarachnoidalblutung nach WFNS

Grad	GCS-Score	fokale Zeichen
I	15	nein
II	14 – 13	nein
III	14 – 13	ja
IV	12 – 7	ja/nein
V	< 7	ja/nein

► **Nach der World Federation of Neurological Surgeons (WFNS):** Einteilung nach Bewusstseinsgrad (GCS) sowie Vorhandensein von fokal neurologischen Defiziten (s. Tab. 15.3).

Diagnostik zum Nachweis einer SAB

► **CCT** (Abb. 15.8):
  • *Befunde:*
    – Nachweis von frischem Blut (hyperdens im Vergleich zu Liquor und Hirngewebe) in basalen Zisternen, äußeren Liquorräumen und im Einzelfall auch intraventrikulär.
    – Hydrozephalus?
    – Darstellung von vasospastischen Infarkten.
  • *Bewertung:* Innerhalb der ersten 48 h nach einer SAB ist in bis zu 95 % ein positiver Nachweis von Blut möglich. Die Sensitivität liegt am 7. Tag jedoch nur noch etwa 50 %. Die Lage eines Aneurysmas kann in bis zu 70 % vorhergesagt werden.
► **MRT** (Abb. 15.9): Sensitivität durch neue Sequenzen (FLAIR und T2*Gradientenecho, ggf. auch PD-Sequenzen) verbessert. Innerhalb der ersten 24 – 48 h sind kleinere Blutungen nicht sicher erkennbar, jedoch einige Tage nach der SAB ist MRT durch Nachweis von Blutabbauprodukten sensitiver als die CCT.
► **Lumbalpunktion:**
  • *Indikation:* Klinischer Verdacht auf SAB bei unauffälliger Bildgebung.
  • *Befunde:*
    – Der Liquor ist kontinuierlich blutig (in der 3-Gläser-Probe). Nachweis von Erythrozyten, Erythrophagen und evtl. einer (granulozytären) Reizpleozytose.
    – Xantochromie ist nach 6 h bis zu 2 Wochen nachweisbar.
    – Siderophagen und Ferritin sind evtl. auch noch 3 – 4 Wochen später nachweisbar.

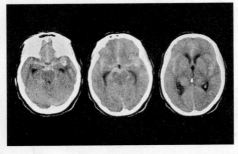

Abb. 15.8 · Subarachnoidalblutung, hyperdense Darstellung der basalen Zisternen und Sulci durch Blutbestandteile (CCT nativ)

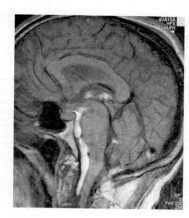

Abb. 15.9 · SAB mit Hyperintensitäten im Bereich der präpontinen Zisterne, nach kaudal bis auf Höhe C2 reichend (MRT Flair sag.)

Diagnostik bei nachgewiesener SAB

▶ **Zerebrale Angiographie** (S. 91, Abb. 15.10):
- *Indikation:* Immer bei nachgewiesener SAB zerebrale 4-Gefäß-Angiographie zur Darstellung aller intrazerebralen Gefäße (sog. Goldstandard).
- *Zeitpunkt:*
  - Möglichst innerhalb der ersten 72 h (Ziel ist eine Frühoperation < 72 h). Im weiteren Verlauf erhöhte Gefahr von Vasospasmen (bei Angiographie und Operation!).
  - Kontrollangiographie nach Besserung der Symptomatik und Abklingen der Gefäßspasmen nach 1 – 4 Wochen, abhängig von OP-Fähigkeit des Patienten.
- *Bewertung:* Nachweismöglichkeit eines Aneurysmas in bis zu 85%, Darstellung von Vasospasmen.
▶ **CT- und MR-Angiographie** (Abb. 15.11): Die Nachweisgrenze liegt bei einer Aneurysmagröße von 2 – 5 mm. Kann konventionelle DSA zur OP-Planung ergänzen und bei positivem Befund mittlerweile teilweise ersetzen.

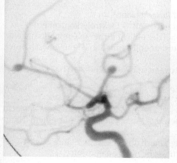

Abb. 15.10 · Multiple Aneurysmen (DSA Karotisstromgebiet in lateraler Projektion)

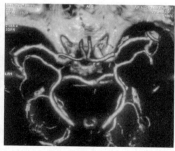

Abb. 15.11 · Media-Aneurysma im Trifurkationsbereich rechts (CTA mit 3D-Rekonstruktion, Oberflächendarstellung)

► **Transkranielle Dopplersonographie (TCD):** Nachweis von Vasospasmen.

Allgemeine Therapie

► **Grad der Überwachung** (jeder Patient mit SAB muss stationär überwacht werden!):
  • *Bei Patienten ohne signifikante Bewusstseinsstörung* ist eine engmaschige (!) Überwachung auf einer Überwachungsstation oder besser Stroke unit möglich (Monitoring von RR, Puls, Atmung, Bewusstsein, Pupillomotorik).
  • *Bei allen Patienten mit Bewusstseinsstörung* intensivmedizinische Überwachung:
► **Nahrungskarenz** (für eine evtl. Frühoperation)!
► **Intubation, Beatmung** bei entsprechender Bewusstseinsstörung (GCS < 8).
► **Externe Ventrikeldrainage** bei sich entwickelndem Hydrozephalus bzw. deutlicher intraventrikulärer Blutansammlung zur Hirndrucktherapie sowie zum Monitoring des ICP.
► **Hirndrucktherapie** s. S. 725.
► **Tägliche TCD-Kontrolle** zum Nachweis von Vasospasmen (s.u.).
► **Antihypertensive Therapie:**
  • Richtlinie RR$_{syst.}$ 120 – 150 mm Hg.
  • Bei Auftreten von Vasospasmen nach erfolgter Operation evtl. induzierte Hypertonie (s.u.).
► **Antikonvulsive Therapie:** Therapie mit Phenytoin oder Valproat i. v. bei Bedarf.
► **Vermeidung von intrakraniellen Druckanstiegen:**
  • Regulierung des Stuhlganges.
  • Antiemetische Behandlung.
  • Ausreichende Analgesie (Opioide, Paracetamol), falls nicht ausreichend evtl. leichte Sedierung (Benzodiazepin, Phenobarbital).
► **Kortikosteroide:** Kein sicherer Effekt auf das Ödem; Gabe evtl. 1 × präoperativ.
► **Kalziumantagonisten (Nimodipin; vgl. S. 350):**
  • *Indikation:* Prophylaxe von Vasospasmen (Indikation und Art der Anwendung umstritten). Zur Therapie der Vasospasmen s.u.
  • *Dosierung:*
    – i.v.-Dauerinfusion: Initial 1 mg/h i. v., nach 6 Stunden Erhöhung auf 1,5 mg/h nach RR-Kontrolle, nach weiteren 6 Stunden auf 2 mg/h.
    – Alternativ oral: 4 × 60 mg/d.
  • *Dauer:* 2 – 3 Wochen bzw. bis zur Normalisierung der Flussgeschwindigkeit im TCD.
► **Laborkontrollen:**
  • Übliches Notfalllabor sowie im Verlauf Routinelabor.
  • Auftreten eines SIADH deutlich erhöht nach SAB → Elektrolytkontrollen!
► **Kreislauf-, Volumentherapie:** Vorsicht bei der üblichen Therapie mit Flüssigkeitsrestriktion, da Dehydratation die Blutviskosität und damit die Gefahr von Ischämien erhöht.
◪ *Hinweis:* Acetylsalicylsäure, Heparin, Dextrane sind kontraindiziert!

Operativ-interventionelle Therapie

I. Operation: In erster Linie „Clipping" des Aneurysmas, um das Aneurysma aus dem Blutkreislauf auszuschließen (Abklemmen des Aneurysmastiels mit einem Titan-Clip).
  ◪ *Hinweis:* Gefahr einer Reizidivblutung innerhalb der ersten 5 Jahre etwa 4% resultierend aus unvollständigem Verschluss oder Rekanalisation.
► **Frühoperation** (innerhalb der ersten 72 h):
  • *Indikationen:*
    – Hunt-und-Hess-Grad I–III.

– Hunt-und-Hess-Grad IV–V, wenn die initiale Bewusstseinstrübung durch einen akuten Hydrozephalus bedingt ist und das Operationsrisiko vertretbar ist.
- *Bewertung:*
  – Ausschließlich eine Frühoperation kann eine Nachblutung verhindern!
  – Nach Ausschaltung des Aneurysmas ist die Behandlung von Vasospasmen durch induzierte Hypertension möglich.
  – Subarachnoidale Blutkoagel können entfernt werden, damit reduziert sich das Risiko von symptomatischen Vasospasmen.
  – Mechanische Irritationen der Gefäße während der Operation können jedoch das Risiko von Vasospasmen auch erhöhen!

► **Spätoperation** (ca. 3 Wochen nach SAB, wenn Spasmen abgeklungen sind) – *Indikationen:* Initial sehr schlechter Allgemeinzustand des Patienten, Hunt-und-Hess-Grad IV–V (*cave* wird kontrovers diskutiert!), wenn die Kriterien für die Frühoperation bei Grad IV–V nicht erfüllt sind (siehe oben).

◼ *Hinweis:* In den Tagen des höchsten Risikos für Vasospasmen (Tag 4 – 10) sollte in der Regel keine Operation durchgeführt werden!

II. Interventionell-radiologische Verfahren, z. B. Einlegen von Metallcoils in das Aneurysma (Details S. 92). Aufgrund geringerer Komplikationen zunehmend Therapie der ersten Wahl. ISAT-Studie (international subarachnoid aneurysm trial) ergab für operierte Patienten nach 1 Jahr 30% pflegeabhängig oder tot im Vergleich zu 24% nach endovaskulärer Therapie.

Komplikationen
....

► **Nachblutung:**
- *Risiko:* Innerhalb der ersten 24 h am höchsten (ca. 4%), innerhalb der ersten 2 Wochen 15 – 20%, innerhalb der ersten 6 Monate in 50% der Fälle. Zusätzlich nach SAB nachgewiesene, unrupturierte Aneurysmen haben ein Blutungsrisiko von etwa 1% pro Jahr.
- *Therapie, Vorgehen:* Nur die (Früh-)Operation kann das Risiko der Nachblutungen verringern; Bettruhe und induzierte Hypotension haben keinen Einfluss auf die Rate der Nachblutungen.

► **Hydrozephalus** (15 – 20%; nicht als prognostisch ungünstiges Zeichen zu werten!):
- *Formen: Akut* (bei etwa 15% aller SAB-Patienten im initialen CCT) und *chronisch* (durch pia-arachnoidale Adhäsion bzw Beeinflussung der arachnoidalen Granula). Der akute Hydrozephalus führt nicht unbedingt zum chronischen Hydrozephalus.
- *Therapie, Vorgehen:* Externe Ventrikeldrainage. Bei chronischem Hydrozephalus Shuntanlage.

► **Vasospasmen:**
- *Beginn:* Meist zwischen Tag 3 und 8 nach SAB, nahezu nie vor dem 3. Tag. Auftreten und Ausmaß korreliert mit Ausmaß der SAB und Hunt-und-Hess-Grad.
- *Klinik:* Verdacht bei sekundärer klinsch-neurologischer Verschlechterung (v. a. fokale Ausfälle oder verschlechterte Bewusstseinslage). Die Klinik entspricht der Lokalisation der nachgewiesenen Spasmen = *symptomatische Vasospasmen* (in 20 – 30%) = *klinische Vasospasmen*.
- *Diagnostik:*
  – TCD: Mittlere Flussgeschwindigkeiten > 120 (150) cm/sek.
  – Angiographie (in 70%) = *radiographische Vasospasmen*
  ◼ *Cave:*
  → Eine Angiographie kann Vasospasmen verstärken oder auslösen und sollte nach dem 3. Tag zur Diagnostik nicht durchgeführt werden!
  → Eine antifibrinolytische Therapie im Subarachnoidalraum kann das Risiko erhöhen!

- _Therapie, Vorgehen:_
  - _Kalziumantagonisten:_ Nimodipin verbessert signifikant die klinische Prognose und senkt die Häufigkeit von Infarkten; _Wirkung_ über eine Erhöhung der Ischämietoleranz, also _neuroprotektiv_ und nicht über eine direkte Verhinderung der Vasospasmen; _NW:_ Evtl. unerwünschte RR-Senkung ($\rightarrow$ Überprüfung der Indikation bei $RR_{syst} < 130\,mm\,Hg$ und evtl. Absetzen des Präparates); _Dosierung:_ Siehe S. 348.
  - _Induzierte Hypertension_ bzw. _Triple-H-Therapie_ (hypertensive-hypervolämische-Hämodilution): Bei neuen fokal-neurologischen Defiziten Erhöhung von Volumen und Blutdruck bis zur Rückbildung der Symptome; RR_{syst} dabei evtl. bis 240 mm Hg steigern (_cave_ nur bei bereits geklippten Aneurysmen möglich! Ansonsten RR_{syst} nicht über 160 mm Hg erhöhen).
  - _Intraarterielles Papaverin._
  - _Transluminale Angioplastie._
- _Dauer:_ Rückbildung innerhalb von 2 – 4 Wochen.

► **Andere:**
  - Epileptische Anfälle ($\leq 30\%$): Clonazepam, Phenytoin, Carbamazepin.
  - Hyponatriämie: S. 467.
  - Intrazerebrale Blutung (20 – 40 %): S. 338.
  - Ventrikeleinbruch (15 – 35 %).
  - Subdurale Blutung (2 – 5 %): S. 354.
  - Einklemmung: S. 725.

Prognose

► **Wichtigste prognostische Kriterien:**
  - Grad der initialen Bewusstseinstörung sowie das Vorliegen fokal neurologischer Defizite.
  - Ausmaß und Lokalisation der Blutung bzw. des Aneurysmas

► **Letalität:**
  - Die 30-Tage-Sterberate beträgt etwa 45 %. 10 – 15 % der Patienten sterben initial, 10 % sterben innerhalb der ersten Tage, 50 – 60 % sterben innerhalb des ersten Monats.
  - 75 % Letalität bei initial komatösen Patienten

► Etwa 33 % haben eine gute Prognose, v. a. bei initial leichter Symptomatik (Tab. 15.2).

► Etwa 66 % der Patienten mit erfolgreicher Operation eines Aneurysmas weisen eine neurologische Residualsymptomatik auf.

15.3 Sinus- und Hirnvenenthrombose (SVT)

Grundlagen

► **Definition:** Thrombose eines venösen Hirnsinus oder einer Hirnvene.
► **Epidemiologie:** Etwa 1 – 5 % aller Schlaganfälle werden durch venöse Thrombosen hervorgerufen.
► **Ätiologie:**
  - _Septisch:_
    - Ätiologisch sind lokale, durch Übergreifen eines entzündlichen Prozesses (z. B. Infektionen im HNO-Bereich) und systemische Infektionen zu unterscheiden
    - Prädisponierende Faktor ist z. B. eine Abwehrschwäche des Patienten (Malignome, immunsuppressive Therapie, Stoffwechselstörungen)
  - _Aseptisch:_
    - Gerinnungsstörung: AT-III-Mangel, Protein-C-/Protein-S-Anomalie bzw. -Mangel, DIC, Antiphospholipid-Antikörper-Syndrom, APC-Resistenz, andere Koagulopathie.

- – Schwangerschaft, postpartal (höchstes Risiko in den ersten 14 Tagen nach der Geburt, ca. 1/10000 Geburten).
- – Hämatologische Erkrankungen, z.B. Sichelzellanämie, Polyzythämia vera, lymphatische und myeloische Leukämie.
- – Autoimmunerkrankungen und Vaskulitiden, z.B. Behçet Syndrom, Panarteriitis nodosa, Colitis ulcerosa.
- – Schädel-Hirn-Trauma (inkl. geschlossenes Kopftrauma, bei bis zu 10%)
- – Therapie mit Kortikosteroiden und/oder Kontrazeptiva, hormonelle Umstellung, Hormontherapie.
- – Dehydratation und Kachexie.
- – Iatrogen (z.B. Operationen).
- – Tumore (z.B. Meningeome), Malignome (auch Metastasen).

▶ **Pathophysiologie:**
- • Die Thrombose führt zu vemindertem venösen Ausstrom → intrazerebrales Ödem, evtl. zusätzlich Hämorrhagien → Erhöhung des ICP.
- • Initial erhöhter intrakapillärer Druck → Gefahr einer venösen Stauungsblutung (Heparin bzw. eine Verbesserung der Strömungsverhältnisse kann diese Situation möglicherweise verbessern).

▶ **Lokalisation:**
- • Sinus sagittalis superior (SSS) > Sinus transversus (oft links!) > andere Sinus.
- • Oberflächliche kortikale Venen, die in den SSS drainieren, tiefes intrazerebrales venöses System, selten Sinus cavernosus (dann oft septisch).

Klinik

▶ **Typische allgemeine Zeichen:**
- • Initial häufig Kopfschmerzen (80–90%).
- • Akut bis subakut auftretende fokal neurologische Zeichen, evtl. fluktuierend (durch Hämorrhagien, Infarkte und Hirnödem).
- • Epileptische Anfälle ($^2/_3$ der Fälle).
- • Neuropsychologische Symptome, Bewusstseinsstörungen.
- • Stauungspapille (S. 596) mit Visusstörungen.
- • Oft weitere Zeichen von Seiten eines erhöhten ICP, evtl. Bild eines Pseudotumor cerebri (S. 301).
- • Evtl. subfebrile oder febrile Temperaturen.

▶ **Spezielle Klinik (nach Lokalisation der Thrombose):** s. Tab. 15.4.

Tabelle 15.4 · Mögliche klinische Symptomatik in Abhängigkeit von der Thromboselokalisation

Lokalisation der Thrombose	mögliche klinische Symptomatik
Sinus sagittalis superior (mittlerer Anteil)	spastische Hemi- oder Tetraparese
Sinus sagittalis superior (posteriorer Anteil)	Gesichtsfeldausfälle, Sensomotorische Defizite, Vigilanzminderung
Sinus cavernosus	Protrusio bulbi, Lidödem, konjunktivale Injektion, Fissura orbitalis superior Syndrom (Ausfall der Hirnnerven III, IV, VI sowie V1)
Sinus transversus	evtl. retroaurikuläre Schmerzen
V. jugularis	Foramen-jugulare(Vernet-)Syndrom: Ausfall des N. IX, X, XI

Diagnostik

▶ **Funduskopie:** Stauungspapillen (in bis zu 50%).

▶ **CCT-nativ:**
- *Oft unspezifische Befunde:* Ödem der weißen Substanz; schmale Ventrikel (bei 50%), fehlende Hirnfurchendarstellung als Hinweis auf gesteigerten ICP; Hämorrhagien (oft bilateral), parasagittal evtl. petechial; atypische, eventuell multiple Blutungen; Hirninfarkte.
- *Nicht zuverlässige Befunde sind:* Hyperdense Sinus und Venen, Cord-Zeichen (direkter Nachweis des Thrombus).
- In Bildgebung findet sich in 6 – 20% der Fälle ein Normalbefund.
- ▣ *Hinweis:* Bei bilateralen oder multiplen sowie atypisch gelegenen Blutungen immer an eine Sinusvenenthrombose denken und entsprechende Diagnostik evtl. bis zur Angiographie durchführen!

▶ **CCT mit KM und CT-Angiographie (CTA)** – mögliche Befunde (Abb. 15.12):
- Empty-delta(-triangle)-Zeichen (nur in etwa 25% nachweisbar): Fehlender Dichteanstieg im Confluens sinuum nach KM-Gabe.
- mittels CTA Thrombosenachweis in den Sinus möglich, jedoch zum Ausschluss einer Thrombose nicht zuverlässig.

▶ **MRT, MR-Angiographie** (Abb. 15.13):
- Bei kooperativen Pat. nichtinvasive Methode der Wahl mit Darstellung sowohl der vaskulären als auch der parenchymatösen Veränderungen.

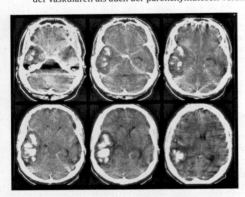

Abb. 15.12 · Sinus- und Hirnvenenthrombose: Atypisch gelegene, intrazerebrale Stauungsblutung (CCT nativ)

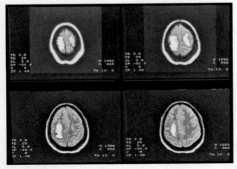

Abb. 15.13 · Sinus- und Hirnvenenthrombose: Beidseitig frontal atypisch gelegene, intrazerebrale Stauungsblutung bei Thrombose des Sinus sagittalis superior (MRT axial PD SE)

◨ *Hinweis:* Ein fehlender Thrombosenachweis schließt diese jedoch nicht aus!
- Eine Abschätzung des Alters der Thromben ist möglich (Tab. 15.1 S. 341).
► **Konventionelle Angiographie** (Abb. 15.14):
  - *Indikation:* Goldstandard, aber invasive Untersuchung.
    ◨ *Hinweis:* Nur mit einer Angiographie ist der definitive Ausschluss einer Hirnvenenthrombose möglich!
  - *Befunde* (Spätaufnahmen zur Darstellung der venösen Phase): Keine Füllung der betroffenen Segmente, verlangsamte Zirkulation (50%), abnorme Kollateralen.

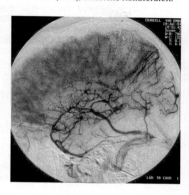

Abb. 15.14 · Thrombose im Sinus sagittalis sup. (DSA venöse Phase seitlich)

► **Lumbalpunktion** (*cave:* erst nach der CCT durchführen): Erhöhter Druck, evtl. blutiger oder xanthochromer Liquor. Eine bakteriologische Diagnostik ist wichtig bei septischen Thrombosen.
► **Labor:**
  - BSG und Leukozytose mit Linksverschiebung evtl. wegweisend bei septischer Thrombose.
  - „Große Gerinnung": AT III, Protein S/C, Fibrinogen, APC-Resistenz, Prothrombinmutation.
► **EEG.**

Therapie

► **Therapie der Wahl ist die i.v-Antikoagulation mit Heparin** (S. 148), auch bei bereits nachgewiesener Blutung (1,5–2fache des PTT-Wertes). *Ziele, Prinzip:*
  - Vermeidung einer weiteren Verschlechterung durch einen wachsenden Thrombus bzw. erneuten Verschluss bereits rekanalisierter Gefäße. *Cave:* eine Thrombolyse ist damit *nicht* möglich!
  - Senkung des Hirndruckes.
► **Hirndrucksenkung und ICP-Überwachung** (*cave:* iatrogene Erhöhung der Blutviskosität [z.B. mit Diuretika] vermeiden):
  - Oberkörperhochlagerung (30°), Liquorableitung (über Ventrikeldrainage), Sedierung, hyperosmolare Lösungen.
  - Steroide umstritten, da Verminderung der Fibrinolyse und Erhöhung der Koagulation.
  - Hydrierung unter ICP-Kontrolle.
  - Blutdruckkontrolle.
  - Bei unzureichendem Therapieerfolg Versuch der Dekompression (operative Ausräumung einer raumfordernden Blutung etc.).

- Lyse der Thromben mit Uro-, Streptokinase, tPA möglich (aktuell keine Therapie der Wahl).
► Symptomatische Therapie von Anfällen.
► Möglichst kausale Therapie, z. B. bei Autoimmunprozessen.
► **Operative Therapie:** Selten indiziert. Die Thrombektomie und Sinusrekonstruktion ist technisch möglich (allerdings schwierig und risikoreich), es besteht aber eine hohe Wahrscheinlichkeit der Rethrombosierung.
► **Im Verlauf überlappende Umstellung auf Kumarin-Derivate** (S. 151) nach etwa 2 – 3 Wochen Vollheparinisierung für etwa 6 Monate. Bei nachgewiesenen Gerinnungsstörungen lebenslange Antikoagulation (Ziel-INR 2 – 3).
■ **Therapie bei septischer Thrombose:**
  • Behandlung der zugrundeliegenden Infektion:
    – Antibiotische Therapie nach Antibiogramm (ohne Erregernachweis z.B Kombination eines Cephalosporin der 3. Generation + Flucloxacillin oder Fosfomycin + evtl. Aminoglykosid).
    – Operative Sanierung eines Fokus.
  • Die Antikoagulation wird bei septischen Thrombosen noch kontrovers diskutiert!

Prognose

► Letalität: Blande Thrombose mit Antikoagulanzientherapie < 5 %, septische Thrombose bis zu 80 %.
► Koma, hohes oder sehr niedriges Alter, fokal-neurologische Ausfälle und rasche Verschlechterung sind prognostisch ungünstige Zeichen.

15.4 Subdurales und epidurales Hämatom

Subduralhämatom (SDH)

► **Definition:** Blutung aus Venen der Pia mater zwischen Dura und Arachnoidea.
► **Formen und Ätiologie:**
  • *Akutes SDH:* Meist im Rahmen von schweren zerebralen Traumata mit parenchymaler Verletzung.
  • *Chronisches SDH:*
    – Definitionsgemäß > 14 Tage alte Einblutung in den Subduralraum.
    – In der Regel bei älteren Patienten, in 20 – 25 % bilateral.
    – Ein ursächliches Trauma (cave nur in < 50 % der Fälle eruierbar!) liegt definitionsgemäß ≥ 2 Wochen zurück, wobei auch nach einem leichtem SHT bzw. einer Schädelprellung (evtl. ohne äußerlich sichtbare Verletzungen) ein chronisches SDH auftreten kann.
    – Risikofaktoren: Alkoholabusus, epileptische Anfälle, erhöhte Blutungsneigung (Koagulopathie oder Antikoagulanzientherapie), häufige Stürze (z. B. im Alter, bei Behinderung).
► **Klinik:**
  • *Akutes SDH:* Oft initiale Bewusstlosigkeit auch ohne „freies" Intervall. Sonstige Symptomatik wie Kopfschmerzen, fokal-neurologische Ausfälle, Hirndrucksymptomatik, neuropsychologische Ausfälle.
  • *Chronisches SDH:*
    – Oft in erster Linie psychopathologische Veränderungen i.S. eines organischen Psychosyndromes.
    – Kopfschmerzen, TIA-Symptomatik (S. 306).
    – Fokal neurologische Defizite können fehlen, aber auch schwere neurologische Ausfälle sind möglich.

► **Diagnostik:**
- Anamnese, neurologische Untersuchung.
- *CCT* (alternativ MRT): Sichelförmige Blutung nahe der Kalottenkonvexität. Auf raumfordernde Wirkung, Mittellinienverlagerung, Einklemmungszeichen, Ventrikel (Aufstau) achten.
- ☐ *Hinweis:* Im Verlauf der Resorption eines SDH nimmt im CCT die Dichte der Blutung ab bis zum liquor-isodensen „Hygrom". Zwischenzeitlich kann dabei eine ähnliche Dichte wie die des Hirngewebes die Diagnose erschweren. Die hypodens erscheinenden Sulci reichen in diesem Fall aber nicht bis zur Kalotte!
- Evtl. *EEG*.
- *Labor:* Übliches Notfallabor bzw. Routinelabor im Verlauf.

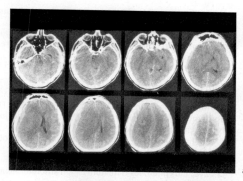

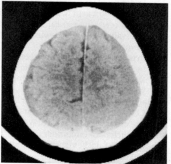

Abb. 15.15 · a) Frisches Subduralhämatom rechts frontoparietal mit leichter Mittellinienverlagerung (Falxsignal beachten, v.a. unten, 3. Bild v.l.) und Kompression des rechten Seitenventrikels; b) chronisches Subduralhämatom links hochfrontal (CCT nativ; rechte Bildseite)

► **Therapie – allgemeine Maßnahmen:**
- *Allgemein:* Kontraindiziert sind blutungsfördernde Medikamente: Acetylsalicylsäure, high dose-Heparin, Dextrane.
- *Grad der Überwachung:*
  - Bei Patienten ohne signifikante Bewusstseinsstörung ist eine engmaschige(!) Überwachung auf Normalstation möglich (RR, Puls, Atmung, Bewusstsein, Pupillomotorik).
  - Intensivmedizinische Überwachung für alle Patienten mit Bewusstseinsstörung.
- Nahrungskarenz (für eine evtl. Frühoperation).

- Intubation, Beatmung und Hyperventilation bei entsprechender Bewusstseinsstörung (GCS < 8).
- Evtl. Anfallsprophylaxe mit Phenytoin i.v. (S. 553).

▶ **Spezielle Therapie:**
- *Akutes SDH:*
  - Frühe Operation bei symptomatischem Hämatom und Durchmesser > 1 cm am breitesten Punkt.
  - Evtl. ausgedehntere Kraniotomie zur Darstellung der Blutungsquelle.
- *Chronisches SDH – Indikationen zur Operation* (Bohrlochtrepanation bzw. Kraniotomie zur Hämatomentfernung): Fokal neurologische Defizite bzw. psychopathologische Auffälligkeiten, Durchmesser des Hämatoms > 1 cm am breitesten Punkt.

▶ **Komplikationen:** Nachblutung, epileptische Anfälle, intrazerebrale Blutungen.

▶ **Prognose:**
- *Akutes SDH:* Sehr schlechte Prognose, Letalität 50–90%. Ungünstige Prognosefaktoren: Initial schlechter GCS-Score, zusätzliche parenchymale Verletzung, Antikoagulation, postoperativ erhöhter ICP.
- *Chronisches SDH:* In der Regel besser als akutes SDH.

Epidurales Hämatom (EDH)

▶ **Definition:** Hämatom zwischen Schädelknochen und Dura mater.

▶ **Epidemiologie:** Inzidenz 1 % bei SHT. In der Regel bei jüngeren Patienten (< 60 Jahre), selten vor dem 2. Lj.

▶ **Ätiologie:** Blutung aus Ästen der A. meningea media oder aus Sinus (meistens hintere Schädelgrube)

▶ **Klinik:**
- ◘ *Cave:* Ein epidurales Hämatom ist ein absoluter neurologischer Notfall!
- In der Regel im Rahmen eines schweren SHT mit initialer Bewusstlosigkeit; aber in bis zu 40% kein Nachweis einer Schädelfraktur.
- In nur etwa 30% der Fälle 3-phasiger Verlauf: Initiale Bewusstlosigkeit → freies Intervall → erneute Bewusstseinstrübung sowie Auftreten von neurologischen Herdsymptomen.
- In 60% der Fälle keine initial bestehende Bewusstlosigkeit!
- In 20% gleichzeitiges Auftreten eines akuten SDH (S. 354).
- Kopfschmerzen, Halbseitensymptomatik, weite Pupille in bis zu 60% der Fälle, vegetative Symptomatik.

▶ **Diagnostik:**
- *CCT:* Sensitivität etwa 85% mit Darstellung einer hyperdensen bikonvexen Raumforderung an der Konvexität (s. Abb. 15.16; in 5% Bild wie bei SDH s. S. 354). Oft deutlich raumfordernder Effekt.
- Ggf. CCT-Knochenfenster und/oder Nativ-Röntgen zum Nachweis einer Schädelfraktur.

▶ **Therapie:**
- *Grad der Überwachung:*
  - Ohne signifikante Bewusstseinsstörung engmaschige (!) Überwachung auf Normalstation möglich (RR, Puls, Atmung, Bewusstsein, Pupillomotorik).
  - Intensivmedizinische Überwachung bei Bewusstseinsstörung.
- *Intubation und Beatmung* bei Bewusstseinsstörung (GCS < 8).
- *Operative Intervention:* Immer bei symptomatischem EDH, ein asymptomatisches EDH sollte bei einem Durchmesser von > 1 cm operiert werden.
- CCT-Kontrollen.

▶ **Prognose:** Letalität 20–55% (bei primär klinisch manifestem EDH nahezu doppelt so hoch wie bei EDH mit freiem Intervall).

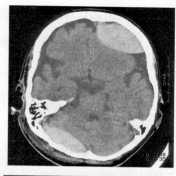

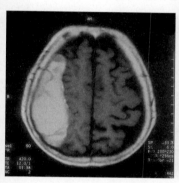

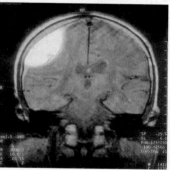

Abb. 15.16 · a) Frisches Epiduralhämatom links frontal und rechts retrozerebellär mit raumfordernder Wirkung (CCT nativ) ; b) Chronisches Epiduralhämatom rechts frontoparietal mit Septierungen (links T1-SE axial nativ, rechts PD-SE koronar [Protonendichte])

16 Tumoren, Neoplasien

16.1 Allgemeine Grundlagen

Grundlagen

▪ **Hinweis:** Ständig aktualisierte Informationen unter *www.neuroonkologie.de*

▶ **Definition:** *Primäre Neoplasien* von Gehirn, Rückenmark, Hypophyse, Hirnhäuten, und *sekundäre Neoplasien* (Metastasen).

▶ **Ätiopathogenese:**
- Weitgehend unbekannt!
- Molekulargenetik.
- *Risikofaktoren:* (Frühe) Radiotherapie des Schädels, Neurofibromatose (S.296), von-Hippel-Lindau-Syndrom (S.298), Li-Fraumeni-Syndrom.

▶ **Epidemiologie:**
- *Häufigkeit:* Die jährliche Inzidenz beträgt etwa 10–15/100000 Einwohner (davon etwa 30–50% Metastasen). Insgesamt machen maligne ZNS-Tumoren etwa 10% aller malignen Tumoren aus.
- *Alter + häufige Lokalisation:*
  - *Kinder:* ca. 70% der Tumoren liegen infratentoriell.
  - *Erwachsene:* Etwa 70% der Tumoren liegen supratentoriell.

▶ **Differenzialdiagnose:** Andere raumfordernde Prozesse, z.B. Ödem, Ischämie (S.306), granulomatöse Entzündung (S.407, 437), Abszess (S.404), Parasitose (S.435), Blutung (S.338, 584), Bandscheibenvorfall (S.622), ältere Kontusion, Multiple Sklerose (S.439).

▶ **Metastasierung primärer ZNS-Tumoren:**
- *Innerhalb des ZNS:* Fast ausschließlich auf dem Liquorweg (v.a. beim Medulloblastom oder Ependymom). Maligne Gliome zeigen sehr selten Abtropfmetastasen.
- *Außerhalb des ZNS:* Sehr selten, evtl. iatrogen induziert durch invasive diagnostisch-therapeutische Maßnahmen.

Einteilung nach der Tumorlokalisation

Tabelle 16.1 · Einteilung der ZNS-Tumoren nach deren Lokalisation

Lokalisation	häufig vorkommende Tumoren/Raumforderungen
infratentoriell	– *Kleinhirn, IV. Ventrikel:* (Pilozytisches) Astrozytom, Medulloblastom, Ependymom, Hämangioblastom
	– *Brückenwinkel:* Neurinom, Meningeom, Melanom
	– *kaudaler Hirnstamm:* (Pilozytisches) Astrozytom, Glioblastom
supratentoriell	– *frontal:* Meningeom, Glioblastom, Oligodendrogliom, Astrozytom
	– *temporal:* Glioblastom, Meningeom, Oligodendrogliom, Astrozytom
	– *parietal:* Meningeom, Glioblastom, Oligodendrogliom, Astrozytom
	– *okzipital:* Glioblastom, Meningeom
	– *Sella/supraselläre Region:* Hypophysenadenom, Kraniopharyngeom, Optikusgliom, Zyste der Rathke-Tasche, Chordom, Chondrom, Optikusgliom
	– *III. Ventrikel:* Kolloidzyste, Astrozytom, Ependymom
	– *Seitenventrikel:* Ependymom, Astrozytom bei tuberöser Sklerose
	– *kranialer Hirnstamm:* Glioblastom
	– *Vierhügelplatte:* Pinealom, Pinealoblastom, Ependymom, Teratom
	– *Aquädukt:* (Pilozytisches) Astrozytom, Ependymom

Tabelle 16.1 · Fortsetzung

Lokalisation	häufig vorkommende Tumoren/Raumforderungen
spinal	– *primär spinal:* Astrozytom, Ependymom, Gefäßtumor, Meningeom, Neurinom, Chordom, Metastasen intrakranieller Tumoren, Hämangioblastom, Lipom und seltener Lymphom
spinal	– *primär extraspinal:* Neuroblastom, Rhabdomyosarkom oder Ewing Sarkom, Plasmozytom, malignes Lymphom
Schädelbasis	– *vordere Schädelgrube:* Olfaktoriusmeningeom
	– *Orbitaspitze:* Meningeom, Orbitatumor, Morbus Paget, fibröse Dysplasie
	– *Sinus cavernosus:* Meningeom, Chondrom, paraselläres Hypophysenadenom
	– *Kleinhirnbrückenwinkel:* Neurinom N. VIII, Meningeom, Cholesteatom, Metastasen von Kleinhirn-Tumoren
	– *Felsenbeinspitze:* Cholesteatom, Chondrom, Meningeom, N.-V-Neurinom, Sarkom
	– *Foramen jugulare:* Glomus-jugulare-Tumor, Neurinom, Chondrom, Cholesteatom, Meningeom, Metastasen
	– *Foramen magnum:* Metastasen, Meningeom

Klinische Symptomatik von zerebralen Tumoren

◪ **Hinweis:** Sehr variable Symptomatik (je nach Tumorlokalisation)!

▶ **Hirndrucksymptomatik** (durch Raumforderung + Ödem oder Verschlusshydrozephalus):
- *Leitsymptom:* Unspezifischer Kopfschmerz.
- Druckgefühl auf den Ohren.
- Übelkeit, typischerweise morgendliches Erbrechen.
- Schwindelgefühl und Sehstörungen.
- Nackensteife.
- Mydriasis durch Kompression des N. oculomotorius (anfänglich u.U. fluktuierend).
- Bewusstseinsstörung bis zum Koma.
- Bradykardie und Hypertonus (Cushing-Reflex).

▶ **Fokale Ausfallserscheinungen,** z.B. Paresen, Sprach- und Sehstörungen (z.B. Visusminderung), Koordinationsstörungen.

▶ **Epileptische Anfälle:**
- *Häufigkeit:* Initial in bis zu 50% der Fälle.
- *Tumorlokalisationen:*
  - Temporallappen > Frontal-/Parietallappen > andere Hirnregionen.
  - Kortexnah > Marklager.
- *Anfallsformen:* Einfach partielle, komplex partielle und sekundär generalisierte-/Grand-mal-Anfälle.

▶ **Allgemeinsymptome** (selten!): Leistungsabfall, Unwohlsein.

▶ **Psychische Auffälligkeiten:** Erregungszustand, Depression, Suizidalität, Angststörungen.

▶ **Bewusstseins- oder Wesensveränderungen,** Halluzinationen, Schlafstörungen.

▶ **Endokrine Störungen** (direkt durch hormonproduzierende Tumoren oder indirekt durch Kompression hormonproduzierender Areale) – Beispiele:
- Akromegalie/Riesenwuchs, Galaktorrhoe, SIADH (S. 728), Hyperthyreose, Cushing-Syndrom.

- Hypogonadismus, Minderwuchs, Nebennierenrindeninsuffizienz, Hypothyreose, Infertilität.

Klinische Symptomatik von spinalen Tumoren (S. 588)

▶ **Progrediente Kompressionssymptome:**
- Lokale und radikuläre, vom Rücken ausgehende Schmerzen.
- Sensomotorische Ausfälle, z.B. Paraparese, Gangunsicherheit, Sensibilitätsstörungen.
- Blasen- und Mastdarmstörungen (+ erektile Dysfunktion bei Männern).

▣ **Hinweis:** Bei schnell wachsenden Tumoren oder Tumoreinblutungen kann es zu plötzlichen neurologischen Ausfällen kommen – sogar innerhalb von Stunden sind schwere Paresen bis hin zu einem kompletten Querschnittssyndrom möglich!

Diagnostik

▶ **Anamnese:**
- Symptomatik wie oben beschrieben? Dauer der Symptomatik, Progredienz?
- Symptome durch extrakranielle, potentiell metastasierende Malignome (Bronchialkarzinom [Nikotinanamnese, Husten/Auswurf, Dyspnoe], Mammakarzinom [Knoten, Hautveränderung, Schmerzen], malignes Melanom [Hautveränderung], Leukämie [Infekt- und Blutungsneigung])?

▶ **Klinische Untersuchung** (neurologische und neuropsychologische Untersuchung): Fokale Störungen, Ausfälle? Sprachstörungen, Gedächtnisstörungen, Verhaltensstörungen, psychotische Veränderungen im positiven und negativen Bereich, Alexie, Akalkulie, Agraphie → Karnofsky-Index s. S. 365.

▶ **Labor:**
- *Tumormarker:* Bei Verdacht auf Pinealis- oder Keimzelltumor AFP, CEA und/oder β-HCG bestimmen.
- *Hormonbestimmungen:* Bei Verdacht auf Hypophysentumoren zum Nachweis von Funktionsstörungen – s. S. 373.

▶ **Liquor** (immer zum Ausschluss eines entzündlichen Prozesses):
- ▣ *Cave:* Vor Lumbalpunktion Gefahr der Einklemmung ausschließen → zerebrale Bildgebung + evtl. Funduskopie!
- *Liquorchemie* (S. 28): Zellzahl und Eiweiß können erhöht sein. Entzündliches Liquorbild kann im Sinne einer Meningitis neoplastica auftreten
- *Liquorzytologie:* Zum Ausschluss anderer pathologischer Prozesse (z.B. Entzündung, Abszess, Tuberkulom, Granulom, Parasitose); Zur Suche nach neoplastischen Zellen (v. a. bei V.a. auf Lymphome, infratentorielle Ependymome, Medulloblastom, meningeale Karzinomatose)?
- *Tumormarker:* Bei Verdacht auf Pinealis- oder Keimzelltumor AFP, CEA oder β-HCG bestimmen.

▶ **EEG** (S. 53): Herdbefund, Allgemeinveränderung, epilepsietypische Potentiale? (*cave* ein normaler EEG-Befund schließt einen Tumor nicht aus!).

▶ **CCT ohne/mit KM** (S. 83):
- *Indikation:* Notfalldiagnostik, Standardversorgung. Bei primären Knochenprozessen zusätzlich CT in Dünnschnitttechnik (HR-Technik) durchführen.
- *Vorteile:* Geringere Kosten als MRT, zuverlässige Beurteilung von akuten Blutungen, Verkalkungen und Knochenläsionen.

▶ **MRT ohne/mit KM** (Gadolinium, S. 87):
- *Indikation:* Verifizierung der Diagnose (CT-Befund) oder zur Erstdiagnose v. a. bei Verdacht auf Schädelbasistumoren, Hirnstammtumoren und Tumoren der hinteren Schädelgrube). Bei Verdacht auf einen spinalen Prozess (intra- oder extraspinal) ist das MRT das Verfahren der Wahl.
- *Vorteile:* Multiplanare Schichtmöglichkeit, keine Strahlenbelastung.

► **Funktionelles MRT (F-MRT):** Zur Lokalisation eloquenter Hirnareale (Broca, Zentralregion).

► **Myelographie** (S. 82): Nur wenn ein spinales MRT nicht durchgeführt werden kann, in Verbindung mit einem Post-Myelo-CT.

► **Konventionelles Röntgen:**
  • Röntgen-Schädel: Destruktionen der Schädelkalotte und -basis (durch CT in den meisten Fällen überflüssig).
  • Bei auffälligem Untersuchungsbefund in einem bestimmten Wirbelsäulenabschnitt zum Nachweis von Destruktionen, Frakturen oder anderen knöchernen Veränderungen.

► **Zerebrale Angiographie** (S. 91): Darstellung der Gefäßversorgung von Hirntumoren (sinnvoll bei geplanter Operation),und Darstellung von sog. Frühen Venen als Malignitätskriterium. Ggf. interventionelle präoperative Embolisation bei stark vaskularisierten Tumoren möglich.

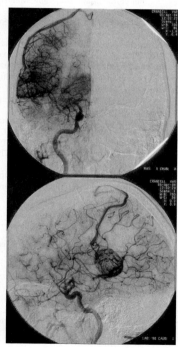

Abb. 16.1 · Glioblastom temporal rechts (arterielle DSA über ACI rechts): Inhomogene Tumorkontrastierung und sog. frühe Vene als Malignitätskriterien

► **Nuklearmedizinische Verfahren:**
  • *SPECT* (S. 111): ^{201}Thallium-Chlorid-SPECT zur Differenzierung von niedrig-/ höhergradigen Tumoren bzw. von Resttumor oder Tumorrezidiv.
  • *PET* (FDG, Methionin, S. 112): Messung des regionalen Tumormetabolismus als präoperativer Beitrag zum Grading des Tumors. Nach Radiatio Differenzierung zwischen Tumorrezidiv und Strahlennekrose, Metabolismusänderungen durch Chemotherapie (Responder?).

► **Akustisch evozierte Potentiale** (S. 70): Indiziert bei Verdacht auf Kleinhirnbrückenwinkelprozesse. (In Kombination mit einem Audiogramm sehr sensitiv).

► **Stereotaktische Biopsie:**
  ◼ *Hinweis:* Die offene Biopsie ist in der Regel nur bei oberflächennahen Prozessen indiziert.
  • *Prinzip:* In Lokalanästhesie oder Allgemeinnarkose Serie von CT- oder MRT-gesteuerten Probenentnahmen (Proben aus allen interessierenden bzw. relevanten Arealen) durch einen Neurochirurgen mit sofortiger, primärer histologischer Beurteilung durch einen idealerweise im OP anwesenden Neuropathologen → Sicherung der histologischen Artdiagnose und des Wachstumstyps des Tumors.
  • *Indikation:*
    – Abklärung von lokalisierten Herdbefunden in der bildgebenden Diagnostik, die nicht-invasiv nicht zu differenzieren sind.
    – Obligat als Entscheidungshilfe für weitere therapeutische Schritte (z. B. Operation, Strahlentherapie, Chemotherapie).
    – Bei Verdacht auf inoperable Metastasen und unbekanntem Primärtumor zur Eingrenzung des Primärtumors.
  • *Kontraindikation:* Gefäßmissbildungen im Biospiebereich, Lage in funktionell bedeutsamen Hirnarealen.
  • *Komplikationen:* Blutung, Ödemzunahme, neue neurologische Ausfälle, Verschleppung von Tumorzellen. Letal in ca. 0,7 %
► **Molekulargenetische Diagnostik** (Spezialuntersuchungen im Rahmen von Studien, vgl. S. 33): Nach Maßgabe des Onkologen (→ onkologisches Konsil).
► **Konsiliaruntersuchungen:**
  • *Neurochirurgie:* Besprechung des Falles mit aktueller Bildgebung, Frage nach weiterem Vorgehen.
  • *Strahlentherapie:* Zur Indikationsstellung bzw. Bestrahlunsplanung (z. B. Anfertigung individueller Kopfmasken): CCT, MRT, Laborbefunde, Histologie/Zytologie.
  • *Innere Medizin* (Tumorsuche):
    – Oberbauch-/Schilddrüsen-Sono, Thorax-/Abdomen-/Becken-CT, Endoskopie, Onkologie.
    – Endokrinologie bei Hypophysentumor/Hormonstörungen (S. 373).
  • *HNO, Ophthalmologie:* Bei Tumoren entsprechender Lokalisation.
  • *Urologie, Gynäkologie, Dermatologie:* Tumorsuche.

Grading

Tabelle 16.2 · Grading von ZNS-Tumoren

Grad	histologisch (WHO)	biologisch
I	isomorph, geringe Zelldichte, selten Mitosen, kaum Zellkernaplasie	langsam wachsender Tumor mit gutartig hochdifferenziertem Zellbild
II	isomorph, unruhiges Gewebebild, mittlere Zelldichte, geringe Zellkernaplasie, gelegentlich Mitosen, geringe Gefäßproliferation	geringe Wachstumstendenz, semibenigne
III	heteromorph, unruhiges Gewebebild, hohe Zelldichte, starke Zellkernaplasie, aber Zellherkunft noch erkennbar; reichlich Mitosen; starke Gefäßproliferation; Endothelproliferation; evtl. punktförmige Nekrosen	Tumor mit hoher Zelldichte, pleomorphes Bild, schnelles Wachstum, semimaligne
IV	extreme Polymorphie, ausgedehnte Nekrosen; zytologische Herkunft kaum erkennbar; starke Gefäß- und Bindegewebsreaktion, hohe Mitoserate	schnell wachsender Tumor, Zellbild entdifferenziert, zahlreiche Mitosen und Nekrosen, hochmaligne, kurze Überlebenszeit

Symptomatische und palliative Therapie

▶ **Hirndrucktherapie:** s. S. 725. Dexamethason initial 4×8 mg/d, dann langsame Reduktion. Evtl. begleitend osmotisch wirksame Substanzen, z.B. Glycerin p.o. Cave bei V.a. Lymphom vor Biopsie/histologischer Sicherung keine Steroide! (S. 377).

▶ **Anfallstherapie** (s. S. 527 ff.): Carbamazepin, alternativ Valproat.

▶ **Schmerztherapie:** s. S. 125.

▶ **Gerinnungshemmung:** Low-dose-Heparinisierung, Antithrombose-Strümpfe bei Immobilität, Physiotherapie.

▶ **Therapie psychischer Störungen:**
  • *Delir:* Clomethiazol (Distraneurin, S. 120) oder Haloperidol (z.B. Haldol, S. 119).
  • *Psychomotorischer Erregungszustand:* Haloperidol (z.B. Haldol, S. 119) *oder* Pipamperon (z.B. Dipiperon, S. 119) *oder* Melperon (z.B. Eunerpan, S. 119).
  • *Depressive Verstimmung:* z.B. Amitriptylin (z.B. Saroten, S. 115).

▶ **Therapie endokriner Störungen:**
  • *Hyponatriämie:* Flüssigkeitsrestriktion (Hämatokrit zum Monitoring), Na^+-Zufuhr (*oral* bis zu 5 – 10 g/d, *i.v.* 20%ige NaCl-Lösung bis zu 20 g/d), Aldosteronanalogon (z.B. Aldocorten) 1 Amp. morgens und abends (*cave* langsam ausgleichen wegen Gefahr der zentralen pontinen Myelinolyse s. S. 470!). *Na^+-Serumkomzentrationen engmaschig überwachen!*
  • *Diabetes insipidus:* Vorgehen s. S. 729.
  • *Hormonsubstitution:* s. Therapie bei Hypophysenadenomen S. 373.

Operative Therapie

▶ **Entscheidungskriterien:**
  • *Tumor* (Größe, Lokalisation, Art): Kurativer oder palliativer Ansatz?
  • *Allgemeinzustand des Patienten:* Ist eine Operation überhaupt möglich?

▶ **Mögliche Indikationen:**
  • *Kurativer Ansatz*
  • *Symptomatisch:* Krampfanfälle, neurologische Ausfälle.
  • *Vitale Bedrohung:* Hirndruck, mit beginndender Einklemmung.

▶ **(Relative) Kontraindikationen:** Nähe zu oder Lage in eloquenten Hirnregionen (z.B. präzentral. Hirnstamm).
  ◩ *Hinweis:* Durch Sprachmonitoring (OP am wachen Patienten), intraoperative SEP-Ableitungen oder mit Hilfe der Neuronavigation (Einbeziehung bildgebender Daten von MRT und evtl. PET) können Tumoren in der Nähe eloquenter Regionen evtl. total oder subtotal entfernt werden.

▶ **Allgemeine Voraussetzungen:** OP-Fähigkeit (Innere-Konsil! s.o.).

▶ **Nachbehandlung:**
  • *Intensivüberwachung* in den ersten 72 Stunden mit regelmäßiger Kontrolle des Neurostatus, Hirndrucktherapie und Anfallsprophylaxe.
  • *CCT-Kontrolle (mit + ohne KM):* Am 1. postoperativen Tag zur Beurteilung des Operationserfolges bzw. einer eventuellen späteren Rezidivbildung.
  • *MRT-Kontrolle (mit + ohne KM):* Zum Nachweis von verbliebenen Tumorresten (*cave:* Innerhalb von 48 h durchführen!).

▶ **Komplikationen:**
  • *Allgemeine Risiken:* z.B. Blutung, Infektion (auch Meningitis), Thrombose und Embolie.
  • *Spezielle Risiken:* Abhängig von der Lokalisation, z.B. Paresen, Gedächtnisstörungen, Krampfanfälle, Sensibilitätsstörungen, Sehstörungen, Hirnnervenausfälle, selten Liquorfistel und Hydrozephalus. Bei Medulloblastomen, anderen PNETs und Ependymomen kann es zu Liquormetastasen kommen.

Strahlentherapie

▶ **Voraussetzung:** Immer eine histologische oder zytologische Diagnosesicherung vor Durchführung einer Strahlentherapie anstreben!

▶ **Indikationen zur primären Radiatio:**
- Maligne, inoperable Tumoren mit radiologisch nachgewiesener Progredienz und/oder durch sie verursachte neurologische Symptome.
- Germinom, bestimmte Pinealistumoren.
- Multiple Hirnmetastasen (palliative Radiatio).
- Inoperable benigne (differenzierte) Tumoren mit radiologisch nachgewiesener und klinischer Progredienz bzw. bei Rezidiv (*cave* umstritten!).

▶ **Indikationen zur adjuvanten, postoperativen Radiatio:**
- Maligne zerebrale Tumoren, auch nach makroskopisch kompletter Resektion.
- Benigne Tumoren: a) bei inkompletter Resektion (*cave* umstritten!), b) bei kompletter Resektion von z.B. Hämangioperizytomen.

▶ **Kontraindikationen:**
- Vorangegangene Hochdosisbestrahlung derselben Hirnregion.
- Diffuse degenerative Enzephalitis.
- Schweres Hirnödem mit deutlicher intrakranieller Drucksteigerung.
- Deutlich reduzierter Allgemeinzustand des Patienten (relativ).

▶ **Vorbereitungen:**
- *Strahlentherapeutisches Konsil.*
- *Aufklärung des Patienten:* Ablauf, Dauer, mögliche Komplikationen (s.u.).
- *Voraussetzungen bei postoperativer Radiatio:* Abschluss der Wundheilung abwarten, kontrollierter Hirndruck, Anfallsprophylaxe.

▶ **Konventionelle perkutane (externe) Bestrahlung:**
- *Prinzip:* Fraktionierte (Schonung umgebenden Gewebes) Photonen- oder Elektronenbestrahlung (Linearbeschleuniger oder ^{60}Co).
- *Dosis, Dauer:* Die Gesamtdosis von ca. 40–60 Gy wird in Einzeldosen von 1,8–2 Gy/d bei 5 Bestrahlungen pro Woche fraktioniert, → die Dauer beträgt ca. 4–6 Wochen. Bei bestimmten Tumoren erweitertes Strahlenfeld (z.B. kraniospinale Radiatio).

▶ **Radiochirurgie** (die Strahlendosis wird konzentriert auf ein bestimmtes Zielvolumen appliziert):
- *Interstitielle Radiochirurgie:* Stereotaktische Implantation von Strahlern („Seeds" mit ^{125}J oder ^{192}Ir) in den Tumor.
- *Externe Radiochirurgie* im Sinne einer Konvergenzbestrahlung mit „Gamma-Knife" oder „X-Knife" bei radiologisch abgrenzbaren, inoperablen kleinen Tumoren (z.B. AV-Malformationen, Akustikusneurinome, solitäre Metastasen, Meningeome).

▶ **Konformationsstrahlentherapie:** Durch individuelle tumorkonforme Anpassung der Dosisverteilung kann das zu bestrahlende Volumen möglichst eng erfasst werden.

▶ **Komplikationen:**
- *Akut* (meist innerhalb von 2–24 h durch Ödemverstärkung) und überwiegend reversibel: Kopfschmerz, Übelkeit, Erythem, Müdigkeit.
- *Subakut = frühe Strahlenreaktion (≤ 3 Monate):* Kopfschmerz, Übelkeit, Somnolenz, bei spinaler Bestrahlung z.B. Lhermitte-Zeichen (S. 7) (meist reversibel).
- *Chronisch = späte Strahlenreaktion (> 3 Monate):* Über Jahre progrediente Hirnschrankenstörung mit Strahlennekrose (radiologisch oft wie Rezidiv), Leukenzephalopathie (Krampfanfälle, Demenz), Katarakt, Myelopathie (bei spinaler Bestrahlung >30 Gy), endokrine Störungen (Hypophysen-, Hypothalamusinsuffizienz).

Chemotherapie

▶ **Voraussetzungen:**
- Gesicherte Diagnose (Histologie, Zytologie).
- Allgemeinzustand des Patienten: Karnofsky-Status ≥ 50% (Patient versorgt sich weitgehend selbst, ist psychisch stabil; keine schweren Begleiterkrankungen, v. a. stabile Lungenfunktion).
- Labor: Blutbild (Leukozyten > 3500/µl, Thrombozyten > 100000/µl, normales Serumkreatinin und Bilirubin).
- Keine bestehende Schwangerschaft bzw. sichere Kontrazeption.

▶ **Indikationen:** Siehe bei den einzelnen Tumoren.

▶ **Hinweise zur Durchführung (vgl. auch www.neuroonkologie.de):**
- Zubereitung erst kurz vor Applikation, vor der Verabreichung Substanz und Dosierung kontrollieren.
- Bei i. v.-Gabe auf richtige intravasale Lage des Katheters achten (*cave* intraarterielle Infusion mit Gefahr peripherer Nekrosen).
- *Antiemetische Therapie:*
  - Ondansetron (z. B. Zofran): Akut 1 Amp. à 4 mg i. v. *oder* 1 Tbl. à 4 mg p. o. (maximal 24 mg/d). NW: Sedierung, Kopfschmerzen, Obstipation, Flush.
  - Alizaprid (z. B. Vergentan), akut 1 – 2 Amp. i. v., bis zu 6 Tbl./d p. o.

Karnofsky-Index (Tab. 16.3)

Tabelle 16.3 · Karnofsky-Index

100	normale Aktivität, keine Beschwerden, kein Hinweis auf Tumorleiden
90	geringfügig verminderte Aktivität und Belastbarkeit
80	normale Aktivität nur mit deutlicher Anstrengung, deutlich verringerte Aktivität
70	unfähig für normale Aktivität, versorgt sich selbstständig
60	gelegentlich Hilfe, versorgt sich noch weitgehend selbst
50	ständige Unterstützung und Pflege, häufige ärztliche Hilfe erforderlich
40	überwiegend bettlägrig, spezielle Hilfe erforderlich
30	dauernd bettlägrig, geschulte Pflegekraft notwendig
20	schwer krank, Hospitalisierung, aktive supportive Therapie
10	moribund

16.2 Wichtige zerebrale Tumoren

Gliome – Grundlagen

▶ Astrozytome, Glioblastome, oligodendrogliale und ependymale Tumoren.
▶ WHO-Klassifikation: Tab. 16.4.

Tabelle 16.4 · WHO-Klassifikation der Gliome

Grad	Merkmale
I	fast ausschließlich pilozytisches Astrozytom
II	differenziertes Astrozytom/Oligodendrogliom
III	anaplastisches Astrozytom/Oligodendrogliom
IV	Glioblastom

Gliom Grad I – Pilozytisches Astrozytom

▶ **Epidemiologie:** V.a. Kindes- bis junges Erwachsenenalter.
▶ **Lokalisation:** V.a. Mittellinienstrukturen wie N.opticus (Optikusgliom), III. Ventrikel, Thalamus, medialer Temporallappen, Kleinhirn, Hirnstamm.
▶ **Klinik:** Initial in >60% Anfälle, Hirndruckzeichen (S. 359), je nach Sitz Kleinhirnsymptome, Hormon- und Sehstörungen.
▶ **Diagnostik:** Im CCT/MRT zystisch, homogene Kontrastmittelaufnahme, meist gut abgegrenzt.
▶ **Therapie:**
  • *Therapie der Wahl:* Komplette operative Resektion (*cave* bei Chiasma- und/oder Optikusgliomen wegen der möglichen Funktionsausfälle sehr strenge Indikationsstellung!).
  • *Wenn nicht komplett resektabel:* Abwartende Haltung; keine Radiatio.
  • *Wenn nicht operabel* (z.B. Astrozytome im Hirnstamm): Externe Radiatio (oder evtl. stereotaktische Radio-NCH mit ^{125}J-seeds erwägen).
▶ **Prognose:** Bei kompletter Entfernung kurativ, selten maligne Progression.

Gliom Grad II – Differenziertes Astrozytom

▶ **Epidemiologie:** Jüngeres/mittleres Erwachsenenalter, Gipfel im 3.–4. Lebensjahrzehnt. Ca. 20–30% der astrozytären Gliome.
▶ **Lokalisation:** Frontal > temporal > parietal (selten okzipital, dienzephal).
▶ **Histologie:** Niedriges Proliferationspotential, keine Malignitätskriterien, diffuse Infiltrationszone. *Typen:* Fibrillär, protoplasmatisch, gemistozytisch.
▶ **Klinik:** In >60% der Fälle initial Anfälle, neuropsychologische Veränderungen, fokal-neurologische Symptome und Hirndruckzeichen (S. 359).
▶ **Diagnostik:**
  • *CCT:* Hypodens (selten isodens oder hyperdens) *ohne* KM-Anreicherung.
  • *MRT:* T_1 hypointens, keine Gadolinium-Aufnahme. Diffuse Infiltration ohne klare Abgrenzung zum nicht befallenen Gewebe.
▶ **Therapie:**
  • *Operation:*
    – Indikation: Ausgedehnte + symptomatische + chirurgisch angehbare + relativ gut abgegrenzte Tumoren, drohender Verschlusshyrozephalus, sekundäres/pharmakoresistentes Anfallsleiden.
    – Strenge Indikationstellung bei diffus infiltrierendem Tumor mit Befall eloquenter Strukturen → hier alternativ interstitielle Strahlentherapie erwägen (s.u.).
    – Durch die Neuronavigation unter Zuhilfenahme von MRT/PET und des Sprach- und elektrophysiologischen Monitorings können postoperative Komplikationen reduziert werden.
  • *Radio-Neurochirurgie* mit Seeds (^{125}J, ^{192}Ir, ^{198}Au): Möglich/indiziert bei umschriebenen ($\varnothing$ < 3–4 cm), nicht oder nur mit hohem Risiko (z.B. Stammganglien/Hirnstamm) angehbaren Tumoren nach histologischer Diagnosesicherung (stereotaktische Biopsie, S. 362).
  • *Postoperative Radiatio:* Kein gesicherter zusätzlicher Gewinn (wird aber bei Subtotalentfernung oder nach Rezidiv-Operationen empfohlen).
  • *Abwartende Haltung mit symptomatischer Therapie* (S. 363) und MRT in $^1/_2$-jährlichem Abstand: Erwägen bei schlecht abgegrenzten, infiltrativ und diffus wachsenden Tumoren bei Patienten ohne neurologische Ausfälle in einer funktionell wichtigen Hirnregion (hohes OP-Risiko).
▶ **Prognose:** 7–8 Jahre mittlere Überlebenszeit (1–15 Jahre); entscheidend ist die eventuelle maligne Transformation = Rezidiv (bei mehr als 60% der Tumoren im Ver-

lauf Transformation zum Grad-III-oder Grad-IV-Astrozytom!). Wichtigstes *Entartungskennzeichen:* KM-Anreicherung im MRT.

Gliom Grad III – Anaplastisches Astrozytom

► **Epidemiologie:** Gipfel im 4.–5. Lebensjahrzehnt.
► **Histologie:** Malignitätskriterien wie Mitosenreichtum, Zell- und Kernpolymorphismen, ausgeprägte Neovaskularisation, hohes Proliferationspotential.
► **Lokalisation:** Großhirnhemisphären, Stammganglienbereich, in Ausnahmen Strukturen der hinteren Schädelgrube.
► **Klinik:** Anfälle, fokale Ausfälle, Hirndruck, globale Enzephalopathie.
► **Diagnostik:** Im CCT und MRT ausgeprägtes perifokales Ödem und deutliche heterogene KM-Anreicherung. Im CCT nativ hypodens/hyperdens/isodens möglich, im MRT mit KM in T_1 hyperintens.
► **Therapie:**
  • *Operation:* Indiziert bei neurochirurgisch zugänglichen Tumoren und ausreichendem Allgemeinzustand.
  • *Postoperative Radiatio:* Gesamtdosis von 55–60 Gy fokussiert auf den Tumor.
  • *Chemotherapie:*
    – Mit PCV (Tab. 16.5): Zusätzlich bei Alter < 65 Jahre, Karnofsky-Index ≥ 70 % ca. 14 d nach Ende der Radiatio mit Antiemetikum (S. 365). Absetzen bei Tumorpregression unter 2 Zyklen.
    – PCV kombiniert mit ACNU + VM 26 bzw. ACNU + ARA-C (Karnofsky-Index 70–100).
    – Temozolomid (Temodal 5|20|100|250 mg/Hartkapsel) 150–200 mg/m² KOF/d p.o. für 5 Tage (evtl. zusätzlich Antiemetikum), erneuter Zyklus nach 4 Wochen. Absetzen bei Tumorprogression unter 4 Zyklen.
    – Der Stellenwert einer initialen Kombination von Strahlentherapie und täglicher Temozolamid-Gabe ist noch unklar.

Tabelle 16.5 · PCV-Therapie (Procarbazin, CCNU, Vincristin)

Tag 1	CCNU 110 mg/m² KOF p.o.
Tag 8–21	Procarbazin 60 mg/m² KOF p.o. in 3 Einzeldosen/d
Tag 8 + 29	Vincristin 1,4 mg/m² KOF i.v. (max. 2 mg)

Dauer: Wiederholung nach 6–8 Wochen (*cave* nur wenn Leukos > 3 500/μl und Thrombos > 100 000/μl), 5–7 Zyklen pro Jahr *Abbruch:* Bei Tumorprogression, Rezidiv oder wenn kein Tumor mehr im CCT nachweisbar ist *Nebenwirkungen:* Leuko- und Thrombopenie (oft erst nach 4–6 Wo *durch* P+C); Übelkeit, Erbrechen *(durch C)*, Hautreaktionen *(durch P)*, periphere Neuropathie *(durch V)*
Kontrollen: BB/Diff.-BB wöchentlich, Nieren- und Leberwerte vor jedem Zyklus, bei Leukos < 1500/μl und Thrombos < 50000/μl evtl. Dosisreduktion von P + C; ggf GCSF s. c.

  • *Adjuvante Therapie* (wenig wissenschaftlich gesicherter Status):
    – Boswellia serrata (H15), ein Weihrauchpräparat (antiödematös).
    – Tamoxifen (Antiöstrogen; antiangiogenetisch).
► **Prognose:** Mittlere Überlebenszeit 3–4 Jahre.

Gliom Grad IV – Glioblastom

► **Epidemiologie:** 50 % der Gliome, 15–20 % der intrakraniellen Tumoren, meist 5.–6. Lebensjahrzehnt. Männer > Frauen (3:2).
► **Histologie:** Grad-III-Gliom (s.o.) + Nekrosen (+ z.T. Blutungen).

▶ **Lokalisation:** Häufig Konvexität der Großhirnhemisphären, seltener tiefere Mittellinienstrukturen mit Prädilektion zum Balken (→ Schmetterlingsgliom), selten Zysten und liquorgene Metastasen.
▶ **Klinik:** Hirndrucksymptomatik (S. 359), fokal-neurologische Symptome (Hemiparese, Hemianopsie, neuropsychologische Symptome), seltener Krampfanfall, Wesensänderung, Psychosyndrom.
▶ **Diagnostik** (_cave_ die genaue Ausdehnung kann nicht dargestellt werden – Tumorzellen können über gesamte Gehirn verteilt sein!):

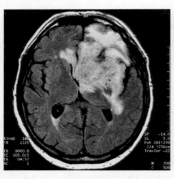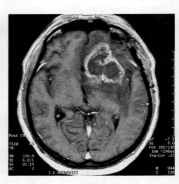

Abb. 16.2 · Glioblastom. a) Deutliches Ödem, Tumoranteile über den Balken zur Gegenseite vorgewachsen (MRT axial Flair); b) Typische inhomogene, periphere KM-Aufnahme (MRT axial T1w SE nach KM)

- _CCT:_ Ringförmige, KM-anreichernde Läsion, zentral hypodens (Nekrose), bei Blutungen oder Verkalkungen hyperdens, ausgeprägtes perifokales Ödem (z.T. fingerförmig in das umgebende Marklager ausbreitend).
- _MRT:_ In T_1 post-KM hyperintens mit inhomogener, peripher betonter KM-Anreicherung, v.a. in T_2 ausgedehntes Ödem (Abb. 16.2).
- _Radiologische Differenzialdiagnose:_ s. Tab. 16.6.

Tabelle 16.6 · **Radiologische Differenzialdiagnose von Ringstrukturen**

mögliche Differenzialdiagnose	Bemerkungen, Abgrenzungskriterien
singuläre Metastasen	oft kleiner, klinisch meist durch das Ödem auffällig, i.d.R. keine ringförmige KM-Anreicherung, im MRT mehr Herde als im CCT, bekannter Primärtumor
Abszess	bakterieller Fokus (Sinusitis, Endokarditis), Fieberschübe, Schädel-Hirn-Trauma mit Liquorfistel, Leukozytose
isoliertes Tuberkulom	Lungen-, Neurotuberkulose?
Lymphom	periventrikulär, im CCT nativ hypodens mit intensiver KM-Anreicherung, im MRT (sub-)ependymale KM-Anreicherung, diffuses Wachstum, klinisch organisches Psychosyndrom (_cave_ vor Biopsie und histologischer Sicherung nach Möglichkeit keine Steroide)
fokale Strahlennekrose	postoperative Radiatio? Bildgebend vielfältige Befunde

► **Therapie:**
- *Operation:* Wenn möglich immer sog. makroskopisch komplette Resektion (Reduktion der Tumormasse + histologische Diagnose); relative Kontraindikation: Schmetterlingsgliom, Affektion tiefer Mittellinienstrukturen, Lebenserwartung < 6 Monate, hohes Lebensalter.
- *(Postoperative) Radiatio:*
  a Externe Ganzhirnbestrahlung mit 55 – 60 Gy.
  b Lokal: Interstitielle Brachy-Therapie ist limitiert durch Größe und infiltratives Wachstum (Indikationen: < 4 cm, gut abgrenzbar, Tumorrezidiv mit Radiatio nach Erstoperation).
  c Kombination (*cave* häufig Radionekrosen)
- *Chemotherapie:*
  - Zusätzlich zu Operation und Radiatio bei jungen Patienten in gutem klinischem Zustand. Substanz: ACNU 100 mg/m^2 KOF als Kurzinfusion alle 6 – 8 Wochen mit Ondansetron als Antiemetikum (S. 365). Alternativ Temozolamid 150 – 200 mg/m^2 KOF/d p. o. über 5 Tage alle 4 Wochen.
  - Bei Rezidiv-Glioblastomen ist die lokale Applikation von BCNU-Polymeren (Gliadel) möglich (*cave:* Hohe Kosten).
- *Vorgehen bei Rezidiv:* Antiödematös mit Steroiden, erneute Operation bei jungen Patienten in gutem Zustand mit gut zugänglichem Tumor und mit lokaler Strahlentherapie. Bei Rezidiv oder Progredienz nach Radiatio alternativ Temozolamid.
- *Palliative Therapie:* s. S. 363.
- *Adjuvante Therapie:* S. 367.

► **Prognose:** Die mittlere Überlebenszeit liegt unter 1 Jahr (ca. 9 Monate).

Niedrigmaligne Oligodendrogliome

► **Epidemiologie:** Ca. 2% der intrakraniellen Tumoren, ca. 5 – 8% der Gliome. Überwiegend im mittleren Alter (Gipfel im 4. und 5. Lebensjahrzehnt).
► **Klassifikation:** WHO-Grad II (S. 362).
► **Histologie:** Typischerweise fokale Kalzifikationen, Zysten.
► **Lokalisation:** 50% Frontallappen, seltener Temporal- und Parietallappen; sehr selten okzipital, Mittelhirn, praktisch nie Hirnstamm.
► **Klinik:** 70 – 80% initial epileptische Anfälle, Hirndruck, fokal-neurologische Symptome, organisches Psychosyndrom.
► **Diagnostik:**
- *CCT:* Hypo-, iso- oder hyperdens, in 50% fokale Verkalkungen. Geringes peritumorales Ödem, *keine* KM-Anreicherung.
- *MRT:* In T$_1$-Wichtung hypointens, in T$_2$ hyperintens.
- *Angiographie:* Der Tumor erscheint avaskulär.
► **Therapie:**
- *Operation:* Möglichst komplette Resektion, keine grundsätzliche Indikation zur postoperativen Radiatio → OP + klinische/CCT- u./o. MRT-Kontrolle.
- *Radiatio:* Nur dann, wenn eine operative Entfernung nicht durchführbar ist und eine Reduktion der Tumorgröße notwendig ist.
► **Prognose:** Mittlere Überlebenszeit von 10 – 15 Jahren.

Anaplastische Oligodendrogliome

► **Epidemiologie:** I.d.R. Rezidivtumoren niedrigmaligner Oligodendrogliome.
► **Histologie:** Erhöhte Zelldichte, starke Gefäßneubildungen, Zellkern- und Zellpolymorphie (= WHO-Grad III), evtl. + Nekrosen (= WHO-Grad IV).

▶ **Diagnostik:**
- *CCT:* Inhomogene KM-Aufnahme, perifokales Ödem, evtl. liquorgene Metastasen. z.T. systemische Metastasen.
- *MRT:* Wie bei anaplastischen Astrozytomen (S. 367), zusätzlich Verkalkungen.

▶ **Therapie:**
- *Operation* (umschriebene + nicht diffus wachsende Tu!) + Radiatio (55 – 60 Gy) → danach abhängig von Resttumorgewebe:
- *Chemotherapie:* Wie bei anaplastischen Astrozytomen (S. 367).
- *Resttumor im CCT:* PCV (mehrere Zyklen, S. 367). *Cave* auch bei Grad-IV-Tumoren im Gegensatz zu astrozytären Glioblastomen (s. o.).

▶ **Prognose:** Oligodendrogliome Grad IV günstiger als Astrozytome Grad III.

Hirnstammgliome

▶ **Lokalisation:** 80% Pons (seltener Mesenzephalon, pontomedullärer/zervikomedullärer Übergang).

▶ **Epidemiologie:** Kindes- und frühes Jugendalter.

▶ **Histologie** (nach Häufigkeit): Maligne astrozytäre Gliome > fibrilläre A. > pilozytische A. > Ependymome > andere.

▶ **Diagnostik:**
- *MRT:* Diffuse Vergrößerung des Pons (fibrilläre + anaplastische Astrozytome), T_2 hyperintens. Heterogene KM-Aufnahme, z.T. zystische Strukturen.
- *Stereotaktische Biopsie* (S. 362): Zur Histologiegewinnung und nachfolgender gezielter Radio-Neurochirurgie indiziert.

▶ **Therapie:**
- *Operation:* Nur in Ausnahmefällen (fokal, exophytisch, scharfe Grenzen im MRT = meist Astrozytom Grad I); bei kompletter Resektion keine Nachbestrahlung.
- *Pilozytische Astrozytome:* Stereotaktische Radio-Neurochirurgie (bei umschriebenen, operativ nicht erreichbaren Gliomen).
- *Intrinsische, diffus wachsende Tumoren:* Keine OP (!), sondern primäre Radiatio: Externe Radiatio mit 50 – 60 Gy oder Radio-Neurochirurgie.
- *Chemotherapie* (PCV-Schema, S. 367): Bei anaplastischen Astrozytomen von Erwachsenen zusätzlich zur Radiatio.

Ependymome

▶ **Epidemiologie:** Altersgipfel im Kindes- und Erwachsenenalter (30 – 40 Jahre).

▶ **Lokalisation:** Infratentoriell (70%; v. a. im IV. Ventrikel) > supratentoriell (30%) > subarachnoidale Metastasen (8 – 13%), „Abtropfmetastasen" im Spinalkanal.

▶ **Diagnostik:**
- *CCT:* Nativ iso- bis hyperdens, in 40 – 50% Verkalkungen, häufig Zysten. Unregelmäßige KM-Anreicherung. Geringes Ödem.
- *MRT Schädel:* In T1w hypointens/isointens, in T2w hyperintens/isointens zum Liquor; Verkalkungen.
- *MRT Spinalkanal:* Indiziert bei infratentoriellen Tumoren.
- *Liquor:* Meningeale Aussaat?

▶ **Therapie:**
- *Operation:* Primär Therapie der Wahl.
- *Inkomplett resezierte Tumoren + maligne Ependymome:* Externe Radiatio mit > 50 Gy. *Cave* bei kleinen Kindern (< 4 Jahre) keine Radiatio!
- *Spinale Aussaat:* Kraniospinale Radiatio.
- Nach der HIT-91-Studie der Gesellschaft für Pädiatrische Onkologie und Hämatologie ist eine Chemotherapie bei Kindern indiziert (gleiches Schema wie bei Medulloblastomen).

Medulloblastom und andere PNET (primitive neuroektodermale Tumoren)

► **Definition:** Tumoren primitiver neuroektodermaler Vorläuferzellen.
► **Lokalisation:** Medulloblastom infratentoriell, andere PNETs supratentoriell.
► **Epidemiologie:**
  • *Medulloblastom:* Kindlicher Tumor, Gipfel im 5. Lj. In 20 % der Fälle > 15. Lj. Bei Erwachsenen weniger als 1 % der Tumoren (WHO Grad IV).
  • *Andere PNET (Pineoblastom, Neuroblastom, Retinoblastom):* Überwiegend bei Kindern und Jugendlichen.
► **Klinik:**
  • *Medulloblastome:* Kopfschmerz, Erbrechen, Hydrozephalus, Hirnstammsymptome, Ataxie; ggf. Meningismus, Stauungspapillen.
  • *Andere PNET:* Abhängig von der Tumorlokalisation.
► **Diagnostik:**
  • *Medulloblastome:*
    – *CCT:* Runde, hyperdense Struktur mit kleiner Ödemzone, homogene KM-Aufnahme.
    – *MRT:* Nativ in T_1 homogen hypointens, in T_2 hyperintens. Nach homogen KM-anreichernder Tumor in der Mittellinie. Immer auch den gesamten Spinalkanal untersuchen → spinale Aussaat?
    – *Liquorzytologie:* Auch ohne echte Absiedlung können maligne Zellen im Liquor nachweisbar sein, auch postoperativ! Deshalb immer auf Bildgebung stützen und ggf. MRT engmaschig kontrollieren!
    – Funduskopie, Neuroendokrinologie.
  • *Andere PNET:* MRT der gesamten zerebrospinalen Achse – typischerweise KM-aufnehmende Tumoren mit Zysten, Nekrosen, Verkalkungen.
► **Therapie:**
  • *Medulloblastom:*
    – *Möglichst radikale operative Entfernung;* bei ausgeprägtem Hydrozephalus evtl. zunächst externe Liquordrainage (*cave* systemische ableitende Systeme vermeiden wegen der Gefahr der Metastasierung außerhalb des ZNS!).
    – *Adjuvante kraniospinale Radiatio:* Hintere Schädelgrube mit 52–55 Gy, Rest der Neuroachse mit 25–35 Gy. *Cave* bei kleinen Kindern (< 4 Jahre) keine Radiatio!
    – *Adjuvante Chemotherapie:* Entweder Sandwichtherapiekonzept (Pilotstudie HIT 88/88–90) mit Ifosfamid/VPAG *oder* Erhaltungs-Chemotherapiekonzept (HIT 91) mit CCNU, Vincristin und Cisplatin.
    – *Vorgehen bei Tumorrezidiv:* Reoperation + Chemotherapie.
  • *Andere PNET:*
    – Operativ möglichst komplette Resektion (kaum möglich!).
    – Adjuvante kraniospinale Radiatio.
    – Adjuvante Chemotherapie.
► **Prognose:**
  • *Medulloblastome:* Krankheitsfreies Intervall von 5 Jahren bei ca. 55 %, von 10 Jahren bei ca. 40 %.
  • *Andere PNET:* Ungünstiger als Medulloblastom.

Plexuspapillom, Plexuskarzinom

► **Genuine Tumoren:** Plexuspapillom (10 %), Plexuskarzinom (10 %). (*Andere:* Metastasen, typischerweise Bronchial-Ca und Hypernephrom; Meningeom, Hämangioblastom).
► **Epidemiologie:** Selten, in Kindheit und Jugend.

► **Lokalisation:** Bei Kindern häufiger im Seitenventrikel, bei Erwachsenen fast ausschließlich im 4. Ventrikel.
► **Klinik:** Hirndrucksymptomatik oder diffuse neurologische Ausfälle durch Hydrozephalus bei Liquorpassagebehinderung (bei Tumoren des 4. Ventrikels daher am frühesten). Nur selten Anfälle (bei Ödem im Parenchym).
► **Diagnostik:**
  • *CCT:* Hyperdense intraventrikuläre Tumoranteile, z. T. verkalkt (mit KM als feine Knötchen).
  • *MRT:* In T_1 gegen normales Parenchym gering hypointens, gegen Liquor hyperintens, in T_2 gegen Parenchym hyperintens.
  • *Angiographie:* Neovaskularisation.
► **Therapie:**
  • *Transventrikuläre Operation* mit großzügiger Resektion des Plexus.
  • *Evtl. zusätzlich bei Plexuskarzinom:*
    – Radiatio: 54 Gy auf das Tumorareal, 45 Gy auf das gesamte Gehirn, 35 Gy auf die spinale Achse.
    – Chemotherapie.
► **Prognose:** Bei Papillom gut, bei Plexuskarzinom sehr schlecht (meist nicht komplett entfernbar und keine Chemotherapie/Radiatio möglich bzw. sinnvoll).

Meningeome
....

► **Epidemiologie:** Bei Männern ca. 15 % der Hirntumoren, bei Frauen ca. 30 % (m ÷ f = 1 ÷ 2,5). Zunahme mit dem Lebensalter (Gipfel 6.– 7. Lebensjahrzehnt).
► **Ätiologie:** Gehäuft nach ZNS-Radiatio. Zum Teil assoziiert mit Morbus Recklinghausen. Häufig bei Verlust des Chromosoms 22. Dagegen besteht kein Zusammenhang mit ZNS-Traumata!
► **Klassifikation:** Nach WHO (S. 362) in Grad I bis III (= anaplastisch).
► **Klinik:** Entsprechend der Tumorlokalisation – z. B. Kopfschmerzen, Psychosyndrom, Paresen, Anfälle, Gesichtsfeldausfälle.
  ▶ *Cave:* In der Schwangerschaft kann es zu einem raschen Wachstum (Progesteron- und Östrogenrezeptoren) mit subakuter Symptomatik kommen, schwangere Meningeompatientinnen daher engmaschig kontrollieren.
► **Diagnostik:**
  • *CCT:* Homogen hyperdens, häufig mit Verkalkungen, starke KM-Anreicherung, in 70 % Ödem. (*cave* sogenanntes „Meningeome en plaque", das rasenartig die Schädelbasis befallen kann und im CCT nicht oder nur sehr schwierig zu erkennen ist!).
  • *MRT:* In T1 und T2 überwiegend isointens. Meningeale Signalerhöhung nach KM („meningeal sign„ = pathognomonisch!; Abb. 16.3).
  • *Angiographie:* Vaskularisation? Evtl. therapeutische Embolisation (s.u.).
► **Therapie:**
  • *Allgemeine Therapie* s. S. 363.
  • *Embolisation der tumorversorgenden Gefäße* während der präoperativ durchgeführten Angiographie bei stark vaskularisierten Tumoren.
  • *Operative Entfernung* (Mortalität 2 – 5 %): Primäre Therapie der Wahl im Sinne eines Herauslösens aus der arachnoidalen Grenzschicht. Tumoren der Schädelbasis sind allerdings häufig nicht komplett resezierbar (diffuse Infiltration der Schädelbasis, Ummauerung von Gefäßen und Hirnnerven). Bei der Indikationsstellung auch das Lebensalter und die klinische Symptomatik berücksichtigen (zufällig entdeckt + stark verkalkt → eher beobachten; aber dabei immer auch die mit dem Alter steigenden kardiopulmonalen OP-Risiken beachten).
  • *Adjuvante Radiatio* bei anaplastischen Meningeomen nach möglichst radikaler operativer Entfernung (kranial ≥ 60 Gy, spinal < 35 Gy). Bei sicherer Entfernung

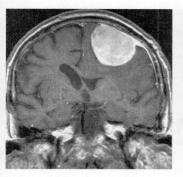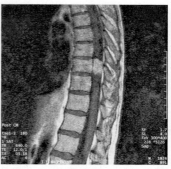

Abb. 16.3 · a) Konvexitätsmeningeom mit typischem Duraausläufer („dura tail"), Verdrängung und Kompression des angrenzenden Hirngewebes und Deformierung des linken Seitenventrikels (MRT koronar T1w SE nach KM); b) Intraspinales Meningeom im mittleren BWS-Bereich (MRT sagittal T1w SE nach KM)

und schlecht gelegenem Bestrahlungsfeld evtl. abwartende Haltung mit 3-monatigen Kontrollen.
- *Fokale Bestrahlung* (mit Gamma-Knife, „X-Knife") bei Tumorresten oder kleinen, fokalen Tumoren der Schädelbasis (v. a. im Bereich des Sinus cavernosus) als therapeutische Option.
▶ **Prognose:** In > 90 % der Fälle gut, selten Rezidive (dann in 50 % der Fälle in den ersten 5 Jahren → regelmäßige CCT-Kontrollen durchführen!).

Hypophysenadenome

▶ **Allgemeine Formen:** Es gibt hormon*aktive* und hormon*inaktive* Tumoren.
▶ **Einteilung:**
- *Tumorgröße:* Mikroadenom < 10 mm, Makroadenom > 10 mm.
- *Immunhistochemisch* (nach Häufigkeit): Prolaktinom > Nullzelladenom > STH-produzierendes Adenom > STH + Prolaktin produzierendes Adenom > kortikotropes = ACTH-produzierendes Adenom > gonadotropes = FSH/LH/TSH/α-Kette produzierendes Adenom > plurihormonelles Adenom.
▶ **Klinik:**
- *Lokale Raumforderung:* < |IX1 > Chiasma-Syndrom (Visuminderung, bitemporale Hemianopsie), Verschlusshydrozephalus, Hypophysenvorderlappeninsuffizienz; selten: Okulomotorius-/Abduzensparese mit Doppelbildern, Sinus-cavernosus-Syndrom (Tab. 29.1, S. 593), Kopfschmerzen.
- *„Hormonüberschuss":*
  - *Prolaktin:* Galaktorrhö, sekundäre Oligo-/Amenorrhö, Libido-/Potenzverlust, bei Männern Verlust der Sekundärbehaarung, milde Gynäkomastie. (*DD Prolaktinüberschuss:* Periselläre Tumoren, Pharmaka, Leberzirrhose, Schwangerschaft, Niereninsuffizienz).
  - *STH:* Akromegalie, Schwitzen, arterielle Hypertonie, Neuropathie, Splanchnomegalie, Karpaltunnelsyndrom, Diabetes mellitus, Struma, Chole- und Urolithiasis.
  - *ACTH:* Morbus Cushing.
  - *TSH:* Hyperthyreose.

- *Sekundärer Hormonmangel* (Hypopituitarismus, v. a. bei hormon*inaktiven* Tumoren):
  - *Hypothyreose:* Müdigkeit, Kälteempfindlichkeit, Bradykardie, Obstipation.
  - *Hypogonadismus:* Libido-/Potenzverlust, sekundäre Amenorrhö, Verlust der Sekundärbehaarung, genitale Atrophie.
  - *Nebenniereninsuffizienz:* Schwäche, Müdigkeit, Leistungsminderung, arterielle Hypotonie, Blässe (depigmentierte Haut).
► **Allgemeine Diagnostik:**
- *Anamnese:* Hormonstörungen mit Symptomen wie oben beschrieben?
- *Röntgen-Schädel:* Sella-Größe.
- *MRT:* In T_1 sind Mikroadenome meist hypointens, nach Gd-Gabe oft geringeres Enhancement als Restgewebe. In T_2 hyper-/isointens. Indirekter Tumorhinweis durch Verlagerung des Hypophysenstiels und/oder konvexer Begrenzung des Diaphragma sellae (Abb. 16.4).

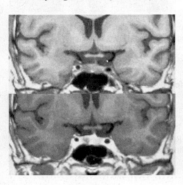

Abb. 16.4 · Mikroadenom der Hypophyse: nativ diskrete Hypointensität rechts intrasellär, in der frühen KM-Anflutungsphase deutliche Demarkierung durch im Vergleich zum Hypophysengewebe verzögertes Enhancement des Adenoms (MRT koronar der Hypophysenregion T1w SE nativ [oben] und während KM-Anflutung [unten])

- *CCT:* Zur besseren Darstellung der knöchernen Strukturen der Schädelbasis. Der Tumor ist leicht hyper- oder isodens mit gleichmäßiger Kontrastmittel-Anreicherung. Eventuell sind Verkalkungen nachweisbar. Indirekter Tumorhinweis durch Hypophysenverbreiterung und konvexer Begrenzung.
- *Labor:* Basalwerte von Prolaktin, STH, FSH, LH, ACTH, TSH sowie fT_3, fT_4, Testosteron, Östradiol, 24-h-Urin auf Kortisol.
- *Ophthalmologisches Konsil:* Perimetrie (bitemporale Hemianopsie?).
► **Spezielle Diagnostik und Diagnosekriterien:**
- *Prolaktinom:* Prolaktinspiegel >200 µg/l sind beweisend (Norm: <20 µg/l).
- *STH-produzierendes Adenom:* STH im Serum >5 ng/ml (*cave* normale Spiegel möglich! *Cave* wegen der normalerweise pulsatilen Produktion mehrfach bestimmen!), mangelnde Suppression der STH-Werte im oralen Glukosetoleranztest unter 2 ng/ml.
- *ACTH-produzierendes Adenom:*
  - Kein Tagesrhythmus bei ACTH und Kortisol im Serum. *Cave* wegen der normalerweise pulsatilen Produktion mehrfach bestimmen!
  - Mangelnde Unterdrückung der Kortisonproduktion im Dexamethason-Kurztest auf Werte unter 2 – 3 µg/dl (2 mg Dexamethason um 24 Uhr + Bestimmung des Serum-Kortisols um 8 Uhr des Folgetages). Hochdosierten Dexamethasontest anschließen.
  - Kortisol im 24-h-Urin erhöht.

– CRH-Test (→ ACTH-Anstieg) oder selektive Katheterisierung der Sinus petrosi inferiores (bei fehlendem Nachweis im MRT und eindeutigem Hormonbefund).

▶ **Allgemeine Therapie:**
- ● *Operation:*
  – Indikationen: *Absolut + dringlich* bei Chiasma-Syndrom mit Sehstörungen, Liquorzirkulationsstörungen, Adenom-Einblutung, *relativ* bei fehlgeschlagener medikamentöser Therapie (mangelndes Ansprechen oder Compliance).
  – Zugangswege (nach Lage und Größe des Tumors): Transnasal-transsphenoidal bei intrasellären und symmetrisch suprasellären, transkraniell bei para-/retrosellären oder großen asymmetrisch suprasellären Tumoren.
  – Verlauf, Prognose: Operative Morbidität < 4%, postoperativ Monitoring des Wasser- und Elektrolythaushalts und auf neue Sehstörungen achten.
- ● *Strahlentherapie* (46 – 50 Gy, Einzeldosen < 1,8 Gy):
  – Evtl. indiziert bei inkomplett resezierten Tumoren, irresektablen Adenomrezidiven, nicht OP-fähigen Patienten. *Cave* erst relativ spät Einfluss auf den Hormonhaushalt (erst ca. 2 Jahre nach der Radiatio).
  – Evtl. Gamma-Knife, X-Knife und Konformationsbestrahlung diskutieren.

▶ **Differenzial-Therapie:**
- ● *Prolaktinom:*
  1. Medikamentös (initial fast immer): Einschleichend mit Dopaminagonisten (z. B. Bromocriptin). Bei Normalisierung des Prolaktinspiegels ist die regelmäßige Kontrolle der Hormonwerte und des Gesichtsfeldes ausreichend, sonst Operation notwendig.
  2. Operativ: Bei Therapieresistenz, Unverträglichkeit, (rasch progredienten) neurologischen Symptomen (v. a. Sehstörungen!) ohne rasche Besserung unter Medikation (nach einigen h bis 1 Tag).
- ● *STH-produzierendes Adenom:* Operation → Radiatio bei Rezidiv oder nicht vollständig reseziertem Tumor mit weiterhin erhöhten STH-Werten. (Eingeschränkte medikamentöse Option mit Octreotid [Sandostatin]).
- ● *ACTH-produzierendes Adenom:* Operation + Hormonsubstitution (endokrinologisches Konsil!).
- ● *Hormoninaktive Adenome:* Operation → Abwarten → bei Progredienz evtl. Re-Operation oder Strahlentherapie.

Kraniopharyngeom
....

▶ **Definition:** Supra-/parasellläre Tumoren aus Zellnestern der Rathke-Tasche.
▶ **Epidemiologie:** $^2/_3$ im Kindes- und Jugendalter, zweiter Gipfel mit 55 Jahren.
▶ **Klinik:** Visusstörungen, Gesichtsfeldeinschränkungen, Hypophysenvorderlappeninsuffizienz (v. a. Wachstumsstörungen bei Kindern! s. S. 373), Hirndrucksymptomatik (S. 359), Diabetes insipidus (S. 729).
▶ **Diagnostik:**
- ● *MRT:* Heterogener Tumor mit Zyste, bei Z. n. Blutung oder hohem Eiweißgehalt Zyste in T1w hyperintens. KM-Anreicherung der nichtzystischen Areale.
- ● *CCT:* Isodenser, zystischer Tumor mit meist randständigen Verkalkungszonen. KM-Enhancement in soliden Tumorarealen.
- ● *Ophthalmologisches Konsil:* Visusstörung, Gesichtsfeldeinschränkung?
- ● *Endokrinologische Diagnostik* (S. 373): Funktionsstörungen?
▶ **Therapie:**
- ● *Komplette Resektion:* Therapie der Wahl (selten möglich).
- ● *Adjuvante Radiatio* bei inkompletter Resektion nach 2 – 3 Wochen mit 50 – 60 Gy Gesamtdosis.
- ● *Zystendrainage oder liquorableitende Shunts* bei großen, raumfordernden Zysten und/oder nicht resezierbaren Tumoren.

- *Bei Rezidiv* ist eine erneute Operation möglich.
- *Medikamentöse Therapie* entsprechend der endokrinologischen Befunde.
- ▶ **Prognose:** Bei Kombination von Operation und Radiatio Überlebenszeiten von bis zu 20 Jahren. In bis zu 30% der Fälle kommt es zu Rezidiven. Kinder leiden häufig an psychosozialen und intellektuellen Spätfolgen.

ZNS-Lymphome

- ▶ **Klassifikation:** Maligne Non-Hodgkin-Lymphome (meist B-Zell-Lymphom).
- ▶ **Epidemiologie:** Inzidenz von 0,1/100000, Altersgipfel im 6./7. Lebensjahrzehnt.
- ▶ **Ätiologie:** Höheres Risiko bei Immunsuppression (HIV-Infektion, medikamentös, kongenital).
- ▶ **Lokalisation:** Häufig im Parenchym beider Hemisphären multifokal. Häufig spinale, leptomeningeale Tumoraussaat.
- ▶ **Klinik:** Abhängig von der Lokalisation des tumorösen Prozesses (meist fokal-neurologische Ausfälle, psychische Veränderungen, Hirnnervenausfälle, Hirndrucksymptomatik, Anfälle). Bei Befall des Glaskörpers, der Retina, Choroidea oder des N. opticus Visusstörungen (z. T. als Erstsymptom).
- ▶ **Diagnostik:**
  - *CCT:* Isodens, homogen KM-anreichernde Läsion.
  - *MRT:* In T_1 multifokale hypointense Bereiche mit starker KM-Anreicherung (oft periventrikulär betont), deutliches Ödem, Signalverhalten nicht spezifisch.
  - *Stereotaktische Biopsie* (S. 362): Entscheidend zur Diagnosestellung!
    - ◨ *Cave:* Wenn klinisch vertretbar keine Steroide vor Biopsie! Ansonsten ist der histologische Nachweis meist nicht mehr möglich!
  - *Liquorzytologie:* Lymphozytäre Pleozytose (schwierig + nicht in allen Fällen!). Eine immunhistochemische Aufarbeitung ist zu empfehlen (B-Zell-Marker?).
  - *Ophthalmoskopisches Konsil:* Glaskörpertrübung? (evtl. Punktion und zytologische Aufarbeitung), Funduskopie.
  - *Tumor-Staging* (Frage: Metastase eines extrazerebralen Lymphoms?): HIV-Test, Augenkonsil, Liquorpunktion, Suche nach extraneuralen Manifestationen (internistisches Konsil, urologisches Konsil, CT-Thorax, CT-Abdomen, Knochenmarksbiopsie).
- ▶ **Differenzialdiagnose:** Wesentlich ist die Abgrenzung gegenüber einer Toxoplasmose: Diese ist nur selten periventrikulär und/oder subependymal.
- ▶ **Therapie:**
  - Aufgrund der Wirksamkeit der Strahlen- und Chemotherapie soll die stereotaktische Biopsie der offenen Resektion vorgezogen werden.
  - *Chemotherapie:* Primär Therapie der Wahl mit Methotrexat 3 – 5 g/m^2 KOF
  - *Radiatio* (führt zu einer zeitlich begrenzten Remission; *cave* Spätschäden wie Enzephalopathie, Myelopathie, Nekrosen!): Ganzhirnbestrahlung mit 45 Gy.
- ▶ **Prognose:** Schlecht, allgemein 2-Jahres-Überlebenswahrscheinlichkeit von ca. 30%.

Akustikusneurinom (Vestibularisneurinom)

- ▶ **Definition:** Schwannom des N. vestibulocochlearis (meist ist der N. vestibularis betroffen).
- ▶ **Ätiologie:** Allgemein unbekannt, charakteristisch bei Neurofibromatose Typ 2 (meist bilateral).
- ▶ **Klinik:** Einseitiger Tinnitus und progrediente Hörstörung, Taubheit innerhalb von 3 – 4 Jahren. Schwindel, Gangataxie, evtl. Hirndrucksymptome (z. B. Übelkeit, Erbrechen, Sehstörungen, Herdzeichen). Bei größeren Tumoren auch N.-VII- und N. V-Ausfälle. *Alarmzeichen:* Stauungspapille, N. V-/VI-/VII-Ausfälle, Ataxie, zunehmende Hirndruckzeichen und Kopfschmerzen.

► **Diagnostik:**
- *MRT:* Nach KM-Gabe homogen anreichender Tumor, u. U. Aufweitung des Meatus acusticus internus.
- *ENG/Vestibularisprüfung* (S. 77): Kalorische Unter- bzw. Unerregbarkeit, pathologischer Lage- und Lagerungsnystagmus, vestibulospinale Abweichreaktion, Ataxie, evtl. Spontan-/Blickrichtungsnystagmus und optokinetische Störungen).
- *Evozierte Potentiale:* AEP.
- *HNO-Konsil:* Audiometrie (Innenohrschwerhörigkeit, fehlendes Rekruitment, fehlender Stapediusreflex).
- *CCT:* Dünnschichtaufnahmen zur Operations-Vorbereitung (HR-Technik).
- *Liquor:* Eiweißerhöhung.

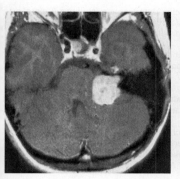 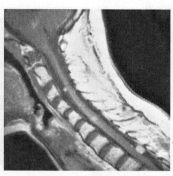

b

Abb. 16.5 · a)　Akustikusneurinom in typischer pfeifenkopfartiger Konfiguration, leichte Kompressionswirkung auf Hirnstamm und Zerebellum (MRT axial T1w SE nach KM); b) Neurofibromatose mit Darstellung mehrerer intraspinaler Neurinome (MRT sagittal T1w SE nach KM)

► **Differenzialdiagnose:** Meningeome (später, v. a. N. cochlearis betroffen), Epidermoide/Arachnoidalzysten (im CCT hypodens), Sarkom- und Karzinommetastasen, Glomustumor, Angiom, Aneurysma, Ependymom, Lymphom.

► **Therapie** (Entscheidung im Einzelfall):
- *Operation:* Der operative Zugangsweg (subokzipital, retromastoidal, subtemporal, translabyrinthär) hängt ab von der Größe und Lage des Tumors. Je kleiner der Tumor zum Zeitpunkt der Operation ist, desto niedriger sind die Komplikationsraten (N.-VII- und N.-cochlearis-Läsionen).
- *Fokussierte Radiatio* (Gamma-Knife):

► **Prognose:** Bei frühzeitiger Operation sehr gut.

Metastasen
....

► **Grundlagen, Epidemiologie:**
- *Solitär* = keine extraneurale Metastase(n); *singulär* = eine einzelne Hirnmetastase (extraneurale Manifestation aber möglich).
- *Häufigkeit:* Bei 10 – 25 % aller Patienten mit einem malignem Tumorleiden.
- *Wichtige Primärtumoren:* Bronchial-Ca (40 – 60 %), Mamma-Ca (20 %), maligne Melanome (10 – 15 %), Tumoren des Urogenitaltraktes (5 %), Tumoren des Gastrointestinaltraktes (5 %), gynäkologische Tumoren (5 %).

► **Klinik** (subakut über Tage bis wenige Wochen!): Kopfschmerzen, Verlust kognitiver Funktionen, Übelkeit und Erbrechen, Hemiparese, epileptische Anfälle. Bei infratentorieller Lage u. U. Ataxie, Doppelbilder, Hirndruckzeichen.

▶ **Diagnostik:**
- *Bildgebung* (S. 368): Oft ausgeprägtes Ödem, häufig ringförmiges KM- Enhancement:
  - *MRT ohne/mit KM:* In T1w ohne KM mäßig hypointens, seltener isointens, nach KM hyperintens (zentrale Nekrosen sind iso- oder hypointens), in T2w Metastase leicht hyperintens zum Hirngewebe, hypointens zum Ödem.
  - *CCT ohne/mit KM:* Zur Akutdiagnostik, dem MRT aber deutlich unterlegen!
- *Stereotaktische Biopsie* (S. 362): Bei multiplen Herden (andere Ätiologie mit Therapieoption?), primäres ZNS-Lymphom, geplante Radiochirurgie.
- *Bei unbekanntem Primärtumor* (häufig Bronchial- oder Nierenzellkarzinome): CT-Thorax/-Abdomen/-kleines Becken, Konsile (Innere, Urologie, Dermatologie, Gynäkologie).
▶ **Differenzialdiagnose:** In ca. 10 % liegt keine Metastase vor, sondern z. B. ein(e) primärer Tumor, Blutung (S. 338), Ischämie (S. 306), Abszess (S. 404), PML (S. 427), Tuberkulose (S. 407), Sarkoidose (S. 437), Parasitose (S. 433).
▶ **Therapie:**
- *Planung:* Die klinische Gesamtsituation entscheidet – Allgemeinzustand, kontrollierter/kontrollierbarer Primärtumor, diffuse oder lokale Metastasierung?
- *Symptomatische Therapie:* s. S. 363.
- *Operation (bzw. Gamma-Knife) + Ganzhirnbestrahlung:*
  - Indikationen: Singuläre (nur ausnahmsweise multiple) Metastasen bei einer Lebenserwartung > 6 Monate und ausreichendem Allgemeinzustand (Karnofsky-Index ≥ 70 %).
  - Kontraindikationen: Metastasen von Tumoren, die auf eine alleinige Radiatio bzw. Chemotherapie besser ansprechen (z. B. Lymphome).
- *Ganzhirnbestrahlung* (Gesamtschädelbestrahlung): Palliativ bei multiplen Metastasen, aber noch ausreichendem Allgemeinzustand und Lebenserwartung > 4 – 6 Monate.
- *Ganzhirnbestrahlung + Radiochirurgie:* Indikation wie bei Ganzhirnbestrahlung allein. Hinweise für besseres Outcome im Vergleich zur alleinigen Ganzhirnbestrahlung bei vereinzelten, jedoch nicht resezierbaren Metastasen.
- *Palliative Chemotherapie:* Alleine oder kombiniert mit Radiatio bei Mamma-Ca und kleinzelligen Bronchial-Ca möglich.

Meningeosis neoplastica (blastomatosa)
....

▶ **Synonyme:** Leptomeningeale Metastasierung (LM), Meningiosis carcinomatosa/sarcomatosa/leucaemica/lymphomatosa.
▶ **Definition:** Leptomeningeale Metastasen von primären Hirntumoren und systemischen Tumoren.
▶ **Epidemiologie:** *Primäre Hirntumoren* (Medulloblastom > Germinom > Ependymom > Glioblastom), *systemische Tumoren* (insgesamt bei ca. 5%; Mamma-Ca > Bronchial-Ca > Melanom > Leukämie [ALL, AML], Non-Hodgkin-Lymphom).
▶ **Klinik** (typischerweise „multifokale" Symptomenkonstellation):
- *Zentral:* Kopfschmerzen, Übelkeit, Erbrechen, Gedächtnisstörungen, Gangstörungen, Pyramidenbahnzeichen, Hemisymptomatik, Dysarthrie, Hirnnervenstörungen (v.a. Augenmuskelparesen, Hörminderung, Fazialisparese).
- *Spinal:* Rückenschmerzen, radikuläre Beschwerden, Paresen, Reflexausfälle, positives Lasègue-Zeichen, Meningismus.
▶ **Diagnostik:**
- *MRT ohne/mit KM:*
  - *Zentral:* KM-Enhancemement im Verlauf der Pia mater (in den basalen Zisternen, Sulci, Ventrikeln, im Bereich des Tentoriums, Hirnparenchym, knötchenartige Verdickungen im Subarachnoidalraum).

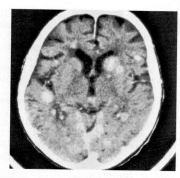

Abb. 16.6 · Multiple intrazerebrale Filiae mit typischer peripher betonter KM-Aufnahme (CCT nach KM)

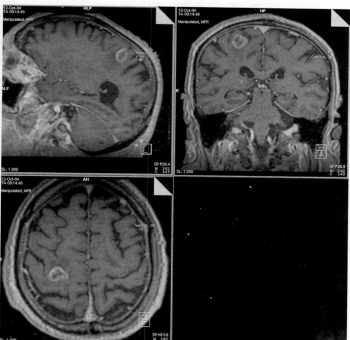

Abb. 16.7 · Hirnmetastasen bei Bronchial-Ca: Tumor in der Zentralregion rechts hochfrontal mit typischem peripherem KM-Enhancement (MRT MPRage 3D nach KM)

– *Spinal:* Füllungsdefekte, kleine Noduli im Verlauf der Leptomeninx um das Myelon sowie im Bereich der Nervenwurzeln bzw. entlang der Cauda equina mit KM-Anreicherung.

- *Liquor:* Typischerweise erhöhter Liquordruck, lympho-/lymphomonozytäre Pleozytose (≤2000/µl; zum Nachweis maligner Zellen ggf. Punktion wiederholen!), Eiweiß ↑, Glukose ↓, Laktat ↑, evtl. Nachweis von Tumormarkern (immer mit Serumkonzentration vergleichen!).
► **Therapie:**
  - *Methotrexat (MTX) intrathekal* (möglichst intraventrikulär über Reservoir, Voraussetzungen: Leukozyten >3000/µl, Thrombozyten >100000/µl, Kreatinin <1,5 mg/dl, NW: S. 137).
  - *Alternativ bei fehlendem Ansprechen auf MTX:* Cytarabin (z.B. Alexan) oder Thiotepa intrathekal.
► **Therapie-Komplikationen:** Ventrikulitis (5–10%), aseptische Meningitis (selten, reversibel), Radikulomyelopathie (<1%), nekrotisierende Leukenzephalopathie (irreversibel, nach Monaten bis Jahren; Risiko bei kumulativer MTX-Dosis von 50 mg ca. 1%).

Spinale Tumoren

► Siehe S. 588 ff.

17 Paraneoplastische Syndrome

17.1 Paraneoplastische Syndrome

Grundlagen

► **Definition:** Klinische Syndrome, die nicht auf direkte Effekte des Primärtumors auf Metastasen oder Therapieeffekte zurückzuführen sind.
► **Zeitlicher Kontext zum Primärtumor:** Die klinische Manifestation des paraneoplastischen Syndroms erfolgt meist Wochen bis Monate *vor* dem Primärtumor (selten Jahre). Der Primärtumor ist meistens noch sehr klein und deshalb u. U. noch einer kurativen Therapie zugänglich.
► **Pathomechanismen** (Beispiele): Immunprozesse, metabolische Störungen, Hyperviskosität, Gerinnungsstörungen, Toxine.
► **Diagnostik:** Allgemeine Tumorsuche, Ausschlussdiagnostik, spezifische Antikörper in Serum und/oder Liquor (s. Tab. 17.1 und 17.2).
► **Therapie:** Entfernung des Primärtumors meist ohne sicheren Erfolg (Ausnahmen: Limbische Enzephalitis, Myelitis, Myasthene Syndrome, Opsoklonus). Versuch mit Immunsuppressiva (S. 136) und/oder Immunmodulatoren:
  • Immunsuppression bei: Myasthenie und Lambert-Eaton-Syndrom, paraneoplastischer Enzephalomyelitis, demyelinisierender und schubförmiger Polyneuropathie, Dermato- und Polymyositis.
  • Immunglobuline bei: Lambert-Eaton-Syndrom, paraneoplastischer Enzephalomyelitis, Opsoklonus bei Erwachsenen.
  • Plasmaseparation bei: Demyelinisierender und schubförmiger sensomotorischer Polyneuropathie.

Übersicht (Tab. 17.1)

Tabelle 17.1 · Paraneoplastische Syndrome – Übersicht

	Klinik	assoziierte Tumoren	spezielle Diagnostik
Myopathien			
nekrotisierende Myopathie	v. a. m > 40 a rasch progrediente Schwäche, evtl. Hauterscheinung	Lunge, gastrointestinal, Prostata, Mamma	CK ↑ ↑ Biopsie (Entzündung, Nekrosen)
Dermatomyositis (S. 691)	v. a. f > 40 a	Ovar, Nasopharynx	CK ↑ kutane Vaskulitis
Anti-Decorin-Myopathie	> 50. Lj. proximal symmetrische Schwäche	Makroglobulinämie Waldenström	CK ↑, Anti-Decorin-AK, Makroglobulin, Biopsie
Erkrankungen der neuromuskulären Übertragung			
Myasthenia gravis	S. 670	Thymom	S. 670
Lambert-Eaton-Syndrom	S. 678	SCLC	Anti-VGCC-AK, S. 678

Fortsetzung ▶

Tabelle 17.1 · Fortsetzung

	Klinik	assoziierte Tumoren	spezielle Diagnostik
peripheres Nervensystem			
sensomotorische Neuropathie	>5% aller Malignompat. distal Beine > Arme Hyp- und Parästhesie eher spät Paresen	variabel	NLG/EMG/Biopsie (axonaler Schaden) Liquor normal
subakute sensorische Neuronopathie (=Denny-Brown-Syndrom, Ganglionitis)	f >> m; asymmetrische Parästhesien, radikuläre Symptome, sensible Ataxie, autonome Störungen	häufig SCLC	Anti-Hu-AK, sensible NLGs nicht ableitbar, motorische NLGs normal, Liquor
subakute motorische Neuronopathie	armbetonte Schwäche (schmerzlos)	häufig Lymphom	Liquor normal, spinales MRT normal
autonome Neuropathie	sensorische Neuropathie, Hypotonie, Obstipation, Blasenstörung, Pupillenstörung	variabel (SCLC, Prostata, Neuroblastom, Seminom)	Anti-Hu-AK, Anti-CVAK, ggf. Anti-AchR-AK autonome Testung (S. 79)
Isaac's Syndrom	S. 708	häufig Thymom	K+-Kanal-AK
zentrales Nervensystem + Hirnnerven			
Stiff-man-Syndrom	Schmerzen und Steifigkeit der proximalen Muskulatur, Spasmen v. a. bei Schreckreizen, Hyperlordose	Mamma, SCLC, Thymom, Kolon, Morbus Hodgkin	EMG (Dauerentladungen, bursts, silent period erhalten) AK gegen Amphiphysin und Glutamat-Dekarboxylase
nekrotisierende Myelopathie	progrediente Paraparese	Lymphom, Leukämie, Lunge	Liquor (entzündlich), spinales MRT (normal)
Myelitis	progrediente Schwäche Arme > Beine	SCLC	Anti-Hu-AK
Opsoklonus-Myoklonus Syndrom	Opsoklonus, Ataxie, Myoklonus	SCLC, gynäkologische Tumoren	Anti-Ri-AKENG (S. 77)
Limbische Enzephalitis	Gedächtnisstörungen, psychische Störungen, epileptische Anfälle	SCLC, Prostata, Neuroblastom, Seminom	Anti-Hu-AK, Anti-CV2AK, Liquor (entzündlich), MRT (Signalstörungen temporal), EEG, DD Herpesenzephalitis
Hirnstammenzephalitis	Ataxie, Schwindel, Übelkeit, Dysarthrie, Nystagmus, Okulomotorikstörungen	SCLC, Prostata, Neuroblastom, Seminom	Anti-Hu-AK, Liquor, MRT, DD Listerien, VZV

Tabelle 17.1 · Fortsetzung

	Klinik	assoziierte Tumoren	spezielle Diagnostik
zentrales Nervensystem + Hirnnerven, Forts.			
Zerebellitis	(sub)akut Stand-/ Gang-/Rumpfataxie (gering Extremitäten), Dysarthrie, skandierende Sprache, sakkadierte Blickfolge	variabel (Uterus, Ovar, Mamma, SCLC, Lymphom, Prostata)	CCT/MRT, Anti-Hu, -Yo, -Ri, -Tr, -VGCC, -CV-2, -Ma, Liquor (Auto-AK, leichte Pleozytose, Schrankenstörung, IgG), Abgrenzung zu infektiöser Zerebellitis (s. u.), toxischer Kleinhirnschädigung und Kleinhirndegeneration
Kleinhirndegeneration	zerebelläres Syndrom	SCLC, Ovar, Mamma	Anti-Jo, Anti-Tr, isolierte Purkinje-Zelldegeneration → kortikale zerebelläre Atrophie
Malignom (cancer)assoziierte Retinopathie (CAR)	Nachtblindheit, Photopsien, Visusverlust	SCLC, Mamma, Niere, Melanom	Anti-Recoverin-AK, opthalmol. Konsil

SCLC = small cell lung cancer (kleinzelliges Bronchialkarzinom)

▶ **DD paraneoplastische vs. infektiöse Zerebellitis**:
– *H.a. paraneoplastische Zerebellitis*: Typischer akuter bis subakuter Verlauf, mäßige Zellzahlerhöhung im Liquor (<200/µl), Nachweis von Autoantikörpern, Tumornachweis.
– *H.a. infektiöse Zerebellitis* (viral HSV, VZV, CMV, EBV, FSME, Influenza, Parainfluenza, Coxsackie; bakteriell Listerien): Höhere Liquorzellzahlen (>300/µl), Erregernachweis

Tabelle 17.2 · Autoantikörper bei paraneoplastischen Syndromen

Antikörper	Primärtumoren (nach Häufigkeit)
Anti-Hu = ANNA-1	Kleinzelliges (wesentlich seltener großzelliges) Bronchial-Ca, andere kleinzellige Karzinome
Anti-Yo = APA 1	Mamma-Ca, Ovarial-Ca, Endometrium-Ca
Anti-Ri = ANNA-2	Mamma-Ca, Bronchial-Ca, Schilddrüsen-Ca, Hodgkin-Lymphom, Ovarial-Ca, Uterus-Ca, Blasen-Ca
Anti-Tr = APA 2	Hodgkin-Lymphom
Anti-VGCC (= voltage gated calcium channel)	Bronchial-Ca, Blasen-Ca, Rektum-Ca, Schilddrüsen-Ca, Ovarial-Ca, Hodgkin- Lymphom
Anti-CV-2	Bronchial-Ca, Uterus-Sarkom
Anti-Ma	Mamma-Ca, Kolon-Ca

ANNA = Anti-neuronal-nukleäre Antikörper
APA = Anti-Purkinjezell-Antikörper

18 *Traumatologie des ZNS*

18.1 *Schädel-Hirn-Trauma (SHT)*

Definitionen

▶ **Geschlossenes SHT:** Dura ist intakt, Schädelfrakturen können vorliegen (mit oder ohne Riss-/Quetschwunde [RQW]).

▶ **Offenes SHT:**

- SHT mit offener Verbindung zwischen Außenwelt und Subduralraum. Vorraussetzung ist eine Dura-Verletzung sowie eine knöcherne Verletzung (z. B. Schädelbasisfrakturen, Kalottenfraktur mit oder ohne RQW [s.u.], penetrierende Verletzungen).

- Folgende klinische und radiologische Zeichen sind Hinweis auf oder Beweis für ein offenes SHT und müssen bewusst gesucht werden:
  - An der Haut: RQW, Monokel- oder Brillenhämatom (frontobasale Fraktur), Mastoidhämatom.
  - An den Orifizien: Rhinorrhoe bzw. Rhinoliquorrhoe (beweisend für eine offene frontobasale Fraktur), Otorrhagie bzw. Otoliquorrhoe (beweisend für eine laterobasale Fraktur), Hämatotympanon (Kommunikation über Eustachische Röhre!), Hautrisse im Gehörgang.
  - Am Knochen: Frontobasale (Röntgen halbaxial) und laterobasale (Röntgen seitlich) Frakturlinien sind auch bei fehlender RQW oft offene SHT im Sinne der Definition bei Spiegelbildung oder Verschattung eines paranasalen Sinus oder der Mastoidzellen. Frakturdiagnostik heute üblicherweise mit CCT (Knochenfenster).

  ▶ *Merke:* Lufteinschlüsse im CCT und Liquorrhoe sind immer Hinweis auf ein offenes SHT, auch ohne Frakturnachweis!

▶ **SHT ohne substanzielle Hirnschädigung:**

- *Schädelprellung:*
  - Geschlossene Kopfverletzung ohne Nachweis einer Hirnverletzung.
  - Keine Bewusstlosigkeit, keine Amnesie, evtl. leichte bis zum Teil stark ausgeprägte vegetative Begleitsymptome (Schwindel, Übelkeit und Erbrechen).
- *Commotio cerebri:* Kurze Bewusstlosigkeit (< 15 – 30, max. 60 Minuten). Amnesie für bis zu 60 Minuten. Sehr selten neurologische Ausfälle, die immer reversibel sind. Keine morphologischen Veränderungen im CCT nachweisbar.

▶ **SHT mit primärer Hirnschädigung –** *Contusio cerebri:*

- Morphologische Veränderungen des Gehirngewebes durch plötzliche positive und/oder negative Beschleunigung (Abbremsung) des knöchernen Schädels mit direkter Traumatisierung des Gehirns bei Kontakt mit intrakraniellen knöchernen Strukturen (z. B. im Bereich der Temporal-, Frontal- oder Okzipitalpole) oder durch Scher- oder Zugkräfte.
- Eine Contusio cerebri wird diagnostiziert, wenn klinisch-neurologisch oder im CCT bzw. MRT Trauma-bedingte Veränderungen nachgewiesen werden können, unabhängig von der Dauer der Bewusstlosigkeit und Amnesie.
- Klinisch wurde diese Diagnose bei Bewusstlosigkeit > 60 Minuten und Amnesie > 24 h gestellt. Die Einteilung nach der Glasgow-Coma-Scale (GCS) und SHT Grad I–III setzt sich jedoch immer mehr durch.

Pathogenese

▶ **Primäre Hirnschädigung:**
- Schädelverletzungen (S. 384), Duraverletzungen, Gefäßverletzungen.
- *Fokale Hirnsubstanzschädigungen:*
  - Blutungen: Sub-/epidural, subarachnoidal, intrazerebral (z.T. als direkte Folge von Hirngefäßverletzungen, z.T. nach klinischem Intervall).
  - Kontusionsherd: Dieser entsteht durch Aufprall des Hirngewebes an die Kalotteninnenseite oder an andere starre intrakranielle Strukturen.
  - Contrecoup-Herd: Die Läsionsstelle liegt gegenüber dem Ort des direkten Schädelaufpralles (kann größer sein als der primäre Kontusionsherd).
  - ◪ *Hinweis:* Das Ausmaß der Raumforderung durch das Ödem ist für den weiteren Verlauf oft entscheidender als die Ausdehnung des Substanzdefektes.
- *Diffuse Hirnsubstanzschädigungen:*
  - Petechiale Blutungen.
  - Transiente Funktionsstörungen (Verwirrtheit, Bewusstlosigkeit, Amnesie).
  - Hirnödem.
  - Diffuser Axonschaden : Schädigung des subkortikalen Gewebes durch axiale oder häufiger rotierende Beschleunigungsverletzungen. Primär immer in den Hemisphären lokalisiert, eine zentripetale Ausbreitung in Corpus callosum und Hirnstamm ist jedoch möglich. Der diffuse Axonschaden ist evtl. klinisch Ursache für prolongierte Bewusstseinsstörungen ohne bildgebenden Nachweis einer intrakraniellen Läsion, da Substanzdefekte oft nur mikroskopisch sichtbar sind. Die Diagnose muss daher abhängig vom Unfallmechanismus und vom klinischen Befund gestellt werden.
▶ **Sekundäre Hirnschädigung:**
- Perifokales Ödem: Vasogenes Ödem durch Störung der Blut-Hirn-Schranke, z.B. in der Umgebung eines Kontusionsherdes. Auftreten mit zeitlicher Verzögerung (evtl. Kontroll-CCT nach ca. 6 h).
- Folgen durch Hirndrucksteigerung: Blutungen, Infarkte.
- Ischämien: Systemische Hypoxie, Vasospasmus, Hirndruck.
- Infektionen: Abszess, Meningitis, Enzephalitis.
- Fettembolie: V.a. bei Polytrauma.
▶ **Spätfolgen:** S. 391.

Klassifikation

▶ **Glasgow-Coma-Scale:**
- Zur Beurteilung des Schweregrades des SHT *und* als prognostisches Kriterium bei Bewusstseinsveränderungen hat sich die Glasgow-Coma-Scale (GCS) bewährt: Tab. 18.1.
- Die Einteilung erfolgt mittels Punktwerten für 3 Funktionen: Augen öffnen, beste verbale und motorische Reaktion. Der Score ist die Summe aus den 3 Punktzahlen. Die Scorewerte liegen zwischen 15 (kein neurologisches Defizit) und 3 Punkten (schwerstes Koma).
- Nach dem Score können drei Schweregrade des SHT definiert werden:
  - GCS 15 – 13 = Leichtes SHT (**SHT I°**).
  - GCS 12 – 9 = Mittelschweres SHT (**SHT II°**).
  - GCS 8 – 3 = Schweres SHT (**SHT III°**).
  - ◪ *Hinweis:* Bei bewusstlosen Patienten ist definitionsgemäß von einem schweren Schädel-Hirn-Trauma auszugehen!
▶ Neben der Einteilung nach dem GCS können die 3 Schweregrade des SHT auch nach der Länge der Bewusstlosigkeit und/oder Amnesie sowie der radiologischen Ergebnisse definiert werden:

Tabelle 18.1 · Glasgow Coma Scale (GCS)

beste motorische Äußerung	beste verbale Äußerung	Augenöffnen	Punkte
befolgt Aufforderungen	–	–	6
gezielt auf Schmerzreiz	orientiert	–	5
ungezielt auf Schmerzreiz	desorientiert	spontan	4
abnormes Beugen der Extremitäten auf Schmerzreiz	inadäquate Äußerungen	auf Ansprechen	3
abnormes Strecken der Extremitäten auf Schmerzreiz	unverständliche Laute	auf Schmerzreiz	2
keine Reaktion	keine Äußerung	keine Reaktion	1

Beurteilung (Score) = Summe der 3 Punktzahlen → zwischen 15 (kein neurologisches Defizit) und 3 Punkten (schwerstes Koma)

- Die Commotio cerebri entspricht dann in etwa der Definition des SHT I°.
- Eine Contusio cerebri entspricht bei einer Bewusstlosigkeit bis 1 h und einer Amnesie bis zu 24 h etwa dem SHT II° und bei einer Bewusstlosigkeit > 1 h und einer Amnesie > 24 h etwa dem SHT III°. (Morphologische Veränderungen im CCT bedingen immer die Diagnose einer Contusio cerebri.)

Erstversorgung und Akutdiagnostik zur Kontrolle und Sicherung der Vitalfunktionen

■ *Hinweis:* Die Ausführlichkeit und Reihenfolge der Untersuchung muss sich nach der aktuellen Situation richten (Bewusstseinszustand, Schwere der offensichtlichen Verletzungen etc.)! Ziel ist die Vermeidung sekundärer Hirnschädigungen v. a. durch Hypoxie und Volumenmangel/Hypotonie.

► **Orientierende körperliche Untersuchung:**
  - Überprüfung von Atmung, Blutdruck, Herzfrequenz, Temperatur und Bewusstseinszustand (Glasgow Coma Scale s. Tab. 18.1).
  - Suche nach Polytraumatisierung: Offensichtliche Verletzungen, Verletzungsmechanismus? (Bis zu ²/₃ aller Patienten mit schwerem SHT [GCS ≤ 8] haben weitere Organverletzungen [Polytrauma] und bedürfen einer interdisziplinären Versorgung!).

■ *Cave HWS-Verletzung:*
  - Bis zum Beweis des Gegenteils ist bei einem entsprechenden Trauma (auch SHT II° und III°) von einer Fraktur der HWS auszugehen! → Deshalb vor Frakturausschluss niemals die klinische Prüfung auf Meningismus bzw. Puppenkopfphänomen durchführen!
  - *Stabilisierung der HWS:* Jedes schwere SHT und Polytrauma muss mit einem sog. Philadelphiakragen versorgt werden *vor* Bewegung des Patienten (Intubation, Umlagerung, Lagerung auf Vakuumkissen)!

► **Atemwegsmanagement** (Ziel ist eine O₂-Sättigung > 95%):
  - *GCS ≤ 8/Bewusstlosigkeit:* Intubation und maschinelle Beatmung.
  - *GCS > 8:* Großzügige Indikationsstellung zur Intubation. Bei leichten Verletzungen O₂-Gabe über Nasensonde (3 l/min) bzw. Maske (6 l/min).
  - *Intubation:* Wegen möglicher HWS-Begleitverletzungen nur leicht reklinieren und manuelle Fixation durch einen Helfer (*cave* Seitwärtsdrehung und Anteflexion vermeiden!).
    ■ *Cave:* Keine prophylaktische Hyperventilation!

► **Kreislaufmanagement** (Ziel: Mittlerer arterieller Blutdruck ≥ 90 mm Hg, RR_{syst} ca. 120 mm Hg): Legen eines oder mehrerer großlumiger (≥ 18 G) venöser Zugänge, Ringer oder NaCl 0,9% und *kein* Ringer-Laktat/Glc 5%.

   ◪ *Tipp:* Bei einem venösen Zugang > 18 G kann nachträglich im Notfall durch das Lumen ein peripher-zentraler Zugang (V.-basilica-Katheter) eingeführt werden.

► **Analgesie und Sedierung:**
 • Bei intubierten Patienten z. B. Fentanyl und Midazolam (S. 722).
 • Bei spontan atmenden Patienten vorsichtig titrieren (z. B. Ketamin).

► **Wundversorgung:**
 • Fremdkörper in der Wunde belassen.
 • Offene Verletzungen mit Austritt von Hirngewebe feucht und steril abdecken.
 • Spritzende Blutungen provisorisch stillen (Verband, Klemme).

► **Monitoring:** EKG, Pulsoxymetrie, Blutdruck.

Allgemeine klinische Diagnostik

► **Labor:** Glukose, Kreatinin, Harnstoff-N, K^+, Na^+, Cl^-, Ca^{2+}, Gesamtprotein, Hb, Hkt, Leukozyten, Thrombozyten, Quick, PTT, art. Blutgasanalyse, evtl. Blutgruppenbestimmung; Blutkonserven bereitstellen.

► **Anamnese** (Eigen- oder Fremdanamnese): Unfallhergang, allgemeine Anamnese (Synkopen?), bekanntes Anfallsleiden, Blutungsneigung (Hämophilie, Thrombozytenfunktionsstörung, Medikamentengabe)?

◪ *Hinweis:* Ursache eines SHT kann eine primäre Bewusstlosigkeit gewesen sein. Daher differenzialdiagnostisch z. B. auch an eine SAB (bei Aneurysma), ein Stoffwechselkoma (z. B. Hypoglykämie) u. a. denken!

► **Inspektion des Kopfes:**
 • *Gibt es Frakturhinweise?*
   – Schädelbasisfraktur: Monokelhämatom, Liquorrhoe, Hämatotympanon.
   – Mittelgesichtsfraktur: Prellmarken, Frakturstufen.
 • *Hirnnervenstatus:* Visus, Pupillen, Pupillomotorik (Anisokorie mit verminderter oder fehlender Lichtreaktion?), Okulomotorik (Bulbusdeviation, unkonjugierte Bulbusbewegungen, Puppenkopfphänomen?), N. facialis (zentrale oder periphere Parese?).
 • *Meningismus* (*cave* HWS-Verletzung, s.o.) → H.a. SAB, Meningitis.

► **Allgemeine neurologische Untersuchung** (fokale Defizite?):
 • *Zur Kooperation fähiger Patient:* Grobe Kraft, latente Paresen, Reflexdifferenzen, Pyramidenbahnzeichen, Sensibilität, Koordination, Diadochokinese?
 • *Nicht kooperationsfähiger Patient:* Minderbewegung einer Körperhälfte (spontan oder auf Schmerzreize), Reflexdifferenzen, Tonusunterschiede, Streck- oder Beugestellungen der Extremitäten, Pyramidenbahnzeichen, Art und Ausprägung der Schmerzabwehr?

► **Ausschluss einer Rückenmarksverletzung:** s. S. 392.

► **Zungenbiss, Stuhl-/Urinabgang:** H.a. abgelaufenen epileptischen Anfall (a) bekannte Epilepsie mit Anfall als Ursache des SHT; b) symptomatischer Anfall z. B. bei intrazerebraler Blutung, Kontusion).

Apparative Diagnostik

► **Kranielle Computertomographie (CCT):**
 • *Indikationen* (Weichteil- und Knochenfenster): Schädel-Impressionsfraktur, Bewusstseinseintrübung (auch wenn medikamentös erklärbar!), adäquates Schädeltrauma, neurologische Herdsymptomatik, unklare Anamnese, Hinweis auf pathologische Blutungsneigung oder Bluterkrankung.
 • *Beurteilung, Fragestellung:*
   – Blutung: Intrazerebral (S. 338), subdural (S. 354), subarachnoidal (S. 344), epidural (S. 356)?

- Tumor (symptomatischer Anfall, Einblutung)?
- Hirnsubstanz: Kontusion, Ödem, Ischämie, Hirnatrophie?
- Ventrikelsystem: Hydrozephalus, Ödem, Massenverschiebung?
- Intrakranielle Luft (H.a. offenes SHT).
- Schädel- und Schädelbasisfrakturen?
- *Kontroll-CCT:* Allgemein nach 5 Tagen oder bei speziellen Indikationen:
  - Bei nachgewiesener Parenchymverletzung unter der Frage der Ödementwicklung ggf. Kontroll-CCT nach 6 h.
  - Sekundäre Verschlechterung (Bewusstseinslage ↓, neurologische Defizite ↑): Progredientes Hirnödem, Liquoraufstau, Einklemmung, sekundäre Einblutung?
  - Persistenz der Bewusstseinsstörung bei normalem Erst-CCT und/oder klinisch schlecht beurteilbarem Patienten (z. B. bei Relaxation/Beatmung).
  - Fragliche Befunde im Erst-CCT.
  - Kurzes Intervall Trauma → Erst-CCT (Blutungen waren u. U. noch nicht nachweisbar bzw. vorhanden): Nach 4 – 6 h Kontroll-CCT.

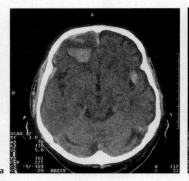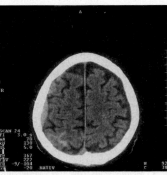

Abb. 18.1 · Traumatische intrakranielle Blutungen: subarachnoidal frontal rechts, subdural frontotemporal rechts, intrazerebral frontal rechts, Insel links, EDH hochfrontal rechts

▣ *Cave:* Diffuser Axonschaden (S. 385)!

► **Röntgen-Schädel** (ggf. zusätzlich zum CCT-Knochenfenster) – Indikationen: Commotio cerebri (Frakturausschluss), geplante neurochirurgische Eingriffe, V.a. Gesichtsschädelverletzungen. (Das konventionelle Röntgen des Schädels ist aus neurologischer Sicht in der Notfallsituation evtl. entbehrlich, wenn keine weiteren Risikofaktoren vorliegen).

► **Röntgen-Wirbelsäule** (abhängig vom Unfallmechanismus, Ausprägung der Prellmarken und evtl. Weichteilverletzungen):
- *Leichtes SHT:* Nur bei klinischem Verdacht (i.d.R. klinisch Ausschluss einer Wirbelsäulen- bzw. Rückenmarkverletzung).
- *Mittelschweres SHT:* Nach Klinik und Unfallmechanismus entscheiden.
- *Schweres SHT:* Röntgen der gesamten HWS (Dens-Zielaufnahme inkl. C7; ggf Schultern aus dem Strahlenfeld ziehen!).
- *HWS-Trauma:* Röntgen-HWS in ≥ 2 Ebenen, evtl. Dens-Zielaufnahme, ggf. Funktionsaufnahmen.
- *Polytrauma:* Konventionelles Röntgen des gesamten Achsensklettes.

▶ **Sonographie:** Abdomen, Retroperitonealraum.
▶ **EEG:** Indiziert bei Verdacht auf mittelschweres und schweres SHT; zur Abgrenzung eines Status komplex partieller Anfälle bei prolongierter Bewusstseinstrübung (bis über 24 h) im Anschluss an ein SHT; bei Befundverschlechterung.

Allgemeine klinische Therapiemaßnahmen

▶ **Thrombozytenaggregationshemmer absetzen!** *Cave* erhöhte Wahrscheinlichkeit diffuser Nachblutungen nach operativen Eingriffen (≥ 1 Woche nach letzter Gabe) → relative Kontraindikation für eine neurochirurgische Operation!
  ▣ *Hinweis:* Bei bekanntem Faktor-VIII- oder -IX-Mangel im Zweifelsfall blinde Substitution des Faktors, um sekundären Blutungen vorzubeugen.
▶ **Therapie von Grunderkrankungen,** die das SHT evtl. verursacht haben: Hypertension oder Hypotension, kardiovaskuläre Erkrankungen, epileptische Anfälle, Stoffwechselentgleisung etc.
▶ **Frühzeitige Intubation** bei schweren Mittelgesichtsverletzungen und hohen Querschnittlähmungen.

Klinische Einschätzung der Hirnschädigung

▶ Ein **mittleres** Risiko einer intrakraniellen Verletzung ist anzunehmen bei:
  • Unklarer Anamnese, V.a. Intoxikation (Medikamente, Alkohol), posttraumatischen Anfällen, Zeichen einer Schädelbasisfraktur, Mittelgesichtsfraktur, V.a. Impressionsfrakturen, Polytrauma, allen Kindern < 2 Jahre.
  → Zusätzlich zur klinischen Untersuchung sollte unbedingt eine CCT erfolgen. Weitere stationäre Überwachung empfohlen.
▶ Ein **hohes** Risiko einer intrakraniellen Verletzung besteht bei
  • Fokal-neurologischen Zeichen, primär unklarer Bewusstseinseintrübung oder sekundärer Verschlechterung des Bewusstseinszustandes, penetrierenden Verletzungen oder nachgewiesenen Impressionsfrakturen.
  → Stationäre Aufnahme unbedingt erforderlich, CCT durchführen, Operationsbereitschaft gewährleisten.

Spezielle Therapiemaßnahmen + Grad der stationären Überwachung

▶ **Leichtes SHT (Grad I, GCS 15 – 13) –** keine Bewusstlosigkeit, keine Amnesie:
  • *Im Verlauf asymptomatisch + unauffälliges CCT/Röntgen-Schädel:* Entlassung und familiäre Überwachung möglich.
  • *Alle anderen Fälle (und Patienten ohne CCT/Rö):* Ca. 24-Überwachung auf der Normalstation, Monitoring der Vitalparameter (Blutdruck, Herzfrequenz, O_2-Sättigung), des Bewusstseinszustand und der Pupillomotorik. Im Intervall evtl. EEG (s.o.).
  • Symptomatische Therapie von vegetativen Symptomen mit z.B. Antivertiginosa, Antiemetika (*cave* möglichst keine Sedierung!) und Analgetika (*cave* kein ASS!).
  • Lineare Schädelfrakturen ohne Impression müssen bei SHT I° nicht unbedingt zu einer weiteren Diagnostik (z.B. CCT) oder Therapie führen, eine 24-stündige Überwachung ist jedoch dringend zu empfehlen.
▶ **Mittelschweres SHT (Grad II, GCS 12 – 9):**
  • Aufnahme auf die Normalstation mit Monitoring der Vitalparameter, des Bewusstseinszustand und der Pupillomotorik. Kontroll-CCT bei einem GCS < 14 nach 12 Stunden.
    ▣ *Wichtig:* Bei anhaltender unklarer Bewusstseinstrübung und Auftreten von Beuge- oder Strecksynergismen sowie autonomer Dysfunktion ohne bildgebend nachgewiesenes morphologisches Korrelat Verdacht auf *diffusen Axonschaden.*

- *Initial pathologischer CCT-Befund* + *bewusstloser Patient:* Aufnahme auf die Intensiv- bzw. Überwachungsstation:
  - ZVK-Anlage, ZVD-Messung, Magensonde, Blasenkatheter.
  - Arterieller Zugang (BGA, Elektrolyt-Kontrollen, RR-Monitoring).
  - Monitoring des EKG und der Sauerstoffsättigung.
  - Hypotonie und Hypovolämie vermeiden. Bei Hypotonie zunächst Volumenzufuhr mit Ringer-Lösung oder NaCl 0,9%. Bei persistierender Hypotonie Katecholamine, z. B. Dopamin initial $4-6\,\mu g/kgKG/min$.
  - Elektrolyte im Normbereich halten (*cave* Salzverlust bei SHT).
  - Serumsmolalität täglich kontrollieren (Ziel: 320–350 mosm/l).
  - Normoglykämie erzielen (aufrechterhalten): S. 468.
  - Ulkusprophylaxe, z. B. Ranitidin (z. B. Sostril) 2×1 Amp./d i. v.
  - Fakultativ zusätzliche Maßnahmen s. u.
- ▶ **Schweres SHT (Grad III, GCS ≤ 8)** – zusätzliche Maßnahmen (vgl. oben):
  - Analgosedierung (S. 722), Intubation und Beatmung (Ziel: S_aO_2 >95%, p_aO_2 >75 mm Hg).
  - ICP-/Hirndruck-Monitoring (über epidurale oder besser intraventrikuläre Drucksonden, s. S. 725) bei bewusstlosen Patienten (keine Verbesserung der Bewusstseinslage oder pathologisches CCT).
  - Evtl. Bulbus-venae-jugularis-Oximetrie, EEG-Monitoring!, TCD-Monitoring (v. a. bei SAB).

Frühe Komplikationen, Begleitverletzungen, spezielle Manifestationen

- ▶ **Schädelprellung:** Geschlossene Kopfverletzung, keine Bewusstlosigkeit, keine Amnesie, unterschiedlich stark ausgeprägte vegetative Begleitsymptome (Schwindel, Übelkeit und Erbrechen). Im CCT/MRT sind keine morphologischen Veränderungen sichtbar.
- ▶ **Schädelfraktur:**
  - *Kalottenfraktur:* Lineare Fraktur, Impressionsfraktur, Berstungsfraktur, „wachsende" Fraktur.
  - *Schädelbasisfraktur* (vordere/mittlere/hintere Schädelgrube): *Cave* Nasennebenhöhlen-, Orbita-, Felsenbeinfraktur mit Gefahr einer Liquorfistel, Gefäßverletzung, Hirnnervenverletzung.
  - *Gesichtsschädelfraktur* (Einteilung nach Le Fort): *I* (Fraktur unterhalb des Processus zygomaticus), *II* (Fraktur durch Nasenbein und beide Orbitabögen), *III* (Abtrennung des Gesichtsschädels vom Hirnschädel).
- ▶ Im Anschluss an ein SHT kann es zu einer Art **Dämmerzustand** bzw. einer Bewusstseinstrübung kommen, die abhängig vom Grad des SHT bis über 24 Stunden andauern kann. Abgegrenzt werden muss evtl. ein komplex partieller Status epilepticus.
- ▶ **Erhöhter intrakranieller Druck:** S. 725. Vorwiegend *vasogen* verursachtes Ödem (Schädigung der Blut-Hirn-Schranke, extrazelluläre Flüssigkeitsansammlung). Je nach Art der Hirnschädigung generalisiert-diffus, oft in der Nähe der Kontusionsherde lokalisiert („aufblühende Kontusion"). Entwicklung innerhalb von Stunden mit einer möglichen Zunahme über mehrere Tage (→ engmaschige klinische/ggf. CCT-Kontrolle, invasive Messung des intrakraniellen Drucks).
- ▶ **Herniation** (mit Traumatisierung an typischen anatomischen Strukturen): S. 725.
- ▶ **Subdurales Hämatom (SDH):** S. 354.
- ▶ **Intrazerebrale Blutung (ICB)** durch sekundäre (arterielle) Einblutung in den Kontusionsherd oder als Stauungsblutung bei traumatisch bedingter venöser Abflussbehinderung (selten). Diagnostik + Therapie s. S. 338.
- ▶ **Subarachnoidale Blutung (SAB)** durch Ruptur eines meningealen Gefäßes, selten mit sekundärer „Wühlblutung" in das Hirngewebe oder bei Parenchymblutung mit

Einbruch in Ventrikelsystem und/oder Subarachnoidalraum („traumatische" SAB). Diagnostik + Therapie der SAB s. S. 344.
- ► **Epidurales Hämatom (EDH):** S. 356.
- ► **Frühe posttraumatische Krampfanfälle:**
  - • *Definition:* Zerebrale Krampfanfälle Tage oder wenige Wochen nach SHT.
  - • *Ursachen:* Zellzerfall, Ödem, Elektrolytverschiebungen?
  - • *Therapie:* Antiepileptika (auch um evtl. eine Bahnung weiterer Anfälle/Chronifizierung zu verhindern), z.B. mit Phenytoin aufsättigen, im Anfall Clonazepam.
  - • *Prognose:* Hinsichtlich Anfallsfreiheit deutlich besser als bei späten Anfällen. Bei Anfallsfreiheit bereits nach 6 Monaten Ausschleichversuch von Antiepileptika.

Spätkomplikationen, Spätfolgen

- ► **Postkommotionelles /postkontusionelles Syndrom:**
  - • Beginnt z.T. unmittelbar nach Commotio, meist aber nach (mehrstündigem) symptomfreiem Intervall. Dauer: Tage bis Monate.
  - • *Klinik:* Diffuse Kopfschmerzen, ungerichteter Schwindel, Schwankschwindel, subjektiv Hirnleistungsstörungen, psychische Veränderung (erhöhte Reizbarkeit, DD: Überforderung bei subklinischen Hirnleistungsstörungen).
  - • *Dauer:* Über Wochen bis Monate persistierend, abhängig von Primärpersönlichkeit, Begleitumständen des Unfalls (Schuldgefühle, Personenschäden an Dritten, aber auch Ausgleichsansprüche, Schmerzensgeldforderungen, Rentenbegehren)
  - • *Verlauf:*
    - – Nach *Commotio cerebri:* >2 Jahre nach Commotio cerebri persisitierende Symptome werden im Rahmen von Begutachtungen in der Regel nicht als Unfallfolge angesehen (allenfalls als Verschlimmerung einer vorbestehenden Schädigung).
    - – Nach *Contusio cerebri:* Fokale neurologische Defizite können zusätzlich oder ausschließlich persistieren, die der Lokalisation der Hirnparenchymschädigung entsprechen (sensible, motorische, visuelle, olfaktorische Defizite, Aphasien, aber auch ein „hirnlokales Psychosyndrom" mit Enthemmung [frontal], mnestische Defiziten [temporobasal] oder Antriebsstörungen). Die klinischen Ausfälle können dauerhaft sein, oder sich langsam partiell oder vollständig zurückbilden. Selten wird eine Zunahme der Ausfälle, insbesondere der psychischen Defizite, Jahre nach Trauma berichtet. Hier ist ein Zusammenhang mit dem Trauma schwer zu belegen, eine sorgfältige Abklärung hinsichtlich einer traumaunabhängigen Ursache wesentlich.
- ► **Späte posttraumatische Anfälle:**
  - • *Definition:* >2 Jahre nach einem SHT auftretende zerebrale Krampfanfälle.
  - • *Ursache:* Vermutlich elektrisch aktive Glianarben (irreversibel?).
  - • *Therapie:* Antiepileptikatherapie wie bei symptomatischen Anfällen (S. 542).
- ► **Posttraumatischer Abszess:**
  - • Nach offenem SHT auch noch nach Jahren möglich.
  - • *Diagnostik:* Suche nach Dura-Fistel (spezielle MR-Sequenzen, Liquor-Szintigraphie).
  - • *Therapie:* S. 404.

Hirndrucksenkende Therapie bei SHT

- ► **Prinzip:** Unterstützung körpereigener Kompensationsmechanismen eines ansteigenden ICP durch Veränderung des Liquor- und Blutvolumens.
- ► **Vorgehen abhängig von der Ausbreitung:**
  - • *Fokal:* Operative Ausräumung der Raumforderung, Trepanation ggf. mit Entfernung eines Knochendeckels.
  - • *Generalisiert:* s. S. 725.

– Erhaltung der zerebralen Homöostase: *Keine* prophylaktische Hirndrucktherapie, aber unbedingt Vermeidung einer iatrogenen Hirndrucksteigerung.
– Therapie möglichst unter Monitoring des ICP (möglichst durch intraventrikuläre Druckmessung), da klinische Zeichen erst später manifest werden

► **Prognose:** Supratentorielle Raumforderungen haben eine bessere Prognose als infratentoriell gelegene.

🞐 **Cave:**
- Alle Maßnahmen zur Therapie einer intrakraniellen Drucksteigerung müssen kritisch angewandt werden, da z.B forcierte Hyperventilation oder falsche maschinelle Beatmung ihrerseits zu einer iatrogenen Drucksteigerung führen können!
- Raumforderungen in der hinteren Schädelgrube können besonders schnell zu einer gefährlichen intrakraniellen Drucksteigerung führen und müssen daher frühzeitig durch die Anlage einer externen Ventrikeldrainage sowie evtl. auch durch eine Entlastungskraniotomie therapiert werden.

► **Indikationen für eine neurochirurgische Intervention:**
- Fokale Raumforderungen (intrakranielle Blutungen; bei Kontusionen und ischämischen Infarkten in der Regel keine Ausräumung).
- Therapie der Wahl bei SDH, EDH und Abszessen.
- Raumforderungen in der hinteren Schädelgrube.
- Ultima ratio bei Kontusionen (als operative Dekompression).

Prognose

► Bei SHT I° folgenlose Ausheilung.
► Bei SHT II° Ausheilung möglich, bei SHT III° in der Regel persistierende Defizite.

Selbsthilfegruppe

► Bundesverband Schädel-Hirn-Patienten in Not e.V., Bayreuther Str. 33, 92224 Amberg, Tel. 09621/64800, Fax. 09621/63663, Internet: *www.schaedel-hirn.de*

18.2 Spinales Trauma

Grundlagen

► **Definition:** Knöcherne und/oder diskoligamentäre Verletzung der Wirbelsäule, des Rückenmarkes und/oder der Nervenwurzeln.
► **Inzidenz:** 3–5/100000 Einwohner/Jahr (davon nur 5% bei Kindern).
► **Lokalisation:** Etwa 42% zervikal, 31% thorakal, 27% lumbal. Bei Kindern in ca. 65% der Fälle hoch zervikal (→ schlechtere Prognose als bei Erwachsenen).
  🞐 *Hinweis:* Bei etwa 20% der Patienten mit schwerem spinalem Trauma liegt auf einer anderen Höhe eine weitere spinale Läsion vor!
► **Pathogenese:**
- *Traumatisches Querschnittsyndrom* durch direkte Quetschung oder Durchtrennung des Rückenmarkes durch knöcherne Strukturen (Wirbelfraktur/-luxation).
- *Posttraumatisches Querschnittsyndrom* ohne radiologisch sichtbare Fraktur- oder Luxationszeichen (Commotio- bzw. Contusio spinalis) durch:
  – Dehnung, Zerrung.
  – Spinale Ischämie (S. 580) durch traumatische Läsion der RM-versorgenden Gefäße (Aortenverletzung) oder Hypovolämie.
  – Traumatischer Bandscheibenvorfall (S. 622), oft in Zusammenhang mit einer (bereits wieder reponierten aber noch instabilen) Subluxation.
  – Subluxation mit Spontanreposition mit/ohne intraspinale Blutung.
  – Blutungen in den Epi- und Subduralraum (S. 584).

– DD: Psychogene oder schmerzbedingte scheinbare Bewegungsunfähigkeit nach WS-Kontusion.

Klinik

▶ **Leitsymptome:**
- *Allgemein:* Diskrepanz zwischen (geringer) Komatiefe und (schlechtem) Bewegungsmuster, fehlende Schmerzreaktion bzw. Spontanmotorik an den Extremitäten?
- Lokaler oder segmentaler Schmerz.
- Lähmung (54% Teraparese, 46% Paraparese).
- Sensibilitätsstörung, Blasen-/Mastdarmlähmung.
- Gangstörung, Fehlhaltung.
- Querschnittsyndrom (S. 208), spinaler Schock (S. 208).
▶ Symptome durch indirekte neurologische Schäden (z. B. Ischämien durch arterielle Dissekate).

Erstversorgung und Akutdiagnostik

▶ **Auf Hinweise für eine spinale Verletzung achten** (*cave* bis zum Beweis des Gegenteils muss dann von einem spinalem Trauma ausgegangen werden!):
- Adäquates Trauma bzw. direkte Trauma-Zeichen.
- Alle bewusstlosen Trauma-Patienten.
- Polytraumatisierung.
- Schmerzen im Bereich der Wirbelsäule.
- Objektive Symptome, die auf eine Verletzung des RM hinweisen, z. B. Taubheitsgefühl oder Kribbelparästhesien der Extremitäten, paradoxe abdominale Atmung, Priapismus.
▶ **Akutmaßnahmen** (zur Vermeidung weiterer Verletzungen des Rückenmarkes):
- Allgemeine Erstmaßnahmen (Stabilisierung von Atmung und Kreislauf): RR_{syst} > 90 mm Hg halten (evtl. mit entsprechenden medikamentösen Maßnahmen [bevorzugt Dopamin] und vorsichtiger Hydratation).
- Immobilisation des Patienten (v. a. der HWS): z. B. Philadelphia-Kragen, Vakuummatratze, entsprechende Transportmittel.
- Vorsicht bei Intubation und Reklination des Kopfes: Evtl nasotracheale Intubation.
- Orientierende Untersuchung (bei kooperativem Patienten):
  - Aktive Bewegungsfähigkeit der distalen Muskeln (Finger, Zehen) prüfen.
  - Berührungs-/Schmerzempfindung der Hände und Füße prüfen, bei Defiziten Versuch, die Höhe eines sensiblen Niveaus zu bestimmen.

Allgemeine klinische und apparative Diagnostik

▣ *Hinweis:* Im Rahmen der Diagnostik unbedingt weiterhin Immobilisation des Patienten, besonders beim Umlagern!
▶ **Anamnese:** Unfallhergang!
▶ **Ausführliche neurologische Untersuchung** (die Höhe des Querschnittsyndroms wird als distalstes Niveau einer komplett ungestörten neurologischen Funktion angegeben):
  ▣ *Hinweis:* Die Neurologische Untersuchung muss innerhalb der ersten Tage mehrmals wiederholt werden.
- Palpation der Wirbelsäule: Klopfschmerz?
- Motorischer Status einschließlich Sphinktertonus und analer Innervation.
- Sensibler Status: Schmerz, Berührung und Propriozeption (*cave* auch im Gesicht!).
- Reflexstatus einschließlich Kremaster-, Bulbocavernosus- und Anal-Reflex.

- Hinweise auf autonome Dysfunktion: Blasenentleerungsstörung → Frühzeitige Katheteranlage!
  - ▶ *Cave:* Bei Überdehnung der Blasenwand infolge einer nicht erkannten Entleerungsstörungen kann es zu einer irreversiblen Schädigung der Blasenwandnerven kommen. Bei persistierendem Querschnittsyndrom ist damit eine spätere gezielte Entleerung (nach Beklopfen) unmöglich → Restharnprüfung und ggf. Harnableitung durch transurethralen oder suprapubischen Katheter innerhalb von 24 h.

▶ **Bildgebung:**
- *Röntgen-HWS* (immer in 2 Ebenen) einschließlich des kraniozervikalen und des kompletten zervikothorakalen Überganges.
- *Funktionsaufnahmen der HWS* in Flexion und Extension bei unauffälligem Neurostatus.
- *Röntgen BWS + LWS* in 2 Ebenen bei entsprechendem Trauma, Schmerzen, nicht kontaktfähigen Patienten und unklarem Unfallmechanismus.
- *CT:* Bei auffälligem neurologischem Befund bzw. Querschnittniveau.
- *Notfall-MRT* – Indikationen:
  - Querschnittsyndrom ohne Nachweis einer Fraktur.
  - Inkomplettes Querschnittsyndrom und regelrechte Frakturstellung (Ausschluss einer Weichteilläsion mit Kompression des Rückenmarks).
  - Verschlechterung der Symptomatik oder aufsteigendes Querschnitt-Niveau.
  - Diskrepanz zwischen nachgewiesenem pathologischem Korrelat und neurologischer Defizitsymptomatik.
- *Blasensonographie* zur Restharnbestimmung (s.o.).
- *Evozierte Potentiale:* SEP (S. 64), MEP (S. 73).

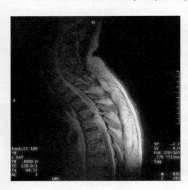

Abb. 18.2 · Traumatische Myelonruptur: Kontinuitätsunterbrechung und inhomogene Signalhyperintensitäten in Höhe Th4 (MRT T2-TSE sagittal)

Therapie

▶ **Kortisongabe** (NASCIS-Schema):
- *Indikation:* Bis heute kontrovers diskutiert. Vorsicht auch bei polytraumatisierten Patienten wegen ungünstiger systemischer Effekte. Laut „The Third National Acute Spinal Cord Injury Study (NASCIS)" führt die Kortisongabe im Langzeitverlauf nach akutem spinalem Trauma jedoch zu einer Verbesserung der Erholung der neurologischen Symptomatik.
- *Durchführung:* Möglichst frühzeitig (bis zu 8 h) nach dem Trauma als Bolus (Methylprednisolon 30 mg/kgKG innerhalb 15 min i. v.) beginnen und fortführen in einer Dosierung von 5,4 mg/kgKG i.v (Perfusor).

- *Dauer:* Bei Beginn 3 h nach Trauma 24 h, bei Beginn 3 – 8 h nach Trauma 48 h.
- ◪ *Hinweis:* Zusätzlich Magenschutz mit H_2-Blocker (z. B. Ranitidin 300 mg/d) oder Protonenpumpenblocker (z. B. Omeprazol 40 mg i. v./p. o.).
► **Operativ** (bei Raumforderung, Luxation und Instabilität):
- *Absoluter Notfall* bei komplettem Querschnitt innerhalb von 24 h, progredienter neurologischer Symptomatik und inkompletten Läsionen
- *Zumindest dringlich* bei komplettem Querschnitt > 24 h oder fehlender neurologischer Symptomatik.
► **Konservativ:** *Ruhigstellung der Wirbelsäule* durch Halo-Fixateur oder Orthese (HWS) bzw. Stützmieder oder Orthese (übrige BWS/LWS).
► **Zusätzliche allgemeine Therapiemaßnahmen:** Siehe S. 579.

Prognose

► **Definitionen:**
- *Commotio spinalis:* Traumatisch bedingte spinale neurologische Symptomatik ohne strukturelle Läsion.
- *Contusio spinalis:* Strukturelle traumatische Rückenmarksläsion.
► **Prognostisch günstige Zeichen:**
- Verbliebene Restfunktion distal der Rückenmarksschädigung.
- Initial schnelle Rückbildung der Defizite.
► **Prognose des kompletten Querschnittsyndroms:**
- In etwa 3 % der Fälle teilweise Erholung innerhalb der ersten 24 h.
- Bei kompletter Querschnittsymptomatik über 24 – 72 h ist die Wahrscheinlichkeit einer Erholung 1 %.
- Prognose evtl. etwas besser nach Kortisontherapie (s.o.).
► **Prognose des inkompletten Querschnittsyndroms:**
- Etwa 90 % der Patienten mit Brown-Séquard-Syndrom erlangen wieder eine gewisse Selbständigkeit und Blasen- und Mastdarmkontrolle.
- Nach spinaler Kontusion ohne Hämatomyelie erreichen etwa 50 % Gehfähigkeit und autonome Kontrolle trotz bestehender Spastik. Die funktionelle Erholung der Feinmotorik (Arme/Hände) bleibt dagegen oft unzureichend.
- Bei anterioren spinalen Syndromen meist unbefriedigende Rückbildung.
► Eine frühe und konsequente spezielle Physiotherapie ist die wichtigste Voraussetzung für eine mögliche Rehabilitation.

Selbsthilfegruppe

► Fördergemeinschaft der Querschnittgelähmten in Deutschland e.V., Silcherstraße 15, D-67591 Mölsheim; Tel. 06243/5256, Fax 06243/905920, Internet: http://www.fgq.de

18.3 HWS-Schleudertrauma

Grundlagen

► **Definition:** Beschleunigungsverletzung der HWS (Distorsion) durch indirekte Einwirkung. Erstbeschreibung als „wiplash injury" im Jahre 1953, ein „Peitschenschlag"-Mechanismus ist aber unbewiesen. Es sollte daher besser die Bezeichnung HWS-Distorsion verwendet werden.
◪ *Hinweis:* Harmlose Distorsionen kommen wesentlich häufiger vor als schwere Verletzungen.

Einteilung und Klinik

▣ *Cave:* Der primärbehandelnde Arzt sollte gegenüber dem Patienten mit Aussagen zu gutachterlichen Fragestellungen zurückhaltend sein!

Tabelle 18.2 · Einteilung und Klinik des HWS-Schleudertraumas (Vorschlag)

| Kriterien | Ausprägung | | |
	Grad I (leicht)	Grad II (mittelschwer)	Grad III (schwer)
Klinik	oft erst nach freiem Intervall von 4 – 12(– 48) h HWS-Bewegungseinschränkung und Nackenschmerz, Fehlhaltung nach vorne und zur gesunden Seite. Kopfschmerzen (Spannungstyp, S. 279), evtl. Schwindel, Sehstörung, vegetative Symptome	wie I, aber *ohne* freies Intervall, zusätzlich sekundäre Haltungsinsuffizienz der HWS-Muskulatur, Dysphagie, Parästhesien in Arm oder Hand	wie II, aber *primäre* Haltungsinsuffizienz der HWS-Muskulatur. Evtl. zusätzlich motorische oder sensible zentrale/radikuläre/periphere Reizsymptome oder Ausfälle
Pathogenese	Gefügestörung durch Schädigung des spinalen Weichteilmantels, Zerrung der paraspinalen Muskulatur (Ödem, traumatische Entzündung)	zusätzlich evtl. Gelenkkapseleinrisse, retropharyngeales Hämatom, Gefäßdissektion	zusätzlich Ruptur von Diskus oder dorsalem Längsband, Wirbelfrakturen, Läsion von Myelon, Wurzel oder peripherem Nerven. Selten intrakranielle Hämatome!
Röntgen-HWS	evtl. Steilstellung	Steilstellung, evtl. kyphotischer Knick, Glissement (Wirbelgleiten)	Fehlstellung, evtl. Fraktur
Dauer der Symptomatik	< 4 Wochen	Monate	Monate bis Jahre
Anhaltswerte zur Arbeitsunfähigkeit	Tage bis 3 Wochen	bis 4 Wochen	> 1 Monat

Diagnostik

▣ *Cave:* Wegen des meist gutartigen Spontanverlaufes bei den häufigen leichten Fällen keine Überdiagnostik!

▶ **Klinische Untersuchung** – vor allem in Hinblick auf:
  - *Spinale Läsion*, z. B. bei Commotio oder Contusio spinalis.
  - *Wurzel- oder Plexusläsion. Cave:* Isolierte pseudoradikuläre Schmerzen und Parästhesien sind initial häufig, eine abwartende Haltung ist gerechtfertigt. Bei Paresen immer weiterführende Diagnostik!
  - *Gefäßdissektion:* Zentrale Ausfälle. Bei Karotisdissektion evtl. zusätzlich Horner-Syndrom, bei Vertebralisdissektion starke, in Hinterkopf ausstrahlende Schmerzen (S. 328).

▶ **Bildgebende Diagnostik:**
- *Obligat:* HWS-Röntgen in 2 (ggf. 4) Ebenen inkl. Dens-Darstellung und Funktions-aufnahmen (Ausschlussdiagnostik, als Folge einer stattgehabten Luxation evtl. Zeichen fehlender Funktionalität im Sinne einer Blockierung oder Doppelkontur der Wirbelkörperhinterkanten infolge Rotation).
- *Spinales MRT:* Wenn pathologische klinisch-neurologische Befunde vorliegen (Ausschluss bzw. Nachweis spinaler und extraspinaler, z. B. paravertebraler Einblutungen).
- *Kraniales CT oder MRT:* Wenn klinisch-neurologische Hinweise auf zerebrale Mit-beteiligung vorliegen (Ausschluss bzw. Nachweis einer intrakraniellen Einblutung, Ischämie bei Gefäßdissektion).

▶ **Chirurgisches/orthopädisches Konsil** bei Schleudertrauma Grad III.

Therapie

▶ **HWS-Schleudertrauma Grad I und II:**
- *Prinzipien:* Aufklärung, Patienten frühzeitig aktivieren, möglichst kurze Arbeits-unfähigkeit anstreben.
- *Initial* für etwa 24 h Entlastung des Halteapparates durch Camp-Kragen oder Schanz-Krawatte. Höhe der Zervikalstütze soll den Kopf diskret reklinieren (Kinn angehoben)!
- *Nach 24 – 48 h* Zervikalstütze tagsüber kurzfristig abnehmen, Intervall zügig stei-gern. Kriterium: Orientierung an den Beschwerden des Patienten! Nachts kann die Zervikalstütze zunächst weiter getragen werden. Maximale Tragedauer ins-gesamt nie > 14 Tage.
- Frühzeitig trockene (z. B. Rotlicht) oder feuchte Wärme (z. B. Fango).
- Ggf. zusätzlich Antiphlogistika (z. B. Diclofenac [S. 127], Ibuprofen [S. 127]).
- Frühe physiotherapeutische Übungsbehandlung mit isometrischen Spannungs-übungen und aktiven Bewegungsübungen. *Cave* keine Massagen, keine Trakti-onsbehandlung!

▶ **HWS-Schleudertrauma Grad III:** Die Behandlung richtet sich nach einer eventuell vorliegenden Komplikation (chirurgisches/orthopädisches Konsil!).

Chronifiziertes Spätstadium

▶ **Definition:** Persistierende Beschwerden über mehr als 6 Monate.
▶ **Mögliche Ursachen:** Organische Läsionen, psychodynamische Faktoren (z. B. post-traumatische Belastungsstörung, depressive Entwicklung, Entschädigungs- oder Rentenbegehren).
▶ **Diagnostik:** Interdisziplinär! (→ Neurologie, Orthopädie, Psychiatrie/Psychosoma-tik, Neuropsychologie, Radiologie).
▶ **Therapie:** Abhängig von der Ursache der Chronifizierung. In der Regel differenzier-te, interdisziplinäre Therapie mit Entspannungsverfahren, Physiotherapie, physika-lischer Therapie und Psychotherapie.

19 Entzündliche Erkrankungen des Nervensystems

19.1 Allgemeines

► **Definitionen:**
  • *Meningitis:* Entzündung der Hirnhäute.
  • *Enzephalitis:* Entzündung der Hirnhäute und des Hirngewebes.
► **Einteilung/Differenzialdiagnose anhand der „Kinetik" der Entwicklung der Symptomatik:**
  • *Akut:* Stunden bis Tage (z.B. bakterielle Entzündungen, Herpes-simplex-Enzephalitis → hier sofortiger Handlungsbedarf!).
  • *Subakut:* Tage bis mehrere Wochen (z.B. tuberkulöse Meningitis, septisch-embolische Herdenzephalitis, Neuroborreliose, Neurolues, Leptospirose, Neurobrucellose, Mykoplasmen-/Chlamydieninfektionen, Kryptokokkose, HIV-Enzephalitis, ZNS-Toxoplasmose).
  • *Chronisch:* Mehrere Wochen bis Monate (z.B. Neuroborreliose, tuberkulöse Meningitis, HIV-Enzephalitis, Neurozystizerkose, PML, SSPE, Creutzfeldt-Jakob-Krankheit).
► **Referenzzentren:** Wichtige Laboradressen siehe *www.rki.de/INFEKT/NRZ/NRZ.HTM.*
◨ *Hinweis zur Meldepflicht:* Laut § 6 des Infektionsschutzgesetzes besteht eine Meldepflicht bei einer bedrohlichen Krankheit bzw. bei Auftreten von ≥ 2 gleichartigen Erkrankungen, bei denen ein epidemischer Zusammenhang wahrscheinlich ist/vermutet wird und mit H.a. eine schwerwiegende Gefahr für die Allgemeinheit.

19.2 Bakterielle Meningitis/Meningoenzephalitis

Grundlagen

► Erregerspektrum: Tab. 19.1.
► **Ursachen, Ätiologie, Pathogenese:**
  • *Lokale Prozesse* (per continuitatem, direkt): Otitis media, Sinusitis, Mastoiditis, Tonsillitis, Zahnwurzelinfektion, Liquorfistel nach Schädel-Hirn-Trauma, neurochirurgischer Eingriff, Osteomyelitis.
  • *Hämatogen,* z.B. bei Pneumonie, Endokarditis, Shuntsysteme.

Tabelle 19.1 · Typisches Erregerspektrum bei bakteriellen ZNS-Infektionen

abhängig vom Alter:

Alter	typische Erreger
< 1 Monat	E. coli, β-hämolysierende Streptokokken der Gruppe B, Klebsiella, Enterobacter, Proteus mirabilis/vulgaris, Pseudomonas aeruginosa, Listeria monocytogenes
1 Monat – 6 Jahre	Pneumokokken, Haemophilus influenzae, Meningokokken
> 6 Jahre	Meningokokken, Pneumokokken, Listeria monocytogenes
> 60 Jahre	Pneumokokken, Listeria monocytogenes, gramnegative Bakterien

Tabelle 19.1 · Fortsetzung

abhängig von bestimmten prädisponierenden Faktoren:

prädisponierender Faktor	typische Erreger
posttraumatisch	Staph. aureus, Staph. epidermidis, Pneumokken, Haemophilus influenzae, Neisseria meningitidis; bei Liquorleckage aerobe gramnegative Bakterien (Enterobacter aerogenes, Serratia marcescens, E. coli, Pseudomonas aeruginosa)
postoperativ (neurochirürgische Eingriffe)	Staph. aureus, Staph. epidermidis, E. coli, Proteus mirabilis/vulgaris, Pseudomonas aeruginosa, Peptostreptokokken, Clostridien, Streptokokken

Immunsuppression:

– HIV-Infektion/AIDS (opportunistische Infektionen)	Toxoplasma gondii, Cryptococcus neoformans, Candida albicans, Listeria moncytogenes, Mycobacterium tuberculosis/avium-intracellulare
– Diabetes mellitus	Pneumokokken, Staphylokokken, Cryptococcus neoformans, gramnegative Bakterien
– Alkoholismus	Pneumokokken, Listeria monocytogenes
– Leukämie	gramnegative Bakterien, Staphylococcus aureus
– Lymphom	Listeria monocytogenes

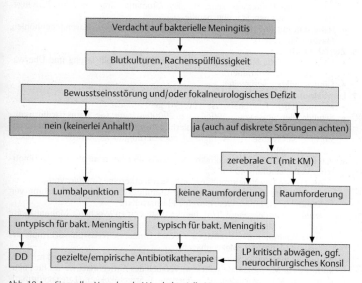

Abb. 19.1 · Sinnvolles Vorgehen bei V.a. bakterielle Meningitis

- **Immunsuppression** (prädisponierend), z.B. medikamentös, Diabetes mellitus, HIV-Infektion (AIDS), hämatologisch-onkologische Erkrankungen, Splenektomie, Alkohol-/Drogenabusus, chron. Niereninsuffizienz, Komplementdefekte.

Klinik

▶ **Reine Meningitis:** Hohes Fieber, Erbrechen, Kopfschmerzen, ausgeprägte Nackensteife, Lichtscheu, Hirnnerven-Ausfälle, vegetative Dysregulation (Blutdruck- und Herzfrequenzveränderungen).

▶ **Zusätzlich bei Befall des Kortex (Meningoenzephalitis):** Zunehmende Bewusstseinsstörung bis zum Koma, Entwicklung eines hirnorganischen Psychosyndroms, zerebrale Krampfanfälle.

> ◩ *Cave:* Es gibt auch atypische Verläufe *ohne* Meningismus, *ohne* Fieber und *ohne* massive Zellzahlerhöhung im Liquor („apurulente Meningitis")!

Notfall-Management

1. **Vitalparameter sichern.**
2. **Neurologische Untersuchung:** Typische Befunde s.o.
3. **Venösen Zugang legen:**
   A. *Blutkulturen abnehmen!*
   B. *Gleichzeitig Routinelabor abnehmen:* Blutbild (inkl. Differenzial-BB), CRP, BKS, Kreatinin, Gerinnung, Leberwerte.
4. **Rachenspülung → Spülflüssigkeit und ggf. Wundabstrich → Kultur.**
5. **Notfall-CCT:**
   - Indiziert bei Bewusstseinsstörung (GCS < 13) und/oder neurologischer Herdsymptomatik, rascher Bewusstseinsverschlechterung > 2 GCS-Punkte, Neisserien-typische Hautefloreszenz, Hemisymptomatik, Grand-mal-Anfall, Beuge-Streck-Synergismen, Stauungspapille.
   - Nativ und mit KM (Hirnabszess, Ödem?), Knochenfenster (Nasennebenhöhlen, Mastoid, Frakturen).
6. **Zwischenzeitlich:**
   - *Verlegung auf die Intensivstation organisieren* (zur Stabilisierung und Überwachung der Vitalfunktionen).
   - *Lumbalpunktion vorbereiten.*
7. **Lumbalpunktion/Liquordiagnostik:**
   - *Makroskopisch:* Typischerweise trüb, evtl. gelb verfärbt
   - *Befunde:* Pleozytose von > 500/µl bis zu 20000/µl (*cave:* sog. Status bacillosus ohne bzw. mit nur sehr geringer Zellzahlerhöhung möglich!), Protein ↑, Schrankenstörung, oft Glukose ↓ (< 40 mg/dl), Liquor-Serumglukose-Ratio (< 0,23), Laktat ↑ (> 3,8 mmol/l).
   - *Zytologie* (in 80–90% ist ein direkter Nachweis der Erreger möglich; bei antibiotischer Vorbehandlung 40–50%):
     - *Akut* (erste Tage): Neutrophile Phase (segmentkernige Granulozyten).
     - *Proliferationsphase:* segmentkernige Granulozyten fallen ab, Zunahme von Monozyten, Lymphozyten, einzelne Plasmazellen.
     - *Frühe Reparationsphase* (evtl. bereits erste beiden Wochen): Mononukleäre Phase (Lymphozyten, Plasmazellen, Makrophagen).
     - *Späte Reparationsphase* (ab der 2. Woche): Humorale Tertiärphase (Lymphozyten und Monozyten, Makrophagen).
   - *Nativ-Liquor in steriles Röhrchen und in Blutkulturflasche* (ca. 0,5 ml) und mit Blutkulturen zur Mikrobiologie schicken! Versuch des Antigennachweises für Pneumokokken, Meningokokken, H. influenzae, B-Streptokokken (Latexagglutination), Gramfärbung.

8. **Dexamethason 10 mg i. v., dann alle 6 h wiederholen:** Nur gesicherte Wirksamkeit bei Haemophilus-influenzae-Ty-B-Meningitis und bei Pneumokokken-Meningitis. Möglichst *vor* Antibiotikatherapie!

9. **Initiale Antibiotikatherapie ohne Erregernachweis** (*cave* wenn möglich immer erst LP + Blutkultur! Antibiotikatherapie *vor* LP nur dann, wenn diese nicht sofort durchführbar ist bzw. bei Indikationen für ein CCT [siehe Punkt 5]):

☐ *Cave:* Bei Zweifeln an der bakteriellen Genese (z. B. Zellzahl, Zellbild) evtl. begleitende Aciclovir-Therapie (S. 422)!

Tabelle 19.2 · Altersspezifische Antibiotika-Therapie

Alter	Antibiotika
Neugeborene	*Cefotaxim* (Claforan) 3 – 6 × 2 g/d i. v. **plus** *Ampicillin* 3 – 6 × 2 g/d i. v.
Kleinkinder/Kinder/ Jugendliche	*Ceftriaxon* (Rocephin) 1 × 2 – 4 g/d i. v. **oder** *Cefotaxim* (Claforan)] 3 – 6 × 2 g/d i. v. Penicillin G bei Hinweisen auf eine Meningokokkenerkrankung (Meningitis + Petechien)
Erwachsene – gesund	*Ceftriaxon* (Rocephin) 1 × 2 – 4 g/d i. v. **oder** *Cefotaxim* (Claforan)] 3 – 6 × 2 g/d i. v. **plus** *Ampicillin* 3 – 6 × 2 g/d i. v. (wegen der Listerienlücke der Cephalosporine der 3. Generation)
Erwachsene – Immunsuppression und septische Verläufe	*Ceftriaxon* (Rocephin) 1 × 2 – 4 g/d i. v. **oder** *Cefotaxim* (Claforan)] 3 – 6 × 2 g/d i. v. **plus** *Ampicillin* 3 – 6 × 2 g/d i. v. **plus** Aminoglycosid
Erwachsene – Ventrikulitis/ Meningitis nach/bei Liquordrainage sowie bei nosokomialer Meningitis	*Vancomycin* 2 × 1 g/d i. v. **oder** *Linezolid* 2 × 600 mg/d p. o./i. v.

bei Cephalosporin-Allergie Meropenem + Vancomycin *oder* Linezolid

10. **Symptomatische Therapie:**
    * *Analgetisch:* Bei Bedarf z. B. Paracetamol oder ASS 500 mg (S. 125).
    * *Antikonvulsiv:* S. 542.
    * *Bei Hirndruck:* S. 725.
    * *Bei Vasospasmus* ggf. Nimodipingabe (s. S. 349).
    * Frühzeitig parenterale Ernährung.
    * Kontrollierte Flüssigkeits- und Elektrolytzufuhr.
11. **Eventuelle Umstellung der Antibiotikatherapie bei bekanntem Erreger** (s. Tab. 19.3) oder bei fehlendem Rückgang der Liquorpleozytose (Kontrollpunktion).
    ☐ *Kontrollpunktion:*
    * Bei fehlenden Kontraindikationen erste Kontroll-LP Liquorpunktion nach 24 h (→ im Liquor mikroskopisch/kulturell noch Bakterien nachweisbar?). Die Zellzahl kann noch ansteigen, sollte dann aber abfallen; Laktat ist häufig über mehrere Tage deutlich erhöht.
    * Bei Kontraindikationen ist die klinische Symptomatik (Besserung?) der entscheidende Kontrollparameter.
    ☐ *Merke:* Innerhalb von zwei Tagen sollte es zu einer deutlichen klinischen Besserung kommen! Wenn nicht Therapie überprüfen + Herdsuche intensivieren!

Entzündliche Erkrankungen des Nervensystems

Tabelle 19.3 · Erregerspezifische Auswahl geeigneter Antibiotika

Erreger	1. Wahl	2. Wahl
Staphylococcus aureus (Methicillin-sensibel)	Flucloxacillin	Vancomycin + Rifampicin *oder* Fosfomycin + Rifampicin
Staphylococcus areus (Methicillinresistent oder koagulasenegativ)	Vancomycin	Linezolid *oder* Rifampicin + Fosfomycin
Streptokokken der Gruppe B	Penicillin G	Ceftriaxon *oder* Cefotaxim
Streptococcus pneumoniae	Ceftriaxon *oder* Cefotaxim	Ampicillin
Hämophilus influenzae B	Ceftriaxon *oder* Cefotaxim	Ampicillin + Chloramphenicol
Neisseria meningitidis	Penicillin G *oder* Ampicillin	Ceftriaxon *oder* Cefotaxim, Vancomycin
Listeria monocytogenes	Ampicillin	Cotrimoxazol
Enterobakterien (z. B. E. coli)	Ceftriaxon *oder* Cefotaxim	Meropenem (*oder* Mezlocillin *oder* Piperacillin + Aminoglykosid[1] *oder* Aztreonam)
Pseudomonas aeruginosa	Ceftazidim	Meropenem (*oder* Ciprofloxacin)

[1] Netilmicin (wenn möglich intrathekal verabreicht)

Tabelle 19.4 · Dosierung der verwendeten Antibiotika

Antibiotikum (Handelsname)	Tagesdosis (i. v.)	Intervall
Penicillin G (Penicillin)	20 – 30 Mio. IE	alle 4 – 6 h
Ampicillin (Binotal)	12 – 15 g	alle 4 – 6
Cefotaxim (Claforan)	6 – 12 g	alle 8 h
Ceftazidim (Fortum)	6 g	alle 8 h
Ceftriaxon (Rocephin)	4 g	alle 12 – 24 h
Meropenem (Meronem)	6 g	alle 8 h
Fosfomycin (Infectofos)	15 g (bis zu 3 × 8 g)	alle 8 h
Rifampicin (Rifa)	600 mg	alle 24 h
Vancomycin	2 g	alle 6 – 12 h
Ciprofloxacin (Ciprobay)	1200 mg	alle 8 h
Linezolid (Zyvoxid)	1200 mg	alle 12 h

12. Zusatz-Diagnostik zur Fokussuche + eventuelle kausale Therapie:

- *Kranielles MRT:* Zur Darstellung entzündlicher intrazerebraler/meningealer Läsionen bzw. vaskulärer Komplikationen (z. B. vaskulitische Parenchymveränderungen).
- *Röntgen-Thorax:* Pneumonie?
- *Röntgen-Schädel,* wenn CCT nicht eindeutig genug (Sinusitis, Mastoiditis, Frakturen?).
- *HNO-Konsil:* Rachen (Tonsillitis?), Ohr (Otitis?), Sinusitis?

- *Kardiologisches Konsil:* Transösophageales Echo (Endokarditis?).
- *Internistisches Konsil:* Oberbauch-Sono, ggf. CT (Abszesse?).

Komplikationen und Prognose

▶ **Komplikationen:** Hirnödem (S. 725), Arteriitis, Vasospasmus, Hydrocephalus are-sorptivus, Pyocephalus, Hirnabszess (S. 404), Hirnphlegmone, Subduralempyem, septische Sinusvenenthrombose (S. 354), Schock, disseminierte intravasale Gerinnung, ARDS, Pneumonie, Hörstörung.

▶ **Prognose:**
- *Letalität* (circa-Werte): Pneumokokken 20–30%, Meningokokken (Meningitis 5%, Sepsis > 25%), gramnegative Bakterien 15%, Hämophilus 5%.
- *Defektheilungen, Residuen:* Symptomatische Epilepsie (ca. 30%), andere (Paresen, Ataxie, Hydrozephalus, neuropsychologische Störungen, Hypakusis) in ca. 20% der Fälle.

Spezielle Verlaufsformen

▶ **Pneumokokkenmeningitis:**
- *Erreger, Pathogenese:* Streptococcus pneumoniae. Häufig bei chronischem Alkoholabusus, nach Splenektomie, Diabetes mellitus, Neoplasma. Meist hämatogene Infektion oder per contunitatem (z. B. bei Mastoiditis).
- *Klinik:* s. S. 398. Evtl. ausgedehnter Herpes labialis.
- *Diagnostik:* s. S. 400. Im Liquor und/oder Blut extrazelluläre, grampositive Diplokokken. Antigennachweis durch Latexagglutination.
- *Therapie:* s. Tab. 19.3.
- *Verlauf und Prognose:* Hohe Letalität (20–30%)!

▶ **Meningokokkenmeningitis:**
- *Erreger, Pathogenese:* Neisseria meningitidis (in Europa meist Serogruppe B/C; regelmäßig aus dem sog. Meningitisgürtel „eingeschleppte" Meningokokken anderer Serogruppen [z. B. A oder W 135]), häufig hämatogene Infektion nach Tröpfcheninfektion. Meist Kinder und junge Erwachsene betroffen.
- *Klinik:* s. S. 398. Möglicherweise Waterhouse-Friderichsen-Syndrom mit Schock, Verbrauchskoagulopathie, hämorrhagischem Exanthem, Purpura, Nekrosen, Nebennierenblutungen/-versagen.
- *Diagnostik:* s. S. 400, im Liquor und/oder Blut Nachweis von intazellulären, gramnegativen Diplokokken. Antigennachweis durch Latexagglutination.
- *Therapie:* Isolierung bis 24h nach Therapiebeginn, Hygienemaßnahmen! Möglichst frühzeitig Penicillin G 6 × 5 Mio. E/d i. v. oder Ceftriaxon 2 × 2 g/d i. v. für 7–10 d.
- *Prophylaxe:* Indiziert bei Personen mit engem Kontakt zur erkrankten Person bis zum 7. Tag nach letztem Kontakt: Rifampicin (z. B. Rifa, Rimactan) 600 mg p. o. alle 12 h für 2 Tage (Kinder < 12a 2 × 10 mg/kgKG/d p. o.) *oder* Ciprofloxacin (z. B. Ciprobay) 1 × 500 mg/d p. o. *oder* Ceftriaxon 1 × 250 mg i. v./i. m. (Kinder < 15a 1 × 125 mg i. v./i.m).
- *Schutzimpfung:* Aktuell gibt es keinen Impfstoff gegen die wichtigste Serogruppe B! Meningokokken-Impfung mit verfügbarem Impfstoff v.a. als Reiseimpfung, aber auch im Falle einer regionalen/lokalen Mengingokokken-Serotyp-C-Epidemie als Umgebungsimpfung (vergleichbar der Chemoprophylaxe).
- *Verlauf und Prognose:* In bis zu 10% der Fälle letaler Verlauf.

◼ **Meldepflicht:** Namentlich Verdacht, Erkrankung und Tod!

19.3 Hirnabszess

Grundlagen

► **Definition:** Umschriebene bakterielle Entzündung des Hirnparenchyms mit eitriger Einschmelzung des Gewebes und Abkapselung.

► **Ursachen:** Fortgeleitet (z.B. bei Otitis, Mastoiditis, Sinusitis, odontogen), hämatogen (z.B. bei Bronchiektasen, Pneumonie, Endokarditis, Rechts-Links-Shunt), posttraumatisch nach offenem SHT (u.U. erst nach Jahren!), nach neurochirurgischen Operationen, septischer Sinusvenenthrombose, bakterieller Meningitis, allgemeiner Abwehrschwäche (z.B. iatrogen, AIDS).

► **Erreger:** Häufig Streptokokken, seltener Staphylokokken, Bacteroides spp. und andere Anaerobier, Enterobakterien, Listerien, Aktinomyzeten, Nokardien, Pilze/Toxoplasmen/Amöben/Helminthen (*cave* bei Immunsuppression gehäuft!).

Klinik

► Häufig **akute/subakute** Entwicklung der Symptome:
  - Kopfschmerzen, Fieber, fokal-neurologische Zeichen (z.B. Paresen, Hirnnervenausfälle, Sensibilitätsstörungen).
  - Vigilanzminderung/Desorientiertheit, Übelkeit, Erbrechen, Meningismus, epileptische Anfälle, neuropsychologische Störungen.
► Selten **chronischer** Verlauf: s.o., aber kein Fieber.

Diagnostik

► **Neurologische Untersuchung:** Mögliche Befunde s. Klinik. Stauungspapille?
► **CCT** (Abb. 19.2):
  - *Reifer Abszess:* Typischerweise zentral hypodense, häufig an der Mark-Rinden-Grenze lokalisierte Läsion, die ringförmig Kontrastmittel anreichert und von ei-

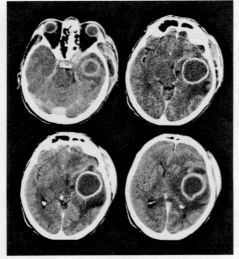

Abb. 19.2 · Hirnabszess temporal mit ringförmiger, weitgehend homogener KM-Aufnahme der Kapsel und deutlichem perifokalem Ödem (CCT nach KM)

nem raumfordernden, perifokalen Ödem umgeben ist (im Frühstadium meist nur unscharf begrenzt mit inhomogener oder auch fehlender KM-Anreicherung = Stadium der „Zerebritis").
- Hirndruckzeichen (für LP wichtig!)?
- Im Knochenfenster auf mögliche Ursachen achten (z. B. Defekte, Sinusitis).
▸ **Labor:** Meist nur unspezifische Entzündungszeichen (Leukozytose, CRP ↑). Immer Blutkulturen anlegen (die aber meist negativ sind; auch anaerobe!). Erregersuche.
▸ **Liquor:** (*Cave* bei Raumforderung mit intrakranieller Druckerhöhung kontraindiziert!) Häufig gemischtzellige Pleozytose („buntes Bild") und Proteinerhöhung, z. T. sogar unauffällig (10 – 30%); meist steril!
▸ **EEG:** Herdbefund?
▸ **Fokussuche:** s. S. 402.
▸ **Stereotaktische Biopsie bzw. Aspirationspunktion:** Immer bei ätiologisch unklaren Prozessen durchführen (Ausnahme: V. a. Toxoplasmose oder V. a. Helminthosen → Serologie!) und aerobe, anaerobe und ggf. (bei Abwehrschwäche) Pilz- und Mykobakterien-Kultur veranlassen.

Differenzialdiagnose

▸ Neoplasien (S. 358 ff.): Metastase, Glioblastom, Lymphom.
▸ Hirninfarkt im Stadium der Luxusperfusion (S. 306).
▸ Multiple Sklerose (S. 439): Große floride Plaque.
▸ Fokal-nekrotisierende Virusenzephalitis (v. a. Herpes-Enzephalitis, S. 422).

Therapie

▸ **Möglichst kausale Therapie:** Meist Kombination aus Chemotherapie und Operation (Punktion oder Exstirpation):
- *Chemotherapie* (Tab. 19.5): Dauer ca. 8 Wochen, regelmäßige (alle 2 Wochen) CCT-Kontrollen.
  - Im Frühstadium (noch ohne Ausbildung einer Abszesskapsel = Zerebritis).
  - Bei ungünstiger Abszesslokalisation bzw. mehreren Abszessen mit geringem Durchmesser; nur geringes neurologisches Defizit (evtl. kombiniert mit stereotaktischer Punktion); hohes OP-Risiko.
- *Chemotherapie + stereotaktische Punktion (Abszess-Drainage):* Bei progredientem neurologischem Defizit bei multiplen Abszessen > 1 – 2,5 cm Durchmesser bzw. für Exstirpation ungünstiger Abszesslokalisation, große oberflächliche Abszesse.
- *Chemotherapie + Kraniotomie (Exstirpation):* Indiziert bei Raumforderung mit Herniationsgefahr, Abszesskammerung, Gasbildung, Pilzabszess, fehlgeschlagener Aspiration (feste Konsistenz, Fremdkörper), Fisteln.
- *Therapie eines vorhandenen Fokus.*

Tabelle 19.5 · Chemotherapie bei Hirnabszess
....

bakterieller Hirnabszess (4 – 8 Wochen [je nach Ansprechen]): z. B. Ceftriaxon (Rocephin) 2×2 g/d i. v. *oder* Cefotaxim (Claforan) 3×2 g/d i. v. + Metronidazol (Clont) $3 – 4 \times 500$ mg/d i. v. + Vancomycin (2×1 g/d i. v.)

▣ *Hinweis:* wenn möglich Anpassung an Antibiogramm!

Pilzabszess s. S. 431

Protozoenabszess s. S. 432

Helminthose s. S. 434

Mykobakterienabszess s. S. 407

► **Symptomatische Therapie:**
- *Hirndrucktherapie* (vgl. S. 725): Dexamethason 4 – 6 × 4 mg i. v. (bei großem perifokalem, raumforderndem Ödem, multiplen Abszessen).
- *Antikonvulsive Therapie:* s. S. 542.

Prognose

► **Letalität:** 5 – 30%, abhängig vom neurologischen Status zum Zeitpunkt des Therapiebeginns.
► **Residualsymptomatik** (in > 30% der Fälle): Symptomatische Epilepsie (→ Therapie + Prophylaxe s. S. 542), Psychosyndrom, fokal-neurologisches Defizit.

19.4 Embolisch(-metastatische) Herdenzephalitis

Grundlagen

► **Definition, Pathogenese:** Bakterielle Enzephalitis, bei der die Erreger entweder metastatisch (bei Sepsis) oder in Form von bakterienhaltigen Mikroemboli (→ Ischämien durch septische Partikel) das Zentralnervensystem erreichen.
► **Erreger:** Meist Staphylo- oder Streptokokken, gramnegative Bakterien, selten Candida spp..
► **Ätiologie:** Floride Endokarditis, Immunsuppression, ZVK.

Klinik

► Symptome eines ischämischen Infarktes mit fokal-neurologischen Ausfällen (z. B. Aphasie, Hemiparese). Möglicherweise auch initial epileptischer Anfall.
► Meningitische Symptome: Kopfschmerzen, Meningismus, Fieber.
► Organisches Psychosyndrom, Bewusstseinsstörung.

Diagnostik

► **Klinische Untersuchung:** Neurologischer Status (mögliche Befunde s.o.), Herzgeräusch, Petechien, Osler-Knoten, Splenomegalie?
► **Labor:**
- Routinelabor (BSG ↑, Leukozytose), Urinstatus (Mikrohämaturie).
- Blutkulturen wiederholt anlegen! Prokalzitonin i.S. (s. S. 400).
► **MRT** (besser als CCT): Bei embolischer Genese Infarkte (möglicherweise hämorrhagisch), bei metastatischer Genese multiple Mikroabszesse.
► **Liquor:** Granulozytäre Pleozytose mit humoraler Entzündungsreaktion (intrathekale IgG-, IgA-Produktion), Glukose ↓, Eiweiß ↑, Laktat ↑. Auch Liquorkulturen anlegen!
► **Fokussuche** (Emboliequelle?): EKG, Echokardiographie (optimal: transösophageal [TEE] → Endokarditis?), Röntgen-Thorax, Oberbauchsono (Splenomegalie?).
► **EEG:** Herdbefund?

Differenzialdiagnose

► Intrakranielle Abszesse, andere Embolien (z. B. nichtbakteriell, Luft, Fett).
► Herpes-Enzephalitis (S. 422).
► Hirninfarkt (S. 306), Hirnblutungen (S. 338).
► Multiple Metastasen mit Meningitis neoplastica (S. 378).

Therapie

▶ **Antibiotisch:** Initial Fosfomycin (Fosfocin) 3 × 5 g/d i. v. *oder* Cefotaxim (z. B. Clafo-ran) 3 × 4 g/d i. v. + Metronidazol (Clont) 3 – 4 × 500 mg/d i. v.; evtl. Umstellung nach Antibiogramm.
▶ **Symptomatisch:** s. S. 400.

Prognose und Komplikationen

▶ **Komplikationen:** Intrazerebrale Blutungen, bakteriell-eitrige Meningitis, embolische (sog. mykotische) Aneurysmen mit SAB-Gefahr, Hirnabszess, retinale Blutungen.
▶ **Prognose:** Insgesamt schlecht mit einer Letalität bzw. neurologischen Residuen (symptomatische Epilepsie, fokal-neurologische Symptome) > 50 %.

19.5 Neurotuberkulose (tuberkulöse Meningitis)

Grundlagen

▶ **Erreger:** Mycobacterium tuberculosis, Mycobacterium bovis.
▶ **Formen:** Tuberkulöse Meningitis (80 %), Meningoenzephalitis, Myelitis, Tuberkulome.
▶ **Epidemiologie:** Inzidenz in Deutschland ca. 2/100000; ZNS-Tuberkulose in etwa 10 % der Tuberkuloseerkrankungen.
▶ **Ätiologie, Risikofaktoren:** Meist im postprimären Verlauf bei Abwehrschwäche durch Kortikoidtherapie, AIDS, Diabetes, Alkoholismus. Sehr selten per continuitatem bei tuberkulöser Otitis, Mastoiditis, Spondylitis.

Klinik

▶ **Allgemein** (meist als Prodromalphase für 2 – 8 Wochen): Fieber (auch subfebril), Nachtschweiß, Gewichtsverlust, Übelkeit.
▶ **Meningitis, Enzephalitis:** Kopfschmerzen, Meningismus, Bewusstseinsveränderungen bis zum Koma, Hirnnervenparesen, Hemisymptomatik, Ataxie, Chorea, Aphasie, epileptische Anfälle, Verwirrtheit, Desorientiertheit.
▶ **Komplikationen:** Hydrozephalus, Tuberkulome, Vaskulitis (ischämische Ereignisse), Abszess, spinale Beteiligung, SIADH (S. 728).

Diagnostik

▶ **Labor** (unspezifisch!): Leukozytose, BSG ↑, CRP ↑.
▶ **Erregernachweis:** Säurefeste Stäbchen in Magensaft, Sputum, Urin? Evtl. PCR.
▶ **Liquor** (initial und nach 24 h/6 Monaten/Absetzen der Tuberkulostatika):
  • *Pleozytose:* Meist < 500 (in Ausnahmefällen > 1000). Typischerweise „buntes" Zellbild = Granulo- + Mono- + Lymphozyten + Makrophagen, nach Therapiebeginn innerhalb einer Woche rein lymphozytär.
  • *Proteinerhöhung* auf 100 – 500 mg/dl (selten bis 2000 mg/dl).
  • *Glukose:* Liquorglukose < 50 % der Serumglukose (kann initial normal sein).
  • *Erregernachweis:* Ziehl-Neelsen-Färbung, Mikroskopie (unzuverlässig, positiv in höchstens 10 – 30 % der Fälle) + Kultur (Ergebnis erst nach 1 Monat, positiv in 50 %; bei Mehrfachkultur [> 4 ×] bis 70 – 80 %), PCR.
  ◪ *Hinweis:* Der Liquor kann bei Immunsuppression (z. B. AIDS, Kortisontherapie) unauffällig sein! Bei positiver Kultur immer Antibiogramm anstreben für langfristige Therapieplanung.
▶ **EEG:** Anfallsbereitschaft, Herdbefund?

- **Röntgen-Thorax:** Hilusverbreiterung, Verkalkungen, Primärkomplex?
- **CCT** (MRT): Insbesondere basale KM-Anreicherung der Meningen, Ischämien, Hydrozephalus, Tuberkulome (zunächst homogene KM-Aufnahme, später ringförmig), Abszess, ischämischer Infarkt durch Vaskulitis, bei chronischem Verlauf Granulationsgewebe im Bereich der basalen Meningen.
- **Meldepflicht:** Namentlich für den direkten Erregernachweis, Nachweis säurefester Stäbchen im Sputum und das Ergebnis der Resistenzbestimmung.

Differenzialdiagnose

- Kryptokokkose (S. 432), Listeriose (S. 415), virale Meningitis (S. 420), Neuroborreliose (S. 409), Neurobruzellose, Toxoplasmose (S. 432), Aspergillose (S. 432), Zystizerkose (S. 434).
- Septische Herdenzephalitis (S. 406), Leptospirose (S. 415), Neurolues (S. 413), Meningiosis neoplastica (S. 378), Neurosarkoidose (S. 437), Vaskulitis (S. 323).
- Parameningeal lokalisierte Infektion (z. B. subdurales Empyem).

Therapie

- **Tuberkulostatika:** Tab. 19.6.
- **Standardtherapie:**
  - *Monat 1 – 3(– 6):* Isoniazid + Rifampicin + Ethambutol (= *3-fach-Kombination*).
  - *Monat 4 (bzw. 7) – 12:* Isoniazid + Rifampicin.
- **Bei fortgeschrittener Erkrankung** (ausgedehnte Befunde im CCT/MRT, lange Anamnese):
  - Zusätzlich Pyrazinamid (= *4-fach-Kombination*).
  - *Oder* zusätzlich Pyrazinamid + Cycloserin (= *5-fach-Kombination*).
- **Begleitende Maßnahmen:**
  - *Vitamin B_6* 100 mg/d p. o. für die Dauer der INH-Therapie.
  - *Methylprednisolon* 4 – 16 mg/d p. o. für 2 – 4 Wochen (zur Hydrozephalus-Prophylaxe).
  - *Regelmäßige Kontrollen:* s. Tab. 19.6, klinisch-neurologisch, Bildgebung, Liquor.
  - *Therapie von Komplikationen:* Hydrozephalus (S. 300), Diabetes insipidus (S. 729), SIADH (S. 728), vaskulitisbedingte ischämische Attacken (TCD-Monitoring, ggf. Nimodipin [S. 349], kardiopulmonales Monitoring zur Optimierung der Perfusion).

Verlauf und Prognose

- **Letalität** ca. 10 – 20%, Defektheilungen in 20 – 50% der Fälle.

Sonderform: Atypische Mykobakteriosen

- **Erreger:** Mycobacterium-avium-Komplex (MAC).
- **Klinik, Diagnostik:** Oft granulomatöse Entzündung der Meningen (KM-Aufnahme im CCT/MRT).
- **Therapie:**
  - *4-fach-Kombination:* Rifampicin 600 mg/d p. o./i. v. + Clarithromycin 2×500 mg/d p. o. + Ethambutol 25 mg/kg KG p. o. + Streptomycin 0,75 – 1 g $\geq 3 \times$ pro Woche i. m.
  - *Dauer:* Rifampicin/Clarithromycin/Ethambutol mindestens 1 Jahr, Streptomycin mindestens 2 – 4 Monate.

Tabelle 19.6 · Tuberkulostatika

Wirkstoff (Handelsname)	Dosierung	NW/KI	Kontrollen
Isoniazid/INH (z. B. Isozid)	5 – 10 mg/kg KG/d p. o. Einzeldosis (max. 600 mg/d) + *Vitamin B$_6$* 100 mg/d p. o.	*NW:* Gastrointestinale Beschwerden, Polyneuropathie (Vit.-B$_6$-Antagonismus), Hautreaktionen, Blutbildveränderungen; *KI:* Akute Lebererkrankungen, Epilepsie, Psychosen, periphere Neuropathie, terminale Niereninsuffizienz	Blutbild, Transaminasen
Rifampicin (z. B. Rifa)	10 mg/kg KG/D p. o./i. v. Einzeldosis (max. 750 mg/d);	*NW:* Hautreaktionen, Muskel-/Gelenkschmerzen, Schwächegefühl, Schwindel/Ataxie, gastrointestinale Beschwerden, Leberfunktionsstörungen, Blutbildveränderungen; *KI:* Schwere Lebererkrankungen, Porphyrie, Schwangerschaft, Stillzeit	Blutbild, Transaminasen
Ethambutol (z. B. EMB-Fatol)	15 – 25 mg/kg KG/d p. o. in 4 Einzeldosen (max. 1600 mg/d);	*NW:* Optikusneuropathie, Hyperurikämie; *KI:* Bestehende Optikusschädigung	Harnsäure, Funduskopie (Augenarzt)
Pyrazinamid (z. B. Pyrafat)	35 mg/kg KG/d p. o. in 2 Dosen (max. 2 g/d);	*NW:* Gastrointestinale Beschwerden, Hyperurikämie, Fotosensibilisierung, Störungen der Hämatopoese, Lebertoxizität, Myalgien; *KI:* Schwere Leberfunktionsstörungen	Blutbild, Transaminasen, Harnsäure
Cycloserin	10 – 15 mg/kg KG/d p. o. in 2 – 3 Dosen (langsam aufdosieren);	*NW:* Gastrointestinale Beschwerden, Psychosyndrom, epileptische Anfälle, Tremor	

Alternativen (allerdings mit geringer tuberkulostatischer Wirkung):

Ethionamid	15 mg/kg KG/d p. o. in 3 Dosen	*NW:* Gastrointestinale Beschwerden, Lebertoxizität	
Thiacetazone	3 mg/kgKG/d p. o. in 3 Dosen (max. 150 mg/d);	*NW:* keine	

19.6 Neuroborreliose

Grundlagen

▸ **Erreger:** Borrelia burgdorferi sensu strictu, B. garinii (Hauptverursacher der Neuroborreliose), B. afzelii, B. japonica.
▸ **Epidemiologie:** Weltweite Verbreitung, Inzidenz/Prävalenz unklar.
▸ **Ätiologie:** Übertragung durch Zecken (auch die 2 mm große Nymphen, evtl. sogar die Larvenstadien [0,6 mm groß]) der Gattung Ixodes (v. a. Ixodes ricinus = Holzbock), meist jedoch erst etwa 12 – 24 h nach dem Stich.

Klinik

▶ **Stadieneinteilung:** s. Tab. 19.7.

Tabelle 19.7 · **Stadieneinteilung bei Borreliose**

Stadium	assoziierte Erkrankungen
„frühe" Erkrankung (Symptomdauer < 6 Monate)	
I (lokal)	– *Erythema migrans* (EM): immer größer werdender, 2 – 3 cm breiter rötlich bis blau-livider Ring mit zentraler Abblassung
II (disseminiert)	– *Allgemeinsymptome:* Fieber, Müdigkeit, Abgeschlagenheit, LK-Schwellungen
	– *Lymphadenosis cutis benigna:* Rötliche bis rötlich-livide Knoten meist am Ohrläppchen, Skrotum, Areola mammae
	– *akute Neuroborreliose:* s. u.
	– *sekundäre, weitere EM* (s. o.)
	– *akute Arthritis:* Meist Mono-/Oligoarthritis von Knie-/Sprung-/ Handgelenken mit Schmerz, Schwellung, Rötung, Erguss, Bewegungseinschränkung
	– *Karditis:* Rhythmusstörungen, v. a. AV-Block
„späte" Erkrankung (Symptomdauer > 6 Monate)	
III	– *chronische Neuroborreliose:* s. u.
	– *Arthritis:* s. Stadium II
	– *Myositis:* Typisch fokale Schmerzen und Paresen
	– *Acrodermatitis chronica atrophicans* (ACA): Meist assymmetrisch v. a. an Streckseiten in Frühphasen blau-livides Ödem, später blass und atrophisch
	– *Augenaffektion:* z. B. Konjunktivitis, Iridozyklitis, Uveitis, Episkleritis, Optikusneuritis, Chorioiditis

▶ **Akute Neuroborreliose** *(Leitsymptom Meningoradikuloneuritis – Garin-Bujadoux-Bannwarth-Syndrom):*
* *Meningitis* (klinisch eher selten): Meist leichtere, fluktuierende Kopfschmerzen.
* *Radikulitis* (4 – 6 Wochen nach Zeckenstich):
  – Starke, nächtlich betonte (v. a. Rücken-)Schmerzen, z.T. wandernd, polytop, pseudoradikulär mit fleckförmig verteilten Hypästhesien.
  – Im Verlauf asymmetrische, radikuläre Paresen (v. a. an den Beinen), in ca. 10 % Bauchwandparesen.
  – Hirnnervenparesen (ca. 60 % der Fälle): Periphere Fazialisparese (häufig bilateral!) > Vestibulocochlearisausfälle > Abduzensparese > andere Hirnnerven (sehr selten, für N. olfactorius noch nie beschrieben).
* *Myelitis:* Sehr selten (s. S. 585).
▶ **Chronische Neuroborreliose:**
* *Polyneuritis (Polyneuropathie):* Meist assoziiert mit einer ACA (Tab. 19.7). Progrediente, häufig asymmetrische PNP mit Brennen, Hyperpathie, Par-/ Hypästhesie. Eher selten atrophische Paresen.
* *Myelitis:* Spastisch-ataktische Gangstörung, Para- oder Tetraparese, Blasenentleerungsstörung.
* *Enzephalitis:* Bewusstseinsstörungen, epileptische Anfälle, Hemiparesen, Hemianopsie, Dysarthrie, Aphasie, extrapyramidale Bewegungsstörungen.
* *Enzephalomyelitis:* Evtl. schwierige Abgrenzung zur Multiplen Sklerose (S. 439): Kein schubförmiger Verlauf und höhere Liquor-Zellzahl.

Entzündliche Erkrankungen des Nervensystems

- *Zerebrale Vaskulitis:* Meist akute Symptomatik mit Ischämien im Bereich des Hirnstamms und des Thalamus.

Diagnostik

▶ **Serologie:**
- *Serum*-ELISA-Suchtest (hohe Sensitivität, aber geringe Spezifität!) → wenn positiv zur Bestätigung Immunoblot (Spezifität > 95 %). Bei negativem ELISA und dennoch bestehendem klinischem Verdacht evtl. *IgM-Immunoblot*veranlassen.
  - ◪ *Hinweise zur Interpretation:*
  - – Der ELISA-Suchtest kann im Frühstadium noch negativ sein! IgM-Antikörper sind frühestens nach 2–4 Wochen, IgG-Antikörper nach 3–6 Wochen nachweisbar.
  - – Serumtiter können auch nach erfolgreicher Therapie ansteigen oder persistieren; IgM-Antikörper können bei akuten Infektionen fehlen; es gibt Kreuzreaktionen bei CMV-/VZV-/EBV-Infektionen (deshalb immer Immunoblot anschließen)!
  - – Ergebnisse verschiedener Labors können aufgrund fehlender Standardisierung nicht miteinander verglichen werden!
  - – Borrelieninfektionen können klinisch inapparent verlaufen (trotz vorhandener Anti-Borrelien-Antikörper).
  - – Eine positive Serologie beweist nicht die Akuität der Infektion. Dies gelingt über die Erfassung einer Serokonversion, eines Titeranstiegs oder einer Zunahme der Bandenzahl im Immunoblot.
- *Liquor* (entscheidend zur Diagnosestellung bei Neuroborreliose!):
  - – *Lymphozytäre Pleozytose* (meist 100–300/µl) mit Plasmazellen und aktivierten Lymphozyten.
  - – *Gesamtprotein* ↑ (meist > 1000 mg/l), Albuminquotient ↑.
  - – *Intrathekale IgM-Synthese* (v. a. bei akuter Neuroborreliose) und/oder *IgG-/IgA-Synthese* (v. a. bei chronischer Neuroborreliose).
  - – *Nachweis spezifischer Anti-Borrelien-Antikörper:* Ermittlung des Antikörper-Index → ein Wert > 2 ist ein Hinweis auf intrathekale Synthese.
  - ◪ *Hinweis:* Bei fehlenden spezifischen Antikörpern in Liquor und Serum kann eine Neuroborreliose mit hoher Sicherheit ausgeschlossen werden! *Cave* Ausnahme Vaskulitis!
  - – *PCR:* Keine Routinediagnostik! Evtl. bei klinischem Verdacht trotz negativer Serologie, *cave* falsch-negative und falsch-positive Befunde!
▶ **MRT:** Indiziert bei Myelitis oder Enzephalitis (multiple KM-anreichernde Areale im Marklager parietal und frontal bds. sowie in den Stammganglien/Hirnstamm).
▶ **Angiographie:** Indiziert bei V.a. borrelieninduzierte zerebrale Vaskulitis (s.o.).
▶ **Elektrophysiologie:** Insgesamt wenig wegweisend, bei Polyneuropathie Hinweise auf axonale Schädigung.

Diagnosestellung (Tab. 19.8)

Tabelle 19.8 · Diagnostische Kriterien für eine Neuroborreliose

sichere Neuroborreliose: mit Diagnose vereinbare neurologische Symptomatik, andere Ursache ausgeschlossen + einer der folgenden Punkte mit Ja beantwortbar:
- – sicheres Erythema migrans
- – Lymphadenoma cutis benigna oder Acrodermatitis chronica atriophicans
- – spezifische AK in Liquor
- – andere typische Symptomatik/Befunde (z. B. Arthritis) + AK im Serum
- – Serokonversion bzw. mindestens 4-facher Anstieg des AK-Titers

Tabelle 19.8 · Fortsetzung

wahrscheinliche Neuroborreliose: mit Diagnose vereinbare neurologische Symptomatik +
- andere Ursache ausgeschlossen
- Serum-AK gegen Borellia burgdorferi

mögliche Neuroborreliose: mit Diagnose vereinbare neurologische Symptomatik, andere Ursache ausgeschlossen +
- Zeckenstich in Anamnese
- Reise/Aufenthalt in Endemiegebiet

Differenzialdiagnose

- ▶ **DD der akuten Neuroborreliose:** z.B. Akute Myelitis, Guillain-Barré-Syndrom, Cauda-Syndrom, Karpaltunnelsyndrom, Plexusneuritis, Wurzelkompression.
- ▶ **DD der chronischen Neuroborreliose:** z.B. zerebrale Vaskulitis, Sarkoidose, Multiple Sklerose, Myelitis, spinaler Tumor, zerebrale Ischämie, Polyneuropathie, psychiatrische Erkrankung.
- ▶ **Andere durch Zecken übertragene Infektionen:**
  - • *Ehrlichiose* [Ehrlichia chaffeensis, equi, phygocytophila]): Meist in den Sommermonaten auftretende Erkrankung.
    - – *Klinik:* Unspezifisch (grippeähnlicher Allgemeininfekt), selten (v.a. bei Immuninkompetenten) ZNS-Manifestation, Nierenbeteiligung, Lungenversagen (ARDS). Kein stadienhafter Verlauf wie bei der Borreliose.
    - – *Diagnostik:* Direkter Erregernachweis (Akutphase), intrathekale AK, PCR, Immunfluoreszenztest (Speziallabor!), Liquor (lymphozytär, selten granulozytär; normale Glukose, Protein ↑), Labor (Leukopenie, Thrombopenie, Transaminasen ↑).
    - – *Therapie:* Doxyzyklin 200 mg/d p.o. für 2–3 Wochen.
  - • *Babesiose* (Parasit Babesia spp.). Therapie: Chinin + Clindamycin.

Therapie

- ▶ **Neuroborreliose:**
  - • *Antibiotische Therapie:* Ceftriaxon (Rocephin) 1 × 2 g/d (50 mg/kgKG/d) i.v. *oder* Cefotaxim2 × 3 g/d (100 mg/kgKG/d) i.v. *Dauer:* 14–21 d. (Ggf. alternativ Pulstherapie *oder* längerfristige orale Therapie bei Problemfällen).
  - • *Kortikosteroide* (S. 136): Bei sekundär-vaskulitischen Manifestationen.
- ▶ **Hautmanifestationen:**
  - • *Erythema migrans:* Doxyzyklin 2 × 100 mg/d p.o. *Dauer:* 14–28 d; oder Amoxicillin 3 × 500 mg/d i.v./p.o. (Kinder 25–50 mg/kgKG/d i.v./p.o.). *Dauer:* 14–28 d.
  - • *Lymphadenosis cutis benigna:* Amoxicillin 3 × 1000 mg/d p.o. *oder* Cefuroxim 2 × 500 mg/d i.v. *Dauer:* 14–21 d.
  - • *Acrodermatitis chronica atrophicans:* Amoxicillin 2 × 1000 mg/d p.o. *Dauer:* 21 d; *oder* Ceftriaxon 1 × 2 g/d i.v. *Dauer:* 14–21 d.
- ▶ **Karditis:** Ceftriaxon (Rocephin) 1 × 2 g/d i.v. *Dauer:* 14–21 d; *oder* Cefotaxim 2 × 3 g/d i.v. *Dauer:* 14–21 d.
- ▶ **Arthritis:** Doxyzyklin 2 × 100 mg/d p.o. (21–28 d) *oder* Amoxicillin 3 × 1000 mg/d p.o. (21–28 d) *oder* Ceftriaxon (Rocephin) 1 × 2 g/d i.v. (14–21 d).

Verlauf und Prognose

▶ **Akute Neuroborreliose:** Auch ohne antibiotische Therapie meist rasche Besserung und Ausheilung.
▶ **Chronische Neuroborreliose:** Ausheilung nach Wochen bis Monaten, z.T. Defekt-heilungen.
▶ **In seltenen Fällen** Entwicklung eines depressiven Syndroms mit Fibromyalgie-ähnlichen Beschwerden, die nicht (erneut) antibiotisch behandelt werden sollten.

19.7 Neurosyphilis (Neurolues)

Grundlagen

▶ **Erreger, Pathogenese:** Treponema pallidum. Durch parasitäre Ausbeutung von Wirtszellen kommt es zu deren Destruktion (*keine* toxische Wirkung bzw. Toxinpro-duktion!). Zudem werden die Erreger vor dem Immunsystem des Wirtes maskiert (z.B. wirtseigenes Material an der Oberfläche angelagert).
▶ **Epidemiologie:** Inzidenz der Neuinfektion bei Männern zwischen 25 – 30 Jahren ca. 5 – 10/100000 (Frauen später, Inzidenz ca. 50% geringer).
▶ **Ätiologie:** Meist venerische Infektion (wichtige Risikofaktoren: Promiskuität, Alko-holabusus, Drogenkonsum).

Klinik und klinische Befunde

▶ **Frühsyphilis (Lues I und II):**
  ● *Primärstadium* (3.– 8. Woche post infectionem [p.i.]): Primäraffekt am Infektions-ort (ulzerierende Papel [Schanker], Schwellung der regionalen Lymphknoten). Meist keine ZNS-Affektion.
  ● *Sekundärstadium* (>6. Woche p.i.): Frühsyphilitische ZNS-Affektion (bei ca. 30% – „aseptische Meningitis"): Kopfschmerz, Liquorveränderungen, Übelkeit, selten Hirnnervenparesen (VIII, VII, III), Polyradikulitis v.a. der Hinterwurzeln; makulopapulöses Exanthem.
▶ **Latente Syphilis:** Symptomfreie Phase bei Erregerpersistenz nach Abheilung der Manifestationen der Frühsyphilis bis zum Auftreten der Spätsyphilis. Einteilung in *früh* = unter 2 Jahre p.i. und *spät* = über 2 Jahre p.i.
▶ **Spätsyphilis (Lues III und IV**, >3 Jahre post infectionem):
  ● *„Asymptomatische" Syphilis:* Isolierte Liquorveränderungen.
  ● *Meningovaskuläre Neurosyphilis* (Vaskulitis v.a. mittelkalibriger Gefäße, sog. Heubner-Vaskulitis):
    – *Initial:* Sehstörungen, Schwindel, apoplektiforme Mono-/Hemiparesen, Kopf-schmerzen, Sprach-/Hör-/Gangstörungen, psychotische Episoden.
    – *Im Verlauf:* Hirnnervenparesen, Hirnstammsyndrome, chronische Meiningitis, spinale/vestibuläre/kochleäre Syndrome, hirnorganische Psychosyndrome, epileptische Anfälle.
  ● *Syphilitische Amyotrophie:* Klinisch ähnlich der Amyotrophen Lateralsklerose (S. 481) oder spinalen Muskelatrophie (S. 485), jedoch wechselnde Progredienz und mit Sensibilitätsstörungen assoziiert.
  ● *Syphilitische spastische Spinalparalyse:* Klinik wie degenerative Spinalparalysen (S. 488), frühzeitig treten jedoch Blasenstörungen auf.
  ● *Progressive Paralyse* (chronisch-progrediente Enzephalitis; 10 – 20 Jahre nach Pri-märaffekt):
    – Wesensänderungen, Verwirrtheit, Aggressivität, psychotische Episoden.
    – Sprech- und Sprachstörungen, mimisches Beben.
    – Kopfschmerz, Schwindel, epileptische Anfälle.

- Pallhypästhesie, Pyramidenbahnzeichen.
- Pupillenstörungen, Hirnnervenausfälle.
- **Tabes dorsalis** (chronische Polyradikuloganglionitis):
  - Lanzinierende Schmerzen: Attackenförmig in die Beine einschießend.
  - Pupillenstörungen, z. B. Argyll-Robertson-Pupille (S. 228), Anisokorie.
  - Überstreckbarkeit von Knie- und Hüftgelenken, Gangunsicherheit (hochgradige Tiefensensibilitätsstörung; „Gehen wie auf Watte").
  - Miktionsstörungen (deafferentierte Blase), Optikusatrophie.
  - Hirnnervenparesen (v. a. N. V), Muskelatrophien.
  - Tabische Krisen: Abdominalkoliken mit heftigem Erbrechen.

Diagnostisches Vorgehen

1. **Suchtest im Blut:** TPHA-Test (evtl. zusätzlich auch VDRL-Test).
2. **Bestätigungstest im Blut:** FTA-Abs-Test ([IgM-]ELISA, Western-Blot).
   → *Aussage, wenn beide positiv:* Beweis für eine allgemeine Treponemeninfektion (*aber unklar sind:* Zeitpunkt, Aktivität und ob überhaupt Neurosyphilis!).
3. **Liquordiagnostik:**
   - *Zellzahl, Eiweiß* (in 50 – 60 % beides ↑), Laktat meist normal, Liquor-Serum-Quotient für Albumin (Schrankenstörung?) und IgG (intrathekale Prod.).
   - *Nachweis einer Neurosyphilis:* Suche nach intrathekal produzierten Treponema-pallidum-Antikörpern (ITpA):
     - *ITpA-Index* = [TPHA-IgG-Titer (Liquor) ÷ Gesamt-IgG (Liquor)]×[Gesamt-IgG (Serum) ÷ TPHA-IgG-Titer (Serum)].
     - *Beurteilung:* Normal 0,5 – 2,0. Werte > 2 sind ein H.a. eine spezifische AK-Synthese, Werte > 3 können als Beweis hierfür angesehen werden.
   → *Aussage, wenn positiver ITpA- (und IgG-)Index:* Beweis für eine vorliegende Neurosyphilis (*aber unklar:* Aktivität!).
4. **19S-IgM-FTA-Abs-Test im Blut + VDRL-Test im Blut:**
   → *Aussage, wenn positiv:* Aktive Erkrankung → Therapieindikation! Bei Unsicherheit zusätzlich Liquor (Pleozytose, VDRL?).
5. **Allgemeines Labor:** Routinelabor (Infektionszeichen, H.a. Organbeteiligung?).
6. **Bildgebende Verfahren:**
   - *CCT, MRT:* Ausschluss anderer ZNS-Affektionen, Atrophie? (frontotemporal bei progressiver Paralyse), Kleinhirnatrophie? (evtl. bei Tabes dorsalis), lakunäre Infarkte? (evtl. bei meningovaskulärer Neurosyphilis), Hydrozephalus?
   - *Röntgen-Thorax, Abdomen-Sono, evtl. CCT:* Ausschluss eines Aortenaneurysmas.
   - *Angiographie:* Nur indiziert bei V.a. zerebrales Aneurysma.
7. **Neurophysiologie:** EEG, AEP, VEP, SSEP, Blinkreflex, ggf. EMG, NLG.
□ **Meldepflicht:** Nicht namentlich bei Nachweis des Erregers.

Therapie

▶ **Indikationen:**
   - Nachweis treponemenspezifischer IgM-AK (19S-IgM-FTA-Abs-Test) in Serum und/oder Liquor (bei Liquorpleozytose).
   - Anstieg des IgM- oder IgG-Index.
▶ **Antibiotische Therapie:**
   - *1 Wahl: Penicillin G:* 6 × 4 Mio. IE/d i. v. für 14 Tage.
   - Oder (*2. Wahl,* auch i. v.): *Ceftriaxon* 1. Tag 2 × 2 g i. v., Tag 2 – 14 1(−2)× 2 g i. v.
   - Oder (*3. Wahl,* oral): *Procain-Penicillin* 2,4 Mio. IE 1 ×/d i. m. + Probenecid 4 × 500 mg p. o. für 14 Tage. Danach für 3 Wochen Procain-Penicillin 2,4 Mio. IE 1 ×/Woche i. m.
   - Oder (auch oral): *Doxycyclin* 4 × 200 mg/d p. o. für 4 Wochen.

■ *Cave:* Selten Jarisch-Herxheimer-Reaktion 24 – 48 h nach Therapiebeginn mit Fieber, Schüttelfrost, RR-Abfall, Tachykardie, Kopfschmerzen → Bettruhe, Antipyretikum, evtl. Prednison.

► **Symptomatisch:** Bei tabischen Krisen Versuch mit Carbamazepin (S. 548), bei epileptischen Anfällen s. S. 542.

► **Therapiekontrollen:** Liquorkontrollen nach 1 und 3 Monaten (Zellzahl?) sowie 1 und 5 Jahren (Eiweiß, IgM-AK-Titer?).

■ *Meldepflicht:* Nicht namentlich bei Nachweis des Erregers.

Verlauf und Prognose

► Bei rechtzeitiger Therapie insgesamt gut, bei Spätsyphilis häufig Defektheilungen.

19.8 Andere bakterielle Infektionen

Listeriose

► **Erreger:** Listeria monocytogenes.

► **Risikofaktoren:** Immunsuppression (Malignom, medikamentös, Leberzirrhose), Schwangerschaft, Genuss von Käse aus unpasteurisierter Milch.

► **Klinik:** Symptome einer bakteriellen Meningitis/Meningoenzephalitis (S. 398), in 10 % der Fälle Hirnstamm-/Kleinhirnenzephalitis mit nukleären Hirnnervenparesen (z. B. Ptosis, Doppelbilder, Schluckstörungen) und Ataxie, autonomen Störungen, Diabetes insipidus (S. 729).

► **Diagnostik:**
  • *CCT, besser MRT:* Hirnstammbeteiligung?
  • *Liquor:* Entzündungszeichen mit Liquorzellzahl > 300/μl (S. 381). Direkter Erregernachweis? Liquorkultur (kann negativ sein!).
  • *Blut:* Blutkulturen (!), Routinelabor (BSG ↑, Leukozytose).

► **Therapie:** Ampicillin (z. B. Binotal) 3 × 5 g und Gentamicin (z. B. Refobacin) 5 mg/kg KG/d i. v. für 3 – 4 Wochen.
  ■ *Cave:* Cephalosporine und Chinolone sind nicht wirksam!

► **Prognose:** Letalität insgesamt 5 – 50 % (abhängig von Vorerkrankungen).

■ *Meldepflicht:* Namentlich bei Nachweis des Erregers aus Blut, Liquor oder anderen normalerweise sterilen Substraten.

Q-Fieber

► **Erreger:** Coxiella burnetti.

► **Risikofaktoren:** Infektion durch kontaminierte Rohmilch oder Tiere (Ziegen, Rinder, Schafe) → Angestellte in Schlachtbetrieben, Landwirte, Tierärzte.

► **Klinik** (Ink.-Zeit 2 – 3 Wochen): Hohes Fieber, Kopfschmerzen, Husten/Thoraxschmerzen (Pneumonie), Diarrhö, Meningitis (S. 398), Enzephalitis, sog. Erreger-negative Endokarditis (→ septisch-embolische Hirninfarkte möglich).

► **Diagnostik:** Labor (BSG ↑, nur selten Leukozytose), Serologie (KBR).

► **Therapie:** Doxycyclin 2 × 100 mg/d p. o. für 3 Wochen.

► **Prognose:** Meist gut.

■ *Meldepflicht:* Namentlich bei Nachweis des Erregers und H.a. akute Infektion.

Leptospirose

► **Erreger:** Leptospiren (meist Leptospirosis als Erreger des Morbus Weil). Reservoir sind Ratten und Mäuse. Übertragung über Wasser, Urin oder Stuhl.

► **Risikopersonen:** Landwirte, Tierzüchter, Wassersportler, Laborpersonal.

► **Klinik:**
  • *Bakteriämische Phase (Tag 4 – 7):* Fieber, Schüttelfrost, Kopf-/Abdominal-/ Muskelschmerzen, Exanthem, Erbrechen, konjunktivale Blutungen.
  • *Phase der Organmanifestation und Immunphase (über 4 – 30 Tage):* Meist Nierenbeteiligung (Hämaturie, Proteinurie, Leukozyturie), fakultativ Leberbeteiligung (Ikterus), Meningitis, Enzephalitis, Myelitis, Hirnnervenparesen, Polyneuritis, Husten (Hämoptoe), Arthritis, Otitis, Orchitis, Prostatitis, Epididymitis.

► **Diagnostik:**
  • *Blut:* Neutrophilie, BSG ↑, Fibrinogen ↑, Transaminasen ↑, AP ↑, Kreatinin ↑.
  • *Liquor:* Pleozytose; initial granulozytär, später lymphozytär; fakultativ Eiweiß-/Laktaterhöhung.
  • *Erregernachweis:* Mikroskopie (Tag 1 – 4 Blut/Liquor, ab Tag 8 Urin), Kultur, Serologie (ab 2. Erkrankungswoche).

► **Therapie:**
  • *Kausal – Antibiotische Therapie (cave* möglichst früh beginnen, schon bei Verdacht innerhalb der ersten 4 – 7 Tage = bakteriämische Phase): Penicillin G 3 × 10 Mio. IE/d i. v. für 7 – 14 Tage *oder* Doxycyclin 2 × 100 mg/d p. o. für 10 Tage. *Cave* Jarisch-Herxheimer-Reaktion!
  • *Symptomatisch:* Überwachung des Flüssigkeits- und Elektrolythaushalts, bei Nierenversagen rechtzeitig Dialyse organisieren.

► **Prognose:** Meist gut bei rechtzeitiger Therapie; Letalität insgesamt ca. 10%.

◘ **Meldepflicht:** Namentlich bei Nachweis des Erregers und H.a. akute Infektion.

Tetanus

► **Erreger, Pathogenese:** Clostridium tetani. Die Erreger dringen über (Bagatell-)Verletzungen in den Körper ein. Pathogenetisches Prinzip ist das Tetanustoxin, das retrograd in Axonen zentripetal transportiert wird. Wirkung durch Störung der Transmitterfreisetzung an der Synapse (→ Hemmung hemmender Einflüsse → Spasmen, autonome Enthemmung).

► **Epidemiologie:** Inzidenz in Europa ca. 0,5/100000.

► **Risikofaktoren:** Mangelnder Impfschutz, mangelnde Hygiene

► **Klinik** (nach einer Inkubationszeit von wenigen Tagen bis Wochen oder Monate):
  • *Grippales Prodromalstadium:* Fieber, Abgeschlagenheit, Erbrechen, Kopfschmerzen.
  • *Lokaler Tetanus* (selten): Im Bereich der Wunde.
  • *Generalisierter Tetanus:* Bei vollem Bewusstsein schmerzhafte Tonuserhöhung und Krämpfe (durch externe Reize auslösbar), Risus sardonicus (Teufelsgrinsen), Trismus (Kiefersperre), Opisthotonus, Sprech- und Schluckunfähigkeit, Atemsuffizienz (*cave* Hypoxie!), autonome Störungen (Herzrhythmusstörungen, Herzfrequenzschwankungen, Schwankungen der Körpertemperatur, Schwitzen).

► **Diagnostik:** Typische Klinik, Toxinnachweis im Tierversuch (oft ohne Ergebnis!), EMG (andauernde Aktivität, silent period ↓), Liquor, Blutwerte (CK beobachten, *cave* Rhabdomyolyse!), Bildgebung ist unspezifisch verändert oder unauffällig.

► **Differenzialdiagnose:** Neuroleptika-induzierte Dystonien (Besserung durch 2 mg Biperiden = 1 Amp. Akineton i. v.), malignes Neuroleptikasyndrom (Anamnese!; S. 730), Strychninintoxikation (Besserung durch Barbituratgabe), Stiff-man-Syndrom (im EMG silent period erhalten, S. 708).

► **Therapie:**
  • „Kausal":
    – Tetanus-Immunglobulin (Tetagam): 3000 – 5000 IE/d i. m.
    – Chirurgische Sanierung der Eintrittspforte (Wundexzision o.ä.).
    – Metronidazol (Clont) 4 × 500 mg/d für 7 – 10 Tage *oder* Penicillin G 1 Mio. IE alle 6 h i. v. *oder* Doxyzyklin 2 × 100 mg/d p. o./i. v. für 10 – 14 Tage.

- *Symptomatisch:*
  - Reizabschirmung (Ruhe, Abdunkelung, Sedierung).
  - Intubation, besser Tracheotomie.
  - Analgosedierung (S. 722) nach Bedarf.
  - Relaxierung/antispastische Therapie: Midazolam 0,1 – 0,3 mg/kgKG/h i. v.; evtl. alternativ intrathekale Baclofen-Applikation (S. 145). Bei persisitierenden tetanischen Spasmen ggf. Muskelrelaxanzien (Pancuronium, Vecuronium).
  - Bei autonomen Störungen kombinierte α- und β-Blockierung, Betablocker (v. a. bei Tachykardie), Magnesium i. v.
  - Ausreichende Kalorienzufuhr (Gewichtskontrollen)!
- ► **Prognose:** Unbehandelt in 50 % letal (v. a. durch zerebrale Hypoxie und autonome Herz-Kreislauf-Dysregulation).

Botulismus

- ► **Erreger:** Clostidium botulinum (Anaerobier).
- ► **Pathogenese:** Erkrankung durch *Toxin*inokulation (Wundinfektion, Nahrungsmittelvergiftung) oder Toxinbildung im Patienten (infantiler und „infektiöser" Botulismus). *Toxinwirkung:* Blockade der Acetylcholinfreisetzung an motorischen Endplatten und postganglionären Synapsen des Parasympathikus (Sympathikus bei Schweißdrüsen) → relative Zunahme des Sympathikotonus.
- ► **Risikofaktoren:** Nahrungsmittelintoxikation (v. a. Konserven, Fisch), Wundinfektion (v. a. Erde, Holzsplitter), infantiler Botulismus (Säuglingsnahrung wie Honig, Sirup; Erdstaub, „infektiöser" Botulismus (Abdominal-OPs, gastrointestinale Infektionen, reduzierte Magensäureproduktion).
- ► **Klinik:**
  - ☒ *Hinweis:* Das Bewusstsein bleibt klar!
  - *Nahrungsmittelintoxikation* (anticholinerges Syndrom ca. 15 – 40 Stunden nach Inokulation des Toxins):
    - Gastrointestinal: Tenesmen, Diarrhö, Obstipation bis zum paralytischen Ileus.
    - Hirnnervenstörungen: Doppelbilder, Verschwommensehen, Näseln, Sprech-/Schluckstörungen, Mydriasis, Ptosis.
    - Generalisierte Paresen (bis zur Ateminsuffizienz), Muskeleigenreflexe ↓.
    - Vegetative Störungen: Trockener Mund, rote und trockene Augen, Mydriasis, Blasen-/Darmentleerungsstörungen.
    - Herz, Kreislauf: Hypotonie, Tachykardie, Extrasystolie, im EKG flaches T.
  - *Wundinfektion* (Inkubationszeitet ca. 7 d): Ähnlich (s. o.), aber ohne gastrointestinale Symptome.
  - *Infantiler Botulismus:* Schwäche, Trinkschwäche, Ptosis, Atemstörungen.
  - *„Infektiöser" B.:* Typische Symptome (s. o.), aber ohne Verletzung oder Verzehr „typischer" Nahrungsmittel. Dafür typische Risikofaktoren (s. o.).
- ► **Diagnostik:**
  - *Toxinnachweis (!)* ab 24 h bis 3 Wochen nach Ingestion im Tierversuch (mit Speiseresten, Mageninhalt, Stuhl, u. U. auch Serum).
  - *Labor:* Routinelabor, arterielle BGA.
  - *Liquor:* Proteinerhöhung.
  - *Elektroneurographie (cave* die Befunde sind nicht immer nachweisbar!):
    - Reduzierte MSAP-Amplituden als Hinweis auf axonale Schädigung.
    - Inkrement bei repetitiver Reizung (30 Hz) und/oder nach maximaler Willkürinnervation (S. 43).
  - *EKG.*
- ► **Differenzialdiagnosen:** Auszuschließen sind Guillain-Barré-Syndrom (Liquor), Miller-Fisher-Syndrom, Myasthenia gravis (Tensilon-Test), Vergiftungen (v. a. Organophosphate → [Fremd]anamnese), Hyopkaliämie (Labor).

► **Therapie:**

- _Intensivtherapie_ zur Überwachung der Vitalfunktionen! Laxanziengabe (_cave_ nicht bei bestehendem Ileus!), bei Ileus Metoclopramid 30–40 mg über 6–8 h i. v. _oder_ Pyridostigmin 25 mg + Dexpanthenol 2,5 g i. v. über 5 h.
- _Magen-Darm-Spülung_ unter strengsten Vorsichtsmaßnahmen (!) im Frühstadium von Nahrungsmittelintoxikationen (Magensonde und Darmrohr anlegen zur kontinuierlichen Entleerung des Gastrointestinaltraktes, ggf. wiederholt Aktivkohle).
- _Wundrevision + Penicillin G bei Wundinfektion:_ 10–20 Mio. IE/d i. v. für 10–12 Tage.
- _Antitoxin_ (_cave_ zuvor Allergie gegen Pferdeserum ausschließen mittels Intrakutan- oder Konjunktivaltest!): Zunächst 250 ml langsam i. v., danach weitere 250 ml über mehrere Stunden, danach bei schwerem klinischem Bild weitere 250 ml in 4–6 h.

  ▣ _Hinweis:_ Nur noch zirkulierendes Toxin wird neutralisiert, bereits bestehende Paresen bessern sich durch die Antitoxingabe nicht!

► **Prognose:** Letalität bei Nahrungsmittelintoxikation ca. 10 %, bei Wundinfektion ca. 13 %. Bei Überleben meist Symptomfreiheit nach ca. 6 Monaten.

▣ _Meldepflicht:_ Namentlich Verdacht, Erkrankung und Tod!

Morbus Whipple

► **Erreger, Pathogenese:** Tropheryma whippelii (Aktinomyzeten, grampositiv). Befall von Zellen der Darmschleimhaut, Mesenterialdrüsen, RES sowie entzündliche Herde im ZNS (histologisch PAS-positives Material in den betroffenen Zellen; chronisch-granulozytäre Enzephalitis).

► **Epidemiologie:** Meist 30.–60. Lebensjahr.

► **Klinik:**

- _Allgemein:_ Gelenkschmerzen (Polyarthritis), Abdominalschmerzen, Diarrhö, Malabsorption, Lymphknotenschwellungen, Fieber, Nachtschweiß, Gewichtsverlust, hypothalamische Störungen.
- _Neurologisch (in ca. 5–30 % der Fälle):_ Persönlichkeitsveränderung (Apathie, Merkfähigkeit ↓, u. U. dementielles Bild), Ataxie, supranukleäre Blickparese, extrapyramidalmotorische Störungen, okulomastikatorische Myorhythmie (mit ca. 1 Hz), Krampfanfälle, Myoklonien, hypothalamische Dysfunktion, Hirnnervenausfälle.

► **Diagnostik:**

- _MRT:_ Betroffene entzündliche Bezirke (Hirnparenchym, Hirnstamm) hyperintens (T2-Wichtung), vorzugsweise Befall der grauen Substanz, im Marklager relativ symmetrische Herde; _cave:_ Verwechslung mit vaskulären Läsionen möglich!
- _Labor:_ CRP ↑, BSG ↑, Leukozytose.
- _Liquor:_ Häufig unauffällig. Nachweis PAS-positiver Makrophagen in einem Drittel, PCR.
- _Biopsie (Dünndarm/Gehirn):_ Nachweis PAS-positiver Makrophagen bzw. PCR in etwa zwei Drittel.

► **Therapie:**

- _Woche 1 und 2:_ Penicillin G 30 Mio E/d i. m. + Streptomycin 1 g/d i. m. _oder_ Ceftriaxon 1×2 g/d i. v.
- _Woche 3–52 (–104 = 1–2 Jahre):_ Trimethoprim/Sulfamethoxazol $3 \times 160/800$ mg/d p. o.

► **Prognose:** Meist progredient. Bei rechtzeitiger Therapie Rückbildung möglich. Bei bis zu 40 % Rezidiv trotz antibiotischer Therapie.

Neurobrucellose

▶ **Erreger, Pathogenese:** Brucella spp. (v.a. B. melitensis, abortus Bang, suis), aerobe gramnegative, intrazellulär lebende Bakterien. Invasion via Schleimhäute bzw. Verletzungen der Hautverletzungen → regionale Lymphknoten und hämatogene Streuung (→ RES, Knochen/Gelenke, Blutgefäße, Myokard, ZNS).

▶ **Epidemiologie:** In bis zu 5% der Fälle von systemischen Brucellainfektionen ZNS-Infektion. Infektionsquellen: Ziege, Schaf, Schwein → Berufskrankheit bei Landwirten/, Tierärzten/Metzgern, Ziegenmilch (nicht pasteurisiert), Ziegenkäse. Vorkommen v.a. Vorderer Orient und Mittelmeerländer.

▶ **Klinik** (Neurobrucellose): Inkubationszeit Wochen bis > 1 Jahr. Akute/subakute Meningitis, Meningoenzephalitis, Hirnnervenneuritis, Hirninfarkt (aufgrund Endokarditis), Myelitis, Radikulitis, Pseudotumor cerebri, Spondylitis, Spondylodiszitis, Persönlichkeitsstörung, Depression.

▶ **Diagnostik:**
- *Labor:* Anämie, Leukopenie.
- *Erregernachweis, Serologie:* Blutkultur (in Spezialkulturmedien), ggf. Kultur eines Knochenmarkaspirat. Serologie v.a. bei chronischen, Verläufen sinnvoll.
- *Liquor:* Lymphozytäre Pleozytose, Glukose meist normal, Protein ↑.
- *Bildgebung:* Abhängig von Manifestation unspezifische Veränderungen. Ggf. Echokardiographie, Knochenszintigraphie.

▶ **Differenzialdiagnose:** Andere akute Meningitiden. Bei chronischen Verläufen: Neurotuberkulose, Kryptokokkenmeningitis, Neurosarkoidose, ZNS-Lymphom, ZNS-Toxoplasmose.

▶ **Therapie:** Doxycyclin 200 mg/d p.o. + Rifampicin 600 mg/d p.o. über bis zu 6 Monate. Erste 14 Tage zusätzlich Streptomycin ≤ 1 g/d i.m. *Alternative:* Dreifachtherapie mit Rifampicin, Doxycyclin und Ciprofloxacin.

▶ **Prognose:** In bis zu 10% Hypakusis und/oder Rezidiv.

▶ **Prophylaxe:** Expositionsprophylaxe (keine rohe Ziegenmilch, kein Käse aus nicht pasteurisierter Milch).

◪ *Meldepflicht:* Namentlich bei Nachweis des Erregers und H.a. akute Infektion.

Aktinomykose

▶ **Erreger, Pathogenese:** Actinomyces spp. – grampositive, **anaerobe** Stäbchenbakterien, nicht sporenbildend; meist im Rahmen von Mischinfektionen lokale Eiterung (Abszesse, Fisteln, Granulome).

▶ **Klinik:** Durch Abszesse neurologische Herdsymptome möglich.

▶ **Diagnostik:** CCT/MRT (Abszesselokalisation); Liquordiagnostik (mikroskopischer Erregernachweis.

▶ **Therapie:** Aminopenicillin (Tab. 19.4) oder Erythromycin 4 × 250 – 1000 mg/d p.o.) über 4 – 6 Wochen.

Nokardiose

▶ **Erreger, Pathogenese:** Nocardia spp. – grampositive, **aerobe** Stäbchenbakterien, nicht sporenbildend; Abszessbildung.

▶ **Klinik und Diagnostik:** siehe Aktinomykose; u.U. multiple Abszesse.

▶ **Therapie:** Cefotaxim 3 – 4 × 2 g/d i.v. oder Meropenem 3 × 2 g/d i.v.

19.9 Virale Meningitis

Grundlagen

▪ **Hinweis:** Viren sind die häufigste Ursache von Meningitiden!
► **Epidemiologie:** Inzidenz ca. 10 – 20/100000; jedoch häufig keine Diagnosestellung, deshalb hohe „Dunkelziffer".
► **Erreger** (in vielen Fällen nicht erkannt/nachgewiesen!):
  • *DNA-Viren:* Herpesviren (HSV 1 + 2, VZV, EBV, CMV, HHV 6 + 7, B-Virus), Adenoviren.
  • *RNA-Viren:* Picornaviren (Enteroviren: v.a. Coxsackie A + B, Echo), Paramyxoviren (Masern, Mumps, Parainfluenza), Orthomyxoviren (Influenza), Rhabdoviren (Rabies), Arenaviren (lymphozytäres Choriomeningitisvirus LCM), Retroviren (HIV, HTLV), Flaviviren (z. B. FSME), Togaviren, Bunyaviren, Reoviren.
► **Ursachen, Ätiologie:** Hämatogen oder – seltener – transneural (z. B. Herpes-simplex-Enzephalitis).

Klinik

► Fieber (ggf. biphasisch), meist erträgliche Kopfschmerzen, geringe Nackensteife, Lichtscheu, oft nur wenig beeinträchtigtes Allgemeinbefinden („grippaler Infekt") → im Vergleich zu bakterieller Meningitis weniger stark!
  ▪ **Hinweis:** Bei Immunsupprimierten, Säuglingen, Kleinkinder und alten Menschen tritt zum Teil kein meningitisches Syndrom auf!
  • Zu Begleitsymptomen als Hinweise auf den Erreger s. Tab. 19.9.

Tabelle 19.9 · Typische Begleitsymptome bei bestimmten viralen Meningitis-Erregern

Adenoviren (Meldepflicht!)	Konjunktivitis, Lymphadenopathie, Fieber, Pharyngitis, Rhinitis, atypische Pneumonie, Fieber
CMV	bei Immunkompetenten meist gutartig verlaufende Meningitis, bei Immunsupprimierten s. HIV/AIDS S. 427
Coxsackie A	Herpangina (kleine Bläschen auf Tonsillen, Gaumenbogen, Gaumen, Uvula, Zunge), Myokarditis (Klinik, EKG)
Coxsackie B	„Bornholm-Krankheit" mit Pleurodynie, Fieber, Myalgie, selten Myokarditis
Echo-Viren	Gastroenteritis, Konjunktivitis, Exanthem, Meningoenzephalitis, Leberbeteiligung
FSME	s. S. 423
HSV-1, HSV-2	s. S. 422
VZV	s. S. 424
Influenza-A- und -B-Virus, Parainfluenza	grippaler Infekt, Fieber, Arthralgien, Rhinitis, Pharyngitis, Bronchiolitis, Laryngotracheobronchitis
Masern	s. S. 425
Mumps	Parotitis, Orchitis, Pankreatitis, Meningitis
Parainfluenza	s.o. unter Influenza

Management bei Verdacht auf virale Meningitis

1. **Neurologische Untersuchung:** Typische Befunde s.o.
2. **Labor (Blut):** AK, Ig, Blutbild (Leukozyten normal oder erniedrigt!, keine Linksverschiebung), CRP (normal), Gerinnung (überwiegend normal), Bestimmung von Prokalzitonin i.s. (S. 400).
3. **CCT, MRT:** Meist unauffällig (zu Herpes-Enzephalitis s. S. 422); Ausschluss anderer Ursachen!
4. **Liquor:**
   * *Aussehen:* Klar, nie eitrig trüb!
   * *Zellzahl, Protein:* Pleozytose meist $< 1000/\mu l$ (20 – 1500; aber auch bis zu 3000 möglich!), Protein normal, meist < 1500 mg/l (selten 5000 mg/l).
   * *Glukose, Laktat:* Glukose Liquor/Serum-Quotient $> 60\%$, Laktat normal oder allenfalls leicht erhöht ($< 2,5$mmol/l).
   * *Zytologie:*
     – Akutstadium: Granulozytär ($> 50\%$; sehr kurz, zum Zeitpunkt der Diagnostik meist schon abgelaufen)!
     – Danach: Lymphozytäre Pleozytose mit aktivierten Lymphozyten und Plasmazellen.
   * *AK-Nachweis, AK-Index.*
   * *PCR:* Hohe Spezifität und Sensitivität, aber artefaktanfällig und auch teuer!
5. **EEG:** Unspezifische Objektivierung der zerebralen Funktionsstörung (H.a. auf Enzephalitis).
6. **Chemotherapie** (virustatische Therapie + Antibiotische Therapie):
   * *Aciclovir (Zovirax) 10 mg/kgKG über 1 Stunde i. v. alle 8 Stunden* – immer bis zum sicheren Ausschluss einer HSV- bzw. VZV-Enzephalitis.
   * *Antibiotikum* (z. B. Amoxicillin 3×2 g/d i. v.) initial zusätzlich bei unsicherer Abgrenzung gegen bakterielle Infektionen.
7. **Symptomatische Therapie:**
   * *Analgetika* (z. B. Paracetamol 4×500 mg/d p.o.), evtl. *Anfallsprophylaxe* (S. 542): Bei blander Meningitis ausreichend bzw. einzige therapeutische Option, in allen anderen Fällen zusätzlich.
   * *Intrakranielle Druckmessung und Hirndrucktherapie* bei zunehmender Vigilanzstörung (*cave* progredientes Hirnödem!).

Differenzialdiagnosen, Verlauf

► **Differenzialdiagnosen** (immer zu berücksichtigen): Listeriose, anbehandelte bakterielle Meningitis, Neurotuberkulose, Pilzmeningitis, Hirnabszess, Herdenzephalitis, Neurolues, Lymphom, Hirninfarkt, Reizpleozytose nach Lumbalpunktion oder ZNS-Operation.
► **Prognose, Verlauf:** In 90% der Fälle gutartiger Verlauf über 10 – 14 Tage (Meningitis), in 10% der Fälle protrahierter Verlauf.

19.10 Spezielle virale Meningoenzephalitiden

Grundlagen

► **Erreger:** s. Virale Meningitis S. 420
► **Klinik:** Fokal-neurologische Ausfälle, Psychosyndrom (z. B. nur in Form eines erhöhten Schlafbedürfnisses), Bewusstseinstrübung, epileptische Anfälle, Fieber (vgl. S. 398).
► **Diagnostisches Vorgehen:** siehe Virale Meningitis (s. o.).

Tabelle 19.10 · (aus Aktuelle Neurologie 2004; 31:159 – 169), Meyding-Lama-dé, Sellner, Martinez-Torres, Georg Thieme: Stuttgart)

Infektion	
– bakteriell	Hirnabszess, Endokarditis lenta, Tuberkulose, Lues, Mycoplasma pneumoniae, Morbus Whipple
– mykotisch	Kryptokokkose, Kandidose, Aspergillom
– parasitär	Malaria, Toxoplasmose, Zystizerkose, Trichinose
toxisch-allergisch	Schwermetalle, NSAR (Ibuprofen, Naproxen, ASS), Sulfamethoxazol, Trimethoprim, Isoniazid, Azathioprin, Cytosin-Arabinosid, Barbiturate, Reye-Syndrom
metabolische Erkrankungen	Elektrolytstörungen, hyper- oder hypoglykämisches Koma, akute Porphyrie, Phäochromozytom
systemische Erkrankungen	Sarkoidose, Kollagenose, Adrenoleukodystrophie
vaskuläre Erkrankungen	zerebraler Infarkt, Vaskulitis, SVT, Dissektion
Neoplasien	Filiae, paraneoplastische Enzephalitis, Meningeosis

▶ **Differenzialdiagnosen:** s. Tab. 19.10.
▶ **Therapie:** Wo möglich kausale Therapie; ansonsten symptomatische Therapie Intensivmedizin.

Herpes-simplex-Enzephalitis

▶ **Erreger, Pathogenese:** Meist durch Herpes-simplex-Virus Typ 1 (sehr selten Typ 2) verursachte nekrotisierend-hämorrhagische Enzephalitis mit Bevorzugung der Temporallappen (typisch: linksbetont, s.Abb. 19.3) und des limbischen Systems. Meist transneurale Ausbreitung (N. II).
▶ **Klinik, Verlauf** (typischerweise 2 Phasen):
  • *Prodromalphase* (1 – 4 Tage): Fieber, Kopfschmerzen, Appetitlosigkeit, Übelkeit, Erbrechen, Abgeschlagenheit, Müdigkeit („grippaler Infekt").
  • *Enzephalitische Phase:*
    – Neuropsychologische Symptome: Pseudopsychose, Verwirrtheit, Halluzinationen, Verhaltensstörungen, sensorische Aphasie (S. 202).
    – Geruchs- und/oder Geschmackssensationen.
    – Epileptische Anfälle (meist komplex-partiell, evtl. sekundär generalisiert, s.S. 531).
    – Bewusstseinsstörung bis zum Koma.
▶ **Diagnostik:**
  • *Liquor:* Befunde s. S. 421, evtl. auch Erythrozyten und Siderophagen. Erregernachweis mit PCR (ab 2. Tag positiv; *cave* in 10% der Fälle falsch-negativ!).
  • *EEG:* Allgemeinveränderung, evtl. Herdbefunde und/oder Zeichen erhöhter Krampfbereitschaft. Ab der 2. Krankheitswoche können periodische Komplexe über beiden Temporalregionen ableitbar sein.
  • *Bildgebung:*
    – MRT (bildgebendes Verfahren der Wahl zur Frühdiagnostik): v.a. in T$_2$- und FLAIR-Sequenzen hyperintense, u.U. raumfordernde Areale temporobasal (li > re) medial, parenchymales/meningeales KM-Enhancement möglich.
    ▶ *Hinweis:* Bei dringendem klinischem Verdacht (biphasischer Verlauf, typische Klinik) *möglichst sofort MRT* durchführen (bereits bei ersten Symptomen sind Läsionen erkennbar!)!

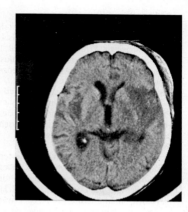

Abb. 19.3 · Herpes-Enzephalitis mit typischem Befall des Temporallappens linksbetont (CCT nativ)

- *CCT* (Abb. 19.3): Erst etwa ab dem 3. Tag nach den ersten neurologischen Symptomen temporobasal (li > re) hypodense Zonen, die sich nach kontralateral und frontal ausbreiten. Hyperdense Areale entstehen durch Einblutungen in nekrotische Bezirke → das CCT ist das bildgebende Verfahren der Wahl zur Verlaufskontrolle!
- *SPECT* (S. 111): Zeichen der Hyperperfusion.

▶ **Differenzialdiagnose:** Andere bakterielle oder virale Enzephalitiden (z. B. Herpeszoster), Abszess (S. 404), Hirnvenenthrombose (S. 350), Hirninfarkt (S. 306), Subduralhämatom (S. 354).

▶ **Therapie:**
- ◨ *Hinweis:* Immer bereits bei Verdacht Therapie einleiten!
- *Aciclovir* (Zovirax) 10 mg/kgKG über eine Stunde i. v. alle 8 Stunden für 10 – 14 Tage (*cave* langsam infundieren zum Schutz der Nieren!). Alternativmedikation *bei Aciclovirresistenz: Arabinosid* (Dauerinfusion 15 mg/kgKG) oder *Foscarnet* (zunächst Bolus 20 mg/kg KG i. v. über 30 min, anschließend Dauerinfusion 230 mg/ kgKG über 2 – 3 Wochen).
- Begleitend initial immer antibiotische Therapie, z. B. Amoxicillin 3 × 2 g/d p. o. bis zur endgültigen Abklärung. Kortisongabe kann evtl. Outcome verbessern!
- Allgemeine symptomatische Therapie (S. 421).

▶ **Prognose:** Unbehandelt meist letaler Verlauf, bei rechtzeitiger Aciclovir-Therapie Letalität 10 – 20 %, neurologische Defizite in ca. 30 % der Fälle.

Frühsommer-Meningoenzephalitis (FSME)

▶ **Erreger, Pathogenese:** Durch FSME-Flavivirus verursachte, meist durch Zeckenstiche in Endemiegebieten übertragene Meningoenzephalitis (*Endemiegebiete:* z. B. Bayern, Baden-Württemberg [Schwarzwald], Österreich, Elsaß, Ungarn, tschechische und slowakische Republik → aktuelle Übersicht im Internet unter www.rki.de/INFEKT/EPIBULL/2004/21_04.PDF oder www.zecke.de

▶ **Epidemiologie:** Erkrankungsrisiko in Endemiegebieten 1 ÷ 1000; erhöhtes Risiko bei Beschäftigten in der Land- und Forstwirtschaft.

▶ **Klinik** (nach einer Inkubationszeit von 7 – 21 Tagen): 2-gipfliger Verlauf, nach grippalem Prodromalstadium möglicherweise Übergang in Meningitis (S. 420), Enzephalitis (S. 420), Myelitis (S. 585), Radikulitis (S. 654).

▶ **Diagnostik:**
- Im Liquor Nachweis einer intrathekalen Immunglobulinproduktion, in Liquor und Serum Nachweis erregerspezifischer Antiköper (v. a. IgG und IgM). In der Frühphase ggf. Erregernachweis (PCR) Liquor, Rachenspülwasser.
- Bildgebende Diagnostik zum Ausschluss anderer Ursachen.
▶ **Differenzialdiagnosen:** Andere Virusenzephalitiden; die Myelitis ähnelt sehr stark einer Poliomyelitis (S. 585).
▶ **Therapie:** Symptomatisch (ggf. Intensivtherapie). Bei nicht definitiv ausgeschlossener HSV-Enzephalitis zusätzlich Aciclovir i. v. (S. 422).
▶ **Prognose:** Letalität 1 %, bei Meningitis Heilung, mögliche Residuen bei Enzephalitis (z. B. Paresen, Kopfschmerzen, psychische Auffälligkeiten, epileptische Anfälle), Myelitis und Radikulitis (Paresen).
▶ **Prophylaxe:**
- *Aktive Immunisierung* (mit inaktivierten Viren): Indiziert bei möglicher Exposition in einem Endemiegebiet (s. o.). Wegen Impfreaktionen und fraglicher Impfkomplikationen keine großzügige Indikationsstellung! Encepur Kinder (1–12. Lj.) oder Encepur Erwachsene (ab 12. Lj.).
- *Passive Immunisierung (ab 14. Lj.)* erwägen (!) *als Postexpositions-Prophylaxe* (bei Zeckenstich in einem Endemiegebiet max. 96 h nach dem *ersten* Stich) mit FSME-Hyperimmunglobulin; *cave:* Schutz deutlich niedriger als bei aktiver Immunisierung (nur 50–60 %) und ggf. krankheitserschwerende Effekte.
◻ **Meldepflicht:** Namentlich bei Nachweis des Erregers und H.a. akute Infektion.

Varizella-zoster-Virus-Infektion (Herpes zoster)

▶ **Erreger, Pathogenese:** Infektion durch Varizella-zoster-Virus (VZV). Meist als Reaktivierung einer persistierenden/latenten Infektion im Sinne einer Ganglionitis v. a. bei Immunsuppression (z. B. bei Malignom, HIV-Infektion) oder höherem Alter (> 60a).
▶ **Klinik:**
- *Gürtelrose (kutaner Zoster):* Bläschen in Dermatom(en) an Rumpf oder Extremitäten mit Schmerzen und Sensibilitätsstörungen – *Sonderformen:*
  - *Zoster ophthalmicus:* Manifestation im Versorgungsgebiet des 1. Trigeminusastes. Häufig Schmerzen 4–5 Tage vor Bläschen. *Cave* mögliche Komplikationen: Keratitis, Iritis, Skleritis, Chorioditis, Neuritis n. optici, Augenmuskelparesen, granulomatöse Angiitis des ZNS mit kontralateraler Hemisymptomatik (hohe Letalität!).
  - *Zoster oticus:* Bläschen an der Ohrmuschel oder im Gehörgang. *Cave* mögliche Komplikationen: VII-Parese, VIII-Affektion (Tinnitus, Schwindel, Hörverlust).
  - *Zoster haemorrhagicus:* Zoster mit Einblutungen in die Bläschen.
  - *Zoster sine herpete:* Zoster ohne Effloreszenzen (nur Sensibilitätsstörungen und Schmerzen).
- *Polyradikulitis:* Sehr selten, klinisch wie Guillain-Barré-Syndrom (S. 654).
- *Myelitis:* Sehr selten mit Harnverhalt, Paresen, Sensibilitätsstörung bis hin zu kompletter Querschnittsymptomatik (vgl. S. 208).
- *Enzephalitis:* Selten (vgl. S. 420).
- *Vaskulitis:* Siehe Zoster ophthalmicus (s. o.).
▶ **Diagnostik:**
- Klinisches Bild (!), Liquor (lymphozytäre Pleozytose); nur sehr selten fakultativ Erregernachweis (spezifische intrathekale AK-Produktion, PCR).
- Bei begründetem klinischem Verdacht Tumorsuche oder HIV-Test.
▶ **Therapie:**
- *Symptomatisch:* s. S. 421. Je nach klinischer Situation ggf. Intensivtherapie.
- *Virostatisch (am besten < 72h nach ersten Hauterscheinungen)* – Indikationen + differenziertes Vorgehen:

- *Immunsupprimierte Patienten, Patienten > 50a, Enzephalitis, Myelitis, komplizierte Fälle:* Aciclovir (Zovirax) 10 mg/kgKG über 60 min i. v. alle 8 h für mindestens 10 – 14 Tage (*cave* Dosisanpassung bei Niereninsuffizienz).
- *Andere:* Aciclovir (z. B. Zovirax) 5 × 800 mg p. o. bzw. 3 × 5 mg/kgKG/d i. v. *oder* Famciclovir (z. B. Famvir Zoster) 3 × 250 mg/d p. o. *oder* Valaciclovir (Valtrex) 3 × 1000 mg/d p. o. *oder* Brivudin (z. B. Helpin) 4 × 125 mg/d p. o. *Dauer:* Jeweils 7 Tage.
- Bei Meningoenzephalitis s. HSV-Enzephalitis S. 422.
- ■ *Hinweis:* Die virostatische Therapie auch beim unkomplizierten Zoster verkürzt die Virämiephase und die Erkrankungsdauer und reduziert die Gefahr einer Post-Zoster-Neuralgie (s. u.).

▶ **Prognose:** Unter adäquater Therapie gut.
▶ **Komplikation:**
  - *Post-Zoster-Neuralgie* (gehäuft bei Patienten > 60 Jahre, nach Zoster im Gesichtsbereich):
    - *Pathophysiologie:* Hämorrhagische Entzündung der Hinterwurzelganglienzellen mit Demyelinisierung der bemarkten Fasern bei Erhalt von C-Fasern führt zu Hypästhesie und Allodynie.
    - *Klinik:* Persistierende, attackenartige, brennende bzw. andauernd-bohrende Schmerzen > 4 Wochen über Abheilung der Bläschen hinaus.
    - *Therapie* (früh!): 1. Antidepressiva (Amitriptylin 10 – 25 mg/d, langsam steigern bis 150 mg/d); 2. Gabapentin (initial 300 mg/d, pro Woche um 300 – 600 mg/d steigern bis 3 × 800 mg/d), Carbamazepin, 3. Retardierte Opioide (z. B. Tramadol ret. 1 – 3 × 100 mg); 4. Lokale Substanzen, z. B. topische Capsaicin-Creme 0,025 – 0,75 % Lösung 4 – 5 × täglich (Dolenon Liniment) für 1 – 3 Wochen oder lokalanästhethische Creme (z. B. EMLA-Creme). Ggf. Sympathikusblockaden, DREZ, TENS, Akupunktur.
  - *Persistierende Hypalgesie* (Anaesthesia dolorosa) oder Hypästhesie.

Zytomegalievirus (CMV)-Enzephalitis

▶ **Erreger, Pathogenese:** Infektion durch das Zytomegalievirus (CMV). Meist als opportunistische Infektion des ZNS bei immunsupprimierten Patienten.
▶ **Klinik:** Meningoenzephalitis (S. 420), nekrotisierende Ventrikulitis, Myelitis (S. 585), Radikulitis (S. 654).
▶ **Diagnostik:**
  - *MRT:* Periventrikuläres und subependymales Enhancement (evtl. gyrale Anomalien bei Infektionen in der Gestationsphase).
  - *Labor:* Virusisolierung im Urin, PCR aus EDTA-Blut.
  - *Liquor:* PCR, Virusisolierung, CMV-IgM.
  - *Ophthalmologisches Konsil:* Retinitis?
▶ **Therapie:**
  - Ganciclovir (Cymeven) 2 × 5 mg/kgKG/d langsam i. v. für 3 Wochen. *NW:* KM-Depression, gastrointestinale und ZNS-Symptome.
  - Alternativ (evtl. additiv): Foscarnet (Foscavir) 3 × 60 mg/kgKG/d langsam i. v. für 3 Wochen. *NW:* Übelkeit, nephrotoxisch, ZNS-Symptome.

Masern-assoziierte Infektionen

▶ **Akute demyelinisierende Masern-Enzephalomyelitis:**
  - *Grundlagen, Klinik:* Autoimmunologische Enzephalitis (wie ADEM S. 449) innerhalb der 1. Woche nach Auftreten des Exanthems (1 ÷ 1000 Infektionen) mit epileptischen Anfällen, Fieberschüben, Verhaltensstörungen und fokal-neurologischen Ausfällen.

- *Diagnostik:* Klinik, Serologie (Anti-Masernvirus-IgM und -IgG in Serum ↑), Liquor (unspezifisch, s. ADEM S. 449), MRT unspezifisch, EEG.
- *Therapie:* Symptomatisch, keine gesicherte (kausale) Therapie.
- *Prognose:* Häufig Residualsymptomatik, in ca. 15% letal.
- ◪ *Meldepflicht:* Namentlich Verdacht, Erkrankung und Tod.

► **Subakute sklerosierende Panenzephalitis (SSPE):**
  - *Grundlagen:* Überwiegend bei Kindern/Jugendlichen (m ÷ f = 3 ÷ 1) auftretende Enzephalitis nach früher Maserninfektion (Risiko 1 ÷ 1 Mio.).
  - *Klinik:* Zunächst intellektueller Abbau, fremdartiges Verhalten, psychische Veränderungen, Visusstörungen. Im Verlauf epileptische Anfälle und extrapyramidalmotorische Störungen (Myoklonien). Später zunehmende Dezerebration.
  - *Diagnostik:*
    - Liquor: Erhöhte Index-Werte für IgG und Masern-Antikörper, masernspezifische oligoklonale Banden.
    - EEG: Periodische (alle 3–12 sek), bilaterale und synchrone δ-Aktivität (sog. Rademecker-Komplexe).
    - MRT: Atrophien, Läsionen periventrikulär, kortikal, im Stammganglien- Pons- und Kleinhirnbereich.
  - *Therapie, Prognose:* Keine kausale Therapie, letal innerhalb von wenigen Monaten bis Jahren.

Tollwut (Lyssa, Rabies)

► **Erreger, Pathogenese:** Das weltweit endemische Rabiesvirus wird durch frischen Speichel (Biss) übertragen.
► **Klinik** (Inkubationszeit 1–2 Monate; *cave* selten bis zu mehreren Jahren!):
  - *Prodromalphase:* „Grippaler Infekt", Schmerzen und Parästhesein im Bereich der Bisswunde.
  - *Exzitationsphase* („rasende Wut"; 80%): Angst, Unruhe, Schlundkrämpfe, Opisthotonus, Speichelfluss, Hydrophobie, Schwitzen.
  - *Paralyse-Stadium* („stille Wut"; 20%): Schlaffe Paresen, Apathie, Bewusstseinsstörung, Atem- und Kreislaufdysregulation.
► **Diagnostik:** Erregernachweis (Speichel, Liquor, Urin), Serologie (AK-Bestimmung, Liquor (evtl. Pleozytose, Schrankenstörung), EEG.
► **Differenzialdiagnose:** Tetanus (S. 416), Neuroleptika-Intoxikation, Psychose, Poliomyelitis (S. 585), Delir (S. 263), Guillain-Barré-Syndrom (S. 654).
► **Therapie:**
  - Symptomatische Intensivtherapie.
  - Postexpositionelle Prophylaxe bei penetrierenden Bissverletzungen bzw. Kontakt von Schleimhäuten mit Speichel: Ausgedehnte Wundreinigung mit Seife und Polividon, aktive Immunisierung (1 ml Vakzine [Rabivac] an Tag 0/3/7/14/28/90 i. m.) + passive Immunisierung (1 × 20 IE/kg KG Tollwut-Immunglobulin < 72 h), 50% um Bissstelle, 50% i. m.
► **Prognose:** Auch bei manifester Erkrankung durch Kombination von intensivmedizinischer und komplexer antiviraler Therapie Überleben möglich.
◪ *Meldepflicht:* Namentlich Verdacht, Erregernachweis, Erkrankung und Tod.

Akute Poliomyelitis (Enterovirus-Infektion)

► Siehe S. 585.

Progressive multifokale Leukenzephalopathie (PML)

▶ **Erreger, Pathogenese:** Opportunistische JC-Virus-Infektion (Polyomavirus) der Oligodendrozyten bei Immunsuppression (AIDS, Malignom, iatrogen).

▶ **Klinik:** Progrediente Paresen, Gangstörung, Sprach-/Sprechstörungen, kortikale Sehstörungen, Wesensveränderungen, Sensibilitätsstörungen, kognitive Leistungseinbußen, okulomotorische Störungen, epileptische Anfälle. Im Spätstadium Demenz, Ataxie, Tetraparese

▶ **Diagnostik:**
- *MRT:* In T2w hyperintense, subkortikal und/oder periventrikulär gelegene, nicht raumfordernde Herde; in T1w hypo- oder isointens. Meist kein Gadolinium-Enhancement.
- *Liquor:* Meist unauffällig, bei klinischem Verdacht JC-Virus-PCR (Sensitivität ca. 80 %, Spezifität ca. 95 %) oder intrathekale JC-VP1-AK. Immer auch HIV- und CMV-PCR zur differenzialdiagnostischen Abgrenzung.
- *Labor:* Meist unauffällig.
- *Hirnbiopsie:* In Einzelfällen zur Diagnosestellung, wenn mit Klinik, MRT und JC-Virus-PCR/-AK keine ausreichende Diagnosesicherheit besteht (multifokale demyelinisierende Plaques, meist *kein* entzündliches Infiltrat). Vor allem auch zur Abgrenzung behandelbarer Erkrankungen (Toxoplasmose, Lymphom).

▶ **Differenzialdiagnose:** v.a. durch HIV verursachte Demyelinisierung.

▶ **Therapie:** Keine wirksame Therapie bekannt. Einzelfallberichte über Erfolge mit Cidofovir (Viride), aber in Studien nicht bestätigt; Interferon alpha subkutan; auch Cytarabin in Studien nicht wirksam. Bei AIDS ist eine optimale antiretrovirale Therapie von entscheidender Bedeutung (HAART = hochaktive antiretrovirale Therapie).

▶ **Prognose:** Infaust. Meist Tod innerhalb weniger Wochen bis Monate.

19.11 HIV-Infektion und AIDS

Grundlagen

▶ **Erreger, Pathogenese:** HIV-Virus Typ 1 oder 2, Übertragung via Blutkontakt (z.B. Sexualkontakt, parenteral, diaplazentar, perinatal). Folge ist ein zellulärer Immundefekt (v.a. der T-Helfer-Zellen).

▶ **Klassifikation und Stadien** (Center of Disease Control CDC, 1993):
- *Kategorie A* (akute Infektion): Nach einer Inkubationszeit von 1–3 Wochen kommt es zur akuten Erkrankung mit grippeähnlicher Symptomatik (Fieber, Schwitzen, Glieder-/Muskelschmerzen, Erbrechen, Durchfälle, Kopfschmerzen, makulöses Exanthem). Lymphknotenschwellungen und Pharyngitis können an eine Mononukleose erinnern. Die akuten Symptome klingen innerhalb von 1–2 Wochen wieder ab. In diesem Stadium kann eine persistierende generalisierte Lymphknotenschwellung (PGL) auftreten. Komplikationen sind selten (z.B. Meningoenzephalitis, s.u.) und klingen spontan ab.
  - ☑ *Hinweis:* Der HIV-Antikörper-Test ist im akuten Stadium der Erkrankung häufig noch negativ!
- *Kategorie B* (symptomatisches Stadium, jedoch keine AIDS-definierenden Erkrankungen): Fieber > 38,5° C, Diarrhö > 1 Monat, oropharyngeale/vulvovaginale Candida-Infektion, zervikale Dysplasien/Carcinoma in situ, orale Haarzellleukoplakie, Herpes zoster mehrerer Dermatome, idiopathische thrombozytopenische Purpura, Listeriose, Entzündungen im Bereich des kleinen Beckens, periphere Neuropathie.
- *Kategorie C* (AIDS-definierende Erkrankungen): Candida-Infektion von Ösophagus, Trachea, Bronchien, Lungen; HIV-Enzephalopathie; chronische Herpes-simplex-Virus-bedingte Ulzera/Bronchitis/Pneumonie/Ösophagitis; Histoplasmose;

Isopsoridiasis; Kaposi-Sarkom; Kokzidioidomykose; Kryptokokkose; Kryptosporidiose; Lymphome; Infektionen mit atypischen Mykobakterien; Tuberkulose; Pneumocystis-carinii-Pneumonie; rezidivierende Pneumonien; Progressive multifokale Leukenzephalopathie; rezidivierende Salmonellen-Septikämie; ZNS-Toxoplasmose; Wasting-Syndrom; Zervixkarzinom; CMV-Infektion (generalisiert, Retinitis).

Neurologische Manifestationen

▶ **Primäre neurologische Manifestationen:**
- *Enzephalopathie:* Meist in späteren Stadien mit v. a. psychischen Auffälligkeiten (Apathie, Interessenverlust, Gedächtnisstörungen, Konzentrationsstörungen → *AIDS-Demenz-Komplex*), z. T. mit Koordinations- und Gangstörungen. Meist chronisch progredient.
- *Akute Meningitis/Meningoenzephalitis:* Oft früh nach Infektion auftretend, meist gutartiger Verlauf mit Kopfschmerzen, Lichtscheu, z. T. Hirnnervenparesen.
- *Myelopathie:* Milde (Reflexsteigerungen, Pyramidenbahnzeichen) und sehr ernste Verläufe mit spastischer Paraparese und Inkontinenz sind möglich. Meist langsam progredient u. U. bis zur Paraplegie.
- *Periphere Neuropathie:* Distal-symmetrische sensomotorische PNP (meist in späteren Stadien und langsam progredient); CIDP, Mononeuritis multiplex, GBS (meist in asymptomatischen Frühstadien).
- *Myopathie:* Meist subakut beginnende Polymyositis mit (schmerzhafter) Muskelschwäche. Spontanremissionen sind möglich, oft chronisch.
- *Autonome Störung:* Blasen-, Schweißsekretionsstörungen, orthostatische Hypotonie, Impotenz.

▶ **Sekundäre neurologische Manifestationen:**
- *Opportunistische ZNS-Infektionen:* Protozoen (Toxoplasmose), Pilze (Kryptokokkose, Aspergillose, Kandidose), Viren (Herpes-simplex-Enzephalitis, Varizellazoster, Zytomegalie), Mykobakterien (atypische, Tuberkulose), Bakterien (Lues, Listerien).
- *Progressive multifokale Leukenzephalopathie (PML):* s. S. 427.
- *Malignome:* ZNS-Lymphom (S. 376), Kaposi-Sarkom.

Diagnostik

▶ **Serologie:**
- *Primär* ELISA-Test zum Nachweis von HIV-Antikörpern, wenn positiv WesternBlot als Bestätigungstest. Wenn positiv erneut im ELISA kontrollieren. *Cave* meist sind Antikörper erst 1–3(−6) Monate nach Primärinfektion nachweisbar! (früher: HIV-PCR oder ggf. noch HIV-p24-Antigen i. S.).
- *Bei neurologischen Symptomen* auch AK-Nachweis im Liquor; ggf. PCR.

▶ **Immunstatus:**
- *Lymphozytensubpopulationen:* T-Helferzellen ($=CD_4=T_4$), T-Suppressorzellen ($=CD_8=T_8$). Normwerte: $CD_4 > 1000/\mu l$, $CD_4/CD_8(T_4/T_8)$-Verhältnis $= 1,4–2,0$ (vgl. Tab. 19.11).
- *„Viruslast":* HIV-RNA-Kopien/ml Plasma bzw. Virusäquivalente/ml Plasma zur Therapie- und Verlaufskontrolle sowie als Prognoseparameter.
- *Bestimmung des Status der zellvermittelten Immunität* durch Messung der Reaktion vom verzögerten Typ (Multitest Mérieux).

▶ **Liquor:** Serologie s.o.; meist lymphozytäres Zellbild und/oder Eiweißerhöhung. Bei opportunistischen Infektionen entsprechende Befunde.

▶ **CCT, MRT:** Immer zur Objektivierung einer zerebralen Funktionsstörung bzw. zum Ausschluss kausal therapierbarer Erkrankungen.

Tabelle 19.11 · CDC-Stadieneinteilung der HIV-Infektion (1993)

CD4-Zellen/µl	Kategorie A	Kategorie B	Kategorie C
≥ 500	A 1	B 1	C 1
200 – 499	A 2	B 2	C 2
< 200	A 3	B 3	C 3

Stadium I = A1, A 2 und B 1
Stadium II = A 3, B2 und B 3
Stadium III = C 1 bis C 3

► **Neurophysiologie:** EEG (Herd, Allgemeinveränderung, erhöhte Anfallsbereitschaft?), EMG/NLG (bei peripherneurologischer Symptomatik). Bei autonomen Störungen s. S. 79.
► **Labor:** Routinelabor inkl. BSG, Blutbild, Differenzialblutbild, Transaminasen, aP, Kreatinin, Elektrophorese, Immunglobuline quantitativ, Hepatitis-, Toxoplasmose-, CMV-Serologie, TPHA-Test, Urinstatus.
► EKG, Abdomensonographie, Röntgen-Thorax, Funduskopie.
🔲 *Meldepflicht:* Nicht namentlich bei Nachweis des Erregers.

Therapie

► Einleitung spezieller Therapiemaßnahmen durch erfahrene Zentren unter Berücksichtigung des Krankheits-Stadiums. Aktuelle Empfehlungen unter *www.hiv.net.*; siehe auch Deutsche Neuro-AIDS Arbeitsgemeinschaft e.V. (DNAA) – *www.dnaa.de*
► **Antivirale Therapie:**
  • *Wirkung:* Nur anitretroviral wirksam (keine Viruselimination!).
  • *Therapiebeginn* (Empfehlungen uneinheitlich): Abhängig von CD4-Zellzahl (< 350/µl), RNA-Kopien/ml Plasma (> 30000) und Klinik, stets bei HIV-Enzephalopathie.
  • *Kontrolluntersuchungen:* Regelmäßig v.a. CD4-Zellzahl bestimmen und Virusquantifizierung zur Abschätzung des Behandlungserfolgs.
  • *Medikamente* (z zur Vermeidung von Resistenzbildungen Kombinationstherapie – meist Dreierkombination): Tab. 19.12.

Tabelle 19.12 · Antiretrovirale Medikamente (nach Hahn)

Substanz/Handelsname	Dosierung z. B.	Neurologische Nebenwirkungen
Nukleosid-analoge Reverse-Transkriptase-Inhibitoren (NRTI)		
ABC = Abacavir* (Ziagen)	2 × 300 mg/d	Exanthem, Fieber, gastrointestinale Beschwerden
AZT = Zidovudin (Retrovir)	2 × 250 mg/d p. o., bei Enzephalopathie 3 × 250 mg	Kopfschmerz, Myopathie (Absetzen), psychiatrische Störungen
DDC = Zalcitabin (Hivid)	3 × 0,75 mg/d p. o.	Polyneuropathie (Reduktion oder Absetzen, symptomatische Therapie)
DDI = Didanosin* (Videx)	initial 2 × 200 mg/d p. o.	Polyneuropathie (s. o.)
D4 T = Stavudin (Zerit)	2 × 20 – 40 mg/d p. o.	Polyneuropathie (s. o.)

* Liquorgängigkeit nachgewiesen

***Tabelle 19.12* · Fortsetzung**

Substanz/Handelsname	Dosierung z. B.	Neurologische Nebenwirkungen
Nukleosid-analoge Reverse-Transkriptase-Inhibitoren (NRTI), Forts.		
3 TC = Lamivudin (Epivir)	2 × 150 mg/d p. o.	Kopfschmerzen
TDF = Tenofovir (Viread)	1 × 245 mg/d p. o.	Diarrhö, Übelkeit, Erbrechen, Hypophosphatämie, Flatulenz
Nicht-Nukleosid-analoge Reverse-Transkriptase-Inhibitoren (NNRTI)		
Delavirdin (Rescriptor)	3 × 400 mg/d p. o.	Unterschiedliche psychiatrische Symptome
EFV = Evafirenz* (Stocrin, Sustiva)	1 × 600 mg/d	initial Schwindel, Schlaflosigkeit, Exanthem
NVP = Nevirapin (Viramune)	1 – 2 × 200 mg p. o.	Psychiatrische Symptome
Proteaseinhibitoren (PI)		
APV = Amprenavir (Agenerase)	2 × 1200 mg/d	Diarrhö, Exanthem, Übelkeit
IDV = Indinavir* (Crixivan)	3 × 800 mg/d p. o.	Psychiatrische Symptome
LPV/r = Lopinavir/Ritonavir* (Kaletra)	2 × 400 | 100 mg/d p. o.	Diarrhö, Pankreatitis, Übelkeit, Kopfschmerzen, Transaminasenerhöhung
NFV = Nelfinavir (Viracept)	3 × 750 mg p. o.	Psychiatrische Symptome, Kopfschmerzen
RTV = Ritonavir (Norvir)	2 × 600 mg/d p. o.	Psychiatrische Symptome, Kopfschmerzen
SQV = Saquinavir (Invirase)	3 × 600 mg/d p. o.	Psychiatrische Symptome, Kopfschmerzen
Fusionsinhibitoren		
Enfuvirtide (Fuzeon); wirkt nur bei HIV-1-Infektion!	2 × 90 mg/d s. c.	Hautreaktion an der Injektionsstelle, psychiatrische Symptome

* Liquorgängigkeit nachgewiesen

▶ **Medikamentöse Prophylaxe opportunistischer Infektionen:**
- *Pneumocystis-carinii-Pneumonie* (PCP): Pentamidin (Pentacarinat) 300 mg 4-wöchentlich als Inhalation bei abgelaufener PCP oder $CD_4 < 250/\mu l$.
- *Toxoplasmose-Prophylaxe* mit Pyrimethamin/Sulfadiazin (Dosierung S. 433) bei positiver Toxoplasmose-Serologie und $CD_4 < 100/\mu l$.

▶ **Psychosoziale Betreuung** (z. B. durch Beratungsstellen).

◨ *Meldepflicht:* Nicht namentlich bei Nachweis des Erregers.

19.12 Pilzinfektionen

Allgemeine Übersicht

▶ **Erreger, Pathogenese:** Hefepilze (Candida spp., Cryptococcus neoformans) und Schimmelpilze (Aspergillus spp.), die meist über eine lokale Infektion erst später hämatogen in das ZNS vordringen.

▶ **Epidemiologie:** Inzidenz ca. 60/100000. Hauptrisikofaktor ist v. a. eine Immunsuppression (z. B. Malignom, Transplantation, post-OP, Trauma, immunsuppressive Therapie, chronischer Drogenabusus).

▶ **Diagnostik:**
- *Liquor:*
  - Vorwiegend lymphozytäre Pleozytose von einigen hundert Zellen/μl.
  - Erhöhtes Gesamtprotein.
  - Nachweis autochthon intrathekal produzierter Immunglobuline.
  - Kulturell: Mindestens 5 ml einschicken!
  - Mikroskopisch: Seltener positiv (Giemsa- oder Tuschefärbung).
- *Bildgebung:* Primär CCT → Abszedierungen, Raumforderungen?

▶ **Antimykotische Therapie:**
- *Amphotericin B* (z. B. Amphomoronal 100 mg/ml Susp., 100 mg/Tbl., 50 mg/Fl.):
  - *Wirkungsspektrum:* Candida, Aspergillus, Cryptococcus.
  - *Kontraindikationen:* Schwere Leber- und Nierenfunktionsstörungen.
  - *Nebenwirkungen:* Nephrotoxizität (meist reversibel; bis zum akuten Nierenversagen), Hepatotoxizität, Arrhythmien, Thrombophlebitis, Fieber, Übelkeit, Exanthem, BB-Veränderungen.
  - ▶ *Hinweis:* Regelmäßig Kontrollen von Kreatinin, Harnstoff-Stickstoff, Transaminasen, Blutbild, Elektrolyten.
  - *Dosierung* (i. v.): 1 × 0,25 – 1 mg/kg KG zunächst in 50 ml Glukose 5% auflösen, anschließend in 250 ml 10%ige Fettlösung (Intralipid, Lipovenös) aufnehmen und über 4 h infundieren. → *Initialdosis* 0,25 mg/kg KG; über die nächsten 3 Tage bis auf 0,75 – 1 mg/kg KG steigern.
  - ▶ *Liposomales Amphotericin B (Ambisome):* Soll gegenüber der Standard-Präparation eine niedrigere Nebenwirkungsrate haben, ist aber um ein Vielfaches teurer.
- *Fluconazol* (z. B. Diflucan i. v. 100/200/400 mg; besser verträglich als Amphotericin B):
  - *Wirkungsspektrum:* Candida albicans, Kryptokokken. *Unzureichend gegen* Candida krusei, glabrata, Aspergillus spp.
  - *Kontraindikationen:* Schwere Leberfunktionsstörungen.
  - *Nebenwirkungen:* Transaminasenanstieg, gastrointestinale Beschwerden, Exanthem, Schwindel, Krämpfe.
  - *Dosierung:* Tag 1 400 mg, dann 1 × 200 – 400 (max. 800) mg/d i. v.
- *Flucytosin* (z. B. Ancotil 2,5 g/Fl.):
  - *Kontraindikationen:* Schwangerschaft, Allergie.
  - *Nebenwirkungen:* Anämie, Leukopenie, Thrombozytopenie, Hepatotoxizität mit Transaminasenanstieg, gastrointestinale Beschwerden, ZNS-Störungen.
  - ▶ *Hinweis:* Regelmäßig Kontrollen von Kreatinin(-Clearance), Blutbild, Transaminasen (zu Beginn täglich, später 2 ×/Woche).
  - *Dosierung:*
  - → Standarddosis 35 – 50 mg/kg KG alle 6 Stunden als Kurzinfusion über 20 – 40 min. Bei Niereninsuffizienz Dosisanpassung!
  - → Kombination mit Amphotericin B (zur Wirkungsverstärkung, indiziert bei Aspergillose, Kryptokokkose, subakuten und chron. Infektionen [Meningoenzephalitis, Endokarditis, Candida-Uveitis]): Standarddosis Flucytosin (s. o.) + ca. 50 % der normalen Amphotericin B-Dosis (s. o.).

▶ *Hinweis:* Infusionslösungen getrennt verabreichen!
► **Therapiedauer:** Je nach klinischer Situation *und* Besserung des Liquorbefundes.

Spezielle Formen

► **Kryptokokkose** (häufigste Pilzinfektion des ZNS!):
- *Klinik:* Zunächst Allgemeinsymptome (Kopfschmerzen, Fieber, Diarrhö) mit schleichender Entwicklung meningitischer/enzephalitischer Symptome (Hirnnervenparesen, Doppelbilder, Paresen, Anfälle, Aphasie, Dysarthrie, Hirndruckzeichen).
- *Spezielle Diagnostik:*
  - Liquor: Buntes Zellbild, mäßige Pleozytose, IgG/IgM intrathekal. Erreger- (Tuschepräparat) und Antigennachweis (Latextest; auch Blut und Urin!)
  - MRT, (CCT): Granulome, Zysten, Atrophie, Hydrozephalus. Manifestation in Form von parenchymalen Kryptokokkomen (kleinherdige, pilzhaltige Virchow-Robin-Räume der Basalganglien), in T2w Signalitätsanhebungen, Noduli parenchymal/meningeal, meningeales KM-Enhancement.
  - Röntgen-Thorax: Knotige Infiltrate.
- *Therapie:* Amphotericin B + Flucytosin (s.o.).
► **Candidamykose:**
- *Spezielle Risikofaktoren:* Große Abdominal-OPs, Neutropenie, i. v.-Drogenabusus.
- *Klinik* (ZNS-Befall in 2% einer Candidasepsis): Fieber, Nephritis, Endokarditis, Anämie; basale Meningitis, Meningoenzephalitis, evtl. Hirnnervenausfälle, Para- oder Tetraparese.
- *Spezielle Diagnostik – Liquor:* Überwiegend monozytäre Pleozytose (einige hundert Zellen/µl), Laktat ↑ (4–9 mmol/l), Antigene (Latex-Test), intrathekale Antikörpersynthese, zukünftig evtl. PCR.
- *Therapie:* Amphotericin B + Flucytosin (s.o.).
► **Aspergillose:**
- *Spezielle Risikofaktoren:* Neutropenie, Steroidtherapie.
- *Klinik:* Pneumonie, Fieber, rasch progredient mit Bewusstseinstrübung, Hemisymptomatik, epileptischen Anfällen, Hirndrucksymptomatik.
- *Spezielle Diagnostik:*
  - Liquor: Pleozytose, Protein ↑ ↑, mäßige Laktaterhöhung. Erregernachweis meist erfolglos! → Hirnbiopsie, s.u.
  - MRT (CCT): Hämorrhagische Infarkte (v.a. im Anterior- und Media- Stromgebiet), Zerebritis, Abszesse mit partiell raumfordernder Wirkung/KM-Aufnahme.
  - Hirnbiopsie: Punktion von im CCT lokalisierten auffälligen Arealen.
- *Therapie:* Hochdosiertes liposomales Amphotericin B (bis zu 15 mg/kg KG) oder Voriconazole (V-Fend).

19.13 Protozoeninfektionen

Toxoplasmose

► **Erreger, Pathogenese:** Toxoplasma gondii. Übertragung durch halbgares Fleisch (Rind, Schwein, Schaf), kontaminierte Erde, Sekrete, Katzenkot. Die Trophozoiten persistieren intrazellulär meist im RES. Bei ZNS-Befall häufig Verlauf als fokal nekrotisierende Enzephalitis.
► **Risikofaktoren:** (V.a. Früh-)Schwangerschaft (→ Gefahr der konnatalen T.), Immuninkompetenz (z. B. AIDS, immunsuppressive Therapie).

► **Klinik:**
- *Bei immunkompetenten Erwachsenen* meist klinisch inapparent, evtl. LK-Schwellungen, Fieber, Exanthem, Pneumonie, Myokarditis.
- *Enzephalitis* (v.a. bei Immunsuppression!): Kopfschmerzen, neurologische Herdzeichen, epileptische Anfälle, psychische Veränderungen.

► **Diagnostik:**
- *CCT/MRT* (Abb. 19.4): Typisch sind im CCT hypodense/im T2w-MRT hyperintense Herde mit perifokalem Ödem und ringförmiger KM-Anreicherung, teilweise mit punktförmigem zentralen Enhancement; evtl. Verkalkungen. Lokalisation: Stammganglien, kortikomedulläre Grenzzone, periventrikulär.
- *Labor:* Liquordiagnostik, Serologie (Serum + Liquor), evtl. Erregernachweis.
- *Liquor:* Protein mäßig ↑, selten lymphozytäre Pleozytose.
- *Hirnbiopsie:* Bei >2 Wochen persistierender Symptomatik trotz Therapie.

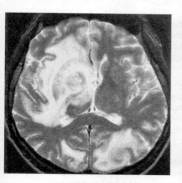 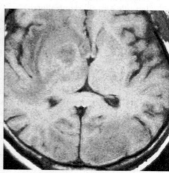

b

Abb. 19.4 · Zerebrale Toxoplasmose bei AIDS. Multiple Herde im Stammganglienbereich rechts und biokzipital, deutliches perifokales Ödem (a) MRT axial T2w SE, b) PD-Bild)

► **Differenzialdiagnose:** Abszesse (S. 404), Tuberkulome (S. 407), Metastasen (S. 377), Kryptokokkome (S. 432), ZNS-Lymphom (S. 376), Nokardiose.

► **Therapie:**
- *Akuttherapie:* Pyrimethamin (z.B. Daraprim 100 mg/d p.o. am 1. Tag, dann 50 mg/d p.o.) + Folinsäure (z.B. Leukovorin 15–30 mg/d p.o.) + Sulfadiazin (z.B. Sulfadiazin-Heyl 100 mg/kg KG/d p.o. in 4 Einzeldosen bis max. 8 g/d) für 3–6 Wochen. Bei Sulfadiazin-Unverträglichkeit dieses ersetzen durch Clindamycin (z.B. Sobelin) 4×600 mg/d i.v. für 3 Wochen, anschließend 300 mg alle 6 h p.o.
- *Rezidivprophylaxe*<*IX1*> (z.B. bei AIDS-Patienten): Pyrimethamin 25–50 mg/d p.o. + Folinsäure 10 mg/d, evtl. + Sulfadiazin 4×500 mg/d p.o (bei Sulfadiazin-Unverträglichkeit Clindamycin 900 mg/d p.o.).

► **Prognose:** Neurologische Defektheilungen in ca. 80% der erfolgreich behandelten Fälle. Schlechte Prognose bei Immunsuppression.

☐ *Meldepflicht:* Nicht namentlich bei Nachweis des Erregers bei konnataler Toxoplasmose.

Zerebrale Malaria
....

► **Erreger, Pathogenese:** Durch Stechmücken übertragene Plasmodien (P. falciparum, Malaria tropica) führen zu systemischer Malariamanifestation, die zerebrale Beteiligung besteht in einer zerebralen Minderperfusion und Gewebshypoxie.

▶ **Klinik:** Fieber, Bewusstseinsstörung, epileptische Anfälle, fokal-neurologische Ausfälle, Kopfschmerzen, Leber-(Ikterus) und Nierenversagen (evtl. Hämoglobinurie).

▶ **Diagnostik:**
- *Anamnese:* Reiseanamnese, Fieberschübe (eher selten 48-h-Takt).
- *Labor:* Dicker Tropfen (Plasmodiennachweis!), Routinelabor (Leber-/Nieren-/Gerinnungsparameter, Thrombopenie?, Anämie?).
- *Liquor:* Unspezifisch verändert, meist normal (!).
- *CCT, MRT:* Unspezifisch verändert oder normal, evtl. Hirnödem.
- *WHO-Kriterien zur Diagnosestellung:* Koma + Ausschluss anderer Koma-Ursachen + Nachweis von Plasmodium falciparum im Blut oder Knochenmark.

▶ **Differenzialdiagnose:** Enzephalitis/Meningitis anderer Genese, Sepsis, Stoffwechselkoma (Hyper-, Hypoglykämie).

▶ **Therapie:**
- *Allgemein:* Intensivstation + Intensivtherapie! Täglich 2 × Blutausstrichkontrollen, alle 6 h Laborkontrollen.
- *Medikamentös:* Chinin parenteral oder Artemisinin-Derivate (ACT = Artemisin-based combination therapie) parenteral.

▶ **Prognose:** In ca. 5 – 10% neurologisches Defektsyndrom, hohe Letalität.

▣ *Meldepflicht:* Nicht namentlich Nachweis von Plasmodium sp.

Amöbiasis

▶ **Erreger, Pathogenese:** Entamoeba histolytica. Fäkal-orale Übertragung. Absiedelung in Geweben mit Abszess- und Granulombildung.

▶ **Klinik:** Abszesse in Leber (→ Ikterus, Schmerzen), Lunge (→ Husten, Dyspnoe), Gehirn (→ Meningitis, Herdsymptome, epileptische Anfälle).

▶ **Diagnostik:**
- *CCT, MRT:* Abszesse (S. 404).
- *Liquor:* Granulozytäre Pleozytose, Protein-Erhöhung.
- *Mikrobiologie:* Erregernachweis (Gewebe, Punktat, Stuhl), Serologie.
- *Röntgen-Thorax, Sono-/CT-Abdomen:* Lungen- und/oder Leberabszesse?

▶ **Differenzialdiagnose:** Abszesse und Granulome anderer Ätiologie.

▶ **Therapie:**
- *Chemotherapie:* Metronidazol (z.B. Clont 250|400 mg/Tbl.) 3 × 750 mg/d p.o. für 3 Wochen.
- *Symptomatisch* (vor allem Hirndrucktherapie!): s. S. 725.

▶ **Prognose:** Unter adäquater Therapie gut. Letale Verläufe sind möglich.

19.14 Helminthosen (Wurmerkrankungen)

Neurozystizerkose

▶ **Erreger, Pathogenese:** Schweinebandwurm Taenia solium, Mensch als Endwirt. Aufnahme von Wurmeiern, Lebensmittel-Kontamination, Schmierinfektion. Aufnahme der Larven im Darm, im Gewebe Freisetzung von sog. Finnen. → Meningitis, zerebrale/intraventrikuläre Zysten, Parenchymläsionen, spinale Herde.

▶ **Klinik:** Häufig epileptische Anfälle, fokal-neurologische Ausfälle. Seltener meningitischer bzw. enzephalitischer Verlauf oder apoplektiforme Symptome. Durch Raumforderung Hirndrucksymptomatik möglich. Bei spinalem Befall evtl. spinale Syndrome bis hin zum Querschnittsyndrom.

▶ **Diagnostik:** CCT, MRT (Verkalkungen, Raumforderung mit möglicher Ödemzone, Granulome, Zysten u.U. mit Wand-Enhancement; Lokalisation: parenchymatös, subarachnoidal, intraventrikulär, gemischt), Serologie (Serum + Liquor), Stuhl (Parasiteneier?), Liquor (oft unauffällig), Röntgen Skelettmuskulatur (Verkalkungen?).

► **Differenzialdiagnosen:**
- *Verkalkungen:* Toxoplasmose (S. 432), Oligodendrogliom (S. 369).
- *Zysten:* Abszesse, Tumoren (→ Biopsie).

► **Therapie:**
- Albendazol (z.B. Eskazole) 2 × 7,5 mg/kgKG/d *oder* Praziquantel (z.B. Cesol) 3 × 25 mg/kgKG/d. Dauer jeweils 2 Wochen. *Cave* evtl. Hirndrucksteigerung! → Therapie s. S. 725.
- Dexamethason (z.B. Fortecortin) 3 – 4 × 4 mg/d p.o. für 2 Wochen (wegen möglicher Herxheimer-Reaktion immer indiziert!).
- Antikonvulsive Therapie nach/bei epileptischen Anfällen (S. 542).

Echinokokkose

► **Erreger, Pathogenese:** Echinococcus granulosus (Hundebandwurm) und multilocularis (Fuchsbandwurm). Aufnahme von Eiern über kontaminierte Lebensmittel.

► **Klinik:** Zeichen der Leberaffektion (z.B. Ikterus, Pruritus, Aszites), Lungenaffektion (Husten, Dyspnoe); bei ZNS-Affektion Hirndrucksymptomatik (S. 725), epileptische Anfälle; evtl. spinale Syndrome (S. 208).

► **Diagnostik:** Labor (evtl. Eosinophilie, IgE ↑), Liquor (evtl. entzündlich, Eosinophilie), Serologie (Serum + Liquor), CCT/MRT (meist unilokuläre Zyste mit möglichen Verkalkungen in Zystenwand oder Septen und raumfordernder Wirkung meist ohne KM-Anreicherung und/oder Ödem).

► **Differenzialdiagnosen:** Andere zystische Prozesse (z.B. Abszess, Metastase) → Biopsie.

► **Therapie:** Albendazol 2 × 10 – 15 mg/kgKG/d über ≥ 4 Wochen. Wenn möglich neurochirurgische Entfernung; evtl. Liquorshunt (S. 27).

◨ *Meldepflicht:* Nicht namentlich bei Nachweis des Erregers.

19.15 Spongiforme Enzephalopathien

Allgemeine Grundlagen

► **Definition, Pathophysiologie** (Hypothese): Schwammige (spongiforme) Degeneration des ZNS, hervorgerufen durch pathologische Prionproteine. Das infektiöse Agens kann zur Konformationsänderung eines physiologischen Membranproteins führen (PrP^c → PrP^{sc}). Familiäre Formen durch Mutationen des Prionprotein-Gens auf Chromosom 20 (*Prion = proteinaceous infectious particle*).

► **Allgemeine Diagnostik:**
- *EEG:* Periodische (triphasische) scharfe Wellen (PSWCs)?
- *Liquor:* Bestimmung von 14 – 3 – 3-Protein, S-100-Protein, Proteine p130/131, neuronenspezifische Enolase (NSE) evtl. erhöht.
- *MRT:* Keine spezifischen Befunde (evtl. T2-Hyperintensitäten in den Basalganglien, Okzipitallappen bzw. zerebellär, Atrophie).
- *Neuropathologie* (→ Biopsie!): Die einzige Möglichkeit zur definitiven Diagnosestellung erfolgt über den Nachweis von PrP^{sc}.

► **Therapie:** Es gibt keine kausale Therapie. Symptomatische Maßnahmen.

◨ *Meldepflicht:* Namentlich Verdacht, Erkrankung und Tod!

Formen

► **Creutzfeldt-Jakob-Erkrankung (CJD) – Formen + Kriterien:**
- *sCJD* (= *sporadische Form* mit phänotypischer Variabilität aufgrund von verschiedenen Formen des pathologischen Prionproteins PrP^{sc}):
  - Alter meist > 60 Jahre.

Tabelle 19.13 · Diagnostische Kriterien der sporadischen Form der Creutzfeld-Jakob-Krankheit

wahrscheinlich: progressive Demenz *und*
2 der folgenden Symptome/Befunde: Myoklonus, visuelle/zerebelläre Symptome, pyramidale/extrapyramidale Störungen, akinetischer Mutismus *und*
typische EEG-Veränderungen oder Nachweis 14 – 3 – 3-Protein bei Krankheitsdauer < 2 Jahre

möglich: progressive Demenz < 2 Jahre und
2 von den oben genannten 4 klinischen Merkmalen, *aber*
kein/kein pathologisches EEG bzw. kein/negativer Liquorbefund

- Typischerweise Beginn meist mit dementiellem Abbau, nachfolgend fokal-neurologische Symptome (z.B. Ataxie, Myoklonien, pyramidale/extrapyramidale Symptome, akinetischer Mutismus).
- 14 – 3 – 3-Protein im Liquor in ca. 90 % der Fälle erhöht; zusätzlich typischerweise erhöht: NSE, S 100, tau, PrP^{Sc}
- Im EEG z.T. periodische (triphasische) scharfe Wellen (PSWCs), Frequenz 0,5 – 2/s, Dauer 200 – 600 ms, Amplitude 150 – 300 µV; allerdings nicht immer nachweisbar.
- MRT: Hyperintensitäten in den Basalganglien.
- Tod nach einigen Wochen bis zu 2 Jahren.
- *fCJD* (familiäre Form): CJD-Symptomatik/Kennzeichen (s.o.) bei einer wahrscheinlichen oder sicheren CJD-Erkrankung eines Verwandten ersten Grades.
- *iCJD* (iatrogene Form): Progredientes, v.a. zerebelläres Syndrom z.B. nach Therapie mit Hypophysenhormonen, Kornea-/Duratransplantation, NCH-OPs; Diagnostik s.o.
- *vCJD* (Variante der CJD; Zusammenhang mit BSE):
  - Jüngere Patienten, Alter meist < 30 Jahre, längerer Verlauf.
  - Typischerweise Beginn mit depressiver Verstimmung und Ataxie. Demenz und Myoklonien treten erst in späteren Stadien auf.
  - 14 – 3 – 3-Protein im Liquor erhöht in ca. 50 % der Fälle.
  - Bei der vCJD sind im EEG meist *keine* PSWCs nachweisbar.
  - MRT: Hyperintensitäten im Thalamus (sog. pulvinar sign).
- *Differenzialdiagnose:* Alle anderen Demenzformen (S. 450 ff.).

▶ **Gerstmann-Sträussler-Scheinker-Syndrom (GSS):**
- Hereditäre Erkrankung mit Mutationen des Prionprotein-Gens.
- Beginn meist mit ataktischem Syndrom.
- Später Dysphagie, Dysarthrie, Demenz, Hyporeflexie.
- Verlauf meist 4 – 6 Jahre.

▶ **Fatale familiäre Insomnie (FFI):**
- Zunächst v.a. Insomnie und Dysautonomie.
- Später auch Ataxie, Dysarthrie, Demenz, Dystonie, Mutismus, Myoklonien und Affektion der Pyramidenbahn.
- Neuropathologisch Nachweis multizentrischer, PrP^{sc}-enthaltender Amyloidplaques. Tod meist nach 1 – 1,5 Jahren.

19.16 Nichtinfektiöse Meningitiden und Enzephalitiden

Neurosarkoidose (Morbus Boeck)

▶ **Definition, Pathologie:** Systemische entzündliche Erkrankung mit Bildung von nichtverkäsenden Granulomen (Makrophagen, umgeben von T-Helferzellen und Langerhans-Zellen) in den betroffenen Organen.

▶ **Epidemiologie:** Meist 20.–40. Lebensjahr, Prävalenz (BRD) 20–50/100000. Einfluss von genetischen und Umwelteinflüssen.

▶ **Klinik:**
- *Akut (Löfgren-Syndrom):* Bihiläre Lymphadenopathie + Arthritis + Erythema nodosum.
- *Chronisch:* Irreversible Organschäden in nahezu allen Organsystemen. Zur Neurosarkoidose (in ca. 5–10% der Fälle; Tab. 19.14).

Tabelle 19.14 · Mögliche Manifestationen der Neurosarkoidose

aseptische Meningitis (10–80%)	meist asymptomatisch (Diagnose durch Liquoruntersuchungen)
Hirnnervenparesen	N. VII (S. 605), II (Visusstörungen), VIII (Schwindel, Hypakusis), N. III/IV/VI (Doppelbilder, Pupillenstörungen), N. I (S. 594), N. IX/XII (Bulbärparalyse, S. 487)
chronische diffuse Meningoenzephalitis	– kognitive Defizite, Bewusstseinsstörungen (fluktuierend), fokale Ausfälle, Hirnstamm- und Kleinhirnzeichen
	– hypothalamische/hypophysäre Störungen (z. B. Diabetes insipidus mit Polydipsie, SIADH, Amenorrhö)
	– epileptische Anfälle
	– Hydrozephalus
	– Myelopathie, Radikulopathie
Polyneuropathie	sensomotorisch (axonal oder axonal/demyelinisierend)
Mononeuritis multiplex	S. 651
Myopathie	Muskelschmerzen, Atrophien, Pseudohypertrophie

▶ **Diagnostik:**
- *Labor:* BSG (↑ im akuten Stadium), evtl. Ca^{2+} ↑, IgG (oft ↑), ACE evtl. ↑ (unspezifisch, zur Kontrolle des Spontanverlaufs bzw. Therapieerfolgs), evtl. Prolaktin ↑.
- *Liquor:* Lymphozytäre Pleozytose (< 150/µl), Protein ↑, oligoklonale Banden, IgG ↑, β_2-Mikroglobulin ↑. *Cave* in 30% Normalbefunde!
- *Bildgebung:*
  - *Röntgen-Thorax (evtl. Thorax-CT):* Bihiläre LK-Vergrößerungen, interstitielle Zeichnungsvermehrung?
  - *MRT:* Basale und/oder periventrikuläre, knötchenförmige Herde bzw. Läsionen im Mittelhirnbereich mit KM-Enhancement, KM-Anreicherung der Meningen. Spinale Raumforderungen?
- *Augenkonsil:* Uveitis, Chorioretinitis, Iridozyklitis?

- *Lungenfunktion:* Restriktive Funktionsstörung?
- *Histologische Diagnosesicherung:* Bronchoskopie + bronchoalveoläre Lavage (lymphozytäre Alveolitis mit erhöhtem CD4/CD8-Quotient), evtl. Muskelbiopsie, Biopsie von Hautveränderungen, Konjunktiven.

▶ **Therapie:**
- *Immunsuppression:*
  – *Kortikosteroide:* Prednison initial 40 – 100 mg/d, dann langsame Reduktion auf Erhaltungsdosis von ca. 20 mg/d für > 1 Jahr. Auch bei Rezidiven!
  – *Bei ungenügendem Erfolg evtl. zusätzlich* (mit Reduktion der Prednison-Dosis): Ciclosprin A 2 – 6 mg/kg KG/d p. o. *oder* Azathioprin 1 – 3 mg/kg KG/d p. o. *oder* Cyclophosphamid 200 mg/d p. o.
- *Symptomatische Therapie:* Epileptische Anfälle S. 542, SIADH S. 728, Hydrozephalus S. 300, Hormondefizite S. 373.
- *Operative Therapie:* Bei großen raumfordernden Granulomen, Hirndruck.

▶ **Verlauf und Prognose:** Meist Besserung unter Therapie, in 30 % der Fälle Rezidive.

Morbus Behçet

▶ **Definition, Pathogenese:** Multifokale Immunkomplexvaskulitis von Venen und Arterien ungeklärter Ätiologie (Virusinfektion, genetische Faktoren? – Assoziation mit HLA-B5).

▶ **Epidemiologie:** In Mitteleuropa eher selten. Meist in Nordafrika, östlichem Mittelmeerraum (z. B. Türkei), China/Japan. m > f mit Altersgipfel im 3. Lebensjahrzehnt.

▶ **Klinik, Diagnosekriterien:**
- *Hauptsymptome:* Rezidivierende Aphthen im Mundbereich, indolente Genitalulzera, chronisch rezidivierende Uveitis mit flüchtigem Hypopyon (führt langfristig zur Erblindung!).
- *Nebensymptome:* Erythema nodosum, sterile Pusteln, unspezifisch hyperergische Hautreaktion (Pathergie-Phänomen: Pustelbildung nach intrakutaner NaCl-Injektion), rezidivierende Thrombophlebitiden, Arthropathie, Epididymitis, Orchitis, neurologische Symptomatik (s. u.), Darmbeteiligung.
- ◼ *Neurologische Manifestation:* (bei ca. 25 %): Schubweiser Verlauf mit schlecht einzuordnender Symptomatik (wie bei Multipler Sklerose, S. 439) mit dem Bild zerebraler Ischämien, Sinus/Hirnvenenthrombose, Optikusneuritis, Hirnnervenparesen, epileptische Anfälle, Psychosyndrom, Querschnittsyndrom, Meningitis.

▶ **Diagnostik:**
- *Klinik:* Mindestens 2 Haupt- und 2 Nebensymptome.
- *MRT:* Unspezifisch, in T2w hyperintense Areale in der weißen und grauen Substanz (ähnlich Multiple Sklerose, aber nicht so typisch periventrikulär angeordnet). Evtl. Zerebralvenenverschluss durch Thrombose/Thrombophlebitis (S. 350).
- *Liquor:* Pleozytose (meist lymphozytär; *cave* auch granulozytär möglich wie bei eitriger Meningitis!), Schrankenstörung, oligoklonale Banden.
- *Labor:* BSG meist ↑ ↑, Leukozytose, Anämie, α_2-Globulin ↑.
- *EEG:* Allgemeinveränderung, evtl. Herdbefunde.

▶ **Therapie:**
- Methylprednisolon 500 mg/d an 5 Tagen, danach symptomorientierte Dosisreduktion.
- Immunsuppression: Azathioprin (S. 138), evtl. Ciclosporin A (S. 139).

▶ **Verlauf und Prognose:** Über Jahre rezidivierender, schubförmiger Verlauf.

ADEM

▶ Siehe S. 449

19.17 Encephalomyelitis disseminata (ED)

Grundlagen

▶ **Definition:** Die Encephalomyelitis disseminata (syn. Multiple Sklerose, MS) ist eine autoimmun vermittelte multifokale Erkrankung des Zentralnervensystems.

▶ **Ätiopathogenese:**

- Zielgewebe der Entzündung ist das von Oligodendrozyten gebildete zentrale Myelin. Betroffen sind demnach Gehirn, Rückenmark und zentral myelinisierte Hirnnerven (N. opticus). Das periphere Myelin (von Schwann-Zellen gebildet) ist nicht klinisch relevant betroffen.
- Die Entzündung führt zu fokalen *Demyelinisierungen*, die sich nicht an neuroanatomische Grenzen (z.B. Kerngebiete, Bahnen) halten. Nach der akuten Entzündung bilden sich gliöse Narben, die im Gehirngewebe als Verhärtungen imponieren (daher „multiple Sklerose").
- Die schon sehr früh in floriden Entzündungsherden nachweisbare *axonale Degeneration* wird bislang als sekundär angesehen, für die Progredienz der klinischen Ausfälle spielt sie aber eine wesentliche Rolle.
- Eine Triggerung des Entzündungsprozesses durch bestimmte Erreger (z.B. Masernvirus, Chlamydien) wird diskutiert, überzeugende Beweise fehlen aber bislang.

▶ **Epidemiologie:**

- *Erkrankungswahrscheinlichkeit:* In nordeuropäischen Ländern höher als in südlichen, wobei Studien ergeben, dass der Aufenthaltsort vor und in der Pubertät entscheidend ist für das individuelle Risiko.
- *Prävalenz* abhängig vom Breitengrad: In unserer Region 30–80/100000.
- *Inzidenz* ca. 4–6/100000 Einwohner.
- *Genetische Prädisposition:* Verwandte 1. Grades haben ein 15–25fach erhöhtes Erkrankungsrisiko, Kopplungen zu HLA-Typen (A3, B7, DW2, DR2) sind aber bislang nicht von klinischer Relevanz.
- *Klinischer Erkrankungsbeginn:* In 20% vor dem 20. Lj. und in 20% nach dem 40. Lj. (Median 28a). Zahlreiche entzündliche Herde im MRT bei klinischem Erkrankungsbeginn weisen aber auf einen früheren Beginn der Erkrankung hin, der in den meisten Fällen in der Adoleszenz liegen dürfte.

▶ **Mögliche schubauslösende Faktoren** (*cave* meist kann kein Auslöser gefunden werden!):

- Infektionen.
- Post partum (Reduktion der Schubfrequenz in der Schwangerschaft wird dadurch wieder ausgeglichen, die Schwangerschaft hat also keinen positiven oder negativen Netto-Effekt).
- Außergewöhnliche psychische Belastung.
- Aktiv-Impfungen (allenfalls geringes Risiko).
- Fraglich nach Traumata.
- Stress.
- Sonnenexposition/Hitze (DD Uthoff-Phänomen).

Klinik, klinische Befunde

▶ Entsprechend der Lokalisation der Herde können Defizite aller Hirnfunktionen beobachtet werden. Die Symptome nehmen im Schub meist über Stunden oder wenige Tage zu und bilden sich spontan langsam – teilweise oder vollständig – zurück.

▶ **Häufige Symptome** (anamnestisch erfragen) **oder pathologische Befunde:**

- *Augensymptome:*
  - Visusverlust/Schleiersehen: Bei Retrobulbärneuritis (RBN, s. S. 597).

- Internukleäre Ophthalmoplegie (S. 219), $1^1/_2$-Syndrom (S. 221), Doppelbilder (Augenmuskelparesen).
- *Sensibilitätsstörungen:* Hyp-, Dys-, Parästhesien, Lhermitte-Zeichen (S. 7), selten Schmerzen.
- *Motorische Störungen:* Spastische Paresen, Pyramidenbahnzeichen, Reflexsteigerungen, fehlende Bauchhautreflexe (*cave* als isolierter Befund nicht zu werten da auch bei 20% der Gesunden fehlend), Myoklonien.
- *Zerebelläre Symptome:* Ataxie, Dysarthrie, Nystagmus, Intentionstremor, Dysdiadochokinese, Dysmetrie.
- *Blasen-, Sexualfunktionsstörungen* (S. 257): Imperativer Harndrang, Inkontinenz, Harnretention, erektile Dysfunktion.
- *Hirnstammsymptome:* Trigeminus-Neuralgie (1% aller MS-Patienten haben Trigeminus-Neuralgie, 3% aller Patienten mit Trigeminus-Neuralgie haben MS; S. 283).
- *Psychosyndrom:* Euphorische Stimmung.
- *Kognitive Beeinträchtigungen,* im Verlauf evtl. Demenz.

Verlaufsformen

► **Schubförmig** (eher bei jüngeren Patienten):
  - Mit vollständiger oder inkompletter Remission.
  - Mit Progredienz zwischen den Schüben.
  - Mit sekundärer Progredienz.
► Mit zunehmender Krankheitsdauer nimmt die Schubfrequenz im Mittel ab.
► **Primär chronisch progredient** (auch mit schubförmiger Zunahme oder interponierten Schüben), eher bei älteren Patienten.

Diagnostik, Diagnosestellung

► **Ziel der Diagnostik** ist der Nachweis einer *1)* entzündlichen, *2)* multifokalen und *3)* mehrzeitigen Erkrankung des ZNS.
► **Anamnese:** Zuordnung der aktuellen Symptomatik, ZNS-Symptome in zeitlichem Abstand erfragen, die sich nicht auf den aktuellen Fokus zurückführen lassen.
► **Neurologische Untersuchung:** Defizite feststellen, verifizieren und einem oder mehreren Herden im ZNS zuordnen.
► **Neurophysiologie** (evozierte Potentiale): Zum Nachweis *weiterer,* klinisch nicht fassbarer Demyelinisierungsherde im ZNS. *Pathologische Befunde:* MEP bis zu 70–80%, VEP bis zu 65–70%, SSEP bis zu 50–60%, AEP bis zu 40%.
  ▣ *Hinweis:* Bei aktueller Visusstörung kann ein pathologisches VEP eine Demyelinisierung des Sehnerven nachweisen, nicht aber den multifokalen Befall. Hierzu sind dann SSEP, MEP (CMCT) besser geeignet! VEP hate höchste Spezifität für MS (einzige elektrophysiologische Untersuchungsmethode, die in neuen diagnostischen Kriterien enthalten ist!).
► **Liquor:**
  - *Chronisches (lymphozytäres) Zellbild,* Pleozytose nur bei ca. 50% (meist im Schub), in ca. 30% Proteinerhöhung (selten > 75 mg/dl).
  - *Intrathekale IgG-Produktion:* Erhöhter IgG-Index (bei ca. 75%); Nachweis oligoklonaler Ig-Banden im Liquor, die im Serum fehlen (bei ca. 90%).
► **MRT** (ohne/mit KM):
  - *Indikation:* Immer sinnvoll bei Erstdiagnose und vor Beginn einer Intervalltherapie.
  - *Ziel:* Nachweis klinisch stummer weiterer Herde, Ausschluss anderer Ursachen der klinischen Defizite.

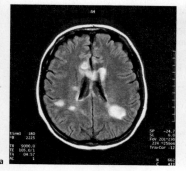
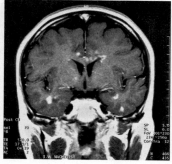

Abb. 19.5 · Multiple Sklerose. a) Multiple Marklagerläsionen vorwiegend periventrikulär und im Balken (MRT axial T2w Flair); b) KM-Anreicherung der Herde als Zeichen der entzündlichen Schrankenstörung (MRT koronar T1w nach KM)

- *Beurteilung:*
    - Hyperintense Herde in T_2-gewichteten Bildern, v. a. im Marklager und periventrikulär, in Capsula interna und Pons, Balken (MRT-Veränderungen bei bis zu 90% der Patienten nachweisbar).
    - Beurteilung der Krankheitsaktivität durch Nachweis florid-entzündlicher Herde (homogene oder ringförmige Gadolinium-Anreicherung in T1w).
    - Darstellung einer MS-bedingten Atrophie.
- ▶ **Zusammenschau der Befunde**
- Beurteilung nach möglicher, wahrscheinlicher bzw. sicherer MS-Erkrankung.
- Diagnosestellung nach Poser: s. Tab. 19.15
- Neuere diagnostische Kriterien in Tab. 19.16.
- Diagnosestellung einer primär progredienten MS s. Tab. 19.17.

Tabelle 19.15 · Diagnosestellung der MS (modifiziert nach Poser)

klinisch sichere MS (clinically definite MS, CDMS):
- 2 Schübe und klinischer Nachweis von 2 Herden
- *oder:* 2 Schübe und klinischer Nachweis von 1 und paraklinischer (Elektrophysiologie oder MRT) Nachweis eines 2. Herdes

Labor-unterstützte sichere MS (laboratory-supported definite MS, LSDMS):
- 2 Schübe, klinischer oder paraklinischer Nachweis eines Herdes, autochthone IgG-Produktion im Liquor
- 1 Schub, 2 klinische oder 1 klinischer und 1 paraklinischer Herd und autochthone IgG-Produktion

klinisch wahrscheinliche MS (clinically probable MS, CPMS):
- 2 Schübe, 1 klinischer Herd
- 1 Schub, 2 klinische Herde
- 1 Schub, 1 klinischer und 1 paraklinischer Herd

Labor-unterstützte, wahrscheinliche MS (laboratory-supported probably MS, LSPMS):
- 2 Schübe, kein Herd, autochthone IgG-Produktion im Liquor

Tabelle 19.16 · Die Diagnose einer schubförmigen MS ist sicher, wenn in einer Spalte alle gekennzeichneten Kriterien erfüllt sind. Andernfalls ist die Diagnose „mögliche MS" oder „keine MS". (nach: Empfehlungen des Intern. Panel on the Diagnosis of MS, 7/2001; Mc Donald-Kriterien)

Kriterium						
Voraussetzung: 1 anamnestischer Schub und 1 klinisch objektivierte Läsion	×	×	×	×	×	×
zweite objektivierte Läsion	×	×				
zweiter anamnestischer Schub	×		×	×		
im MR räumliche Disseminierung (3 von 4 notwendig):			×		×	
– 1 Gd + Herd oder ≥ 9 T2-Herde						
– mind. 1 infratentorieller Herd						
– mind. 1 juxtakortikaler Herd						
– mind. 3 periventrikuläre Herde						
im MR Mehrzeitigkeit belegt (= zeitliche Disseminierung):		×			×	×
wenn MRT ≥ 3 Monate nach Schubbeginn,						
– 1 Gd + Herd an klinisch nicht dem Schub entsprechender Lokalisation, sonst						
– in einem weiterem MRT (empfohlener Abstand ≥ 3 Mo.) 1 neuer Gd+ oder T2-Herd						
wenn Erst-MRT *innerhalb* von 3 Monaten nach Schubbeginn, Mehrzeitigkeit belegt wenn im erneuten MRT:						
– ≥ 3 Mo. *nach Schubbeginn* 1 neuer Gd+ Herd oder						
– ≥ 3 Mo. *nach Erst-MRT* 1 neuer T2- oder Gd+ Herd						
Liquor positiv				×		×
– intrathekale IgG-Bindung (Index erhöht) oder						
– isoliert intrathekale oligoklonale IgG-Banden						
und (gleichzeitig)						
≥ 2 MS-typische MR-Herde						

wenn MRT und Liquor nicht untersucht wurden, kann die Diagnose auch nach klinischer Beobachtung bei Vorliegen von 2 anamnestischen und objektivierten Schüben gesichert werden. Wenn Liquor und MRT negativ sind, sollte die Diagnose aber besonders kritisch hinterfragt werden

Differenzialdiagnose

- ► **Immunvaskulitis:** Systemischer Lupus erythematodes, Anti-Phospholipid-AK-Syndrom (S. 337), Sarkoidose (S. 437), Morbus Behçet (S. 438), Morbus Sjögren, Borreliose (S. 409), Lues (S. 413).
- ► **Multiple zerebrale Embolien:** Paroxysmales Vorhofflimmern, Mitralklappenprolaps, Myokardinfarkt mit muralen Thromben, Myxome.
- ► **Andere:**
  - AV-Malformation (S. 333), Moya-Moya (S. 336).
  - Morbus Whipple (S. 418), HIV/AIDS (S. 427), HTLV-1-Myelitis, progressive multifokale Leukenzephalopathie (S. 427).

Tabelle 19.17 · Diagnostische Kriterien für die primär progrediente MS (nach Wiendl et al.; nach Empfehlungen des International Panel on the Diagnosis of MS, 07/2001, Thompson et al.)

Klinik (Schübe)	klinische Läsion	weitere notwendige Kriterien
0 (primär progredient; auch aufgelagerte Schübe möglich)	1	– positiver Liquorbefund *und* – **räumliche** Dissemination im MR ≥ 9 T2-Läsionen im Gehirn oder ≥ 2 Läsionen im Rückenmark (RM) oder 4 – 8 Läsionen Gehirn + 1 Läsion RM oder positive VEP + 4 – 8 Läsionen Gehirn oder positive VEP + ≤ 4 Läsionen Gehirn + 1 Läsion RM *und* – **zeitliche** Dissemination im MR *oder* kontinuierliche Progression für 1 Jahr

- Tumoren, paraneoplastische Enzephalomyelopathie (S. 381).
- Störungen des kraniozervikalen Übergangs (S. 294).

Therapieplanung

► Bei Erstvorstellung des Patienten immer genaue Dokumentation von Anamnese und Befund als wichtiger Ausgangswert für die Verlaufsbeurteilung (spontan → Therapieindikation?, unter Therapie → Wirkung der Therapie?): Krankheitsbeginn, welche Erstsymptome, Verlaufsform, ggf. Schubrate (Schübe/Jahr), aktuelle Behinderung (mit EDSS-Score s. S. 447).

Symptomatische Therapie

► **Physiotherapie:** Zum Erhalt der Muskelkraft und des Bewegungsumfanges bei jedem Patienten mit funktionell bedeutsamen Defiziten; ggf. auch Ergotherapie.
► **Spastik:** Antispastische Therapie (notfalls Baclofen-Pumpe, s. S. 145). Ggf. Therapieversuch mit einem oralen Cannabinoid (Dronabinol, BTM- pflichtiges Rezepturarzneimittel): bei Spastik und chronischen Schmerzen. Beginn mit 2,5 bis 5 mg/ Tag in 3 Einzeldosen, Dosis bei Spastik bis 20 mg/Tag, bei chronischen Schmerzen bis 40 mg/ Tag. Als Rezepturarzneimittel Herstellung von Kapseln bzw. öligen Tropfen. Informationen über www.delta9pharma.de.
► **Blasen-, Darm-, Sexualfunktionsstörungen:** s. S. 257.
► **Tremor** (Intentionstremor): Medikamentös nur geringe Therapieerfolge, evtl. Besserung unter Propanolol, Primidon, Diazepam, Chlorpromazin (INH hat zu schwere Nebenwirkungen). Evtl. mechanische Fixierung (Gewichte) der Extremitäten oder – in Ausnahmefällen – stereotaktische Operation.
► **Müdigkeit ("MS-Fatigue"-Syndrom):** Modafinil (Vigil, BTM!, entsprechend Leitlinien, jedoch für diese Indikation nicht zugelassen) 100 mg/Tbl., 1 × 50 – 300 mg/d p. o. morgens oder aufgeteilt morgens + mittags). *KI:* Alkohol-/Medikamenten-/Drogenabhängigkeit, schwere Angstzustände, schwere Nieren-/Lebererkrankungen, Hypertonie, Herz-/Kreislauferkrankungen, Schwangerschaft, Stillzeit. *NW:* Kopfschmerzen, Nervosität, Schlaflosigkeit, Appetitlosigkeit, Schwitzen.
► **Neuralgien** (S. 125): Carbamazepin, Gabapentin, Lamotrigin.
► **Ataxie:** Gabapentin (S. 550), Thalamus(VIM-)Stimulation.

Schubtherapie

- ▶ **Schubdefinition** (alle Kriterien müssen erfüllt sein):
  - Auftreten neuer oder zuvor vollständig zurückgebildeter Symptome für mindestens 24 Stunden.
  - Der letzte Schub liegt mehr als 1 Monat zurück.
  - Keine floriden Infekte (Ausschluss einer klinischen Verschlechterung durch Fieber).
  - Keine Medikamenten-Nebenwirkungen (selten Verschlechterung durch Carbamazepin, Antispastika, Antidepressiva, Anticholinergika).
- ▶ **Indikation und Wirkung der Schubtherapie:**
  - Nachgewiesen ist nur eine Schubverkürzung, nicht die Beeinflussung des Langzeitverlaufs der Erkrankung oder das neurologische Residuum.
  - Daher nur Schübe mit deutlichen Paresen oder anderen funktionell bedeutsamen Defiziten behandeln. *Cave* die funktionelle Bedeutung differiert interindividuell, auch abhängig von der sozialen Situation, der beruflichen Tätigkeit u.ä.
  - Die Wirksamkeit im Schub ist bislang nur für Kortikoide nachgewiesen (membranstabilisierend, antiödematös und immunsuppressiv).
- ▶ **Methyprednisolon i. v.** (z. B. Urbason):
  - *Dosierung:*
    – 500 – 1000 mg/d i. v. über 3 – 5 Tage, als Pulstherapie. Therapie möglichst kurz nach Schubbeginn.
    – Anschließend Ausschleichen optional, evtl. für ca. 10 Tage 1 mg/kg KG/d (70 – 100 mg) p.o., danach ausschleichen (2 Tage 20 mg, 2 Tage 10 mg oder langsamer).
  - *Falls Besserung nicht ausreichend ggf. alternative Kortison-Schemata:*
    – Initial höhere i.v.-Dosis (2000 mg/d): KM-Aufnahme in MRT-Herden war länger vermindert, die klinische Besserung größer.
    – Ohne i.v.-Gabe mit 80 mg/d p.o. beginnen (weniger wirksam).
  - *Prophylaxe von Komplikationen:*
    – Vor Therapiebeginn Röntgen-Thorax (Ausschluss Tbc, ggf. zusätzlich Tine-Test), U-Status (Ausschluss Harnwegsinfekt), Blutbild (Leukozyten- und Hb-Ausgangswert, Ausschluss infektiös-entzündlicher Prozess).
    – Bei höherer Dosis ggf. Magenschutz (H$_2$- oder Protonenpumpenblocker), RR- und BZ-Kontrollen.
    – Bei Immobilisierung low-dose-Heparin s.c. (erhöhtes Thromboserisiko unter Kortison).
    – Ggf. K$^+$-Substitution.
  - *Nebenwirkungen dieser Kortisontherapie:* Verminderte Glukosetoleranz (Hyperglykämie bei Diabetes mellitus), Ulcera ventriculi et duodeni, Pankreatitis, Hypertonie, Psychose, Agitiertheit, Schlafstörungen, Thrombosen und Thrombembolien, Osteoporose (?), aseptische Knochennekrose (?).
  - *Rationale Grundlagen der Schubtherapie:*
    – In einer Studie an Patienten mit isolierter Optikusneuritis hatten in der mit i.v.-Methyprednisolon behandelten Gruppe nach 2 Jahren weniger Patienten eine manifeste E.D. entwickelt als in der nur oral behandelten Gruppe. Dieser Effekt war nach 5 Jahren aber nicht mehr nachweisbar.
    – 2000 mg Methyprednisolon i.v. (über 5 d) reduzierte die KM-Aufnahme in entzündlichen Plaques länger anhaltend als 500 mg i. v.
    – Obwohl die i.v.-Gabe gegenüber der p.o.-Gabe in verschiedenen Studien Vorteile zu haben scheint und derzeit zu empfehlen ist, gibt es bislang keine statistisch gesicherte klinische Überlegenheit eines Therapieschemas.

► **ACTH:** Früher wegen vermeintlich geringerer Nebenwirkungen verwendet, jedoch wegen unsicherer Kortikoidausschüttung bei vergleichbaren Nebenwirkungen nicht empfehlenswert.

Intervalltherapie (Schubprophylaxe)

► **Indikation zum Beginn der Intervalltherapie** (derzeitige Vereinbarung):
  • Schubfrequenz: 2 pro Jahr (Zunahme des EDSS im Schub um *0,5*).
  • *Oder* 1 sehr schwerer Schub.
  • *Oder* deutliche „MRT-Progredienz".
  • *Oder* die Schübe betreffen besonders wichtige Funktionen (Handfunktion, kognitive Funktionen).
  • noch bestehende Gehfähigkeit.
  ■ *Hinweis:* Zwei aktuelle Studien (CHAMPS, ETOMS) sprechen für einen Effekt der Interferontherapie wenn diese nach dem 1. Schub erfolgt (Verzögerung 2. Schubereignis).

► **β-Interferone:**
  • *Präparate + Dosierung* (bisher keine endgültig gesicherten Unterschiede zwischen den Präparaten bzgl. Wirkung/Nebenwirkung; i. m.-Applikation ist mit weniger lokalen NW und geringerer Gefahr einer Bildung neutralisierender Antikörper verbunden).
    – Interferon β-1a (Avonex): 1 × 6 Mio. IE pro Woche i. m.
    – Interferon β-1a (Rebif): 3 × 22 µg, evtl. besser 3 × 44 µg/Woche s.c.
    – Interferon β-1b (Betaferon): 8 Mio. IE s.c jeden 2. Tag.
  • *Vorgehen:* β-Interferon-Gabe nach Schub während der Kortisonreduktion beginnen (dann besser verträglich). Alternativ mit nicht-steroidalen Antiphlogistika in der Einstellungsphase kombinieren.
  • *Nebenwirkungen:* Grippe-ähnliche Symptome (dosisabhängig, mit zunehmender Therapiedauer abnehmend), lokale Entzündungen an Injektionsstelle (s.c.) bis zu Hautnekrosen, Leukopenie, Thrombopenie, Anstieg der Leberenzyme, Depression, Anfallsauslösung bei vorbestehender Anfallsneigung, Induktion neutralisierender Antikörper, Autoantikörperbildung (*cave* Immunthyreoiditis).
  • *Kontraindikationen:* Schwangerschaft, Stillzeit, manifeste Depression oder Suizidgefährdung, bekannte Überempfindlichkeit gegen das Präparat, schlecht eingestellte Epilepsie.

► **Glatirameracetat** (Cop-1, Copaxone):
  • *Indikation:* Bei schubförmiger MS, nicht wirksam bei sekundärer Progression.
  • *Nebenwirkungen:* Selten lokale Rötungen/Schwellungen der Injektionsstelle, manchmal anhaltende Lymphknotenschwellungen, sehr selten sofortige Postinjektionsreaktionen (SPIR) mit Gesichtsrötung, Engegefühl in der Brust, Herzjagen, Angst, Dyspnoe.
  • *Dosierung:* 20 mg/d s.c.

► **IVIG** (S. 141): 0,15–2 g/kg KG/Monat i. v.; damit auch Reduktion des Behinderungsgrades, Begünstigung der Remyelinisierung nicht bewiesen. Alternativ-Präparat, erste Wahl evtl. bei schubförmiger MS und Schwangerschaft/Stillzeit, ggf. bei kindlicher MS.

► **Azathioprin** (z.B. Imurek; S. 138): 2–3 mg/kg KG/d p.o. Alternativ-Präparat. Die (positiven) Studien über Azathioprin-Therapie bei MS entsprechen aber nicht den heutigen Qualitätsstandards.

■ *Cave:* Bei allen Präparaten auf eine sichere Kontrazeption während laufender Therapie achten, nicht anwenden während Schwangerschaft oder Stillzeit (Ausnahme IVIG)!

■ *Ausblick:* Natalizumab (Tysabri®, vormals Antegren®) Alpha-4-beta-Integrin-Antikörper, bindet an Adhäsionsmolekül auf T-Lymphozyten und Monozyten und verhindert deren Anheften an Endothel und die Invasion ins ZNS. Einzeldosen 4-wöchentlich i. v. zu verabreichen. Ergebnisse sprechen für Reduktion von Gd+-Herden und Schubfrequenz. Wegen schwerer NW wohl keine Markteinführung.

Immunsuppressive Therapie (sekundär) chronisch progredienter Verlaufsformen

▶ Diagnosestellung der primär chron. progredienten ED s. Tab. 19.17.
▶ **Indikation** (nach Konsensuskonferenz):
  • Zunahme des EDSS um ≥ 1 in einem Jahr (bei Ausgangs-EDSS < 6).
  • *Oder* Zunahme um ≥ 0,5 in einem Jahr (bei Ausgangs-EDSS > 6).
  • *Oder:* Neu aufgetretenes, progredientes Psychosyndrom.
▶ **Methylprednisolon i. v.:** Gelegentlich wirksam; wenn, dann wohl als Pulstherapie (z. B. 1 × pro Monat bis 4 × pro Jahr, s. o.). Eine langfristige *orale* Kortisongabe ist nicht indiziert!
▶ **Interferon β-1b:** Nach aktuellen Studien uneinheitliche Ergebnisse für die verschiedenen β-Interferone; Wirksamkeit vermutlich vorwiegend bei zusätzlichen Schüben oder deutlicher Krankheitsaktivität im MRT. Ein Präparat ist für diese Indikation bereits zugelassen (Betaferon).
▶ **Cyclophosphamid** (z. B. Endoxan; S. 140): Wirkung bei ED umstritten. Alternativ-Präparat.
  • *Indikation:* Nur bei sehr schweren, sonst therapierefraktären Fällen.
  • *Dosierung:* Hochdosierte, i. v.-Induktionstherapie (unterschiedliche Dosierungen, ca. 500–1000 mg i. v.) mit und ohne Auffrischungen mit 700 mg/m^2 Körperoberfläche alle 2 Monate. *Cave* regelmäßige Leukozytenkontrollen!
  • *Adjuvant:* Antiemetika (z. B. Ondansetron, S. 365), Blasenschutz (Mesna), Kortison p. o.
▶ **Mitoxantron** (Ralenova, Novantron):
  ▣ *Hinweis:* Zugelassen für progrediente Formen der schubförmigen oder sekundär progredienten MS (nur Ralenova).
  • *Indikation:* Nur bei schweren Verläufen (s. o.) und Versagen anderer Therapien. Therapieversuch bei primär progressiver MS möglich (Studien allerdings negativ).
  • *Wirksamkeit* ist nachgewiesen. Kortison-Pulstherapie mit Mitoxantron 1 × pro Monat ist wirksamer als Kortison-Puls allein.
  • *Dosierung:* Alle 3 Monate als Einzelinfusion 12 mg/m^2 Körperoberfläche in 250 ml NaCl 0,9% oder 5% Dextrose über 30 min i. v. + Antiemetika (s. o.).
  • *Höchstdosis:* Bei kumulativer Gesamtdosis von > 160 mg/m^2 KOF erhöhtes Risiko einer toxischen Herzinsuffizienz.
  • *Nebenwirkungen:* Kardiotoxizität, Myelosuppression, Blauverfärbung von Urin und Skleren, weitere übliche Zytostatika-NW (Husten, Dyspnoe, Kopfschmerzen, Anfälle), begrenzte kumulative Dosis, sekundäres Leukämierisiko.
  • *Kontraindikationen:* Vorbestehende kardiale Erkrankungen, akute Infektionen, Myelonsuppression, Schwangerschaft, Stillzeit (*cave:* Vor Erstgabe kardiologische Untersuchung).
  • *Kontrolluntersuchungen* (Woche 1 + 2 alle 2 Tage, danach wöchentlich): Blutbildkontrollen, gleichzeitig Leber-/Nierenwerte, Harnsäure.

Stufentherapie der MS (nach MS-Therapie-Konsensus-Gruppe)

▶ **Basis der Therapie:** Gute *Aufklärung und Beratung* des Patienten, v. a. initial engmaschige Kontrolle (alle 3–6 Monate) zur Beurteilung des Verlaufs (damit z. T. auch bessere Ergebnisse bei nicht-behandelten *Studien*patienten).
▶ **Optimierung der symptomatischen Therapie,** v. a. Physio- und Ergotherapie.
▶ **Frühe Behandlung von Komplikationen** (z. B. Bakteriurie), die häufig zu klinischen Verschlechterungen führen.

► **Schubtherapie:** s.o.
► **Immunmodulation:**
  • *Beginn der Schubprophylaxe* (Basistherapie) möglichst früh nach Diagnose-Stellung (Indikationen s.o.):
    – 1. Wahl: β-Interferon oder Glatirameracetat.
    – Alternativ – abhängig von Patientensituation – Azathioprin *oder* IVIG.
  • *Bei intolerablen Nebenwirkungen von* β-*Interferon s.c.* Umstellung auf i.m.-Präparat oder Glatirameracetat *oder* Azathioprin *oder* IVIG.
  • *Bei Versagen der* β-*Interferon-Therapie* evtl. Umstellung auf Immunsuppressiva (Eskalationstherapie):
    – 1. Wahl: Mitoxantron. (*Cave* Höchstdosis beachten wegen Kardiotoxizität! → z.B. Mitoxantron über etwa 6 Monate, dann zurück zu Basistherapeutika).
    – Alternativ evtl. Cyclophosphamid.
► **Ausblick:** Kombinationstherapien mehrerer immunmodulatorischer oder immunsuppressiver Substanzen, selektive Adhäsionsmolekülblockade, moderne Immunmodulatoren, neuroprotektive Strategien.

Expanded disability status scale (EDSS)

► Der EDSS-Score ist die gebräuchlichste klinische Skala zur Dokumentation der Ausfälle bei Multipler Sklerose. Problematisch ist, dass überproportional die Gehfähigkeit in die Bewertung eingeht und kognitive Defizite praktisch nicht erfasst, sodass die Veränderung um einen Scorepunkt – abhängig vom Ausgangswert – unterschiedliche Bedeutung hat. Häufigkeitsgipfel bei Werten 1 und 6 (je ca. 20%) mit Abfall auf 1–4% für Grad 5 und 10. Alternative Scores werden evaluiert.

Tabelle 19.18 · Expanded disability status scale (EDSS) nach Kurtzke

0.0	normale neurologische Untersuchung (in allen funktionellen Systemen [FS])
1.0	keine Behinderung, minimale Abnormität in einem FS
1.5	keine Behinderung, minimale Abnormität in mehr als einem FS
2.0	minimale Behinderung in einem FS
2.5	minimale Behinderung in zwei FS
3.0	mäßiggradige Behinderung in einem FS oder leichte Behinderung in 3 oder 4 FS, aber noch voll gehfähig
3.5	voll gehfähig, aber mit mäßiger Behinderung in einem FS und ein oder zwei FS Grad 2 oder 2 FS Grad 3 oder 5 FS Grad 2
4.0	gehfähig ohne Hilfe und Rast für mindestens 500 m. Aktiv während ca. 12 Stunden pro Tag trotz relativ schwerer Behinderung
4.5	gehfähig ohne Hilfe und Rast für mindestens 300 m. Ganztägig arbeitsfähig. Gewisse Einschränkung der Aktivität, benötigt minimale Hilfe, relativ schwere Behinderung
5.0	gehfähig ohne Hilfe und Rast für ca. 200 m. Behinderung schwer genug, um tägliche Aktivität zu beeinträchtigen
5.5	gehfähig ohne Hilfe und Rast für ca. 100 m. Behinderung schwer genug, um normale tägliche Aktivität zu verunmöglichen
6.0	Bedarf intermittierend, oder auf einer Seite konstant, Unterstützung durch Krücke, Stock oder Schiene, um ca. 100 m ohne Rast zu gehen
6.5	benötigt konstant beidseits Hilfsmittel, um ca. 20 m ohne Rast zu gehen
7.0	unfähig, selbst mit Hilfe mehr als 5 m zu gehen, weitgehend an den Rollstuhl gebunden. Bewegt Rollstuhl selbst, transferiert ohne Hilfe

Fortsetzung ▶

7.5	unfähig, mehr als ein paar Schritte zu tun. An den Rollstuhl gebunden. Benötigt Hilfe für Transfer. Bewegt Rollstuhl selbst, aber vermag nicht den ganzen Tag im Rollstuhl zu verbringen
8.0	weitgehend an Bett oder Rollstuhl gebunden, pflegt sich weitgehend selbständig. Meist guter Gebrauch der Arme.
8.5	weitgehend an Bett gebunden, auch während des Tages. Teilweise nützlicher Gebrauch der Arme, einige Selbstpflege möglich
9.0	hilfloser Patient im Bett, kann essen und kommunizieren
9.5	gänzlich hilfloser Patient. Unfähig zu essen, zu schlucken oder zu kommunizieren
10	Tod infolge Multiple Sklerose

Prognose

► Je länger die Symptome eines Schubs anhalten, desto schlechter die Rückbildungswahrscheinlichkeit (Wahrscheinlichkeit einer kompletten Remission nach 7 Tagen Schubdauer noch 85 %, nach 1 Monat 30 %, nach einem Jahr etwa 0 %).

► Statistische Verteilung der verschiedenen Verlaufsformen:
  • 20 % blande MS (nie klinische Symptome).
  • 20 % benigne MS (EDSS Score max. 2 – 3 nach 15 Jahren).
  • 50 % mittelschwer bis schwere Verlaufsform.
  • 10 % maligne MS (innerhalb weniger Jahre schwerste Behinderung, Tod).

► Behinderung nach langjährigem Verlauf:
  • 1/3 bleibt arbeitsfähig.
  • 1/3 ist nicht arbeitsfähig, versorgt sich aber selbst.
  • 1/3 wird pflegebedürftig.

► Die Läsionslast im initialen MRT korreliert mit der Wahrscheinlichkeit höhergradiger Behinderungen nach 5 – 10 Jahren (Surrogatmarker).

► Initial ist eine Vorausbeurteilung des individuellen Verlaufs kaum möglich, nach einer Beobachtungszeit kann aber mit einer gewissen Wahrscheinlichkeit ein ähnlicher weiterer Verlauf angenommen werden.

► In einigen Studien konnten klinische Prädiktoren wahrscheinlich gemacht werden, die in Grenzfällen für die Indikationsstellung einer Intervalltherapie herangezogen werden können, aber für Aufklärung und Behandlung des Patienten sonst keine Rolle spielen sollten:
  • Prädiktoren für einen eher günstigeren Verlauf: Sensibilitätsstörungen, isolierte Optikusneuritis, monotope Läsionen.
  • Prädiktoren für einen eher *un*günstigeren Verlauf: Gangstörungen, zerebelläre Symptome, Blasenstörungen, Pyramidenbahnläsionen.

► Die Berechnung eines *Progressionsindex (PI)* kann im Einzelfall den Verlauf dokumentieren und bei der Therapiebeurteilung mitberücksichtigt werden. Er stellt die Verschlechterung in der EDSS-Skala pro Jahr dar und besitzt daher dieselben Einschränkungen wie die EDSS Skala selbst (s.o.).

► Der Progressionsindex ist in den ersten 8 Jahren am höchsten, besonders bei primär chronischen Verläufen, nach etwa 10 Jahren aber für alle Verlaufsformen etwa gleich.

► Die Prognose der schubförmigen Verlaufsform ist pro Zeiteinheit etwas günstiger, da aber häufiger jüngere Patienten betroffen sind, ist die Behinderung mit Bezug auf das Lebensalter nicht deutlich unterschiedlich.

► Der Behinderungsgrad 5 Jahre nach Krankheitsbeginn (Kurtzke-Skala) scheint etwa 3/4 der Behinderung nach 10 Jahren zu entsprechen.

Selbsthilfegruppe, Informationen

▶ Deutsche Multiple Sklerose Gesellschaft e.V. (DMSG), Rüsterstraße 8, 30519 Hannover, Tel. 0511/9683–40, Fax 0511/96834–50, Internet: *www.dmsg.de*

19.18 Andere demyelinisierende ZNS Erkrankungen

Neuromyelitis optica (Devic)

▶ **Definition, Klinik, Befunde:**
- Akut und fulminant verlaufende, ein- oder beidseitige Optikusneuritis in engem zeitlichen Zusammenhang mit spinalen Läsionen (Querschnittsymptomatik). Häufig pluriphasischer Verlauf mit „Clustern" schwerer Krankheitsaktivität.
- Häufig keine oligoklonalen Banden, aber polymorphkerniges Zellbild (granulozytär).
- Sonstige Diagnostik wie bei E.d. (vgl. S. 439 ff.).
▶ **Therapie:** Keine gesicherte Therapie, Versuch mit hochdosierten Steroiden oder Cyclophosphamid.
▶ **Prognose:** Höhere Mortalität (16–50%), schwerere Verläufe als bei MS.

Diffuse Sklerose (Schilder-Sklerose)

▶ **Pathologie:** Sehr große, diffuse Entmarkungsherde, oft symmetrisch im Marklager. Das Bild entspricht eher einer Leukodystrophie
▶ **Klinik, Verlauf:** Oft ausgeprägte psychische Symptome, nachfolgend Sehstörungen, Pyramidenbahnläsionen, auch bulbär, vorwiegend bei Kindern. Keine Schübe.
▶ **Diagnostik:** MRT, Liquor.
▶ **Therapie:** Siehe Stufentherapie S. 446.

Akute disseminierte Encephalomyelitis (ADEM)

▶ **Ätiologie, Klinik:** Para- oder postinfektiös (v. a. Masern, Varizellen, Pocken, Mumps, Röteln, Adeno, Influenza) oder postvakzinal (v. a. Rabies, Pocken) auftretende akute demyelinisierende Encephalomyelitis mit Fieber, Kopfschmerzen, Psychosyndrom, Vigilanzstörungen und dann neurologischen Herdsymptomen.
▶ **Diagnostik:** Im Liquor häufig sehr ausgeprägte Entzündungszeichen. Vgl. Multiple Sklerose S. 439, oft negative oligoklonale Banden.
◨ **Hinweis:** Diagnosestellung nur, wenn in den folgenden 6 Monaten keine Schübe auftreten.
▶ **Therapie:** Keine evidenzbasierten Therapieempfehlungen. Hochdosiert Steroide (S. 444, S. 136), Cyclophosphamid-Pulstherapie (S. 446) oder Immunglobuline (S. 141).
▶ **Prognose:** Hohe Mortalität bis 30%, ansonsten Restitutio ad integrum möglich.

Subakute Myelooptikoneuropathie (SMON)

▶ **Grundlagen, Klinik:** Seltene, vorwiegend in Japan vorkommende Erkrankung (begünstigt durch konstitutionellen Faktor) mit sensiblen Defiziten, Pyramidenbahnschädigung mit Paresen der unteren Extremitäten und Sehstörungen (meist nach Gebrauch von Oxychinolinderivaten = Durchfallmittel).
▶ **Diagnostik:** Vgl. Multiple Sklerose S. 439.
▶ **Therapie:** Vgl. Multiple Sklerose S. 443.
▶ **Prognose:** Meist bleiben klinisch deutliche Behinderungen zurück, letale Verläufe

20 Demenz-Erkrankungen

20.1 Übersicht

Definition und Epidemiologie

▶ **Definition**: Demenz bedeutet einen sekundären Verlust kognitiver Fähigkeiten mit Beeinträchtigung der sozialen oder beruflichen Leistungsfähigkeit.
▶ **Epidemiologie:** Zunahme mit dem Lebensalter. Prävalenz (unabhängig von der Ätiologie und nosologischen Einteilung): 60. Lj. ca. 1 %, 85. Lj. ca. 30–50 %.
▶ **Häufigkeitsverteilung:** 50–60 % primär degenerative Form des Morbus Alzheimer, 20–30 % vaskuläre Demenz, übrige 10–20 % andere Erkrankungen.

Einteilung und Differenzialdiagnose

▶ Bei den demenziellen Erkrankungen handelt es sich um Symptomkonstellationen, nicht um nosologische Einheiten.
▶ Es werden idiopathische Demenzen im Rahmen degenerativer Hirnerkrankungen und symptomatische Formen unterschieden.

Klinik

◪ *Hinweis:* Die klinische Symptomatik ist abhängig vom Demenztyp!
▶ **Kernsymptome:** Störung von/der
  • Merkfähigkeit (Behalten neuer Gedächtnisinhalte, „Lernfähigkeit").
  • Gedächtnis (früher gespeicherte Gedächtnisinhalte gehen verloren).
  • Konzentration.
  • Urteilsvermögen und Auffassung (Bewertung von Wahrnehmungen, Problembewältigung).
  • Persönlichkeit (Änderung, Nivellierung oder Akzentuierung der Primärpersönlichkeit).
▶ **Fakultative Zusatzsymptome:**
  • Störungen höherer kortikaler Funktionen („Werkzeugstörungen") wie Aphasie, Apraxie, Agnosie.
  • Störungen des Affektes (depressive Störung, seltener auch Euphorie im Sinne flacher Heiterkeit), der Impulskontrolle und des Antriebes (Antriebsminderung, seltener auch psychomotorische Unruhe).
▶ **Von Demenzen sind klinisch abzugrenzen:**
  • *Pseudodemenz* (bei affektiver Störung): Depressiver Affekt, Patient beklagt seine Beeinträchtigungen, fehlende Motivation bei Anamnese und Testaufgaben, Antriebsstörung, Tagesschwankung, Diskrepanz zwischen Leistungsminderung und Orientierung im Alltag.
  • *Organisches amnestisches Syndrom:* Kombination aus massiver Störung von Merkfähigkeit und Kurzzeitgedächtnis bei erhaltenem Altgedächtnis, und erhaltener Konzentration. Typisch: Konfabulationen! (In erster Linie als *Korsakow-Syndrom* bei Alkoholismus, s. S. 471).
  • *Delir:* Meist akut beginnend, oft mit Bewusstseinstrübung, psychomotorische Unruhe, möglicherweise durch gezielte Behandlung reversibel!

Diagnostik

▶ **(Fremd-)Anamnese:**
  • Subjektive und fremdanamnestisch erhebbare Ausfallssymptome?
  • Dynamik der Störungen (langsam oder rasch progredient, akuter Beginn, fluktuierender Verlauf)?

Tabelle 20.1 · Übersicht über Demenz-Erkrankungen

pathogenetische Grundlage	wichtige Erkrankungen (+ Prägnanztyp)
Aggregation von Amyloidpeptiden	– Demenz vom Alzheimer-Typ (K), präsenil oder senil

andere Systematrophien	– Morbus Pick (F)
	– Basalganglienerkrankungen:
	  • Parkinson-Demenz (S. 490) (F)
	  • Lewy-Körperchen-Erkrankung (S. 504) (K)
	  • progressive supranukleäre Paralyse (S. 506) (S)
	  • kortikobasale Degeneration (S. 505) (S)
	  • Hallervorden-Spatz-Erkrankung (S. 510) (S)
	  • Chorea Huntington (S. 513) (S)

entzündliche Ursachen	– AIDS (S. 427) (S) – Prion-Erkrankungen (S. 435) (S,K) – Lues (S. 413) (S) – Multiple Sklerose (S. 439) (S)
vaskuläre Erkrankungen (Mikro- und Makroangiopathien, Vaskulitiden)	– vaskuläre Demenz (S. 455) (S)
metabolische Erkrankungen und endokrine Störungen	– hepatische Enzephalopathie (S. 462) – urämische Enzephalopathie (S. 464) – Vitaminmangelerkrankungen, z. B. B_1, B_6, B_{12}-Mangel (S. 472) – Speicherkrankheiten, v. a. Morbus Wilson (S. 511) (F) – Hypothyreose (S. 469) (S) – Hypoparathyreoidismus (S) – hyperkalzämische Enzephalopathie (S. 468)
toxische Hirnschädigungen	– *akut* durch Kohlenmonoxid- oder Thallium-Intoxikation – *chronisch* durch Chemotherapeutika, Benzodiazepine, Analgetika, Wismut, Hydantoin, Alkohol, Schwermetalle (Blei, Quecksilber), Perchlorethylen, Aluminium (Dialyse-Enzephalopathie)
intrakranielle Raumforderungen mit allgemeiner Beeinträchtigung der Hirnfunktion	– Neoplasien (S. 358 ff.) (S) – Liquorzirkulationsstörungen (S. 300) (S) – chronisch subdurales Hämatom (S. 354) (S,F)
andere diffuse Hirnschädigungen	– Hypoxie (S) – multiple Traumata (Boxer) (S) – mitochondriale Erkrankungen (S. 700) (S) – Paraneoplasien (S. 381) (S,F)

Prägnanztypen von Demenzen:
- *kortikale Demenz* (K): Vorwiegend Störung von Merkfähigkeit und Gedächtnis sowie höherer kortikaler Funktionen
- *subkortikale Demenz* (S): Vorwiegend Störung von Antrieb, Vigilanz, Konzentration, Auffassung, häufig kombiniert mit Bewegungsstörung
- *frontale Demenz* (F): Vorwiegend Störung von Persönlichkeit, Antrieb, Affekt, Impulskontrolle, Sozialverhalten
- *progressive fokale Atrophien* (P): Relativ lange isolierte Werkzeugstörungen wie Aphasie, räumlich-konstruktive oder visuelle Störungen

- Symptome möglicher internistischer oder neurologischer Grunderkrankungen (Tab. 20.1)?
► **Klinische Befunderhebung:** Zeichen fokal-neurologischer bzw. neuropsychologischer Störungen?
► **Neuropsychologische Testung** zur Klärung des Prägnanztyps (s.o.), z.B. Screening durch Mini Mental State Examination/Test (MMSE/T, s. S. 21). Erinnern von Wortlisten, Zeichnen (Würfel, Zifferblatt), Syndrom-Kurz-Test (SKT).
► **Kraniale Bildgebung:**
  - *CCT oder besser MRT* zur Erkennung einer Hirnatrophie, insbesondere mit Erweiterung der temporalen Liquorräume, und zum Ausschluss mittels Bildgebung erfassbarer symptomatischer Formen.
  - *SPECT oder FDG-PET* zur Erkennung typischer Störungen von Perfusion oder Glukosemetabolismus bei bestimmten Demenzformen, v.a. frontotemporale Demenzen.
► **Doppler-/Duplexsonographie** hirnversorgender Gefäße zur Erkennung vaskulärer Erkrankungen.
► **Liquordiagnostik** zur Erkennung entzündlicher Erkrankungen (neurochemische Ausschlussdiagnostik symptomatischer Formen), in frühen Demenzstadien Bestimmung von Gesamt-Tau, Phospho-Tau und Aβ-Peptiden (Aβ1 – 40, Aβ1 – 42) zur neurochemischen Früh- und Differenzialdiagnostik der Alzheimer-Demenz.
► **EEG:** Allgemeinveränderung, Herdbefund?
► **Konsiliaruntersuchungen:**
  - *Internistische Diagnostik* zur Erkennung möglicher internistischer Grunderkrankungen und Tumorsuche (Tab. 20.1).
  - *Psychiatrische Diagnostik.*
► **Laboruntersuchungen** (als Screeningdiagnostik): Basislaborparameter, fT_3, fT_4, TSH, TPHA-Test, HIV-Test, Vitamin B_{1612}, Cu^{2+} und Coeruloplasmin im Serum.

20.2 Demenz vom Alzheimer-Typ (DAT)

Grundlagen

► **Epidemiologie, Genetik:**
  - Mehr als 90% der DAT treten sporadisch auf.
  - In 5 – 10% familiäre Häufung: Das Vorkommen einer DAT bei Verwandten ersten Grades verdoppelt das Erkrankungsrisiko. Das Vorhandensein von einem oder zwei Allelen einer sog. Typ-4-Variante von Apolipoprotein E (Apo-E4-Gen auf Chromosom 19) erhöht ebenfalls das Risiko. Apo-E4 eignet sich jedoch nicht als genetischer Prädiktor (in 30% der Normalbevölkerung nachweisbar). Selten findet sich eine autosomal-dominante Vererbung von Mutationen des Presenilin- (Chr. 1) oder Amyloid-Prekursor-Protein-Gens (Chr. 21). Diese genetisch bedingten Alzheimer-Demenzen mit in der Regel frühem Krankheitsbeginn sind aber vergleichsweise selten (< 0,5%).
► **Pathologie:** Es finden sich charakteristische neuropathologische Befunde, die post mortem oder bioptisch die Diagnosestellung erlauben: Axondegeneration mit Verminderung der kortikalen Synapsendichte, perivaskuläre Ablagerung von β-A4-Peptiden als Amyloidplaques, intraneuronale Aggregation von Neurofibrillen-Bündeln.

Klinik

► Die DAT beginnt schleichend nach dem 40. Lj. als kortikale Demenz mit über lange Zeit erhaltener „Fassade" und lange erkennbarer Persönlichkeit.

► Kardinalsymptome in der Frühphase: Gedächtnisstörung für neue Gedächtnisinhalte, räumlich-konstruktive Störungen, Aphasie, Apraxie, Agnosie (in späteren Stadien).
► Zusätzliche Symptome in fortgeschrittenen Phasen: Pychomotorische Unruhe, Störung der Urteilsfähigkeit, Störung der Persönlichkeit.
► Spätphase: Verlust der Kontaktfähigkeit, Bettlägrigkeit, Inkontinenz, Kachexie.
► Seltene Symptome, die in Spätstadien auftreten können: Basalgangliensymptome (Rigor, Akinese, insbesondere mit frontaler Gangstörung (S. 300), autonome Störungen, epileptische Anfälle, Myoklonien, Pyramidenbahnzeichen. *Cave:* Stehen diese Symptome im Vordergrund oder treten sie sehr früh im Verlauf auf, lassen sie an der Diagnose der DAT zweifeln!

Diagnostik

❏ *Cave:* Reversible, symptomatische Formen von Demenzen liegen in bis zu 10% vor. Insofern ist ein sorgfältiger Ausschluss behandelbarer Ursachen erforderlich!
► Allgemeine Diagnostik s. S. 450, fakultativ ApoE-Typisierung.
► Diagnostische Kriterien nach ICD-10:
  • Vorhandensein eines demenziellen Syndroms.
  • Schleichender Beginn mit langsamer Verschlechterung. Irreversibilität.
  • Fehlen klinischer Hinweise oder Untersuchungsbefunde, die auf eine andere Demenzursache hinweisen.
  • Fehlen eines plötzlichen („apoplektischen") Beginns oder neurologischer Herdzeichen (solche Phänomene können später hinzukommen).
► CCT oder besser MRT: Typische temporoparietale Hirnatrophie, oft besondere Betonung der Atrophie im Bereich von Temporallappen und Hippocampus, frühzeitig Erweiterung der Temporalhörner (Abb. 20.1).
► Hirnperfusions-SPECT: Temporoparietale, später auch frontale Hypoperfusion. FDG-PET: Temporoparietaler Hypometabolismus.
► EEG: Allgemeinveränderung.

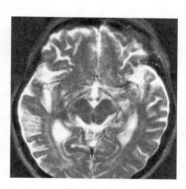

Abb. 20.1 · Demenz vom Alzheimer-Typ, typische tempororostral betonte, mäßige Atrophie (MRT axial T2w SE)

Therapie

❏ *Hinweis:* Therapiegrundlage ist gegenwärtig die Erkenntnis, dass die kortikale Synapsenverarmung in den Anfangsstadien der Erkrankung durch eine Erhöhung des Azetylcholin-Angebotes teilweise kompensiert werden kann. Gleichzeitig müssen jedoch Substanzen mit anticholinergen Nebenwirkungen vermieden werden! In fortgeschrittenen Phasen kann die Gabe eines NMDA-Antagonisten die Progredienz verzögern.

▶ **Allgemeinmaßnahmen:** Für den Patienten nach Möglichkeit ein geordnetes Umfeld mit Aktivierung und Beschäftigung schaffen, Umgebungswechsel vermeiden, ggf. Betreuung in gerontopsychiatrischen Tageskliniken. Psychosoziale Betreuung der Angehörigen.

▶ **Zentral wirksame Acetylcholinesterasehemmer**:
- *Indikation:* Leicht- bis mittelgradige Demenz vom Alzheimer-Typ (MMST 10 – 24 Punkte).
- *Nach einer Behandlungsdauer* von 12 – 20 Wochen Überprüfung der Indikation: Klinische und testpsychologische Untersuchung (z. B. MMST), Bewertung lebenspraktischer Fähigkeiten durch Angehörige. Bei ausbleibender Besserung/unverminderter Progredienz absetzen.
- *Substanzen:*
  - *Donepezil* (Aricept): Initial 5 mg p. o. am Abend. Nach 4 Wochen Steigerung auf 10 mg. NW: Übelkeit, Erbrechen, Diarrhö, Appetitlosigkeit, Gewichtsverlust, Schwindel, Somnolenz, Schlafstörungen, Unruhe, Agitation, Verwirrtheit, Bradykardie, Ataxie, Myalgien, Leberfunktionsstörungen. *KI:* Reizleitungsstörungen (Sick-sinus-Syndrom, SA-/AV-Block), Ulcus ventriculi oder duodeni, obstruktive Lungenerkrankungen, schwer einstellbare Epilepsie.
  - *Rivastigmin* (Exelon): Initial: 2 × 1,5 mg p. o. Jeweils alle 14 d Steigerung um 2 × 1,5 mg (→ 2 × 3 mg → 2 × 4,5 mg) bis auf 2 × 6 mg. NW/KI s. o.
  - *Galantamin:* Nicht retardiert (Reminyl) initial 2 × 4 mg p. o. Nach 4 Wochen Steigerung auf 2 × 8 mg bis max. 2 × 12 mg. NW/KI s. o. Retardiert (Reminyl 1 × täglich) initial (erste 4 Wochen) 8 mg/d, Erhaltungsdosis 16(– 24)mg/d.

▶ **NMDA-Antagonist Memantine** (Axura, Ebixa; zu NW, KI s. S. 147):
- *Indikation:* mittelschwere bis schwere Demenz vom Alzheimer-Typ (MMST 5 – 14 Punkte).
- *Nach einer Behandlungsdauer* von bis zu 20 Wochen Überprüfung der Indikation.
- *Dosierung:* 20 mg/d p. o., NW/KI s. S. 147.

▶ **Kombinationstherapie**:
- *Indikation:* Mittelschwere bis schwere Demenz vom Alzheimer-Typ (MMST 5 – 14 Punkte).
- *Substanzen* (in dieser Kombination nicht zugelassen): Bisher geprüft ist Kombination aus Memantine und Donepezil.
- *Bemerkungen:* Die Kombination ist nach gegenwärtigem Kenntnisstand bei mittelschwerer Demenz wirksamer als die Monotherapie mit dem Cholinesterasehemmer. Vermehrte Nebenwirkungen sind bisher nicht beobachtet.

▶ **Symptomatische medikamentöse Therapie:**
- Therapie nicht-kognitiver Symptome, z. B. psychomotorische Unruhe, Delir: s. S. 263. Zur Therapie von Demenz- bedingten Verhaltensstörungen zugelassen ist atypisches Neuroleptikum Risperidon (Risperdal, 1 mg), mit Wirkung insbesondere auf die Symptome Erregung und Aggressivität sowie gestörten Schlaf-Wach- Rhythmus. Indikation in regelmässigen Abständen überprüfen, ggf. Ausschleichversuch. Cave: Unter Risperidon erhöhte Inzidenz zerebrovaskulärer Ereignisse.
- Therapie von Schlafstörungen: s. S. 114.

Prognose, Selbsthilfegruppe

▶ **Prognose:** Die DAT reduziert die Lebenserwartung, sie führt im Mittel innerhalb von 10 (5 – 15) Jahren nach Erstmanifestation zum Tod.

▶ **Selbsthilfegruppe:** Deutsche Alzheimer Gesellschaft e.V., Friedrichstr. 236, 10969 Berlin, Tel. 030/2593795 – 0, Fax 030/2593795 – 29, Internet: *www.deutsche-alzheimer.de*

20.3 Vaskuläre Demenz

Grundlagen

▶ **Pathogenese:** Disseminierte zerebrale Parenchymschädigung infolge vaskulärer Erkrankungen (degenerative Gefäßerkrankungen, Vaskulitiden).
▶ **Unterformen:**
- Multiinfarktdemenz infolge zerebraler Makro- und Mikroangiopathie.
- Subkortikale arteriosklerotische Enzephalopathie (SAE, Binswanger-Syndrom) infolge zerebraler Mikroangiopathie bei arterieller Hypertonie.

Klinik, klinische Befunde

▶ Meist subkortikale Demenz mit Störung von Affekt (v. a. Affektlabilität), Antrieb, Vigilanz, Konzentration und Auffassung.
▶ Meist Kombination von Demenz mit Zeichen fokaler Hirnschädigung (z. B. Hemiparese, Pyramidenbahnzeichen, Aphasie, Apraxie, Hirnstammsymptomatik, zerebelläre Störung, Pseudobulbärparalyse, Inkontinenz, Gangstörung).
▶ Meist fluktuierender Verlauf mit schrittweiser Verschlechterung.

Diagnostik

▶ **Allgemeine Diagnostik** s. S. 450.
▶ **Bildgebende Verfahren:** Multiple vaskuläre Parenchymläsionen kortikal, subkortikal und periventrikulär (Multiinfarktdemenz, Vaskulitiden) oder diffuse periventrikuläre Perfusionsstörungen, sog. Leukoaraiosis (Binswanger-Syndrom, die Läsionen sind auf das Marklager begrenzt) (Abb. 20.2).
☒ *Cave:* Bei konfluierenden Parenchymläsionen (insbesondere beim Binswanger-Syndrom) ist der bildgebende Befund unspezifisch! Die erkennbaren periventrikulären Veränderungen können sowohl vaskulärer oder entzündlicher Genese sein als auch bei Speicherkrankheiten oder anderen diffusen Demyelinisierungen gefunden werden! Diagnostische Hilfe: Lakunen in Stammganglien und Thalamus weisen auf eine vaskuläre Genese hin.
▶ **Doppler- und Duplexsonographie** der hirnversorgenden Gefäße.
▶ **EEG:** Allgemeinveränderung oder Herdbefunde.
☒ *Diagnosestellung:* Sie beruht im wesentlichen auf Anamnese und klinischem Bild (Demenz + fokal-neurologische Störungen) zusammen mit den bildgebenden Befunden und dem Vorliegen vaskulärer Risikofaktoren.

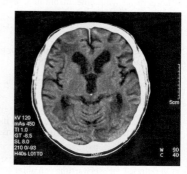

Abb. 20.2 · Vaskuläre Demenz, periventrikuläre und subkortikale Marklagerläsionen als Zeichen chronischer Perfusionsstörungen, innere und mäßige äußere Hirnatrophie (CCT nativ)

Therapie

▶ Spezifische Therapieansätze existieren nicht. Die Therapie folgt den Prinzipien der Behandlung zerebraler Gefäßkrankheiten mit erhöhtem Infarktrisiko (Thrombozytenaggregationshemmer) sowie der Behandlung vaskulärer Risikofaktoren (besonders der Hypertonie!) und ggf. Behandlung eines erhöhten Hämatokrits und/oder einer Hyperfibrinogenämie. Für den Einsatz von Pentoxifyllin gibt es positive Daten.
▶ Krankengymnastik, Ergotherapie, Logopädie.
▶ Die symptomatische Therapie von psychopathologischen Störungen erfolgt gemäß den Prinzipien der psychopharmakologischen Therapie bei neurologischen Patienten (S. 114).

Prognose

▶ Die Lebenserwartung ist verkürzt, die Patienten versterben nach Eintritt der Demenz früher als bei der Demenz vom Alzheimer-Typ, meist an Sekundärkomplikationen (Bettlägerigkeit, rezidivierende Stürze).

20.4 Demenz vom Frontalhirntyp (DFT)

Grundlagen

▶ Die Demenz vom Frontalhirntyp (DFT) schließt die früher beschriebene Krankheitsentität des Morbus Pick ein.
▶ Erstmanifestation im Mittel im 50. Lj (30 – 70. Lj.), d. h. früher als bei der Demenz vom Alzheimer-Typ.
▶ **Pathologie:** Bei Morbus Pick frontale und frontotemporale Hirnatrophie. Keine speziellen histologischen Merkmale.

Klinik

▶ **Frontale Demenz** mit Störung von:
  • Persönlichkeit und Sozialverhalten (früh im Verlauf!).
  • Antrieb (Unruhe oder Antriebsmangel bis hin zum Mutismus).
  • Affekt: Verflachter Affekt mit Witzelsucht, Euphorie, Enthemmung, gestörter Impulskontrolle. Häufig Iterations-(Echo-)Phänomene.
▶ Die Gedächtnisleistungen bleiben längere Zeit unbeeinträchtigt.
▶ 2 Prägnanztypen: Enthemmung oder Apathie.
▶ Körperliche Symptome: Inkontinenz, evtl. Akinesie, Tremor, Rigor.

Spezielle Diagnostik

▶ Allgemeine Diagnostik s. S. 450.
▶ Bildgebende Verfahren: Frontal und frontotemporal Zeichen von
  • Hirnatrophie im CCT oder MRT.
  • Hypoperfusion im SPECT.
  • Hypometabolismus im FDG-PET.

Therapie

▶ Spezifische Therapieansätze existieren nicht. Zur Therapie nicht-kognitiver Symptome wie Demenz-assoziierte Verhaltensstörungen s. S. 114.

Prognose

▶ Verkürzte Lebenserwartung von unter 10 Jahren nach Diagnosestellung, die Patienten versterben meist an Sekundärkomplikationen.

21 Metabolische und andere Enzephalopathien

21.1 Metabolische und andere Enzephalopathien

Stoffwechselstörungen (Tab. 21.1)

Tabelle 21.1 · Wichtige Stoffwechselstörungen

Erkrankung	Genetik, Defekt, Pathologie	Klinik (Kernsymptome)	Diagnostik	Therapie
Lipidstoffwechselstörungen				
Morbus Fabry	x-chromosomal rezessiv, alpha-Galaktosidase A Mangel führt zu intrazellulärer Ansammlung von Ceramiden	zerebrale Ischämien, Polyneuropathie, schmerzhafte akrale Parästhesien, Angiokeratome (noduläre Hautveränderungen v. a. an Stamm, Genitalregion, Oberschenkeln), Niereninsuffizienz, Korneaveränderungen	Bestimmung der Enzymaktivität der alpha-Galaktosidase A aus Leukozyten (20 ml EDTA-Blut) oder Hautbiopsie (Fibroblasten), Bestimmung bei Prof. Dr. A. Rolfs, Neurologie Rostock, Tel. 0381/4949540	kausale Therapie möglich durch rekombinante α-Galaktosidase A (Fa. Genzyme Alzenau)
metachromatische Leukodystrophie	autosomal-rezessiv (Ch 20); Arylsulfatase-A-Mangel mit Demyelinisierung im ZNS und PNS	– *infantil (1 – 2 a)*: Tetraplegie/-spastik, Demenz, Visus- und Hörstörungen, Bulbär-/Pseudobulbärparalyse, Ataxie – *juvenil (3 – 16 a)*: Initial Gehstörung, Verhaltensstörung, sonst s. o. – *adult (15 – 60 a)*: Initial PNP, Persönlichkeitsveränderung, sonst wie infantile Form (s. o.)	MRT (T₂: Marklager-Hyperintensität, Ventrikel ↑), Biopsie (peripherer Nerv: metachromatische Granula), Arylsulfatase-A-Aktivität in Fibroblasten/Leukozyten/Urin ↓, Liquor-Protein ↑, EP-Latenzen ↑, NLG ↓	keine

Metabolische und andere Enzephalopathien

Tabelle 21.1 · Fortsetzung

Lipidstoffwechselstörungen, Forts.

Erkrankung	Genetik, Defekt, Pathologie	Klinik (Kernsymptome)	Diagnostik	Therapie
Morbus Krabbe (*Globoidzellen-leukodystrophie*)	autosomal-rezessiv (Ch 14); Defekt der βGalaktozerebrosidase mit Galaktosylzeramid-Ablagerung	– Beginn im 4. – 6. Monat: spastische Tetraparese, Retardierung – Visusverlust (Optikus-atrophie) – Kachexie, PNP, Ataxie – epileptische Anfälle	*MRT* (T$_2$: periventrikulär hyperintens), β-*Galaktozerebrosidase* ↓ (Fibroblasten-Kultur, Leukozyten), *Liquor-Protein* ↑, *Neurophysiologie* (EP-Latenzen ↑, NLG ↓)	symptomatisch
Adrenoleukodystrophie	x-chromosomal-rezessiv; Störung der β-Oxidation von überlangkettigen Fettsäuren (very long chain fatty acids, VLCFA mit Demyelinisierung	– bei jungen Verhaltens-, Seh-, Gangstörungen, Nebennniereninsuffizienz – Demenz, Tetraspastik, Ataxie, kortikale Blindheit, Hypakusis/Ertaubung, PNP – Pseudobulbärparalyse – Krampfanfälle	*Labor* wie bei Morbus Addison (Na$^+$ ↓, K$^+$ ↑), *VLCFA im Serum* ↑, *Fibroblastenkultur*, *MRT* (Demyelinisierungsherde, auch spinal)	Diät, Knochenmarks-Transplantation
Morbus Gaucher	autosomal-rezessiv (Ch 1); Defekt der Glukozerebrosidase mit Ablagerung von Glukozerebrosid (Gaucher-Zellen in Organen) mit sekundärer Gliose	– *frühkindlich* (*chronisch-viszeral*): Skelettveränderungen (pathologische Frakturen), Lungenaffektion, Hepatosplenomegalie, Panzytopenie – *infantil* (*3 – 18 Mon.*): Spastische Paresen, Strabismus, Trismus, Retroflexion des Kopfes, Hepatosplenomegalie, Retardierung, Krampfanfälle – *adult* (subakut neuropathisch): Krampfanfälle, Myoklonien, Doppelbilder	*Saure Phosphatase i.S.* ↑, *Gaucherzellen* in Knochenmark/Hepatozyten (Leberbiopsie), β-*Glucosidase* ↓ in Leukozyten, Abdomen-Sono, konventionelles Röntgen (z. B. Schädel, Wirbelsäule, Röhrenknochen)	Enzym-Ersatz-Therapie: i.v. Substitution von Glukozerebrosidase (Alglucerase)

| Morbus Niemann-Pick | autosomal-rezessiv; *Typ A/B*: Saure Sphingomyelinase ↓ mit Anreicherung von Sphingomyelin *Typ C/D*: Cholesterinveresterung ↓ mit Anreicherung von Cholesterin | *Typ A (erste Lebensjahre)*: Hepatosplenomegalie, Visusverlust (25 % kirschroter Makulafleck), Lungenaffektion, rapide neurol. Verschlechterung *Typ B (juvenil, adult)*: Hepatosplenomegalie, evtl. Ataxie, extrapyramidale Störung *Typ C/D (juvenil/adult)*: Hepatitis, Aszites, Spastik, Ataxie, Krampfanfälle, Demenz, psychomotorische Retardierung, Ophthalmoplegie | *Typ A/B*: Sphingomyelinase-Aktivität ↓ in Fibroblasten (oder Leukozyten), Schaumzellen im Knochenmark *Typ C/D*: Cholesterinveresterung ↓ in Fibroblasten + Fluoreszenzfärbung *allgemein*: Abdomen-Sono, konventionelles Röntgen (z. B. Schädel, Wirbelsäule, Röhrenknochen) | symptomatisch. Typ C: Cholesterinsenker (Cholestyramin, HMG-CoA-Reduktase-Hemmer) |
| *Gangliosidosen:*
 – GM1
 – GM2 (Morbus Tay-Sachs + Morbus Sandhoff) | autosomal rezessiv *GM1*: β-Galaktosidase ↓, Anreicherung im ZNS *GM2*: Hexosaminidase ↓ | *GM1:*
 – *infantil (Geburt)*: Trinkfaulheit, Apathie, Dysmorphie, Kardiomyopathie, kirschroter Makulafleck, Krampfanfälle
 – *juvenil (1–5a)*: Ataxie, Retardierung, Demenz, Spastik, Krampfanfälle
 – *adult (5–10a)*: Spastik, Dysarthrie, Ataxie, Demenz
 – *Morbus Tay-Sachs/Sandhoff*: Makrozephalie, muskuläre Hypotonie, Visusverlust, Retardierung, Spastik, Krampfanfälle, kirschroter Makulafleck | *GM1*: β-Galaktosidase-Aktivität ↓ in Leukozyten/Fibroblasten, konventionelles Röntgen (z. B. Schädel, Wirbelsäule, Röhrenknochen) *GM2*: Hexosaminidase-Aktivität ↓ in Leukozyten/Fibroblasten/Serum, Einschlusskörperchen in Nerven-/Hautbiopsie *allgemein*: MRT (T₂: hyperintense Basalganglien, zerebellär betonte kortikale Atrophie) | symptomatisch |

Metabolische und andere Enzephalopathien

Tabelle 21.1 · Fortsetzung

Erkrankung	Genetik, Defekt, Pathologie	Klinik (Kernsymptome)	Diagnostik	Therapie
Lipidstoffwechselstörungen, Forts.				
Morbus Refsum (Heredopathia atactica polyneuritiformis)	Phytansäure-α-Dehydrogenase ↓, Anreicherung von Phytansäure (v. a. Leber, Nieren)	meist vor 20. Lj. Nachtblindheit (Retinitis pigmentosa), Hypakusis, PNP, Ataxie, psychische Störungen, Herzrhythmusstörungen	*Neurophysiologie* (NLG ↓ ↓), *Liquor-Protein* ↑, Phytansäure i. S. ↑, Phytansäure-α-Dehydrogenase in Fibroblasten ↓, Printansäure, Piperculinsäure i. S.	Diät, ggf. Plasmapherese evtl. spezielle Lipidelektrophorese
Kohlenhydratstoffwechselstörungen				
Glykogenosen	s. S. 694			
Galaktosämie	autosomal rezessiv; Galaktose-1-Phosphat-Uridyltransferase ↓	*Neugeborene:* Ikterus, Erbrechen, Hepatomegalie, *Ältere Kinder:* Hepatomegalie, Nierenaffektion, geistige Retardierung, Katarakt	Galaktose-1-Phosphat-Uridyltransferase-Aktivität ↓ in Erythrozyten	Diät
Aminosäurestoffwechselstörungen				
Phenylketonurie (PKU)	autosomal rezessiv; Phenylalaninabbau gestört	blonde + blauäugige Kinder, epileptische Anfälle, geistige Retardierung, Spastik, mäuseartiger Geruch	MRT (Marklager hyperintens in T₂w-Sequenzen), Phenylalanin i. S.	Diät
Leuzinose (Ahornsirupkrankheit)	Leucin, Isoleucin, Valin ↑	Myoklonien, Neugeborenenkrämpfe, maggiartiger Geruch, Demenz, Muskelhypertonie	MRT (Marklager hyperintens in T₂w-Sequenzen), verzweigtketige Aminosäuren in Blut und Urin ↑	Diät

Hartnup-Krankheit	renale und intestinale Störung des Transports von v. a. Tryptophan, Alanin, Histidin	photosensitive Dermatitis, zerebelläre Ataxie, Spastik, (Demenz)	Nikotinsäuremetaboliten i.U. ↓, neutrale Aminosäuren i.U. ↑	Diät

Mukopolysaccharidosen (MPS)

Morbus Hurler-Scheie	α-Iduronidase ↓	Korneatrübung, Gibbus, Skelettdeformierung, Makroglossie, Zwergwuchs, Demenz, grobe Gesichtszüge	Klinik, konventionelles Röntgen (z. B. Schädel, Wirbelsäule, Röhrenknochen), Labor	symptomatisch
Morbus Hunter	Iduronat-Sulfatase ↓	ähnlich Morbus Hurler	s. o.	symptomatisch
Morbus Sanfilippo	verschieden	v. a. zerebrale Beteiligung, weniger Skelettaffektion	s. o.	symptomatisch
Morbus Morquio	β-Galaktosidase	schwere Skelettdeformierungen	s. o.	symptomatisch
Morbus Maroteaux-Lamy	Arylsulfatase B	ähnlich Morbus Hurler, schwere Skelettdeformierungen	s. o.	symptomatisch
Morbus Sly	β-Glukuronidase	ähnlich Morbus Hurler	s. o.	symptomatisch

Kupferstoffwechselstörungen – Morbus Wilson s. S. 511

Metabolische und andere Enzephalopathien

► **Klinik:**
- *Häufiger:* Ataxie, extrapyramidal verursachte Bewegungsstörungen, demenzielle Syndrome, epileptische Anfälle.
- *Seltener:* Schmerzen, PNP (+ sonstige periphere Neuropathien), Apoplexie, Spastik.

► **Basisdiagnostik:**
- Ausführliche Anamnese, neurologische/psychiatrische/internistische Untersuchung; Konsile Augenarzt/Hautarzt/Orthopäde; Labor (s.u.); Oberbauchsono; Liquordiagnostik (inkl. Glukose und Laktat).
- *Labor* (Blut): Leber-/Nierenwerte, Blutbild, Cholesterin, CK, Glukose, Harnstoff, BGA, Glukose, Laktat, Ammoniak.

► **Weiterführende, im Einzelfall indizierte Diagnostik:** Tab. 21.1.

Hepatische Enzephalopathie

► **Grundlagen:**
- *Definition:* Die hepatische Enzephalopathie ist eine akute, prinzipiell reversible zerebrale Funktionsstörung ohne primäre strukturelle Veränderungen.
- *Ätiologie:* Leberfunktionsstörung (Ausfallskoma, Zerfallskoma) mit verminderter Elimination endogener Toxine zusammen mit veränderter Aminosäurenzusammensetzung.
- *Pathophysiologie:* Die Veränderungen führen zu gestörter zerebraler Neurotransmission, in schweren Fällen auch zu einem Hirnödem.

► **Klinik** (Stadien s. Tab. 21.2):
- Organisches Psychosyndrom.
- Asterixis (= „flapping tremor"): Bei Halteversuchen plötzlicher, kurz dauernder Tonusverlust der Extremitäten mit rascher Korrekturbewegung
- Fakultative Symptome: Gesteigerte Eigenreflexe, extrapyramidale (hypokinetisch-rigide oder choreatiforme) und zerebelläre Zeichen.

Tabelle 21.2 · Stadien der hepatischen Enzephalopathie

Symptom	Stadium 0	Stadium 1	Stadium 2	Stadium 3	Stadium 4
psychischer Befund	normal	Aufmerksam-keits-/Konzen-trationsstö-rung, Angst, Euphorie	Desorientiert-heit, Lethar-gie, Persön-lichkeitsverän-derung	Somnolenz, Stupor, völlige Desorientiert-heit	Koma
Zahlenver-bindungs-test (S. 22)	< 30 sek	31–50 sek	51–80 sek	81–120 sek	> 120 sek
Asterixis	keine	selten	irregulär	häufig	ständig
EEG-Grund-rhythmus	normal	7–8/sek	5–7/sek	3–5/sek	< 3/sek
arterieller NH$_3$-Spiegel (nüchtern)	< 150 µg/dl	151–200 µg/dl	201–250 µg/dl	251–300 µg/dl	> 300 µg/dl

▶ **Spezielle Diagnostik:**
- *Labor:*
  - Transaminasen ↑, Cholinesterase ↓, PTT ↑, INR ↑/Quick ↓, Bilirubin ↑, Albumin ↓, Thrombozyten ↓? Evtl. Hepatitis-Serologie. (Zur Prognoseabschätzung bei Leberzirrhose Child-Pugh-Score, s. Tab. 21.3).
  - Arterieller Ammoniakspiegel (zur Verlaufsbeurteilung nüchtern in BGA-Röhrchen abnehmen und sofort in Eiswasser gekühlt zum Labor bringen! Ein erhöhter Ammoniakspiegel > 150 μg/dl ist typisch, es existiert jedoch keine enge Korrelation zwischen Ammoniakspiegel und klinischem Bild.
- *EEG:* Allgemeinveränderung, Frequenzverlangsamung und evtl. Auftreten triphasischer Deltawellen (symmetrische, synchrone Abläufe mit einem frontotemporalen Amplitudenmaximum und okzipital um bis zu 150 ms verspätetem Auftreten.
- *VEP + AEP:* Latenzverlängerung (mit dem klinischen Schweregrad korrelierend), gestörte Potentialkonfiguartion.
- *MRT:* Zur Abgrenzung anderer Ursachen.
- *Zahlenverbindungstest* (S. 22): Bei rascher Durchführbarkeit und einfacher Auswertung als bedside-Test gut zur Verlaufskontrolle geeignet.
- *Sono-Abdomen:* Leberbefund, Aszites, Splenomegalie?

Tabelle 21.3 · Child-Pugh-Klassifikation

Parameter	1 Punkt	2 Punkte	3 Punkte
Aszites	fehlend	gering	ausgeprägt
Enzephalopathie (Tab. 21.2)	keine	Stadium 1 – 2	Stadium 3 – 4
Serum-Bilirubin (mg/dl)	< 2	2 – 3	> 3
Quick (%)	> 50	30 – 50	< 30
Serum-Albumin (g/dl)	> 3,5	2,8 – 3,5	< 2,8

Bewertung: Child A = 5 – 6 Punkte, Child B = 7 – 9 Punkte, Child C = 10 – 15 Punkte → Mortalität nach 1 Jahr: Child B > 20 %, Child C > 40 %.

▶ **Differenzialdiagnose:**
- *Andere Ursachen einer Enzephalopathie:* Urämisch, endokrin, Elektrolytentgleisung, Intoxikation, Wernicke (S. 471).
- *Hirnblutung/-ischämie:* Fokal-neurologische Ausfälle (*cave* z. B. subdurales Hämatom bei chronischem Alkoholismus).
- *Enzephalitis:* Zerebrale Herdsymptome, Krampfanfälle, Leukozytose, Fieber, Liquorbefund (Pleozytose).
- *Reye-Syndrom:* Nonikterische hepatische Enzephalopathie v. a. bei Kindern nach viralen Infekten, getriggert durch Salizylate (ASS-Therapie). Stadienhafter Verlauf (Beginn mit Erbrechen/Somnolenz, im Weiteren zunehmende Hirndrucksymptomatik mit Einklemmung). Symptomatische Intensivtherapie.
- *Morbus Wilson:* MRT-Veränderungen, Kayser-Fleischer-Kornealring, Cu^{2+}- und Coeruloplasminspiegel i.S., Cu^{2+}-Ausscheidung im 24-h-Urin.

▶ **Therapie:**
- *Allgemein:* Essenziell ist eine fundierte internistische Basistherapie mit Ausgleich von Störungen des Elektrolyt- und Flüssigkeitshaushaltes, Beseitigung einer Obstipation (Laktulose s.u., Ziel sind 2 – 3 weiche Stühle/d), Behandlung von Infektionen und Suche nach einer gastrointestinalen Blutung.

- *Reduktion der Proteinzufuhr:* In der Akutphase 20 – 30 g/d (bis 3 Tage), danach Gabe von 0,5 – 1 g/kg KG/d (längerfristig nicht > 40 g/d).
- *Verringerung der enteralen Stickstoffaufnahme:*
  - Nicht-resorbierbare Disaccharide zur Erniedrigung des Darm-pH (→ NH₃-Bildung ↓) und als Laxans: Laktulose (z. B. Bifiteral) oder Laktitol (z. B. Zyma) initial 20 – 30 g/h p. o., dann 3 × 10 – 50 g/d p. o.
  - Schwer-resorbierbare Antibiotika zur Reduktion der Darmflora (Toxinbildung ↓ + NH₃ ↓): Paromomycin (Humatin 250 mg/Kps.); je nach Schwere des Krankheitsbildes 35 – 75 mg/kg KG/d p. o.; in Ausnahmefällen bei intakter Nierenfunktion 3 g/d; Therapiedauer: 2 – 6 Tage bzw. bis zum Abklingen der Symptomatik. *Cave* potenziell nephro- und ototoxisch. Alternativ Vancomycin möglich.
- *Gabe von verzweigtkettigen Aminosäuren:* 500 – 1000 ml/d i. v. (Comafusin Hepar).
- *Kalorienzufuhr:* Kohlenhydrate + Lipide; mind. 1600 kcal/d.
- *Bei akuter Exazerbation* Therapieversuch mit Flumazenil (Anexate) 1 – 2 Amp. nach Wirkung.
- *Lebertransplantation:* Bei fulminantem Leberversagen.
- ▶ **Prognose:** Bei kurzfristiger Dauer reversibel, wiederholte Schübe führen zu bleibenden neurologischen Defiziten.

Urämische Enzephalopathie

- ▶ **Grundlagen:**
  - *Definition:* Enzephalopathie bei akutem Nierenversagen oder dekompensierter chronischer Niereninsuffizienz.
  - *Pathophysiologie:* Akkumulation toxischer Substanzen, Störungen des Säure-Basen-/Elektrolyt-/Wasser-Haushalts → Azidose → Störung der Blut-Hirn-Schranke → Hirnödem/Hirndruck.
- ▶ **Klinik:**
  - Organisches Psychosyndrom mit Störung von Konzentration, Orientierung, Aufmerksamkeit und Vigilanz (Somnolenz bis Koma).
  - Häufig delirante Symptomatik (psychomotorische Unruhe, visuelle Halluzinationen).
  - Myoklonien oder Asterixis („flapping tremor").
  - Generalisierte tonisch-klonische Anfälle.
  - Weitere Symptome: Gesteigerte Eigenreflexe, extrapyramidale Zeichen (hypokinetisch-rigide oder choreatiform), zerebelläre Zeichen.
- ▶ **Diagnostik:**
  - *Labor:* Harnstoff ↑, Kreatinin ↑, Elektrolyte (häufig K⁺ ↑, Ca²⁺ ↓, Phosphat ↑, Blutbild (häufig Anämie), Blutfette, Gesamtprotein, Albumin, Glukose, Blutgasanalyse, Urinstatus/-sediment.
  - *EEG:* Allgemeinveränderung, epilepsietypische Aktivität.
  - Internistisch-nephrologisches Konsil.
- ▶ **Differenzialdiagnose:**
  - ZNS-Blutungen (intrazerebral, subarachnoidal, subdural), ZNS-Ischämie.
  - Entzündungen (Enzephalitis, Meningitis).
  - Andere metabolische Enzephalopathien.
- ▶ **Therapie:**
  - Allgemeine Intensivtherapie (bei Hyperkaliämie s. S. 467).
  - Dialysebehandlung.
  - Behandlung von Krampfanfällen:
    - Akuttherapie mit Clonazepam oder Diazepam i. v. (S. 549).
    - Anfallsprophylaxe: Carbamazepin, Phenytoin oder Valproat (S. 548 ff.).

> ◧ *Cave:* Aufgrund verminderter Eiweißspiegel werden bei Phenytoin und Valproat trotz hohen Anteiles freier Wirksubstanz nur niedrige Plasmaspiegel gemessen.
> ► **Prognose:** Besserung durch Dialyse.

Dialyse-Dysequilibrium-Syndrom (DDS)

► **Grundlagen,**
- *Definition, Ätiologie:* Bei zu rasch durchgeführter Dialyse führen Elektrolytverschiebungen und zu schneller Ausgleich einer Liquorazidose zu einer Flüssigkeitsverschiebung vom Liquor in die Hirnzelle → Ödem.
- *Inzidenz:* Ein schweres DDS wird in den letzten Jahren sehr selten beobachtet (verbesserte Dialysetechnik).
- ◧ *Hinweis:* Die Diagnose eines DDS sollte erst nach Ausschluss anderer relevanter neurologischer Erkrankungen gestellt werden!
► **Klinik:** Schwindel, Kopfschmerzen, Übelkeit, Erbrechen, Unruhe, Muskelkrämpfe, Myoklonien, Tremor, organisches Psychosyndrom, generalisierte tonisch-klonische Anfälle.
► **Diagnostik:** Labor (Kreatinin, Elektrolyte und Harnstoff meist normal), EEG (Allgemeinveränderung), CCT (Ausschluss anderer Ursachen).
► **Therapie und Prognose:** Symptomatische Therapie. Ein DDS ist in der Regel spätestens innerhalb weniger Tage selbstlimitierend.
► **Prophylaxe:** Kürzere Dialysezeit bei erhöhter Dialysefrequenz, Hämofiltration, Peritonealdialyse, Verwendung von Natrium-Bikarbonat, Zugabe von osmotisch aktiven Substanzen zum Dialysat.

Dialyse-Enzephalopathie

► **Grundlagen:** Die Ursache einer Dialyse-Enzephalopathie (nach mindestens 1–2 Jahren Dialyse) ist bis heute nicht hinreichend geklärt, jedoch in jüngerer Zeit seltener geworden. In den meisten Fällen waren erhöhte Aluminium-haltige Phosphatbinder die Ursache.
► **Klinik:** Dysarthrie, Myoklonien, dementielles Syndrom (S. 450), generalisierte tonisch-klonische Anfälle.
► **Diagnostik:** Klinisches Bild, Verlauf und EEG (frühzeitig gruppierte δ-Aktivität mit epilepsietypischer Aktivität). Desferoxamintest mit Aluminiumbestimmung.
► **Differenzialdiagnose:** ZNS-Ischämie/-Blutung, Hydrozephalus, Hyperkalzämie, hypertensive Enzephalopathie.
► **Therapie:** Vermeidung von Aluminium-Zufuhr (Deionisierung des Wassers, das für Dialyse verwendet wird), keine Gabe aluminiumhaltiger Antazida. Versuch mit Deferoxamin (Desferal) 2 g i. v. während der letzten 2 h Dialyse.
► **Prognose:** Unbehandelt tritt der Tod nach 6–9 Monaten ein, unter Therapie reversibel.

Posteriores Reversibles Enzephalopathie Syndrom (PRES)

► **Grundlagen:**
- *Definition:* Das posteriore reversible Enzephalopathie Syndrom ist eine akute, prinzipiell reversible zerebrale Funktionsstörung ohne obligate primäre strukturelle Veränderungen. Gemäß der Namensgebung finden sich die Veränderung beim PRES in den Hirnregionen des vertebrobasilären Kreislaufes. Einbeziehung anderer Hirnregionen ist aber möglich.
- *Ätiologie:* Auftreten am häufigsten im Rahmen hypertensiver Enzephalopathie und Eklampsie, jedoch auch bei Urämie, hämolytisch- urämischem Syndrom, thrombotisch-thrombozytopenischer Purpura, sowie beschrieben im Rahmen

von Therapie mit Ciclosporin A, Tacrolimus, Chemotherapeutika, Interferon alpha, Kryoglobulinämie und akuter intermittierender Porphyrie.

- *Pathophysiologie:* Beim PRES kommt es zu einer akuten Störung der Blut-Hirnschranke, wobei die Areale des hinteren Kreislaufes aufgrund einer geringeren sympathischen Gefässinnervation hier besonders vulnerabel zu sein scheinen. Die Störung der Blut-Hirnschranke resultiert in (reversiblem) vasogenem Ödem, wobei allerdings auch Areale mit irreversibler Schädigung und demzufolge (irreversiblem) zytotoxischem Ödem auftreten können. Die Veränderungen sind überwiegend im Marklager lokalisiert, können aber den Kortex mit einbeziehen.

▶ **Klinik:**
- Kopfschmerzen,
- Sehstörungen bis hin zu kortikaler Blindheit,
- epileptische Anfälle,
- organisches Psychosyndrom,
- weitere fokale neurologische Funktionsstörungen.

▶ **Spezielle Diagnostik:**
Bildgebung (CT, MRT): Nachweis des Ödems in typischem Verteilungsgebiet.
- *Im CT* als hypodense Areale ohne weitere ätiologische Differenzierbarkeit.
- *Diagnostik der Wahl: MRT* (Standardsequenzen einschliesslich diffusionsgewichtete Sequenzen (DWI)!). Das MRT kann neben dem Nachweis der gestörten Blut-Hirnschranke in der T2-gewichteten Bildgebung einen weiteren Beitrag zur Differenzialdiagnose leisten, da das für ein PRES typische reversible vasogene Ödem in diffusionsgewichteter Bildgebung als iso- bzw. hypointense Läsionen mit erhöhtem Diffusionskoeffizient (ADC-Wert) imponiert (im Gegensatz dazu finden sich bei irreversiblem zytotoxischem Ödem im DWI typischerweise hyperintense Läsionen mit erniedrigtem ADC- Wert). Allerdings spricht der Nachweis von Arealen mit irreversiblem zytotoxischen Ödems auch nicht gegen die Diagnose PRES.
  - ◰ *Hinweis:* Die MR-tomographische Zuordnung von Befunden zu reversiblen bzw. irreversiblen Veränderungen ist noch mit Unsicherheiten behaftet; so können sich in Einzelfällen bildgebende Befunde eines (irreversiblen) zytotoxischen Ödems als klinisch reversible Veränderungen erweisen. Daher ist eine sichere Prognoseabschätzung akuter Störungen der Blut- Hirnschranke mittels MRT derzeit noch nicht mit höchster Zuverlässigkeit möglich!
- *EEG:* Allgemeinveränderung, Frequenzverlangsamung evtl. Auftreten epilepsietypischer Potenziale.
- *VEP:* Veränderungen in Korrelation zu klinischem Bild zu erwarten (Latenzverlängerung, gestörte Potenzialkonfiguartion).

▶ **Differenzialdiagnose:**
- *Andere Ursachen einer Enzephalopathie:* Urämische Enzephalopathie im engeren Sinne, endokrine Enzephalopathie, Elektrolytentgleisung, Intoxikation.
- *Andere zerebrovaskuläre, ischämische Erkrankungen:* z.B. Basilaristhrombose.

▶ **Therapie:** *Allgemein:* Essenziell ist eine fundierte ursachengerechte Therapie (s. Ätiologie), insbesondere eine neurologische und internistische Basistherapie (Behandlung von Anfällen, Normalisierung des Blutdruckes, ggf. antiödematöse Therapie).

▶ **Prognose:** Definitionsgemäss ist das PRES bei Beseitigung der zugrunde liegenden Ätiologie reversibel, in einigen Fällen resultieren jedoch bleibende neurologische Defizite. Inwiefern die Prognose von der jeweiligen Ätiologie abhängt, ist noch nicht abschliessend geklärt.

Elektrolytstörungen

▶ **Hyponatriämie** ($Na^+ < 135$ mmol/l):
- *Klinik:*
  - Akute Hyponatriämie (Senkung des Na^+-Spiegels um > 10 mmol/l in 24 h): Hirnödem mit Hirndruckzeichen und epileptischen Anfällen.
  - Chronische Hyponatriämie (relevant ab Na^+-Spiegel < 130 mmol/l): Hirnorganisches Psychosyndrom, epileptische Anfälle.
- *Basisdiagnostik:* Serum-Na^+, Beurteilung des Volumenstatus (Klinik, ZVD), Urinnatrium, Urinosmolalität.
- *Beurteilung:*
  - Hypovolämie: Urin-$Na^+ > 20$ mmol/l → renale; < 20 mmol/l → extrarenale Ursache.
  - Isovolämie: Urinosmolalität > 100 mosm/kg → psychogene Polydipsie; < 100 mosm/kg → inadäquate ADH-Wirkung.
  - Hypervolämie: Urin-$Na^+ > 20$ mmol/l → Niereninsuffizienz; < 20 mmol/l → Herz-/Leberinsuffizienz.
- *Na^+-Defizit* (Ziel = 130 mmol/l) = $0,5 \times$ kgKG $\times$ (130 mmol/l – Na^+_{ist}).
- *Symptomatische Therapie:*
  - $Na^+ \downarrow$ bei Hypovolämie: Isotone NaCl-Lösung i.v.
  - $Na^+ \downarrow$ bei Isovolämie: Hypertone NaCl-Lösung i.v. (NaCl 5,85 % = 1 mmol Na^+/ml; NaCl 10 % = 1,7 mmol Na^+/ml).
  - $Na^+ \downarrow$ bei Hypervolämie: Wasserzufuhr drosseln, ggf. Furosemid 20 – 40 mg i.v.; bei ausgeprägter Symptomatik evtl. hypertone NaCl-Lösung.
- ☒ *Cave:* Essenziell ist ein langsamer Ausgleich wegen der Gefahr einer zentralen pontinen oder einer extrapontinen Myelinolyse (S. 470)!

▶ **Hypernatriämie** ($Na^+ > 145$ mmol/l):
- *Klinik:* Delirantes Bild oder Vigilanzminderung bis zum Koma, epileptische Anfälle, Muskelkrämpfe, Opsoklonus, Ataxie.
- *Basisdiagnostik:* Serum-Na^+, Beurteilung des Volumenstatus (Klinik, ZVD), Urinosmolalität.
- *Beurteilung + Differenzialtherapie:*
  - Hypervolämie → hypertone Hyperhydratation? → Zufuhr stoppen, Furosemid, bei $Na^+ > 160$ mmol/l Glc 5 % i.v.
  - Hypovolämie → Urinosmolalität entscheidet:
  a) > 800 mmol/l → Wassermangel → Substitution mit Glc 5 % + $^1/_3$ des Defizits mit isoionischer Elektrolytlösung.
  b) < 800 mmol/l → Diabetes insipidus (DD renal/zentral mit 4 µg Desmopressin s.c. [= 1 Amp. Minirin] → Anstieg der Urinosmolalität um 50 %).

▶ **Hypokaliämie** ($K^+ < 3,5$ mmol/l; symptomatisch oft erst < 3 mmol/l):
- *Klinik:* Delirantes Bild oder Vigilanzminderung bis zum Koma, Lähmungen, Herzrhythmusstörungen.
- *Basisdiagnostik:* Serum-K^+, K^+ im 24-h-Urin, BGA, bei RR ↑ Aldosteron i.S., EKG.
- *Symptomatische Therapie (= K^+-Substitution):*
  - Oral: Kalinor Brause 40 mmol/Tbl. 1 – 3 Tbl./d. NW: Übelkeit, Erbrechen. (Anhebung des K^+-Spiegels um 1 mmol/l mit 100 – 200 mmol K^+).
  - i.v. (KCl 7,45 %, 1 ml = 1 mmol K^+): Maximal 15 mmol/h. Periphervenös mit isotoner Lösung verdünnen, zentralvenös unverdünnt möglich (z.B. Perfusor 50 mmol KCl 7,45 % = 50 ml; Laufrate max. 15 ml/h).

▶ **Hyperkaliämie ($K^+ > 5,5$ mmol/l; symptomatisch oft erst > 6 mmol/l):**
- *Klinik:* Delirantes Bild oder Vigilanzminderung bis zum Koma, hypo- oder hyperkaliämische Lähmungen, Herzrhythmusstörungen.
- *Basisdiagnostik:* Serum-K^+, K^+ im 24-h-Urin, BGA (Azidose?), CK/LDH (Zytolyse?), Kreatinin (Niereninsuffizienz?), ggf. Aldosteron i.S., EKG.

- *Symptomatische Therapie:*
  - K$^+$-arme Kost, Kationenaustauscher (z.B. Resonium A; KI: Hypernatriämie, Calcium Resonium; KI: Hyperkalzämie) *oral* 3 × 15 g/100 ml Wasser/Glc 10% oder *rektal* 2 × 30 g/200 ml Wasser/Glc 10%.
  - i.v.-Notfalltherapie (> 6,5 mmol/l, EKG-Veränderungen):
  - → Kalzium-Glukonat 10% (z.B. Calcium-Sandoz) 10 – 20 ml über 3 min i.v. KI: Hyperkalzämie, Digitalisierung.
  - → β$_2$-Agonisten, z.B. 0,5 mg Salbutamol (= 1 Am. Salbulair) oder 0,09 mg Reproterol (= 1 Amp. Bronchospasmin) in 100 ml NaCl 0,9% über 15 min i.v.
  - → Glukose + Insulin, z.B. 200 ml Glc 20% + 20 IE Altinsulin über 30 – 60 min (bei Hyperglykämie Glukose weglassen).
  - → Natriumbikarbonat 8,4% 50 – 100 ml über 30 min.
  - → Dialyse: Bei Hyperkaliämie durch Nierenversagen oder als ultima ratio.
- ▶ **Hypokalzämie** (Serum-Gesamt-Ca^{2+} < 2,2 mmol/l, ionisiertes Ca^{2+} < 1 mmol/l):
- *Klinik:*
  - *Akut:* Tetanische Anfälle (Pfötchenstellung, „Karpfenmund", Laryngospasmus) mit perioralen und distalen Parästhesien, *Chvostek-Zeichen* (Kontraktion der ipsilateralen mimischen Muskulatur bei Beklopfen des Fazialisstammes präaurikulär), *Trousseau-Zeichen* (Pfötchenstellung durch Ischämie [Stauung durch RR-Manschette] am Oberarm).
  - *Chronisch:* Demenz, Blepharospasmus, Photophobie.
- *Basisdiagnostik:* Serum-Ca^{2+}, Phosphat, Kreatinin, alkalische Phosphatase, BGA, Vitamin D, Parathormon (intakt), Mg^{2+}, EKG.
- *Symptomatische Therapie:*
  - Ca^{2+}-reiche Kost, orale Substitution (z.B. Calcium-Sandoz forte 500 mg/Tbl., -fortissimum 1000 mg/Tbl. max 2000 mg/d), ggf. + Vitamin D.
  - i.v.-Substitution bei Tetanie: z.B. 20 ml Ca^{2+}-Glukonat 10% (z.B. Calcium-Sandoz) langsam i.v., dann verdünnt per infusionem unter engmaschiger Serum-Ca^{2+}-Kontrolle (*cave* nicht bei Digitalisierung!).
- ▶ **Hyperkalzämie** (Serum-Gesamt-Ca^{2+} > 2,7 mmol/l):
- *Klinik:* Psychosyndrom, Erbrechen, proximale Paresen, gesteigerte Muskeleigenreflexe, eventuell Vigilanzminderung bis zum Koma. Bei chronischem Verlauf Demenz.
- *Basisdiagnostik:* s.o. bei Hypokalzämie.
- *Symptomatische Therapie:*
  - Flüssigkeit 3 – 10 l/d (*cave* kardiale Belastbarkeit beachten!) oral und/oder NaCl 0,9% i.v. unter Bilanzierung und Elektrolyt-/Phosphat-/Kreatininkontrollen.
  - Furosemid, z.B. 40 – 80 mg/d (keine Thiaziddiuretika).
  - Calcitonin (z.B. Karil 50|100 IE/Amp.) 5 – 10 IE/kg KG/d als Infusion in NaCl 0,9%. Bei chronischer Hyperkalzämie 5 IE/kg KG/d s.c.

Endokrine Enzephalopathie

- ▶ **Hypoglykämie:**
- Eine hypoglykämische Symptomatik kann sich bei individuell unterschiedlichen Glukose-Serumspiegel entwickeln, meist < 50 mg/dl (bei Diabetikern z.T. < 80 mg/dl). Hypoglykämischer Schock < 30 mg/dl.
- *Klinik:* Organisches Psychosyndrom, delirantes Bild oder Vigilanzminderung bis zum Koma, neurologische Herdausfälle (z.B. Aphasie, Hemiparese), choreatiforme Hyperkinesen, epileptische Anfälle, Übelkeit, Schwitzen, Mydriasis, Angst, Blässe, Tremor, Tachykardie, RR ↑.
- ◘ *Cave:* Die neurologischen Herdsymptome können wie bei einem ischämischen Hirninfarkt imponieren!
- *Diagnostik:* Labor.

- *Symptomatische Therapie:* 40 – 80 ml Glukose 20 % i. v. Alternativ 1 mg Glukagon i. v./i. m./s.c.
► **Hyperglykämie:**
  - *Formen:* Ketoazidose oder hyperosmolares Koma.
  - *Klinik:* Organisches Psychosyndrom, Übelkeit, Erbrechen, Vigilanzminderung bis zum Koma, choreatiforme Hyperkinesen, Exsikkose, Tachykardie, RR ↓. Bei Azidose Hyperventilation = Kussmaul-Atmung.
  - *Diagnostik:*
    - Ketoazidose: BZ > 300 mg/dl, pH < 7,2, normale Osmolalität, HK ↑, Leukos ↑, Harnstoff ↓, Na$^+$/K$^+$ ↓, Ketonurie/Glukosurie.
    - Hyperosmolares Koma: BZ > 600 mg/dl, Osmolalität > 360 mosm/l, pH normal, keine Ketonurie.
  - *Symptomatische Therapie:* Intensivstation, Flüssigkeits-/Elektrolytsubstitution, Insulingabe, Azidosekorrektur.
► **Hypothyreose:**
  - *Klinik:* Verlangsamung, Apathie, depressives Syndrom, Vigilanzminderung bis zum Koma (Myxödem-Koma), demyelinisierende und axonale PNP, Myopathie.
  - *Diagnostik:* TSH basal ↑ (Norm 0,3 – 3,5 mU/l). Normaler Wert schließt thyreogene Hypothyreose aus. Sekundäre/tertiäre Formen über zusätzliche Bestimmung von fT$_4$.
  - *Symptomatische Therapie:*
    - Intensivstation, Monitor, Bilanzierung, Bei Bradykardie Atropien, ggf. temporärer Schrittmacher.
    - Beatmung bei Hypoventilation, Hypoxie, Hyperkapnie.
    - Hydrocortison 200 mg/d i. v. in den ersten Tagen.
    - Thyroxin-Substitution: L-Thyroxin (Euthyrox) 500 µg i. v., dann über ca. 1 Woche 100 µg/d i. v.; Umstellung auf Tabletten sobald Schlucken möglich.
► **Hyperthyreose:**
  - *Klinik:* Unruhe, depressives Syndrom, Tremor, Hyperkinesen, Kopfschmerzen, Myopathie, Tachykardie, Herzrhythmusstörungen, Exsikkose, Fieber, Oligurie. Thyreotoxische Krise: Vigilanzminderung, epileptische Anfälle, Bulbärhirnsyndrom.
  - *Diagnostik:* TSH basal ↓ (s.o.). Normaler Wert schließt Hyperthyreose aus (Ausnahme: TSH-produzierender Tumor).
  - *Symptomatische Therapie:*
    - Intensivstation, Flüssigkeitssubstitution, Sedierung (Diazepam 5 – 10 mg i. v.), evtl. Kühlung, Thromboseprophylaxe.
    - Thyreostatika: Thiamazol (z. B. Favistan) initial 80 mg, dann 4 × 40 – 80 mg/d i. v.
    - β-Blocker bei Tachykardie: z. B. Propranolol 2 – 4 × 1 mg i. v.
    - Glukokortikoide: Prednisolon 1 mg/kg KG/d.
    - Entscheidung über ggf. Thyreoidektomie/Plasmapherese/Hämoperfusion.

Porphyrien

► **Grundlagen:** Porphyrien sind Stoffwechselerkrankungen mit Störung der Hämbiosynthese und Akkumulation oder vermehrter Ausscheidung von Porphyrinen. Sie werden eingeteilt in hepatische, erythropoetische und sekundäre Porphyrien. Neurologische Symptome treten v. a. bei den hepatischen Porphyrien auf, deren wichtigster Vertreter die akute intermittierende Porphyrie ist.
► **Akute intermittierende Porphyrie:**
  - *Ursache:* Defekt der Porphobilinogen-Desaminase.
  - *Epidemiologie:* Autosomal-dominanter Erbgang, Prävalanz 5 – 10/100000, f ÷ m = 3 ÷ 1; Erkrankungsgipfel 20.– 30. Lebensjahr.

- *Klinik:*
  - *Neurologisch:* Polyneuropathie (axonal; motorisch > sensibel, selten aufsteigende Paresen wie bei Gullain-Barré-Syndrom), evtl. Hirnnervenaffektion, evtl. Psychosen, zerebrale Krampfanfälle, Kopfschmerzen, Rückenschmerzen, Schmerzen in Armen oder Beinen.
  - *Allgemein-internistisch:* Abdominalkoliken, Übelkeit, Erbrechen, Diarrhö, Tachykardie, arterielle Hypertonie, orthostatische Hypotonie.
- *Diagnostik:*
  - *Urin:* Rot nachdunkelnd. Screening-Nachweis von Porphobilinogen = Hoesch-/Schwartz-Watson-Test. Quantitative Bestimmung von Porphobilinogen und δ-Aminolävulinsäure.
  - *Stuhl:* Porphyrine im Normbereich (DD zu anderen Porphyrien).
- *Therapie:*
  - Alkoholkarenz und Absetzen porphyrinogener Medikamente, z. B. Barbiturate, Diazepam, Diclofenac, Phenytoin, Imipramin, Clonidin, Sulfonamide, Theophyllin, Griseofulvin, Pyrazolon-Derivate.
  - „Erlaubte" Medikamente, z. B. ASS, Propanolol, Reserpin, Atropin, Neostigmin, Digitoxin, Tetrazykline, Penicilline, Cephalosporine.
  - Bei akuter Symptomatik:
  → Intensivmedizinische Überwachung (Bilanzierung, Elektrolyt- und Blutzuckerkontrollen) und Glukose i. v. (Glukose 40 % 1000 ml/d über ZVK) + forcierte Diurese. Bei fehlender Besserung Häm-Arginin(Normosang) 3 mg/kg KG/d über 15 min i. v. an bis zu 4 aufeinanderfolgenden Tagen.
  → Symptomatische Therapie: Bei *Schmerzen* ASS oder Opiate (S. 125), bei *Hypertonie/Tachykardie* Propanolol 50 – 200 mg/d, bei *Unruhe/Erbrechen* Chlorpromazin (z. B. Propaphenin) 50 – 100 mg/d oder Chloralhydrat (z. B. Chloraldurat) 1000 – 2000 mg/d, bei *Krampfanfällen* Magnesium (Ziel-Serumspiegel: 2,5 – 7,5 mval/l) oder Gabapentin (z. B. Neurontin; S. 550).
- *Prognose:* Unter adäquater Prophylaxe und Therapie günstig.

Zentrale pontine Myelinolyse

▶ **Grundlagen:** Akut auftretende zerebrale Entmarkungen, schwerpunktmäßig im Zentrum des Pons ungeklärter Ätiologie.

◆ *Cave:* Zusätzliche oder auch isolierte *extra*pontine Entmarkungen können bei bis zu 10 % der Patienten gefunden werden (= zentrale extrapontine Myelinolyse)! Lokalisation: Thalamus, Capsula interna, Corpus callosum, supratentorielles oder zerebelläres Marklager, selten auch spinal.

▶ **Mögliche prädisponierende Störungen bzw. Grunderkrankungen:** Zu rasche Korrektur einer Hyponatriämie (deshalb eine Hyponatriämie stets langsam korrigieren!), Alkoholentzugsdelir, Mangelernährung, Z. n. Lebertransplantation, Verbrennungen.

▶ **Klinik** (je nach Lokalisation der Entmarkungen breites klinisches Spektrum):
  - Von leichter pontiner Symptomatik (vgl. S. 340) bis hin zu schwerer Hirnstammschädigung mit Locked-in-Syndrom (S. 319).
  - Ggf. begleitende oder selten auch isolierte supratentorielle, zerebelläre oder spinale Funktionsstörung.

▶ **Diagnostik:**
  - *MRT* (Methode der Wahl, im CCT sind nur größere Entmarkungen sichtbar): Typischerweise zentral in oberen und unteren Ponsanteilen lokalisierte, bilaterale, bohnenförmige Läsionen, ggf. vergesellschaftet mit extrapontinen Herden (initial in T_2 hyperintens und in T_1 hypointens). Die Größe der Entmarkungen korreliert nicht mit der Schwere der Symptomatik.
  - *Labor:* Routinelabor (evtl. Hinweise auf oben genannte Störungen). Liquor: Ausschluss einer Entzündung.

▶ **Differenzialdiagnose:**
- *Basilaristhrombose* (S. 316): Plötzlicher Beginn, oft vaskuläre Risikofaktoren, evtl. fluktuierender Verlauf; TCD zum Nachweis eines fehlenden Fluss-Signals;
- *Multiple Sklerose* (S. 439): Demyelinisierungen oft periventrikulär betont, Anamnese von vorangegangenen schubförmigen neurologischen Störungen, Liquorbefund.
- *ADEM* (S. 449): Liquorpleozytose.

▶ **Therapie:** Eine kausale Therapie ist nicht bekannt.
- Intensivüberwachung: Kontrollen von Labor (v. a. Elektrolyte), Flüssigkeitsbilanz, ggf. Intubation und Beatmung.
- Eine Hyponatriämie sollte stets langsam ausgeglichen werden. In der Regel genügt hierzu eine Flüssigkeitsrestriktion (S. 467)! Der Serum-Na$^+$-Spiegel sollte pro Stunde um nicht mehr als 0,5 mmol/l ansteigen!

▶ **Prognose:** Bei lokalisierten Demyelinisierungen kommen Restitutionen vor, Defektsymptome sind aber bei ausgedehnteren Läsionen die Regel. Die Letalität ist hoch.

Wichtige alkoholassoziierte neurologische Erkrankungen

▶ **Intoxikation:** S. 732.
▶ **Entzugsdelir:** S. 732.
▶ **Wernicke-Enzephalopathie und Korsakow-Syndrom:**
- *Definition, Pathogenese:* Durch Thiaminmangel verursachte, meist kombiniert auftretende Läsionen mit Neuronen-/Axonuntergang und Hämorrhagien im Marklager, v. a. periventrikulär im Thalamus, im Bereich der Corpora mamillaria sowie am Aquädukt (periaquäduktales Grau), Hypothalamus und Boden des 4. Ventrikels.
  - ▸ *Hinweis:* Dieses Syndrom tritt v. a. bei Alkoholikern auf, aber auch bei anderen Zuständen von Mangel- und Fehlernährung (z. B. Anorexia nervosa, Hyperemesis gravidarum, HIV-Encephalopathie, parenterale Langzeiternährung, Hyperalimentation, Wiederbeginn einer Ernährung nach Unterernährung).
- *Klinik:*
  - *Wernicke-Enzephalopathie* (Encephalopathia haemorrhagica superior): Verwirrtheit, Ataxie, Okulomotorikstörung (Nystagmus, Augenmuskelparesen [v. a. M. rectus lateralis–Abduktion], INO [S. 219], Bewusstseinstrübung, vegetative Dysregulation (Tachykardie, Hypotonie, Schock).
  - *Korsakow-Syndrom:* Schweres amnestisches Syndrom (Merkfähigkeits- und Gedächtnisstörungen, Konfabulationen, Desorientiertheit).
  - *Allgemein:* Bei Alkoholabusus typische weitere Alkoholfolgekrankheiten (z. B. Pankreatitis, Hepatitis, Leberzirrhose, PNP).
- *Diagnostik:*
  - Labor: Pyruvat und Laktat i.S. ↑, Thiamin i.S. ↓, Transketolase in Erythrozyten ↓, ggf. γ-GT/GOT/GPT/Bilirubin ↑, Quick ↓/INR ↑, CHE ↓.
  - MRT: Signalveränderungen in den oben beschriebenen Arealen, im Akutstadium auch Gadolinium-Aufnahme in Corpora mamillaria. Im Akutstadium häufig Hämorrhagien, Ödem, Nekrosen. Im Spätstadium Atrophie der entsprechenden Regionen.
  - EEG: Meist Allgemeinveränderung (verlangsamter Grundrhythmus).
  - AEP, SEP: Verzögerte Latenzen.
- *Therapie:* Thiamin (Betabion 10×100 mg/Tbl., 100 mg/Amp.) 50 mg i.v. (langsam!) + 50 mg i. m., anschließend 50 mg/d i. m. bis orale Gabe möglich ist (oral 100 – 300 mg/d). Internistische Therapie.
  - ▸ *Hinweis:* Behandlung bereits bei geringstem Verdacht einleiten!
- *Verlauf, Prognose:* Besserung der Okulomotorikstörung rasch (Stunden bis Tage), der Ataxie nach wenigen Wochen (ca. 40 % Residuen), der Amnesie sehr langsam und oft unvollständig. Ohne Therapie hohe Letalität.

► **Kleinhirndegeneration :**
  • *Definition:* Degeneration meist des oberen/vorderen Kleinhirnwurmes und des medialen Kleinhirnvorderlappens.
  • *Klinik:* V.a. Stand- und Gangataxie, ggf. Okulomotorikstörung, Dysarthrie, Tremor.
  • *Diagnostik:* CCT.
  • *Therapie:* V.a. Alkoholabstinenz, Thiamin-Substitution (s.o.).
  • *Prognose:* Mögliche Besserung ist streng abhängig von Alkoholkarenz.
► **Myopathie:**
  • *Akut:*
    – Klinik: Schmerzhafte Schwellung und Schwäche von Rumpf- und Extremitätenmuskeln (Rhabdomyolyse → *cave* akutes Nierenversagen!).
    – Diagnostik: CK ↑ ↑, Kreatinin ↑, Harnstoff ↑, K^+ ↑, Myoglobinurie.
    – Therapie: Symptomatische Therapie (ggf. Hämodialyse), Alkoholkarenz.
    – Prognose: Hohe Mortalität, prinzipiell Rückbildung möglich.
  • *Chronisch:*
    – Klinik: Proximale Muskelschwäche, nur wenig schmerzhaft; meist PNP.
    – Diagnostik: Labor (γ-GT/GOT/GPT ↑, MCV ↑), EMG (myopathisch, S. 50).
    – Therapie: Alkoholkarenz.
    – Prognose: Mögliche Besserung ist streng abhängig von Alkoholkarenz.
► **Polyneuropathie:** S. 662.
► **Tabak-Alkohol-Amblyopie:**
  • *Definition, Ätiologie:* Toxische Optikusneuropathie bei Mangelernährung, Abusus von Alkohol und Tabak (Mangel von Vitaminen der B-Gruppe).
  • *Klinik:* Visusminderung, Verschwommensehen, Skotome, Farbsehstörung, Abblassung der Papille.
  • *Diagnostik:* Anamnese, ophthalmologisches Konsil.
  • *Therapie:* Alkoholabstinenz, Vitaminsubstitution (Nikotinsäure, B_1, B_{12}; S. 592), optimierte Ernährung.
  • *Prognose:* Eine Restitution ist prinzipiell möglich, nicht aber bei bereits länger bestehender Symptomatik.
► **Zentrale pontine Myelinolyse:** s.o.
► **Demenz:** S. 450.
► **Marchiafava-Bignami-Syndrom:**
  • *Grundlagen:* Sehr seltene Erkrankung einer Corpus-callosum-Demyelinisierung ungeklärter Pathophysiologie (bei langjährigem Alkoholabusus, v.a. von Rotwein).
  • *Klinik:* Dementielles Bild, Bewusstseinsstörung, Gangstörung, Dysarthrophonie, epileptische Anfälle, vegetative Störungen.
  • *Diagnostik:* CCT (hypodens), MRT (T_1 hypo-, T_2 hyperintens), EEG.
  • *Therapie:* Keine kausale Therapie. Symptomatische Maßnahmen.
  • *Verlauf:* Rasch progredient, hohe Letalität innerhalb von Tagen/Monaten.

Neurologisch relevante Hypovitaminosen

Tabelle 21.4 · Neurologisch relevante Hypovitaminosen

Vitamin	Ätiologie	Klinik	Diagnostik	Therapie
A	Malabsorption, Lebererkrankungen, Diabetes mellitus, Hypothyreose	Nachtblindheit, (Optikusatrophie) (Hypervitaminose A kann zu Pseudotumor cerebri führen)	Retinol i.S. (Norm: 25 – 80 µg/dl), Karotin i.S. (Norm: 20 – 200 µg/dl)	Retinol 1 – 3 × 30 000 IE/d für wenige Tage; längerfristig 20 000 IE/d

Tabelle 21.4 · Fortsetzung

Vitamin	Ätiologie	Klinik	Diagnostik	Therapie
B$_1$	Mangelernährung (z. B. bei Alholismus)	Wernicke-Enzephalopathie s. S. 471, Tabak-Alkohol-Amblyopie		
Nikotin-säure	Mangelernährung (z. B. bei Alkoholismus), Resorptionsstörung, INH-Therapie	Enzephalopathie, Polyneuropathie, Optikusatrophie, Myelopathie, psychische Störungen, Photodermatose	Methylnikotinamid im Urin ↓ (< 3 mg/24 h)	Nicotinamid (Nicobion) initial 3 × 200 mg/d p. o. oder 2–4 × 25 mg/d i. v., Erhaltungsdosis 1–3 × 100 mg/d p. o.
B$_6$	Mangelernährung (v. a. Alkoholismus), B$_6$-antagonistische Medikamente (INH, Hydralazin, Penicillamin)	sensomotorische Neuropathie, Tabak-Alkohol-Amblyopie, Krampfanfälle bei Neugeborenen (Hypervitaminose B$_6$ kann zu sensibler Neuropathie führen)	Pyridoxalphosphat i.S. ↓ (Norm: 30–80 µg/l) Pyridoxin i.U. ↓ (< 1 mg/d)	Pyridoxin-HCl 20–300 mg/d p. o./i. m./i. v.
B$_{12}$	funikuläre Myelose s. S. 591, Tabak-Alkohol-Amblyopie			
D	Mangelernährung	Tetanie, Myopathie, selten Krampfanfälle, extrapyramidale Symptomatik	25-Hydroxycholecalciferol i. S. ↓ (Norm: 13–43 nmol/l)	Vitamin D$_3$ initial 10 000 IE/d für 3 Wochen, dann 1 000 IE/d
E	familiär, bei Cholestase, Bassen-Kornzweig-Syndrom	spinozerebelläres Syndrom, Neuropathie, Retinopathie, Ophthalmoplegie	Tocopherol-Serumspiegel (Norm: 4,7–20,3 µg/ml)	α-Tocopherol (Evion) 3–5 × 400 mg/d p. o. für 14 d, dann 2 × 400 mg/d p. o.
Folsäure	Alkoholismus, Anorexia nervosa, Malabsorption	sensomotorische Polyneuropathie, restless-legs-Syndrom, psychische Störungen	Folsäure i. S. ↓ (Norm: 4–20 ng/ml), Histidinbelastungstest (Figlu-Test (→ Formiminoglutamat i. U. ↑)	3 × 2,5–5 mg/d p. o. oder 15 mg i. v./i. m.

22 Kleinhirnerkrankungen, systemübergreifende Prozesse

22.1 Allgemeines

Einteilung

▶ **Nach der Ätiologie:**
- Erbliche zerebelläre Ataxien: Autosomal dominante zerebelläre Ataxien (ADCA), autosomal rezessive zerebelläre Ataxien.
- Idiopathische (= sporadische) zerebelläre Ataxien (IDCA).
- Symptomatische Ataxien.

▶ **Nach Beteiligung weiterer Systeme:**
- Kortikale zerebelläre Atrophie (gleichzusetzen mit rein zerebellärer IDCA).
- Spinozerebelläre Atrophie (SCA; die meisten ADCAs sind spinozerebelläre Atrophien!)
- Olivopontozerebelläre Atrophie (OPCA, Multisystematrophie; gleichzusetzen mit Plus-Form der IDCA): s. S. 508.

Überblick nach klinischen Gesichtspunkten (Tab. 22.1)

Tabelle 22.1 · **Überblick über typische klinische Syndrome bei Ataxien**

Syndrom	Erkrankung
reines zerebelläres Syndrom	– ADCA III (Genloci SCA 5, SCA10, SCA NLa)
	– IDCA
	– einige symptomatische Ataxien
	– bei (sub-)akutem Verlauf paraneoplastische Kleinhirndegeneration
zerebelläres Syndrom + milde Pyramidenbahnläsion	– ADCA III (Unterformen/Genlokus nur molekulargenetisch unterscheidbar: SCA 6, SCA 11)
zerebelläres Syndrom + Ophthalmoplegie, Pyramidenbahnläsion, extrapyramidale Störungen und sensible Neuropathie	– ADCA I (Unterformen/Genlokus nur molekulargenetisch unterscheidbar: SCA 1, SCA 2, SCA 3 = Machado-JosephErkrankung, SCA 4, SCA 8)
	– Plus-Form einer IDCA (= OPCA)
	– bei (sub-)akutem Verlauf paraneoplastische Kleinhirndegeneration
zerebelläres Syndrom + Visusverlust	– ADCA II (Genlocus SCA 7)
	– Abetalipoproteinämie
	– Morbus Refsum
	– mitochondriale Zytopathien
zerebelläres Syndrom + Myoklonien und tonischklonische Epilepsie	– progressive Myoklonische Ataxie (= Ramsay-Hunt-Syndrom)
	– Myoklonusepilepsie Typ Unverricht-Lundborg
	– MERFF-Syndrom, DRPLA (Dentatorubropallidoluysiane Atrophie)

Tabelle 22.1 · Fortsetzung

Syndrom	Erkrankung
zerebelläres Syndrom + ggf. Zeichen anderer Organerkrankungen	– symptomatische zerebelläre Ataxien (Begleitsymptome je nach Grunderkrankung)
zerebelläres Syndrom + andere variable ZNSSymptomatik	– Enzephalomyelitis disseminata
episodisches zerebelläres Syndrom	– autosomal dominante episodische Ataxien

Diagnostik

▶ Klinische Untersuchung mit besonderer Berücksichtigung von extrazerebellären Symptomen.
▶ Diagnostische Palette bei progredienten Kleinhirnerkrankungen:
  • Anamnese mit besonderer Berücksichtigung von Toxinexposition und Familienanmnese.
  • Blutuntersuchungen: s. Tab. 22.2.
  • Liquoruntersuchung: Zellzahlerhöhung, Antikörper, oligoklonale Banden (Tab. 22.2)?
  • Kraniales MRT: Raumforderung, Atrophie, entzündliche/vaskuläre Veränderungen?
  • Je nach Begleitsymptomen neurophysiologische Zusatzuntersuchungen: NLG, EMG, CMCT, SEP, VEP.
  • Bei Verdacht auf mitochondriale Erkrankung: Muskelbiopsie mit Färbung für Zytochrom-C-Oxidase und Gomori-Trichrom-Färbung.
  • Ophthalmologisches Konsil.
  • Bei positiver Familienanamnese molekulargenetische Diagnostik (vgl. S. 33, bei negativer Familienanamnese ist wahrscheinlichkeit einer Mutation gering [Ausnahme: SCA 6 wegen der späten Erstmanifestation]).

Tabelle 22.2 · Sinnvolle Labordiagnostik bei progredienten Ataxien

Genese	Diagnostik
alkoholtoxisch	Anamnese, CDT (carbohydrate deficient transferrin), γ-GT, MCV i. S.
andere Kleinhirntoxine	Anamnese: Phenytoin, Lithium, Nitrofurantoin, Schwermetalle (organisches Quecksilber, Mangan, Blei), 5-Fluorouracil, Cytosin-Arabinosid
Hypothyreose	Schilddrüsenwerte
Enzephalomyelitis disseminata, andere entzündliche Formen	Liquordiagnostik (S. 28)
Malabsorptionssyndrom	Xylosetest (S. 35)
paraneoplastisch (S. 381)	Anti-Hu, Anti-Yo, Anti-Ri, Anti-Tr, VGCC im Liquor, Tumorsuche
Vitamin E-Mangel (S. 472, 591)	Vitamin E
Abetalipoproteinämie	β-Lipoprotein (Lipidelektrophorese), LDL

Fortsetzung ▶

Tabelle 22.2 · **Fortsetzung**

Genese	Diagnostik
Neuroakanthozytose (S. 517)	Akanthozyten im peripheren Blutausstrich
Morbus Refsum (S. 457)	Phytansäure i. S.
Ataxia teleangiectasia (Louis-Bar-Syndrom S. 299)	α-Fetoprotein
juvenile und adulte GM2-Gangliosidose (S. 457)	Hexosaminidase A
Adrenoleukodystrophie (S. 457)	über langkettige Fettsäuren (very long chain fatty acids, VLCFA)
mitochondriale Zytopathien (S. 700)	Laktat und Eiweiß in Liquor + Serum, Muskelbiopsie

Therapie

► Bei symptomatischen Formen in Abhängigkeit von der Grunderkrankung.
► Bei autosomal rezessiven Formen mit nachweisbarem Stoffwechseldefekt s. S. 479.
► **Allgemein:**
  • Regelmäßige, frühzeitig im Krankheitsverlauf beginnende Physiotherapie und Versorgung mit Hilfsmitteln.
  • Gegen ataktische Symptomatik eventuell medikamentöse Therapieversuche mit Buspiron (Bespar) 30–60 mg/d oder Amantadin (S. 501) 100–200 mg/d.
  • Je nach weiteren Störungen eventuell antispastische Therapie (S. 145), Behandlung autonomer Störungen, antiepileptische Therapie (S. 542).

22.2 Degenerative Kleinhirnerkrankungen

Autosomal dominante zerebelläre Ataxien

► **Einteilung:**
  • Autosomal dominante zerebelläre Ataxien im engeren Sinne (ADCA).
  • Andere autosomal dominante Formen.
► **Übersicht:** Tab. 22.3.
► **Allgemeine Klinik:** Die Syndromkonstellation einzelner erblicher Ataxien hängt nicht nur vom veränderten Genlokus, sondern auch von der Art der Schädigung ab. Diese kann die Syndromschwerpunkte, das Alter des Erkrankungsbeginns und die Schwere der Erkrankung beeinflussen. Die autosomal dominanten Ataxien beginnen im Mittel im 3. Lebensjahrzehnt, je nach Erkrankung mit Spannen vom 1. bis 70. Lebensjahr. Die klinische Leit-Symptomatik besteht in einem zerebellären Syndrom mit Stand-/Gang-/Extremitätenataxie, Dysmetrie, Dysasthenie, sakkadierter Blickfolge, Blickrichtungsnystagmus, Intentionstremor, Dysdiadochokinese.

Tabelle 22.3 · Autosomal dominante zerebelläre Ataxien

Erkrankungen, Unterformen	typische klinische Merkmale	genetische Diagnostik
ADCA I: klinisch progressive Ataxie mit autosomal dominantem Erbgang. Zerebelläre Syndrome mit Ophthalmoplegie, Pyramidenbahnläsion, extrapyramidalen Störungen und sensibler Neuropathie (Unterformen SCA 1, 2, 3, 4, 8 sind nur molekulargenetisch sicher zu unterscheiden)		
SCA 1	bulbäre Symptome in fortgeschrittenen Stadien sehr häufig, sehr selten extrapyramidale Störungen	CAG-Expansion auf Chr. 6 p (Grenzbereich 40 repeats)
SCA 2	Ataxie mit ausgeprägter Sakkadenverlangsamung. Nur selten extrapyramidale Störungen	CAG-Expansion auf Chr. 12 q (Grenzbereich 35 repeats)
SCA 3 = Machado-Joseph-Disease (MJD)	sehr breites klinisches Spektrum	CAG-Expansion auf Chr. 14 q (Grenzbereich 55 repeats)
SCA 4	Ataxie mit deutlicher sensibler Neuropathie und wenigen extrazerebellären Symptomen	Chr. 16 q
SCA 8	langsam progredientes zerebelläres Syndrom	CTG-Expansion auf Chr. 13 q (Grenzbereich 107 repeats, sicherer Zusammenhang mit Pathogenese umstritten)
SCA 12	zerebelläres Syndrom mit globaler Kleinhirnatrophie. Bisher nur 1 Familie bekannt	CAF-repeat auf Chr. 5q. Grenzbereich > 66 repeats
SCA 13	zerebelläres Syndrom mit geistiger Retardierung. (Beginn in der Kindheit, langsam progredient)	Chr. 19q
TATA-BP = SCA 17	zerebelläres Syndrom mit Spastik und Demenz	CAG-Expansion auf Chr. 6q (Grenzbereich 54 repeats)
ADCA II		
≈ SCA 7	Visusverlust durch Pigmentdegeneration der Retina	CAG-Expansion auf Chr. 3 p (Grenzbereich 55 repeats)
ADCA III: Überwiegend reine zerebelläre Ataxie		
SCA 5	milde Ataxie mit langsamer Progression, mittleres Erkrankungsalter um 30 Jahre	Chr. 11
SCA 6	höheres Erkrankungsalter um 50 Jahre, isolierte Kleinhirnatrophie, diskrete sensible Symptome	CAG-Expansion auf Chr. 19 p (Grenzbereich 21 repeats)
SCA 10	rein zerebellär bisher nur in Mexiko	ATTCT-Pentanukleotid repeat auf Chr. 22q (normal -22, pathologisch > 800 repeats)

Tabelle 22.3 · Fortsetzung

Erkrankungen, Unterformen	typische klinische Merkmale	genetische Diagnostik
ADCA III: Überwiegend reine zerebelläre Ataxie, Forts.		
SCA 11	langsam progrediente Ataxie mit Hyperreflexie	Chr. 15q
SCA 14	rein zerebellär	Chr. 19q
episodische Ataxien		
episodische Ataxie mit paroxysmaler Choreoathetose und Spastik	20 min andauernd, 2 × täglich bis 2 × jährlich, mit choreoathetotischen Bewegungen und Dystonie, Kopfschmerzen und perioralen Parästhesien. Therapie: Azetazolamid	Chr. 1 p
hereditäre paroxysmale zerebelläre Ataxie	bis zu Stunden andauernd, durch körperlichen oder emotionalen Stress induzierbare Ataxie. Nystagmus auch im Intervall. Therapie: Azetazolamid	Chr. 19 p
episodische Ataxie/Myokymie-Syndrom	Minuten andauernde, durch körperlichen oder emotionalen Stress induzierbare Ataxie. Therapie: Phenytoin	Chr. 12 p
andere autosomal dominante Form		
Dentatorubropallidoluysiane Atrophie (DRPLA)	Ataxie, choreatiforme Bewegungsstörung, Demenz, Myoklonusepilepsie	CAG-Expansion auf Chr. 12 p (Grenzbereich 49 repeats)

Autosomal rezessive zerebelläre Ataxien (Tab. 22.4)

▶ **Morbus Friedreich (Friedreich-Ataxie, FA):**
- *Definition, Genetik:* Autosomal rezessive Heredoataxie, es findet sich eine Mutation (erhöhte GAA-triplet-repeats) im ersten Intron von Chromosom 9q13 für die Kodierung eines mitochondrialen Proteins (Frataxin).
- *Epidemiologie:* Inzidenz 1:50000, Prävalenz 1 – 1,5/100000.
- *Pathogenese/Pathologie:* Die FA ist ein vorwiegend neurokardiologisches Syndrom, pathogenetisch wird derzeit eine pathologische, intramitochondriale Eisenakkumulation diskutiert. Pathologisch-anatomisch finden sich:
  - Degeneration von Rückenmarksbahnen (Hinterstränge, Clarke-Säule, Tractus spinocerebellaris, Pyramiden-Seiten- und -Vorderstränge) und Untergang von Purkinje-Zellen im Kleinhirn,
  - Veränderungen des Myokards (Hypertrophie, fibrotische Umwandlung, Lipozytenvermehrung, Intimaverdickung der Koronararterien),
  - Verlust von Langerhanns-Zellen im Pankreas.
- *Klinik:* Beginn im Mittel um das 12. Lebensjahr. Im Verlauf Kombination aus neurologischen, internistischen und orthopädischen Symptomen.
  - Zerebelläre Ataxie, sensible Hinterstrangataxie, Verminderung von Lagesinn und Vibrationsempfinden, Reflexverlust an den unteren Extremitäten, Pyramidenbahnzeichen, evtl. Spastik.

Tabelle 22.4 · Autosomal rezessive zerebelläre Ataxien

Erkrankung	Klinik	Diagnosestellung	Therapie
Morbus Friedreich s. u.			
Ataxia teleangiectasia (Louis-Bar-Syndrom) s. u.			
Morbus Refsum s. S. 457			
Ataxie mit erblichem Vitamin E-Mangel	Ataxie, Areflexie, Hinterstrangsymptome, Pyramidenbahnzeichen	Vitamin E-Spiegel i. S.	800 – 1 000 IE Vitamin E/d p. o.
Abetalipoproteinämie	Steatorrhoe seit Kindheit. In 2. Dekade Areflexie, Hinterstrangläsionen, Muskelatrophien, Pyramidenbahnzeichen	fehlende β-Lipoproteinfraktion. Plasmacholesterin < 80 mg/dl	hochdosierte Gabe von Vitamin A (10 000 – 20 000 IE/d, Vitamin E (1 000 – 10 000 IE/d)
früh beginnende zerebelläre Ataxie mit erhaltenen Muskeleigenreflexen	Beginn < 25 Jahre (Abgrenzung zur IDCA!), sensible Neuropathie	Ausschlussdiagnostik, Erbmodus	S. 480
früh beginnende zerebelläre Ataxie mit besonderen Kennzeichen	– Ramsay-Hunt-Syndrom (S. 457) – Ataxie mit Optikusatrophie, Retinadegeneration, Katarakt, Hypogonadismus	Ausschlussdiagnostik	S. 457

- Herzinsuffizienz (> 90 % der Patienten), Arrhythmien (insbesondere Vorhofflimmern, > 50 %), Diabetes mellitus (25 %).
- Fußdeformität („Friedreich-Fuß") mit Hohlfußbildung durch Atrophie der kleinen Fußmuskeln, Skoliose.
- *Diagnosestellung*:
  - Obligate klinische Kriterien: Manifestation der Symptomatik vor 20. Lebensjahr; Gang-, später Extremitätenataxie; Dysarthrie spätestens nach 5 Jahren; distal beinbetonte Paresen; Areflexie an den Beinen; Störung von Lagesinn und Vibrationsempfinden an den Beinen; motorische Nervenleitgeschwindigkeiten an den Armen nicht erhältlich, an den Beinen fehlende sensible Nervenaktionspotentiale.
  - Molekulargenetisch Nachweis der GAA-triplet-repeats (normal 7 – 22, bei FA 200 – 900 repeats im 1. Intron von Chromosom 9).
- *Differenzialdiagnose*: s. Tab. 22.4.
- *Therapie:* Eine gesicherte spezifische Therapie ist derzeit noch nicht bekannt, allerdings gibt es erste Berichte über bedeutsame Effekte eines Koenzym Q 10-Derivates auf Myokarddicke und Feinmotorik (Idebenon 5 mg/kg KG/d). Symptomatische Maßnahmen (frühzeitig interdisziplinär!):
  - Neurologisch: Frühzeitige Physio-/Ergotherapie, Hilfsmittelversorgung.
  - Internistisch: Therapie von Herzrhythmusstörungen, Herzinsuffizienz und KHK.

– Orthopädisch: Hilfsmittelversorgung, ggf. operative Therapie einer Fuß- oder Wirbelsäulendeformität in einem neurorthopädisch erfahrenen Zentrum.

- *Prognose:* Krankheitsverlauf 10 ± 7 Jahre, maximal 20–25 Jahre. Die Patienten versterben überwiegend an den Folgen der kardialen Beteiligung und der Immobilisation (Pneumonien, Beinvenenthrombosen).
- *Selbsthilfegruppe:* Deutsche Heredoataxie-Gesellschaft, Haußmannstr. 6, 70188 Stuttgart, Tel 0711/2155144; *Internet: www.ataxie.de*

► **Louis-Bar-Syndrom** (Ataxia teleangiectasia)
- *Definition:* Im Kleinkindesalter beginnende Heredoataxie mit Teleangiektasien.
- *Epidemiologie:* Prävalenz 1,5–2,5:100000, Inzidenz 0,4–1:100000.
- *Genetik:* Autosomal rezessiv (Chromosom 7, 14, 22).
- *Pathologie:* Kleinhirnrindenatrophie, spinale Affektion (Demyelinisierungen), Aplasie/Hypoplasie von Thymus, Lymphknoten, Tonsillen, Gonaden. Angiomatose innerer Organe. Neigung zu rezidivierenden (v. a. bronchopulmonalen) Infektionen und zu Malignomen.
- *Klinik:*
  – *ZNS:* Progrediente zerebelläre Ataxie, Gangstörung/-unfähigkeit, Dysarthrie, gestörte Okulomotorik (okulomotorische Apraxie), Choreoathetose. Bei Vorderhornbeteiligung Bild einer spinalen Muskelatrophie (S. 485). Selten geistige Behinderung.
  – *Haut:* Vor allem Teleangiektasien im Bereich der Konjunktiven, Wangen, Ohrmuscheln.
  – *Andere Organe:* Skelett (Wachstumshemmung), Atemtrakt (rezidivierende Infektionen), Hormonsystem (z. B. Schilddrüsenstörungen, Infertilität, Diabetes mellitus), Immunsystem (Immunschwäche).
- *Diagnostik:*
  – *Labor:* α-Fetoprotein i.S. ↑, evtl. auch GPT/GOT/AP ↑, IgA/IgE/IgG$_2$ meist ↓.
  – *Bildgebung* (*cave* erhöhte Strahlenempfindlichkeit → MRT ist die Methode der Wahl): Kleinhirnatrophie.
- *Therapie:* Symptomatische Therapie der Organmanifestation, Physiotherapie.

Idiopathische Ataxien (IDCA)

► Heterogene Gruppe neurodegenerativer Erkrankungen:
- Isoliertes zerebelläres Syndrom (= kortikale zerebelläre Atrophie).
- Zerebelläres Syndrom mit zusätzlichen nicht-zerebellären Symptomen = IDCA-Plus (gleichzusetzen mit Multisystematrophie OPCA – s. S. 508).

► Sporadisches Auftreten (=*keine* positive Familienanamnese!).
► Beginn nach dem 25. Lebensjahr (durch dieses Kriterium Abgrenzung zur früh beginnenden zerebelläre Ataxie mit erhaltenen Muskeleigenreflexen, wenn kein autosomal rezessiver Erbgang nachweisbar ist!).

23 Motorische Degeneration

23.1 Amyotrophe Lateralsklerose (ALS)/Motoneuronerkrankungen

Grundlagen

▶ **Definition:** Motoneuronerkrankungen sind durch eine frühzeitige Neurodegeneration mit klinisch (fast) ausschließlichem Befall der motorischen Neurone gekennzeichnet. Die klassische amyotrophe Lateralsklerose (ALS, s.u.) ist die häufigste Form einer Motoneuronerkrankung.

▶ **Epidemiologie:**
- Inzidenz 1,1 ± 0,5 pro 100000, Prävalenz 3,6 ± 1,8 pro 100000.
- Ca. 95% sporadisch, ca. 5% familiär (Erbgang meist autosomal dominant, selten autosomal rezessiv).

▶ **Pathogenese:** ungeklärt; bekannt sind verschiedene Teilaspekte einer vermuteten Ereigniskaskade, evtl. einer gemeinsamen Endstrecke verschiedener Auslöser: Mitochondriale Funktionsstörung mit Vakuolisierung des Zellsomas, der Dendriten und proximalen Axone, vermehrte Bildung von freien Radikalen („oxidativer Stress"), Glutamatexzitotoxizität,, vermehrter intrazellulärer Kalziumgehalt, abnorme Neurofilamente, Störungen des axonalen Transportes, Mikrogliaaktiverung, Apoptose, reaktive Astrogliose.

▶ **Klinische Unterformen:**
- *Klassische amyotrophe Lateralsklerose (ALS):* Klinische Zeichen einer Schädigung des 1. und 2. Motoneurons; Beginn bulbär oder spinal. (Im Verlauf entwickeln fast alle Patienten mit den im Weiteren genannten Unterformen eine klassische ALS).
- *Primäre Lateralsklerose (PLS):* Nur 1. Motoneuron betroffen.
- *Progressive Muskelatrophie (PMA):* Nur 2. Motoneuron betroffen.
- *Progressive Bulbärparalyse:* Nur bulbäre Symptome (überwiegend periphere Paresen durch Degeneration der Hirnnervenkerne VII, IX, X, XI, XII; jedoch zusätzlich gesteigerter Masseterreflex, pathologisches Weinen und Lachen).
- *seltene Kombination mit Demenz oder extrapyramidalen Symptomen*: ALS-Demenz(-Parkinson)-Komplex.

▶ **Genetik:**
- Bei sporadischen ALS-Patienten sind bisher keine sicher die ALS auslösenden Mutationen nachgewiesen worden. Die kürzlich beschriebenen Mutationen im Dynactin-Gen und Chromosomenaberrationen könnten z.B. auch als prädisponierende Faktoren wirken. Bei ca. 20% der familiären ALS-Patienten wurden verschiedene Mutationen am Genort für die zytosolische Cu/Zn-Superoxid-Dismutase (SOD 1) auf Chromosom 21 nachgewiesen. Die Mutationen führen zu einem bisher nicht exakt charakterisierten „gain of function", i.S. einer zusätzlichen toxischen Funktion. Die daraus entwickelten transgenen Mäuse sind derzeit häufig Grundlage der pathogenetischen Vorstellungen und präklinisches Testmodell von neuen Substanzen. Zudem wurde ein zweites ALS verursachendes Gen auf Chromosom 2 (Alsingen) beschrieben, das jedoch extrem selten vorkommt.
- Neben wissenschaftlichen Fragestellungen sind genetische Untersuchungen nur bei familiären ALS-Erkrankungen sinnvoll (Suche nach Mutationen im SOD-Gen, *cave*: Nur bei jedem 5. familiären ALS-Patienten SOD-Mutation vorhanden!).
- Eine klinisch relevante Einteilung der Motoneuronerkrankungen unter genetischen Gesichtspunkten existiert bisher nicht.

Anamnese, klinischer Befund

▶ **Motorik:**
- *Schmerzlose, langsam progrediente Lähmungen* (Kombination von atrophischen + spastischen Paresen; jede Lokalisation möglich):
  - *Schluck- und Sprechstörung* (Dysphagie und Dysarthrie) mit häufigem Verschlucken und Pseudohypersalivation.
  - *Obere Extremität:* Oft Beginn mit Atrophien der kleinen Handmuskeln und der Interdigitalmuskulatur, Fingerspreiz- und Fingerstreckschwäche, Arm-abduktions- und Armaußenrotationsschwäche.
  - *Untere Extremität:* Oft Beginn mit Zehen- und Fußheberschwäche.
  - *Nacken und Rumpf:* Schwäche der Kopfhaltung, Atemhilfsmuskulatur und der Bauchwand mit Hervortreten des Bauches, Rumpfhalteschwäche.
  - ◪ *Hinweis:* Die Okulomotorik ist bis auf Endstadien ausgespart!
- *Muskelkrämpfe* (ungewöhnlich häufige schmerzhafte Wadenkrämpfe, Krämpfe in ungewöhnlichen Muskeln wie Finger- und Zehenflexoren, Bauchwand.
- *Laryngospasmen* paroxysmaler inspiratorischer Stridor mit Atemnot
- *generalisierte Faszikulationen,* bei Einbeziehung der Zunge wegweisend.
- *extrapyramidal-motorische Symptome* (selten, nur bei ALS-Demenz-Parkinson-Komplex).

▶ **Reflexe:** selten Babinski-Zeichen (wegen peripheren Lähmungen!), gesteigerte oder erhaltene Muskeleigenreflexe in atrophischen Extremitäten, Kloni, gesteigerter Masseterreflex, lebhafter Skapulohumeralreflex, Ausfall der Bauchhautreflexe.

▶ **Sensibilität, Schmerzen:** *Keine* Sensibilitätsstörung, selten Angabe von schmerzhaften Parästhesien.

▶ **Pathologisches Weinen und Lachen:** Unkontrollierbares, in Verhältnis zum auslösenden Gefühl inadäquat lautes und/oder langanhaltendes Lachen oder Weinen (Ausfall des „limbischen motorischen Kontrollsystems"?).

▶ **Atmung:** bei Beteiligung der respiratorischen Muskulatur zunächst Atemnot im Liegen (Schlafstörung!) und unter Belastung, später in Ruhe, paradoxe Atmung (bei Inspiration Einziehung des Abdomens).

▶ **Vegetativ:** subklinisch diskrete Beteiligung, klinisch aber nicht prominent. Sphinkterfunktionen allenfalls in Spätstadien beeinträchtigt, selten Hyperhidrose ungeklärter Ätiologie; erhaltene Sexualfunktion.

▶ **Psychisch:** in ca. 5 – 10 % klinisch manifeste fronto-temporale Demenz, in bisher noch nicht geklärter Häufigkeit auch fronto-temporale Teildefekte i.S. einer exekutiven Dysfunktion oder Verhaltensauffälligkeiten.

▶ **Gewichtsverlust:** Häufig; oft durch verminderte Kalorienzufuhr und Muskelatrophie, seltener trotz hoher Kalorienzufuhr durch ungeklärten Mechanismus.

Diagnostik

▶ **Neurographie:**
- *Motorische Nerven:* Reduktion der Amplituden, Nervenleitgeschwindigkeit normal bzw. bei deutlich reduzierter Amplitude um maximal 20 % reduziert, verminderte F-Wellen-Auslösbarkeit, Ausschluss von Leitungsblockierungen, insbesondere in proximalen Nervenabschnitten.
- *Sensible Nerven:* Unauffällig (deutlicher Kontrast zur motorischen NLG).

▶ **MEP:** Oft pathologisch: Verzögerte CMCT (S. 73) oder Ausfall des Potentials.

▶ **Evozierte Potentiale:** Meist Normalbefund, geringe Auffälligkeiten sind beschrieben (*cave* immer Anlass, die Diagnose zu überdenken!).

▶ **EMG:** Nachweis von akuten Denervierungszeichen und chronisch-neurogenen Veränderungen in Muskeln mehrerer Nerven in mehreren Etagen (bulbär, zervikal, thorakal, lumbal, s. El Escorial-Kriterien), differentialdiagnostisch auch Nachweis beidseitiger Veränderungen hilfreich (z. B. Abgrenzung zu Plexusläsion). Generaliserte Faszikulationen häufig und wegweisend, aber keine conditio sine qua non.

► **Labor:**
- Blutbild, BSG, CK, Kreatinin, Immunelektrophorese, Ca^{2+}, PO_4^{3-}, Vit. B_{12}/D, fT_3/fT_4/TSH, Parathormon.
- Serum-CK: Leichte/mäßige (einige hundert U/l) Erhöhungen durch sekundäre Myopathie möglich; Indikation zur Muskelbiopsie (DD Einschlusskörpermyositis, S. 691).
- GM_1-AK (positiv bei ca. 80% der Patienten mit MMN, selten jedoch auch bei ALS, evtl. als Nachweis einer begleitenden Immunreaktion).
- Liquor: Zellzahl, Protein (evtl. leicht bis mäßig erhöht), IgG, oligoklonale Banden, Borrelienserologie, evtl. Tau-Protein (evtl. leicht bis mäßig erhöht).
- Bei Demenz: zusätzlich VLCFA und Arylsulfatase A im Serum.

► **Allgemeine Tumorsuche** (wg. seltener paraneoplastischer ALS).
► **MRT** (zerebral + evtl. spinal): primär Ausschlussdiagnostik; bei Teil der Patienten hyperintense Veränderungen der Pyramidenbahn (insb. Marklager des Gyrus präzentralis in FLAIR-Sequenz) und hypointense Veränderungen in Rinde des Gyrus präzentralis („low signal rim"); *cave* unspezifisch, nur erfahrene Beurteiler unter Einbeziehung der Klinik
► **Muskelbiopsie:** nur bei atypischen Befunden (insb. Schwäche der Unterarmflexoren wie bei Einschlußkörperchenmyositis) oder deutlicher CK-Erhöhung.
► **Genetische Untersuchung:** Siehe oben.
► **Diagnostische Kriterien der World Federation of Neurology** (erweiterte El-Escorial-Kriterien (aktuelle Version jeweils unter *www.wfnals.org*):
- *Mögliche (possible) ALS:*
  - Zeichen des 1. und 2. Motoneurons in 1 von 4 Regionen (bulbär, zervikal, thorakal, lumbal) *oder*
  - Zeichen des 1. Motoneurons in ≥ 2 Regionen *oder*
  - Zeichen der Läsion des 2. Motoneurons oberhalb (rostral) zu Zeichen des 1. Motoneurons (DD: zervikale Myelopathie!) ohne sicheren Ausschluss anderer Erkrankungen.
- *Unter Einbeziehung von technischen Untersuchungen wahrscheinliche (probable-laboratory supported) ALS:*
  - Zeichen des 1. und 2. Motoneurons in einer Extremität *oder*
  - Zeichen des 1. Motoneurons in einer Region und Zeichen des 2. Motoneurons (EMG) in ≥ 2 Extremitäten bei ausführlicher Ausschlussdiagnostik.
- *Wahrscheinliche (probable) ALS:* Klinischer Nachweis von Zeichen des 1. und 2. Motoneurons in mindestens 2 Regionen mit sicherem Nachweis von Zeichen des 1. Motoneurons rostral von Zeichen des 2. Motoneurons.
- *Sichere (definite) ALS:* Klinischer Nachweis von Zeichen des 1. und 2. Motoneurons in mindestens 3 Regionen.

Differenzialdiagnosen

► Multifokale motorische Neuropathie (MMN, S. 658): Leitungsblöcke, GM_1-AK.
► Einschlusskörpermyositis (S. 691): v. a. Flexoren, keine zentralen Zeichen.
► Zervikale Myelopathie (S. 628): periphere Paresen der Arm(e), Reflexsteigerung der Bein(e), spinales MRT.
► Spinale Muskelatrophien (S. 485): Nur periphere Paresen, Verteilungsmuster.
► Bulbospinale Neuronopathie (Kennedy-Syndrom, S. 486), Verteilungsmuster, neurographisch zumeist ausgefallene sensible Potentiale des N. suralis, genetische Diagnostik.
► Myopathien (S. 681 ff.): Rein periphere Paresen.
► Benigne Faszikulationen und Faszikulations-Krampi-Syndrom: klinisch und im EMG außer Faszikulationen keine Auffälligkeiten.

▶ Infektionen, z. B. Polio (S. 585), Post-Polio-Syndrom (S. 487): Anamnese, Schmerzen.
▶ Vitamin-B_{12}-Mangel (S. 472): Immer Sensibilitätsstörung.
▶ Pseudobulbärparalyse (S. 232).

Therapie

▶ Riluzol (Rilutek, Glutamat-Antagonist) (Verlangsamung der Progredienz, v. a. in frühen Phasen der Erkrankung): 2×50 mg/d p.o.; *NW* (v.a. initial und oft passager!): Abgeschlagenheit, Übelkeit, Diarrhö, Erbrechen, GOT/GPT ↑, Neutropenie (→ Kontrollen von Transaminasen und Blutbild).
▶ Nach aktueller Studienlage unwirksam: Vitamin E, Kreatinmonohydrat, Celecoxib, Pentoxiphyllin, Gabapentin, subkutan applizierte Nervenwachstumsfaktoren, Kalziumantagonisten.
▶ Getestet werden (Stand Ende 2004): TCH346 (antiapoptotisch), ONO2506 (Astrogliahemmung), Tamoxifen (antiapoptotisch), Coenzym Q10 (antioxidativ)
▶ **Symptomatische Therapie:**
  • *Physiotherapie* auf neurophysiologischer Grundlage (S. 152), v.a. bei bulbären Symptomen zusätzlich auch Physiotherapie nach Vojta. Ziele: Förderung der Regeneration, Optimierung der Bewegungen, Verhinderung von Kontrakturen.
  • *Muskelkrämpfe:* Magnesium, Chininsulfat, evtl. Carbamazepin.
  • *Spastik:* Physiotherapie, Baclofen (S. 145).
  • *Schluckstörung:* Logopädische Therapie, passierte Kost, *frühzeitige* Anlage einer PEG-Sonde (*cave* kaum Gewichtszunahme möglich, bei Vitalkapazität < 60% erhöhte Komplikationsrate).
  • *Dysarthrie:* Logopädische Therapie, frühzeitiger Einsatz von Kommunikationshilfen (Zeigetafeln, Lightwriter®, PC-Systeme).
  • *Pseudohypersalivation:* Anticholinerge Substanzen (z.B. Belladonnaextrakte, Amitryptilin, Scopolaminpflaster), bei Versagen Botulinumtoxin-Injektionen oder Bestrahlung (spezialisierte Zentren).
  • *Pathologisches Weinen und Lachen:* Amitryptilin, SSRI, Benzodiazepine.
  • *Schleimretention:* Flüssigkeitszufuhr, Abklopfen, N-Acetylcystein, Beta-Blocker.
  • *Atemstörung:* erhöhte Oberkörperlagerung (mehrere Kopfkissen, etc.), intermittierende nicht-invasive Maskenbeatmung, in Einzelfällen Beatmung über Tracheostoma (S. 158).
  • *Laryngospasmen:* akut Beruhigung, evtl. Benzodiazepine, im Intervall Aufklärung über relative Harmlosigkeit, evtl. Magensäurehemmung (möglicher Trigger) oder Baclofen, Benzodiazepine niedrig dosiert.
  • *Depression, Angst:* Amitryptilin, SSRI, Lorazepam (einzeln oder in Kombination; s. S. 114).
  • *palliativ, v.a. präfinal:* Sauerstoffgabe, Sedierung und Anxiolyse, Schmerztherapie (S. 125).
  • *siehe auch Leitlinien der Deutschen Gesellschaft für Neurologie, Thieme Verlag, 3. Auflage 2005 oder unter „www.dgn.org"*
▶ **Begleitende Maßnahmen:**
  • Frühzeitige und ausreichende Versorgung mit Hilfsmitteln, z.B. Hand- und Peronäusschienen, Halskrausen, Gehhilfen, Rollstühle, etc.
  • Frühzeitige Diskussion von Atemstörungen und deren Therapiemöglichkeiten um gereifte Entscheidung zu ermöglichen (*Patientenautonomie!*) (S. 158).
  • *wichtig:* Heranführung an Patientenverfügung (v.a. schriftliche Niederlegung und Absprache mit Angehörigen/Pflegenden bzgl. Frage der Intubation in Notfallsituation).
  • Psychosoziale Mitbetreuung, z.B. in Spezialambulanzen der Muskelzentren.
  • Selbsthilfegruppe/Interessenvertretung: Deutsche Gesellschaft für Muskelkranke (DGM), Im Moos 4, 79112 Freiburg, Tel. 07665 – 94470, *www.dgm.org*).

Prognose und Verlauf

▶ Individuell sehr unterschiedlich, Vorhersage nicht möglich, statistisch schlechtere Prognose bei höherem Alter, bulbärem Beginn und weiblichem Geschlecht (*cave* keine feste Regel!).
▶ In 50% der Fälle Überlebenszeit zwischen 36 und 48 Monaten.

23.2 Spinale Muskelatrophien (SMA)

Übersicht

▶ **Definition:** Heterogene Gruppe degenerativer Erkrankungen bulbärer motorischer Hirnnervenkerne und der motorischen Vorderhornzelle im Rückenmark. Die meisten Formen sind hereditär.
▶ **Pathologie:** Neurogene Atrophie großer Gruppen von Muskelfasern.
▶ **Einteilung:** s. Tab. 23.1.

Tabelle 23.1 · **Spinale Muskelatrophien (SMA)**

Verteilungsmuster	Erkrankung
proximal betont	
– symmetrisch	– SMA Typ I–III (kindliche Formen, autos. rez.) – SMA Typ IV (adulte Form, autos. rez.) – Kennedy-Syndrom (x-chromos. rez.)
– asymmetrisch	– Typ Vulpian-Bernhardt (sporadisch)
nicht proximal betont	
– symmetrisch	– distale SMAs (autos. dom. und rez. Formen) – progressive Bulbärparalyse des Kindesalters Fazio-Londe (autos. rez.) – progressive Bulbärparalyse mit Taubheit Violetta van Laere (autos. rez.) – skapulo-peroneale SMA (autos. dom. und rez., sporadisch)
– asymmetrisch	– Typ Aran-Duchenne – Typ Dyck-Lambert (sporadisch)
– monomelisch	– juvenile distale, segmentale SMA der oberen Extremitäten Typ Hirayama (meist sporadisch)

▶ **Allgemeine Klinik:** Schlaffe Paresen ohne Sensibilitätsstörungen (Ausnahme: Kennedy-Syndrom), schwach auslösbare oder fehlende Muskeleigenreflexe, Faszikulationen.
▶ **Diagnostik:**
  ● *Labor:* CK im Serum meist nur leicht bis mäßig erhöht.
  ● *Elektroneurographie:*
    – Motorische NLG abhängig von der Schwere der Symptomatik reduziert mit reduzierten Amplituden.
    – Sensible NLG normal (mögliche Ausnahme: Kennedy-Syndrom).
  ● *Elektromyographie:* Pathologische Spontanaktivität, chronisch-neurogener Umbau, gelichtetes Interferenzmuster bei maximaler Willkürinnervation.
  ● *Muskelbiopsie:* Gruppierte neurogene Atrophie, geringe Begleitmyopathie möglich, teilweise Regenerationsvorgänge. Bei Erwachsenen meist entbehrlich!

Motorische Degeneration

- *Molekulargenetische Diagnostik* (S. 33): Möglich bei proximaler SMA Typ I – IV. Bei Kennedy-Syndrom Nachweis der CAG-Expansion.
- ▶ **Differenzialdiagnose:**
  - Bei Erwachsenenformen wichtigste DD: Amyotrophe Lateralsklerose.
  - Daneben kommen in Einzelfällen in Betracht: Generalisierte und fokale motorische Neuropathien, Myopathien, Myasthenie.
- ▶ **Therapie:**
  - Eine kausale Therapiemöglichkeit besteht zur Zeit nicht.
  - Physiotherapie: Wichtig ist ein gut angepaßtes Trainingsprogramm, um ein gewünschtes Maß an Faserhypertrophie gezielt zu fördern, ohne der Muskulatur durch Überlastung zu schaden!
  - Kreatin 10 g/d.
  - Sitz-, Steh- und Gehhilfen.
  - In bestimmten Fällen orthopädisch-chirurgische Verfahren (z. B. zur Behandlung einer Kyphoskoliose oder einer Fußdeformität). Bei sorgfältiger Indikationsstellung sind funktionell bedeutsame Verbesserungen zu erwarten!
  - In Einzelfällen Heimbeatmung (S. 158).

SMA Typ I–III

- ▶ **Grundlagen:** Juvenil beginnende Formen mit autosomal rezessiver Vererbung (langer Arm Chr. 5). Die Typen I–III scheinen kontinuierliche Verlaufstypen einer Erkrankung zu sein.
- ▶ **Klinik:** Schwerpunkt an den proximalen unteren Extremitäten:
  - *Typ I (Werdnig-Hoffmann):* Beginn bei Geburt bis spätestens 6 Monate, Sitzen wird nie gelernt, „floppy infants". Rasche Progredienz.
  - *Typ II (intermediärer Typ):* Beginn zwischen 3 und 18 Monaten, Sitzen wird gelernt, Gehen nicht. Langsamere Progredienz als Typ I.
  - *Typ III (Kugelberg-Welander):* Beginn nach 2., vor 18. Lj: Gehen wird gelernt.
- ▶ **Verlauf:**
  - *Typ I:* Nur 10% der Patienten leben bis zum 10. Lj.
  - *Typ II:* Fast 80% der Patienten leben bis zum 20. Lj.
  - *Typ III:* Allenfalls leicht reduzierte Lebenserwartung.

SMA Typ IV

- ▶ **Grundlagen:** Autosomal rezessive oder dominante Vererbung.
- ▶ **Klinik:** Nach dem 30. Lj. beginnend. Wie die Typen I–III hat auch Typ IV den klinischen Schwerpunkt an den proximalen unteren Extremitäten.
- ▶ **Verlauf:** Der Verlauf ist benigne, die Lebenserwartung ist nicht (rezessive Form) oder nur gering (dominante Form) reduziert.

Kennedy-Syndrom (spinobulbäre Form der SMA)

- ▶ **Grundlagen:** X-chromosomale-rezessive Vererbung, Trinukleotid-Repeat-Erkrankung mit CAG-Expansion im Androgenrezeptor-Gen.
- ▶ **Klinik:**
  - Variabler Beginn zwischen 20. und 30. Lj.
  - Frühsymptome sind belastungsabhängige Muskelkrämpfe und Paresen der Gesichts-, Schlund- und Zungenmuskulatur sowie Faszikulationen.
  - Fakultativ begleitend Gynäkomastie, Hodenatrophie.
  - Sensibilitätsstörungen sind möglich.
- ▶ **Verlauf:** Benigne, die Lebenserwartung ist nicht reduziert.

Distale SMA

▶ **Grundlagen:** Autosomal dominante oder rezessive Vererbung.
▶ **Klinik:**
  • Beginn distal betont, aber auch Einschluss proximaler Muskelgruppen. Klinisch (und auch neurographisch) keine Beteiligung sensibler Nerven.
  • Sehr seltene Formen mit Stimmbandlähmung oder mit Myoklonusepilepsie.
▶ **Differenzialdiagnose** zur HMSN II (s. S. 667) durch normale sensible Neurographie.
▶ Benigner Verlauf.

Skapulo-peroneale SMA

▶ Die Abgrenzung dieser Form als eigenständiges Krankheitsbild ist umstritten!
▶ **Grundlagen:** Autosomal dominant oder rezessiv vererbt.
▶ **Klinik:** Beginn mit Zehen- und Fußheberschwäche. Anschließend Ausbreitung auf Schultergürtel.
▶ **Verlauf:** Die Lebenserwartung ist nicht reduziert.

Progressive Bulbärparalyse

▶ **Progressive Bulbärparalyse des Kindesalters** (Fazio-Londe):
  • *Grundlagen:* Autosomal rezessiv vererbt, Beginn im 2.–4. Lj.
  • *Klinik:* Eventuell mit Ptose, Okulomotoriusparese, Abducensparese.
  • *Verlauf:* Lebenserwartung drastisch reduziert.
▶ **Progressive Bulbärparalyse des Erwachsenenalters** mit Taubheit (Violetta-van Laere):
  • *Grundlagen:* Autosomal rezessiv vererbt.
  • *Klinik:* Mit Taubheit, daneben weiterer Hirnnervenausfällen.
  • *Verlauf:* Die Lebenserwartung ist kaum reduziert.

Asymmetrische sporadische SMA

▶ Die ätiologische Eigenständigkeit dieser Formen ist umstritten.
▶ **Typ Aran-Duchenne:** Beginn distal an einer Hand (meist Gebrauchshand), später Generalisierung möglich.
▶ **Typ Dyck-Lambert:** Beginn distal an einem Bein.
▶ **Skapulo-humerale SMA (= Typ Vulpian-Bernhardt):** Beginn nach 45. Lj., Paresen und Atrophien im Schultergürtel, Lebenserwartung nicht reduziert.

Monomelische SMA

▶ **Grundlagen:** Juvenile distale, segmentale SMA der oberen Extremitäten Typ Hirayama. In Asien meist sporadisch, v. a. bei Männern zwischen 20. und 30. Lj.
▶ **Klinik:** Langsam progrediente Paresen und Atrophien in einer Extremität (meist Hand und Unterarm).
▶ **Verlauf:** Benigner Verlauf, Stillstand nach weniger als 5 Jahren.

Post-Polio-Syndrom

▶ **Definition und Ätiologie:**
  • Auftreten einer spinalen Muskelatrophie mindestens 15 Jahre (oft 30 Jahre) nach einer durchgemachten Poliomyelitis.
  • Bis zu 50% der Patienten nach Polio können betroffen sein
  • Die Ätiologie ist unklar, ein „Erschöpfungssyndrom" wird diskutiert.

► **Klinik, Diagnostik:**
  • Betroffen können erneut die Muskelgruppen sein, die bei der früher durchgemachten Polio paretisch waren, es ist jedoch auch eine Symptomatik an bisher nicht betroffenen Muskelgruppen möglich.
  • Oft begleitend Myalgien.
  • Liquor: u. U. Nachweis oligoklonaler Banden.
► **Therapie:** Es gibt keine kausale Therapie. Schonende Physiotherapie. Schmerztherapie (s. S. 126).
► **Verlauf:** Langsam progredient.

23.3 Spastische Spinalparalyse (SSP)

Grundlagen

► **Definition:** Synonym Spastic paraplegia (SPG): Klinisch und genetisch heterogene Gruppe von Erkrankungen mit im Vordergrund stehender Degeneration der Pyramidenbahn.
► **Pathologie:** Untergang der Axone des 1. Motoneurons mit sekundärer Demyelinisierung, v. a. in den terminalen Abschnitten der längsten Fasern.
► **Genetisch unterschiedene Formen** (nach Häufigkeit geordnet):
  • Autosomal rezessive Formen: SPG 5 (ca. 50 %).
  • 3 autosomal dominante Formen: SPG 3, 4 und 6 (ca. 30 %).
  • 2 X-chromosomal gebundene Formen: SPG 1 und 2.

Klinik und Diagnostik

► **Klinik:** Bei allen Formen Tetraspastik mit Beginn an den unteren Extremitäten. Fakultativ treten weitere Symptome hinzu, die die einzelnen Krankheiten klinisch differenzieren: s. Tab. 23.2.
► **Ausschlussdiagnostik:** kraniales/spinales MRT, B_{12}/Vit E, i. S., HIV-/HTLV-I-/Lues-Serologie, Arylsulfatase A, Galaktocerebrosidase, Lipidelektrophorese, überlangkettige Fettsäuren (VLCFA).
► **Molekulargenetische Diagnostik** (S. 33).

Tabelle 23.2 · Klinik der familiären spastischen Spinalparalyse

Erkrankung und Gen	Zur Spastik hinzutretende Symptome oder Veränderungen
SPG 1 (Xq28)	Demenz, zerebelläre Funktionsstörung, Aquäduktstenose mit Hydrozephalus, Taubheit, Blindheit
SPG 2 (Xq22)	zerebelläre Funktionsstörung
SPG 3 (Chr. 14 q)	keine (reine Tetraspastik)
SPG 4 (Chr. 2 p, CAG-triplet-repeat- Erkrankung)	spät im Verlauf Inkontinenz und leichte sensible Störungen an den unteren Extremitäten (Spastin-Gen)
SPG 5 (Kopplung zu Chr. 8)	leichte Hinterstrangfunktionsstörung, Blasenstörungen
SPG 6 (Chr. 15 q)	proximale Schwäche der Beine, Hohlfuß

Differenzialdiagnose

▶ **Spinal, zentral:**
  • Spinale Form der Multiplen Sklerose, spinale Raumforderungen.
  • tethered-cord-Syndrom, AV-Malformationen (S. 329), Syringomyelie (S. 587), Anomalien des kraniozervikalen Übergangs (S. 294).
  • Amyotrophe Lateralsklerose (ALS, S. 481), Spinozerebelläre Ataxie (SCA, S. 476).
▶ **Metabolisch/Stoffwechsel** (S. 457): Adrenomyeloneuropathie, Morbus Krabbe, metachromatische Leukodystrophie, Vitamin-B$_{12}$- und Vitamin-E-Mangel, Abetalipoproteinämie, mitochondriale Erkrankungen.
▶ **Infektionen:** Lues (S. 413), HTLV, HIV/AIDS (S. 427).
▶ **Basalganglien:** DOPA-responsive Dystonie, Hallervorden-Spatz-Erkrankung.

Therapie

▶ Eine gezielte Therapiemöglichkeit besteht derzeit nicht.
▶ Symptomatisch: Spastik s. S. 144, Physiotherapie, Sitz-, Steh- und Gehhilfen.

24 Basalganglienerkrankungen

24.1 Morbus Parkinson

Grundlagen

▶ **Synonym:** Idiopathisches Parkinson-Syndrom (1817 von Parkinson beschrieben).
▶ **Definition:** Neurodegenerative Erkrankung des extrapyramidal-motorischen Systems mit der klassischen Symptomentrias *Rigor, Ruhetremor, Bradykinese.*
▶ **Epidemiologie:**
  - Zunehmendes Auftreten mit steigendem Lebensalter, Altersgipfel für die Erstmanifestation um 55 Jahre, allerdings sind auch juvenile Erstmanifestationen beschrieben.
  - Prävalenz 1–2% der über 60-Jährigen, 3% der über 80-Jährigen. Gesamtprävalenz 0,1–0,2%.
  - Wenige Fälle sind autosomal-dominant vererbt.

Pathophysiologie, Neuropathologie, Ätiologie

▶ Wesentlich ist eine Degeneration der dopaminergen Neurone der Substantia nigra, die zum Corpus striatum projizieren → Dopaminmangel → fehlende Hemmung von cholinergen Neuronen im Corpus striatum und deren Verbindungen zum Globus pallidus internus und Nucleus subthalamicus.
▶ Zusätzlich finden sich Degenerationen in Anteilen des dorsalen Vaguskernes und den peripheren sympathischen Ganglien → autonome Funktionsstörungen.
▶ Die Ursache der Degeneration ist nicht bekannt (z.T. autosomal-dominant vererbt; s.o.), eine toxische Mitverursachung wird vermutet.
▶ **Entscheidende Kriterien für die neuropathologische Diagnosestellung:**
  - Nachweis des Unterganges von >60% der Neurone der Substantia nigra.
  - In diesen Zellen Nachweis von sog. Lewy-Körperchen (hyaline eosinophile Einschlusskörperchen). Damit ergibt sich eine enge Parallele zur Lewy-Körperchen-Krankheit (S. 504), die eventuell nur eine besondere Manifestationsform derselben Krankheitsgruppe ist.

Klinik

▣ *Hinweis:* In frühen Krankheitsstadien häufig unspezifische Symptomatik, bei der insbesondere die Folge der beginnenden Muskelsteifigkeit deskriptiv etwa als „chronische Lumbago" oder „Schulter-Arm-Syndrom" bezeichnet wird!
▶ **Leitsyndrom** (klassische Trias):
  - *Rigor:* Wächserner Widerstand der Muskulatur gegen passives langsames Beugen, der häufig zu subjektivem Gefühl von Steifigkeit, muskulärer Fehlfunktion und nachfolgenden Schmerzsyndromen führt.
  - *Ruhetremor* (Frequenz etwa 4–6/sek): Generiert durch wechselseitige Innervation von Agonisten und Antagonisten, findet sich bei $^3/_4$ der Patienten. An der oberen Extremität oft im Sinne eines sog. Pillendrehertremors.
  - *Bradykinese:* Verlangsamung und Verminderung von willkürlichen und unwillkürlichen Bewegungen (abgesehen vom Tremor): Z.B. im Sinne von fehlender Mitbewegung der Arme beim Gehen oder Hypomimie.
  ▣ *Hinweis:* Abhängig von einer individuell unterschiedlichen Gewichtung der Leitsymptome können folgende Typen unterschieden werden: Äquivalenztyp, akinetisch-rigider Typ, Tremordominanztyp.

► **Häufige Zusatzsymptome:**
- *Zahnradphänomen* bei passiver Extremitäten- oder (seltener) Nackenbeugung durch Überlagerung von Rigor und Tremor.
- *Kleinschrittiges Gangbild. Störung der Körperhaltung* mit Beugung im Bereich der HWS und BWS und *Störung der Halte- und Stellreflexe* mit Retro- und Propulsions-, seltener Lateropulsionsphänomenen.
- *Mikrographie:* Verkleinerung des Schriftbildes.
- *Sprechstörung* mit monotoner und unmodulierter Sprache, Heiserkeit.
- Vertikale Blickparese nach oben.
- Unerschöpflicher Glabellareflex.
- *Autonome Störungen* wie Hyperhidrosis, Hypersalivation, orthostatische Hypotension (mit Schwindel), Temperaturdysregulation, Blasenentleerungsstörung. Obstipation, erektile Dysfunktion, imperativer Harndrang.
- ◪ *Merke:* Autonome Störungen können durchaus zum Bild eines Morbus Parkinson gehören. Sie können jedoch auf eine Multisystematrophie (S. 508) hinweisen, wenn sie früh im Verlauf klinisch im Vordergrund stehen.
- *Organische Depression,* die häufig der manifesten Parkinson-Symptomatik vorausgeht.
- *Frontale Demenz* (S. 456) im Krankheitsverlauf in bis zu 20% der Fälle.
◪ *Hinweis:* Die Symptomatik manifestiert sich zu Beginn in 70% halbseitig mit einer leichten Präferenz der rechten Körperhälfte!

Klinische Beurteilungsskalen

► **Stadieneinteilung nach Hoehn und Yahr:** s. Tab. 24.1.
► **Weitere Beurteilungsskalen:** Unified Parkinsons Disease Rating Scale (UPDRS); Webster-Scale.

Tabelle 24.1 · Stadien des Morbus Parkinson nach Hoehn und Yahr

Stadium 0	keine klinischen Anzeichen einer Erkrankung
Stadium 1	einseitige Symptomatik ohne oder mit allenfalls geringer Behinderung
Stadium 2	leichte beidseitige Symptomatik, keine Gleichgewichtsstörungen
Stadium 3	geringe bis mäßige Behinderung mit leichter Haltungsinstabilität; Arbeitsfähigkeit (in Abhängigkeit vom Beruf) noch erhalten
Stadium 4	Vollbild mit starker Behinderung, der Patient kann aber noch ohne Hilfe gehen und stehen
Stadium 5	der Patient ist an Rollstuhl oder Bett gebunden und auf Hilfe Dritter angewiesen

Diagnostisches Vorgehen

◪ *Hinweis:* Eine sichere Diagnose kann nur post mortem gestellt werden!
1. **Anamnese:** Beginn/Verlauf? Medikamente (z.B. Neuroleptika)? Vaskuläre Risikofaktoren oder Vorerkrankungen? Exposition für Neurotoxine? Traumata? Dementielle Entwicklung? Verschlechterung der Handschrift? Steifigkeitsgefühl?
   - ◪ *Beachte:* Symptome, die auf andere Ursachen oder Erkrankungen hinweisen können (siehe DD, Tab. 24.2): Häufige Stürze nach hinten bereits im 1. Krankheitsjahr? (→ PSP), schrittweise Verschlechterung der Symptomatik? (→ vaskuläre Genese), frühzeitige autonome Störungen wie orthostatische Hypotonie, Harninkontinenz, erektile Dysfunktion? (→ MSA).

2. Klinische Untersuchung und Diagnosestellung:

- Neurostatus mit Suche nach Kardinal- und Zusatzsymptomen (s.o.).
- ▶ *Beachte:* Befunde, die auf andere Ursachen hinweisen können (→ siehe DD): Störungen der Okulomotorik (→ MSA, PSP), Pyramidenbahnzeichen (→ MSA), zerebelläre Störungen (→ MSA), Dysarthrie/Dysphagie (→ MSA), irreguläre Tremorformen, autonome Störungen (→ MSA), Kayser-Fleischer-Ring (→ Morbus Wilson), fehlende Besserung nach korrekt durchgeführtem medikamentösem Therapieversuch (→ eher kein idiopath. Parkinson-Syndrom)!
- Hohe Wahrscheinlichkeit für das Vorliegen eines idiopathischen Parkinson-Syndroms besteht bei:
  - Vorliegen von mindestens zwei der folgenden Symptome: Bradykinese, Rigor, Ruhetremor, Störung der Halte- und Stellreflexe.
  - asymmetrischem Beginn der Symptomatik.
  - Fehlen weiterer neurologischer Defizite.
  - gutem Ansprechen auf L-Dopa oder Apomorphin-Test (s.u.).

3. L-DOPA-Test oder Apomorphin-Test:

L-DOPA-Test:
- *Durchführung:* 3 × 2 Tbl. Motilium über 24 h, danach 200 mg lösliches L-DOPA (z.B. Madopar LT) p.o. mit anschließender Beobachtung über 2 h.
- *Bewertung:* Positiv = klinische Besserung nach UPDRS um ca. 20%.
- *Apomorphin-Test:*
  - *Vorbereitung:* 3 × 2 Tbl. Motilium für 3 Tage.
  - *Durchführung:* Apomorphin s.c. in ansteigenden Dosen (1/3/7/bis max. 10 mg; zwischen den Injektionen mindestens 3 h Abstand einhalten).
  - *Bewertung:* Positiv, wenn eine klinische Besserung nach der UPDRS eintritt (meist 5–15 min nach Injektion für ca. 1 h Dauer) → Ansprechen auf L-DOPA wahrscheinlich. Ein negatives Testergebnis hat keinen großen diagnostischen/therapeutischen prädiktiven Wert → Therapieversuch!

4. Labor (nur bei Beginn < 50a): Coeruloplasmin i.S., Cu^{2+} i.S. und Cu^{2+}-Ausscheidung im 24-h-Urin zur Abgrenzung gegen Morbus Wilson (S. 511).

5. Kraniales MRT, (CCT): Keine relevanten pathologischen Befunde, insbesondere keine zerebrovaskulären Läsionen, intrakraniellen Raumforderungen, kein Hydrozephalus. Evtl. Verschmälerung der Pars compacta der Substantia nigra.

6. Fakultative Zusatzdiagnostik, Differenzialdiagnostik:

- *EMG des M. sphincter ani externus:* Zur Abgrenzung von Multisystematrophien (S. 508): Bei MSA haben > 30% der Potentiale eine Dauer von > 10 msek.
- *SPECT:* Darstellung der IBZM (^{123}Jod-Benzamid)-Dopamin-Rezeptor-Bindung (bei Morbus Parkinson nicht signifikant vermindert) zur Abgrenzung von Multisystematrophie und PSP (S. 508).
- *^{18}F-Fluorodopa-PET:* Quantifizierung des Zustands der präsynaptischen dopaminergen Neurone und deren Aufnahme- und Speicherkapazität (ggf. zur Abgrenzung von Multisystematrophien. Cave: Keine Routinediagnostik! Nur in wenigen Zentren möglich + sehr teuer!).
- *^{123}Jod-FP-CIT:* Bei differenzialdiagnostischer Unsicherheit zur Abgrenzung von essenziellem Tremor (bei ET Normalbefund) im Gegensatz zu vermindertem präsynaptischen Depamin-Reuptake bei Morbus Parkinson und Multisystematropie (S. 508)

Differenzialdiagnose

▶ *Hinweis:* Bei den meisten abzugrenzenden Krankheitsgruppen finden sich Symptome, die darauf schließen lassen, dass Schädigungen über das extrapyramidalmotorische System hinausgehen oder von anderen Krankheitsgruppen (z. B. Demenzen) auf das extrapyramidalmotorische System übergreifen (→ systemübergreifende Erkrankungen).

► **Essenzieller Tremor:** Wichtige DD (S. 250).
► **Idiopathisch-degenerative Parkinson-Syndrome:** Tab. 24.2 bietet eine Übersicht über Erkrankungen mit idiopathisch-degenerativen Parkinson-Syndromen (Details s. einzelne Krankheitsbilder).
► **Symptomatische Parkinson-Syndrome:** Tabelle 24.3 bietet eine Übersicht über Erkrankungen mit symptomatischen Parkinson-Syndromen, die vor der Diagnosestellung eines idiopathischen Parkinson-Syndroms ausgeschlossen werden müssen.

Tabelle 24.2 · Idiopathisch-degenerative Erkrankungen mit Parkinson-Symptomatik

Krankheitsbild	klinischer Schwerpunkt
Lewy-Körperchen-Erkrankung (S. 504)	– kaum Ruhetremor, im Vordergrund kortikale Demenz – ähnelt klinisch durch kortikale Demenz dem M. Alzheimer, *zusätzlich* aber bereits im Frühstadium deutlicheres akinetisch-rigides Parkinson-Syndrom, schnellerer Verlauf, jüngere Patienten, kaum Ruhetremor, besseres Ansprechen auf zentrale ACh-Esterasehemmer
Morbus Alzheimer (S. 452)	– bereits längere Zeit kortikale Demenz im Vordergrund, nur sehr diskretes Parkinson-Syndrom im Spätstadium! – langsamerer Verlauf – typischerweise ausgeprägtere Hirnatrophie im Bereich des Unterhorns der Seitenventrikel und temporoparietal
Hallervorden-Spatz-Erkrankung (S. 510)	– zusätzlich zu akinetisch-rigiden Parkinson-Symptomen und Demenz auch deutliche Dystonie, Hyperreflexie – im MRT (T_2-Wichtung) Signalabschwächung in Pallidum mit Signalerhöhung in der Umgebung („Tigerauge") und Signalabschwächung im Bereich der Substantia nigra
progressive supranukleäre Paralyse (PSP) Steele-Richardson-Olszewski (S. 506)	– symmetrische Basalganglien-Symptomatik, in der Frühphase bereits häufige Stürze, ausgeprägt axialer Rigor, kognitive Veränderungen i. S. e. subkortikalen Demenz (Antriebsstörung, Apathie, diffuse Minderung von Gedächtnisleistungen, Affekt- und Stimmungslabilität), vertikale Blickparese nach unten, seltener initial nach oben, Pseudobulbärparalyse (Schluck- und Sprechstörung). Im MRT Atrophie der Mittelhirnschenkel („Mickey-Mouse"-Zeichen)

Fortsetzung ▶

Tabelle 24.3 · **Symptomatische Parkinson-Syndrome**	
Krankheitsbild	**Hinweise, Abgrenzungkriterien**
vaskuläres Parkinson-Syndrom	– in der Anamnese multiple zerebrovaskuläre Ereignisse mit multiplen vaskulären Parenchymdefekten im CCT/kraniellen MRT – neurologische Begleitsymptome, die auf zerebrovaskuläre Läsionen hinweisen können
medikamenteninduziertes Parkinson-Syndrom („Parkinsonoid")	– Anamnese! Insbesondere frühe NW von Neuroleptika, ferner Flunarizin, Reserpin, α-Methyl-Dopa, Cinnarizin, Metoclopramid, eventuell auch Lithium. – Rückbildung nach Absetzen der Substanzen
toxisches Parkinson-Syndrom	– Anamnese! Am häufigsten CO, ferner Mangan, Methanol, Schwefelkohlenstoff, MPTP, Quecksilber, Zyanid

Tabelle 24.3 · Fortsetzung

Krankheitsbild	Hinweise, Abgrenzungkriterien
postenzephalitische Parkinson-Syndrome	– sehr selten, sind u. a. nach der Epidemie der viralen Enzephalitis lethargica v. Economo zu Beginn des 20. Jahrhunderts aufgetreten. Im weitesten Sinne auch bei der AIDS-Enzephalopathie
Normaldruckhydrozephalus (S. 300)	– Befund in MRT oder CCT – klinisch vorwiegend Gangstörung, Blasenstörung, Verlangsamung – probatorische Liquorpunktion mit Entnahme von 20–40 ml Liquor führt häufig zur Besserung
Morbus Wilson (S. 511)	– Kayser-Fleischer-Kornealring, Leberfunktionsstörung! – zusätzlich zu Basalganglien-Symptomen Dystonie, Dysarthrie, Pyramidenbahnzeichen, flapping tremor, Persönlichkeitsveränderung – Signalveränderungen im MRT praktisch immer bei neurologischer Symptomatik
Morbus Fahr (S. 509)	– nicht-arteriosklerotische Verkalkungen im Bereich der Basalganglien und Kleinhirnkerne (CCT!)
posttraumatisches Parkinson-Syndrom	– Anamnese!

Allgemeine Therapie

▶ **Information** der Betroffenen über das Vorliegen einer chronischen Erkrankung, Notwendigkeit einer ständigen medikamentösen Therapie und ärztlichen Begleitung, Verlauf und Prognose.

▶ **Physiotherapie und Ergotherapie – Ziele:**
  ● Verbesserung aller Kardinalsymptome.
  ● Erlernen von Kompensationsmöglichkeiten/Hilfsstrategien.
  ● Vorbeugung von Sekundärkomplikationen (z. B. Kontrakturen, Pneumonien).

▶ Adäquate Hilfsmittelversorgung.

Medikamentöse Therapie

▶ **Indikation:** Immer, wenn aufgrund der Symptome eine berufliche, soziale oder/und alltagsrelevante Behinderung vorliegt (hier ist eine individuelle Beurteilung zusammen mit dem Patienten erforderlich!).

▶ **Prinzip, Ziel:** Wiederherstellung des Transmittergleichgewichtes.

▶ **Wirkstoffgruppen:** Levodopa kombiniert mit peripheren Decarboxylasehemmern (Carbidopa oder Benserazid; im folgenden nur als „L-DOPA" bezeichnet), Dopaminagonisten, Monoaminoxidase-B-Hemmer, Catecholamin-O-Methyl-Transferase-Hemmer (COMT-Hemmer; *nur* in Kombination mit L-DOPA), Anticholinergika, Amantadin.

► **Durchführung – Strategie:**

◘ *Hinweise:*

- Es gibt keine sicheren Erkenntnisse darüber, zu welchem Zeitpunkt welche Wirkstoffgruppen und ggf. in welcher Kombination einzusetzen sind! Dennoch sollte L-DOPA bei Patienten < 70 Jahre in frühen Krankheitsstadien nur zurückhaltend eingesetzt werden.
- Bei Versagen eines Präparates einer Substanzgruppe kann ein anderes Präparat derselben Substanzgruppe dennoch wirksam sein!
- Substanzen möglichst niedrig dosieren, jedoch bis zu einem ausreichenden Therapieerfolg!

• *Allgemein:*

- Bei nur mäßiggradiger klinischer Behinderung ggf. Amantadin *oder* MAO-B-Hemmer Selegilin odere andere Dopaminagonisten.
- Bei Tremordominanz primär Versuch mit Anticholinergikum oder Budipin.

• *Therapiebeginn* (mögliche Strategien):

- *< 70 Jahre:* Monotherapie mit Dopaminagonisten (für Monotherapie zugelassen: Bromocriptin, Ropinirol, Cabergolin, Selegilin). Nur bei mangelndem Erfolg frühe Kombination mit L-DOPA (L-DOPA-Spätkomplikationen!).
- *> 70 Jahre:* L-DOPA-Monotherapie (retardierte oder nicht-retardierte Präparate).

• *Kombinationstherapie*: Nahezu alle Substanzgruppen können miteinander kombiniert werden (*Ausnahme:* Von Kombination Amantadine + Anticholinergika wird abgeraten):

- „*Frühe"* Kombinationstherapie: Bei mangelndem Erfolg der Monotherapie zu Therapiebeginn.

Tabelle 24.4 · L-DOPA-Präparate

Allgemein: Wirkung vorwiegend auf Akinese. Levodopa wird immer mit einem nur peripher wirksamen Decarboxylasehemmer kombiniert, der die Metabolisierung außerhalb des ZNS verhindert und so gastrointestinale und kardiale NW reduziert. Mit zunehmendem Untergang von funktionstüchtigen nigrostriatalen Neuronen kommt es zur Wirkungserschöpfung

NW: Hyperkinesen, psychotische Symptome, Depression, GI-Störungen, vorübergehende Veränderungen von Blutbild, Leberwerten, Harnstoff, Harnsäure.

KI: Ausgeprägte Herzinsuffizienz, floride Magenulzera, schwere Psychosen, schwere Lebererkrankungen

	Dosierung	Bemerkungen
Levodopa + Benserazid: Madopar 62,5|125|125 T|250, Madopar LT, Madopar-Depot (Retardpräparat) **oder** *Levodopa + Carbidopa*: NACOM 100|250, NACOM RETARD 100/200, Isicom 100/250 Striaton 250	einschleichend dosieren ab 100 mg/d, z. B. initial 2–3 × 50 oder 62,5 mg. Richtdosis Frühphase bis etwa 400 mg/d, maximal ca. 1 000 mg/d *Grundsatz:* „slow and low"	möglichst geringe Substanzspiegel-Schwankungen zulassen; bis auf die morgendliche Erstdosis Retardpräparate einsetzen; Einnahme 15–45 min vor Mahlzeiten; eiweißarme Ernährung einhalten
Duodopa 2 g/0,5 g pro 100 ml Gel	2 individuelle Dosen: morgens Bolusgabe + kontinuierliche Erhaltungsdosis, ggf. zusätzl. Boluslgaben	bei schweren Fluktuationen, Applikation mittels Pumpe + PEJ intestinal (s. spezielle Therapieprobleme, Wirkungsfluktuationen)

Tabelle 24.5 · COMT-Hemmer und fixe Kombination von COMT-Hemmer und L-DOPA

Allgemein: Blockiert selektiv den peripheren Abbau von Dopamin und trägt zur Verbesserung der endogenen Dopaminverfügbarkeit bei. Frühzeitiger Einsatz in Kombination mit L-DOPA-Präparaten zur Stabilisierung bei Fluktuationen und zur Einsparung von L-DOPA
NW: Dyskinesien, gastrointestinale Beschwerden
KI: Gleichzeitige Gabe von nicht-selektiven MAO-Hemmern

	Dosierung	Bemerkungen
Entacapon (Comtess 200 mg)	200 mg mit jeder L-DOPA-Gabe, max. 2000 mg Dosierung s. Tabelle L-DOPA-Präparate In fixer Kombination mit *L-DOPA + Carbidopa + Entacapon*: Stalevo 50 + 12,5 + 200 | 100 + 25 + 200 | 150 + 37,5 + 200	nur als add-on mit L-DOPA zugelassen; L-DOPA-Einspareffekt von etwa 30%. Ggf. bereits in ersten Tagen Dosisreduktion von L-Dopa erforderlich! KI: Anamnestisch malignes neuroleptisches Syndrom; Umstellung von L-DOPA Monotherapie auf Kombinationspräparat: zunächst entsprechend einer vorbestehenden L-DOPA-Dosierung, ggf. im weiteren Dosisreduktion
Tolcapon Tasmar 100 mg/Tbl.	3×100 mg/d (nur in Ausnahmefällen 3×200 mg/d)	Trotz Hepatotoxizität wegen H. a. Vorteile in der Reduktion von off-Phasen gegenüber Entacapon seit 2005 wieder zugelassen. Auflagen: nur bei unzureichendem Ansprechen auf Entacapon, Leberwertkontrollen im 1. Jahr alle 2 Wochen, alle 4 Wochen während weiterer 6 Monate, danach alle 8 Wochen

Tabelle 24.6 · Dopaminagonisten

Allgemein: Gleich gut wirksam gegen Akinese, Rigor und Tremor unabhängig von funktionstüchtigen nigrostriatalen Neuronen. Die Substanzen sind meist Ergotaminabkömmlinge (Ausnahmen: Ropinirol, Pramipexol, Rotigotin).
NW: Ergotaminabkömmlinge: Gefäßkonstriktion, Raynaud-Phänomen, endokardiales Fibroserisiko → bei entsprechenden NW/KI Einsatz nicht-ergoliner Agonisten wie Ropinirol, Pramipexol. Ergoline und nichtergoline Substanzen: Organisches Psychosyndrom (v. a. psychotische Symptome), gastrointestinal (→ Domperidon [Motilium] 40 – 60 mg/d). Das Auftreten von Herzklappen-/Pleura-/Retroperitonealfibrosen unter ergolinen Dopaminagonisten (DA) wird derzeit diskutiert, ist evtl. aber auch bei nicht-ergolinen DA zu beobachten. Eine Dosis-Wirkungs-Beziehung könnte bestehen. *Konsequenz*: Bei Neueinstellung auf ergolinen DA kardiologische Untersuchung inkl. Echokardiographie, unter Therapie alle 6 Monate klinische Untersuchung, alle 12 Monate Echokardiographie. Bei Verdacht auf Fibrosen sofort absetzen.
KI: Frischer Herzinfarkt, schwere Leber- oder Nierenfunktionsstörungen, vorbestehende Herzklappenveränderungen.

	Dosierung	Bemerkungen
Bromocriptin: kirim (2,5 | 5 mg/Tbl.) bromocriptin-ratiopharm (2,5 | 5 | 10 mg)	Beginn mit 1,25 mg zur Nacht (3 d), alle 3 d steigern um 1,25 mg bis 5 (max. 40) mg/d in 3 Einzelgaben	HWZ etwa 6 h
Lisurid: Dopergin (0,2 | 0,5 mg/Tbl.)	Beginn mit 0,1 mg zur Nacht, steigern um 0,1 mg/Woche bis 0,8 (max. 1,4) mg/d	HWZ 2 – 3 h 10fache Wirkstärke im Vergleich zu Bromocriptin. Einnahme zu den Mahlzeiten!

Fortsetzung ▶

Tabelle 24.6 · Fortsetzung

	Dosierung	Bemerkungen
Dopergin Infusionslösung (Lieferung auf Anforderung – Fa. Schering)	Erstdosis 3 × 0,0025 mg/d i. v. ggf. parenterale Dauerapplikation s. c. (Pumpe) mit 2 mg/d	nur bei unmöglicher oraler Zufuhr bei akinetischer Krise, perioperativ. Selten als parenterale Dauerapplikation. Psychotische NW
Dihydroergocryptin Almirid Kps. (5 | 20 mg/Kps.), Cripar 5 mg/Kps., 20 mg/Tbl.	Beginn 2 × 5 mg/d, alle 2 Wochen Zugabe von 5 mg zu jeder Dosis, steigern bis 60 (max. 120) mg/d	HWZ 16 h bessere Verträglichkeit als andere Dopaminagonisten v. a. bezügl. psychotischer Symptome, Hypotonie und GI-Störungen gute Verträglichkeit auch bei älteren Patienten
Cabergolin Cabaseril (1 | 2 | 4 mg), Dostinex Tbl.	Gabe als Einmaldosis. Beginn mit 1 × 1 mg/d, alle 3 – 6 Tage um 1 mg steigern bis 1 × 2 – 6 mg/d (Monotherapie-Studien mit Hochdosis bis 20 mg/d)	HWZ 65 h Einmalgabe ausreichend; eventuell durch lange HWZ Verbesserung von Fluktuationen
Pergolid Parkotil (0,05 | 0,25 | 1 mg)	Beginn mit Einmaldosis von 0,05 mg/d, ab dem 3.Tag um 0,1 mg steigern und auf 3 Einzelgaben verteilen, steigern bis 1 (max. 5) mg/d	HWZ 15 – 24 h geringere NW als Bromocriptin im Einzelfall auch noch Wirksamkeit bei Nichtansprechen von Bromocriptin. Herzecho vor Therapiebeginn und alle 6 – 12 Monate. KI: Echokardiographischer Nachweis von Herzklappenveränderungen.
Pramipexol: Sifrol (0,088 | 0,18 | 0,35 | 0,7 mg/Tbl.) *(nicht-ergoliner D₂-Agonist)*	Beginn mit 3 × 0,088 mg/d, nach je 1 Woche steigern auf 3 × 0,18 bzw. 3 × 0,36 mg/d; maximal 4,5 mg/d	wie Ropinirol besser geeignet bei KHK, pAVK, Raynaud-Syndrom, zusätzl. wird antidepressiver Effekt diskutiert. Cave: ohne Prodromi attackenförmiges Einschlafen (Fahreignung ↓)
Ropinirol: Requip (0,25 | 0,5 | 1 | 2 | 5 mg/Tbl.) *(nicht-ergoliner D₂-Agonist)*	Beginn mit 3 × 0,25 mg/d, wöchentlich steigern um 3 × 0,25 mg bis 24 mg/d	HWZ 6 h, wohl auch guter Effekt bei Einsatz als initiale Monotherapie, wie Pramipexol besser geeignet bei KHK, pAVK, Raynaud-Syndrom. Cave: ohne Prodromi anfallsartiges Einschlafen (Fahreignung ↓)

- – *„Späte"* Kombinationstherapie: Bei Krankheitsprogression bzw. L-DOPA-Spätkomplikationen.
- • Therapiekomplikationen und spezielle Therapieprobleme: S. 502.

Invasive Therapieverfahren

▶ **Apomorphin-Therapie:**
- • *Indikationen:* Als Alternative zur stereotaktischen Tiefenhirnstimulation (s. unten) bei Parkinson- Spätformen ohne ausreichende Symptomverbesserung der

Tabelle 24.6 · Fortsetzung

	Dosierung	Bemerkungen
Apomorphin: Apomorphin-Teclapharm-Injektionslösung; APO-go-Injektionslösung (Fa. Cephalon: für konventionelle s.c.- Injektion, Apomorhin-Pen und Apomorphin-Pumpe; Informationen über Apomorphintherapie: Fa Cephalon, 089/8955700, www.cephalon.de)	Erstdosis 1 – 2 mg s. c.; Tagesdosis 5 – 15 mg. Eventuell subkutane Dauerinfusion mit 1 – 2 mg/h (ggf. bis max. 10 mg/h)	in Injektionsform zur Therapie von Parkinson- Spätformen, akinetischer Krisen und bei schmerzhaften Off-Dystonien. Wirkungseintritt nach etwa 10 min. Die begleitende Gabe von Domperidon (Motilium) ist essenziell (3 × 20 mg)! Bei längerfristigem Einsatz (z. B. mittels Apomorphin-Pumpe) kann Domperidon häufig nach einigen Wochen abgesetzt werden
Rotigotin (Neupro) transdermales System (Pflaster) (Stand 5 – 2005 in Phase-III-Studie; Zulassung beantragt) Hersteller: Schwarz-Pharma (*www.schwarzpharma.com*)	*(konkrete Empfehlungen lagen bei Drucklegung noch nicht vor)*	nicht-ergoliner Dopaminagonist für Pflasterapplikation; Wirkstoff wird kont. über 24h freigesetzt (constant delivery system, CDS); voraussichtlich zur Therapie v.a früher (aber auch fortgeschrittener) Stadien geeignet; Vorteile v.a. bei Patienten mit Schluckstörungen!

Tabelle 24.7 · MAO-B-Hemmer

Allgemein: Ein neuroprotektiver Effekt wird vermutet, deshalb eventuell Einsatz als Monotherapie im Frühstadium auch ohne Behinderung. Der Einsatz in der Kombinationstherapie führt zu einem L-DOPA-Spareffekt von etwa 25% der Tagesdosis
NW: Mundtrockenheit, Schwindel, Blasenstörungen, Psychosen, Hypo-/Hypertonie, Herzrhythmusstörungen, Ödeme, Blutbildveränderungen
KI: Gleichzeitige Therapie mit SSRI, Triptanen oder mit MAO-A-Hemmern! Magenulzera, schwere Leber- und Nierenfunktionsstörungen

	Dosierung	Bemerkungen
Selegilin: Deprenyl (5 mg) Antiparkin (5 mg) Movergan (5 mg)	Beginn mit 2,5 mg/d morgens nach dem Essen (über eine Woche) bis max. 10 mg/d in 2 Einzelgaben (morgens/mittags)	HWZ etwa 6 h bei Kombination mit Serotonin-Wiederaufnahmehemmern Gefahr des serotonergen Syndroms
Xilopar 1,25 mg/Schmelztablette	Beginn mit 1,25 mg	dosisreduzierte Schmelztablette erreicht Plasmaspiegel, die mit konventionellen Zubereitungen höherer Wirkstärke vergleichbar sind

oralen Medikation, ausgeprägten Fluktuationen oder Dyskinesien trotz optimaler Pharmakotherapie oder bei Nebenwirkungen der Medikation.
- *Prinzip:* S.c- Injektion von Apomorphin, Wirkungseintritt nach 5 bis 10 Minuten, Wirkung für 1 – 1,5 Stunden. Gabe in zwei Applikationsformen:

Tabelle 24.8 · **Atypische Parkinsonmedikamente**

	Dosierung	Bemerkungen
Budipin: Parkinsan (10|20|30 mg)	einschleichender Beginn mit 3 × 10 mg/d, nach 1 Woche steigern auf 3 × 20 mg/d oder 2 × 30 mg	HWZ etwa 30 h; Wirkung auf alle Kardinalsymptome. **Cave:** Wegen Gefahr bedrohlicher Herzrhythmusstörungen strenge Beachtung der Kontraindikationen, v. a. AV-Block II° u. III°, Bradykardie < 55/min, QT-Verlängerung, Kombination mit Amantadin) und regelmäßige Elektrolyt-/EKG-Kontrollen. Vertrieb wurde eingeschränkt, Verordnung nur nach Übersendung einer Verpflichtungserklärung möglich (über Fa. Lundbeck, Tel. 0 40/23 64 90 oder www.lundbeck.de)
Clozapin: Leponex (teilbar: 25|100 mg/Tbl., nicht teilbar 50 mg/Tbl.), Elcrit 25|50|10 mmg/Tbl.	bei dieser Indikation Beginn mit 12,5 mg zur Nacht, nach 3 – 4 Tagen steigern auf 2 × 12,5 mg (ggf. weiter alle 3 bis 4 Tage um 12,5 mg steigern bis max. 100) mg/d)	Wirkung v. a. auf Tremor. *Cave:* schwere Neutropenien/Agranulozytose in 1 – 2 %. Dennoch kann Clozapin sehr hilfreich zur Therapie von psychotischen Symptomen sein; gute Wirksamkeit auch bei Tremor; trotz anticholinergen NW (Kognition!) Auftreten von Hypersalivation möglich. Verschreibung wurde nach vorübergehender Einschränkug unter Auflage der vorgeschriebenen Therapieüberwachung und Patientenaufklärung wieder freigegeben (Informationen über Herstellerfirma)

- Bedarfsadaptierte s.c.-Einzelinjektionen mittels Pen (Apo-go-Pen, 3 ml Injektionslösung mit 10 mg/ml, Fa. Cephalon, s. Tab. 24.6) zu Beginn oder nach Eintritt von Off-Phasen.
- Apomorphin-Dauertherapie mittels s.c.-Pumpe (Informationen über Fa. Cephalon oder direkt durch Vertreiber Licher Medizintechnologie, Marderweg 1, D-30900 Wedemark, Tel 05130/585530, www.lichermt.de).
- *Vorgehen bei Einstellung:* Bei Vorliegen entsprechender Indikation Vorbehandlung mittels Domperidon (3 × 20 mg/d p.o.) für 2 – 3 Tage. Anschließend Testinjektion von 2 – 3 mg s.c. Falls keine ausreichende Wirkung Erhöhung der Injektionsdosis in 1 mg Schritten bis ausreichender Effekt eintritt.
- *Therapiephase:* Wenn die Dosis für eine gute Beweglichkeit gefunden wurde (z. B. 6 mg/Injektion) kann diese Dosis so oft gespritzt werden, wie es für gute Beweglichkeit nötig ist (je nach Wirkdauer beim Pat. auch bis zu stündliche Gabe über den Tag verteilt!). Eine s.c.- Injektion kann für das Pflegepersonal/den Pat. freigegeben werden. Nachts erfolgen i.d.R. keine Injektionen.

Tabelle 24.9 · Anticholinergika

Allgemein: v. a. bei Tremor und Rigor indiziert. Langsam einschleichen mit wöchentlicher Steigerung

NW: Peripher + zentral anticholinerg (Unruhe, Verwirrtheit)

KI: Prostatahyperplasie, Demenz, Glaukom, tachykarde Arrhythmien

	Dosierung	Bemerkungen
Biperiden: Akineton (auch als Retardform und i. v.)	Beginn mit 1 mg/d als Einmalgabe, steigern um 1 mg alle 3–4 Tage bis max. 16 mg/d in 3 Einzeldosen	HWZ etwa 20 h Retardform v. a. bei On-Off-Phänomenen, Dystonien
Bornaprin: Sormodren 4 mg/ Tbl.	Beginn mit 2 mg/d, steigern um 2 mg alle 3–4 Tage bis max. 12 mg/d in 3 Einzeldosen	HWZ etwa 30 h
Metixen: Tremarit 5|15 mg/ Tbl.	Beginn mit 3 × 2,5 mg/d, wöchentlich steigern um 2,5 mg/d (Beginn mit der morgendlichen Dosis) bis max. 30 mg/d	
Trihexyphenidyl: Artane 2|5 mg/Tbl., Parkopan 2|5 mg/Tbl.	bei dieser Indikation Beginn mit 1 mg/d als Einzeldosis, am 2. Tag auf 2 × 1 mg steigern bis max. etwa 15 mg/d in 3–4 Einzeldosen	HWZ etwa 13 h

Tabelle 24.10 · NMDA-Antagonisten

Allgemein – Indikation: Langsam einschleichen mit wöchentlicher Steigerung

p. o.: Initialtherapie bei gering ausgeprägter Symptomatik

i. v.: Akinetische Krise

NW: Periphere Ödeme, psychotische Symptome, Livedo reticularis, anticholinerge NW

KI: Niereninsuffizienz (Krea > 1,2), Demenz

	Dosierung	Bemerkungen
Amantadin p. o.: PK-Merz (100 mg|-forte 150 mg) tregor (100 mg)	Beginn mit 2 × 50 mg/d, wöchentlich um 100 mg steigern bis 200–400 (max. 600) mg/d in 2 Einzelgaben	HWZ etwa 10–30 h **cave** Antriebssteigerung → keine abendliche Gabe! Letzte Dosis etwa 16 Uhr; bei Behandlungsbeginn Reaktionsvermögen ↓
Amantadin i. v.: PK-Merz-Infusion, tregor Infusion (jeweils 200 mg/500 ml)	bei akinetischer Krise 1–3 × 500 ml/d (entspricht 500 mg p. o.) über 3 h	**cave** Nierenfunktion (Ödeme)

- Apomorphin- Gabe verringert je nach Häufigkeit der Injektionen den L-Dopa und Agonisten- Verbrauch um bis zu 70 %.
- *Indikation für kontinuierliche Dauerinfusion mittels s.c.-Pumpe:* Besteht in Abhängigkeit von den individuellen Umständen dann, wenn Bedarf für mehr als 5 Injektionen/ Tag besteht. Durch Vertreiber erfolgt Einweisung und Organisation eines Betreuungsservice im häuslichen Umfeld des Patienten.

▶ **Stereotaktische Läsions-Operation:**
- *Indikationen:* Keine ausreichende Symptomverbesserung trotz optimaler Pharmakotherapie oder wegen Nebenwirkungen der Medikation. V.a. bei einseitiger Ausprägung.
- *Prinzip:* Über eine Bohrlochtrepanation werden unilateral Läsionen in exakt definierten Regionen der Stammganglien gesetzt:
  - *Pallidotomie* im posteroventralen, lateralen Globus pallidus internus (GPi) → kontralateral (selten auch bilateral) Beeinflussung von Bradykinese und L-DOPA-induzierten Dyskinesien.
  - *Thalamotomie* im Bereich des ventralen intermediären Kernes (Vim) → kontralateral Beeinflussung v. a. des Tremors, geringer auch von Rigor und L-DOPA- induzierter Dyskinesien. Erfolge bei > 80 % der Patienten.

▶ **Stereotaktische Elektroden-Implantation zur Elektrostimulation:**
- *Indikationen:* Keine ausreichende Symptomverbesserung, ausgeprägte Fluktuationen oder Dyskinesien trotz optimaler Pharmakotherapie oder wegen Nebenwirkungen der Medikation. Geeignet sind nur Patienten mit gutem Ansprechen auf L-Dopa. Entscheidender Vorteil gegenüber der Läsions-OP ist Reversibilität und Möglichkeit eines bilateralen Eingriffes!
- *Prinzip:* Ebenfalls über eine Bohrlochtrepanation werden Stimulationselektroden implantiert. Durch kontinuierliche Hochfrequenzstimulation über einen subkutan implantierten Impulsgenerator (wie Herzschrittmacher) werden Kerngebiete funktionell blockiert. Mit Hilfe eines extern über den Generator geführten Steuerungsgerätes kann man den Generator an- und abschalten sowie Stimulationsparameter modifizieren.
  - *Nucl. subthalamicus* (STN; bilaterale Stimulation): Wirkung auf alle Kardinalsymptome. Deutliche Reduktion von Dyskinesien und Wirkungsfluktuationen. Mit Stimulation Reduktion der dopaminergen Therapie 30–60 %. Indikation eher bei jungen Patienten, häufigen off-Phasen, angestrebter Medikamentenreduktion.
  - *Globus pallidus internus* (GPi, bilaterale Stimulation): zu Gunsten der Stimulation des STN mittlerweile weitgehend verlassen, ebenfalls Wirkung auf alle Kardinalsymptome, Dyskinesien und Fluktuationen. Dopaminerge Medikation durch Stimulation nicht vermindert, evtl. kürzere postoperative Phase oder Neueinstellung.

▶ **Fetale Gewebstransplantation im Striatum:**
- *Indikationen:* Eventuell als experimentelles Verfahren, wenn andere Therapiemöglichkeiten erfolglos ausgeschöpft wurden.
- *Prinzip:* Transplantation von fetalem Mittelhirngewebe (bis zu 8 Feten < 9 Wochen post conc.) in das Striatum. Cave: Ethische Bedenken, das Verfahren wird derzeit in Deutschland nicht durchgeführt.

Spezielle Therapieprobleme und konservatives Management

▶ **Wirkungsfluktuationen:**
1. End-of-dose-Akinesie (optimales Ansprechen zum Zeitpunkt der Spitzenspiegel, aber rasches Wirkungsende).
2. On-Off-Phasen.
3. Biphasische Dyskinesien (während Spitzenspiegeln auftretende Dyskinesien, gefolgt von Symptombesserung und erneuten Dyskinesien)
   → *Vorgehen:* Allgemeines Therapieziel ist die „Glättung" der L-DOPA-Serumspiegel: Kleinere Einzeldosen in kürzeren Intervallen, Retardpräparate (z. B. Madopar depot, Nacom retard), Einnahme von L-DOPA zu den Mahlzeiten. Zugabe des COMT-Hemmers Entacapon oder Einsatz einer fixen Kombination mit L-DOPA. Einsatz eines lang wirkenden Dopaminagonisten (z. B. Cabaseril), Verminderung des Eiweißgehaltes von Mahlzeiten, Gabe von Domperidon. Zugabe von Selegilin. Bei Off- Phasen Einsatz von Apomorphin- Pen bzw. Apomorphin-Pumpe erwägen

Neu zugelassen ist L-DOPA/Carbidopa-Gel zur intestinalen Pumpen-Applikation über PEJ (strikt postpylorisch, um Wirkungsfluktuationen durch diskontinuierliche Magenentleerung zu verhindern). s. Tab. 24.4. Gegenwärtig (Stand 05–2005) befindet sich der transdermale nichtergoline Dopamin-Agonist (Rotigotin [Neupro]) im Zulassungsverfahren (Tab. 24.6).

▶ **Hyperkinesien** während L-DOPA-Spitzenspiegel („peak-dose-Dyskinesie"; monophasisch) → *Vorgehen:* Reduktion der L-DOPA-Dosis, gleichzeitig *steigern* der Dopaminagonistendosis (eventuell Agonisten- Hochdosistherapie, z. B. Cabaseril bis 10 (-20) mg oder Ropinirol bis 24 mg) oder Zugabe von Amantadin. Versuchsweise Gabe eines L-DOPA-Präparates mit anderem Decarboxylasehemmer, Gabe von Retardpräparaten. Weitere Therapieoption ggf. atypische Neuroleptika (z. B. Clozapin). Ggf. Apomorphin- Pumpe (s. S. 498).

▶ **Morgendliche Fußdystonien** (oft schmerzhaft) → *Vorgehen:* L-DOPA-Retardpräparat oder langwirkender Dopaminagonist (z. B. Pergolid) vor dem Einschlafen.

▶ **Psychosen:**
  🔲 *Hinweis:* Besonders bei älteren Patienten ist das Auftreten von Psychosen oft limitierend für eine optimale Parkinsontherapie!
  • *Allgemeines Vorgehen:* Substanzen wählen, die diese NW weniger auslösen; atypische Neuroleptika einsetzen; verschiedene Substanzen (in niedriger Dosierung) kombinieren – auch solche mit ähnlichem Wirkmechanismus.
  • *Spezielles Vorgehen:* Parkinson-Medikation reduzieren (→ v. a. Indikation für Amantadine, Anticholinergika, MAO-B-Hemmer und Cabergolin überprüfen). Falls erforderlich Gabe von atypischen Neuroleptika (z. B. Clozapin [s. Tab. 24.8], Olanzapin, Zotepin, Risperidon, Quetiapin) unter Beibehaltung der Parkinson-Medikation.

▶ **Depressive Störung** → *Vorgehen:*
  • *Trizyklische Antidepressiva* (S. 114). Zu beachten sind zusätzliche anticholinerge Effekte, die die Kognition verschlechtern können, jedoch die Motorik ggf. sogar verbessern)
  • *Selektive Serotonin-Wiederaufnahmehemmer* (S. 114): *cave* Kombination mit MAO-B-Hemmern (Selegilin) wegen Risiko serotonergen Syndroms!).
  • *Selektive Noradrenalin-Wiederaufnahmehemmer*: Reboxetin (S. 116) führen zu keiner Verschlechterung der Motorik.
  • *Selektive Noradrenalin- und Serotonin-Wiederaufnahmehemmer*: Mirtazapin (S. 116) führt kasuistisch zusätzlich zu Reduktion des Parkinson-Tremors.
  • Auswahl des *Dopaminagonisten*: Einsatz von MAO-B-Hemmer Selegilin (Tab. 24.7). Auch beim nicht ergolinen Dopaminagonisten Pramipexol soll ein zusätzlicher antidepressiver Effekt bestehen.

▶ **Schlafstörungen** → *Vorgehen:*
  • *Alpträume:* Frühere Einnahme oder Reduktion der Dosis abendlicher Parkinson-Medikation.
  • *Insomnien:* Reduktion insbesondere einer abendlichen Amantadin-Dosis. Gabe von Benzodiazepinen, sedierenden Antidepressiva (Mirtazapin [Remergil]).
  • *Nächtliche periodische Beinbewegungen* (periodic limb movements during sleep, PLMS): Nächtlicher Abfall der L-DOPA-Konzentrationen: Abendliche Gabe von L-DOPA-Retardpräparaten oder eines langwirksamen Dopaminagonisten.

▶ **Akinetische Krise:**
  • *Klinik:* Akinese, Rigor, Bewusstseinsstörung, Tachykardie, seltener Hyperthermie.
  • Abgrenzung zu malignem L-DOPA-Entzugssyndrom: Fehlende CK-Erhöhung!
  • *Therapie:*
    – Bisherige L-DOPA- oder/und Dopaminagonisten-Dosis p. o. oder über Magensonde.
    – Amantadin $1–3 \times 500$ ml/d i. v. über 3 h (Tab. 24.10).
    – *Alternativ:* Lisurid i. v. (Erstdosis $3 \times 0{,}0025$ mg bis 3×0, 5 mg) + 3×40 mg Domperidon

– *Alternativ:* Apomorphin i. v. oder s.c. + 40 mg Domperidon.

◨ *Cave:* Dehydratation vermeiden → Bilanzierung, Magensonde, Fieber senken, Intensivüberwachung! Akinese oft durch Allgemeininfekt verschlechtert.

▶ **Malignes L-DOPA-Entzugssyndrom :**
- *Ursache:* Abruptes Absetzen einer dopaminergen Therapie.
- *Klinik, Befunde:* Etwa 2 Tage nach Absetzen Akinese, Rigor, Bewusstseinsstörung, Tachykardie, Hyperthermie. In 92 % CK-Erhöhung!
- ◨ *Cave:* Parkinson-Patienten mit Akinese + Hyperthermie können sowohl ein malignes L-DOPA-Entzugssyndrom als auch eine akinetische Krise haben! *Abgrenzung:* Für Entzugssyndrom spricht Anamnese einer abgesetzten/reduzierten L-DOPA-Medikation, CK-Erhöhung, (Hyperthermie).
- *Therapie:*
  - Dantrolen (z. B. Dantamacrin) 2,5 mg/kg KG über 15 Minuten, anschließend 7,5 mg/kg KG über 24 h).
  - *Oder:* Lisurid i. v. (initial 3 × 0,0025 mg bis 3 × 0, 5 mg i.v) + 3 × 40 mg Domperidon
  - ◨ *Cave:* Dehydratation!

▶ **Perioperative Behandlung:** Möglichst bis zum OP-Tag und wieder unmittelbar nach der OP Gabe der oralen Medikation. Ggf. Intermediärtherapie mit Amantadinen (1 – 3 × 500 ml/d über 3 h i.v. [entspricht jeweils 500 mg p.o.]) oder Lisurid i.v. (parenterale Dauerapplikation s.c. [Pumpe] mit 2 mg/d).

Verlauf und Prognose, Selbsthilfegruppe

▶ **Verlauf und Prognose:**
- Die beste Prognose hat der tremordominante Verlaufstyp, allerdings sind bei diesem Typ die Therapieerfolge geringer.
- Im Mittel wird eine Pflegebedürftigkeit nach 20 Jahren erreicht.
- Unter Therapie ist die Letalität mit der der Normalbevölkerung vergleichbar.

▶ **Selbsthilfegruppe:** Deutsche Parkinson Vereinigung e.V., Moselstr. 31, 41464 Neuss, Tel. 02131 – 41016, Fax 02131 – 45445. Internet: *www.parkinson-vereinigung.de*

24.2 Andere Parkinson-Syndrome

Lewy-Körperchen-Erkrankung

▶ **Definition:** Pathologisch-anatomisch definierte Erkrankung mit ubiquitärem Auftreten von sog. Lewy-Körperchen (s.u.), deren nosologische Einordnung allerdings noch unklar ist. Möglicherweise enge Verwandschaft mit dem idiopathischen Parkinson-Syndrom (S. 490) im Sinne einer besonderen Manifestationsform derselben Erkrankung.

▶ **Epidemiologie:** Vererbt?

▶ **Neuropathologie:** Auftreten von Lewy-Körperchen = hyaline eosinophile, intraneuronale Einschlusskörperchen in degenerierenden Neuronen der Substantia nigra (Parkinson-Syndrom) und im Neokortex (kortikale Demenz).

▶ **Klinik** (Parkinson-Syndrom + kortikale Demenz) – *Leitsyndrom:*
- *Zu Beginn* steht häufig ein akinetisch-rigides Parkinson-Syndrom im Vordergrund mit initial gutem Ansprechen auf L-DOPA.
- *Im Verlauf* hinzukommend/begleitend Entwicklung einer kortikalen Demenz, die klinisch dem Morbus Alzheimer (S. 452) ähnelt.
- *Die Reihenfolge* des Auftretens und der Schweregrad der extrapyramidalen und kognitiven Symptome sind variabel.

▶ **Diagnostik:**
- In monosymptomatischen Frühphasen der Erkrankung (Beginn mit Parkinson-Symptomen oder Demenz) ist eine klinische Abgrenzung vom Morbus Parkinson

oder Alzheimer häufig *nicht* möglich! Unterschied: Bei Lewy-Erkrankung häufiger kurzfristige Fluktuationen der kognitiven Leistungsfähigkeit und detaillierte visuelle Halluzinationen.

- Sinnvolle Zusatzdiagnostik zum Ausschluss symptomatischer Formen:
  - Kraniales CT oder MRT (soll Normalbefund ergeben).
  - Labor: Coeruloplasmin i.S., Cu^{2+} i.S. und Cu^{2+}-Ausscheidung im 24-h-Urin (bei Patienten unter 50 Jahren) → Abgrenzung zu Morbus Wilson (S. 511).

▶ **Differenzialdiagnose:**
- Symptomatische Basalganglienstörungen: Siehe Tab. 24.3 S. 494.
- Idiopathisch-degenerative Erkrankungen:
  - *Morbus Alzheimer:* Langsamerer Verlauf, typisch ausgeprägtere Hirnatrophie im Bereich des Unterhorns der Seitenventrikel und temporoparietal (S. 452).
  - *Morbus Parkinson:* Wenn Demenz auftritt steht diese nicht im Vordergrund, manifestiert sich *nach* Auftreten der Parkinson-Symptomatik und ist eher durch frontale Funktionsstörung geprägt (der Patient ist umständlich, auch psychopathologisch „rigide", zwanghaft). Meist eher Bradyphrenie mit verlangsamten Denkabläufen bei gut erhaltener Urteilsfähigkeit und intellektuellem Niveau (vgl. S. 490).
  - Progressive supranukleäre Paralyse, Multisystematrophien, kortikobasale Degeneration, Hallervorden-Spatz-Erkrankung: Tab. 24.2 S. 493.

▶ **Therapie:**
- Allgemeine Therapie: S. 490 und S. 450.
- L-DOPA zur Beeinflussung der Basalganglienstörung (S. 496).
- Zentrale Ach-Esterasehemmer bei Demenzsymptomen (S. 454).

▶ **Verlauf:** Vergleichbar dem Verlauf bei Morbus Alzheimer (S. 452).

Kortikobasale Degeneration

▶ **Definition:** Idiopathisches, über Jahre stark *asymmetrisches* Parkinson-Syndrom (hypokinetisch-rigider Dominanztyp) mit *zusätzlichen* Zeichen umschriebener zerebraler Funktionsstörungen.

▶ **Epidemiologie:** Krankheitsbeginn um 60. Lebensjahr

▶ **Ätiologie, Neuropathologie:** Unbekannte Ätiologie. Neuropathologisch kommt es zu Nervenzelluntergängen in Kortex und Substantia nigra.

▶ **Klinik:**
- *Leitsyndrom* (Kardinalsymptome):
  - Über Jahre stark *asymmetrisches* Parkinson-Syndrom mit Beginn an oberen oder unteren Extremitäten vom hypokinetisch-rigiden Dominanztyp.
  - Apraxie der betroffenen Extremität (v. a. beim Nachmachen komplexer sequenzieller Bewegungen)
  - Zusätzliche motorische und sensible Hemisymptomatik, oft im Sinne eines „alien-limb"-Gefühls (Körperglied wird als fremd empfunden).
  - Im Verlauf dystone, fixierte Stellung der Extremität, eventuell mit Reflex- und Aktionsmyoklonien („jerky dystonic arm").
- Zusätzlich können nachweisbar sein oder hinzutreten:
  - Supranukleäre Blickparese.
  - Störung von Blickfolgebewegungen und willkürlichen Sakkaden.
  - Dysarthrie und Dysphagie.
  - Geringgradige Pyramidenbahnbeteiligung mit Hyperreflexie und Babinski-Zeichen.
  - Mäßiggradige subkortikale (frontale?) Demenz.

▶ **Diagnostik:**
- *Kraniales CT oder MRT:* Soll initial Normalbefund ergeben, im Verlauf im MRT umschriebene Atrophien und Signalstörungen subkortikal.

- *Labor:* Coeruloplasmin i.S., Cu^{2+} i.S. und Cu^{2+}-Ausscheidung im 24-h-Urin (bei Patienten unter 50 Jahren).
- *EMG M. sphincter ani ext.:* Ggf. zur Abgrenzung von Multisystematrophien.
- *SPECT oder PET:* Fokale, von subkortikal bis nach kortikal reichende Perfusions- oder Metabolismus-Reduktion.

▶ **Differenzialdiagnose:**
- Kombination Parkinson-Symptomatik + umschriebene zerebrale Funktionsstörungen → symptomatische Basalganglienerkrankungen s. Tab. 24.3.
- Andere idiopathisch-degenerative Basalganglienerkrankungen:
  - *Morbus Parkinson:* Nur zu Beginn asymmetrisch, ähnliche Zeichen umschriebener zerebraler Funktionsstörungen finden sich nicht (z. B. Apraxie, Myoklonien, Pyramidenbahnzeichen), deutlich besseres Ansprechen auf L-DOPA (→ L-DOPA-Test!). Vgl. S. 490.
  - *Progressive supranukleäre Paralyse* Steele-Richardson-Olszewski: Ähnliche Okulomotorikstörung, aber in späteren Stadien auch Reflexsakkaden betroffen, weitgehend symmetrische Parkinson-Symptomatik typischerweise ohne Tremor, keine ausgestanzte Apraxie, vgl. S. 494 und S. 506.
  - *Multisystematrophien (MSA):* Früh autonome Störungen, Pyramidenbahnzeichen, zerebelläre Störungen, Sphinkter-EMG, S. 494 und S. 508.
  - *Hallervorden-Spatz-Erkrankung:* Zusätzlich Dystonie, Hyperreflexie, s. S. 494 und S. 510.
  - *Lewy-Körperchen-Erkrankung:* Keine vergleichbaren Okulomotorikstörungen, kortikale Demenz; vgl. S. 494 und S. 504.

▶ **Therapie:**
- Eine kausale Therapiemöglichkeit existiert nicht.
- *Allgemein:* Physiotherapie, Ergotherapie!
- *Parkinson-Symptomatik* → Kaum Ansprechen auf L-DOPA.
- *Myoklonien* → Versuch mit Clonazepam (Beginn mit 1 mg/d, Steigerung nach Verträglichkeit bis 8 mg [max. 24 mg]/d).
- *Muskeltonus* → Zur Senkung Versuch mit Baclofen p.o. (Beginn mit 3×5 mg/d, alle 4 Tage um 5 mg pro Einzeldosis steigern bis etwa 30–75 mg/d).

▶ **Prognose:** Die Überlebenszeit beträgt etwa 5–10 Jahre.

Progressive supranukleäre Paralyse (PSP)

▶ **Synonym:** Steele-Richardson-Olszewski-Syndrom.

▶ **Definition:** Neurodegenerative Erkrankung mit der Kombination aus Parkinson-Syndrom, supranukleärer Blickparese und subkortikaler Demenz.

▶ **Epidemiologie**
- Prävalenz etwa 1,5/100000. Männer sind etwas häufiger betroffen.
- Symptombeginn bei $^2/_3$ der Patienten zwischen 50. und 65. Lj.
- Es gibt Einzelberichte über autosomal dominante Fälle.

▶ **Ätiologie, Neuropathologie:** Die Ätiologie ist nicht bekannt; charakteristischer neuropathologischer Befund ist ein Neuronenverlust in Pallidum, Substantia nigra und Nucleus subthalamicus sowie im Hirnstamm.

▶ **Klinik:**
- Leitsyndrom:
  - Frühzeitig ausgeprägte Gang- und Standunsicherheit (posturale Instabilität) mit Fallneigung v.a. nach hinten.
  - Supranukleäre Okulomotorikstörung mit vertikaler Blickparese vor allem nach unten, aber auch nach oben. Verlangsamung willkürlicher Sakkaden, sakkadierte Blickfolgebewegungen. Reflexbewegungen („Puppenkopfphänomen") sind initial erhalten.
  - Symmetrisches, hypokinetisch-rigides Parkinson-Syndrom (axial betonter Rigor) mit schlechtem Ansprechen auf L-DOPA.

- Zusätzlich können nachweisbar sein oder hinzutreten:
  - Kognitive Veränderungen im Sinne einer subkortikalen Demenz (Antriebsstörung, Apathie, diffuse Minderung von Gedächtnisleistungen, Affekt- und Stimmungslabilität).
  - Dysarthrie, Schluckstörung im Sinne einer Pseudobulbärparalyse.
  - Später auch Störung der Reflexsakkaden.
  - Lidheber-Inhibition.
  - *Selten:* Tremor, Myoklonien, Pyramidenbahnzeichen, dystone Bewegungsstörungen, autonome Störungen (orthostatische Hypotonie, Sphinkterstörungen).

► **Klinische Diagnosestellung:**
- Einschlusskriterien:
  - Mögliche *(wahrscheinliche)* PSP: Langsame Progredienz; Beginn >40a; vertikale Blickparese nach unten; verlangsamte vertikale Sakkaden und/oder starke Gangunsicherheit mit Stürzen im ersten Jahr der Erkrankung; andere PSP-ähnliche Erkrankungen sind ausgeschlossen.
  - Gesicherte PSP: Kriterien s.o. + neuropathologischer Nachweis.
- *Ausschlusskriterien:* Z.n. Enzephalitis; „alien limb"-Phänomen; kortikale Sensibilitätsstörungen; fokale/frontale/temporoparietale Atrophie; L-DOPA-unabhängige Halluzinationen oder Wahnideen; Demenz vom Alzheimer-Typ; ausgeprägte Dysautonomie zu Erkrankungsbeginn; starke Asymmetrie der Parkinson-Symptome; Strukturanomalien im CCT/MRT; Morbus Whipple.

► **Sinnvolle Zusatzdiagnostik:**
- *Elektronystagmographie* zur Bestätigung der Okulomotorikstörung.
- *Kraniales CT* (soll Normalbefund ergeben) oder *MRT* (ggf. Atrophie und Signaländerung im Mittelhirn = „Mickey-Mouse-Zeichen").
- *Labor* (bei Patienten <50 Jahre): Coeruloplasmin i.S., Cu^{2+} i.S. und Cu^{2+}-Ausscheidung im 24-h-Urin zur Abgrenzung von Morbus Wilson (S. 511).
- *IBZM-SPECT:* Postsynaptische Dopaminrezeptordichte vermindert (im Gegensatz zu M. Parkinson; s. S. 492)
- *HMPAO-SPECT:* Frontal verminderte Belegung.

► **Differenzialdiagnose:**
- Kombination von Parkinson-Symptomatik + supranukleäre Okulomotorikstörung → symptomatische Basalganglienstörungen s. Tab. 24.3.
- Abgrenzung gegenüber anderen idiopathisch-degenerativen Basalganglienerkrankungen:
  - Morbus Parkinson: Zu Beginn asymmetrisch, ggf. vertikale Blickparese nach oben *(nicht nach unten!)*, deutlich besseres Ansprechen auf L-DOPA (L-DOPA-Test!). Vgl. S. 492.
  - Kortikobasale Degeneration: s. S. 494 und S. 505.
  - Multisystematrophien (MSA): Keine vergleichbaren Okulomotorikstörungen, Sphincter-EMG autonome Störungen; vgl. S. 494 und S. 508.
  - Hallervorden-Spatz-Erkrankung: Parkinson-Symptomatik plus Dystonie, Hyperreflexie; s. S. 494 und S. 510.
  - Lewy-Körperchen-Erkrankung: Keine vergleichbaren Okulomotorikstörungen; vgl. S. 494 und S. 504.

► **Therapie:**
- Eine kausale Therapiemöglichkeit existiert nicht.
- Physiotherapie, Ergotherapie! Bei Schluckstörungen PEG-Sonde.
- *Parkinson-Symptomatik:* Kaum Ansprechen auf L-DOPA, dennoch ist ein Therapieversuch mit 1000 mg/d gerechtfertigt (ggf. Kombinationstherapie mit Dopaminagonisten (s. S. 497).
- *Symptomatischer Therapieversuch:* Amantadin 3 × 100–200 mg/d p.o. oder Amitriptylin 50–100 mg/d p.o. oder Zolpidem 5–10 mg/d kann zu kurzfristiger Besserung führen.

► **Prognose:** Die mediane Überlebenszeit nach Diagnosestellung beträgt 5–6 Jahre. **507**

Multisystematrophien (MSA)

▶ **Definition:** Unter dem Oberbegriff Multisystematrophie (MSA) werden heute die folgenden drei Unterformen/klinischen Prägnanztypen zusammengefasst:
- Shy-Drager-Syndrom (MSA-SDS).
- Striatonigrale Degeneration (MSA-SND).
- Olivopontozerebelläre Atrophie (MSA-OPCA – entspricht nach neuerer Auffassung der idiopathischen zerebellären Ataxie-Plus [IDCA-P]), s. S. 476, Kap. 22.2).

▶ **Epidemiologie:** Erkrankungsbeginn nach dem 25. Lj., im Mittel zwischen 50. und 60. Lj.

▶ **Ätiologie, Neuropathologie:** Die Ätiologie ist unbekannt; charakteristischer neuropathologischer Befund ist das Auftreten intrazytoplasmatischer, argyrophiler Einschlusskörperchen in den Oligodendrogliazellen nach kombinierter Nervenzelldegeneration in Basalganglien (Striatum, Substantia nigra), Hirnstamm, Zerebellum und Seitenhörnern des Rückenmarks (Alpha-Synuclein-Aggregation).

▶ **Klinik, Befunde:**
- Gemeinsames Leitsyndrom:
  - *Frühzeitig im Vordergrund stehende autonome Störungen* (orthostatische Hypotonie, Blasenstörungen, bereits Jahre vor manifestem Erkrankungsbeginn erektile Dysfunktion) bei MSA-SND, MSA-SDS, MSA-OPCA.
    - ▷ *Cave:* Eine PNP als Ursache muss als Ursache ausgeschlossen sein!
  - Progressive zerebelläre Ataxie bei MSA-OPCA (= IDCA-P).
  - *Parkinson-Syndrom* mit schlechtem Ansprechen auf L-DOPA vor allem bei MSA-SND und MSA-SDS.
- *Zusätzlich können vorhanden sein:* Pyramidenbahnzeichen, Denervierungszeichen im EMG des M. sphincter ani externus, Anterokollis, Myoklonien, Blepharospasmus, Stimmbandparese (inspiratorischer Stridor).
- *Nicht nachweisbar sind:* Demenz, Blickparesen, Areflexie, positive Familienanamnese, Konsanguinität der Eltern.

▶ **Diagnostik:**
- *Klinisch:* Leitsyndrom (s. o.); der entscheidende Unterschied der Unterformen mit Parkinson-Symptomatik zu anderen Parkinson-Syndromen ist das frühe, schwere autonome Versagen. Darüber hinaus nur sehr selten Auftreten von Ruhetremor. Charakteristisch: Anterokollis, orofaziale Dystonie/Dyskinesien, hypophone Dysarthrie, myoklonischer Aktionstremor.
- Sinnvolle Zusatzdiagnostik:
  - Schellong-Test (S. 565) oder Kipptischuntersuchung (S. 79): Orthostatische Hypotension liegt vor, wenn innerhalb von 3 Minuten nach Lageänderung der $RR_{syst} \geq 20$ mm Hg oder der $RR_{diast} \geq 10$ mm Hg abfällt.
  - Messung der Herzfrequenzvariabilität (S. 79).
  - Urologische Abklärung (Konsil!).
  - EMG des M. sphincter ani externus: Frühzeitig im Verlauf auftretende Denervierungszeichen nur bei MSA und PSP.
  - Kraniales CT oder MRT (soll Normalbefund ergeben), evtl. im MRT (T_2-Wichtung) Signalabschwächung im Nucl. lentiformis, Striatumatrophie, Pars compacta – Verschmälerung der Substantia nigra.
  - IBZM-SPECT: Postsynaptische Dopaminrezeptordichte vermindert (im Gegensatz zu Morbus Parkinson, S. 492).
  - Labor (bei Patienten < 50 Jahre): Coeruloplasmin i. S., Cu^{2+} i. S. und Kupferausscheidung im 24h-Urin zur Abgrenzung von Morbus Wilson.

▶ **Differenzialdiagnose:**
- *Bei MSA-SND und MSA-SDS* in Erkrankungsphasen ohne erkennbare autonome Störungen sind abzugrenzen: Symptomatische Parkinsonssyndrome (s. Tab. 24.3) und idiopathisch-degenerative Parkinson-Syndrome:

- *Morbus Parkinson:* Zu Beginn asymmetrisch, langsamere Progression, deutlich besseres Ansprechen auf L-DOPA (L-DOPA-Test!), wenn autonome Störungen oder Denervierungen im Sphincter-ani-EMG auftreten, geschieht dies erst spät im Krankheitsverlauf, deutlich häufigeres Auftreten von Ruhetremor. Vgl. S. 490.
- Kortikobasale Degeneration: s. S. 494 und S. 505.
- Progressive supranukleäre Paralyse Steele-Richardson-Olszewski: s. S. 494 und S. 506.
- Hallervorden-Spatz-Erkrankung: s. S. 494 und S. 510 Lewy-Körperchen-Erkrankung: s. S. 494 und S. 504.
- *Bei MSA-OPCA bzw. IDCA-P* sind in Erkrankungsphasen ohne erkennbare autonome Störungen abzugrenzen:
  - Rein zerebelläre Formen der idiopathischen zerebellären Ataxie (= IDCA-C): Klinisch finden sich keine extrazerebellären Symptome.
  - Symptomatische Ataxien: s. S. 476.
  - Autosomal dominante zerebelläre Ataxien (ADCA): Erbgang, Begleitsymptome je nach Unterform.
  - Autosomal rezessive Ataxien: Deutlich früherer Beginn (S. 479), bei Friedreich-Ataxie daneben auch Areflexie und Lagesinnstörung der unteren Extremitäten (S. 478).

► **Therapie:**
- Eine kausale Therapiemöglichkeit existiert nicht.
- Physiotherapie und Ergotherapie!
- Parkinson-Symptomatik:
  - Kaum Ansprechen auf L-DOPA, dennoch ist ein Therapieversuch mit Maximaldosis bis 1000 mg/d gerechtfertigt. Zusätzlich Therapie mit 3 × 20 mg Domperidon.
  - Bei fehlendem Ansprechen zusätzliche Gabe eines Dopaminagonisten oder Amantadin.
  - ◘ *Cave:* Die Therapie des Parkinson-Syndroms kann die autonomen Funktionen veschlechtern!
- *Orthostatische Hypotonie:*
  - Zunächst Stützstrümpfe, erhöhte Salzzufuhr.
  - Bei mangelndem Erfolg zusätzlich Fludrocortison 1 – 3 × 0,1 – 0,2 mg/d p.o. (= je 1 Tbl. Astonin H), cave Hypokaliämien (Laborkontrollen!) und nächtliche Hypertonien!
  - Midodrin (Gutron Tbl. à 2,5 mg/Tropfen 1 %) 2 × 1 Tbl./d oder 2 × 7 Tropfen/d (abends vor dem Schlafengehen + morgens nach dem Aufstehen), bei schwerem autonomen Versagen bis 3 × 10 mg.
  - Etilefrin (z.B. Effortil) 2 – 3 × 10 – 15 mg/d.
  - Therapieversuch mit Yohimbin (z.B. Yocon Glenwood) 2 – 3 × 5 – 10 mg/d.
- *Blasenentleerungsstörung:*
  - Bei *Dranginkontinenz* Oxybutynin (Dridase 5 mg/Tbl.) 2 – 3 × 2,5 – 5 mg/d p.o.
  - Bei *erhöhtem Restharn* Phenoxybenzamin (Dibenzyran 5/10 mg/Kps.) 2 × 5 mg/d, alle 4 – 7 Tage um 10 mg/d steigern bis auf 60 mg/d. Ggf. intermittierende Selbstkatheterisierung oder Anlage eines suprapubischen Blasenkatheters.
- *Blepharospasmus:* Therapie mit Botulinumtoxin A (S. 520).

► **Prognose:** Ungünstig, Überlebenszeit 5 – 10 Jahre nach Diagnosestellung.

Morbus Fahr
....

► **Definition:** Verkalkungen der Basalganglien (vor allem des Pallidum) **und** des Nucleus dentatus des Kleinhirns **mit** Parkinson-Syndrom.

◘ *Hinweis:* Verkalkungen *ohne* Parkinson-Syndrom – etwa die Hälfte der Fälle von Basalganglienverkalkungen – werden *nicht* als Morbus Fahr bezeichnet, sie sind jenseits des 40 Lj. ohne pathologische Relevanz!

- ► **Ätiologie:** Bei den idiopathischen Formen unklar; selten autosomal-dominante oder rezessiv vererbte Formen. Symptomatische Formen finden sich bei Hypoparathyreoidismus und Pseudohypoparathyreoidismus.
- ► **Neuropathologie:** Nicht-arteriosklerotische Verkalkungen der die entsprechenden Hirnregionen versorgenden Gefäße, hervorgerufen durch sekundäre Verkalkungen von Eiweißexsudaten.
- ► **Klinisches Leitsyndrom** – komplexes Basalganglien- und Kleinhirnsyndrom:
  - Parkinson-Symptomatik, die schlecht auf L-DOPA anspricht.
  - Hyperkinesen.
  - Koordinationsstörungen.
  - Demenzieller Abbau.
- ► **Diagnostik:**
  - *Diagnosestellung:* Neuroradiologischer Befund (CCT) + Klinik.
  - *Sinnvolle Labor-Zusatzdiagnostik:*
    - Serum-Kalzium-, Phosphat- und Parathormonspiegel.
    - Phosphatscheidung im 24-h-Urin.
- ► **Therapie:** Bei Hypo- und Pseudohypoparathyreoidismus Korrektur des Kalziumspiegels.

Hallervorden-Spatz-Erkrankung

- ► **Definition:** Sehr seltene familiäre Erkrankung, meist mit Beginn im Kindesalter (Dystonie und rigides Syndrom), seltener im Erwachsenenalter (Parkinson-Plus-Syndrom) aufgrund pathologischer Eisenablagerungen in Basalganglien.
- ► **Ätiologie, Epidemiologie:** Autosomal-rezessiv vererbte Erkrankung.
- ► **Neuropathologie:** Ablagerung von Eisen und Neuromelanin mit Bildung von rotbraunem Pigment verbunden mit Ablagerung von Pseudokalk in Substantia nigra, Pallidum und Nucleus ruber. Neuronenverlust.
- ► **Klinisches Leitsyndrom:**
  - Akinetisch-rigides Parkinson-Syndrom.
  - Deutliche Dystonie.
  - Hyperreflexie.
  - Bei juveniler Manifestation psychomotorische Retardierung, bei adulter Form Demenz.
  - Retinitis pigmentosa.
- ► **Diagnostik:**
  - *MRT* (T_2-Wichtung): Signalabschwächung in Pallidum mit Signalerhöhung in der Umgebung („Tigerauge") und Signalabschwächung im Bereich der Substantia nigra.
  - *Sinnvolle Zusatzdiagnostik:* Bestimmung von Coeruloplasmin i.S., Cu^{2+} i.S. und Kupferausscheidung im 24-h-Urin zur Abgrenzung eines M. Wilson.
- ► **Differenzialdiagnose:** Die Abgrenzung gegenüber anderen, v.a. symptomatischen Basalganglien-Erkrankungen (s. Parkinson-Syndrome S. 494, Dystonien S. 518) gelingt über das familiäre Auftreten, den charakteristischen MRT-Befund und den fehlenden Hinweisen auf andere Ursachen. Eine sichere Diagnosestellung kann nur neuropathologisch erfolgen.
- ► **Therapie:**
  - Eine kausale Therapiemöglichkeit existiert nicht.
  - Zur Behandlung der akinetisch-rigiden Symptome können L-DOPA oder Dopaminagonisten (S. 497) sowie der MAO-B-Hemmer Selegilin (S. 499) versucht werden, zur Behandlung von Dystonien und Hyperkinesen kann ein Therapieversuch mit Trihexyphenidyl (Artane; S. 520) oder Tetrabenazin (Tetrabenazine, S. 516) gerechtfertigt sein.
- ► **Prognose:** Ungünstig, die mittlere Krankheitsdauer beträgt etwa 10 Jahre.

24.3 Morbus Wilson

Grundlagen

- **Synonym:** Hepatolentikuläre Degeneration.
- **Definition:** Hereditäre Erkrankung mit pathologischer Kupferakkumulation im Gewebe und vielfältigen, uneinheitlichen zentral-neurologischen und psychiatrischen Symptomen.
- **Epidemiologie:** Prävalenz 0,5–0,8/100000. Symptombeginn zwischen 5. und 40. Lj. (je später, desto eher neurologische Symptome bei Erkrankungsmanifestation).
- **Genetik:** Autosomal-rezessive Vererbung (unterschiedlich schwere Mutationen auf Chromosom 13q14.3 mit unterschiedlich schwerem Krankheitsverlauf).
- **Pathophysiologie:** Defekt des Kupfertransportproteins Coeruloplasmin mit Kupferakkumulation in ZNS, Leber, Niere, Knochen, Kornea.
- **Neuropathologie:** Kupferablagerungen mit spongiöser Atrophie von Neuronen in Striatum, Pallidum, Thalamus, Kortex, Hemisphärenmarklager, Mittelhirn und Cerebellum.

Klinik

- **Leitsyndrom:**
  - *Basalgangliensyndrome:* Dystonie, Hyperkinesen, Parkinson-Symptomatik.
  - *Zerebelläres Syndrom:* Ataxie, Halte-, Intentionstremor (vgl. S. 250).
  - *Psychiatrische Auffälligkeiten:* Gesteigerte Erregbarkeit, Aggressivität, Affektlabilität, langsamer kognitiver Abbau (→ organische Wesensänderung).
  - *Kayser-Fleischer-Kornealring* (Kupferablagerung in der Kornea) fast regelhaft bei neurologischer Symptomatik.
- **Zusätzlich können vorhanden sein oder im Verlauf hinzutreten:** Pyramidenbahnzeichen, Dysphagie, Psychosen, Verhaltensstörungen, Demenz.

Diagnostik

- **Klinischer Verdacht:** Unterschiedlich ausgeprägte Leitsymptome bei jungen Patienten.
- **Spaltlampenuntersuchung:** Kayser-Fleischer-Kornealring?
- **Labor:**
  - *24-h-Urin:* Kupferausscheidung > 100 µg (–1000 µg); normal < 30 µg.
  - *Serumparameter:*
    - Gesamtkupferspiegel i.S. < 70 µg/dl (normal 85–145 µg/dl).
    - Coeruloplasmin i.S. < 10–20 mg/dl (normal 23–44 mg/dl).
    - ☐ *Cave:* Bei etwa 10% der Wilson-Patienten normale Spiegel. Ursachen: Entweder *defektes* Transportprotein oder Erhöhung von Coeruloplasmin (und damit evtl. falsch normale Coeruloplasminspiegel) im Rahmen von Schwangerschaft, Östrogentherapie, chronischen Infektionen!
    - Freies Kupfer 15–100 µg/dl (normal: 10–15 µg/dl); Berechnung: Freies Kupfer = Gesamtkupfer (µg/dl) – 3 × Coeruloplasmin (µg/dl).
- **Leberbiopsie:** Bei klinisch und labordiagnostisch zweifelhaften Fällen → hepatische Kupferkonzentration > 250 µg/g (normal 50 µg/g).
- **Radiokupfer-Test:** Untersucht auch bei Heterozygoten die Aufnahme und Halbwertszeit von Kupfer.
- **Bildgebende Verfahren:**
  - *Kraniales MRT* (T_2-gewichtete SE-Sequenzen): Meist Signalanhebungen in den betroffenen Hirnregionen (Gliose, Ödem), selten aber auch Signalabschwächung (Kupferablagerung)! Bei neurologischer Beteiligung praktisch immer pathologisch!

- *123J-Iodobenzamid-(IBZM)-SPECT:* Reduktion der Speicherung korreliert mit der Schwere der Erkrankung.
- Oberbauch-Sonographie.
► **Genetische Untersuchung:** Wegen der Vielzahl der Mutationen und der labordiagnostischen Möglichkeiten routinemäßig nicht empfehlenswert.
🔲 *Hinweis:* Aufgrund der guten Therapieoptionen mit der Möglichkeit dauernder Symptomfreiheit bei früher Therapie müssen alle Angehörigen von Patienten mit Morbus Wilson untersucht werden!
► **Differenzialdiagnose:** Bei klinischem Bild und typischen Laborbefunden ist die Diagnose eines Morbus Wilson sicher zu stellen.

Allgemeine Therapie

► Kupferarme Diät bzw. Vermeiden kupferreicher Speisen (z.B. Nüsse, Krabben, Leber, Champignons, Käse).
► Lebertransplantation ggf. bei fortschreitender Leberschädigung erwägen (mit guter Prognose!).
► Physiotherapie, Ergotherapie!
► Symptomatisch:
- *Dystonie* → Amantadin (S. 501), Anticholinergika (S. 501).
- *Tremor* → β-Blocker, z.B. Propanolol (z.B. Dociton) 120–240 mg/d p.o.
- *Hyperkinesen* → Tiaprid (z.B. Tiapridex, S. 516) 3 × 100–400 mg/d p.o.
- *Psychiatrische Symptomatik* → Antidepressiva (S. 114), Neuroleptika (S. 117).
- *Parkinson-Symptome* → L-DOPA, Dopaminagonisten, Amantadin, Anticholinergika (S. 496ff).

Medikamentöse Therapie

► **Medikamentös:** *1)* Verminderung der intestinalen Resorption von Kupfer; *2)* Erhöhung der renalen Kupferausscheidung; *3)* Verminderung der intestinalen Resorption in Kombination mit Komplexbildung im Serum.
1. **Verminderung der intestinalen Resorption** (Kontrolluntersuchung: Sinkende Kupferausscheidung im 24h-Urin).
   - *Zink* (z.B. Zinkorot 25, zinkotase sind explizit zugelassen):
     - Dosierung: 2–3 × 50 mg/d p.o. 30 min vor, bei gastrointestinalen NW 1–2 h nach den Mahlzeiten; *Erhaltungstherapie:* 3 × 50 mg/d p.o.
     - Indikation: Mittel der 1. Wahl, insbesondere für asymptomatische Patienten und in der Schwangerschaft.
     - Kontraindikationen: Schwere Nierenschäden.
   🔲 *Hinweis:* Wirkt erst nach einer Latenz von Wochen!
2. **Erhöhung der renalen Kupferausscheidung** (Kontrolluntersuchung: Steigende Kupferausscheidung im Urin um den Faktor 4. Sinkende Spiegel des freien Serum-Kupfers auf Werte 15 µg/dl):
   - *D-Penicillamin* (z.B. Metalcaptase 150/300 Filmtabletten):
     - Dosierung: initial 1 × 250 mg/d p.o. 1 h vor oder 2 h nach Mahlzeiten, alle 4 d um 250 mg steigern bis auf 4–6 × 250 mg/d p.o.; *Erhaltungstherapie* 3 × 250 mg/d p.o.
       🔲 *Immer kombinieren mit: a)* Pyridoxin 25 mg/d oder 2 × 120 mg/ Woche; *b)* Prednison 20 mg/d p.o. zu Beginn für 3 Wochen Dauer.
     - Nebenwirkungen: Initial allergische Reaktionen, Teratogenität, Lupus erythematodes, Nephritis, Panzytopenie, Neoplasien, Myasthenie, Myositis, Vitamin-B6-Mangel, gastrointestinale Ulzera, Kolitis.
       🔲 *Cave:* Langsam steigern, da initial in bis zu 50% der Fälle (25% irreversibel) Verschlechterungen auftreten können.
     - Kontraindikationen: Penicillinallergie, SLE, Niereninsuffizienz, schwere Leberinsuffizienz, schwere Störungen des hämatopoetischen Systems.

- *Trientin:* Mittel der 2. Wahl
  - Dosierung: 4 – 6 × 250 mg/d p. o. 1 h vor den Mahlzeiten; *Erhaltungstherapie* 3 × 100 mg/d p. o.
  - Nebenwirkungen: Insbesondere gastrointestinale Beschwerden, Anämie, Gewichtsverlust, Lupus erythematodes, Rhabdomyolyse.
  - Bemerkung: Initiale Verschlechterungen sind etwas weniger ausgeprägt.
3. **Verminderung der intestinalen Resorption in Kombination mit Komplexbildung im Serum** – *Ammoniumtetrathiomolybdat* (Reinsubstanz über Aldrich Chemicals, Arzneizubereitung über lokale Apotheke):
   - Dosierung: 3 – 4 × 20 mg zu den Mahlzeiten (Kupferaufnahme ↓) oder 3 × 100 mg vor den Mahlzeiten (Bindung des Kupfers im Serum).
   - Bemerkung: Experimentelle Therapie. Kontrolle des Blutbildes erforderlich (*cave* Anämie).

Verlauf, Prognose, Selbsthilfegruppe

▶ **Unbehandelt** bei schweren Formen (juvenile Erstmanifestation) infauste Prognose, mittlere Überlebenszeit um 5 Jahre. Bei leichteren Formen (Erstmanifestation im Erwachsenenalter) 10 bis 40 Jahre.

▶ **Bei adäquater Therapie** kann bei asymptomatischen Patienten die Verhinderung der Symptommanifestation bzw. bei symptomatischen Patienten ein Symptomstillstand erreicht werden.

▶ **Selbsthilfegruppe:** Verein Morbus Wilson e.V., Meraner Str. 17, 83024 Rosenheim. Tel.: 0 80 31 – 4 41 19.

24.4 Chorea Huntington

Grundlagen

▶ **Definition:** Autosomal-dominante Erkrankung (Chromosom 4, vollständige Penetranz, unterschiedliche Expressivität) mit Hyperkinesen, Muskelhypotonie, psychischen Störungen und Demenz.

▶ **Epidemiologie:** Prävalenz 2 – 8/100000; Erkrankungsbeginn mit großer Schwankungsbreite zwischen (5 –)20 und 40(– 70) Jahren.

▶ **Ätiologie:** CAG-Trinukleotid-Repeat-Erkrankung (die Diagnose wird ≥ 39 CAG-Wiederholungen gestellt), Genlocus auf Chromosom 4. Das Gen kodiert für das Protein „Huntingtin" (→ Beschleunigung einer Apoptose?).

▶ **Pathologie:** Generalisierte Hirn- und Basalganglien-Atrophie mit Betonung des Striatums (Putamen, Nucleus caudatus), aber auch Mitbeteiligung der Substantia nigra sowie von Purkinje-Zellen des Kleinhirns.

Klinik

▶ **Leitsyndrom:**
  - Frühzeitig Persönlichkeitsveränderung mit vermehrter Reizbarkeit, Impulskontrollstörung, persönlicher Vernachlässigung.
  - Kognitive Leistungseinbußen mit Störung von Aufmerksamkeit und Gedächtnis im Sinne einer subkortikalen Demenz (S. 451).
  - Unwillkürlich einsetzende, abrupt in unterschiedlichen Muskelgruppen ohne Regelmäßigkeit auftretende Bewegungen, die in Frühstadien in Verlegenheitsbewegungen „umgewandelt" werden („Parakinesie"). Bei emotionaler Erregung Verstärkung, im Schlaf Sistieren der Hyperkinesen.
  - Erniedrigung des Muskeltonus (*cave* klinisch nur schwer prüfbar!).
  - Okulomotorikstörung mit Sakkadenverlangsamung.

► **Fakultative Zusatzsymptome:**
- Im Verlauf dystone, Parkinson-ähnliche oder athetotische Bewegungsstörungen.
- Durch Hyperkinesen zunehmende Gang- und Sprechstörung.
- Gordon-II-(Knie-)Phänomen (nach Auslösung des Patellarsehnenreflexes kehrt der Unterschenkel erst nach kurzem Bestehenbleiben der Streckstellung in die Ausgangslage zurück).
- Gedächtnis- und Aufmerksamkeitsstörung, gelegentlich räumlich-konstruktive Störung.
- Depressive Störung oder schizophreniforme Störung mit erhöhter Suizidgefahr.
- Superponierte Suchterkrankungen (Alkohol, andere Drogen).

◼ *Sonderform Westphal-Variante:* Beginn in der Kindheit (ca. 10% der Fälle), Progressives, Parkinson-ähnliches akinetisch-rigides Syndrom, Dystonie, zerebrale Krampfanfälle, Demenz.

Diagnosestellung, Diagnostik

► **Der klinische Befund unter Berücksichtigung der Familienanamnese** führt zur Verdachtsdiagnose Chorea Huntington.
◼ *Hinweis:* Positive Familienanamnese muss nicht immer nachweisbar sein, z. B. bei sporadischen Fällen, frühem Tod eines Familienmitgliedes, falscher Elternangabe („pater semper incertus"!).

► **Direkter Gentest** (20 ml EDTA-Blut): Kann die Diagnose beweisen. Voraussetzung: Die Richtlinien für die molekulargenetische Diagnostik der Huntington-Selbsthilfegruppen (s.u.) müssen erfüllt sein! (Beispiele: Volljährigkeit, vorangegangene Beratung durch ein humangenetisches Institut, Feststellung einer „ausreichenden psychischen Stabilität" für die Diagnosemitteilung, Sicherstellung einer psychologischen Betreuung nach Diagnosemitteilung, strikteste Beachtung der ärztlichen Schweigepflicht).

► **Sinnvolle Zusatzdiagnostik**, wenn Gentest nicht durchgeführt wird:
- *Kraniales CT oder MRT:*
  - Caudatum-/Putamen-Atrophie (das Verhältnis Abstand Vorderhörner ÷ Abstand der Capita Nuclei caudati sollte > 1,8 sein).
  - Eventuell Zeichen einer kortikalen Hirnatrophie (ventral und parietal).
  - Westphal-Variante (s.o.): Im MRT Signalanhebungen des Striatums.
- *Ggf. HMPAO-SPECT:* Hypoperfusion im Striatum.
- *Ggf. MR-Spektroskopie:* Laktatanreicherung in Caudatum-Kopf (solange diese Region für die Bildgebung noch ausreichend groß, d. h. wenig atrophiert ist).
- *Ggf. PET:* Hypometabolismus im Striatum nach Applikation von ^{18}Fluorodesoxyglukose (FDG), eventuell bereits in der Frühphase oder vor Krankheitsmanifestation nachweisbar (DD: Ein *Hyper*metabolismus wurde bei symptomatischen choreatiformen Störungen gefunden, z. B. bei vaskulärer Genese oder Chorea Sydenham).
- *Medianus- und Tibialis-SEP* (S. 64): Eventuell Amplitudenminderungen der zentralen Antwortpotentiale.
- *ENG* (S. 77): Verlangsamung von Sakkadengeschwindigkeit und optokinetischem Nystagmus, gestörte Sakkadeninitiierung mit verlängerter Sakkadenlatenz, Störung der Blickfolge.
- *Blinkreflex* (S. 44): Latenzverzögerung der kontralateralen Frühantwort und der ipsi- und kontralateralen Spätantwort.
- *Labor:*
  - Routine-Labor, fT_3, fT_4, TSH (Hyperthyreose?), Ca^{2+} (Hypoparathyreoidismus?), Harnstoff (Urämie?), bei Frauen im gebärfähigen Alter Schwangerschaftstest (Chorea gravidarum?).
  - Cu^{2+} i.S., Coeruloplasmin i.S. und Cu^{2+}-Ausscheidung im 24-h-Urin (bei Patienten unter 50 Jahren) zum Ausschluss eines M. Wilson.

– Manuelle (!) Anfertigung eines Differenzialblutbildes mit Suche nach Akanthozyten zum Ausschluss einer Neuroakanthozytose (Verdacht besteht bei >4% Akanthozyten; vgl. S. 517).
- *Liquor:* Zum Ausschluss einer entzündlichen ZNS-Erkrankung.
- Neuropsychologische Testung.

Differenzialdiagnose

▶ **Idiopathische Formen mit und ohne positive Familienanamnese:**
- Benigne hereditäre Chorea (S. 518).
- Neuroakanthozytose (S. 517).
- Paroxysmale Choreoathetose: Familiär und symptomatisch vorkommende benigne, durch Bewegungen ausgelöste Dyskinesien. Therapie mit Antiepileptika (Carbamazepin oder Phenytoin).
- Familiäre Basalganglienverkalkung (Morbus Fahr, s. S. 509).
- Hereditäre zerebelläre Ataxien (S. 474).
- Morbus Wilson (S. 511).
- Myoklonusepilepsie.
- Morbus Hallervorden-Spatz (S. 510).
- Tuberöse Sklerose (S. 297).
- Morbus Pelizaeus-Merzbacher: Phospholipidspeicherkrankheit mit Beginn im Kleinkind- und Säuglingsalter.

▶ **Symptomatische Formen:**
- Schädel-Hirn-Trauma (S. 384).
- Neoplasien (S. 358).
- Infektionen: Streptokokken (Chorea Sydenham s. S. 517), postviral.
- Immunologische Erkrankungen: Multiple Sklerose (S. 439), postvakzinal, systemischer Lupus erythematodes, Antiphospholipid-AK-Syndrom (S. 337).
- Metabolische/endokrine Erkrankungen: Hypoglykämie (S. 468), Hypomagnesiämie, Hypo-/Hypernatriämie (S. 467), Hypokalzämie (S. 468), Hyperthyreose (S. 469), Chorea gravidarum (S. 518).
- Medikamente: Neuroleptika, L-DOPA, Dopaminagonisten, Antiepileptika, Kortikosteroide, orale Kontrazeptiva, Anticholinergika, Opiate.
- Intoxikationen: Kohlenmonoxid, Quecksilber, Alkohol.
- Andere Ursachen: Senile Chorea, vaskulär (Hemichorea).

▶ **Hinweise/Kriterien für eine symptomatische Genese,** wenn Gentest nicht durchgeführt wird:
- *Epidemiologisch:* Beginn < 16. Lj. oder > 60. Lj., fehlende positive Familienanamnese.
- *Anamnestisch:* Medikamente (s.o.), Stoffwechselstörungen (s.o.), bestehende Schwangerschaft oder Einnahme von östrogenhaltigen Kontrazeptiva.
- *Klinisch:* Fokale/halbseitige Hyperkinesen, akuter Beginn der Hyperkinesen, fehlende psychische/kognitive Veränderungen oder andere Störungen als oben beschrieben (z.B. geistige Retardierung, ausgeprägte frontale Demenz), fehlende Progredienz.
- *Diagnostisch (CCT, MRT):* Pathologische Befunde, die über die Chorea-Huntington-typischen Veränderungen hinausgehen (z.B. vaskuläre Läsionen im Ncl. caudatus/subthalamicus).

Therapie

▢ *Hinweis:* Es gibt keine kausale Therapie!
▶ Eine engmaschige begleitende psychotherapeutische Hilfestellung für Patient und Familienangehörige ist essenziell.
▶ Hochkalorische Ernährung aufgrund des vermehrten Energiebedarfs.

► Symptomatische medikamentöse Therapie von Begleitsymptomen:
- *Hyperkinesen* (Therapie mit Neuroleptika ist nur dann indiziert, wenn eine relevante Behinderung vorliegt, weil Neuroleptika selbst zu Bewegungsstörungen führen können! Wenn Therapie erforderlich ist, sollte so niedrig wie möglich dosiert werden!); s. Tab. 24.11:
  - 1. Wahl: Tiapridex *oder* Tetrabenazin *oder* Sulpirid.
  - 2. Wahl: Haloperidol *oder* Perphenazin *oder* Pimozid.
- *Akinetisch-rigide Symptomatik:* Ggf. Versuch mit dopaminergen Medikamenten in möglichst niedriger Dosierung (L-DOPA, Dopaminagonisten), Amantadin oder Anticholinergika.
- *Depression:*
  - Sulpirid 400–600 mg/d (s.o.).
  - *Oder* Alprazolam (Cassadan, Tafil) 3 × 0,5 – 1 mg/d.
  - *Oder* Thioridazin (Melleril) 3 × 25 mg/d.
  - *Oder* trizyklische Antidepressiva (S. 114; *cave* diese können Hyperkinesen verstärken): Amitriptylin (z. B. Saroten) oder Doxepin (z. B. Aponal), jeweils einschleichend mit 25 mg zur Nacht, steigern um 25 mg/Woche, wenn verträglich bis 150 mg/d.
- *Schlafstörung:* Zolpidem; *cave* nicht bei vorbestehender zusätzlicher Suchterkrankung!) oder Chloralhydrat.
► Krankengymnastik, Ergotherapie.

Tabelle 24.11 · **Therapie der Hyperkinesen**

Substanz/Handelsname (Beispiele)	Dosierung
Tiaprid (Tiapridex) 100 mg/Tbl. bzw. 100 mg/Amp.	initial 25 – 50 mg/d p.o./i.v., alle 3 Tage um 50 mg steigern bis 3 × 100 mg/d p.o./i.v.; max. 3 × 300 mg/d p.o./i.v.
Tetrabenazin Tbl. als „Xenazin 25" über Cambridge Laboratories, England erhältlich (www.camb-labs.com/xenazine.html)	initial 25 mg/d p.o., nach Verträglichkeit steigern bis 3 × 25 mg/d; max. 3 × 75 mg/d
Sulpirid (Arminol 50 mg/Kps., 200 mg/Tbl.; neogama 50 mg/Kps., 200 mg/forte Tbl., Dogmatil 50 mg/Kps., 5 mg/1 ml Saft, 200 mg/forte Tbl., 100 mg/Amp.)	initial 3 × 50 – 100 mg/d p.o., jede Woche um 50 pro Einzeldosis steigern bis 3× 300 mg/d
Haloperidol (S. 117)	initial 2 mg/d p.o., langsam steigern auf 5(– 10) mg/d
Perphenazin (Decentan 4 | 8 mg/Tbl., 4 mg/20 Trp.)	initial 1 × 4 mg/d p.o., ggf. steigern bis 3 × 4 mg/d
Pimozid (Orap 1 | 4 mg/Tbl.)	i.d.R. Einzelgabe. Beginn mit 1 – 2 mg/d p.o., ggf. wöchentlich steigern um 2 – 4 mg/d p.o.; max. 16 mg/d p.o.
Clonazepam (Rivotril 0,5 | 2 mg/Tbl., Rivotril Lösung, Antelepsin 0,25 | 1 mg/Tbl.)	Beginn mit 1 mg/d p.o., alle 3 Tage steigern um 1 mg/d; max. 3 × 4 mg/d p.o.

Verlauf

► Die mittlere Krankheitsdauer beträgt etwa 20 Jahre.
► Rascherer Verlauf bei früher Erstmanifestation (< 20. Lj.), langsamer bei später Erstmanifestation (> 50. Lj.).

◾ *Hinweis:* Bei Trägern der Gen-Expansion, die im Rahmen einer (auf eigenen Wunsch durchgeführten) Gendiagnostik identifiziert wurden, kann das Alter der Erstmanifestation nicht vorausgesagt weden!

Selbsthilfegruppen

▶ Deutsche Huntington-Hilfe e.V., Börsenstr. 10, 47051 Duisburg, Tel. 02 03 – 2 29 15, Fax 02 03 – 2 29 25, Internet: *www.dhh-ev.de*
▶ Huntington-Gesellschaft e.V., Oberstadtstr. 23, 72401 Haigerloch.

24.5 Andere choreatiforme Syndrome

Neuroakanthozytose

▶ **Definition:** Gruppe von hereditären Erkrankungen mit uneinheitlichem Vererbungsmodus.
▶ **Klinik:** Chorea-Symptomatik (ähnlich Chorea Huntington S. 513) sowie eventuell neuropsychologische Störungen, zerebrale Krampfanfälle, axonale motorische Neuropathie.
▶ **Diagnostik:**
  • *CCT/MRT:* Atrophie des Nucleus caudatus, eventuell auch des Putamens.
  • *Labor:*
    – Akanthozytose (Erythrozyten mit Stechapfelform): >4% Akanthozyten (Untersuchung von mindestens 3 peripheren Blutausstrichen), Bildung der Stechapfelform provozierbar durch 1:1-Verdünnung mit 0,9%iger NaCl-Lösung
    – Erhöhung von CK, eventuell auch von LDH, GOT, GPT.
  • *NLG, EMG* (S. 37 ff.): ggf. Zeichen einer axonalen motorischen Neuropathie.
▶ **Therapie:** Eine kausale Therapie ist nicht bekannt. Symptomatisch s. S. 515.
▶ **Prognose:** Die Lebenserwartung beträgt nach Krankheitsmanifestation etwa 15 Jahre.

Chorea minor (Sydenham)

▶ **Definition:** Vorwiegend im Kindesalter (5.– 15. Lj.) Wochen bis Monate nach einer Infektion mit α- oder β-hämolysierenden Streptokokken auftretende, meist reversible Chorea. Frauen > Männer (2:1).
▶ **Klinik** –*Leitsyndrom:* Nach einer Infektion entwickeln sich innerhalb der angegebenen Latenz über 1 – 4 Wochen progrediente Hyperkinesen (generalisiert oder fokal) mit Muskelhypotonie, Müdigkeit und psychischen Symptomen (Zwangsstörungen, Reizbarkeit, eventuell Psychosen).
▶ **Diagnostik:**
  • *Labor:* Evtl. Antistreptolysintiter (ASL) ↑.
  • *PET:* Im Gegensatz zu anderen Choreaformen *Hyper*metabolismus im Striatum.
  • *MRT:* Eventuell Signalanhebung in T2-Sequenzen im Striatum.
  • Kardiologisches Konsil.
▶ **Therapie:**
  • *Als kausaler Therapieansatz* empfiehlt sich eine 10-tägige Gabe von Penicillin V (3 × 1 Mio. IE/d p. o.), anschließend über 5 Jahre Penicillin-Sekundärprophylaxe (z. B. Procain-Penicillin 1,2 Mio. IE alle 4 Wochen i. m.).
  • *Symptomatische Therapie der Hyperkinesen:*
    – 1. Wahl: Valproinsäure (S. 555, 15 – 20[–40]mg/kg KG/d p. o.) *oder* Carbamazepin (S. 548, 10 – 20 mg/kg KG/d p. o.).
    – 2. Wahl: Haloperidol (S. 117, initial 1 mg/d p. o., ggf. langsam steigern bis auf 3 mg/d p. o.) *oder* Pimozid (Orap 1 × 4 mg/Tbl.; i. d. R. Einzelgabe. Beginn mit

1 mg/d p.o., ggf. wöchentlich steigern bis 6 mg/d p.o.; Nebenwirkungen/Kontraindikationen s. S. 117).

► **Verlauf und Prognose:**
- In der Regel vollständige Rückbildung innerhalb von 1 – 4 Monaten.
- Selten persistierende Hyperkinesen, bleibende erhöhte Empfindlichkeit für medikamenteninduzierte choreatiforme Störungen (z.B. durch orale Kontrazeptiva, dopaminerge Substanzen, Phenytoin [S. 553]) oder erhöhte Anfälligkeit für Chorea gravidarum (s.u.).

Chorea gravidarum und Chorea bei Einnahme von Kontrazaptiva

► **Definition:** Während einer Schwangerschaft oder unter Einnahme östrogenhaltiger Kontrazeptiva auftretende choreatiforme Störung.
► **Therapie:** Bei Schwangerschaft möglichst keine medikamentöse Therapie! Östrogenhaltige Medikamente absetzen.
► **Prognose:** Rückbildung nach Beendigung der auslösenden Bedingung.

Benigne hereditäre Chorea

► **Ätiologie:** Vermutlich autosomal dominante Erkrankung.
► **Klinik – *Leitsyndrom:*** Generalisierte Hyperkinesen, die ab einer individuell unterschiedlichen Ausprägung keine weitere Progredienz zeigen. Keine Demenz, keine psychischen Symptome.
► **Diagnostik:**
- Keine Atrophie in bildgebenden Verfahren (CCT oder MRT).
- *Gentest:* Notwendig zur *sicheren* Abgrenzung einer benignen Chorea von einer beginnenden Chorea Huntington (S. 513).
► **Therapie:** Meist nicht erforderlich. Bei therapierelevanten Hyperkinesen s. S. 515.

24.6 Dystonien: Allgemeines

Grundlagen

► **Definition:** Auftreten von langsamen, willkürlich nicht beeinflussbaren Fehlbewegungen und Fehlstellungen durch Muskelkontraktionen. Zu meist tonischem Grundmuster (z.B. Torsionsdystonie) treten klonische (z.B. klonischer Blepharospasmus), phasisch-repetitive und tremoröse (z.B. tremoröse Dystonie) Komponenten.
► **Pathogenese:** Störung komplexer extrapyramidal-kortikaler Regelkreise, nicht nur auf die Basalganglien beschränkt.
► **Epidemiologie:** Prävalenz insgesamt ca. 40/100000. Erstmanifestation vom Kindesalter bis zum höheren Erwachsenenalter.
► **Einteilung:**
- *Nach dem Verteilungsmuster:*
  - Generalisiert.
  - Halbseitig.
  - Segmental: Zwei benachbarte Körperregionen betroffen, z.B. Blepharospasmus in Kombination mit oromandibulärer Dystonie (= Meige-Syndrom).
  - Multifokal: Zwei oder mehrere nicht benachbarte Körperregionen betroffen, z.B. oromandibuläre Dystonie und Fußdystonie.
  - Fokal: Eine Körperregion betroffen, z.B. Schreibkrampf oder Blepharospasmus.
- Nach der Ätiologie: s. Tab. 24.12.

Tabelle 24.12 · Ätiologische Einteilung der Dystonien

Ätiologie	Krankheitsbild
idiopathisch: meist kein erkennbares patho-physiologisches oder pathomorphologisches Korrelat, sporadisch, autosomaldominant, autosomal rezessiv oder x-chromosomal rezessiv	– generalisierte Dystonie (S. 521) – fokale Dystonien: L-Dopa-sensitive Dystonie (S. 521), Blepharospasmus (S. 522), oromandibuläre Dystonie (S. 522), zervikale Dystonie (S. 523), Schreibkrampf (S. 523)
symptomatisch (ca. 20 %): Erkrankungen oder Funktionsstörungen mit Beteiligung von Basalganglienstrukturen (z. B. Intoxikationen, vaskuläre Erkrankungen etc.)	fokale, multifokale oder halbseitige Dystonien, eventuell mit Zeichen der Beteiligung anderer neurologischer Strukturen
psychogen (cave rein psychogene dystone Störungen sind eine Rarität [< 5 % aller Dystonien]; Diagnosestellung oft schwierig!)	– ggf. somatoforme Störung – ggf. Münchhausen Syndrom – ggf. Simulation

Differenzialdiagnosen

▶ **Generalisierte oder fokale Dystonie:**
- Morbus Wilson: Bei Patienten < 50 Jahren Ausschluss eines Morbus Wilson (S. 511): Cu^{2+} i.S., Coeruloplasmin i.S. und 24-h-Urin, Spaltlampenuntersuchung der Kornea (S. 511).
- Vaskuläre oder entzündliche ZNS-Erkrankungen, zerebrale Raumforderungen, neurodegenerative Erkrankungen (MSA, progressive supranukleäre Blickparese u. a.): Klinische Untersuchung, Verlauf, kraniale Bildgebung mit CCT, MRT, Liquordiagnostik.
- Speicherkrankheiten: MRT, Stoffwechseluntersuchungen, Elektroneurographie.
- Mitochondriale Enzephalopathien: CCT, MRT, Laktat und Pyruvat i.S., evtl. Muskelbiopsie.
- Zentrale oder periphere Traumata, radikuläre und periphere Nervenläsionen, sympathische Reflexdystrophie: Anamnese, klinischer Befund, ggf. Elektroneurographie, Myographie.

▶ **Tonischer oder klonischer Blepharospasmus:**
- Tic-Erkrankungen: Anamnese, Klinik.
- Ophthalmologische Erkrankungen (z. B. Bindehauterkrankungen oder Iritis): Ophthalmologisches Konsil.
- Spasmus hemifacialis: Fazialisastneurographie.

▶ **Blepharospasmus vom Lidöffnungsinhibitionstyp:** Okuläre Myasthenie (oder Ptosis anderer Ätiologie; s. Tab. 9.25 S. 229): Repetitive Reizung (evtl. Dekrement), Ach-Rezeptor-Ak-Titer; im Zweifelsfall Therapieversuch ex juvantibus!

▶ **Oromandibuläre Dystonie:**
- Tardive Dyskinesien nach Neuroleptikatherapie, Chorea: Anamnese, klinischer Befund.
- Temporomandibuläres Gelenksyndrom: MRT.

▶ **Zervikale Dystonie:**
- Muskulärer Tortikollis, essenzieller Kopftremor, Anomalien des kraniozervikalen Übergangs, HWS-Veränderungen: klinische Untersuchung, ggf. bildgebende Verfahren.
- Tortikollis bei Trochlearisparese: Ophthalmologisches Konsil.

Therapieprinzipien

► **Fokale Dystonien:**
- *Botulinumtoxin A oder B:* Therapie der Wahl, selektive temporäre Denervierung durch das Exotoxin von Clostridium botulinum
  - Substanz: BOTOX® *oder* Dysport® (Toxin A) oder Neurobloc® (Toxin B).
  - ☒ *Cave:* Trotz gleicher Einheitenbezeichnung (=„mouse units", m.u.) sind die Dosierungen nicht äquivalent! Die Präparate sind nur zugelassen für den Einsatz in Zentren mit besonderer Erfahrung!
  - Vorgehen: Injektion in hyperaktive Muskeln oder Muskelgruppen.
  - Wirkdauer: Etwa 3(–4) Monate.
  - Nebenwirkungen: Zu starke Schwächung der Ziel-Muskeln, diffusionsbedingte zusätzliche Schwächung benachbarter Muskeln. Bei erforderlichen hohen Injektionsdosen (z. B. zervikale Dystonie) eventuell Antikörperbildung mit sekundärem Therapieversagen → eventuell Weiterbehandlung mit Botulinumtoxin B bzw. A.
- *Alternativ systemische medikamentöse Therapie:* s. Tab. 24.13.
- *Operative Verfahren:* S. einzelne Krankheitsbilder.

► **Generalisierte Dystonien:** Medikamentöse Therapie s. Tab. 24.13.
► **Hemidystonien:** Eventuell stereotaktische Operation mit Läsion im ventrolateralen Thalamus oder Thalamus-Hochfrequenzstimulation.
► **Operative Verfahren:** Elektrodenimplantation mit Hochfrequenzstimulation des Globus pallidus internus (GPi).
► **Selbsthilfegruppe:** Deutsche Dystonie-Gesellschaft e.V., Rissener Landstraße 85, 22587 Hamburg, Tel. 040/875602, Fax 040/87082804, E-Mail: info@dystonie.de, Internet: *www.dystonie.de*

Tabelle 24.13 · Medikamentöse Therapie von Dystonien

Substanz	Dosierung	Bemerkungen
L-DOPA + Benserazid (Madopar, S. 496) *oder L-DOPA + Carbidopa* (Nacom, Isicom, Striaton, S. 496)	einschleichend dosieren ab 100 mg/d; Richtdosis bis max. 1000 mg/d	primär indiziert als Therapieversuch, solange L-Doparesponsive Dystonie nicht ausgeschlossen ist!
Trihexyphenidyl: Artane 2|5 mg/Tbl., Parkopan 2|5 mg/Tbl.	bei dieser Indikation Beginn mit 2 mg, steigern um 2 mg/ Woche bis zu mittlerer Dosis von 24 mg/d bei Erwachsenen oder 40 mg/d (!) bei Kindern	nach einem Therapieversuch mit L-Dopa v. a. bei idiopathischer Dystonie Substanz der 1. Wahl. Anticholinerge NW: Gedächtnisstörungen, Mundtrockenheit, Harnverhalt
Carbamazepin (S. 548)	10 – 20 mg/kg KG/d	s. S. 548
Clonazepam (Antelepsin, Rivotril, S. 549	Beginn mit 1 mg/d, steigern um 1 – 2 mg/Woche bis max. 12 mg/d	
Tetrabenazin als „Xenazin 25" über Cambridge Laboratories, England erhältlich (*www.camb-labs.com/xenazine.html*)	Beginn mit 25 mg/d, aufdosieren nach Verträglichkeit bis 3 × 25(–75) mg/d	NW: Depression
Baclofen p. o. (Lioresal, S. 145)	Beginn mit 15 mg/d, steigern um 15 mg/Woche bis 3 × 40 mg/d	eher bei Kindern wirksam mit teilweise deutlicher Besserung

Tabelle 24.13 · Fortsetzung

Substanz	Dosierung	Bemerkungen
Pimozid (Orap 1 | 4 mg/Tbl.)	i.d.R. Einzelgabe. Beginn mit 1 mg/d, ggf. wöchentlich um 1 mg steigern bis 6(– 16) mg/d	zentrale Erregung oder Müdigkeit, Parkinsonoid, Dyskinesien (!), malignes. neurolept. Syndrom, bedrohliche Plasmakonzentrationserhöhung durch Carithromycin, Erythromycin, Azol-Antimykotika, HIV-Proteaseinhibitoren
Haloperidol (S. 117)	Beginn mit 1 mg/d, ggf. langsam steigern bis auf 3 × 3 mg/d	Parkinsonoid, tardive Dyskinesien (!), malignes neurolept. Syndrom

24.7 Generalisierte Dystonien

Generalisierte idiopathische Dystonie („Torsionsdystonie")

▶ **Ätiologie:**
- Mindestens 4 verschiedene erbliche Formen (DYT 1 – 4). In Europa am häufigsten DYT 1 (autosomal-dominant, Genort auf dem langen Arm des Chromosom 9).
- Symptomatische Formen s. Tab. 24.12, S. 519.
▶ **Klinik:**
- Beginn meist in der Kindheit mit Hand- oder Fußdystonie oder kraniozervikaler Dystonie.
- Langsame Generalisierung meist innerhalb weniger Jahre, jedoch große Variabilität.
▶ **Differenzialdiagnose:** S. 519.
▶ **Therapie:** Zunächst Therapieversuch mit L-Dopa. Bei fehlendem Ansprechen medikamentöse Therapie nach Tab. 24.13.
▶ **Prognose:**
- Je jünger das Alter bei Erstmanifestation, desto wahrscheinlicher ist eine Generalisierung. Kaum Spontanremissionen.

L-Dopa-responsive Dystonie (DRD)

▶ **Epidemiologie:** Bis zu 10% der generalisierten, in der Kindheit beginnenden Dystonien.
▶ **Ätiologie:** Autosomal-rezessive Erkrankung mit Punktmutationen auf Chromosom 14. Es entsteht eine verminderte Enzymaktivität der GTP-Cyclohydrolase 1 → verminderte Wirksamkeit der Tyrosinhydroxylase → Dopaminmangel im Nucleus caudatus und Putamen.
▶ **Klinik:** Beginn in Kindheit oder Adoleszenz mit belastungsabhängiger, im Tagesverlauf zunehmender Dystonie der unteren Extremitäten, später bei der Hälfte der Patienten zusätzliche Parkinson-Symptomatik.
▶ **Diagnostik** (S. 519):
- Charakteristisch ist das zuverlässige Ansprechen auf L-Dopa innerhalb weniger Tage (selten länger).
- Diagnosestellung durch Nachweis der Punktmutation oder der verminderten Enzymaktivität.

► **Differenzialdiagnosen:** S. 519.
► **Therapie:** Geringe Mengen L-Dopa bessern die gesamte Symptomatik rasch und zuverlässig. Eine Tagesdosis von 400 mg L-Dopa muss in der Regel nicht überschritten werden.
► **Prognose, Verlauf:** Gute Prognose, da trotz progredientem Verlauf die Therapie meist über Jahrzehnte erfolgreich bleibt.

24.8 Fokale Dystonien

Essenzieller Blepharospasmus

► **Prävalenz:** Isolierter Blepharospasmus um 2/100000, in Kombination mit oromandibulärer Dystonie (= Meige- oder Brueghel-Syndrom) 7 – 9/100000.
► **Klassifikation und Klinik:**
  • *3 Typen:* Klonisch, tonisch und Blepharospasmus ohne eigentlichen „Krampf" (sondern vielmehr gestörte Fähigkeit zur willkürlichen Augenöffnung = Blepharospasmus vom Lidöffnungs-Inhibitionstyp, auch „Apraxie der Lidheber").
  • *Fluktuierendes Auftreten:* In Situationen, die konzentriertes Sehen erfordern, kann es zu Verstärkung oder Abnahme der Beschwerden kommen. Triggerung durch helles Licht oder Luftzug.
  • Initial eventuell durch „Tricks" zu beeinflussen, z. B. Gähnen, Berühren der Periorbitalregion mit den Fingern.
  • Im Verlauf kann eine relevante Alltagsbeeinträchtigung eintreten.
  • Bei bis zu zwei Drittel der Patienten mit oromandibulärer Dystonie vergesellschaftet (= Meige-oder Brueghel-Syndrom).
► **Diagnostik:** S. 519.
► **Wichtigste Differenzialdiagnosen:**
  • *Klonischer und tonischer Blepharospasmus:* Tardive Dyskinesien nach Neuroleptikaeinnahme (Anamnese), ophthalmologische Erkrankungen (insbesondere Sicca-Syndrom, Konjunktivitis, Iritis → Augenkonsil), Spasmus hemifacialis, Tic-Erkrankungen (Anamnese, s. S. 525),
  • *Blepharospasmus vom Lidöffnungsinhibitionstyp:* Okuläre Myasthenie (S. 670) oder andere Ursachen einer Ptosis (S. 229).
► **Therapie:** s. S. 520.

Oromandibuläre Dystonie

► **Klassifikation und Klinik:**
  • 3 Typen: Fazialer Typ, Kieferöffnungstyp, Kieferschließungstyp.
  • Fluktuierendes Auftreten, oft durch willkürliche Bewegungen (Kauen, Sprechen) ausgelöst.
  • Tonische oder klonische Kontraktionen (eventuell mit Inhibition der antagonistischen Muskelgruppen) der Gesichts- und/oder Kau- und Schlundmuskulatur.
  • Im Verlauf kann eine Kieferdystonie die Nahrungsaufnahme beeinträchtigen (v. a. bei Mitbeteiligung der Zunge).
► **Diagnostik:** S. 519.
► **Differenzialdiagnose:**
  • Tardive bukkofaziale Dyskinesien nach Neuroleptikatherapie: Eher rhythmisch-kauende Bewegungen, Wälzbewegungen der Zunge
  • Spasmus hemifacialis.
  • Tic-Erkrankung (S. 525).
► **Therapie:** s. S. 520.

Zervikale Dystonie („Torticollis spasmodicus")

▶ **Epidemiologie:** Prävalenz 10/100000; Frauen ÷ Männer = ca. 1,5 ÷ 1.
▶ **Klassifikation und Klinik:**
  • *Richtung* (zu Beginn eventuell wechselnd, bei > 50% Kombinationen): Rotatorischer Tortikollis, Laterokollis, Retrokollis, Anterokollis.
  • *Klinisches Bild:* Tonisch (häufigste Form), phasisch, rhythmisch („myoklonisch") oder tremorös.
  • Unwillkürliche Kopf- und Halsbewegungen, die eventuell durch sog. sensorische Tricks (= gestische Gegenbewegungen/„geste antoniste") zu beeinflussen sind (z.B. Berühren des Kinns oder der Wange mit den Fingern).
  • Im Verlauf kann eine Ausbreitung in Gesicht und Arm eintreten.
▶ **Diagnostik:** S. 519.
▶ **Therapie:**
  • *1. Wahl:* Trihexyphenidyl (S. 520), einschleichend aufdosieren auf mindestens 12 mg/d. Gabe dieser Dosis über 4 – 6 Wochen. Falls kein Erfolg:
  • *2. Wahl:* Botulinumtoxin-Injektionen durch erfahrenes Zentrum *oder* falls weiterer medikamentöser Therapieversuch von Patienten gewünscht: Baclofen, Clonazepam oder weitere Medikamente gemäß Tab. 24.13 S. 520.
  • Eventuell Denervierungsoperation mit Durchtrennung von Ästen des N. XI
▶ **Prognose:** Spontanremissionen in etwa 10 – 15%.
▶ **Selbsthilfegruppe:** Bundesverband Tortikollis e.V., Eckernkamp 39, 59077 Hamm, Tel: 02389/536988, Fax 536289.

Beschäftigungskrämpfe

▶ **Definition:** Fokale Dystonien, die vorwiegend bei komplexen, erlernten Tätigkeiten auftreten.
▶ **Klassifikation:**
  • Nach der induzierenden Tätigkeit (z.B. Schreibkrampf, Beschäftigungskrämpfe bei Musikern, Sportlern).
  • Nach der Erscheinung der Symptome (z.B. fixiert, nicht fixiert, in Ruhe auftretend, aktionsinduziert).
▶ **Diagnostik:** S. 519.
▶ **Therapie:**
  • Unbefriedigende Therapieoptionen für medikamentöse Behandlung, Therapieversuche mit den in Tab. 24.13 (S. 520) genannten Medikamenten sind nur bei bis zu 20% der Patienten erfolgreich.
  • Botulinumtoxin-Injektionen können bei komplexer Beteiligung von muskulären Systemen ebenfalls versagen. Beratung in spezialisiertem Zentrum erforderlich!
▶ **Prognose:**
  • Beschäftigungskrämpfe können zur Berufsunfähigkeit führen.
  • Beim Schreibkrampf in etwa 25% Ausbreitung auch auf Gegenseite und auf andere feinmotorische Tätigkeiten.

Laryngeale Dystonie („spasmodische Dysphonie")

▶ **Klassifikation und Klinik:**
  • Dystone Aktivierung der Adduktoren (85% der Fälle) mit gepresster, heiserer Stimme, eventuell zusätzlich Stimmtremor.
  • Dystone Aktivierung der Abduktoren (15%) mit leiser, tonloser Stimme.
  • Häufig betroffen: Personen mit beruflicher Beanspruchung der Stimme (Sänger, Schauspieler).
  • Diagnosestellung: Klinik, HNO-Untersuchung.

► **Diagnostik:** S. 519.
► **Therapie:**
- *Adduktoren-Typ:* 1. Wahl Injektion von Botulinumtoxin. Medikamentöse Therapie unbefriedigend.
- *Abduktoren-Typ:* Evtl. Therapie mit Trihexyphenidyl. Die Injektionsbehandlung mit Botulinumtoxin ist experimentell.

24.9 Ballismus, Athetose

Ballismus

► **Definition, Klinik:** Rasche, unwillkürliche, schleudernde Hyperkinesen, die vom proximalen Bewegungssegmenten ausgehen. Meist halbseitig (Hemiballismus) in Kombination mit Parese.
► **Ort der Läsion:** (Kontralateraler) Nucleus subthalamicus (Corpus Luysi).
► **Ätiologie:**
- Vaskulär: Nach Ischämie oder intrakranieller Blutung.
- Medikamentös: L-DOPA, Phenytoin, östrogenhaltige Medikamente.
- Entzündlich: Z.B. Multiple Sklerose, basale Meningitis, granulomatöse Entzündungen, Toxoplasmose.
- Raumforderungen.
- Traumatisch, nach stereotaktischen Eingriffen.
- Subarachnoidalblutung.
► **Diagnostik:** Anamnese, CCT (besser MRT) zur Identifizierung der Ursache.
► **Therapie:**
- *Allgemein:* Therapie der Grundkrankheit, Verletzungen vermeiden.
- *Medikamentöser Therapieversuch:*
  – Promethazin (Atosil, S. 117) 75 – 200 mg/d p.o.
  – Haloperidol (z.B. Haldol, S. 117) 1 – 3 mg/d p.o.
  – Tetrabenazin (Tetrabenazine, S. 516) 25 – 75 mg/d p.o.
► **Prognose:** Bei vaskulärer Ursache meist gute Rückbildung in Tagen bis Wochen, bei anderer Ätiologie abhängig von Reversibilität der Grunderkrankung.

Athetose

► **Definition, Klinik:**
- Langsame, „wurmartige" Hyperkinesen, die von distalen Bewegungssegmenten ausgehen.
- Nur selten als isolierte Athetose, meist als Choreoathetose (vgl. S. 513).
- Häufig von dystonen Hyperkinesen (vgl. S. 518) nicht genügend abgrenzbar, kann als „periphere Form" einer Dystonie angesehen werden.
► **Ort der Schädigung:** Kontralaterale einseitige (Hemiathetose) oder beidseitige (Athetose double) Schädigung von Striatum und/oder Pallidum.
► **Ätiologie:** Meist frühkindliche Hirnschädigung (z.B. Kernikterus, Morbus Little), selten im Erwachsenenalter durch Basalganglienschädigung infolge anderer struktureller Läsionen.
► **Diagnostik:** Anamnese, ggf. bildgebendes Verfahren.
► **Therapie:** Medikamentöser Therapieversuch (S. 515).
► **Prognose:** abhängig von der zugrunde liegenden Ursache.

24.10 Tics und Gilles-de-la-Tourette-Syndrom

Grundlagen

▶ **Definition:** Schnelle und kurze Hyperkinesen, meist am Kopf und Gesicht.
▶ **Epidemiologie:** Gesamt-Lebenszeitprävalenz von Tics um 30%, Prävalenz des Gilles-de-la-Tourette-Syndrom im Kindesalter um 4/10000, im Erwachsenenalter um 0,5/10000.
▶ **Ätiologie:**
  • *Idiopathisch*:
    – Im Kindes-/Jugendalter nicht selten als vorübergehende Störungen von unter einem Jahr Dauer, evtl. als chronische Tic-Krankheit von über einem Jahr.
    – Im Erwachsenenalter am häufigsten Gilles-de-la-Tourette-Syndrom (bei genetischem Faktor, s. u.) und idiopathisch als senile Tics.
  • *Sekundär*: Am häufigsten durch Medikamente (Neuroleptika [tardives Tourette-Syndrom], L-Dopa, Dopaminergika, Antikonvulsiva), postenzephalitisch, Chorea Sydenham, Kohlenmonoxidvergiftung, nach Schädel-Hirn-Trauma, bei zerebrovaskulären Erkrankungen, bei Neuroakanthozytose.
  • *Sonderform Gilles-de-la-Tourette-Syndrom*: Vermutlich autosomal-dominante Vererbung mit unvollständiger Penetranz und variabler Expression.

Klinik und Diagnostik

▶ **Klinik**:
  • Unterscheidung einfacher und komplexer bzw. motorischer und vokaler Tics:
    – *Einfache motorische Tics*: z. B. Zwinkern, Zucken mit einzelnen Muskelgruppen.
    – *Einfache vokale Tics*: z. B. Hüsteln, Stöhnen, Pusten.
    – *Komplexe motorische Tics*: z. B. Kratzen, Kopfschütteln, Spucken, obszöne Gesten (Kopropraxie), Imitieren fremder Bewegungen (Echopraxie).
    – *Komplexe vokale Tics*: Z. B. Pfeifen, Schnalzen, obszöne Worte (Koprolalie), Wiederholung von Lauten oder Worten anderer (Echolalie).
  • Der Auslösung eines Tics geht in den meisten Fällen ein undefinierbares Spannungsgefühl voraus. Für eine unterschiedlich lange Zeit sind die Tics dann noch willkürlich unterdrückbar, bis das Spannungsgefühl nicht mehr ertragen wird und die Auslösung der Tics die Spannung löst.
  • Assoziierte Störungen: Stereotypien, habituelle Körpermanipulationen, Hyperaktivitätssyndrome.
▶ **Diagnostik**
  • Klinische Beobachtung, ggf. im Rahmen eines stationären Monitorings.
  • Anamnese mit Medikamentenanamnese.
  • Ausschlussdiagnostik mittels Basislabor einschließlich Suche nach Akanthozyten, MRT oder CCT, EEG.
▶ **Differenzialdiagnose**: Myoklonien, Spasmus hemifacialis, choreodystone Störungen (v. a. Chorea minor), sog. Manierismen als individuelle Eigenheiten.
▶ **Sonderform Gilles-de-la-Tourette-Syndrom:** Beginn meist vor dem 21. Lj., mit wechselnden, multiplen, einfachen und komplexen motorischen und vokalen Tics über eine Dauer von mindestens einem Jahr. Bei der Hälfte der Patienten zusätzlich Zwangsstörung und/oder Aufmerksamkeitsstörungen.

Therapie

▶ Verhaltens-Gesprächstherapie von Patienten und Angehörigen.
▶ Zurückhaltender Einsatz von Medikamenten. Substanzen s. Tab. 24.14.

Tabelle 24.14 · Medikamentöse Therapie von Tic-Erkrankungen

Substanz (Handelsname)	Dosierung	Nebenwirkungen
Tiaprid (Tiapridex) 100 mg/ Tbl. bzw. 100 mg/Amp.	initial 25–50 mg/d p. o., alle 3 Tage um 50 mg steigern bis 3 × 100 mg/d p. o.; max. 3 × 300 mg/d p. o.	geringe RR-Senkung, Müdigkeit zu Therapiebeginn
Haloperidol (S. 119)	Beginn mit 1 mg/Tag, ggf. langsam steigern bis auf 3 x 3 mg/Tag	Parkinsonoid, tardive Dyskinesien (!), mal. neurolept. Syndrom
Pimozid (Antalon 2 mg/Tbl, Orap 1 | 4 mg/Tbl.)	i.d.R. Einzelgabe. Beginn mit 1 mg/Tag, ggf. wöchentlich um 1 mg steigern bis 6 (−16) mg/ Tag	zentrale Erregung oder Müdigkeit, Parkinsonoid, Dyskinesien (!), mal. neurolept. Syndrom. Bedrohlich erhöhte Plasmaspiegel durch Clarithromycin, Erythromycin, HIV-Proteaseinhibitoren, Azol-Antimykotika
Clonidin (Catapresan; S. 723)	2 × 0,075 mg/d p. o., Steigerung um 0,075 mg/Woche bis maximal 3 × 0,3 mg/d	Kontraindikation bei Schwangerschaft und Stillzeit. NW: Sedierung, Mundtrockenheit, RR-Senkung
Flunarizin (Sibelium Kps.)	5–10 mg/d	*NW:* Gewichtszunahme, Müdigkeit, GIT-Beschwerden, Depression. *KI:* Fokale Dystonie, Schwangerschaft, Stillzeit.

Verlauf, Selbsthilfegruppe

► Bei sekundären Tics abhängig von der zugrunde liegenden Ursache.
► Idiopathische Tics mit Beginn im Kindes- oder Jugendalter einschließlich Tourette-Syndrom: Etwa bei einem Drittel Sistieren, bei einem Drittel deutliche Verminderung der Tics.
► **Selbsthilfegruppe:** Tourette-Gesellschaft Deutschland e.V., Geschäftsstelle: c/o Prof. Dr. Rothenberger, Universität Göttingen, Kinder- und Jugendpsychiatrie, Von-Siebold-Str. 5, 37075 Göttingen, Tel. 05 51/39 67 27, Internet: *www.tourette-gesellschaft.de*

25 Epileptische Anfälle, Epilepsien

25.1 Epileptische Anfälle, Epilepsien: Übersicht

Allgemeine Grundlagen

▶ **Pathophysiologie „epileptischer Anfall":** Hypersynchrone elektrische Entladungen zerebraler Neurone, die fokale und/oder generalisierte Hirnfunktionsstörungen hervorrufen. Der epileptische Anfall entspricht also einem Symptom, das im Rahmen einer Epilepsie, aber auch anderer Erkrankungen auftreten kann. Bei Überschreiten eines Schwellenwertes („Krampfschwelle") kann jedes Gehirn mit epileptischen Anfällen reagieren.

▶ **Epidemiologie:**
- *Fieberkrämpfe:* Bei 5 % der Kinder.
- *Einmaliger epileptischer Anfall:* Bei ca. 5 % der Bevölkerung.
- *Epilepsie:*
  - Prävalenz ca. 0,5 – 1 % der Bevölkerung. Häufig Manifestation vor dem 15. Lj. → Plateau bis zum 65. Lj. → danach erneut Anstieg.
  - Etwa $1/3$ der Epilepsien sind symptomatische Formen (s.u.).
  - Spätepilepsie (> 40. Lj.): Zunahme durch die größere Zahl älterer Menschen und Zunahme von Epilepsie-induzierenden Erkrankungen (Hirntumore, Schlaganfälle, Demenzen). Etwa 50 % der Epilepsien werden inzwischen erstmalig nach dem 40. Lebensjahr manifest.
- *Erkrankungen mit erhöhtem Risiko für das Auftreten einer Epilepsie* (in % der jeweiligen Erkrankung): Sinusvenenthrombose (70 %), arterio-venöse Malformation (50 %), zerebraler Lupus erythematodes (40 %), zerebrale Ischämie (20 %), maligne arterielle Hypertonie (15 %), Subarachnoidalblutung (20 %), schweres Schädelhirntrauma, Enzephalitis, Multiple Sklerose, Morbus Alzheimer.

Epileptischer Anfall: Grundlagen, Definitionen

▶ **Mögliche Einflussfaktoren auf die Krampfschwelle:**
- *Senkung der Krampfschwelle = Anfallsrisiko ↑ :*
  - *Medikamente, Drogen:* Alkohol (bei Entzug + chronischem Abusus), Amphetamine, Antibiotika (Penicillin, Nalidixinsäure, Metronidazol), Anticholinergika, Antidepressiva (trizyklisch), Digitalis, Heroin, Koffein, Kokain, Lidocain (i.v., intrathekal), LSD, Neuroleptika, Piracetam (i.v.), Theophyllin (i.v.).
  - *Metabolische Störungen:* Fieber, Hypo- und Hyperglykämie, Hyperhydratation, Elektrolytstörungen (Ca^{2+} ↓, Mg^{2+} ↓, Na^+ ↑), Hypothyreose.
- *Anhebung der Krampfschwelle = Anfallsrisiko ↓ :* Benzodiazepine, Barbiturate, Antikonvulsiva (bei Intoxikation aber z.T. Risiko ↑).
  - ▣ *Hinweis:* Alle Medikamente, die die Krampfschwelle heben, können bei Entzug und allgemein raschem Spiegelabfall Anfälle provozieren, auch bei Patienten *ohne* Epilepsie (AE-Gabe aus anderer Indikation).

▶ **Einteilung nach Anfallsablauf und EEG:**
- *Partielle Anfälle:* s. Tab. 25.1 ff.
- *Primär generalisierte Anfälle:* s. Tab. 25.1 und S. 533 ff.
  - ▣ *Hinweis:* Bei partiellen Anfällen gehen die epilepsietypischen Entladungen zu Beginn von einem kleinen Teil des Gehirns (einem Fokus, daher auch „fokale" Anfälle) aus. Die Unterscheidung ist oft nur mit einer EEG-Ableitung zu Beginn eines Anfalles sicher möglich. In der Praxis geben aber typische Anfallsabläufe, EEG-Veränderungen im Intervall und andere Befunde häufig Hinweise, die eine entsprechende Zuordnung ermöglichen.

- *Konvulsive Synkope:* Im Rahmen einer primär nicht-epileptischen Synkope (z. B. orthostatisch) auftretende epileptische Entäußerungen (S. 565 ff.).
- *Gelegenheitsanfall:*
  - *Definition:* Epileptischer Anfall oder wenige Anfälle im Rahmen von Provokationssituationen (ohne Auslösesituation liegt ein „erstmaliger epileptischer Anfall unklarer Genese" vor). Diese Zuordnung entscheidet über das Vorgehen (Therapie, Fahrerlaubnis).
  - *Provokationssituationen:* z. B. Schlafmangel, Fieber, Alkoholentzug, Antibiotika, Neuroleptika, Antidepressiva, Drogen; seltener Stress, emotionale Belastung, Entspannungssituation (ungewöhnlich stark ausgeprägte Be- oder Entlastung).
  - ▶ *Hinweise:*
    - Einzelne Gelegenheitsanfälle rechtfertigen nicht die Diagnose einer Epilepsie!
    - Gelegenheitsanfall heißt aber auch nicht Anfall bei jeder Gelegenheit!
    - Treten solche Anfälle chronisch rezidivierend auf, kann eine „Epilepsie mit spezifischer Anfallsauslösung" (früher: Reflexepilepsie) vorliegen!
- ▶ **Anfallsdauer:** $^1/_2$ – 3 min.
  - *Prolongierter Anfall:* 5 – 15 Minuten (S. 535).
  - *Status epilepticus:* > 15 Minuten (S. 535)!

Tabelle 25.1 · Klassifikation epileptischer Anfälle

Anfallsart	Formen

partiell (fokal; S. 530)	– *einfach partiell (EPA):*
	  • motorisch
	  • sensibel
	  • vegetativ (autonom)
	  • isolierte Auren
	 – *komplex partiell (KPA)*
	 – *sekundär generalisiert*

primär generalisiert (S. 533)	– *tonisch-klonisch (TC) = Grand-mal-Anfall (GM)*
	 – *Petit-mal-Anfall* (primär generalisierte *Nicht*-Grand-mal Anfälle):
	  • Absence
	  • myoklonisch
	  • tonisch
	  • klonisch
	  • atonisch (astatisch)

nicht klassifizierbar	

Epilepsie: Grundlagen, Definitionen

- ▶ **Voraussetzung für die Diagnose „Epilepsie":** *Wiederholt* (chronisch rezidivierend!) auftretende epileptische Anfälle *ohne* einen erkennbaren adäquaten Provokationsmechanismus. Eine Epilepsie kann bereits nach einem Anfall *vermutet* werden, wenn strukturelle (CCT, MRT) oder funktionelle (EEG) Veränderungen, seltener auch anamnestische Daten eine Wiederholung des Anfalls nahelegen.
- ▶ **Einteilung der Epilepsien** (unter Berücksichtigung klinischer Charakteristika und der Anfallsklassifikation):
  - *Syndromal über den Anfallstyp* (Tab. 25.2):
    - Partielle Epilepsien: Partielle und sekundär generalisierte Anfälle.
    - Generalisierte Epilepsien: (Primär) generalisierte Anfälle.

- *Ätiopathogenetisch:*
  - *Symptomatische Epilepsie:* Nachweis einer Ursache der Anfälle (z. B. „symptomatische Epilepsie mit KPA bei Astrozytom"). Typischerweise partielle und sekundär generalisierte Anfälle.
  - *Kryptogene Epilepsie:* Eine Ursache kann nicht nachgewiesen werden, es fehlen aber Hinweise für eine idiopathische Epilepsie.
  - *Idiopathische Epilepsie:* Familiäre Belastung; fokale Prodromi fehlen im Anfall, die epilepsietypische Aktivität im EEG setzt generalisiert ein. Diese Gruppe umfasst viele altersgebundene Epilepsien.
  - ◪ *Altersbindung: a)* die Erstmanifestation der Epilepsie liegt meist in der entsprechenden Altersgruppe; *b)* der Anfallstyp kann sich mit dem Alter ändern (so leiden manche Patienten mit Absencen-Epilepsie im Schulalter später an Aufwach-Grand-maux).
- *Spezielle epileptische Syndrome:* Definierte Syndrome aufgrund der Klinik, des Anfallsablaufs oder des EEG-Befundes.

Tabelle 25.2 · Klassifikation der Epilepsien

partielle (fokale) Epilepsien

symptomatisch oder kryptogen	– Temporal-, Frontal-, Parietal-, Okzipitallappenepilepsie – Epilepsia partialis continua (Kojewnikow) – epileptische Syndrome mit spezifischen Auslösern
idiopathisch, (altersgebundener Beginn)	– benigne Epilepsie des Kindesalters mit zentrotemporalen spikes (Rolandische E.) – benigne Epilepsie des Kindesalters mit okzipitalen Paroxysmen

generalisierte Epilepsien

idiopathisch	– benigne Neugeborenenkrämpfe – benigne myoklonische Epilepsie des Kindesalters – Absence-Epilepsie des Schulalters (Pyknolepsie) – juvenile Absence-Epilepsie – juvenile myoklonische Epilepsie (impulsiv-petit-mal) – myoklonisch-astatische Epilepsie – Aufwach-Grand-mal-Epilepsie – Epilepsien mit spezifischer Anfallsauslösung (Reflexepilepsie)
symptomatisch/kryptogen mit altersbezogenem Beginn	– West-Syndrom (= BNS) – Lennox-Gastaut-Syndrom
symptomatisch	– bei unspezifischer Hirnschädigung – bei speziellen Missbildungen oder Stoffwechselerkrankungen

spezielle epileptische Syndrome

rezidivierende Anfälle mit bestimmten Auslösemechanismen	– Gelegenheitsanfälle – Fieberkrämpfe (einfache, komplizierte) – Alkoholentzugskrämpfe – Anfälle mit medikamentösen, metabolischen und toxischen Ursachen

▶ **Informationszentrum Epilepsie:** Herforder Str. 5 – 7, Postfach 100131, 33602 Biele-feld, Tel. 0521/124117, Fax 0521/124172, Internet: *www.izepilepsie.de*, Email: ize@izepilepsie.de
▶ **Angebot:** Adressen von Behandlungsorten (Epilepsiezentren, Epilepsie-Ambulan-zen), deutschen/europäischen/internationalen Epilepsie-Organisationen, Selbsthil-fegruppen; Veranstaltungstermine, konkrete Informationen z. B. zu Aspekten wie Therapie, Fahrverbot etc.

25.2 Partielle Anfälle und Epilepsien

Grundlagen

▶ **Definitionen:**
- *Partielle Anfälle:*
  - *Einfach partielle Anfälle (EPA):* Verschiedene (motorische, sensible etc.) z. T. kombinierte Symptome *ohne* Bewusstseinsstörung.
  - *Komplex partielle Anfälle (KPA, früher: psychomotorische Anfälle):* Immer mit einer Bewusstseinsstörung assoziiert (oft langsamer Beginn). Meist temporal lokalisierter epileptogener Fokus (Temporallappenepilepsie). (Diagnostisch sind vom Frontalhirn ausgehende KPA wichtig mit oft bizarr anmutenden Be-wegungen – DD psychogene Anfälle).
  - *Sekundär generalisierte Anfälle:* Generalisierter tonisch-klonischer Anfall (Grand-mal-Anfall) im Anschluss an einen einfach oder komplex partiellen Anfall. Klinisch oft schwierige Abgrenzung gegenüber primär generalisiertem Anfall (→ Anfalls-EEG!). Sekundär generalisierte Anfälle sind bis zum Beweis des Gegenteils als symptomatisch (s. u.) anzusehen.
- *Partielle Epilepsie:* Epilepsien mit partiellen Anfällen (klinisch oder im EEG gesi-cherte herdförmige epilepsiespezifische Aktivität) mit möglicher sekundärer Ge-neralisierung. Partielle Epilepsien sind bis zum Beweis des Gegenteils als sympto-matisch oder kryptogen anzusehen!

Klinik einfach partieller Anfälle (EPA)

▶ **Motorisch:**
- *Rhythmische (klonische) oder unrhythmische (myoklonische) Zuckungen,* die ein-zelne Muskelgruppen, aber auch die gesamte Halbseite erfassen können. Der Fo-kus ist entsprechend im Repräsentationsfeld (primär motorische Rinde) der be-troffenen Muskelgruppen zu suchen.
- *"March of convulsion"/Jackson-Anfall:* Motorische Symptome breiten sich vom Ausgangsort langsam auf benachbart repräsentierte Körperteile aus.
- *Komplexere Bewegungen,* am häufigsten die koordinierte tonische Drehung von Augen, Kopf und Rumpf nach kontralateral (sog. Adversiv – oder Versivanfälle).
- *Motorische Hemmungsphänomene* (z. B. Aphasie).
- *"Todd-Parese":* Mögliche kurzfristige (selten mehrere Tage) andauernde Parese der betroffenen Muskelgruppen nach Ende des Anfalls (postiktual).
▶ **Sensibel:**
- Lokalisierte Dys- oder Parästhesien (Fokus postzentral).
- *"Sensibler Jackson-Anfall":* Langsame Ausbreitung sensibler Symptome vom Ausgangsort auf benachbart repräsentierte Körperteile.

► **Visuell, akustisch, olfaktorisch, gustatorisch, vegetativ:**
  • Lichtblitze, Blindheit, akustische Signale.
  • Komplexe Sensationen mit Bildverzerrungen, Metamorphopsien bzw. Hören von Klängen oder Musik.
► **Isolierte Auren:** Verkennungen, „déjà-vu"-Erlebnisse, Derealisationsphänomene, affektive Symptome (Angst), Halluzinationen.
  ◪ *Hinweis:* Die Abgrenzung isolierter Auren von KPA kann schwierig sein. Oft treten Auren auch zu Beginn eines *komplex* partiellen Anfalls (s.u.) auf!
► **„Hirnstammanfälle":** Motorische (tonisch, dyston, choreatisch, akinetisch) oder sensible Symptome, der Patient bleibt bewusstseinsklar. Im EEG meist keine epilepsiespezifischen Potentiale (selten „Schlafpotenziale").

Klinik komplex partieller Anfälle (KPA)

► **Aura:** Vom Abdomen aufsteigende Sensationen (epigastrische Aura) oder ein Gefühl, das gerade Gesehene/Gehörte schon erlebt zu haben (déjà-vu, déjà-entendu), vgl. Tab. 25.4.
► **Im Anfall:** Automatismen (sterotype Bewegungen) v.a. der oro-fazialen Muskeln, starrer Blick (vgl. Tab. 25.4).
► **Postiktual:** Häufig Dämmerzustand (vgl. Tab. 25.4).
◪ *Beachte:* Bei länger andauerndem Dämmerzustand muss dieser mittels EEG gegenüber einem Status komplex partieller Anfälle (Status psychomotoricus) abgegrenzt werden! Zur Differenzierung der KPA vs. Absencen s. Tab. 25.5.

Klinik sekundär generalisierter Anfälle (GM)

► **Iktual:**
  • Zu Beginn häufig zunächst tonische Flexion der Kopf-, Rumpf- und Extremitätenmuskulatur.
  • Bei der anschließenden Extension wird häufig ein Schrei ausgestoßen und der Mund geschlossen (typischerweise lateral lokalisierter Zungenbiss).
  • Klonische Muskelzuckungen.
  • Hypersalivation, Tachykardie, Blutdruckanstieg (vegetative Beteiligung).
  • Die initial oft tiefe Atmung kann in eine Apnoe mit Zyanose übergehen.
  • Vorübergehend fehlende Lichtreaktion der Pupillen.
  • Gegen Ende des Anfalls kommt es bei etwa $1/3$ der generalisierten Anfallsereignisse zu Urin- oder Stuhlabgang.
► **Postiktual:** Dämmerzustand, nach wenigen Minuten über eine kurze Reorientierungsphase Aufwachen des Patienten. Häufig anschließender „Terminalschlaf". Dauer: Stunden, selten Tage (DD KPA-Status).
► **Amnesie** für die Zeit des Anfalls, z.T. für die postiktualen Dämmerzustände.
► **Klinischen Differenzierung** gegenüber psychogenen Anfällen s. Tab. 25.3.

Tabelle 25.3 · Typische Unterschiede zwischen Grand mal- und psychogenen Anfällen

	Grand-mal-Anfall	psychogener Anfall
Beginn	Aura oder spontan	emotionale Auslöser
Zungenbiss	lateral	wenn vorhanden meist Zungenspitze
Pupillenreaktion	fehlt	normal
Augen/Lidschluss	offen o. geschlossen	zugekniffen

Idiopathische Formen partieller Epilepsien

▶ **Benigne Epilepsie des Kindesalters mit zentrotemporalen spikes** *(Rolandische Epilepsie)*:
- *Vorkommen:* 10 – 25 % der Epilepsien des Schulalters, Hauptmanifestation im 3.– 8. Lj., familiäre Disposition. 15 % aller Epilepsien vor dem 15. LJ., damit häufigste Epilepsie dieser Altersgruppe.
- *Klinik:* Stereotype sensible oder motorische EPA, KPA oder atonische Anfälle ohne Aura, 50 % der Anfälle ohne Bewusstseinsverlust. Normaler Neurostatus, keine GM-Anfälle.
- *Typischer EEG-Befund:* Zentro-temporal eingestreut einzelne spikes und multifokale oder generalisierte spike-waves, v. a. im Non-REM-Schlaf.
- *Übrige Diagnostik:* Kein Nachweis einer morphologischen Läsion.
- *Therapie:* Phenytoin (S. 553) *oder* Carbamazepin (S. 548, abendliche Einmalgabe der Retardform), alternativ Sultiam (S. 554).
- *Prognose:* Normale Entwicklung, gutes Ansprechen auf Therapie, häufig spontane Ausheilung vor dem 15.– 16. Lj.

▶ **Benigne Epilepsie des Kindesalters mit okzipitalen Paroxysmen:**
- *Vorkommen:* Ähnlich wie Rolandische Epilepsie (s.o.).
- *Klinik:* Visuelle und motorische Anfallssymptome, häufig Bewusstseinsstörung mit postiktualen Kopfschmerzen. Normaler Neurostatus, keine GM-Anfälle.
- *Typischer EEG-Befund:* Okzipital paroxysmal spike-waves, durch Augenöffnen blockierbar (im Gegensatz zum prognostisch ungünstigeren Lennox-Gastaut-Syndrom, s. S. 538).
- *Therapie:* Wie Rolando-Epilepsie (s.o.).
- *Prognose:* Meist gutartig, spontanes Sistieren der Anfälle.

Symptomatische Formen partieller Epilepsien

▶ **Allgemeine Ursachen:**
- Lokale oder diffuse Hirnschädigungen (z.B. Missbildungen, Tumoren, Enzephalitiden, operative Eingriffe, toxische oder metabolische Läsionen) → EPA, KPA und/ oder GM-Anfälle.
- Verschiedene Speicherkrankheiten oder degenerative und hereditäre zerebralen Erkrankungen (S. 457).

▶ **Klinik:** Je nach Lokalisation des epileptogenen Fokus (Tab. 25.4).

▶ Status einfach partieller motorischer Anfälle = Epilepsia partialis continua (Kojewnikow).

Tabelle 25.4 · Klinische Charakteristika epileptischer Anfälle abhängig von der Fokuslokalisation

Lokalisation	Klinik
medialer Temporallappen (Hippokampus)	epigastrische Aura, Bewusstseinsstörung, orofaziale Automatismen, postiktuale Verwirrtheit
Frontallappen	unspezifische Auren, komplexe, oft hysterisch anmutende Automatismen, Vokalisationen, kurze Dauer (< 1 min), kein postiktualer Dämmerzustand
Okzipitallappen	elementare visuelle Halluzinationen, Nystagmus, oft Fortleitung in Temporal- oder Frontallappen mit nachfolgend Symptomen dieser Lokalisationen

► **Frühe Anfälle** ($< 6-12$ Monate nach Läsion):
  • *Ursache:* Perifokales Ödem, akute toxische Veränderungen.
  • *Therapie:* Möglichst kausal, Antiepileptika meist zur Rezidivprophylaxe und um eine Bahnung weiterer Anfälle (Chronifizierung) zu verhindern.
  • *Prognose:* Besser als bei späten Anfällen (s.u.).

► **Späte Anfälle** (> 24 Monate nach Läsion):
  • *Ursache:* Elektrisch aktive Veränderungen (Glianarbe) im Bereich der alten Läsion. Besondere Bezeichnungen: *Residualepilepsie* (nach perinataler zerebraler Läsion), *vaskuläre Epilepsie* (nach Hirninfarkten, intrazerebralen Blutungen), *posttraumatische Epilepsie.*
  • *Diagnostik:* EEG (Herdbefundes mit/ohne epilepsiespezifische Aktivität), CCT/MRT (zum EEG-/klinischen Befund passende fokale Hirnläsion).
  • *Therapie:* Carbamazepin oder Valproat oder Lamotrigin zur Rezidivprophylaxe. Bei Therapieresistenz ggf. chirurgische Therapie (S. 560).

25.3 Primär generalisierte Anfälle und Epilepsien

Grundlagen
....

► **Physiologie, Ätiologie:** Epilepsiespezifische Aktivität erfasst bereits zu Beginn das gesamte Gehirn. Häufig liegt eine hereditäre Disposition und eine Altersbindung vor, sodass die Erkrankung dann den idiopathischen Epilepsien zuzuordnen ist.

► **Pragmatische Therapie (allgemeine Empfehlungen):**
  1. Valproat – ausdosieren bis 1000–2000 mg oder bis zu Nebenwirkungen.
  2. Lamictal.
  3. A. Nur Grand-maux → ggf. Versuch mit Carbamazepin oder Phenytoin.
     B. Nur kleine Anfälle → Ethosuximid.
  4. Kombinationstherapie:
     – Persistenz kleiner Anfälle: Lamotrigin, Ethosuximid; bei Kontraindikationen oder Unverträglichkeit alternativ Methsuximid.
     – Persistenz von Grand-maux: Phenobarbital oder Lamotrigin; bei Kontraindikationen oder Unverträglichkeit alternativ Brom (S. 561) oder Phenytoin.

  ☑ **Bei Verdacht auf primär generalisierte Epilepsie:** Allgemein eher Valproat einsetzen, das bei allen Anfallsformen wirksam ist, da Carbamazepin und Phenytoin nicht bei primär generalisierten kleinen Anfällen (atonisch/myoklonisch, Absencen) wirken. Alternativ Barbiturate verwenden (damit aber schlechte Wirksamkeit auf Absencen).

Petit-mal-Anfälle
....

► **Blitz-Nick-Salaam (BNS) Krämpfe:**
  • *Vorkommen:* Manifestationsalter 4.–7. Lebensmonat.
  • *Definition + Klinik: Blitz-* (1–2 Sekunden dauernde myoklonische Extension der Extremitäten, wie Schreckreaktion imponierend), *Nick-* (kurzer Myoklonus der Kopfbeuger), *Salaam* (tonisches Vornüberbeugen des Oberkörpers und der Arme, ähnelt dem orientalischen Gruß).
  • *Typischer EEG-Befund:* "Hypsarrhythmie„ = unregelmäßiger Wechsel von polymorphen, langsamen und schnelleren Wellen von unterschiedlicher Amplitude mit steilen Potentialen und spikes an wechselnder Lokalisation.

► **Myoklonische Anfälle:**
  • *Vorkommen:* Keine strenge Altersbindung der Anfälle.
  • *Klinik:* Kurze, abrupt einsetzende, unrhythmische Muskelzuckungen, die einzeln mit längeren Pausen oder auch in Serien auftreten. Es können einzelne Muskeln (elementare M.), Muskelgruppen (komplexe M.) oder auch bilateral mehrere

Extremitäten (z. B. bilateraler massiver epileptischer Myoklonus) einbezogen sein. Nach den Myokloni tritt häufiger ein sekundärer Tonusverlust auf, der bei Myoklonien der unteren Extremitäten zum Sturz führen kann (→ myoklonisch-astatisch).

- *Typischer EEG-Befund:* Polyspike- und polyspike-wave-Komplexe.
- *Besonderheit:* Therapieversuch mit Piracetam.

▶ **Absencen:**
- *Definition + Klinik:* Primär generalisierte Anfälle mit Bewusstseinsstörung, häufig aber ohne konvulsive Elemente. Zusätzlich können tonische, atonische, vegetative oder leichte klonische Symptome auftreten, typischerweise *keine* Automatismen (zur Abgrenzung gg. KPA s. Tab. 25.5).

Tabelle 25.5 · **Unterscheidung von Absencen und komplex-partiellen Anfällen**

	Absencen	KPA
Prodromi	nie Auren	häufig Auren
Anfallsbeginn	plötzliche „Abwesenheit"	langsame Umdämmerung
Dauer	ca. 10 sek	> 1 min
motorische Symptome	keine Unterscheidung möglich	
Anfallsende	plötzlich	langsames Aufklaren
EEG-Muster	3/sek spike-slow-wave	epilepsietypische Aktivität
EEG-Lokalisation	immer generalisiert	fokal
Erkrankungsalter	typischerweise frühes Schulalter	gehäuft in der Adoleszenz

- *Typischer EEG-Befund:* Generalisiert 3/sek spike- und slow-wave-Komplexe während des Anfalls.
- ▣ *Hinweis:* Bei „atypischen Absencen" sind die genannten zusätzlichen Elemente ausgeprägter und Beginn und Ende der Bewusstseinsstörung weniger scharf!

▶ Absence-Status: Absencen können über Stunden und Tage persistieren i.S. eines Status. Selten auch als (Erst-)Manifestation im höheren Lebensalter. Differenzierung gegenüber KPA-Status nur durch EEG möglich!

▶ **Atonische (astatische) Anfälle:**
- *Klinik:* Tonusverlust der Muskulatur. Überwiegend im 1.–7. Lj. beobachtet.
- *Typischer EEG-Befund:* Polyspike-wave.
- ▣ *Beachte:* Häufiger stürzen die Patienten aber durch Tonusverlust nach Myoklonien oder durch epileptisch bedingten Kontrollverlust der Motorik (daher besser „astatischer Anfall").

▶ **Tonische Anfälle:**
- *Klinik:* Über Sekunden bis Minuten anhaltende tonische Muskelanspannung bevorzugt der axialen Muskulatur, häufig assoziiert mit autonomen und Bewusstseinsstörungen.
- *Typischer EEG-Befund:* 15–25/sek Aktivität mit abnehmender Frequenz und Amplitude, poly-spike- oder -spike-wave-Elemente bei diffuser Verlangsamung der Grundaktivität.

▶ **Klonische Anfälle:**
- *Klinik:* Wiederholte, rhythmische Myoklonien an Gesicht (häufig periokulär) und an Extremitäten.
- *Typischer EEG-Befund:* 2–4/sek-Wellen oder spike-slow-wave-Komplexe.

Tonisch-klonische Anfälle (Klinik s. S. 531)

► **Einzelner Grand-mal Anfall:** Maßnahmen s. S. 542.
► **Prolongierter Anfall:**
  • *Definition:* Grand-mal-Anfall von mehr als 3–5 min Dauer (nicht eingerechnet der postiktuale Dämmerzustand!).
  • *Maßnahmen:*
    – *Allgemeine Maßnahmen* wie bei einzelnem Grand-mal-Anfall (S. 542).
    – *Benzodiazepin-Gabe:* Gebräuchlich sind Clonazepam (z. B. Rivotril) 1 mg über > 5 min i. v. *oder* Diazepam (z. B. Valium) 10 mg als Rectal tube *oder* 5–10 mg über > 5 min i. v., Lorazepam (Tavor) ca. 4 mg i. v.
    – *Klinikeinweisung (zu empfehlen):* Ursachenklärung, Abklärung evtl. sekundärer (traumatischer) Komplikationen (s. Status epilepticus), Überwachung nach Medikamentengabe (*cave* Atemdepression durch Benzodiazepine).

Tabelle 25.6 · Therapie von Grand-mal-Anfällen in Abhängigkeit von der Anfallsdauer (ohne postiktualer Dämmerzustand)

Dauer des GM-Anfalls	antikonvulsive Therapie
0–5 min	Allgemeine Maßnahmen (S. 542)
6–10 min	Benzodiazepine i. v. oder rektal [s. Tab. 25.7]
10–30 min	– Benzodiazepine ggf. 1 × wiederholen – 50 ml Glukose 50 % (erhöhter Glukosebedarf zerebral, Substitution bei Hypoglykämie), Thiamin 100 mg i. v. bei Alkoholabusus – Aufnahme auf eine Intensivstation zur Überwachung der Atmung, insbesondere bei Therapie mit atemdepessiven Substanzen Intubationsbereitschaft. EKG-Monitor.
30–60 min	Valproat oder Phenytoin i. v., alternativ Phenobarbital oder Propofol
> 60 min	Thiopental-, Halothan- oder Isoflurannarkose

◩ **Begleitende Maßnahmen:**
– Atemwege freihalten, Herz- und Kreislaufkontrolle
– evtl. Blasenkatheter
– Temperatursenkung bei Temp. > 38,5 °C
– Hirnödemtherapie (S. 725)
– Volumenzufuhr, Azidosetherapie

► **Serie tonisch-klonischer Anfälle:**
  • *Definition:* Mehrere tonisch-klonische Anfälle kurz hintereinander, der Patient kommt zwischen den Anfällen zu Bewusstsein.
  • *Therapie:*
    – Zunächst allgemeine Maßnahmen (S. 542).
    – *Beim 2. Anfall* Clonazepam (S. 549) 1 mg über > 5 min i. v. *oder* Diazepam (S. 146) 10 mg als Rectal tube *oder* 5–10 mg über > 5 min i. v.
    – *Bei erneutem Anfall* Phenytoin langsam i. v. aufsättigen (s. u.) alternativ Valproat i. v. (s. u.).
► **Grand-mal-Status (Status epilepticus):**
  • *Definition:* Durchgehender tonisch-klonischer Anfall über 15–30 min Dauer *oder* Serie von Anfällen, ohne dass der Patient zwischen den Anfällen das Bewusstsein wiedererlangt.
  ◩ *Cave:* Ein postiktualer Dämmerzustand ist *kein* Status epilepticus und bedarf *keiner* medikamentösen Therapie!

- *Ursachen + diagnostische Maßnahmen:* Alkoholentzug *(Klinik)*, Hypo-/Hyperglykämie *(BZ-Stix)*, intrazerebraler Prozess *(CCT, LP)*, Epilepsie, Antiepileptikaeinnahmefehler *(AE-Spiegel)*, metabolische Entgleisung *(Leber- und Nierenwerte)*, Allgemeinerkrankungen *(Anamnese, Blutbild, Fieber)*, ausgeprägter Schlafmangel *(Anamnese)*, Medikamenteneinnahme (Antibiotika, Antidepressiva, Neuroleptika, selten Antiepileptika-intoxikation/-überdosierung → *Asservierung von Blut, Urin, ggf. Mageninhalt)*, Elektrolytentgleisungen *(Labor: Na^+ ↑, K^+ ↑, Ca^{2+} ↓).*
- *Medikamentöse Therapie:*
  - *Benzodiazepine* (Tab. 25.7): Wirkung setzt in wenigen Minuten ein.
  - *Phenytoin i. v.:* 750 mg Infusionskonzentrat über ≥ 45 min i. v. *Gesamtdosis* ca. 18 mg/kgKG. KI: Hyperosmolares Coma diabeticum. Siehe auch S. 553. Kontrolle von Puls, RR, EKG.
  - *Phenobarbital* (z. B. Luminal) 100 – 200 mg über 10 min i. v. Nach Intubation 100 mg/min, maximal 1000 mg/h. *Gesamtdosis* ca. 15 mg/kgKG.
  - *Propofol* (Disoprivan) 1 – 4(– 10) mg/kg KG/h i. v.
  - *Valproinsäure* 1000 mg (15 mg/kg KG) in 5 min i. v. (bis 2400 mg/d), dann 1 mg/kg KG/h i. v.
  - *Thiopentalnarkose* (Trapanal): Bolus 200 mg langsam i. v., danach über Perfusor 200 – 1000 mg/h. Nach Sistieren der Anfälle langsam ausschleichen. EEG Kontrolle bis „burst-suppression-Muster" erreicht ist).
  - *Narkose mit Halothan oder Isofluoran* (volatile Narkosemittel, benötigt Beatmungsgerät mit Verdampfer) + zusätzlich Muskelrelaxanzien.

Tabelle 25.7 · Benzodiazepine bei Grand-mal-Anfällen

Clonazepam (Rivotril)	1 mg über > 5 min i. v.; bei ausbleibendem Erfolg nach 5 min wiederholen (1 mg). Anschließend über Perfusor 1 – 4 mg/h, (max. ca. 20 mg/d)
Diazepam (Valium)	10 mg als Rectal tube oder über > 5 min i. v.
Lorazepam (Tavor)	4 mg über 4 min i. v., evtl. Wiederholung nach 15 min (Gesamtdosis ca. 0,1 mg/kg KG)
Midazolam (Dormicum)	5 mg i. v., 1 mg Wiederholungsdosis. Bei Kindern rektale Applikation besser als i. v.-Gabe (0,5 mg/kgKG 2fach in NaCl 0,9 % verdünnen; bis 400 mg/d)

- *Komplikationen:*
  - *Verletzung im Anfall:* Fremdanamnese zum Anfallsablauf, klinische Untersuchung hinsichtlich Prellmarken, Platzwunden, klinische Beobachtung; Nativ-Röntgen, ggf. CCT
  - *Aspiration:* Klinische Untersuchung, Pneumonie? Röntgen-Thorax.
  - *Postiktuales Hirnödem* (endogen toxisch/hypoxisches?): Bewusstseinsstörung (*cave* Verwechslung mit postiktualem Dämmerzustand, medikamentöser Sedierung!). Diagnostik: CCT/NMR, EEG (Anfallspersistenz?). Therapie: Prophylaxe durch Glukosegabe (erhöhter Verbrauch im Anfall; obligatorisch bei Hypoglykämie), bei manifestem Hirnödem Kortikosteroide.
- *Prognose:*
  - Bei Therapiebeginn innerhalb von 30 min sind 80 % der Status zu beenden, bei Beginn nach mehr als 2 h nur noch 40 %.
  - Restitutio ad integrum, bleibende neuropsychologische Defekte (komplizierter Status epilepticus) oder Tod (maligner Status epilepticus, ca. 20 % der Erwachsenen) kommen vor. Vital gefährdend sind v. a. sekundäre Koplikationen

wie Lungenembolie, Herzversagen, Bronchopneumonie, generalisiertes Hirnödem.
- Neuronaler Zelltod v. a. durch Glutamat-vermittelte Exzitotoxizität, Hypoperfusion, Hyperthermie, Hypoxie (rasche Zunahme mit Anfallsdauer > 20 min).

Idiopathische Formen generalisierter Epilepsien

▶ **Benigne Neugeborenenkrämpfe:**
- _Vorkommen:_ Insgesamt bei 1 – 2 % der Neugeborenen innerhalb der 1. Lebenswoche. Benigne Krämpfe treten relativ _spät_ auf (um den 5. Tag). Familiäre Fälle mit Defekten in verschiedenen Kaliumkanal-Genen (KCNQ2: 20q und KCNQ3: 8q24)
- _Klinik_ (uneinheitlich): Tonisch-klonische, tonische, myoklonische und autonome Symptome.
- _Klinische Diagnostik, EEG:_ Oft keine pathologischen Befunde.
- _Therapie:_
  - Fakultativ bei benignen Krämpfen mit spätem Beginn.
  - Obligat bei früherem Beginn und fokalen Ausfällen (entsprechen einer symptomatischen Epilepsie): Mittel der ersten Wahl ist Phenobarbital, initial bis 40 mg/kg KG, Erhaltungsdosis 5 – 8 mg/kg KG. Alternativ Phenytoin 15 – 20 mg/kg KG (Erhaltungsdosis 10 mg/kg KG i. v.) oder Lidocain 2 mg/kg KG (Erhaltungsdosis 6 mg/kg KG/h).
- _Prognose:_ In 40 % später Epilepsie; schlechtere Prognose bei früherem Beginn, deutlich erhöhte Mortalität. Prognose der Epilepsie abhängig von der Prognose der Ursache (zerebrale Schädigung). Sehr gute Prognose bei ungeklärter Ätiologie (Manifestation 5. Lebenstag → kaum Anfallsrezidive später, normale Entwicklung) und familiären Neugeborenenkrämpfen (Manifestation 2.– 3. Lebenstag → 14 % Epilepsie-Entwicklung).

▶ **Benigne myoklonische Epilepsie des Kindesalters:**
- _Vorkommen:_ Selten, Erstmanifestation im 1.– 6. Lj.
- _Klinik:_ Rezidivierende kurze Myoklonien, keine anderen Anfallstypen; in der Adoleszenz evtl. generalisierte tonisch-klonische Anfälle.
- _EEG:_ Während der Myoklonien generalisierte spike-waves und polyspike-waves bei sonst normalem EEG.
- _Übrige Diagnostik:_ Ausschluss symptomatischer Anfälle.
- _Therapie, Prognose:_ Gutes Ansprechen auf Valproat, gute Prognose.

▶ **Absence-Epilepsie des Schulalters** (Synonym: Pyknolepsie):
- _Vorkommen:_ bis zu 8 % der Schulkinder, meist um 7. Lj., f > m.
- _Klinik:_ Typische Absencen über 5 – 10 sek, v. a. Myoklonien im Gesicht. Im Absencenstatus sind die Patienten meist geordneter und weniger verlangsamt als im KPA-Status, DD durch EEG (general. 3/sek-Aktivität).
- _Klinische Diagnostik, EEG:_ Normaler Neurostatus, im EEG generalisiert 3/sek-spike-wave-Komplexe mit frontozentralem Amplitudenmaximum.
- _Therapie:_ Valproat. Alternativ Ethosuximid.
- _Prognose:_ In der Adoleszenz häufiger tonisch-klonische (Aufwach-)Grand-mal-Anfälle, aber insgesamt gute Prognose (80 % werden anfallsfrei, seltener persistieren Absencen bis zum Erwachsenenalter).

▶ **Juvenile Absence-Epilepsie:**
- _Vorkommen:_ Erstmanifestation 10 – 17. Lj.
- _Klinik_: Absencen, aber seltener als bei Absencenepilepsie des Schulalters (Abgrenzung durch Manifestationsalter). Häufig auch Myoklonien und Aufwach-Grand-maux.
- _EEG:_ Typischerweise 3,5 – 4/sek-spike-waves.
- _Übrige Diagnostik:_ Bei typischem EEG ist CCT/MRT evtl. verzichtbar.
- _Therapie:_ Valproat. Alternativ Ethosuximid (+ Phenobarbital, Primidon), Clobazam.

- *Prognose:* Gut, > 80 % werden anfallsfrei.
- ▶ **Juvenile myoklonische Epilepsie** (Synonym: Impulsiv-Petit-mal-Epilepsie):
  - *Vorkommen:* Erstmanifestation am häufigsten 12.– 18. Lj.
  - *Klinik:* Rezidivierende z. T. massive Myoklonien bevorzugt der Schulter-Arm-Region ohne Beeinträchtigung des Bewusstseins. Häufig auch (Aufwach-) Grand-maux, seltener Absencen. Häufig Photosensibilität.
  - *EEG:* Typischerweise irreguläre (poly)spike-waves; meist auch interiktual.
  - *Therapie:* AE-Langzeit-Therapie mit Valproat, alternativ Phenobarbital, Primidon, Clobazam, Brom oder Piracetam.
  - *Prognose:* Unter Therapie gut.
- ▶ **Aufwach-Grand-mal-Epilepsie:**
  - *Vorkommen:* Erstmanifestation bis zum 22. Lj.
  - *Klinik:* Primär generalisierte GM-Anfälle ohne Aura, die gehäuft beim Aufwachen (unabhängig von der Tageszeit) oder am Feierabend auftreten. Anfallsprovokation durch Schlafentzug möglich, häufiger kommt es auch zu anderen generalisierten Anfällen. Photosensibilität häufig.
  - *EEG:* Typischerweise intermittierend generalisierte symmetrische, synchrone Entladungen bei normalem Grundrhythmus, Photosensibilität.
  - *Therapie:* Geregelter Schlaf-Wach-Rhythmus; ggf. AE-Therapie (beginnend mit Valproat, alternativ Lamotrigin, Barbiturate).
  - *Prognose:* Bei geregeltem Schlaf-Wach-Rhythmus in bis 70 % Anfallsfreiheit.

Symptomatische oder kryptogene generalisierte Epilepsien

- ▶ **West-Syndrom** (Synonym: Propulsiv-Petit-mal, BNS-Syndrom):
  - *Ätiologie:* Fast immer symptomatisch.
  - *Vorkommen:* Manifestation im ersten Lebensjahr, meist 4.– 7. Monat.
  - *Klinik:* Blitz-Nick-Salaam-Krämpfe, geistige Retardierung.
  - *Typischer EEG-Befund:* Hypsarrhythmie (S. 533).
  - *Übrige Diagnostik:* Suche nach zerebraler Läsion (MRT).
  - *Therapie:* Frühzeitig mit Vit. B_6, ACTH, Kortikosteroiden, Valproat, Vigabatrin, Clonazepam (evtl. auch in Kombination).
  - *Prognose:* Häufig Übergang in Lennox-Gastaut-Syndrom (s.u.).
- ▶ **Lennox-Gastaut-Syndrom:**
  - *Vorkommen:* Erstmanifestation im 2.– 7. Lj.
  - *Klinik:* Fokale tonische und myoklonische Anfälle, Sturzanfälle, klinisch (und im EEG) atypische Absencen, geistige Retardierung. (Tonische Anfälle und EEG-Veränderungen treten v. a. im Non-REM-Schlaf auf). Später sekundär generalisierte GM-Anfälle.
  - *EEG:* Im Anfall spike-wave-Varianten (verlangsamte Grundaktivität, multifokal betont epilepsiespezifische Herde mit polymorphen, paroxysmalen slow-spike-/slow-wave-Komplexen als Voraussetzung für die Diagnose!), Allgemeinveränderung.
  - *Therapie:* Valproat, Clobazam, Carbamazepin, Lamotrigin, Felbamat als add-on. Versuch mit Primidon, Clonazepam (add-on), Ethosuximid, Phenytoin, ACTH (jeweils oft in hohen Dosen). Die partielle Kallosotomie kann therapierefraktäre Sturzanfälle bessern (S. 560).
  - ☒ *Cave:* Clonazepam kann tonische Anfälle fördern!
  - *Prognose:* Ugünstig mit progredienter Demenz und schlechtem Ansprechen auf Antiepileptika (< 50 % der Fälle).
- ▶ **Myoklonisch-astatische Anfälle:**
  - *Vorkommen:* Erstmanifestation vor dem 5. Lj, insgesamt 2 % der Epilepsien vor dem 9. Lj., besonders Jungen sind betroffen.
  - *Klinik:* Heftige Myoklonien (oft mit Sturz), häufig auch Absencen und Grand-maux. Tonische Anfälle später bei ungünstigen Verläufen.

- *EEG:* Parietal monomorphe Theta-Aktivität sowie okzipital 4/sek-Aktivität, die bei Augenöffnen blockiert wird. Die Grundaktivität ist auf 5–7 Hz verlangsamt (Parameter für Therapiekontrolle).
- *Therapie:* Valproat (+ Ethosuximid). Alternativ Primidon; bei Anfallshäufung oder Therapieresistenz ACTH. Antiepileptika-Therapie bis mindestens 5 Jahre nach letztem Anfall fortsetzen. EEG-Kontrollen während Reduktion (Grundaktivität beachten, s.o.!).
- *Prognose:* Bei frühzeitiger konsequenter Therapie werden bis 50% anfallsfrei. Bei Anfallshäufung (Status) progrediente Demenz.

▶ **Epilepsie mit spezifischer Anfallsauslösung (= Reflexepilepsien):**
- *Kennzeichen:* Anfälle treten chronisch rezidivierend, meist unter bestimmten Auslösebedingungen auf (einfache visuelle Reize [Flackerlicht], selten komplexere Muster [Leseepilepsie], Töne, Klänge, vestibuläre Reize, als Sonderform auch bei Schreckreation = Startle-Epilepsie). Die Auslöser sind beim einzelnen Patienten meist sehr konstant. Darüber hinaus bestehen auch spontane epileptische Anfälle.
- *Vorkommen:* Meist im Rahmen idiopathischer generalisierter Epilepsien.
- *EEG:* Bei etwa 50% der Patienten photokonvulsive Reaktion unter Flackerlichtprovokation (oft auch Anfallsauslösung durch optische Reize).
- *DD* „Startle-Epilepsie" von „startle disease" und Hyperekplexie: Hier kommt es zu übersteigerten Schreckreaktionen und evtl. nachfolgenden epileptischen Anfällen, die aber nie spontan auftreten.
- *Therapie:* Clonazepam (S. 549).

Symptomatische Epilepsien spezifischer Ätiologie

▶ **Bekannte Syndrome oder Stoffwechselerkrankungen**, die häufig mit Anfällen als wesentliches Symptom einhergehen: Phakomatosen (S. 296), verschiedene Gyrierungsstörungen (Lissenzephalie, Pachygyrie), nahezu alle Stoffwechselstörungen mit zerebralen Veränderungen (S. 457), Intoxikationen, Medikamente.

25.4 Spezielle epileptische Syndrome

Einfache Fieberkrämpfe

▶ **Vorkommen:** Im Rahmen eines fieberhaften Infektes bei sonst anfallsfreien, normal entwickelten Kindern (6 Monate bis 4 Jahre).
▶ **Klinik:** Meist generalisierte tonisch-klonische Anfälle über wenige Minuten.
▶ **Diagnostik:** LP (Ausschluss Meningoenzephalitis!), EEG (normal).
▶ **Therapie:**
- Fiebersenkende Maßnahmen frühzeitig bei Infekten.
- Evtl. Clonazepam oder Diazepam (i. v. oder als „rectal tube").
▶ **Prognose:** In der Regel gut (Anfallsfreiheit, normale intellektuelle Entwicklung). Epilepsierisiko etwa 4%.

Komplizierte Fieberkrämpfe

▶ **Vorkommen:** Epilepsie in der Familie (DD zum einfachen Fieberkrampf!).
▶ **Klinik:** Fokale oder fokal eingeleitete Anfälle > 15 min, klinisch fokales Defizit.
▶ **Diagnostik:** EEG (meist Herdbefund), LP (Ausschluss Meningoenzephalitis!).
▶ **Therapie** (antiepileptische Prophylaxe über zunächst 2 Jahre):
- Indikationen: Krampfanfall > 15 min; eindeutige fokale Symptome; postiktuale Hemisymptome; Anfallsserien.
- Geeignete Wirkstoffe: Phenobarbital, Valproat (*cave* Lebertoxizität).

▶ **Prognose:** 10–20% der Kinder entwickeln später eine Epilepsie; intellektuelle Entwicklung normal.

Alkoholentzugskrämpfe

▶ **Vorkommen:** Als „Entzugsanfälle" bei chronischem Alkoholabusus und rascher Reduktion der Alkoholzufuhr (bei weiterer Abstinenz meist keine weiteren Anfälle). Im Gegensatz: Anfälle auch *unter* Alkoholeinfluss sind Zeichen einer weitergehenden Hirnschädigung (= symptomatische Epilepsie).
▶ **Diagnostik:** Ausschluss primärer oder sekundärer (Trauma) zerebraler Läsionen (EEG, CCT, ggf. Liquor).
▶ **Therapie:** Im Alkoholentzug Clomethiazol (Distraneurin; S. 732) → bereits antiepileptisch wirksam, ggf. Clonazepam (Rivotril) i. v. AE-Langzeittherapie ist kaum indiziert, evtl. nach Status epilepticus über mehrere Monate. Neuerdings wird auch eine Einmalgabe von 2 mg Lorazepam (Tavor) p. o. zur Prophylaxe von Rezidivanfällen empfohlen.
▶ **Prognose:** Unter Alkoholabstinenz Anfallsfreiheit zu erwarten.

Epileptische Anfälle bei Eklampsie

▶ **Vorkommen:** Meist letztes Trimenon bis wenige Tage postpartal.
   • *Präeklamsie:* Ödeme, Proteinurie, Hypertonie (EPH-Gestose), Hypalbuminämie, Hämatokrit-Anstieg, Gerinnungsstörungen, andere Leberfunktionsstörungen.
   • *Eklampsie:* Präeklampsie mit epileptischen Anfällen, Hirnödem.
▶ **Diagnostik:** Ausschluss Sinusvenenthrombose (S. 350) bzw. Hirninfarkt (S. 306).
▶ **Therapie:**
   • *Prophylaxe bei Präeklampsie:* Magnesiumsulfat 4–6 g i. v. über 15 min, Erhaltungsdosis 1–2 g/h i. v.
   • *Bei Anfällen* Phenytoin, Benzodiazepine, evtl. Magnesiumsulfat.

25.5 Diagnostisches Vorgehen nach epileptischen Anfällen

Anamnese bei epileptischen Anfällen

▶ **Genaue Anfallsanamnese:**
   • Vorbote (Aura) oder plötzliche Bewusstlosigkeit?
   • Tonisch-klonische Entäußerungen (Fremdanamnese)?
   • (Lateraler) Zungenbiss (Untersuchung)?
   • Unwillkürlicher Urin-/Stuhlabgang?
   • Dauer der Symptomatik?
   • Auslösende Situation (Gelegenheitsanfall/psychogener Anfall?): S. 527.
   • Reorientierungsphase nach dem Ereignis: Müdigkeit, psychische Veränderungen, fokale Defizite (Paresen, Sprachstörungen)?
▶ **Weitere Anamnese:**
   • Anfälle und Synkopen in der Vorgeschichte?
   • Falls Voranfälle: Sind Vermeidungsstrategien bekannt?
   • Stress, Infekt kurz vor dem Ereignis?
   • Geburtsverlauf (auch Fremdanamnese), perinatale Komplikationen?
   • Schwangerschaftsverlauf?
   • Kinderkrankheiten mit zerebraler Beteiligung, Meningitis?
   • Schädel-Hirn-Trauma?
   • Andere ZNS-Vorerkrankungen (Hirninfarkt/-blutung, metabolische Erkrankungen)?

▶ **Familienanamnese:** Anfallsleiden, andere hereditäre Erkrankungen mit Beteiligung des ZNS?
▶ **Soziale Anamnese:** Beruf, Hobbies, Führerschein, Partnerschaft.

Diagnostik nach erstmaligem Anfall

◻ *Hinweis:* Überwachung des Patienten (Bewusstseinslage) gewährleisten!
▶ **Neurostatus:** Fokale Auffälligkeiten, Enthemmungsphänomene?
▶ **Fieber messen** (Infektion als Ursache?)
▶ **Labor:**
  • *Möglichst rasche Bestimmung/Blutabnahme:*
    – Blutzucker (Hypoglykämie mit Synkope?), Blutbild (Meningoenzephalitis?), Nierenwerte, CK (nach GM-Anfall meist erhöht, zur DD psychogene Anfälle; nach Sturz, EMG oder i. m.-Injektion falsch positiv), Elektrolyte, evtl. Blutalkoholspiegel.
    – Evtl. Prolaktin: Möglichst kurz postiktual (nach Anfall *relativ* erhöht, Kontrollwert zur gleichen Tageszeit einige Tage später sinnvoll zur Beurteilung des individuellen Prolaktin-Tagesprofils; Norm: ca. $5 - 10\,\mu g/l$).
    – Evtl. Asservierung von Blut/Urin für Toxikologie/Drogenscreening.
  • *Andere:* Leberwerte (tox. Hepatopathie?), Schilddrüsenwerte (fT_3, fT_4, TSH).
▶ **Lumbalpunktion:** *Sofort* bei Verdacht auf Meningitis (Fieber, Leukozytose, Meningismus) oder Subarachnoidalblutung (nach Hirndruck-Ausschluss); sonst im Rahmen der weiteren Abklärung (Indikation eher großzügig stellen).
▶ **Kranielles MRT:** Falls bei Aufnahme nicht verfügbar ggf. CCT (V.a. intrakranielle Blutung, Tumor mit Hirndruck, Hydrozephalus; unklare Bewusstseinsstörung).
▶ **EEG:** Wenn ohne richtungsweisende Befunde Provokations-EEG.
◻ *Achtung:*
  • Nach jedem Anfallsereignis mit Bewusstlosigkeit (auch nicht-epileptische Ereignisse) muss der Patient vorübergehend von fremdgefährdenden Tätigkeiten ausgeschlossen werden (v.a. Führen von Kfz). *Ausnahme:* Es kann als überwiegend wahrscheinlich angenommen werden, dass solche Anfälle nicht wieder auftreten (Gelegenheitsanfälle bei extremer Auslösesituation, selten!).
  • Der Patient muss entsprechend aufgeklärt werden (Dokumentation!). Die Dauer des Fahrverbotes hängt von der jeweiligen Ursache des Anfalls ab.

Diagnostik nach Anfall bei bekanntem Anfallsleiden

◻ *Hinweis:* Eine Klinikeinweisung ist nicht immer notwendig!
▶ **Ziele:**
  • Aktuelle Therapie überdenken, evtl. Therapiemodifikation.
  • Ausschluss anfallsbedingter Komplikationen.
  • Ggf. Auschluss einer zusätzlichen Hirnschädigung, die unabhängig vom Grundleiden zu Anfällen führt.
▶ **Anamnese:**
  • Anfallshäufigkeit mit Angabe der Anfallsart (Anfallskalender)?
  • Auslösende Mechanismen (Vermeiden dieser Situationen möglich?)?
  • Fehler der Medikamenteneinnahme?
▶ **Labor:** Antiepileptikaspiegel vor weiterer Medikamentengabe (S. 546).
▶ **EEG:** Verlaufskontrolle, Zunahme der epilepsiespezifischen Aktivität? Allgemeinveränderung?
▶ **Schädel-Röntgen/CCT:** Bei V.a. Schädel-Hirn-Trauma durch den Anfall.
◻ *Cave:* Hirnblutung oder Enzephalitis können auch bei bekannter Epilepsie auftreten! → Diagnostik ausweiten (z.B. Bildgebung, LP) bei Neuauftreten von Anfällen nach längerer Pause unter sonst unveränderten Bedingungen oder bei Änderung des Anfall-Charakters!

25.6 Differenzialdiagnose epileptischer Anfälle

DD einfach partieller Anfälle

► Einschlafmyoklonien: Zeitliche Bindung.
► Zerebrale Ischämien (TIA): Länger anhaltend, meist nur Ausfälle und keine unwillkürlichen Bewegungen, häufig EEG Herd.
► Tics, klassische Migräne, psychogene Anfälle, Tetanie, Spasmus hemifacialis.

DD komplex partieller Anfälle

► Migräne mit Aura: Aura dauert länger als bei KPA, EEG-Herd häufig, Abgrenzung oft durch Anamnese und Familienanamnese möglich.
► Transiente globale Amnesie: Patient ist wach, situativ adäquat bei ausgeprägter Störung des Kurzzeitgedächtnisses.
► Dys- und Parasomnien: Anamnese, Polysomnographie.
► Psychogene Anfälle, Narkolepsie, Absencen, Panikattacken.
► Paroxysmale internistische Komplikationen: *Cave* bei kardialen Rhythmusstörungen Gefahr durch irrtümliche Antiepileptika-Therapie mit Zunahme der kardialen Leitungsstörung.

DD von Grand-mal-Anfällen

► **Synkope** (S. 565):
  • *Kardial:* Kein Vorgefühl, keine Reorientierungsphase oder postiktuale Umdämmerung. Diagnosesicherung durch EKG (oft schon im EKG-Kanal des EEG erkennbar), Langzeit-EKG.
  • *Orthostatisch:* Auslösende Situation, oft Hypotonieneigung bekannt, meist Schwarzwerden vor den Augen erinnerlich. Diagnosesicherung durch Schellong-Test, ggf. Kipptischuntersuchung.
  • *Vago-vasal:* Ausgelöst durch Angst, Schreck, Schmerz.
► **Psychogene Anfälle:** Meist vor Publikum, hysterische Anfallsgestaltung (Arc de cercle) selten, Pupillen reagieren während des Anfalls.
► Tetanie, Kataplexie, Streckkrämpfe.

Besonderheiten bei Kindern

► Affektkrämpfe: Psychogene Reaktion auf Schmerz, Tadel oder Schreck. Gehen mit Zyanose, selten auch mit Blässe und kurzer Asystolie einher. Zustände verschwinden spontan im Kleinkindesalter.
► Nächtliche Episoden mit Alpträumen, Pavor nocturnus, Einschlafmyoklonien, Jactatio capitis können mit GM oder auch KPA verwechselt werden.

25.7 Therapie: Allgemeine Maßnahmen

Allgemeines Verhalten

► **Während des Anfalls:**
  ▣ *Cave:* Keine medikamentöse Soforttherapie bei einem einzelnen epileptischen Anfall, wenn der Anfall selbst (ohne postiktualen Dämmerzustand!) weniger als etwa 3 min dauert.
  • Den Patienten aus dem Gefahrenbereich von Maschinen und anderen Gegenständen bringen.
  • Keine Fixationsversuche bei klonisch zuckenden Extremitäten.
  • Kein Beißkeil o.ä. (*cave* Aspirationsgefahr)!

- Wenn Gegenstände aus der Mundhöhle entfernt werden müssen (akute Gefahr einer Bolus-Aspiration) die eigenen Finger schützen!
- Patienten vor überschießendem Aktivismus anderer schützen.
- Benzodiazepine erst wenn der Anfall selbst (ohne postiktualen Dämmerzustand) länger als 3–5 Minuten anhält! Zur Therapie des Status epilepticus siehe S. 535.
- ◻ *Hinweis:* Bei postiktualem Dämmerzustand keine medikamentöse Therapie!
- Seitenlagerung bei längerem postiktualem Dämmerzustand zur Aspirationspro-phylaxe (*nach* Ende der tonisch-klonischen Entäußerungen).

Weiteres therapeutisches Vorgehen nach erstem Grand-mal-Anfall

▶ **Gelegenheitsanfall** (s. S. 528):
- Auslösende Gelegenheiten vermeiden. Nur falls dies vorhersehbar nicht möglich ist, antiepileptische Therapie erwägen.
- Kfz-Fahrverbot für zunächst (3-)6 Monate.

▶ **Kein Nachweis einer Ursache** *(kryptogen):*
- Neben allgemeinen Maßnahmen keine Therapie (Wiederholungsrisiko bei Er-wachsenen ca. 50%).
- Kfz-Fahrverbot für zunächst 2 Jahre.
- Eine AE-Therapie erst nach dem 2. Anfall verschlechtert die Prognose hinsichtlich der langfristigen Anfallsfreiheit nicht.

▶ **Nachweis einer Läsion** *(symptomatisch):*
- In der Regel Beginn einer AE-Therapie für $1/2$ Jahr, dann nach Klinik, EEG (regelmä-ßige Kontrollen) und Grundkrankheit entscheiden.
- Kfz Fahrverbot für zunächst 2 Jahre.

Weiteres therapeutisches Vorgehen nach Grand-mal-Rezidivanfall

▶ **In der Regel Beginn einer Antiepileptika(AE)-Therapie**, v. a. nach Status epilepti-cus (Grand mal), besonderer Verletzungsneigung im Anfall (anamnestisch), häufige-ren Anfällen.

▶ **Eventuelle Ausnahmen:**
- Seltene Anfälle mit dezidierter, vermeidbarer Anfallsauslösung.
- Sehr selten auftretende Anfälle (Oligoepilepsie).
- Seltene, für den Patienten tolerable Anfälle (z. B. nur nachts).
- Seltene Anfälle + Gründe gegen eine Medikation (Arzneimittelinteraktionen, Schwangerschaft).
- Vorhersehbar schlechte Compliance, die zu stark schwankenden Serumspiegeln der Antiepileptika führen könnte mit evtl. zusätzlicher Anfallsprovokation (z. B. bei Alkoholismus).

25.8 Medikamentöse Therapie

Grundlagen

▶ **Allgemeine Indikationen:** Eine medikamentöse Therapie ist bei chronisch rezidi-vierenden epileptischen Anfällen indiziert. Bei symptomatischen Epilepsien auch nach dem 1. Anfall, sonst meist nach dem 2. Anfall. (Ausnahmen s. S. 543 unten).

▶ **Therapieziel:** Anfallsfreiheit bei guter Verträglichkeit der Medikamente ohne Be-einträchtigung der Leistungsfähigkeit des Patienten. (Bei 50% der Patienten mit Epi-lepsie ist Anfallsfreiheit, bei weiteren 30–40% eine befriedigende Verbesserung zu erreichen).

▶ **Voraussetzungen:**
- *Compliance des Patienten.* Ohne grundsätzliche Kooperationsbereitschaft des Patienten ist eine AE-Therapie nicht indiziert (*cave* Anfallsprovokation durch unregelmäßige Einnahme!).
- *Individuelle Auswahl der Medikation* wegen der meist notwendigen Langzeittherapie → v.a. NW-Spektrum berücksichtigen! Vorübergehende ZNS-Begleiterscheinungen treten aber bei allen Wirkstoffen auf und sind v.a. abhängig von der Geschwindigkeit der Aufdosierung.
- *Ausreichende lange Einnahme mit adäquater Dosierung!* Als Anhaltspunkt kann bei einigen Substanzen der Serumspiegel dienen, bei Fehlen von NW kann aber durchaus auch über den „therapeutischen Bereich" hinaus dosiert werden. (*Beispiel:* Carbamazepin kann – wenn notwendig – bis zum Auftreten von Tremor und Nystagmus aufdosiert werden, auch wenn der Serumspiegel über dem therapeutischen Bereich liegt). Bei Auftreten solcher Symptome muss umgekehrt aber auch innerhalb des therapeutischen Bereichs die Dosis reduziert werden.

1. Beginn mit Monotherapie

▶ **Kriterien für die Substanz-Auswahl:**
- *Epilepsiediagnose:*
  - Fokale/kryptogene Epilepsie → eher Beginn mit Carbamazepin.
  - Idiopathische Epilepsie → eher Beginn mit Valproat.
- *Anfallsart.*
- *Nebenwirkungsspektrum der Substanzen:* z.B. Müdigkeit bei Phenobarbital, zerebelläre Atrophie/Gingivahyperplasie bei Langzeitgabe von Phenytoin, Hepatopathie durch Valproat (v.a. bei Kindern).
- *Mögliche Interaktionen* mit anderen notwendigen Medikamenten. Bei Patientinnen ggf. auf verminderte Wirkung oraler Kontrazeptiva durch enzyminduzierende AE hinweisen; AE mit geringerer Induktion wählen.
- *Darreichungsform der Substanz:* Falls nötig i.v.-Schnellaufsättigung Valproat möglich.
- *Erfahrung des Arztes* mit den jeweiligen Substanzen.
- *Prüfung des Therapieerfolgs:*
  1. Anfallsfreiheit → Dosis belassen, klinische und EEG-Kontrolle.
  2. Keine Anfallsfreiheit → auf mindestens mittlere Dosis der Substanz aufdosieren, danach Intervall festsetzen (etwa 5fache Zeit des durchschnittlichen Intervalls zwischen 2 Anfällen), nachdem über Anfallsreduktion entschieden wird.
  a. Anfallsreduktion → Substanz maximal ausdosieren (abhängig von NW, nicht von Plasmaspiegel).
  b. keine Anfallsreduktion → überlappend Wechsel der Substanz (s.u.).

2. Therapie-/Substanzwechsel

▶ Andere Substanz einsetzen, die erste aber überlappend ausschleichen = Monotherapie anstreben! – *Kriterien:*
- Unbefriedigende Reduktion der Anfallsfrequenz.
- Anfallszunahme (selten durch Antiepileptika bedingt).
- Nicht tolerable Nebenwirkungen.
- Deutliche Zunahme der EEG-Veränderungen (*cave:* Nie EEG-Veränderungen, sondern die klinische Symptomatik behandeln!).
- Möglichst Substanz mit anderem Wirkmechanismus auswählen (Tab. 25.8).
▶ *Achtung:* Umstellung der Medikamente immer dokumentieren, am besten auf einem separaten Blatt in der Akte, aus dem die bisherigen Medikamente hervorgehen: Verabreichte Substanz(en) mit Dosierung und ggf. Serumspiegel, Gründe für die Umstellung.

Tabelle 25.8 · Antiepileptika – Wirkmechanismen, Zulassung und Indikationen

Wirkstoff	Wirkmechanismen						Zulassung		Indikation	
	Na⁺K	Ca²⁺K	NMDA	GABA	Glut	andere	Mono-therapie	Add-on-Therapie	fokale Epilepsie	primär generalisierte Epilepsie
Carbamazepin	×						✓		✓	0
Clonazepam				×			✓*	✓*	✓	(✓)
Ethosuximid		×					✓*	✓	0	✓
Felbamat			×	×			*		(✓)	(✓)
Gabapentin	×			(×)			✓		✓	0
Levetiracetam						?	0		✓	(✓)
Lamotrigin	×				×	×	✓		✓	✓
Oxcarbazepin	×						✓*		✓	0
Phenobarbital	×						✓*		(✓)	(✓)
Phenytoin	×	×					0	✓	✓	0
Pregabalin		×					0		✓	0
Primidon	×			×	×		✓*	✓	(✓)	(✓)
Tiagabin				×			0		✓	0
Topiramat	×			×	×	×	✓	✓	✓	✓
Valproat	×				×		✓		✓	✓
Vigabatrin				×			*	✓	(✓)	0
Zonisamid	×	×			×	×	0		✓	0

Na⁺K: Natrium-Kanal Modulation; Ca²⁺K: Calcium-Kanal Modulation; GABA: Verstärkung der GABA-Wirkung (versch. Mechanismen); NMDA: NMDA-Rezeptor-Interaktion; Glut: Glutamat-Hemmung

*: Reservemedikament, nur unter bestimmten Voraussetzungen einsetzen

■ *Hinweis:* Mögliche Gründe für die Zunahme von Anfällen und EEG-Veränderungen während der AE-Therapie:
- *„Forcierte Normalisierung"* (bei fast allen Substanzen; selten, umstritten) → AE vorübergehend reduzieren und langsamer steigern.
- *Zeichen einer AE-Überdosierung* (v.a. Carbamazepin, Topiramat) → AE-Dosis reduzieren.
- → dennoch bei suffizienter Therapie diese Medikation langfristig fortführen unter regelmäßigen Kontrollen (s.o.).

3. Kombinationstherapie

▶ **Indikation:** Erst nach Versagen mehrerer Monotherapien!

■ *Hinweis:* Möglichst Kombination von mehreren enzyminduzierenden Substanzen (Tab. 25.9) vermeiden, da ein stabiler Spiegel nur schwer erreicht wird (v.a. bei nicht-linearer Kinetik einer Substanz, z.B. Phenytoin).

▶ **Auswahl der Substanzen:** Möglichst Substanzen mit unterschiedlichem Wirkmechanismus kombinieren (Tab. 25.8).

Tabelle 25.9 · **Metabolismus verschiedener Antiepileptika**

Enzyminduktion	geringe Enzyminduktion	renale Ausscheidung
– Carbamazepin	– Oxcarbazepin	– Vigabatrin
– Phenytoin	– Valproat	– Gabapentin
– Phenobarbital	– Lamotrigin	– Topiramat
– Primidon	– Tiagabin	
– Felbamat	– Ethosuximid	

Kontrolluntersuchungen während der Therapie

▶ **Regelmäßige Kontrolluntersuchungen:**
- Anfallsanamnese und allgemeine Anamnese.
- Während Antiepileptikagabe Kontrolle der Laborparameter, entsprechend den NW der Substanzen.
- Klinische Untersuchung (fokale Auffälligkeiten? Intoxikation durch Antiepileptika? Medikamentöse Nebenwirkungen?).
- EEG.

▶ **Serumspiegelbestimmung zur Therapiekontrolle:**
- *Indikationen:*
  - Kontrolle von Compliance bzw. Resorptionsstörungen nach erneutem Anfall nach längerer suffizienter Therapie.
  - Abschätzen der individuell notwendigen Dosis in den ersten Wochen der Therapie. Untersuchung aber erst nach Aufdosierung einer evtl. ausreichenden Dosis sinnvoll. (Steady-state ist erst nach ca. 4facher HWZ zu erwarten). Auch nach Therapiemodifikation.
  - Klinischer Verdacht einer AE-Intoxikation, fragliche Nebenwirkungen.
  - Unter unveränderter suffizienter Therapie ohne NW höchstens alle 6–12 Monate.
  - Großzügiger einsetzen bei Substanzen mit nicht-linearer Kinetik oder (je nach Exkretionsweg der Substanz) renalen oder hepatischen Funktionsstörungen.
- *Durchführung:* Jeweils zum gleichen Zeitpunkt, möglichst unmittelbar vor erneuter Einnahme.

◻ *Hinweis:*
- Kurz nach Applikation lässt der Serumspiegel kaum Rückschlüsse auf die Konzentration am zerebralen Wirkort zu, daher ist eine Spiegelbestimmung dann selten sinnvoll.
- Eingeschränkte Aussage bei Toleranzentwicklung (z. B. Benzodiazepine, Sultiam) und wenn aktive Metaboliten gebildet werden (Carbamazepin, Clobazam, Primidon, Valproat).
- Die Serumprobe ist gekühlt mehrere Tage haltbar (nur separiertes Serum einfrieren).

Absetzen der Medikation bei Anfallsfreiheit

▶ **Voraussetzungen für einen Absetzversuch:**
- Klinische Anfallsfreiheit und Fehlen von epilepsiespezifischen EEG-Veränderungen über einen Zeitraum von 2 – 5 Jahren.
- Die Entscheidung sollte in enger Absprache mit dem Patienten gefällt werden, bei großer Angst vor erneuten Anfällen oder sehr heftigen sozialen Folgen kann die Therapie auch längerfristig fortgeführt werden.
  ◻ ***Hinweis:*** Bei kurz (innerhalb weniger Wochen) nach Schädel-Hirn-Trauma, zerebraler Operation oder anderen zerebralen Läsionen aufgetretenen Anfällen kann – bei normalem EEG und Anfallsfreiheit – auch nach 6 Monaten ein Absetzversuch unternommen werden.
▶ **Prädiktoren für eine weitere Anfallsfreiheit nach Absetzen der Therapie:**
- Lange Anfallsfreiheit.
- Wenige Anfälle insgesamt.
- Normaler Neurostatus.
- Keine strukturellen Hirnläsionen.
- Normales EEG.
▶ **Vorgehen** – (Dosis sehr langsam reduzieren!):
- Anhaltspunkt für Reduktions-Dosis: Die jeweils kleinste empfohlene Steigerungsdosis.
- Abstände zwischen den Reduktionsschritten: u. U. bis zu 2 – 3 Monate.
  ◻ ***Cave:*** Entzug bei Benzodiazepinreduktion → besonders langsam reduzieren!
- Engmaschige klinische und EEG-Kontrollen, zumindest vor weiterer Dosisreduktion!

25.9 Antiepileptika-Übersicht

ACTH (adrenocortikotropes Hormon)

▶ **Präparate (Beispiele):** *Synacthen Depot* (Injektionssuspension 0,5|1 mg).
▶ **Indikation:** Nahezu ausschließlich bei BNS-Anfällen (mit Hypsarrhythmie im EEG). Bei Grand mal frühzeitig Kombination mit Phenobarbital oder Primidon.
▶ **Nebenwirkungen** (häufig): Cushing-Syndrom, Osteoporose, art. Hypertonie, Infekte, Akne, depressive Symptome (allgemein wie Kortikoide, s. S. 136).
▶ **Dosierung:**
- *ACTH*-Depot-Zubereitung 30 IE/m^2 Körperoberfläche (KO)/d.
- *Therapiedauer, Dosisanpassung:*
  - Bei Effekt nach 14 Tagen (Anfallsfreiheit, deutliche EEG-Besserung) Dosis in 2-tägigem Abstand für 3 Wochen, weitere Intervallverlängerung in gleichen Abständen (klinische und EEG-Kontrolle!).
  - Falls kein Effekt nach 14 Tagen: 60 IE/m^2 KO/d (Reduktion wie oben).

Carbamazepin (CBZ)

► **Präparate** (Beispiele): *Sirtal* (200 mg/Tbl., 400 mg/retard-Tbl.); *Tegretal* (200 mg/Tbl., 200|400 mg/retard-Tbl., 100 mg/5 ml Suspension); *Timonil* (200|400 mg/Tbl., 150|200|300|600 mg/retard-Tbl., Saft 100 mg/5 ml), Finlepsin 200 mg/Tbl., 200|400|600 mg/Retard-Tbl.
► **Wirkung:** Interaktion mit Na^+-Kanälen.
► **Indikation:**
  • *Erste Wahl* bei partiellen Epilepsien ohne und mit sekundärer Generalisierung (besonders gute Wirksamkeit bei KPA).
  • Primär generalisierte Grand maux.
► **Klinisch relevante Nebenwirkungen:**
  • Schwindel, Müdigkeit (v. a. bei Therapiebeginn).
  • Übelkeit, Diarrhö, häufiger allergisches Exanthem, Hyponatriämie (bis zu 30 % der Patienten).
  • Tremor, Nystagmus (meist dosisabhängig).
  • Psychosen (bei zu schneller Aufsättigung).
  • Störung der kardialen Erregungsleitung.
  • Vereinzelt Stevens-Johnson-Syndrom (Epidermolyse), aplastische Anämie, Thrombopenie.
► **Kinetik, Wechselwirkungen:**
  • Gut oral resorbierbar, Proteinbindung 70 %, HWZ ca. 20 h. Steady-state 4 – 7 d, zu Therapiebeginn länger (Autoinduktion).
  • Carbamazepin-Spiegel wird durch Phenytoin, Phenobarbital, Primidon vermindert, Valproat- und Carbamazepin-Spiegel (Autoinduktion) kann durch Carbamazepin gesenkt werden.
  ▣ *Therapeutischer Serumspiegel*: 8 – 12 mg/l.
► **Dosierung:**
  • *Therapiebeginn*: 100 – 200 mg/d, langsame Erhöhung alle 3 Tage um 100 – 200 mg bis auf 400 – 800 mg der Retardform in 1 – 2 Dosen.
  • *Erhaltungstherapie*: 400 – 1800 mg retard (10 – 30 mg/kgKG).
► **Besonderheiten:** Antidepressiver Effekt; kann Absencen und tonische Anfälle verstärken, nicht wirksam bei primär generalisierten Epilepsien.

Clobazam (CLB)

► **Präparate:** *Frisium* (10|20 mg/Tbl.).
► **Wirkung:** GABA-Rezeptoren (Benzodiazepin).
► **Indikation:**
  • Reservemedikation bei generalisierten Epilepsien, Cluster-Epilepsien, therapieresistenten Anfällen.
  • Als Bedarfsmedikation für Tage mit erhöhtem Anfallsrisiko (Menstruation).
► **Kontraindikationen:** S. 146.
► **Nebenwirkungen:** Sedierung, bei Reduktion häufig Entzugssymptome.
► **Kinetik:** Proteinbindung 85 %, HWZ 20 – 40 h (aktive Metabolite).
► **Dosierung:**
  • *Therapiebeginn*: 10 mg, alle 4 Tage steigern um 10 mg.
  • *Erhaltungstherapie*: 20 – 60 mg/d; *keine* Serumspiegelbestimmung.
► **Besonderheiten:** Toleranzentwicklung. Deshalb intermittierende Medikation anstreben, die sich v. a. bei Epilepsien mit Anfalls-Clustern oder vor Situationen mit erfahrungsgemäß erhöhter Anfallsgefahr anbietet.

Clonazepam (CZP)

▶ **Präparate** (Beispiele): *Rivotril* (0,5|2 mg/Tbl., 1 mg/Amp. Injektionslösung, Lösung 1 ml = 25 Tropfen = 2,5 mg); *Antelepsin* (0,25|2 mg/Tbl.).
▶ **Wirkung:** GABA-Rezeptoren.
▶ **Indikation:**
  • Status epilepticus *(i. v.)*.
  • Myoklonische Anfälle, Startle-Epilepsie *(p. o.)*.
  • Absencen, Grand maux: Mittel der 3. Wahl, dann meist als Zusatzmedikation in möglichst niedriger Dosierung.
▶ **Nebenwirkungen, Kontraindikationen:** S. 146
▶ **Kinetik:** Proteinbindung 85%, HWZ 18 – 60 h, Steady-state nach 4 – 8 d.
▶ **Dosierung:** Große therapeutische Breite, aber für Langzeitmedikation niedrige Dosis anstreben, daher langsam beginnen, z. B. 3 – 8 mg/d in 1 – 4 Einzeldosen.
▶ **Besonderheiten:** Toleranzentwicklung. Andere Benzodiazepine sind ähnlich antiepileptisch wirksam (Diazepam), das Verhältnis von unerwünschten Wirkungen (Sedierung) und Kinetik ist aber bei Clonazepam günstiger.

Ethosuximid (ESM)

▶ **Präparate** (Beispiele): *Petnidan* (250 mg/Kps., 250 mg/5 ml Saft); *Suxilep* (250 mg/ Kps., Tropfen).
▶ **Wirkung:** Ca^{2+}-Kanal-vermittelt.
▶ **Indikation:** Absencenepilepsie des Schulalters (1. Wahl neben Valproat).
▶ **Nebenwirkungen:** Übelkeit, Erbrechen, Appetitlosigkeit, Müdigkeit, Schlafstörungen, Psychose (dosisunabhängig); aplastische Anämie.
▶ **Kinetik:** Vollständige Resorption, HWZ 50 – 60 h, Proteinbindung 10%, steady-state nach 4 – 10 d:
▶ **Dosierung:**
  • *Therapiebeginn*: 250 mg, wöchentlich um 250 mg steigern.
  • *Erhaltungstherapie*: 750 – 2000 mg/d in 1(−2) Dosen (10 – 30 mg/kg KG/d).
  ◨ *Therapeutischer Plasmaspiegel:* 40 – 130 mg/l.
▶ **Besonderheit:** Keine Wirkung bei partiellen Epilepsien, kann GM-Anfälle provozieren.

Felbamat (FBM)

▶ **Präparate:** *Taloxa* (400|600 mg/Tbl.).
▶ **Wirkung:** Verwandtschaft mit Meprobamat, Verstärkung der GABA-Rezeptor-Antwort, Hemmung am N-Methyl-D-Aspartat (NMDA)-Rezeptor.
▶ **Indikation:** Reservemedikament. Wegen der Nebenwirkungen (aplastische Anämie) in Deutschland nur für die Behandlung des therapierefraktären Lennox-Gastaut-Syndroms zugelassen → nur mit strenger Indikation (Epilepsie-Zentren) verordnen.
▶ **Kontraindikationen:** Bekannte Bluterkrankung, Leber-/Niereninsuffizienz, Alter < 4 bzw. > 60 Jahre.
▶ **Nebenwirkungen:** Kopfschmerzen, Übelkeit, Erbrechen, Müdigkeit, Schwindel, Gewichtsabnahme. Aplastische Anämie in 1 ÷ 5000 Fällen. Selten fatale Hepatotoxizität (ca. 1 ÷ 30000).
▶ **Kinetik, Wechselwirkungen:**
  • Vollständige Absorption, 25% Proteinbindung. Plasma-HWZ 20 h, mit Carbamazepin, Phenytoin, Phenobarbital 12 h.
  • Felbamat erhöht Spiegel von Valproat, Phenytoin, Phenobarbital und dem aktiven Hauptmetaboliten von Carbamazepin, senkt aber den Carbamazepin-Spiegel (*cave* Fehlinterpretation Carbamazepin-Spiegel).

▶ **Dosierung:**
- *Therapiebeginn:* 600–1200 mg in 2–3 Dosen, wöchentliche Erhöhung um 600–1200 mg.
- *Erhaltungstherapie:* 3600 mg in 3–4 Dosen.
- ◧ *Therapeutischer Serumspiegel:* 10–160 mg/l.

Gabapentin (GBP)

▶ **Präparate:** *Neurontin* (100|300|400 mg/Kps., 600|800 mg/Tbl.).
▶ **Wirkung:** GABA-ähnliche Substanz, die aber nicht mit an GABA-Rezeptoren, sondern an bislang unbekannten Rezeptoren, die mit dem Aminosäuren-Transportsystem zusammenhängen, bindet. Antikonvulsive und anxiolytische Wirkung.
▶ **Indikation:**
- Fokale Epilepsien, v.a. sekundär generalisierte Anfälle (Monotherapie und add-on). (Bei Monotherapie weniger wirksam als Carbamazepin, aber geringere NW).
- Gering wirksam bei primär generalisierten Anfällen (keine Wirkung bei Absencen und myoklonischen Anfällen).
▶ **Kontraindikationen:** Akute Pankreatitis.
▶ **Nebenwirkungen** (selten und gering ausgeprägt): Müdigkeit, Abgeschlagenheit, Schwindel, Ataxie, Gewichtszunahme. Selten Tremor, Doppelbilder, Nystagmus, Kopfschmerzen. In Einzelfällen extrapyramidale Bewegungsstörungen. Bei Kindern häufiger Hyperaktivität und Aggressivität. Bislang keine Allergien bekannt.
▶ **Kinetik, Wechselwirkungen:** Dosisabhängig abnehmende Resorption (aktiver Transport durch die Mukosa), keine Proteinbindung, HWZ 5–7 h. Keine Enzyminduktion, keine Interaktion mit anderen Antiepileptika oder Kontrazeptiva. Substanz wird unverändert renal ausgeschieden (→ Dosis bei Niereninsuffizienz reduzieren). Steady-state nach 1–2 Tagen
▶ **Dosierung:**
- *Therapiebeginn:* 300–600 mg in 3 Einzeldosen, Steigerung um ca. 400 mg alle 3 Tage (rasche Aufdosierung meist problemlos).
- *Erhaltungstherapie*: 1200–2400 mg/d in 3 Tagesdosen (max. 4800 mg/d), *keine* Serumspiegelbestimmung.

Lamotrigin (LTG)

▶ **Präparate:** *Lamictal* (2|5|25|50|100|200 mg/Tbl.).
▶ **Wirkung:** z.T. Inaktivierung von Na⁺-Kanälen, Blockade der Freisetzung der exzitatorischen Aminosäuren Glutamat + Aspartat (neuroprotektiver Effekt?).
▶ **Indikation** (ähnlich Carbamazepin oder Phenytoin bei günstigerem NW-Spektrum):
- Primär generalisierte und fokale Anfällen ohne und mit sekundärer Generalisierung (als Monotherapie oder add-on-Therapie) ab dem 12. Lj.
- Bei therapierefraktären fokalen Anfällen und primär generalisierten Epilepsien ab dem 2. Lj.
- Add-on bei Lennox-Gastaut-Syndrom bei Kindern von 4–11 Jahren.
▶ **Kontraindikationen:** Manifeste Leber- oder Niereninsuffizienz. Nicht zugelassen für Kinder <2 Jahre.
▶ **Nebenwirkungen** (insgesamt gute Verträglichkeit):
- Schwindel, Kopfschmerzen, Doppelbilder, Ataxie, Übelkeit, Allergie.
- Im Gegensatz zu Carbamazepin und Phenytoin selten Müdigkeit, teilweise sogar verbesserte Stimmung und subjektiv erhöhte Leistungsfähigkeit. Schlafstörungen möglich.
- 1–3% Lyell-Syndrom (*Syn.* Syndrom der verbrühten Haut, Stevens-Johnson-Syndrom, toxische epidermale Nekrolyse wenn > 10% KOF betroffen): v.a. bei rascher Aufdosierung, bei Kindern < 12 Jahren oder bei Kombination mit Valproat oder

Carbamazepin meist innerhalb der ersten 2 Monate nach Therapiebeginn. *Vorgehen:* Lamotrigin sofort absetzen. *Prognose:*Meist vollständige Abheilung der Defekte, sehr selten fulminantes Leberversagen. Leichte Hautreaktionen können nach Absetzen und erneuter Gabe der Substanz ausbleiben.

- Im ersten Trimenon der Schwangerschaft bislang kein Hinweis auf erhöhtes Risiko schwerwiegender Missbildungen im Vergleich zur Normalbevölkerung.

▶ **Kinetik, Wechselwirkungen:**
- Schnelle, nahezu vollständige Resorption, Proteinbindung ca. 50%.
- Plasma-HWZ 30 h (nach Enzyminduktion durch Carbamazepin, Phenytoin, Phenobarbital 15 h; in Kombination mit Valproat, Felbamat 60 h).
- Keine Enzyminduktion, aber Erhöhung der Konzentration des (aktiven) Carbamazepin-Hauptmetaboliten, so dass eine bis 20% Reduktion des Carbamazepin nötig werden kann (*cave* Fehlinterpretation der Carbamazepin-Serumspiegel!).
- LTG-Spiegel kann durch einige Hormonpräparate sehr deutlich gesenkt werden.

▶ **Dosierung** (nach klinischer Symptomatik und NW):
- *Therapiebeginn: Cave* bei schneller Aufdosierung erhöhte Gefahr eines Lyell-Syndroms! 25 mg (0 – 0 – 25), Steigerung um je 25 mg alle 2 Wochen.
- *In Kombination mit Valproat:*
  - 1 Woche 12,5 mg jeden 2. Tag (0 – 0 – 12,5).
  - 1 Woche 25 mg jeden 2. Tag (0 – 0 – 25).
  - 2 Wochen 25 mg/d (0 – 0 – 25).
  - Langsame Steigerung (25 – 0 – 25 bis max. 100 – 0 – 100).
- *Erhaltungstherapie*:
  - 100 – 300 mg/d in 1 – 2 Dosen (zugelassen bis 400 mg/d; in Einzelfällen nach sorgfältiger Abwägung trotzdem bis 500 mg/d möglich).
  - *Bei Kombination mit Valproat* 50 – 200 mg/d (Valproat normal dosieren).
  - *Bei Kombination mit Enzyminduktoren* 200 – 400 mg (max. 800 mg)
- Serumspiegelbestimmung möglich, aber für die Therapie meist nicht sinnvoll (therapeutischer Bereich 0,5 – 4,5 µg/ml b. Erw.).

Levetirazetam (LEV)

▶ **Präparat:** *Keppra* 250|500|750|1000 mg/Filmtablette; Lösung 100 mg/ml (i. v.-Form ab 2005 geplant).
▶ **Wirkung:** Unbekannter Wirkmechanismus, keine signifikante Bindung an die Wirkorte anderer AE. Hinweis auf ZNS spezifische Bindungsstelle, in Hippocampus, Kortex (strukturelle Ähnlichkeit mit Piracetam).
▶ **Indikation:** Add-on-Therapie bei partiellen Anfällen mit oder ohne sek. Generalisierung und bei primär generalisierten Anfällen.
▶ **Kontraindikationen:** Keine Erfahrungen in Schwangerschaft und Stillzeit.
▶ **Nebenwirkungen:** Wenig, Somnolenz, Schwindel, Asthenie. Verhaltensauffälligkeiten bei Kindern (besser durch Pyridoxin?).
▶ **Kinetik, Wechselwirkungen:** Bioverfügbarkeit 100%, Proteinbindung < 10%, kaum Metabolisierung, lineare Kinetik. Resorption unabhängig von Mahlzeiten. Wirkung nach 0,5 – 2 h. Keine Wechselwirkungen mit anderen AE; mit Cumarin, oralen Kontrazeptiva, Digoxin bekannt.
▶ **Dosierung:** Beginn 2 × 500 mg/d, Steigerung um 1000 mg alle 2 – 4 Wochen. Wirkdosis: 1000 – 3000 mg/d (in 2 Einzeldosen). Bei schwerer Niereninsuffizienz 500 – 1000 mg/d (s. Fachinfo).
▶ **Besonderheiten:** Kann Absencen und Myoklonien verstärken.

Mesuximid (MSM)

▶ **Präparate:** *Petinutin* (150|300 mg/Tbl.).
▶ **Indikation:** Reservemedikament bei generalisierten Epilepsien (myoklonisch-astatischen Anfällen, Absencen).
▶ **Kontraindikationen:** Hepatische Porphyrie, schwere Bluterkrankungen.
▶ **Nebenwirkungen:** Übelkeit, Erbrechen, Leukopenie, Psychose.
▶ **Kinetik, Wechselwirkungen:** Erhöht Phenobarbital- und Primidon-Serumspiegel, HWZ 1 – 2 h, aktiver Hauptmetabolit 20 – 30 h; Steady-state nach 1 Woche.
▶ **Dosierung:**
- *Therapiebeginn*: 1 × 300 mg/d; langsame Dosissteigerung.
- *Erhaltungstherapie*: 1000 – 1500 mg/d in 1 – 2 Dosen.
▷ *Therapeutischer Plasmaspiegel:* 10 – 50 mg/l (Hauptmetabolit N-Desmethylmesuximid).

Oxcarbazepin (OCBZ)

▶ **Präparate:** *Trileptal* (150|300|600 mg/Tbl. 60 mg/ml Suspension), *Timox* (Filmtbl. 150|300|600 mg, 60 mg/ml Suspension).
▶ **Indikation:** Bei Wirkung von Carbamazepin (s.o.), aber allergischen NW von Carbamazepin, hepatischen Problemen (bei Oxcarbazepin *keine* Enzyminduktion). Bevorzugt bei Komedikation mit hepatisch eliminierten Substanzen (AE, Herz-Kreislauf-Medikamente, etc). Mono- und Kombinationstherapie.
▶ **Dosierung** (Erhaltungstherapie): 600 – 3000 mg/d.
▶ **Besonderheiten:** Leicht verändertes Carbamazepin, das über andere Mechanismen und Metabolite abgebaut wird. Weniger allergische Reaktionen, geringe Enzyminduktion; Gegenüber Carbamazepin häufiger Hyponatriämie. Umstellung von CBZ akut möglich; Dosis OCBZ 1 – 1,5fach. Ggf. Spiegel des Monohydroxyderivates (MHD: 20 – 35 mg/l) bestimmen.

Phenobarbital (PB)

▶ **Präparate:** *Luminal* (100 mg/Tbl., 200 mg/Amp. Injektionslösung); *Luminaletten* (15 mg/Tbl.); *Maliasin* (25|100 mg/Drg.).
▶ **Wirkung:** Interaktion mit Na^+-Kanal.
▶ **Indikation:** GM-Anfälle, weniger auch Impulsiv-petit-mal und partielle Anfälle, breit wirksames Antiepileptikum, limitierend sind die sedierenden NW.
▶ **Kontraindikationen:** Schwere Leber-/Nieren-/Herzerkrankungen, Porphyrie.
▶ **Nebenwirkungen:** Deutliche Sedierung, Exanthem bei 1 – 2 %, ohne Absetzen meist vorübergehend, fraglich Induktion einer schmerzhaften Schultersteife (auch nach Jahren, unter Physiotherapie regredient).
▶ **Kinetik, Wechselwirkungen:** Vollständige Resorption, 50 % Proteinbindung, starke Enzyminduktion. Steady-state nach 14 – 20 d. Spiegel von Carbamazepin und Valproat werden gesenkt. Verminderte Wirkung oraler Kontrazeptiva.
▶ **Dosierung:**
- *Therapiebeginn*: 100 – 200 mg, bei Schnellaufsättigung 200 – 400 mg für 4 d.
- *Erhaltungstherapie*: 150 – 200 mg/d in 2 Dosen (2 – 5 mg/kg KG/d, auch bei Kindern).
▷ *Therapeutischer Plasmaspiegel:* 15 – 40 µg/ml (klinisch kaum relevant).
▶ **Besonderheiten:** Zur Prophylaxe von Fieberkrämpfen bei Kindern.

Phenytoin (PHE)

▶ **Präparate** (Beispiele): *Phenhydan* (100 mg/Tbl. [teilbar], 5 ml|250 mg/Amp., 750 mg/50 ml Infusionskonzentrat); *Zentropil* (100 mg/Tbl. [teilbar], 5 ml|230 mg/ Amp.); *Epanutin* (100 mg/Kps., 30 mg/5 ml Suspension, 250 mg/Amp.).
▶ **Wirkung:** Na$^+$-Kanal-Interaktion.
▶ **Indikation** (breite Wirksamkeit): Partielle Epilepsien, primär generalisierte GM, (aber keine Wirkung gegen begleitende „kleine Anfälle"). Verliert durch NW-Spektrum, Enzyminduktion und bei besseren Alternativpräparaten an Bedeutung.
▶ **Kontraindikationen:** Schwere kardiale Überleitungsstörungen, aplastische Anämie.
▶ **Nebenwirkungen:** Tremor, Nystagmus, Müdigkeit, Doppelbilder, Ataxie; bei Osteomalazie Vitamin-D$_3$-Substitution. Nach längerer Einnahme Gingivahyperplasie, Kleinhirnatrophie, Akne, Hirsutismus, Hypertrichose, Lupus erythematodes, PNP, Anämie.
▶ **Kinetik:** Fast vollständige Resorption, Proteinbindung 90 %, HWZ 20 – 40 h, steady-state 5 – 15 d.
▶ **Dosierung:**
  • *Therapiebeginn:* 100 mg, Steigerung alle 3 Tage um 100 mg auf 300 mg, dann nach Wirkung, NW und Serumspiegel. Nicht-lineare Sättigung führt im oberen therapeutischen Bereich zu starkem Anstieg bzw. Abfall des Spiegels bei geringer Dosisveränderung.
  • *Schnellaufsättigung:*
    – p.o.: 400, 300, 200 mg/d; weiter nach Spiegel.
    – *Oder i.v.* 750 mg über 4 – 6 h (initial ca. 125 mg/h; max. 1,5 g/24 h), dann max. 20 mg/h i.v. oder/und 300 – 500 mg/d p.o.; weiter nach Spiegel.
    ◼ *Cave:* Kardiale Reizleitungsstörungen, RR-Abfall, Injektionslösung nicht mit anderen Substanzen oder Lösungen mischen (kristallisiert aus) → separates Infusionssystem, ggf. separater i.v.-Zugang. Verdünnung mit NaCl 0,9 % oder Glukose 5 % möglich.
  • *Erhaltungstherapie:* 300 mg, in 1 – 3 Dosen (5 – 8 mg/kg KG/d).
  ◼ *Therapeutischer Serumspiegel:* 10 – 20 mg/l.
▶ **Besonderheiten:** i.v.-Zubereitung zur Schnellaufsättigung.

Pregabalin (PGN)

▶ **Präparate:** *Lyrica* (25|50|75|100|150|200|300 mg/Kps.).
▶ **Wirkung:** Modulierender Effekt auf Untereinheit des Ca-Kanal.
▶ **Indikation:** Add-on Therapie bei partiellen (fokalen) Anfällen mit und ohne sek. Generalisierung im Erwachsenenalter.
▶ **Kontraindikationen:** Galaktose-Intoleranz (Kps. enthält Galactose).
▶ **Nebenwirkungen:** Schwindel, Müdigkeit, Benommenheit, Ataxie, periphere Ödeme, selten Gewichtszunahme.
▶ **Kinetik:** Gute, lineare enterale Resorption, kaum Proteinbindung, PGN wird > 90 % unverändert über die Nieren ausgeschieden. Keine signifikanten Wechselwirkungen mit Antiepileptika und anderen Medikamenten nachgewiesen.
▶ **Dosierung:** 2 × 75 mg/d, nach 1 Woche auf 2 × 150 mg (max. 600 mg/d) steigern. Bei stark eingeschränkter Nierenfunktion mit 25 – 50 mg/d beginnen (max. 75 – 150 mg/d). I.d.R. keine Blutspiegelbestimmungen notwendig.
▶ **Besonderheiten:** Analgetische (neuropathischer Schmerz) und anxiolytische Wirksamkeit, bisher keine Allergien auf Wirkstoff bekannt.

Primidon (PR)

► **Präparate:** *Liskantin* (250 mg/Tbl., 125 mg/5 ml Saft); *Mylepsinum* (250 mg/Tbl.); *Resimatil* (250 mg/Tbl.).
► **Wirkung:** Interaktion mit Na^+-Kanal, GABA-, Glutamat-Rezeptoren, wird teilweise zu Phenobarbital metabolisiert.
► **Indikation:** Breit wirksames Antiepileptikum, limitierend sind die sedierenden NW, Besonders wirksam bei „kleinen" generalisierten Anfällen.
► **Kontraindikationen:** Siehe unten Phenobarbital.
► **Nebenwirkungen:** Müdigkeit, Konzentrationsstörungen, Potenzstörungen, fraglich Induktion von Bindegewebserkrankungen.
► **Kinetik:** Proteinbindung 20%. HWZ 6 – 15 h (aktive Metabolite bis 80 h), Steady-state nach 2 – 4 d.
► **Dosierung:**
  • *Therapiebeginn:* 2×250 mg/d.
  • *Erhaltungstherapie:* 1000 – 1500 mg/d (10 – 20 mg/kgKG), Serumspiegel 5 – 15(–20) µg/ml.
  ▣ *Therapeutischer Plasmaspiegel:* 5 – 12 mg/l.

Sultiam

► **Präparate:** *Ospolot* (50|200 mg/Tbl.).
► **Indikation:** Reservemedikament bei partiellen Epilepsien, Rolando-Epilepsie.
► **Kontraindikationen:** Bekannte Sulfonamidallergie, Porphyrie, Hyperthyreose, arterielle Hypertonie.
► **Nebenwirkungen:** (Sulfonamid)allergie, Kopfschmerzen, Gewichtsabnahme, Sedierung.
► **Kinetik:** HWZ 9 h, steady-state nach 1 Woche, Proteinbindung 30%.
► **Dosierung:**
  • *Therapiebeginn:* 100 – 200 mg/d abends, sehr langsam steigern.
  • *Erhaltungstherapie:* 700 – 1000 mg/d in 1 – 3 Dosen.

Tiagabin (TGB)

► **Präparate:** *Gabitril* (5|10|15 mg/Tbl.).
► **Wirkung:** Hemmt die GABA-Wiederaufnahme aus dem synaptischen Spalt.
► **Indikation:** Als add-on wirksam bei fokalen Epilepsien ohne und mit sekundärer Generalisierung.
► **Kontraindikationen:** Schwere Leberfunktionsstörungen, Kinder < 12 Jahre.
► **Nebenwirkungen:** Schwindel, Müdigkeit, Unruhe, Tremor, Aggressivität, seltener depressive Verstimmung. NW besonders während der Aufdosierung, klingen dann meist nach 4 – 6 Wochen ab.
► **Kinetik, Wechselwirkungen:**
  • Rasche, vollständige Resorption, > 90% Proteinbindung, HWZ 5 – 8 h, hepatische Metabolisierung.
  • Senkt Valproat-Spiegel um 10%, sonst keine Beeinflussung anderer Antiepileptika bekannt, bei Kombination mit enzyminduzierenden Substanzen Tiagabin-Dosis anpassen. Keine Interaktion mit oralen Kontrazeptiva.
► **Dosierung:**
  • *Therapiebeginn:* 5 – 15 mg in 3 Dosen, wöchentlich um 5 – 15 mg steigern, bei NW langsamer.
  • *Erhaltungstherapie:* 15 – 50 mg/d (max. 64 mg) in 3 Dosen, höhere Dosen bei Kombination mit Erzyminduktoren, keine Serumspiegelbestimmung.

Topiramat (TPM)

▶ **Präparate:** *Topamax* (25|50|100|200 mg/Tbl., 25|50 mg/Kps.).
▶ **Wirkung:** Verschiedene mögliche Ansatzpunkte: Blockade von Na^+-Kanälen, Verstärkung der GABA-ergen Hemmung, Glutamat-Rezeptor-Antagonist, Carboanhydrasehemmer.
▶ **Indikation:** Therapierefraktäre fokale Epilepsien ohne und mit sekundärer Generalisierung, primär generalisierte tonisch/klonische Anfälle. Mono-Therapie und Add-on-Therapie zugelassen bei Lennox-Gastaut-Syndrom und für Kinder ab 2 Jahren.
▶ **Kontraindikationen:** Vorläufig noch nicht bei Kindern < 12 Jahre anwenden.
▶ **Nebenwirkungen:** Abhängig von der Geschwindigkeit der Aufdosierung Schwindel, Müdigkeit, Doppelbilder, Nystagmus. Selten auch Gewichtsverlust. Nephrolithiasis (10faches Risiko), häufig kognitive Veränderungen. Teratogenität wahrscheinlich. Sehr selten okuläres Syndrom (akute Myopenie sekundäres Engwinkelglaukom).
▶ **Kinetik, Wechselwirkungen:** Nahezu vollständige Resorption, geringe Proteinbindung, lineare Kinetik, Serum-HWZ ca. 20 h. Überwiegend renale Ausscheidung, teilweise hepatische Metabolisierung. Keine Enzyminduktion, beeinträchtigt aber die Wirkung oraler Kontrazeptiva. Durch enzyminduzierende AE Verminderung des Topiramat-Serumspiegels. (Dosisanpassung oder Aufteilung in 2 Dosen).
▶ **Dosierung:**
  • *Therapiebeginn:* 25–50 mg abends, frühestens wöchentlich um 25–50 mg steigern, auf 1–2 Dosen verteilt. Wirkbereich 50–200 mg/d.
  • *Erhaltungstherapie:* 50–200 mg/d (max. 400 mg/d) meist in 2 Dosen. Serumspiegel nicht notwendig.

Valproat (VPA)

▶ **Präparate** (Beispiele): *Convulex* (150|300|500 mg/Kps., 300 mg/1 ml Tropflösung); *Ergenyl* (150|300|500 mg/Tbl., *-chrono*300|500 mg/Tbl., *vial* 400 mg Pulver/Amp. + Inj.-Lösung; *Leptilan* (150|300|600 mg/Tbl.); *Orfiril* (150|300|600 mg/Drg., -long 150|300 mg/Retard-Kps., -long 500|1000 mg Retard-Minitabletten, -Saft 300 mg/5 ml, -Injektionslösung 300 mg/3 ml-Amp.).
▶ **Wirkung:** Na^+-Kanal-Interaktion.
▶ **Indikation** (breites Wirkspektrum):
  • *Erste Wahl* bei primär generalisierten Anfällen ohne und mit Grand maux, besonders bei Absencen.
  • Bei partieller Epilepsie zumindest als Add-on ebenfalls wirksam.
▶ **Kontraindikationen:** Kleinkinder mit Mehrfachbehinderung (und Hepatopathie): erhöhte Hepatotoxizität!
▶ **Nebenwirkungen:** Gewichtszunahme, Haarausfall, Tremor, Pankreatitis. Hepatotoxizität mit fulminantem Verlauf bei ca. 1 ÷ 10000–50000 (häufiger bei Kindern < 2 Jahre und bei Mehrfachtherapie); Teratotoxizität (Neuralrohrdefekte); Valproat-Enzephalopathie (s. „Besonderheiten").
▶ **Kinetik, Wechselwirkungen:**
  • Rasche, vollständige Resorption, 90 % Proteinbindung, HWZ 8 h (im Alter > 12 h); im oberen therapeutischen Bereich nimmt der Anteil des freien Valproat zu. Blut-Hirn-Schranke wird bei hohem Serumspiegel besser penetriert (Vorteil bei 1–2maliger Gabe/d), die NW nehmen im peak aber ebenfalls zu.
  • Valproat erhöht Phenytoin- und Phenobarbital-Spiegel sowie die Wirkung von Carbamazepin (Verdrängung aus Proteinbindung bei unverändertem Spiegel!).
  • Carbamazepin vermindert Valproat-Spiegel.

► **Dosierung:**
  • *Therapiebeginn*: 150 mg, alle 2 Tage um 150 mg steigern.
  ☐ *Schnellaufsättigung:* 1000 mg i. v. innerhalb 10 – 60 Minuten, mittlere Tagesdosis 1200 – 1500 mg auf 3 – 4 Dosen verteilt.
  • *Erhaltungstherapie*: 1000 – 3000 mg/d in 2 – 3 Dosen (15 – 30 mg/kg KG/d). Bei Retardform gleiche Tagesdosis als Einmal- (Zweimal-) Gabe.
  ☐ *Therapeutischer Serumspiegel*: 25 – 100 (max. 120) mg/l.
► **Besonderheiten:** In den ersten 6 Monaten 14-tägige Kontrolle von Leber- und Pankreaswerten, BB, Gerinnung. Äußerst selten Valproat-Enzephalopathie mit zunehmendem Psychosyndrom bis Koma. Z.T. periodische fokale epileptische Entladungen im EEG. Keine Dosisabhängigkeit, nach Absetzen der VPA nicht immer Rückbildung.

Vigabatrin (VGB)

► **Präparate:** *Sabril* (500 mg/Tbl., 500 mg/Granulat-Beutel).
► **Wirkung:** Synthetisches Derivat der Gamma-Amino-Buttersäure (GABA). Irreversible Hemmung der GABA-Transaminase (GABA-abbauendes Enzym).
► **Indikation:** Reservemedikament (als Add-on-Medikation!) nur bei sonst nicht therapierbaren schweren Epilepsien.
☐ *Hinweis:* Wegen NW (irreversible Gesichtsfelddefekte!) nur durch erfahrenen Spezialisten auf dem Gebiet der Epilepsie, Neurologie oder Neuropädiatrie einleiten! Vor Therapiebeginn und dann regelmäßig mindestens alle 3 Monate Gesichtsfeldkontrolle.
  • Pharmakoresistente fokale Anfälle ohne und mit sekundärer Generalisierung in Kombination mit anderen Antiepileptika.
  • BNS Krämpfe. Bei West-Syndrom auch als Monotherapie.
  • Lennox-Gastaut-Syndrom (*Cave* Anfallszunahme bei einigen Patienten).
► **Kontraindikationen:** Bestehende Gesichtsfelddefekte; Komedikation mit anderen retinotoxischen Pharmaka; nicht bei Patienten, bei denen eine Gesichtsfeldmessung nicht möglich ist.
► **Nebenwirkungen:** Bei ca. $1/3$ der Patienten irreversible periphere Gesichtsfeldausfälle nach Monaten/Jahren unter Medikation, oft zunächst auch asymptomatisch. Häufiger Müdigkeit, Gewichtszunahme, psychische Veränderungen (agitiert-depressiv). Transaminasenerhöhung. Gelegentlich Anfallszunahme, v. a. bei primär generalisierten Epilepsien. Teratogenes Potenzial.
► **Kinetik, Wechselwirkungen:** Schnelle, vollständige Resorption, Plasma-HWZ 5 – 8 h, renale Ausscheidung, keine Proteinbindung. Wirkung der Enzymhemmung 72 h. Keine Enzyminduktion, aber Senkung des Phenytoin-Spiegel nach 4 – 6 Wochen um 20 – 30%.
► **Dosierung:**
  • *Therapiebeginn:* Anfangsdosis 1 g/d (2×500 mg/d), wöchentlich um 0,5 – 1 g/d steigern; Steady-state innerhalb von 2 Tagen. Kinder: 40 mg/kgKG/d.
  • *Erhaltungstherapie*: $1 – 2 \times 1 – 2$ g/d (normale Tagesdosis 2 – 3[– 4]g). Serumkonzentration für die Wirksamkeit unerheblich (keine Spiegelbestimmung sinnvoll).
► **Besonderheiten:** Langsam absetzen (500 mg/2 Wochen) wegen möglicher Entzugsanfälle; Wirkungsverlust bei 40% der initialen Responder.

Zonisamid (ZSM)

► **Präparate:** Zonegran (ab 2005) 25|50|100 mg/Kps.
► **Wirkung:** Mehrere Wirkmechanismen werden diskutiert, der genaue Mechanismus ist (noch) unbekannt.
► **Indikation:** Add-on Therapie bei Erwachsenen bei einfach- und komplex-fokalen Anfällen mit und ohne sekundäre Generalisierung.

- **Kontraindikationen:** Sulfonamid- und/oder Zonisamid-Überempfindlichkeit, Schwangerschaft.
- **Nebenwirkungen:** Müdigkeit, Schwindel, allergische Reaktion, Hypohidrose, Reizbarkeit, Photosensibilität, Gewichtsverlust.
- **Kinetik:** Steady state nach etwa 2 Wochen, Proteinbindung ca. 60%, HWZ 24–60 h, 70% Abbau über Leber, nicht über Cytochrom P450-System; 30% renale Elimination.
- **Wechselwirkungen:** Wenig bis keine Wirkungen auf andere AE; aber CBZ, PHE, PB senken den ZSM-Spiegel, keine Interaktion mit oralen Kontrazeptiva bekannt.
- **Dosierung:** 2×25 mg /d, nach 1 Woche 2×50 mg, dann wöchentlich um 2×25 bis 2×50 mg steigern bis zur Zieldosis 300–500 mg/d. Später Einnahme in 1–2 Dosen täglich. Therapeutischer Bereich 10–40 µg/ml.

25.10 Therapie: Spezielle Aspekte

Antiepileptika-Therapie bei älteren Patienten

- **Besonderheiten:** Meist besseres Ansprechen auf AE-Therapie und vermehrt Nebenwirkungen (s.u.), deshalb niedrigere Dosen anstreben. Meist liegen symptomatische Epilepsien vor, weswegen primär Carbamazepin, Valproat und Phenytoin bevorzugt werden.
- **Dosierung** (meist ausreichend für eine gute Einstellung):
  - Phenytoin 200–300 mg/d.
  - Carbamazepin 300 mg/d.
  - Valproat 600 mg/d.
- **Verändertes Nebenwirkungsrisiko:**
  - Störung der kardialen Erregungsleitung!
  - Anstieg des freien (= wirksame) Anteils, v.a. bei AE mit hoher Proteinbindung (z.B. Phenytoin)!
  - Osteoporoserisiko ↑ durch alle enzyminduzierenden Substanzen.
  - Bei Barbituraten erhöhtes Risiko für Schlafapnoesyndrom (S. 574).
  - Folsäuremangelrisiko (mit megaloblastärer Anämie) ↑.
  - Kognitive Beeinträchtigung bei Vorschädigung des Gehirns klinisch eher manifest.

Perioperative Medikation, Umstellung auf parenterale Therapie

- **Modifizierte orale Medikation vor geplanten Operationen:**
  1. Operation zeitlich so planen, dass möglichst keine Medikamenteneinnahme ausfällt. Oft wird vom Anästhesisten eine Tabletteneinnahme mit wenig Flüssigkeit auch vor einer Intubation akzeptiert.
  2. Falls dies nicht möglich ist, prüfen, ob die Einnahmedosis auf einen anderen Zeitpunkt verlegt werden kann (HWZ der Präparate ausreichend? Retardform verfügbar?)
  3. Bei Schluckstörungen können viele Substanzen als Saft oder zermörsert über eine gastrale Sonde verabreicht werden (*cave* Präparate können so die Retard-Wirkung verlieren!).
- **Umstellung auf parenterale Therapie:**
  - *Indikation:* Längere Operation, postoperativ längere Nahrungs-Karenz.
  - *Phenobarbital* (Luminal 3×100 mg i.v/d) als *Mittel der Wahl* unabhängig von der Vortherapie (breite Wirksamkeit + perioperativ meist erwünschter sedierender Effekt *– Vorgehen:*
    – Orale Medikation unverändert bis zum Vorabend der Operation.
    – Am Operationstag 3×100 mg Phenobarbital i.v.

– Wenn möglich am Folgetag orale Medikation in vorbestehender Dosierung, ggf. Phenobarbital noch 1 – 2 d in absteigender Dosis.

– Falls längere Nahrungskarenz notwendig, Ausschleichen der Phenobarbital-Dosis langsamer, bei längerem Intervall kann auch eine langsamere Aufdosierung der AE notwendig werden (NW!).

• *Vorbestehende (Mono)-Therapie mit Phenytoin:* Vorübergehende Phenytoin-i.v.-Applikation (2 × 250 mg i.v). *Cave:* Hautnekrosen bei paravenöser Applikation.

• *Vorbestehende (Mono)-Therapie mit Valproat:* Vorübergehende Valproat-i.v.-Applikation: Mittlere Dosis 1200 – 1500 mg auf mindestens 3 Dosen verteilt (oder besser als Dauerinfusion!). Bei längerer Gabe Na $^+$-Einfuhr beachten. *Cave:* Hautnekrosen bei paravenöser Applikation.

▶ *Alternativ:* i.v.-Benzodiazepine (Diazepam, Lorazepam, Clonazepam).

Epilepsie und Schwangerschaft

▶ **Kontrazeption:** Bei Einnahme enzyminduzierender AE Hormonpräparate mit mindestens 50 μg Ethinylestradiol einsetzen.

▶ **Einfluss einer Schwangerschaft auf Verlauf einer Epilepsie + Anfallsfrequenz:** Wohl kein direkter Einfluss. Indirekt kann es aber zur Anfallshäufung kommen durch:

• Abfall des AE-Serumspiegels durch erhöhte Leber- und Nierenclearance, Absorptionsstörungen

• Schlafentzug

• Selbständiges Absetzen der AE aus Angst vor Missbildungen des Kindes

▶ **Schwangerschafts-Risiken für das Kind:**

• *Wahrscheinlichkeit einer Epilepsie* beim Kind ist 5 – 10fach erhöht bei Epilepsie der Mutter, weniger erhöht auch bei Epilepsie des Vaters.

• *Wahrscheinlichkeit ernsthafter, fetaler Missbildungen* ist mit 4 – 6% leicht erhöht (Normalpopulation 2 – 3%) bei Epilepsie der Eltern (Vater + Mutter); bei idiopathischer Epilepsie größer als bei symptomatischer Epilepsie.

• *GM-Anfälle* (Hypoxie).

• *Teratogene Wirkung von Antiepileptika:*

– Häufige Missbildungen unter AE-Therapie sind: Neuralrohrdefekte (v.a. Valproat, Carbamazepin), Herzfehler, Lippen-Kiefer-Gaumenspalte (v.a. Phenytoin, Carbamazepin), Darmatresien, Skelettmissbildungen, Hypoplasie der Endphalangen (Phenytoin), ZNS-Fehlbildungen

– Einige Substanzen (Valproat, Carbamazepin) führen zu Neuralrohrdefekten, die mit der AE-Konzentration (Spitzenspiegel), aber auch zum (AE-bedingt) erniedrigten Folsäurespiegel korrelieren.

– Enzym-induzierende Substanzen können zu Vit.-K-Mangel führen → Gefahr einer intrazerebralen Blutung ohne Vit.-K-Prophylaxe 10%.

– Missbildungsrisiko wächst mit der Zahl der Antiepileptika (Anhaltspunkt: Monotherapie 3%, 2 Substanzen 5%, 3 Substanzen 10%, 4 Substanzen 20%, wobei bei Kombinationstherapie in der Regel auch eine schwerere Epilepsie und häufigere Anfälle anzunehmen sind).

▶ **Maßnahmen vor einer geplanten Schwangerschaft:**

• *Gemeinsame Besprechung der Therapie:* Führt das verwendete Antiepileptikum zu einem erhöhten Risiko? Gibt es ein weniger risikoreiches Alternativpräparat, das ausreichend wirksam ist? Kann vorübergehend die Anzahl der Präparate gesenkt werden? Ist Einstellung auf Lamotrigin sinnvoll?

• *Evtl. vorübergehende Umstellung der Medikation,* da in der zeitlich limitierten Schwangerschaft eine andere Gewichtung von Nebenwirkungen möglich ist (Müdigkeit, Langzeitnebenwirkungen weniger wichtig).

– Kleine Anfälle können in der Schwangerschaft tolerabel sein, Grand-mal-Anfälle sollten verhindert werden (*cave* Hypoxie, kardiale Rhythmusstörungen).

- Umstellung der Medikation möglichst *vor* der Schwangerschaft bzw. vor dem besonders missbildungsgefährdeten ersten Trimenon.
- *Folsäuresubstitution* (5 mg/d): 4 Wochen vor Konzeption bis mindestens 14. SSW (Reduktion der Neuralrohrdefekte um etwa $^2/_3$).

▶ **Maßnahmen während der Schwangerschaft unter AE-Therapie:**
- *Empfohlene pränatale Screeningdiagnostik:*
  - α_1-Fetoprotein im Fruchtwasser in der 16–20. SSW (Neuralrohrdefekt?). Neuralrohrdefekte entstehen nach dem ersten Trimenon nicht mehr → Therapie mit Valproat (Carbamazepin?) kann fortgesetzt werden.
  - „Missbildungs-Ultraschall" in der 18–20. SSW.
- *Häufige Anfälle im letzten Trimenon:* Evtl. AE-Dosis steigern (trotz nahezu regelhaftem Abfall der Serumspiegel aber nicht immer notwendig).
- *Bestimmung des von-Willebrand-Jürgens-Faktors* präpartal unter Valproat-Therapie (unter dieser Medikation häufig vermindert!). *Cave* profuse Blutungen bei OP → hämatologisches Konsil mit der Frage einer Minirin-Gabe.
- *Vitamin-K.-Substitution:*
  - 10–20 mg/d ab etwa 34. SSW
  - Beim Kind unmittelbar postpartal 1 mg s.c. oder i.m.
- *Anfälle bei Eklampsie* s. S. 540.

▶ **Postpartale Maßnahmen:**
- *Engmaschige AE-Spiegelkotrolle* (*cave* Intoxikation).
- *Stillen* wird empfohlen (allgemeine Vorteile des Stillens, Gefahr des akuten AE-Entzuges beim Kind), obwohl in der Muttermilch der AE-Spiegel 25% des Serumspiegels beträgt. *Ausnahme:* Manifeste Gedeihstörungen beim Kind.

Epilepsie und Psychose

▶ **Häufigkeit:** 3–8% der Patienten mit Epilepsie.
▶ **Mögliche Ursachen psychotischer Zustände bei bekannter Epilepsie:**
- *Anfallskorreliert:*
  - Präiktual (z.T. Stunden oder Tage anhaltend, meist ängstlich-agitiert).
  - Iktual: Aura, KPA oder Absencen-Status (5–15%).
  - Postiktual (40–50%): Postiktualer Verwirrtheitszustand für Tage bis Wochen.
  - „Alternativpsychose" (5–10%): Meist bei spontan oder medikamentös bedingter, sehr rascher Normalisierung des EEG.
- *Nicht anfallsabhängig (10–30%):* Koinzidenz einer Psychose, organische Erkrankung als Ursache beider Syndrome, Antiepileptika-induziert.

Tabelle 25.10 · **Gefahr der Anfallsauslösung durch verschiedene Psychopharmaka**

Gefährdung	Antidepressiva	Neuroleptika
hoch	– Maprotilin (z.B. Ludiomil) – Amitriptylin (z.B. Saroten) – Clomipramin (z.B. Anafranil)	– Levomepromazin (z.B. Neurocil) – Clozapin (z.B. Leponex) – Haloperidol (z.B. Haldol) – Flupentixol (z.B. Fluanxol)
niedriger	– selektive Serotonin-Wiederaufnahme-Hemmer (z.B. Fluctin, Fevarin, Seroxat) – MAO-Hemmer (z.B. Aurorix)	– Thioridazin (z.B. Melleril) – Pimozid (z.B. Orap) – Sertindol (z.B. Serdolect)

▶ **Therapie:** S. 500.
- *Anfallskorrelierte Psychosen:* Nur bei längerdauernden und intolerablen Zuständen kurze Sedierung (Benzodiazepine).
- *Nicht anfallskorrelierte Psychosen:* Carbamazepin oder Valproat, bei Neuroleptika- oder Antidepressiva-Therapie epileptogene Potenz der Substanzen beachten (Tab. 25.10), bei ausgeprägter Psychose muss aber auf die höherpotenten Neuroleptika ungeachtet der höheren Gefahr einer Anfallsauslösung zurückgegriffen werden.

Chirurgische Therapie

▶ **Indikation, Voraussetzungen:**
- *Nachgewiesener, umschriebener epileptogener Fokus* in einer funktionell nicht wesentlichen Region (nie bei primär generalisierter Epilepsie!).
- *Pharmakoresistenz:* Mit verschiedenen adäquaten, ausdosierten Medikamenten ist keine ausreichende Anfallskontrolle zu erreichen (Medikation im Verlauf dokumentieren!).
- *Motivierter, kooperativer, psychisch stabiler Patient.*
- ◻ *Hinweis:* Möglichkeit einer chirurgischen Therapie frühzeitig (1 – 2 Jahre nach Beginn der Anfälle) bedenken, falls die vorgenannten Bedingungen zutreffen, damit die soziale Eingliederung verbessert wird.

▶ **Voruntersuchungen** (in der Regel in speziellen Zentren für prächirurgische Epilepsiediagnostik):
- *Langzeitableitung des Oberflächen-EEG* (Video EEG= Video-SDA [Video-Simultan-Doppelbildaufzeichnung]), ggf. auch invasive EEG-Ableitungen zur genauen Fokuslokalisation. EEG-Ableitung von Anfällen (ggf. Anfallsprovokation).
- Lokalisation der sprachdominanten Hemisphäre (sog. selektiver Wada-Test: Durch einen transfemoral in der A. carotis interna + Ästen platzierten Katheter werden durch Na$^+$-Amytal-Injektionen selektiv einzelne Hirnregionen vorübergehend ausgeschaltet zur Ermittlung der Funktionsqualität dieser Regionen [Hemisphärendominanz, Sprachlokalisation] → Prognose der Ausfälle nach operativer Entfernung.
- Subdurale-/Tiefenableitung.
- Neuropsychologische Testung (bei vorbestehenden deutlichen neuropsychologischen Defiziten schlechte Aussicht).
- Ausführliche bildgebende Diagnostik (MRT, SPECT, PET).

▶ **Methoden:**
- *Partielle Hippokampektomie (Temporallappen):*
  - Indikation: Bei Nachweis eines morphologischen (MRT-)Korrelates (Hippokampus-Sklerose, Glianarbe, lokaler Tumor) großzügigere Indikationsstellung. Ohne Nachweis einer MRT-Läsion in einigen Fällen indiziert (nur spezielle Zentren für prächirurgische Epilepsiediagnostik).
  - Prognose: Bei ausschließlicher Entfernung der Läsion 40 – 60% anfallsfrei; je ausgedehnter die Resektion, desto besser die Anfallskontrolle (50 – 70% anfallsfrei, 20 – 30% gebessert), aber desto wahrscheinlicher sind neuropsychologische Defizite.
- *Multiple subpiale Transsektionen (MSP):*
  - Prinzip: Durch multiple oberflächliche Schnitte ins Hirnparenchym (Abstand ca. 5 mm) werden v.a. die längeren exzitatorischen Fasern zerstört und eine Ausbreitung der epileptischen Aktivität beschränkt.
  - Indikation: Fehlende Resektionsmöglichkeit des Herdes aufgrund funktionell wichtiger Strukturen.
  - Prognose: Deutliche Besserung bei ca. 50%, geringes Risiko neuropsychologischer Ausfälle.

- *Partielle Kallosotomie:*
  - Prinzip: Teilweise Durchtrennung des Balkens.
  - Indikation: Nur in Einzelfällen bei pharmokologisch nicht beherrschbaren Sturzanfällen, seltener bei multifokalen Epilepsien.
  - Prognose: In 70 % Reduktion der Frequenz v. a. von Sturzanfällen.
- ► **Weiteres Vorgehen, Prognose:**
  - Die AE-Medikation muss postoperativ zunächst weitergeführt werden, evtl. vereinfachte Medikation anstreben.
  - Nach 2 Jahren Anfallsfreiheit langsames Ausschleichen der Medikation möglich.
  - Nach 2-jähriger Anfallsfreiheit sind Rückfälle selten.

Alternative und zusätzliche Maßnahmen

- ► **Vorbemerkungen:**
  - Bei etwa 10 – 25 % der Patienten mit Epilepsie ist medikamentös keine befriedigende Anfallsreduktion zu erreichen. Diese Patienten bedürfen einer besonderen Betreuung, damit klar wird, daß sie jederzeit einen Ansprechpartner haben, der neue Therapiemöglichkeiten, aber auch Alternativtherapien kennt und deren Wert einschätzen kann.
  - Auch diese Therapien sollten in der Hand des Arztes bleiben, damit der Einsatz entsprechend ihrer Wertigkeit gewährleistet ist (nicht vor klassischen Antiepileptika) und verhindert wird, dass die Patienten hilflos in die „Behandlung" von Scharlatanen geraten.
- ► **Mögliche Therapien nach nachgewiesener Pharmakoresistenz** (werden vorwiegend in Epilepsie-Zentren angeboten [z. T. in Erprobung]):
  - *Einsatz älterer, weniger gebräuchlicher Antiepileptika* (meist kombiniert):
    - Hormontherapie bei Zyklus-abhängigen Anfällen („katameniale Epilepsien"). Besonders bei anovulatorischen Zyklen und Anfallshäufung in der 2. Zyklushälfte Substitution des antiepileptisch wirksamen Progesterons.
    - Bromid (*Dibro-BE mono* Tbl. 850 mg): *Indikation:* Wirksamkeit gegen GM nachgewiesen, in der Regel als add-on Medikation. *Dosierung:* 30 – 70 mg/kg KG/d in 2 – 3 Dosen. *Kinetik:* HWZ 10 – 20 d, keine Proteinbindung, keine Metabolisierung, renale Exkretion proportional zur Chlor-Konzentration). *NW* (i.d.R. dosisabhängig und reversibel nach Absetzen der Substanz): Müdigkeit bis Somnolenz, Kopfschmerzen, Bromakne; Bromismus mit Psychose, Koma, neurologischen Herdsymptomen.
  - *Einsatz neuer Antiepileptika* im Rahmen von Studien oder als Heilversuch.
  - *Implantation eines Vagusstimulators:*
    - Reizsonde (mit Steuer- und Batterie-Einheit, ähnlich einem Herzschrittmacher) wird am linken N. vagus implantiert.
    - Reizstärke (0,25 – 4 mA bei Pulsdauer von 0,007 – 1 msek).
    - Auf gebräuchliche Einstellung langsam steigern (30 Hz für 30 sek, 5 min ohne Reiz).
    - Patient kann mittels Magnet jederzeit Reize auslösen (bei Beginn eines Anfalls).
    - Nebenwirkungen: Heiserkeit, Sprachstörung während der Reize, OP-Komplikationen, Infektionen (selten).
  - *Stereotaktische Radiotherapie:*
    - Prinzip: Fraktionierte Bestrahlung eines epileptogenen Fokus mit nicht zytotoxischer Niedrigdosis (< 16 Gy).
    - Indikation: Nachgewiesener epileptogener Fokus, der nicht operabel ist (z. B. Lage in der Sprachregion, tieferliegender Herd, beidseitige umschriebene Herde), evtl. auch nach OP mit unbefriedigendem Erfolg.

▶ **Weitere alternative Therapiestrategien:**
- *Verhaltenstherapie:*
  - Vermeiden Anfalls-auslösender Situationen (bei Stressauslösung ggf. Arbeitswechsel, bei Photo-induzierten Anfällen Sonnenbrille etc.).
  - Vor absehbaren, nicht zu verhindernden Auslösesituationen gezielte Vorbereitung (entspannende Maßnahmen, evtl. einmalig Benzodiazepine niedrig dosiert [Clonazepam, Clobazam]).
  - Gezielte Anfallsdurchbrechung in der Frühphase (taktiler Reiz bei partiell-motorischem oder sensiblen Anfall (EPA), Riechreiz bei olfaktorischen Anfällen). Durch häufige Anwendung dieser Reize kann auch eine Konditionierung erreicht werden, sodass durch bloße Vorstellung des Reizes der Anfall unterbrochen werden kann (Biofeedback). Diese Maßnahmen sind naturgemäß bei primär generalisierten Anfällen nicht anzuwenden.
  - Weitere Indikationen für die Verhaltenstherapie: Anfälle ohne fassbare organische Ursache, Reflexepilepsien.
- *Ketogene Diät:*
  - Strenge Diät, in der Fette durch mittellangkettige Fettsäuren ersetzt und Kohlenhydrate reduziert werden.
  - Ausgangspunkt ist die Beobachtung, dass durch Fasten eine Anfallsreduktion erreicht werden kann. Durch die Diät soll ein Fastenzustand bei ausreichender Kalorienzufuhr erreicht werden, mit Verminderung des KH-Stoffwechsel zugunsten der Fettumsetzung.
  - Eine Anfallsreduktion, die der einer antiepileptischen Medikation vergleichbar ist, konnte in einzelnen Studien nachgewiesen werden.
  - Aufgrund des katastrophalen Geschmacks der Diät ist eine längerfristige Anwendung nur bei einzelnen Patienten möglich.

25.11 Sozialmedizinische und forensische Aspekte

Minderung der Erwerbsfähigkeit

◨ *Hinweis:* Eine Epilepsie ist als Diagnose nicht oder höchstens begrenzt Grund für eine Behinderung oder Einschränkung der Erwerbsfähigkeit! Führend für die Beurteilung müssen Art und Häufigkeit der Anfälle sein.
- Anfälle mit Bewusstlosigkeit?
- Anfälle mit Sturz?
- Störung der Willkürmotorik im Anfall?
- Kommt es im Anfall zu unangemessenen Handlungen?

▶ **Günstige Einflussfaktoren im Hinblick auf die berufliche Tätigkeit** bei bestehenden Anfällen:
- *Konstante, ausreichend lange Aura,* die es dem Patienten ermöglicht, Gefährdungen durch den Anfall zu verhindern (sofern der Patient diese nutzen kann, um sich aus Gefahrensituationen zu bringen oder um den Anfall zu verhindern).
- *Strenge tageszeitliche Bindung der Anfälle,* die die Zeit der Arbeit und der Arbeitswege ausschließt (Patienten, die 3 Jahre ausschließlich Anfälle aus dem Schlaf heraus hatten, können als anfallsfrei gelten).
- *Vermeidbare Anfallsauslösung.*

◨ *Hinweis:* Allgemein treten während der Arbeitszeit wesentlich weniger Anfälle auf als statistisch zu erwarten (protektive Wirkung von körperlicher und konzentrativer Aktivität).

▶ **MdE-Bewertung der Anfälle:** Siehe Tab. 25.11.

◨ *Informationen* über Behindertenfragen, Rehabilitation, Ausbildung und Umschulung können beim Bundesministerium für Arbeit und Sozialordnung angefordert werden.

Tabelle 25.11 · **MdE-Minderung bei Anfällen**

Anfallstyp	GdB/MdE (%)
Anfälle mit Bewusstseinsstörung: Grand-mal- und komplex-partielle Anfälle	
– Pausen von mehr als einem Jahr	40
– Pausen von Monaten	50 – 60
– Pausen von Wochen	60 – 80
– wöchentlich oder in Serien	90 – 100
Anfälle ohne Bewusstseinsstörung: „Kleine Anfälle", einfach partielle Anfälle	
– Pausen von Monaten	40
– Pausen von Wochen	50 – 60
– Pausen von Tagen	60 – 80
– täglich	90 – 100
Narkolepsie: Nach der Häufigkeit der Bewusstseins- beeinträchtigenden Symptome	50 – 80
3 Jahre Anfallfreiheit unter medikamentöser Therapie	30
3 Jahre Anfallfreiheit ohne Therapie = nicht mehr symptomatische Epilepsie (Einschränkungen: Eventuelle Grundkrankheiten [Tumor, SHT, Ischämie o.ä.]) bleiben auch nach Abklingen der Anfälle bestehen und sind ggf. unabhängig zu bewerten	0

Eignung zum Führen von Kraftfahrzeugen

▶ **Kfz der Klassen A, B, M, L, T** (z.B. Motorräder, PKW, Kfz < 3500 kg zulässige Gesamt-Masse ohne Personenbeförderung): Zum Führen ist der Betroffene in der Regel nicht in der Lage, solange eine wesentliche Gefahr von Anfallsrezidiven besteht.
   ● *Ausnahmen:* Ausschließlich an den Schlaf gebundene Anfälle nach Beobachtungszeit von 3 Jahren. Isolierte einfach-fokale Anfälle *1) ohne* Bewusstseinsstörung, *2) ohne* motorische, sensorische oder kognitive Symptome, die das Fahren beeinträchtigen könnten, *3) ohne* Übergang zu beeinträchtigenden Anfällen bei Beobachtung über ein Jahr.
   ● Eine *wesentliche Rezidivgefahr* ist *nicht* anzunehmen:
      – Nach 3(–6) Monaten bei Gelegenheitsanfall und bei einmaligem Anfall, wenn die neurologische Abklärung keine Hinweise auf morphologische Läsionen oder beginnende idiopathische Epilepsie ergeben hat.
      – Nach 6 Monaten bei Anfällen, die kurze Zeit (etwa 2 Wochen) nach Hirnoperation oder Hirnverletzung aufgetreten sind.
      – Nach 1 Jahr Anfallsfreiheit nach epilepsiechirurgischem Eingriff.
      – Nach Anfallsfreiheit von 1 Jahr bei allen anderen Anfällen. (2 Jahre bei langjährig bestehenden, bislang therapieresistenten Epilepsien.)
   ● Bei Absetzen von Antiepileptika soll für die Dauer des Ausschleichens und 3 Monate danach vom Führen eines PKW abgeraten werden (Bei Rezidivanfall im Rahmen eines Ausschleichversuches genügt eine erneute Fahrunterbrechung von 6 Monaten).
▶ **Kfz der Klassen C, D** (> 3500 kg zulässige Gesamtmasse und Kfz zur Personenbeförderung): Zum Führen ist der Betroffene „nach mehreren Anfällen grundsätzlich" nicht mehr in der Lage. Ausnahmen: 5 Jahre Anfallsfreiheit ohne Antiepileptika-The-

rapie; 6 Monate Anfallsfreiheit nach Gelegenheitsanfall; 2 Jahre Anfallsfreiheit nach einmaligem Anfall, wenn kein Anhalt für beginnende Epilepsie oder andere hirnorganische Beeinträchtigung besteht.

► **Kontrolluntersuchungen** sollen nach 1, 2 und 4 Jahren erfolgen. *Beachte:* Der EEG-Befund alleine erlaubt keine Konsequenzen für die Beurteilung der Eignung zum Führen von KFZ!

► Details → „Begutachtungs-Leitlinien zur Kraftfahrereignung" (s. S. 160).

Sport

► Einschränkungen ergeben sich nur insoweit wie ein Anfall eine Selbst- oder Fremdgefährdung darstellen würde (z.B. Tauchen, Klettern, Fliegen).

Reisen

► Bei Reisen sollten Provokationsmechanismen (Zeitverschiebung → Schlafmangel) und Störungen der Medikation (Einnahmefehler, Resorptionsstörung durch Diarrhö) vermieden werden. Ansonsten bestehen keine grundsätzlichen Einschränkungen.

Impfungen

► Alle notwendigen Impfungen sind auch bei Epilepsien durchführbar.

26 Nicht-epileptische Anfälle

26.1 Grundlagen und Übersicht

Übersicht

▶ **Hinweis:** In bis zu 50% der Synkopen kann keine Ursache gefunden werden!

Tabelle 26.1 · Nicht-epileptische Anfälle

Erkrankungen	Pathogenese
nicht-epileptischer, anfallsartiger Bewusstseinsverlust = **Synkope**	
– kardiogene Synkope	globale zerebrale Zirkulationsstörung
– reflektorische Synkope	
– Hypovolämie	
– vaskuläre Synkope	fokale Minderperfusion des Hirnstamms (TIA)
– metabolisch bedingte Synkope	vermindertes zerebrales Substratangebot durch eine Stoffwechselstörung (z. B. Hypoglykämie)
nicht-epileptische Anfälle ohne Bewusstseinsstörung	
– drop attack	fokale Minderperfusion von Hirnstammregionen (TIA)
– Narkolepsie, Kataplexie	Schlafstörung mit Auftreten von REM-Schlaf-Anteilen im Wachzustand
– Tetanie	Hypokalzämie oder Alkalose mit vermindertem freiem Ca^{2+} im Serum (metabolisch, Hyperventilation s. u.)
– tonischer Hirnstammanfall	entzündliche (MS), selten vaskuläre Hirnstammläsion
– psychogener Anfall und Hyperventilation	psychodynamische Faktoren (situationsabhängig)

Basisdiagnostik

▶ **Anamnese:** Eigen- und – vor allem bei Anfällen mit Bewusstseinsstörung – Fremd-anamnese in Hinblick auf Auslöser, Prodromi, Begleitsymptome.
▶ **Körperliche Untersuchung:** Allgemeiner klinischer und neurologischer Status, inkl. Blutdruckmessung bds.
▶ **Schellong-Test** (Abb. 26.1): RR- und Herzfrequenz(HF)-Messungen 2-minütlich, 10 min im Liegen, dann 10 min im Stehen. *Pathologisch:* Im Stehen RR-Abfall > 20 mm Hg systolisch, > 15 mm Hg diastolisch. *Einteilung:*

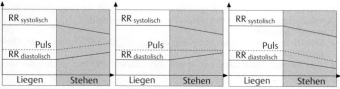

sympathikotone Form   hyposympathikotone Form   asympathikotone Form

Abb. 26.1 · Schellong-Test

- *Sympathikotone* Form: HF steigt > 16/min.
- *Hyposympathikotone* Form: HF steigt nicht oder kaum.
- *Asympathikotone* Form: HF und RR$_{diast}$ fallen ab.
► **Labor:** Standardparameter (ggf. Säure-Basen-Status).
► **Apparativ:** EKG, EEG mit Provokationsmethoden, cw-Doppler- und ggf. Duplexsonographie der hirnversorgenden Gefäße (S. 99).

Zusatzuntersuchungen, abhängig von der Verdachtsdiagnose

► **Langzeit-EKG** (über 24 h oder 48 h): Intermittierende höhergradige Herzrhythmusstörungen?
► **Echokardiographie** (transthorakal, ggf. transösophageal). Fragestellung: Klappenveränderungen? Morphologisch fassbare Myokardveränderungen?
► **Karotisdruckversuch:**
  - *Voraussetzung:* Ausschluss einer ausgeprägten Plaquebildung im Karotisbereich durch Sonographie oder unter Kenntnis anderer bildgebender Befunde (Gefahr mechanisch induzierter arterioarterieller Embolien).
  - *Durchführung:* Unter RR- und EKG-Kontrolle, liegendem i.v.-Zugang und Reanimationsbereitschaft (vor allem 1 Amp. Atropin bereithalten!) max. 5 sek lang Massage des Karotissinus. *Cave:* Immer beide Seiten untersuchen, aber niemals gleichzeitig!
  - *Beurteilung:*
    - Blutdruckabfall > 30 mm Hg (symptomatisch) oder 50 mm Hg (asymptomatisch) → *vasodepressorischer* Typ.
    - Bradykardie/Asystolie ≥ 3 sek → *kardioinhibitorischer* Typ.
► **Herzfrequenzanalyse** unter Ruhebedingungen, Orthostase, Valsalva-Manöver. Fragestellung: Autonome kardiale Innervatiosstörung?
► **Kipptischuntersuchung** zur weiteren Differenzierung vasovagaler Synkopen und autonomer Funktionsstörungen (S. 79).
► **EEG-Monitoring**: Bei begründetem V.a. epileptische Genese, aber fehlenden klinisch oder elektroenzeohalographisch wegweisenden Befunden.
  - Mobiles Langzeit-EEG: Relativ schlechte Aufzeichnungsqualität, aber geeignet zur Erkennung evtl. generalisierter epilepsietypischer Aktivität.
  - Stationäres Video-EEG-Monitoring.
► **Schlaflabor-Untersuchung:** s. S. 572.
► **Prolaktinbestimmung**: Eine Erhöhung des Prolaktinspiegels kann zur Abgrenzung gegen epileptische Anfälle beitragen: Bei GM-Anfällen in 80 – 100 % postiktuale Prolaktinerhöhung, bei Synkopen und psychogenen Anfällen nur sehr selten. Bestimmung des Prolaktin-Peaks 30 min nach dem Anfall, Basiswert 24 h nach Anfall.

26.2 Synkopen

Definition und typische Symptomatik

► **Definition:** Akut einsetzende, reversible Bewusstlosigkeit für Sekunden bis Stunden mit Tonusverlust der Muskulatur (→ ungeschützter Sturz).
► **Typische Symptomatik:**
  - *Eigenanamnestisch:* „Schwarzwerden vor Augen", „Umwelt entfernt sich", Übelkeit, Schweißausbruch.
  - *Fremdanamnestisch:* Blasswerden oder Zyanose, schlaffer Tonusverlust der Muskulatur.

■ *Cave:* Insbesondere infolge einer kurzfristigen globalen zerebralen Funktionsstörung bei kardialen Synkopen können kloniforme Krämpfe ausgelöst werden („*konvulsive Synkope*"), die nicht zur Diagnose einer Epilepsie verleiten dürfen! *DD zum tonisch-klonischen, epileptischen Anfall:* Bei der konvulsiven Synkope treten nur einzelne klonische Zuckungen und nur selten Zungenbiss und Urinabgang auf.

Kardiogene Synkope (Adam-Stokes-Anfall)

► **Ätiologie, Auslöser, spezielle Diagnostik** (vgl. S. 565):
  • Bradykarde oder tachykarde Herzrhythmusstörungen bei unterschiedlichen kardialen Grunderkrankungen: (Langzeit-)EKG, Echokardiographie (Echo).
  • Kardioinhibitorischer Typ des Karotissinus-Syndroms (→ Asystolie; S. 566).
  • Passagere Entleerungs- oder Füllungsstörungen der Herzkammern: Echo.
  • Lungenembolien: Anamnese, Echo, Rö-Thorax, ggf. Szintigraphie.
► **Spezielle Klinik:**
  • *Prodromi:* Palpitationen, Dyspnoe, retrosternaler Schmerz, Schwindel.
  • *Dauer der Bewusstlosigkeit:* Sekunden bis Minuten. Keine, allenfalls kurze Reorientierungsphase.
  • Begleitsymptomatik in Abhängigkeit von der kardialen Grunderkrankung.
► **Diagnostik:** s. S. 565.
► **Therapie:** In Abhängigkeit von der Grunderkrankung. Bei bestimmten Herzrhythmusstörungen und beim kardioinhibitorischen Typ des Karotissinus-Syndroms permanente Schrittmacher-Therapie.

Neurogene und Reflektorische Synkopen

► **Formen und spezielle Diagnostik:**
  • *Neurogen:* vasovagale Synkopen (Reflexsynkopen unterschiedlicher Auslöser, RR- und Frequenzabfall, peripheres autonomes NS intakt), dysautonome, orthostatische Synkopen (zentrale, präganglionäre oder postganglionäre Sympathikusstörung mit fehlender Vasokonstriktion, im Stehen RR- Abfall, bei gleichzeitiger kardialer Denervierung auch Frequenzabfall, sonst Tachykardie Schellong-Test (S. 565) und Kipptisch-Untersuchung (S. 79).
  • *Vasodepressorischer Typ des Karotissinus-Syndroms* (→ RR-Abfall; S. 566).
  • *Postprandial, pressorisch und postpressorisch* (z. B. Husten-, Nies-, Defäkations- oder Miktionssynkope): Anamnese.
► **Klinik:**
  • *Prodromi:* Unsystematischer Schwindel, Schwitzen, Übelkeit, „Schwarzwerden vor Augen", Rauschen oder Druckgefühl in den Ohren.
  • *Dauer der Bewusstlosigkeit:* Nur Sekunden. Keine, allenfalls kurze Reorientierungsphase.
► **Therapie:**
  • *Neurokardiogene und orthostatische Synkope:* Spezifische Auslöser meiden, Kreislauftraining, Verminderung des venösen Pooling durch Kompressionsstrümpfe, vermehrte orale Zufuhr von NaCl, ggf. nach eingehender Abklärung mittels Kipptischuntersuchung Versuch mit β-Blockern (z. B. 3 – 4 × 10 mg Propanolol/d p. o.) oder Mineralokortikoide. Eventuell Therapieversuch mit SSRI Paroxetin oder alpha-Blocker Midodrin.
  • *Postprandiale Synkope:* Fraktionierte Nahrungsaufnahme.
  • *Pressorische und postpressorische Synkope:* Wenn möglich Vermeidung des Auslösers.
  • *Vasodepressorischer Typ eines Karotissinus-Syndroms:* Keine gesicherte Therapie bekannt.

Vaskuläre Synkopen

▶ **Ätiologie, Auslöser, spezielle Diagnostik:**
- Hirnstamm-TIA (S. 247), Basilarismigräne (S. 274).
- Aortenbogensyndrom (z. B. arteriosklerotisch, entzündlich, Aneurysma dissecans): Transösophageale Echokardiographie, CT, MRT.
- Kardiale Embolien: EKG, Echokardiographie (ggf. transösophageal).
- Subclavian-steal-Syndrom (S. 247): Dopplersonographie.

▶ **Spezielle Klinik:**
- *Prodromi, Begleitsymptomatik:* Ggf. fokale neurologische Ausfälle bzw. typischer Kopfschmerz.
- *Dauer der Bewusstlosigkeit:* Minuten bis Stunden.

▶ **Therapie:** Hirnstamm-TIA (S. 247), Basilarismigräne (Prophylaxe S. 278).

26.3 Anfälle ohne Bewusstseinsverlust

Drop attack

▶ **Ätiologie, Auslöser:** Kurzfristige Minderperfusion von Hirnstammanteilen, ggf. durch haltungsabhängige Vertebraliskompression?

▶ **Klinik:** Sturz durch Sekunden dauernden Tonusverlust der Beine. Typisch sind Verletzungen im Bereich der Kniegelenke. Keine Prodromi, keine Begleitsymptomatik, insbesondere keine Bewusstseinsstörung!

▶ **Diagnostik** (S. 565): Typische Klinik, oft gefäßdiagnostisch kein wegweisender Befund.

▶ **Therapie:** Kausale Therapie bei nachweisbarem Gefäßbefund erwägen. Darüber hinaus ist keine gesicherte Therapie bekannt.

Tetanie

▶ **Ätiologie, Auslöser:**
- Vermindertes *freies* Ca^{2+} i.S. bei Alkalose (z. B. bei Hyperventilation, metabolisch) bei laborchemischer Normokalzämie.
- Hypokalzämie.

▶ **Klinik:** Periorale Parästhesien, Pfötchenstellung der Hände oder Verkrampfung der Fußmuskulatur, ggf. Laryngospasmus (DD: Larynxspasmus sehr selten auch bei epileptischem Mastikatoriusanfall [Manifestationsform eines fokalen Anfalles]).

▶ **Diagnostik** (S. 565):
- Im Anfall typische Klinik (s.o.).
- Im Intervall: Labor (s.o.). Hinweis auf das Vorliegen einer latenten Tetanie durch
  - *Trousseau-Zeichen:* Bei ipsilateraler passagerer Ischämie durch Stauung am Oberarm (RR-Manschette) → Pfötchenstellung der Hand.
  - *Chvostek-Zeichen:* Bei präaurikulärem Beklopfen des Fazialisstammes → ipsilaterales Zucken der mimischen Muskulatur.

▶ **Therapie:**
- *Hypokalzämie und metabolische Alkalose:* Behandlung der Ursache, ggf. Ca^{2+}-Substitution (S. 468).
- *Hyperventilationstetanie:* CO_2-Rückatmung aus vorgehaltenem Atembeutel (oder Plastiktüte). Ggf. Sedativa (*cave* Abhängigkeitsentwicklung!).

Tonischer Hirnstammanfall

▶ **Ätiologie, Auslöser:** Entzündliche Läsionen im Hirnstamm. Seltener vaskuläre Läsionen, Tumoren.
▶ **Klinik:** Mit Schmerzen einhergehende halbseitige Verkrampfung der Extremitäten- und Rumpfmuskulatur für Sekunden bis Minuten. Oft mehrfach täglich rezidivierend, häufig ausgelöst durch Bewegungen oder Lagewechsel.
▶ **Diagnostik:** Kraniales MRT, Liquor.
▶ **Therapie:** Carbamazepin 300 mg/d p.o. (S. 548).

Narkolepsie

▶ **Ätiologie:** 2 Formen:
- Autosomal dominante Vererbung.
- Selten symptomatische Genese bei entzündlichen und traumatischen ZNS-Erkrankungen sowie Raumforderungen.
▶ **Einteilung:**
- *Monosymptomatische Form* mit isolierter Hypersomnie.
- *Polysymptomatische Form* mit Hinzutreten assoziierter Störungen. Das Vollbild im Sinne eines *Narkolepsie-Kataplexie-Syndroms* kann in ca. 15% beobachtet werden.
▶ **Klinik** (Beginn meist in 2. Lebensdekade):
- *Hypersomnie:* Imperativer Schlafdrang mit kurzen Schlafphasen von 10–30 min Dauer, aus denen die Patienten jedoch erweckbar sind.
- *Assoziierte Störungen:*
  - *Kataplexie:* Plötzlicher, Sekunden bis Minuten dauernder bilateraler Tonusverlust der gesamten Muskulatur oder einzelner Muskeln mit Sturz infolge positiver oder negativer Affekte (häufig: Lachen, Schreckreaktion). Währenddessen erloschene Muskeleigenreflexe. Starker diagnostischer Hinweis für Narkolepsie.
  - *Schlaflähmung (= dissoziiertes Erwachen):* Beim Erwachen zunächst Bewegungs- und Sprachunfähigkeit. Durch äußere Reize durchbrechbar.
  - *Hypnagoge Halluzinationen:* Bereits in der Einschlafphase einsetzende lebhafte visuelle Traumaktivität.
  - *Fragmentierter Nachtschlaf.*
  - *Automatische Fortsetzung von Handlungen:* Patient setzt trotz Vigilanzminderung einfache Tätigkeiten über Sekunden bis 30 Minuten fort.
▶ **Diagnostik** (S. 565):
- *Klinisches Bild,* insbesondere bei Beobachtung einer Kataplexie.
- *HLA DR 15, HLA DQ 6* (positiv bei nahezu 100% der Patienten, in der Normalbevölkerung dagegen nur etwa 25%).
- *Schlaflabor:* Zeichen verkürzter Einschlaflatenz (< 10 min) mit frühen REM-Phasen (< 20 min) oder Beginn einer Schlafphase mit REM-Schlaf.
▶ **Differenzialdiagnose der monosymptomatischen Hypersomnien:** s. S. 572 f.
▶ **Therapie:**
- *Allgemein:* Regelmäßiger Nachtschlaf und Möglichkeit zu Schlafpausen auch tagsüber.
- *Imperativer Schlafdrang:*
  - *Modafinil* (z. B. Vigil, Btm!) 100 mg/Tbl., 1 × 200–400 mg/d p.o. morgens oder aufgeteilt morgens + mittags). KI:Alkohol-/Medikamenten-/Drogenabhängigkeit, schwere Angstzustände, schwere Nieren-/Lebererkrankungen, Schwangerschaft, Stillzeit. NW: Kopfschmerzen, Nervosität, Schlaflosigkeit, Appetitlosigkeit, Schwitzen.

- *Methylphenidat* (z. B. Ritalin, Btm!) 10 mg/Tbl. 10–60 mg/d p. o. in 2–3 Einzeldosen, letzte Dosis am Nachmittag (als Intervalltherapie wegen Toleranzentwicklung!). *KI:* Depression, schwere arterielle Hypertonie, pAVK, Angina pectoris, Hyperthyreose, tachykarde Rhythmusstörungen, Prostatahyperplasie. *NW:* Kopfschmerzen, Tachykardie, Rhythmusstörungen, Unruhe, Schlaflosigkeit, RR ↑.
- *Amfetaminil* (AN1), 30 mg/d, bei leichter Symptomatik.
- *Kataplexie und Schlaflähmung:*
  - Natrium-Oxybat (Xyrem) 90|180 mg Lsg.: Reduktion der Kataplexie nach 4 Wochen signifikant; 2 × 2,25 g/d, Steigerung alle 2 Wochen um 2 × 0,75 g/d bis max. 2 × 4,5 g/d; *NW:* Kopfschmerzen, Übelkeit, Schwindel. Einnahme unmittelbar vor dem Einschlafen und 2,5–4 h danach (ggf. Wecker nötig!).
  - Modafinil (z. B. Vigil), s. o.
  - Antidepressiva (S. 114), z. B. Clomipramin (z. B. Anafranil) 10–150 mg/d p. o. *oder* Imipramin (z. B. Tofranil) 25–100 mg/d p. o. *oder* Fluoxetin (z. B. Fluctin) 20 mg/d p.o oder MAO-Hemmer nach Auswaschphase (z. B. Selegilin < 40 mg/d oder Moclobemid (z. B. Aurorix) 300–600 mg/d).

Psychogene Anfälle

▶ **Häufigkeit und Ätiologie:** Bis zu 10 % aller Anfälle. Eine psychische Konfliktsituation wird durch körperliche Symptome ausgedrückt (Konversion), allerdings nicht „bewusst" vorgetäuscht (sog. somatoforme oder funktionelle Störung). Der Patient erreicht Entlastung (primärer Krankheitsgewinn) und Aufmerksamkeit und Zuwendung (sekundärer Krankheitsgewinn).

▶ **Klinik** (Dauer Minuten bis Stunden, oft dramatischer Ablauf):
- Geschlossene Augen (mutistisches Erscheinungsbild), beim Versuch des passiven Augenöffnens erfolgt Zukneifen der Lider oder Blickwendung weg vom Untersucher. Eher seltener starrer Blick.
- Erhaltene Lichtreaktion der Pupillen.
- Bizarre Körperhaltungen, evtl. mit deutlichem Opisthotonus.
- In der Regel keine Selbstverletzung, bei Sturz Abstützen mit den Armen.
- Seltener „Totstellreflex" (= dissoziativer Stupor).

▶ **Diagnostik, Diagnosestellung:**
- *Basisdiagnostik:* s. S. 565.
- Zur DD ggf. Video-EEG-Monitoring erforderlich.
- Nach einem Anfall Bestimmung des Prolaktinspiegels (nach epileptischen Anfällen meist erhöht, nach psychogenen normal).
- ▶ *Cave:* Psychogene Anfälle und „echte" epileptische Anfälle können nebeneinander bestehen („organischer Kern")!

▶ **Therapie:**
- *Akut:* Möglichst kein „Mitagieren", ruhiges Abwarten, Gesprächsbereitschaft signalisieren.
- *Im Intervall:* Psychotherapie (mit oft nur geringem Erfolg).

27 Schlafstörungen

27.1 Schlafstörungen

Grundlagen

▶ Der normale Schlafablauf ist gekennzeichnet durch eine regelmäßige Abfolge verschiedener Schlafstadien, die, in Zyklen angeordnet, sich vier- bis fünfmal pro Nacht wiederholen. Der Schlaf wird differenziert in den so genannten REM-Schlaf (rapid eye movements) und den Non-REM-Schlaf (Stadium 1–4). Die einzelnen Schlafstadien können in der Ganznachtpolysomnographie (GNPS) anhand des EEG-Musters, der Augenbewegungen und des Muskeltonus (EMG) differenziert werden (Schlafstadien s. S. 50).

▶ **Definitionen** wichtiger Begriffe:
- *Arousal, Arousal-Reaktion:* Weckreaktion.
- *Einschlaflatenz:* Zeit zwischen Zubettgehen und Einschlafen (Erreichen von Schlafstadium 2).
- *REM-Latenz:* Zeit zwischen Zubettgehen und Erreichen von REM-Schlaf.
- *Schlafhygiene:* Maßnahmen zur Förderung eines erholsamen Schlafs (das Bett nur zum Schlafen benutzen, Schlafrituale, geregelte Schlafzeiten etc.).
- *Schlaf-Effizienzindex:* Anteil der Schlafzeit an der Bettzeit.
- *Sleep-Onset-REM (SOREM):* Erreichen von REM-Schlaf kurz nach dem Einschlafen.
- *Insomnie (Hyposomnie):* Mangel an Schlafqualität oder -quantität im Sinne von Einschlaf- und/oder Durchschlafstörungen; vom Patienten als Missverhältnis von tatsächlicher Schlafdauer und Schlafbedürfnis erlebt.
- *Hypersomnie*: Übermäßige Tagesschläfrigkeit oder Schlafattacken, die nicht durch unzureichende Schlafdauer erklärbar sind.
- *Parasomnie:* Unerwünschte Symptome im Schlaf (nicht epileptisch), die den Schlafablauf beeinträchtigen und universell vorkommen können, z.B. Schlafwandeln, Pavor nocturnus, Verhaltensstörung im REM-Schlaf, Enuresis nocturna, Zähneknirschen und Jactatio capitis nocturna.

Spezielle Diagnostik

▶ **Ganznachtpolysomnographie** (GNPS, vgl. S. 50):
- *Obligate Ableitung/Aufzeichnung:* EEG, submentales EMG, EMG der distalen unteren Extremitäten, EOG, EKG, Atemflow, Thorax- und Abdomen-Exkursionen, O_2-Sättigung im Blut, Atemgeräusch, Körperlage.
- *Fakultativ:* Ösophagusdruckmessung, arterieller Blutdruck.

▶ **Multipler Schlaf-Latenz-Test (MSLT):**
- *Prinzip:* Polysomnographische Tagesableitung zur Objektivierung einer Hypersomnie oder von sleep-onset-REM-Perioden am Tage.
- *Vorgehen:* Beginn 1,5–3 h nach dem Nachtschlaf. Der Patient wird 4–5-mal im Abstand von 2 h aufgefordert einzuschlafen (Raum abgedunkelt, ruhig, temperiert). Testende 15 min nach dem Einschlafen oder nach 20-minütigen erfolglosen Einschlafversuchen.
- *Beurteilung:* Einschlaflatenzen (reproduziert) unter 5 min sind pathologisch, 5–10 min grenzwertig.

Insomnie

▶ **Primäre (psychophysiologische) Insomnie:**
- *Definition*: Gestörter Schlaf, der ursächlich nicht direkt auf eine andere psychische Störung oder eine organische Erkrankung zurückzuführen ist.

- *Ätiologie*: Gelerntes Fehlverhalten im Sinne einer Konditionierung. Fixierung auf physiologische Abläufe (z. B. Herzrhythmus); kognitive („Nicht-abschalten-können") oder emotionale Symptome (z. B. Ängstlichkeit).
- *Symptomatik*:
  - Klagen über Schlaflosigkeit, nächtliches Wachliegen (Gedankenkreisen etc.), angestrengte Versuche einzuschlafen.
  - Tagesmüdigkeit, Abgeschlagenheit, beeinträchtigte Leistungsfähigkeit.
  - Sekundäre körperliche Beschwerden (Kopfschmerz etc.).
  - Meist erheblicher Leidensdruck und Chronifizierung.
- *Diagnostik*: Neben der Anamnese (Leitsymptome s.o.) sind von Relevanz:
  - Schlaf-Latenz-Test: Verlängerte Einschlaflatenz.
  - GNPS: Fragmentiertes Schlafprofil, reduzierter Schlafeffizienzindex.
  - Fehlender Hinweis auf eine organische Genese (z. B. PMS s.u.).
- *Differenzialdiagnose*:
  - Symptomatische Insomnie bei neurologischen, internistischen, psychiatrischen Erkrankungen, medikamentös/toxisch oder durch exogene Faktoren induziert.
  - Idiopathische Insomnie (Beginn in der Kindheit).
  - Parasomnien (s.u.).
- *Therapie*: Aufklärung über Psychogenese, Entspannungsverfahren, Schlafhygiene, evtl. vorübergehend Benzodiazepinrezeptoragonisten.

▶ **Insomnie bei psychiatrischen Patienten:**
- *Definition*: Häufig bei affektiven Erkrankungen. Etwa einem Drittel aller Insomnien liegt eine psychiatrische Erkrankung zugrunde. Umgekehrt haben etwa 70 % aller psychiatrisch erkrankten Patienten Schlafstörungen.
- *Ätiologie*: Unklar. Diskutiert werden Störungen des cholinerg-aminergen Gleichgewichts → Enthemmung des frühen REM-Schlafs zu Beginn der Nacht.
- *Klinik*: Klagen über Einschlaf- und Durchschlafstörungen, frühmorgendliches Erwachen, Antriebsschwäche, meist keine erhöhte Tagesschläfrigkeit („Hyperarousal").
- *Diagnostik*: Psychiatrische Exploration, GNPS (Einschlaflatenz ↑, fragmentiertes Schlafprofil, REM-Latenz ↓ [evtl. sleep-onset-REM-Phasen], REM-Schlafanteil ↑, REM-Dichte ↑, Tiefschlafanteil ↓).
- *Therapie*:
  - Nicht-medikamentös: Schlafhygiene, Verhaltenstherapie.
  - Medikamentös: Antidepressiva mit sedierender Komponente (Doxepin, Amitryptilin, Trimipramin), passager Hypnotika (Benzodiazepine, Zolpidem), ggf. niedrigpotente Neuroleptika (z. B. Melperon).

Hypersomnie

▶ **Narkolepsie:** s. S. 569.
▶ **Idiopathische ZNS-Hypersomnie:**
- *Definition*: Erhöhte Tagesschläfrigkeit bei normalem oder verlängertem Nachtschlaf.
- *Ätiologie*: Genetische Disposition, Assoziation mit HLA cw2 und HLA DR-5.
- *Klinik*: Erstmanifestation in der Adoleszenz, erhöhte Tagesschläfrigkeit mit z. T. stundenlangen, meist nicht erholsamen Schlafepisoden; der Nachtschlaf ist meist ungestört, aber häufig wenig erholsam;
- *Diagnostik*: GNPS (Gesamtschlaf ↑, non-REM-Schlaf ↑, Einschlaflatenz ↓), MSLT (erhöhte Tagesschläfrigkeit).
- *Differenzialdiagnose*: Schlaf-Apnoe-Syndrom, Narkolepsie, periodische Hypersomnie, psychiatrische Erkrankungen.

- *Therapie*:
  - Nicht-medikamentös: Schlafhygiene, verhaltensmodifizierende Maßnahmen (z. B. Einplanen von Schlafpausen am Tage).
  - Medikamentös: Stimulantien (Methylphenidat [Ritalin] 10 – 60 mg/d in 2 – 3 Einzelgaben vor 16.00 Uhr, cave: Intervallbehandlung!).
- *Prognose:* Keine Spontanremissionen.

▶ **Periodische Hypersomnie (Kleine-Levine-Syndrom):**
  - *Definition:* Episodenhaft auftretende Phasen einer exzessiven Schläfrigkeit mit Hypersexualität und Hyperphagie; Männer >> Frauen.
  - *Ätiologie:* Evtl. periodische Funktionsstörung des Hypothalamus.
  - *Klinik:* Ausgeprägte Tagesschläfrigkeit (12 – 20 Stunden) für 3 – 20 Tage. 2 – 12 Episoden pro Jahr. Verhaltensauffälligkeiten mit Hypersexualität, Heißhunger, Polydipsie, Aggressivität, Reizbarkeit. Zwischen den Krankheitsphasen asymptomatisch; Erstmanifestation meist bei jungen Erwachsenen.
  - *Diagnostik:* GNPS (Schlafeffizienz ↑, Einschlaflatenz ↓, Tiefschlafanteil ↓).
  - *Differenzialdiagnose:* Psychiatrische Erkrankungen.
    - *Therapie:*
    - Phasenprophylaxe: Carbamazepin, Vitamin B$_{12}$, Lithium.
    - Hypersomnische Episoden: Stimulantien.
  - *Prognose:* Günstig, häufig Spontanremissionen nach einigen Jahren, keine bleibenden Schäden, sehr selten Todesfälle während der hypersomnischen Episoden.

▶ **Chronic-fatigue-Syndrom** (chronisches Müdigkeits-Syndrom):
  - *Definition:* Unscharf fassbares Syndrom, gekennzeichnet durch mehr als 6 Monate bestehende oder wiederkehrende Müdigkeit, die durch erholsamen Schlaf nicht kompensiert werden kann. Diagnose wird besonders von entsprechenden Selbsthilfegruppen sehr weit gefasst.
  - *Ätiologie:* Unbekannt, infektiöse Genese (Borrelien, Herpesvirus, Ebstein-Barr-Virus) wird diskutiert.
  - *Klinik und diagnostische Kriterien:*
    - Müdigkeit oder Ermüdbarkeit, die länger als 6 Monate besteht und die Leistungsfähigkeit deutlich reduziert.
    - 4 der folgenden Begleitsymptome: Durch Nachtschlaf keine ausreichende Beeinflussbarkeit, Myalgien, Arthralgien, Kopfschmerzen, Merkfähigkeits- und Konzentrationsstörungen, schmerzhafte Lymphadenitis axillär und zervikal.
    - Subfebrile Temperaturen.
  - *Diagnostik:* Umfangreiche Ausschlussdiagnostik anderer organischer Erkrankungen, GNPS (unspezifisch).
  - *Differenzialdiagnose:* Andere Hypersomnien.
  - *Therapie:* Antidepressiva, nichtsteroidale Antiphlogistika.

▶ **Pickwick-Syndrom:** Tagesmüdigkeit bei obstruktivem Schlafapnoesyndrom.
▶ Andere chronische Schlafstörungen, Medikamente, Drogen, metabolische und endokrine Erkrankungen, psychiatrische Störungen.

Parasomnie
....

▶ **Schlafwandeln** (Somnambulismus):
  - *Definition:* Aufstehen aus dem Tiefschlaf heraus mit geöffneten Augen und Durchführung von zum Teil komplexen Handlungen.
  - *Ätiologie:* Unbekannt, familiäre Häufung (Aufwachstörung mit unvollständiger Weckreaktion aus dem Tiefschlaf?).
  - *Klinik:*
    - Beginn häufig bereits in der Kindheit, Episoden mit Sekunden oder Minuten Dauer (meist in der ersten Nachthälfte), in denen der Patient die Augen geöffnet hat und sinnlose Bewegungen oder – selten – sogar komplexe Handlungen durchführt. Selbstverletzungen sind möglich.

– Selten Traumerleben; nach Wecken während einer Episode häufig Desorientiertheit. Am Morgen besteht meist Amnesie über die Episode.
- *Diagnostik:* Fremdanamnese, GNPS (somnambulistische Episoden aus dem Tiefschlaf heraus, in länger dauernden Episoden ist das EEG meist noch einem Schlafstadium zuzuordnen).
- *Differenzialdiagnose:* Psychomotorische nächtliche Anfälle, Verhaltensstörung im REM-Schlaf (s.u.), Pavor nocturnus, paroxysmale nächtliche Dystonie.
- *Therapie:*
  – Allgemein: Schlafhygiene, Schutzmaßnahmen vor Selbstverletzungen (Absichern von Fenstern, Vermeidung gefährdender Gegenstände).
  – Im Kindesalter meist keine spezielle Therapie erforderlich, bei Erwachsenen medikamentöse Reduktion des Tiefschlafanteils (trizyklische Antidepressiva, Antikonvulsiva), Psychotherapie.
- *Prognose:* Günstig, häufig Spontanremission in der Adoleszenz.

► **REM Sleep Behavior Disorder** (RBD, Verhaltensstörung im REM-Schlaf, Schenk-Syndrom):
- *Definition:* Komplexe motorische Entäußerungen im REM-Schlaf bei intermittierendem Fehlen der muskulären REM-Schlaf-Atonie.
- *Pathophysiologie und Verlaufsformen:* Im REM-Schlaf kommt es normalerweise zu einer muskulären Atonie durch aktive Hemmung der Perilocus-coeruleus-Region auf die spinalen Vorderhornzellen. Bei Patienten mit RBD findet sich eine mangelnde Hemmung des Muskeltonus, wodurch Trauminhalte ausagiert werden können.
  – Akute Verlaufsformen: Symptomatisch bei Intoxikation (z.B. trizyklische Antidepressiva, MAO-Hemmer), Alkoholentzug.
  – Chronische Verlaufsformen: Idiopathisch (ca. 60%), neurodegenerative Erkrankungen (z.B. Morbus Parkinson, Multisystematrophie), posttraumatisch, entzündlich, vaskulär.
- *Klinik:*
  – Zum Teil komplexe motorische Entäußerungen im REM-Schlaf mit Selbstverletzungen oder Verletzungen des Bettnachbarn.
  – Lebhaftes Traumerleben, wenn der Patient geweckt wird.
  – Tagesmüdigkeit.
- *Diagnostik:* Fremdanamnese, GNPS und Videometrie (abnorm hoher Tonus im submentalen EMG während des REM-Schlafs, phasische Tonuserhöhung im EMG an den Extremitäten im REM-Schlaf, aus dem REM-Schlaf heraus z.T. komplexe motorische Entäußerungen, keine Zeichen einer erhöhten Anfallsbereitschaft im EEG).
- *Differenzialdiagnose:* Schlafwandeln, Epilepsie, nächtliche paroxysmale Dystonie, Alpträume.
- *Therapie:* Trizyklische Antidepressiva (S. 114) *oder* Clonazepam (0,25 – 2 mg zur Nacht) *oder* Carbamazepin (100 mg zur Nacht).
- *Prognose:* Meist chronischer Verlauf.

► **Pavor nocturnus:** Überwiegend bei Kindern aus dem Tiefschlaf heraus auftretende nächtliche Unruhe- und Angstzustände mit Schreien etc.
► **Alpträume:** In der REM-Phase auftretende Angstträume bedrohlichen Inhalts.
► **Jactatio capitis nocturna:** Schlafstörung mit rhythmischen Bewegungen des Kopfes.
► **Enuresis nocturna:** Nächtliches Einnässen.

Schlaf-Apnoe-Syndrom

► **Definition:** Atembezogene Schlafstörungen, gekennzeichnet durch Atemstillstände (Apnoen) von mindestens 10 sek Dauer, die zu einem Absinken der Sauerstoffsättigung im arteriellen Blut führen.

▶ **Ätiologie, Manifestationsformen:**
- *Obstruktives Schlaf-Apnoe-Syndrom (OSAS):* Apnoen durch vollständige pharyngeale Obstruktion. Ursachen: Dysbalance des Muskeltonus der oberen Atemwege und des negativen inspirationsbedingten Drucks sowie mechanische Hindernisse. Der Atemflow sistiert, thorakale und abdominale Atemexkursionen sind frustran.
- *Zentrales Schlaf-Apnoe-Syndrom (ZSAS):* Selten. Sistieren der Aktivierung der Atemmuskulatur als Folge von z. B. Hirnstammläsionen.
- *Gemischtes Schlaf-Apnoe-Syndrom:* Kombination beider Mechanismen.

▶ **Klinik:** Nächtliche Atemaussetzer; lautes, unregelmäßiges Schnarchen; erhöhte Tagesmüdigkeit bis zu imperativem Einschlafen; Abgeschlagenheit, Leistungsbeeinträchtigung; Potenzstörungen; Adipositas; internistische Begleit- bzw. Folgeerkrankungen (arterielle Hypertonie, Herzrhythmusstörungen, zerebrale Ischämie).

▶ **Diagnostik:**
- Eigen- und Fremdanamnese, HNO-ärztliche Untersuchung.
- Ambulantes Schlafmonitoring (z. B. Mesam).
- GNPS: Nachweis von Sauerstoffsättigungen, exzessives Schnarchen, obstruktive/gemischte/zentrale Apnoen, Herzfrequenzakzeleration, fragmentiertes Schlafprofil mit Überwiegen oberflächlicher Schlafstadien.

▶ **Differenzialdiagnosen:**
- *Heavy snorer disease: Exzessives Schnarchen ohne Apnoen oder Tagesschläfrigkeit. Kein Krankheitswert, aber wichtige Differenzialdiagnose zu Schlafapnoe-Syndromen.*
- Chronic-fatigue-Syndrom, Alkoholmissbrauch, endokrinologische Erkrankungen (z. B. Hypothyreose), periodische Beinbewegungen im Schlaf und Restless-legs-Syndrom, Depression, beginnendes demenzielles Syndrom.

▶ **Therapie:**
- Therapieindikation abhängig vom Schweregrad des Schlaf-Apnoe-Syndroms (Sauerstoffsättigung, Apnoe-Dauer und -Anzahl) sowie den Begleit- und Folgeerkrankungen. In der Regel besteht ab einem Apnoe-Index von mehr als 10 eine Indikation zur Therapie.
- Allgemeinmaßnahmen: Gewichtsreduktion (!), Alkoholkarenz, Meiden sedierender Medikamente, Schlafhygiene.
- Medikamentöse Therapie: 100–500 mg retardiertes Theophyllin zur Nacht. Bei Tagesschläfrigkeit Einsatz von Modafinil (Vigil, Btm!) 100 mg/Tbl., 1×200–400 mg/d p. o. morgens oder aufgeteilt morgens + mittags.
- Nasale kontinuierliche Atemwegsüberdruckbehandlung (nCPAP; continous positive airway pressure): Standardtherapie, unter der die meisten Patienten beschwerdefrei werden (Einstellung im Schlaflabor).
- Bilevel positive airway pressure (BIPAP-Beatmung): Notwendig bei Patienten, die nur erschwert gegen einen erhöhten Beatmungsdruck ausatmen können (z. B. bei Herzinsuffizienz).
- Operative Therapieverfahren (z. B. Uvulopalatopharyngoplastik, UPPP), nur selten indizieren.

▶ **Prognose:** Bei konsequenter Therapie können Folgeerkrankungen meist verhindert werden. Ohne Therapie ist die Lebenserwartung infolge kardiovaskulärer Komplikationen meist deutlich eingeschränkt.

Restless-legs-Syndrom

▶ **Assoziierte Störung:** Periodic limb movements during sleep (PLMS). RLS und PLMS werden als zwei Ausdrucksformen einer Erkrankung aufgefasst, die gemeinsam oder isoliert auftreten können:

▶ **Epidemiologie, Ätiologie:**
- Prävalenz um 5000–7000/100000, Beginn selten vor 20. Lebensjahr, mit steigendem Lebensalter zunehmend (Gipfel >75 Jahre).
- Ungeklärte Formen, bei denen eine Störung polysynaptischer Reflexbögen in Basalganglien und Rückenmark vermutet wird. Daneben familiäres Vorkommen (autosomal-dominant).
- Symptomatische Genese bei Niereninsuffizienz, Eisenmangel, atembezogener Schlafstörung, Schilddrüsenfunktionsstörung, Narkolepsie, Schwangerschaft, Medikamenteneinnahme (z.B. MAO-Hemmer, Neuroleptika, trizyklische Antidepressiva), Polyneuropathie, Vitamin B_{12}-, Folsäuremangel,.

▶ **Klinik:**
- Bei RLS Missempfindungen in Ruhe, Bewegung lindert die Beschwerden für kurze Dauer → Bewegungsdrang.
- Bei PLMS stereotype, rhythmisch auftretende Bewegungen der Zehen, Füße, Beine, gelegentlich der oberen Extremitäten → Arousals.
- Nachtschlaf ↓ (Hyposomnie), Ein- und Durchschlafstörung.
- Tagesschläfrigkeit (Hypersomnie), Allgemeinbefinden ↓.

▶ **Diagnostik:**
- Anamnese und probatorisch Gabe von L-DOPA. In unklaren Fällen GNPS (Nachweis periodiformer motorischer Entäußerungen mit und ohne Arousalvorgänge, verlängerte Einschlaflatenz, reduzierter Schlafeffizienzindex, fragmentiertes Schlafprofil). Ausschlussdiagnostik symptomatischer Formen, insbesondere Eisenmangel, Niereninsuffizienz.
- Diagnosekriterien s. Tab. 27.1.

Tabelle 27.1 · **Diagnosekriterien (International Restless legs Syndrome Study Group)**

A – Minimalkriterien (obligat)

- *Sensible Störungen* wie Parästhesien, Dysästhesien, Missempfindungen, Kribbeln, Schmerzen i.d. Extremitäten, meist Waden, aufziehend zu Oberschenkeln, verbunden mit einem Bewegungsdrang der Beine, uni- oder bilateral, in der Tiefe lokalisiert
- *Motorische Unruhe:* allgemeiner Bewegungsdrang und Ruhelosigkeit, als „zwingende" Maßnahmen zur Erleichterung der Beschwerden: Drehen und Wälzen im Bett, Umhergehen, Massieren, Reiben und Schütteln der Beine
- *Auftreten und Verstärkung der Beschwerden* in Ruhe und teilweise oder vollständige Erleichterung der Symptomatik durch Bewegung
- *Tagesrhythmik* mit Zunahme der Symptomatik abends und nachts

B – Zusatzkriterien (häufig, aber nicht obligat)

- *Schlafstörungen* und ihre Folgen
- *Periodische Beinbewegungen im Schlaf* (PLMS = periodic limb movements in sleep) und im Wachen (PLM, PLMW = periodic limb movements during wakefulness)
- *neurologische Untersuchung unauffällig*
- *klinischer Verlauf:* initial meist fluktuierend, später kontinuierlich oder progredient
- *positive Familienanamnese*

▶ **Differenzialdiagnose:** Polyneuropathien, nächtliche Wadenkrämpfe, Wurzelreizsyndrome, periphere Gefäßerkrankungen.

► **Therapie:**
- *1. Wahl:* **L-DOPA** (mit Benserazid oder Carbidopa, s. S. 496, speziell für Restlegs-legs-Syndrom zugelassene Kombination: Restex): Beginn mit 62,5 mg, bei Durchschlafstörungen ggf. kombinieren mit 100 mg retard. Bei Tagessymptomatik bedarfsorientiert (max. 10 Kps. à 62,5 mg L-Dopa über den Tag verteilt). Bei im Verlauf nachlassender Wirksamkeit von L-DOPA oder bereits zu Beginn *alternativ* **Dopamin-Agonisten** (S. 497), insbesondere Pergolid 0,05 mg/d, Pramipexol 0,125 mg/d; neu und ggf. ebenfalls geeignet ist der in Form eines Pflasters applizierte Wirkstoff Rotigotin [Neupro], der sich aktuell [Stand 5–2005] im Zulassungsverfahren befindet).
- *2. Wahl:* Opioidtherapie, z. B. Tilidin 25–50 mg (kurze HWZ, S. 129 f) oder Tilidin retard 50 mg bzw. Dihydrocodein (lange HWZ, S. 128 f) oder Oxycodon.
- *Alternative 2. Wahl:* Carbamazepin 100–600 mg zur Nacht (S. 548); Valproinsäure um 600 mg retard, Benzodiazepine, z. B. 5–10 mg Diazepam (S. 146) oder 0,5–2,0 mg Clonazepam (S. 549) zur Nacht; Clonidin 75–150 mg/d p. o. (S. 723).
- Bei symptomatischen Formen kausale Therapie.

► **Prognose:** Bei bis z einem Viertel freie Intervalle. Insgesamt bei symptomatischen Formen abhängig vom Auslöser, bei der familiären Form meist chronisch progrediente Symptomatik mit längeren symptomfreien Intervallen.

► **Selbsthilfegruppe:** Deutsche Restless-Legs-Vereinigung e.V., Schäufeleinstr. 35, 80687 München, Tel. 089–55028880, Fax 089–55028881, Internet: *www.restless-legs.org*

28 Rückenmarkerkrankungen

28.1 Übersicht: Klinik, Diagnostik, Therapie

Klinik

....

► Zur Symptomatik wichtiger spinaler Syndrome s. S. 208.

Diagnostik

....

🖸 **Hinweis:** Eine akute spinale Ausfallsymptomatik ist ein neurologischer Notfall!
► **Anamnese:**
  - *Beschwerdebild:* Schmerzen, Blasen-/Mastdarmstörung, Lähmungen, Sensibilitätsstörungen?
  - *Dynamik, mögliche Auslöser, Begleitfaktoren:*
    – Akuter Beginn? Initiales Vollbild der Symptomatik? Rasch oder langsam progredienter Verlauf?
    – Vorerkrankungen: Trauma, Tumorleiden (Radiatio?), Gerinnungsstörung (auch medikamentöse Gerinnungshemmung), Immunsuppression?
► **Neurologische Untersuchung:**
  - *Befund:* Veränderungen der Wirbelsäule, Klopfschmerz, Sensibilitätsstörungen (v. a. auch auf dissoziierte Sensibilitätsstörung achten, bei Querschnittsymptomatik gelingt Bestimmung des Niveaus häufig am besten durch Prüfung der Algesie), Paresen, Reflexstatus? Gefüllte Harnblase?
  - Lokalisation einer möglichen Läsion aus dem Befundmuster (s. Abb. 28.1 und S. 208).
► **Labor:** Zunächst komplettes Routinelabor. Spezielle Untersuchungen siehe bei den einzelnen Krankheitsbildern.
► **Liquor:** Immer indiziert bei unklarer Ätiologie zum Ausschluss eines entzündlichen Prozesses (z. B. GBS, Myelitis, Abszesses), bei Tumorleiden (z. B. Meningeosis neoplastica). Queckenstedt-Versuch durchführen (S. 24)!
► **Bildgebende Verfahren** (Differenzialindikation s. S. 93, 97):
  - *Konventionelles Röntgen in 2 Ebenen:* Degenerative Veränderungen, Frakturen/Luxationen, Destruktionen von Bogenwurzeln, Osteolysen, Höhenminderung von Wirbelkörpern, Durchmesser des Spinalkanals, ggf. Anomalien am kraniozervikalen Übergang (S. 294), andere Fehlbildungen?
  - *MRT* (in der Regel *Methode der Wahl*): Darstellung der klinisch vermuteten Region in allen drei Ebenen. Gute Auflösung der Weichteilstrukturen und des Myelons (S. 87).
  - *CT* (Weichteil- und Knochenfenster): Bei ossären Veränderungen, z. B. traumatisch, degenerativ, neoplastisch (Frakturen, knöcherne Wirbelkanalstenosen, extramedulläre Raumforderungen, Osteolysen, Fehlbildungen) (S. 83).
  - *Myelographie* (S. 82): Indikation bei Verdacht auf spinale Raumforderung, wenn Schnittbildverfahren nicht anwendbar sind oder durch diese keine genügende Aussage möglich ist. Darüberhinaus wenn eine haltungsabhängige Kompression (Funktionsmyelographie) vermutet wird; Nachweis der Kommunikation von Zysten mit dem Liquorraum; gleichzeitige Gewinnung von Liquor (s. u.); Kombination mit anschließendem CT (CT-Myelographie) oft sinnvoll.
  - *Spinale Angiographie:* In der Regel Diagnostik im Intervall, indiziert bei klinischem Verdacht auf AV-Malformationen (S. 582).
► **Harnblasen-Sonographie:** Blasenfüllung, Restharn?
► **Somatosensible evozierte Potenziale** (S. 64): Ggf. indiziert zur Objektivierung von Hinterstrangläsionen (auch zur Verlaufskontrolle).
► **Transkranielle Magnetstimulation** (MEP S. 73): Bei Verdacht auf Läsionen der Pyramidenbahn.

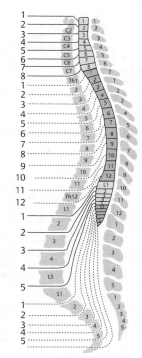

Abb. 28.1 · Topographische Beziehung der Wirbelsäule und der Nervenwurzeln im Rückenmark: im Zervikalbereich treten die Spinalnerven oberhalb des zugehörigen Wirbelkörpers aus, ab dem Wirbelkörper Th1 darunter (nach Mumenthaler, Mattle)

Therapieprinzipien bei akutem Querschnittsyndrom

▶ **Akuttherapie (im spinalen Schock):**
- *Überwachung der Herz-Kreislauf-Funktion:*
  - Zentraler Venenkatheter, Infusionstherapie, ZVD-Monitoring.
  - Bei Bradykardie Atropin 0,25 – 0,5 mg s.c. alle 8 h, evtl. Anlage eines temporären Schrittmachers.
- *Überwachung der respiratorischen Funktion* (v. a. bei hohem Querschnittsyndrom): Frühzeitg Intubation (frühzeitig auch an die evtl. Notwendigkeit einer Tracheotomie denken!).
- *Überwachung der Blasenfunktion* (vgl. S. 257): Im spinalen Schock immer Anlage einer suprapubischen Harnableitung.
- *Überwachung der Darmfunktion* (vgl. S. 260): Nahrungs- und Flüssigkeitsrestriktion, evtl. Neostigmin (Prostigmin, S. 677) 3 – 4 × 0,5 mg/d s.c. bei Ausbleiben der Darmtätigkeit innerhab der ersten 2 – 3 Tage.
- *Thromboseprophylaxe:* Kompressionsstrümpfe, Physiotherapie, niedermolekulares Heparin s.c.
- *Kontrakturprophylaxe:* Physiotherapie.
- *Ulkusprophylaxe:* z. B. Sucralfat (z. B. Ulcogant), evtl. Omeprazol (z. B. Antra).
- *Analgesie:* S. 125.
- Evtl. Sedierung, Anxiolyse (S. 114).

▶ **Verlaufstherapie:**
- Therapie der Blasenfunktionsstörung: S. 257.
- Intensive Physiotherapie: Training der verbliebenen motorischen Fähigkeiten, antispastische Maßnahmen (vgl. S. 145 ff).
- Ergotherapie.
- Evtl. medikamentöse antispastische Therapie (s. S. 145).
- Versorgung mit Hilfsmitteln, z.B. Rollstuhl, Geh- und Schreibhilfen.
- Psychische Unterstützung anbieten: Berufswahl, Sexualität, Einschränkung der Mobilität.

28.2 Spinale Ischämie

Grundlagen

▶ **Arterielle Gefäßversorgung des Rückenmarks** (Abb. 28.2):
- *A. spinalis anterior* (→ Versorgung des Rückenmarks über ca. 200 *Aa. sulcocommisurales*): Unpaarig, versorgt graue Substanz bis zur Basis der Hinterhörner, Vorderstränge sowie den Großteil der Seitenstränge und der Kommissurenfasern (→ Spinalis-anterior-Syndrom s. S. 211).
  - *Zervikalmark:* Zuflüsse aus Ästen der Aa. vertebrales (evtl. auch PICA) und aus dem Truncus thyreocervicalis/costocervicalis.
  - *Thorakalmark:* Zufluss aus Interkostalarterie (kräftigster Zufluss ist meist die A. radicularis magna [Adamkiewicz] bei Th9–Th12).
- *Aa. spinales posteriores:* Paarig, Zuflüsse aus Aa. cerebelli posteriores inferiores [PICA], Aa. vertebrales, der A. radicularis magna und A. radiculares. Über die sog. *Vasocorona* miteinander und mit der A. spinalis anterior verbunden.
- *Rr. spinales der Radikulararterien:* Versorgung der Nervenwurzeln und der Dura mater.
▶ **Venöse Abflüsse aus dem Rückenmark:** Der Abfluss aus dem Parenchym erfolgt über horizontal verlaufende Venen, die in longitudinal verlaufende Venen (V. mediana spinalis anterior/posterior) einmünden. Zahlreiche Anastomosen (z.B. kranial zu Venen der hinteren Schädelgrube).

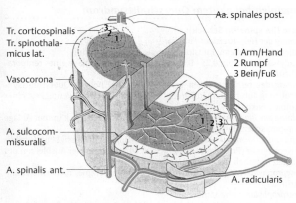

Abb. 28.2 · Arterielle Gefäßversorgung des Rückenmarks (aus Mumenthaler, Mattle. Grundkurs Neurologie. Stuttgart: Georg Thieme; 2002)

▶ **Ätiologie spinaler Ischämien:**
- *Arterielle Gefäßerkrankungen:*
  - *Erkrankungen der Aorta:* Dissezierendes Aneurysma, Operationen, Entzündung (z. B. bei Lues), Thrombose, Aortenisthmusstenose.
  - *Verschluss einer Radikulararterie:* Arteriosklerose, Thrombose, Entzündung (Vaskulitis, Lues), iatrogen (Katheter, Operation), Spondylose.
- *Venöse Gefäßerkrankungen:* Gefäßmalformationen (S. 582), Thrombose, Phlebitis.
- *Kompression/Trauma:* Medianer Bandscheibenvorfall, Tumor, Trauma, chiropraktisches Manöver (→ Vertebralisdissektion).
- *Systemische Ursachen:* Blutdruckabfall, Kreislaufstillstand, Anämie, Embolie (z. B. Stickstoffembolie bei Taucherunfällen), portosystemischer Shunt.

Klinik

▶ **Initial häufig gürtelförmige Schmerzen,** ggf. stotternder Beginn mit initialer spinaler TIA (z. B. passagere Mono-/Para-/Tetraparesen, die Symptomatik entwickelt sich oft langsamer als bei Hirninfarkten), Blasen-/Mastdarmstörungen. Bei Auftreten während des Gehens ggf. sog. *Claudicatio intermittens spinalis.*
▶ **„Klassische" spinale Syndrome:**
- *Arteria-spinalis-anterior-Syndrom:* S. 211.
- *Brown-Séquard-Syndrom* (A. sulcocommissuralis): S. 210.
- *Arteria-spinalis-posterior-Syndrom* (selten): Hinterstrangstörung, Ataxie, Paraparese.
- *Arteria-radicularis-magna-Syndrom:* Evtl. komplettes thorakales Querschnittsyndrom (S. 208).

Diagnostik

▶ **MRT** (ohne/mit KM):
- Typischerweise in T_2-Wichtung hyperintenses Areal im Myelon (*cave:* Ein ischämisches Areal ist häufig erst nach Latenz von z. T. mehreren Tagen erkennbar!). Evtl. *Kontroll-MRT* nach einigen Tagen!
- Ausschluss anderer Ursachen: Kompression? Arteriovenöse Malformation (S. 582)?
▶ **Labor:** Routinelabor (Polyzythämie, Koagulopathie?), Lues-Serologie (S. 413), Vaskulitis-Diagnostik (S. 323).
▶ **Sono-/(CT-)Abdomen** bei Verdacht auf Aortenaneurysma.
▶ **Andere:** Liquor (S. 28), evozierte Potenziale (S. 64), Angiographie (S. 91), Myelographie (S. 82).

Differenzialdiagnose

▶ **Entzündung** (akute Myelitis [S. 585], Abszess [S. 589], Vaskulitis [S. 323], Spondylodiszitis [S. 630]): Entzündliche Liquorveränderungen, Labor, MRT.
▶ **Blutung** (Tumoren [S. 588], Gefäßmalformationen [S. 582]): MRT (eventuell CT), Liquor.
▶ **Raumforderung, Kompression** (Tumor [S. 588], Diskusprolaps [S. 622]): Bildgebung.
▶ **Spinales Trauma** (S. 392): Anamnese, Bildgebung.

Therapie

▶ Möglichst kausale Therapie.
▶ **Symptomatisch:**
- *Allgemeine Maßnahmen* s. S. 579.
- *Blutdrucküberwachung:* Senkung nur bei massiver Hypertonie, um einen ausreichenden Perfusionsdruck aufrechtzuerhalten.

- *Verbesserung der Zirkulation* und *Rezidivprophylaxe* (in Abhängigkeit von der Ätiologie):
  - *Thrombozytenaggregationshemmer* bei arteriosklerotischer Genese (S. 313).
  - *Vollheparinisierung* bei Dissektionsverdacht oder Emboliequelle (S. 148).
  - *Hämodilution* bei Hkt >45%, evtl. mit Gabe niedermolekularer Dextrane oder Hydroxyäthylstärke.

Verlauf und Prognose

► Abhängig von Ätiologie und Beginn einer klinischen Verbesserung. Je früher diese eintritt, desto besser ist die Prognose. Restsymptomatik häufig.

28.3 Spinale Gefäßmissbildungen

Grundlagen

► **Formen:**
  - *Dura-AV-Fistel* (v. a. bei Th 7 – L 1).
  - *Arteriovenöse Malformationen (AVM):* Extradurale oder intradurale Angiome (extra- und/oder intramedullär) und/oder perimedulläre Fistel (sog. intradurale Fisteln, Kurzschlüsse zwischen medullären Arterien und perimedullären Venen)).
  - Seltener Kavernome und spinale kapilläre Teleangiektasien.
► **Ätiologie, Pathogenese:**
  - *Dura-AV-Fistel:* Erworben, die Ätiologie ist unklar. Pathogenetisch kommt es zu einer Druckerhöhung im venösen spinalen System, die zu einer spinalen Hypoxie/Ischämie und im Weiteren zu einer Myelomalazie (s. Abb. 28.4) führt.
  - *AVM:* Angeboren. Pathogenetisch spinal-venöse Druckerhöhung (s.o.), darüber hinaus u. U. *Steal-Effekt* v. a. bei der perimedullären Fistel, *Kompression* des Myelons durch das Angiom, *Blutungen* mit evtl. konsekutiven Archnitiden (S. 591).

Klinik

► **Sensibilitätsstörungen, Schmerzen:** Hypästhesie, Thermhypästhesie der Beine bis zum sensiblen Querschnittsyndrom (S. 208), radikuläre Schmerzen, Myalgien, Rückenschmerzen.
► **Motorische Störungen:** (Langsam) progrediente spastische Paresen der Beine (z. B. abnehmende Gehstrecke). Bei Dura-AV-Fisteln im Gegensatz zu anderen spinalen AV-Malformationen auch Läsion des 2. Motoneurons (Shunt von A. spinalis in V. radicularis → schlaffe radikuläre Paresen).
► **Autonome Störungen:** Eher selten Blasen-, Darmstörungen und bei Männern Störungen der Potenz.
► **Spinale Blutungen** (v. a. bei AVM Subarachnoidalblutungen): s. S. 584.
◻ **Foix-Alajouanine-Syndrom: :** Eine spinale Fistel (Dura-AV-Fistel oder perimedulläre Fistel) führt (v. a. bei Männern) zu einer nekrotisierenden Myelopathie mit fluktuierender Querschnittsymptomatik. Angiographie zur Diagnose und evtl. Embolisation.

Diagnostik

► **MRT** (ohne/mit KM): Nachweis der AVM mit zu- und abführenden Gefäßen, insbesondere bei Dura-AV-Fisteln variös erweiterte Venen. Läsionen des Rückenmarks, ggf. Blutung.
► **Myelographie:** Nur indiziert bei unsicherem MRT-Befund.
► **Angiographie** (evtl. in Embolisationsbereitschaft): Exakte Einordnung und Lokalisierung der Fehlbildung (AVM oder Dura-AV-Fistel?).

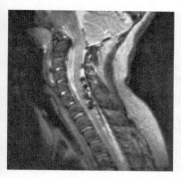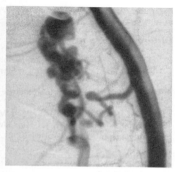

b

Abb. 28.3 · Spinales Angiom. a) Perlschnurartige Gefäßektasien im Bereich des zervikalen Myelons, mit Signalauslöschung durch Flussphänomene = „flow void" (MRT sagittal T2w Gradientenecho); b) Darstellung der Gefäßmalformation (DSA spinal)

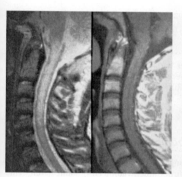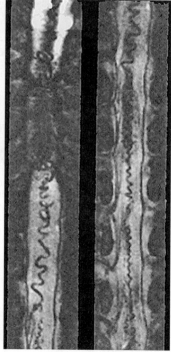

Abb. 28.4 · Spinale AV-Malformation. a) Signalstörung im Myelon als Zeichen einer ischämischen Schädigung (MRT sagittal links T2w/rechts T1w SE); b) Darstellung der Gefäßmalformation (MRT koronar CISS-Sequenz)

b

▶ **Liquor:** Häufig unspezifische Pleozytose und Eiweißerhöhung. Hinweis auf Blutung?

Differenzialdiagnose

▶ **Polyneuropathie:** Klinik, Neurophysiologie.
▶ **Diskusprolaps** (S. 622, auch spinale Stenose): 1. Wahl MRT, falls nicht verfügbar CT-/Myelo-CT, Klinik.
▶ **Myelitis** (S. 585, auch Multiple Sklerose): MRT-Befund oft ähnlich → spezielle Diagnostik (z. B. Liquor) s. S. 585.
▶ **Syringo-/Hydromyelie** (S. 587): Im MRT: Grenze zum Myelon schärfer als bei Ödem bei AVM/Dura-AV-Fistel. Stets KM-Gabe!
▶ **Spinale Ischämie** (S. 580): MRT, Klinik, Anamnese.

Therapie

▶ **Dura-AV-Fistel:**
   • *Embolisation* (S. 92) nach Sondierung des speisenden Ramus spinalis. Hohe Rezidivgefahr, deshalb ist eine angiographische Kontrolle nach ca. $^1/_2$ Jahr notwendig.
   • *Operation:* Hohe Erfolgsquote, indiziert bei erfolgloser (Rezidiv) oder nicht durchführbarer Embolisation.
▶ **AV-Malformation:** Abhängig vom Angiographiebefund Operation oder endovaskuläre Maßnahmen (S. 92).

Verlauf und Prognose

▶ Bei Dura-AV-Fisteln meist progredienter Verlauf mit irreversibler Paraplegie nach ca. 1 – 2 Jahren. Bei AVM häufig langsamerer Verlauf.
▶ Nach adäquater Therapie ist eine (Teil-)Rückbildung der Symptome möglich.

28.4 Spinale Blutungen

Spinales Epidural- und Subduralhämatom

▶ **Ursachen:** Gerinnungsstörungen/Blutungsneigung (medikamentös, Hämophilie, Alkoholabusus, Leberinsuffizienz) + Wirbelsäulentrauma (u. U. kann bereits eine Lumbalpunktion ausreichen!).
▶ **Klinik:** Plötzlicher Schmerz mit gürtelförmiger Ausstrahlung, subakute Querschnittsymptomatik (häufig der unteren BWS; vgl. S. 208).

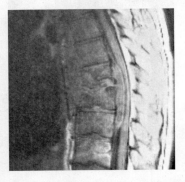

Abb. 28.5 · Epidurales Hämatom im mittleren BWS-Bereich, von ventral deutliche Myelonkompression (MRT sagittal T1w SE nach KM)

▶ **Diagnostik:** MRT (evtl. CT), ggf. Liquor.
▶ **Therapie** (*Notfall!*): Sofortige operative Ausräumung des Hämatoms.
▶ **Prognose:** Bei rechtzeitiger Therapie gut.

Spinale Subarachnoidalblutung

▶ **Ursachen:** Blutungen aus Gefäßen im spinalen Subarachnoidalraum, v. a. bei Angiomen und spinalen Tumoren oder Gerinnungsstörungen (s. o.).
▶ **Klinik:** Plötzlicher starker Rückenschmerz und radikuläre Symptomatik, gefolgt von Kopfschmerzen, Übelkeit, Erbrechen.
▶ **Diagnostik:**
  • *CCT:* Zum Ausschluss einer zerebalen Ursache und von Hirndruck (vor LP!).
  • *Liquor:* Blutiger Liquor (vgl. S. 344).
  • *MRT:* Ausschluss anderer Ursachen einer akuten spinalen Symptomatik.
  • *Angiographie:* Spinal zur Klärung der Blutungsquelle, im Zweifelsfall auch zerebral zum Ausschluss/Nachweis eines Aneurysmas.
▶ **Therapie** und **Prognose:** Abhängig von der Blutungsursache und Schwere der Symptomatik (Angiome S. 582, Tumoren S. 588). Symptomatische Therapie s. S. 579.

Intramedulläre Blutungen (Hämatomyelie)

▶ **Ursachen:** z. B. Trauma, spinale Gefäßmalformationen, Gerinnungsstörungen.
▶ **Klinik:** Ähnlich spinaler Ischämie, meist wie Spinalis-anterior-Syndrom (S. 211).
▶ **Diagnostik:**
  ◘ *Hinweis:* Eine Blutung ist meist 3 – 4 Segmente über der klinischen Grenze des Querschnitts lokalisiert!
  • *MRT:* Aufgetriebenes Rückenmark mit intraspinaler Signalstörung, u. a. in Abhängigkeit vom Alter der Blutung. *CT:* Hyperdense Läsion bei frischer Blutung.
  • *Liquor:* Blutig, xanthochrom oder auch normal.
▶ **Therapie:** Abhängig von der Blutungsursache. Symptomatisch s. S. 579.
▶ **Prognose:** Meist bleibende Querschnittsymptomatik.

28.5 Myelitis

Grundlagen

▶ **Definition:** Entzündung des Rückenmarks.
▶ **Ätiologie:**
  • *Infektiös:*
    – *Viren:* Herpes-simplex, HTLV-1, HIV, Polio, Varizella-zoster, Coxsackie A und B, ECHO, Epstein-Barr, Rabies.
    – *Bakterien:* Staphylokokken, Streptokokken, Treponema pallidum, Mykobakterien, Mykoplasmen.
    – *Pilze:* Kryptokokken, Aktinomyces spp.
  • *Andere:* Postinfektiös (respiratorische Infekte, Masern, Mumps, Röteln, Varizellen), postvakzinal (Typhus, Tollwut, Pocken), demyelinisierende Erkrankungen (v. a. Multiple Sklerose), Sarkoidose (S. 437), Morbus Behçet (S. 438), paraneoplastisch (S. 381).

Klinik

▶ **Allgemein:** Zu Beginn oft gürtelförmige Schmerzen, im Verlauf häufig aufsteigende Lähmungen (Para- oder Tetraparese), Reflexausfall, querschnittsförmig angeordnete Sensibilitätsstörungen, Schmerzen und Par-/Dysästhesien im Bereich der Extremitäten, Blasen- und Mastdarmstörungen.

► **Spezielle Verlaufsformen:**
  • *Poliomyelitis anterior acuta* (Befall der grauen Substanz/Vorderhornganglienzellen mit konsekutivem Untergang):
    – Inkubationszeit von 3 – 20 Tagen.
    – Beginn als fieberhafter Infekt („grippaler Infekt"): Kopfschmerzen, allgemeines Krankheitsgefühl, Meningismus, Diarrhö, vermehrtes Schwitzen, Pollakisurie.
    – Paralytisches Stadium (im Rahmen des 2. Fiebergipfels 1 – 4 Tage später): Unregelmäßig, asymmetrisch verteilte schlaffe Paresen, selten bulbäre bzw. pontine Symptomatik (z.B. Schluckstörungen, Doppelbilder, N.-VII-Parese). *Keine* Sensibilitätsstörungen, evtl. druckdolente Muskulatur.
    ◻ *Hinweis:* Meldepflicht bei Poliomyelitis-Verdacht, -Erkrankung und Tod.
  • *Postinfektiöse Myelitis:* Spinale Variante der akuten disseminierten Enzephalomyelitis (ADEM, S. 449) 5 Tage bis 6 Wochen nach einer Infektion, insbesondere mit
    Läsion der Pyramidenbahn.
  • *Herpes-simplex-Myelitis* (HSV Typ 2): Früh Blasen- und Mastdarmstörungen.
  • *HIV-Myelitis:* s. S. 427.
  • *Herpes-zoster-Myelitis:* s. S. 424.

Diagnostik

► **Liquor:** Pleozytose (die Veränderungen sind abhängig von der Ursache. Bei *Poliomyelitis anterior acuta* meist > 100/µl, im Verlauf Abnahme und Protein ↑ → zytoalbuminäre Dissoziation → DD GBS [S. 654]), Schrankenstörung, evtl. intrathekale IgG-Synthese; Queckenstedt-Versuch (wegen DD spinale Raumforderung).
► **Labor:**
  • *Routinelabor* (BSG, Differenzial-Blutbild, Entzündungszeichen?), ggf. ANA (bei V.a. SLE), ACE (bei V.a. Sarkoidose).
  • *Erregerindentifizierung:* Serologische und virologische Diagnostik (Erreger s.o.).
► **MRT:** Ödem, Demyelinisierung.
► **Neurophysiologie:** MEP (S. 73), SSEP (S. 64), F-Wellen (S. 40, Myeloradikulitis?).

Differenzialdiagnose

► Vaskuläre Myelopathie s. S. 580.
► Guillain-Barré-Syndrom s. S. 654.
► Toxische Myelopathien (z.B. Heroin, Lachgas, Alkohol).

Therapie

► **Infektiöse Ursache:**
  • *Bakteriell:* Antibiose s. S. 400.
  • *(Vermutlich) viral:* Bis zum Erregernachweis Aciclovir (S. 422).
► **Andere Ursache** (infektiöse Ursache ausgeschlossen!): Immunsuppression (S. 136), evtl. auch Immunglobuline (S. 141).
► **Symptomatisch:** s. S. 579.

Verlauf und Prognose

► Abhängig von der Ätiologie eventuell Besserungen innerhalb weniger Wochen, Restsymptome sind möglich.
► Bei Poliomyelitis ist selten noch nach Jahrzehnten eine erneute (begrenzte) Progression der Paresen möglich (sog. Post-Polio-Syndrom s. S. 487).

28.6 Syringomyelie und Syringobulbie

Grundlagen

▶ **Definition:**
- *Syringomyelie* im engeren Sinne = flüssigkeitsgefüllte Höhlenbildung im Rückenmark, selten auch im Pons oder der Medulla oblongata (Syringobulbie).
- Im erweiterten Sinne wird auch die *Hydromyelie* hinzugerechnet = zystische Auftreibung des Zentralkanals.

▶ **Formen:**
- *Primär:* Anlagebedingt im Zusammenhang mit folgenden Erkrankungen: Anomalien des kraniozervikalen Übergangs (S. 294), Klippel-Feil-Syndrom (S. 296), Skoliose.
- *Sekundär:* z. B. bei Tumor, Arachnopathie, posttraumatisch.

▶ **Lokalisation:** Zervikal (meist bei C2/3 bis zur mittleren BWS), thorakal, selten in lumbosakralen Segmenten, bulbär (Syringobulbie ca. 10% der Fälle).

▶ **Epidemiologie:** Inzidenz ca. 1 – 2/1 Mio. Personen/Jahr.

▶ **Pathologie, Ätiologie:** Hydromyelie als Folge einer Liquorzirkulationsstörung. Syringomyelie evtl. durch gestörte Embryogenese oder geburtstraumatisch.

Klinik

▶ **Syringomyelie/Hydromyelie:**
- *Schmerzen* (oft erstes Symptom), v. a. im Schultergürtel.
- *Zentromedulläres Syndrom* s. S. 210 (v. a. gestörtes Schmerzempfinden, segmental atrophische und kaudal der Läsion spastische Paresen).
- *Wirbelsäulenveränderungen:* Eventuell früh im Verlauf Hyperlordose der HWS und LWS und Kyphoskoliose der BWS.

▶ **Syringobulbie:** Nystagmus, Hirnnervenausfälle N. VIII bis XII (Schmerzen im Trigeminusgebiet, Zungenatrophie).

Diagnostik

▶ **Röntgen HWS:** Erweiterter Spinalkanal, knöcherne Fehlbildungen?

▶ **MRT** (mit + ohne KM):
- *Spinal:* Lokalisation der Höhle (s.o.), Darstellung von Anomalien des kraniozervikalen Übergangs. Kontrastmittelgabe zur Abgrenzung einer sekundären Syringo-/Hydromyelie (z. B. bei Tumoren).
- *Kranial:* Zum Ausschluss eines evtl. assoziierten Hydrozephalus.

▶ **Neurophysiologie:** EMG, SSEP, MEP, F-Welle als fakultative Zusatzdiagnostik.

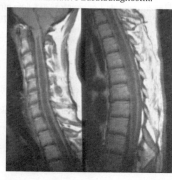

Abb. 28.6 · Syringo-/Hydromyelie vom oberen Zervikalmark bis zum Conus medullaris reichend; Kombination mit einer Arnold-Chiari-Malformation Typ I (MRT sagittal T1w SE)

Differenzialdiagnose

► **Spinale Multiple Sklerose:** Anamnese mit disseminierter neurologischer Symptomatik und ggf. schubförmigem Verlauf, Liquorbefund, MRT.
► **Diastematomyelie** (angeborene Septierung des Spinalraumes in der Sagittalebene): MRT.
► **Spinale Muskelatrophie** (S. 485), **amyotrophe Lateralsklerose** (S. 481): Fehlende Sensibilitätsstörungen, MRT.
► **Tumoren** (intramedullär oder spinal): MRT ohne/mit KM.
► **Myelitis, intramedulläre Blutung, Myelomalazie:** MRT-, ggf. CT-Befund.

Therapie

► **Operativ** (bei Progredienz, therapieresistenten Schmerzen):
  • *Syringostomie = Shunt* zwischen Syrinxhöhle und Subarachnoidalraum (syringo-subarachnoidale Drainage) oder Pleuraraum (syringopleurale Drainage). Bei ca. 50 % Stabilisierung des klinischen Zustandes, bei ca. 15 % kommt es zu Langzeitkomplikationen (z. B. Verwachsungen, Dislokation, Infektion).
  • *Subokzipitale Kraniotomie mit Laminektomie C1 und C2 und Duraspaltung:* Bei Obstruktionen des Foramen occcipitale magnum. Keine ausreichenden Langzeitergebnisse bekannt.
  • *Eröffnung* von posttraumatischen und Tumor-assoziierten Zysten.
► **Symptomatisch:**
  • *Zur Verletzungsprophylaxe* sorgfältige Hautpflege, Schutzhandschuhe.
  • *Spastiktherapie:* Physiotherapie, medikamentös s. S. 144.
  • *Schmerztherapie:* S. 125.
  • *Therapie einer bestehenden Skoliose:* Orthopädische Versorgung.

Verlauf und Prognose

► Schubförmiger Verlauf möglich. Meist langsame Progredienz mit Entwicklung eines Querschnittssyndroms.

28.7 Spinale Tumoren

Grundlagen

► **Epidemiologie:** Inzidenz 3 – 10/100000.
► **Lokalisation und Einteilung:**
  • *Intradurale Tumoren* (ca. 20 % der spinalen Tumoren):
    – *Intramedullär:* Ependymome, Astrozytome, Hämangioblastome, Oligodendrogliome, Neurinome, Metastasen.
    – *Extramedullär:* Meningeome, Neurinome, Ependymome, Metastasen.
  • *Extradurale Tumoren:* Metastasen, Lymphome, Sarkome, Plasmozytome.

Klinik

► **Zu Beginn:** Meist Schmerzen, intermittierende Sensibilitätsstörungen (oft schon über Jahre bestehend!).
► **Im Verlauf** abhängig von der Tumorlokalisation motorisches oder sensibles Querschnittsyndrom (S. 208).

Diagnostik

▶ **Bildgebung:**
- *Spinales MRT ohne/mit KM:* Tumorgröße, Morphologie, Lokalisation, Beziehung zum Rückenmark, KM-Enhancement?
- *Spinales CT* bei spinalen Tumoren: Knochendestruktion oder -Arrosion, aufgeweiteter Spinalkanal, Knochenfragmente intraspinal?
- *Myelographie:* Bei Vorliegen eines MRT meist nicht erforderlich. Falls durchgeführt mit einem Post-Myelo-CT kombinieren!
- *Konventionelle Röntgendiagnostik:* Destruktionen (osteoplastisch/osteolytisch), Instabilität?

▶ **Neurophysiologie** in der Regel entbehrlich. Ggf.:
- *Evozierte Potenziale:* Welche Bahnen sind betroffen, welche Höhe?
- *EMG:* Bei radikulärer Symptomatik.

▶ **Liquor:** Proteinerhöhung (eventuell auch „Stoppliquor"), Queckenstedt-Versuch (S. 24), evtl. zytologischer Nachweis von Tumorzellen.

Therapie

▶ **Kausal:**
- *Intramedullär:*
  - Tumoren: Operation und abhängig von der Tumorart ggf. Radiatio (*cave* Strahlenmyelopathie [S. 590]!).
  - Metastasen: Meist Radiatio (abhängig von Gesamtsituation!).
- *Extramedullär:*
  - Tumoren: Operation, ggf. (palliative) Radiatio oder Chemotherapie.
  - Metastasen: Abhängig von Gesamtsituation!
- *Extradural:* Abhängig von Gesamtsituation (Primärtumor bei Metastasen, Ausfälle, Progredienz, Vorbehandlungen) Operation, Radiatio, Chemotherapie.

▶ **Symptomatisch:**
- Medikamentös: Dexamethason (z. B. Fortecortin) 8 – 32 mg/d p. o., Schmerztherapie (S. 125), Spastiktherapie (S. 144).
- Stabilisierende Operation bei Instabilität der Wirbelsäule.
- Hilfsmittel (z. B. Korsett, Rollstuhl).
- (Langwierige) Neurorehabilitation (vgl. S. 579).

28.8 Weitere Rückenmarkerkrankungen

Spinaler Abszess

▶ **Grundlagen:**
- *Epidemiologie:* Inzidenz 0,2 – 2,8/100000 Einwohner; m ÷ f = 1 ÷ 1.
- *Lokalisation:* Meist dorsal des Rückenmarks und thorakal bzw. lumbal. In den meisten Fällen *epidural* (sehr selten subdural oder intramedullär).
- *Risikofaktoren:* Erhöhte Infektionsgefahr bei Diabetes mellitus, chronischer Nieren-/Leberinsuffizienz, chronischem Alkoholabusus, Malignom, medikamentöser Immunsuppression, i. v.-Drogenkonsum.
- *Häufigster Erreger:* Staphyloccus aureus. *Seltener* Streptokokken, E. coli, Pseudomonas spp., Serratia marcescens.
- *Pathogenese:* Meist Fortleitung einer benachbarten Entzündung (z. B. Spondylitis/Spondylodiszitis, Psoasabszess, perinephritischer Abszess), hämatogen (z. B. Furunkel, Pneumonie), Trauma (Lumbalpunktion, Operation, paravertebrale/peridurale Injektion, spinale Anästhesieverfahren), idiopathisch.

► **Klinik** (Entwicklung innerhalb von wenigen Tagen bis zu mehreren Wochen/Monaten): Beginn mit Fieber, Rückenschmerzen und lokalem Druck-/Klopfschmerz. Im Verlauf Nervendehnungsschmerz, Paresen, Sensibilitätsstörungen bis hin zu einer kompletten Querschnittsymptomatik (S. 208).

► **Diagnostik:**
- **MRT:** In T2w hyperintens, in T1w hypo-/isointens mit homogenem oder randständigem KM-Enhancement (Kapsel). Auf eine möglicherweise verursachende/begleitende Spondylodiszitis (Abb. 31.5, S. 630) achten!
- *Labor*
  - Routinelabor (BSG ↑, CRP ↑, Leukozytose). Hinweise auf eine mögliche Ätiologie (z. B. Nieren-, Leberwerte)?
  - Blutkulturen.
- *Liquor:*
  - ▣ *Cave:* Keine Punktion in Höhe eines vermuteten/nachgewiesenen Abszesses!
  - Meist Pleozytose < 1000/µl (gemischt granulo-/lymphozytär), Proteinerhöhung.
  - Liquorkulturen veranlassen.

► **Differenzialdiagnose:** Spinale Raumforderung (S. 588), Myelitis (S. 585), epidurales Hämatom (S. 584), spinale Ischämie (S. 580), Guillain-Barré-Syndrom (S. 654).

► **Therapie:**
- *Operation + Antibiotikatherapie* (Therapie der Wahl!):
  - Abszessentleerung/Entfernung von Granulationsgewebe → Abszesseiter-Kulturen veranlassen!
  - Flucloxacillin (z. B. Staphylex) 6 × 2 g/d i. v. + Ceftriaxon (Rocephin) 1 × 2 g/d i. v. + Tobramycin (Gernebcin) 3 × 120 mg/d. i. v. *Dauer:* 4–8 Wochen. Anpassung der Antibiotikatherapie an das entsprechende Antibiogramm.
- *Alleinige Antibiotikatherapie* (bei bereits bestehender Plegie > 3 Tage = zu spät, bei nur geringen neurologischen Ausfällen): s. o.
- Bei begleitender/ursächlicher *Spondylodiszitis* s. S. 630.

► **Verlauf und Prognose:** Abhängig vom Zeitintervall Beginn der Symptomatik – Diagnostik – adäquate Therapie. Bei früher Intervention gute Prognose, Restsymptomatik ist aber möglich. Letalität < 10 %.

Strahlenmyelopathie

► **Grundlagen:**
- *Toleranzdosis:* Stark abhängig von Feldgröße, Einzeldosis (sollte nicht > 2 Gy sein), Gesamtdosis (ca. 25–45 Gy), Gesamtbestrahlungszeit (= Fraktionierung), Lokalisation (zervikal > thorakal > lumbal).
- *Latenzzeit:* Sehr unterschiedlich (Monate bis Jahre)!
- *Pathologie:* Auf bestimmte Regionen lokalisierte oder querschnittsförmige Entmarkungen und Nekrosen.

► **Klinik:**
- Nach Latenzzeit (s. o.) oft innerhalb von Tagen bis Wochen schubförmige oder kontinuierlich progrediente Symptomentwicklung.
- Initial häufig Dysästhesien, Parästhesien in Händen und Füßen, brennende oder gürtelförmige Schmerzen (auch in Extremitäten ausstrahlend), Lhermitte-Zeichen.
- Im Verlauf abhängig von der Ausdehnung der Läsionen lokalisierte Störungen (z. B. im Sinne eines Brown-Séquard-Syndroms [S. 210 oder ähnlich einem Spinalis-anterior-Syndrom [S. 211]) bis hin zu einem kompletten Querschnittsyndrom (S. 211). Bei lumbaler Strahlenmyelopathie stehen schlaffe Paresen und Muskelatrophien im Vordergrund.

► **Diagnostik:**
- *Bestrahlungsanamnese.*
- *MRT:* Im Akutstadium ggf. Schwellung des Myelons (hyperintens in T_2w-Sequenzen), im Spätstadium umschriebene Atrophie, Gliosen.
- *Liquor (fakultativ):* Evtl. Protein ↑ (Stoppliquor) und Leukozyten ↑.

► **Differenzialdiagnose:** Spinale Metastasen (S. 588) und paraneoplastische Myelopathie (S. 382) → MRT (ggf. schwierige DD!), Meningeosis neoplastica (S. 378) → MRT, Liquor.

► **Therapie:** Versuch mit Kortikosteroiden, ansonsten symptomatisch (Spastiktherapie S. 144, Physiotherapie, Schmerztherapie S. 125).

► **Verlauf:** Oft progredient. Bei Affektion des oberen Zervikalmarks meist innerhalb des ersten Jahres letal. *Transitorische Myelopathien* bilden sich nach Wochen bis wenigen Monaten zurück.

Arachnopathie (Arachnoiditis)

► **Definition:** Meist lumbosakral lokalisierte Wurzelläsionen aufgrund von Verdickungen und Verwachsungen der Arachnoidea.

► **Ätiologie:** Meist unklar. Vorkommen nach Operationen, intrathekaler Blutung, akuten oder chronischen Entzündungen, intrathekaler Applikation von Medikamenten und nach Myelographie.

► **Klinik:** Oft bilaterale pluriradikuläre Schmerzen und Ausfälle.

► **Diagnostik:**
- *Anamnese* mit Suche nach möglichen Ursachen (s.o.).
- *MRT, Myelographie:* Nervenwurzeln erscheinen verdickt aufgrund von Verwachsungen mit der Arachnoidea. Leptomeningeales KM-Enhancement.
- *Liquor:* Eiweißerhöhung, ggf. chronisch entzündliches Liquorsyndrom.

► **Differenzialdiagnosen:** Raumforderungen, Wurzelläsionen bei degenerativen oder entzündlichen Wirbelsäulenveränderungen, Polyradikulitis (S. 654).

► **Therapie:**
- *Symptomatisch:* Schmerztherapie (S. 125), Physiotherapie.
- *Operativ:* Versuch einer operativen Adhäsiolyse (oft wenig erfolgreich).

Funikuläre Myelose

► **Ätiologie:** Vitamin-B_{12}-Mangel:
- *Resorptionsstörung:* Intrinsic-Faktor-Mangel, (Dünn)darmerkrankung, Fischbandwurm, HIV-Infektion, Medikamente (z.B. Colestyramin, Biguanide, Cimetidin, Omeprazol, Neomycin).
- *Mangelnde Zufuhr:* Mangelernähung, strenge Vegetarier.

► **Pathogenese:** Hinterstrang- und Seitenstrangdegeneration.

► **Klinik, klinische Befunde:**
- *Allgemein-internistisch:* Abgeschlagenheit, Zungenbrennen (Hunter-Glossitis), Diarrhö, Magenbeschwerden.
- *Neurologisch (cave* auch ohne hämatologische Veränderungen möglich!):
  - Tiefensensibilitätsstörung (Lagesinnstörung, Pallhypästhesie) mit sensibler (Hinterstrang-)Ataxie.
  - Parästhesien der Beine, Polyneuropathie (Hypästhesie, Hyp-/Analgesie).
  - Paresen, Reflexabschwächung, positive Pyramidenbahnzeichen.
- *Psychische Veränderungen:* Depressive und psychotische sowie amnestische Syndrome, Demenz.

► **Diagnostik:**
- *Labor:*
  - Blutbild, Differenzial-BB, Retikulozyten: Häufig hyperchrome megaloblastäre Anämie, evtl. Thrombo-/Leuko-/Retikulozytopenie.

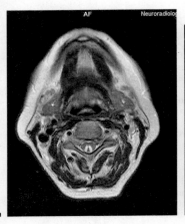 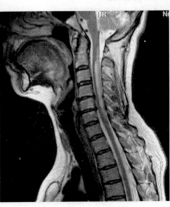

Abb. 28.7 · Funikuläre Myelose mit den typischen symmetrischen und scharf begrenzten Läsionen im Hinterstrangbereich (MRT T2w-TSE axial und sagittal)

- Vit.-B$_{12}$ i.S. erniedrigt, Schilling-Test (S. 35).
- Evtl. im Serum Homocystein (↑ Norm 5 – 15 µmol/l) und Methylmalonsäure (↑ Norm 53 – 376 nmol/l) (v.a. als Hinweis für Versorgungsstatus bei normalem Vit.-B$_{12}$-Serumspiegel).
- Hämolysezeichen: LDH, Serum-Eisen und indirektes Bilirubin erhöht.
- **MRT:** symmetrische, scharf begrenzte Signalhyperintensitäten im Bereich der Hinterstränge und evtl. Seitenstränge.
- **Neurophysiologie:** Tibialis-SEP (pathol.), Neurographie (v.a. sensible NLG ↓), MEP (evtl. CMCT ↑ = Pyramidenbahnaffektion).
- **Internistisches Konsil:** Ursachenabklärung!
► **Differenzialdiagnosen:**
- Spinale Prozesse, Morbus Friedreich (spinozerebelläre Ataxien, S. 247).
- Autoimmunologisch: Multiple Sklerose (S. 441), CIDP (S. 657).
- Infektionen: Borreliose (S. 409), Neurolues/Tabes dorsalis (S. 419).
- Stoffwechselstörungen: Vitamin-E-Mangel (S. 473), metachromatische Leukodystrophie (S. 457), Morbus Bassen-Kornzweig (S. 662), Louis-Bar-Syndrom (S. 299).
► **Therapie:**
- Therapie der Grunderkrankung.
- Vit.-B$_{12}$-Substitution, z.B. Cytobion 1000 µg/Amp. 1000 µg/d i.m. über 5 Tage, dann bis zur Normalisierung der Anämie 500 µg/Woche, dann lebenslange Erhaltungstherapie mit 1000 µg monatlich.
- Folsäure-Substitution: 5 mg/d p.o. (z.B. 1 Tbl. Folsan).
- Eisensubstitution bei zusätzlichem Eisenmangel.
► **Verlauf, Prognose:** In frühen Stadien (Missempfindungen, leichte Ataxie/Spastik/Paresen) restitutio ad integrum möglich, sonst bleibende Schäden.

Weitere Erkrankungen
....
► Morbus Friedreich (S. 478).
► Contusio spinalis (S. 392).

29 Hirnnervenerkrankungen

29.1 Basisdiagnostik, multiple Hirnnervenläsionen

Basisdiagnostik bei Hirnnervenläsionen

▶ **Anamnese und Klinik:** Siehe einzelne Hirnnerven.
▶ **Labor:** Blutbild, Differenzialblutbild, BSG, CRP, BZ (HbA1c), Lipide, Vit. B_1, oraler Glukose-Belastungstest (S. 35), evtl. ACE i.S. (Sarkoidose?).
▶ **Liquor:** Entzündung (z.B. basale Meningitis), Meningeosis neoplastica?
▶ **Bildgebung:**
  • *CCT mit Knochenfenster:* Ausschluss Raumforderung/Schädelbasisfraktur.
  • *MRT:* Hirnstamm-/Kleinhirnbrückenwinkelprozess (Sinus-cavernosus-Thrombose?).
  • *MR-Angiographie/DSA:* Evtl. bei gefäßnahen Hirnnervenläsionen (Aneurysma?).

Multiple Hirnnervenläsionen

Tabelle 29.1 · Multiple Hirnnervenläsionen

Syndrom	beteiligte Hirnnerven, Klinik
Syndrom der vorderen Schädelgrube	N. II; Frontalhirnsyndrom, oft Epilepsie Ursachen: Meist Tumor (Meningeome)
Fissura orbitalis superior-Syndrom	N. III, IV, VI, V1; Vollbild: Komplette Ophthalmoplegie mit Ptosis, weiter/lichtstarrer Pupille und Sensibilitätsstörungen im 1. Trigeminus-Ast. Oft Schmerzen Ursache meist Tumoren der mittleren Schädelgrube, Traumen, Aneurysmen
Orbitaspitzen-Syndrom	Fissura-orbitalis-superior-Syndrom (s.o) + Optikusläsion
Sinus-cavernosus-Syndrom	N. III, IV, V (einzelne oder alle 3 Äste), evtl. N. VI. Oft auch Exophthalmus und Schmerzen Ursachen: Tumoren, Aneurysmen der A. carotis interna, Thrombose (ausgeprägte Protrusio bulbi, Chemosis, Venenstauung), Carotis-Sinus cavernosus-Fistel (pulsierender Exophthalmus)
Foster-Kennedy-Syndrom	ipsilaterale Optikusatrophie, kontralaterale Stauungspapille, manchmal Hyposmie Ursache: Tumor der vorderen Schädelgrube
Gradenigo-Syndrom (Syndrom der Felsenbeinspitze)	N. VI, V_1 (evtl. auch N. V_2/V_3, N. VIII, N. VII); Schmerzen Ursachen: Prozess der Pyramidenspitze v.a. nach Otitiden und/oder Tumoren
Raeder-Syndrom	*früher:* Läsion von N. V oder Trigeminus-Neuralgie und inkomplettes Horner-Syndrom, evtl. auch andere Hirnnerven. Meist Tumoren der mittleren Schädelgrube *heute:* Inkomplettes Horner-Syndrom mit periorbitalen Schmerzen (meist Bing-Horton-Kopfschmerz)

Fortsetzung ▶

Tabelle 29.1 · Fortsetzung

Syndrom	beteiligte Hirnnerven, Klinik
Kleinhirnbrückenwinkel-Syndrom	Läsion von N. VIII, VII, evtl. V_1/V_2, VI. Initialsymptome abhängig von betroffenem Nerven Ursachen: Meist Akustikusneurinom (S. 376)
kaudale Hirnnervensymptome (wichtig zur Abgrenzung von Bulbärparalyse)	
– Foramen-jugulare-Syndrom (Vernet-Syndrom)	N. IX, X, XI Ursachen: Schädelbasisfraktur (Siebenmann-Syndrom), Thrombose der V. jugularis, Glomus-jugulare-Tumor
– Villaret-Syndrom (Syndrom des Retropharynx)	N. IX-XII mit inkomplettem Horner-Syndrom (zervikaler Sympathicus) Ursachen: Meist retromandibuläre Raumforderung

Syndrom	beteiligte Hirnnerven, Klinik
– Collet-Siccard-Syndrom	N. IX, X, XI, XII. Oft Nackenschmerzen. Häufig Destruktion des benachbarten Condylus occipitalis. Ursachen: Meist extrakranielle Tumoren, aber auch extrakranielle Gefäßaffektionen (Aneurysma der A. carotis, V.-jugularis-Thrombose), selten Lues oder Knochen-TBC
Garcin-Syndrom (Hemibasis-Syndrom)	meist alle Hirnnerven einer Seite betroffen; oft Lymphknoten hinter dem Kieferwinkel vergrößert Ursachen: Meist infiltrierende Tumoren der Schädelbasis, oft aus dem HNO-Bereich (extrakraniell)
Tolosa-Hunt-Syndrom (S. 287)	schmerzhafte, äußere Ophthalmoplegie (N. III, N. IV, N. VI, N. N. V_1, selten N. VII). Keine Pupillenstörungen. Ätiologie: Granulomatöse Entzündung im Sinus cavernosus

29.2 N. olfactorius (N. I)

Funktion und Anatomie

▶ **Funktion:** In der Riechschleimhaut (10 – 20 Mio. Rezeptorzellen) können Geruchsstoffe nur erkannt werden, wenn sie in einer Flüssigkeitsschicht über den Sinneszellen gelöst vorliegen.

▶ **Verlauf:** Axone der Sinneszellen gehen in den Fila olfactoria durch die Lamina cribrosa zum Bulbus olfactorius (vorgelagerter Endhirnanteil), hier Umschaltung auf das 2. Neuron, über Striae olfactoriae zum Corpus amygdaloideum und anderen Strukturen des limbischen Systems sowie zur kontralateralen Seite.

Klinische Prüfung, Zusatzdiagnostik

▶ Klinische Prüfung: Siehe S. 4, Basisdiagnostik s. S. 593.
▶ Standardisierter Geruchsprobentest.
▶ Olfaktorisch evozierte Potenziale (klinisch kaum verwendet).

Erkrankungen

▶ **Störung des Geruchsempfindens:**
- *Hyposmie:* Minderung des Geruchssinnes, für neurologische Diagnostik in der Regel nicht relevant.
- *Anosmie* (DD S. 233): Aufgehobener Geruchssinn. Einseitig aufgehobener Geruchssinn wird meist nicht bemerkt.
- *Parosmie:* Verkennung wahrgenommener Gerüche.
- *Kakosmie:* Wahrnehmung unangenehmer, oft stinkender Gerüche auch ohne Substrat, meist anfallsartig. Durch Reizung des Bulbus olfactorius, des Corpus amygdaloideum oder des Unkus, nach Virusgrippe als Restsymptom, häufig Aura bei epileptischen Anfällen („Uncinatus-Krisen").
- *Olfaktorische Halluzinationen:* z. B. Schizophrenie.

▶ **Störung des Geschmacksempfinden – Ageusie** (DD S. 233):
- *Meist bei Anosmie,* da bei Anosmie nur noch die 4 Grundqualitäten des Geschmacks (sauer, süß, salzig, bitter) empfunden werden.
- *Ursachen der echten Ageusie* (Verlust der 4 Geschmacksqualitäten): Lokale Einwirkung toxischer Substanzen, orale Medikamente (z. B. Penicillin, L-Dopa, Thiamazol), Zink-Ionen-Verlust, Diabetes, Hypothyreose, Vaskulitis (z. B. Polymyalgia rheumatica), Sheehan-Syndrom, periphere Fazialisparese (vordere $^2/_3$ der Zunge einseitig).

▶ **Echte Ageusie + Anosmie:** Selten nach Schädel-Hirn-Trauma durch Zwischenhirnkontusion/Kontusion der Wand des 3. Ventrikels.

29.3 N. opticus (N. II)

Funktion und Anatomie

▶ **Sinneswahrnehmung** über photochemische Reaktion in Stäbchen und Zapfen der Retina (1. Neuron), Umschaltung auf bipolare Zellen (2. Neuron) und Ganglienzellen (3. Neuron). Deren Axone bilden den N. opticus. Austritt aus dem Bulbus oculi 3 – 4 mm nasal der Fovea (hier blinder Fleck).

▶ Blutversorgung der Papille aus A. centralis retinae und Ziliararterien, venöse Drainage über V. centralis retinae.

▶ Der N. opticus wird von einer Ausstülpung der Hirnhäute umgeben („Optikusscheide", Liquor im Subarachnoidalraum). Bei erhöhtem intrakraniellem Druck ist eine Prominenz der Papille erkennbar.

◻ *Hinweis:* Bei Verklebung der Optikusscheide (Alter, Vorerkrankungen) kann trotz erhöhten intrakraniellen Druckes die Papillenprominenz fehlen!

▶ **Verlauf:** Der Nerv verlässt die Orbita durch den Canalis opticus → Chiasma opticum: Hier kreuzen Fasern der nasalen Retina auf die Gegenseite, Fasern der temporalen Retina bleiben ipsilateral (= ungekreuzt) → postchiasmatisch verläuft der Tractus opticus zum Corpus geniculatum laterale (4. Neuron) → weiter zur Sehrinde um die Fissura calcarina des Okzipitallappens.

▶ **Pupillenreflex:** Afferent N. opticus, efferent N. III, Verschaltung in rostraler Brücke.

Klinisches Bild

▶ Läsionen im Bereich der Sehbahn führen abhängig von Lokalisation zu unterschiedlichen Visus-/Gesichtsfeldstörungen (S. 216): z. B. monokuläre, bilaterale, homonyme, bitemporale Hemianopsien, Quadrantenanopsien.

▶ Akute Visus-/Gesichtsfeldstörungen werden häufig nur schlecht differenziert beschrieben, langsam progrediente Läsionen oft erst spät bemerkt.

Klinische Prüfung, Zusatzdiagnostik

▶ Klinische Prüfung: Siehe S. 4, Basisdiagnostik s. S. 593.
▶ Augenärztliches Konsil: Genauere Beurteilung von Visus, Fundus, quantitative Perimetrie etc.
▶ VEP (S. 68): Subklinische Optikus-Läsionen, pathophysiologische Zuordnung der Läsion (axonal, demyelinisierend).
▶ Dopplersonographie: Arteriosklerotische Läsionen, Stenosen der ACI.
▶ Spezielle Bildgebung: MRT (Tumor, Entzündung?), Angiographie.

Erkrankungen der Papille/Retina

▶ **Papillitis**= retinanahe Entzündung des N. opticus:
  • *Klinik, Ursache, Therapie, Prognose:* Siehe Retrobulbärneuritis S. 597.
  • *Funduskopiebefund:* Papillenödem; unscharf begrenzte, prominente (1 – 3dpt), gerötete Papille. Abgrenzung von Stauungspapille (s.u.) oft schwierig.
▶ **Stauungspapille (STP):**
  • *Klinik:* Initial meist keine Sehstörung, blinder Fleck entsprechend dem Ödem vergrößert, manchmal amblyopische Attacken. Visusstörungen aber bei chronischer STP. Fast immer beidseitig (Sonderform Foster-Kennedy-Syndrom [S. 593], „multiple Hirnnervenstörungen").
  • *Pathogenese:* Erhöhter Hirndruck, der sich in die Sehnervenscheiden fortsetzt (v. a. bei jüngeren Patienten).
  • *Ursachen:* z. B. Hirntumor (in 70 – 80%), andere Raumforderungen (z. B. Blutung, Aneurysma, Abszess, Hydrozephalus, Meningitis, Enzephalitis, Sinusthrombose), Pseudotumor cerebri (S. 301), Hirnödem, Schwangerschaft, Eklampsie, Thyreotoxikose, toxisch, hypertensive Enzephalopathie, Herzinsuffizienz, Lungenemphysem, Urämie, Eisenmangelanämie, Leukämie.
  • *Diagnostik:* Funduskopie (Papillenrand unscharf, Papille vergrößert, evtl. prominent [langfristig oft < 3dpt.], gestaute Venen, Hyperämie, streifige Blutungen der Papille, übriger Augenhintergrund normal), CCT/MRT, Liquor (Entzündung, erhöhter Druck?).
  • *Differenzialdiagnose des Fundusbefundes bei STP:* Papillitis (stets früh im Verlauf Funktionsausfälle), Papillenödem bei Retinopathia hypertensiva maligna; ähnliche Befunde bei Zentralvenenthrombose (S. 597), Herzvitien, Lungenemphysem, Polyzythämie, Makroglobulinämie, Anämie, Leukämie, Drusenpapille (S. 597), Pseudostauungspapille, Papillentumoren.
  • *Therapie:* Möglichst Behandlung der Ursache.
▶ **Zentralarterienverschluss /-astverschluss:**
  • *Klinik:* Plötzlicher, vollständiger monokulärer Visusverlust, bei sektorförmigem Skotom evtl. lediglich Astverschluss.
  • *Ursachen:* Thromboembolie in die A. ophthalmica bzw. A. centralis retinae (arterioarteriell oder kardial), hämodynamisch (in Kombination mit kontralateraler Halbseitenparese v. a. bei Amaurosis fugax typischer Befund für hochgradige ipsilaterale Karotisstenose/-verschluss), Karotis-Dissektion, Vaskulitis (S. 323), Verbrauchskoagulopathie, Drucksteigerung (intraokulär, orbital, von extern), Gefäßspasmen (Raynaud, Migräne), Anti-Phospholipid-AK-Syndrom (S. 337), Ovulationshemmer.
  • *Diagnostik:* Anamnese (vaskuläre Risikofaktoren?), ophthalmologisches Konsil (bei Verschluss funduskopisch weiße Netzhaut, „kirschroter Fleck" der Makula, dünne Arterien, später Atrophie und Abblassung), Karotis-Doppler/Duplex, ggf. Angiographie, kardiovaskuläre Abklärung (Emboliequelle?), evtl. immunologische Abklärung.

■ *Soforttherapie:* (innerhalb von 6 h): Rückenlage, Acetazolamid (z.B. Diamox) 50 mg i.v., feste Bulbusmassage mit plötzlichem Drucknachlass für ca. 15 min, Vollheparinisierung (S. 148). Evtl. lokale Lysetherapie (S. 312).

► **Amaurosis fugax** (= TIA im Versorgungsgebiet der A. ophthalmica):
- *Klinik:* Kurz anhaltende, monokuläre Sehstörung ("schwarz vor dem Auge").
- *Ursachen:* Thrombembolie in die A. ophthalmica (arterio-arteriell o. kardial), hämodynamisch (s.o.), Karotis-Dissektion, Vaskulitis, Vasospasmus.
- *Diagnostik:* Anamnese (vaskuläre Risikofaktoren?), dringende Abklärung des Gefäßstatus (Doppler-, Duplexsonographie der Karotis, ggf. Angiographie, kardiologisches + evtl. ophthalmologisches Konsil).

► **Zentralvenenthrombose:**
- *Klinik:* Meist > 50a, Beginn rasch, aber nicht abrupt. Schleierartige, später totale Verdunklung, bei Befall der Makula Verlust der zentralen Sehschärfe.
- *Ursachen:* Arterielle Hypertonie, Polyglobulie, Vaskulitis, Hämoglobinopathie, Ovulationshemmer, chronisches Offenwinkelglaukom, Gerinnungsstörungen, häufig unbekannt.
- *Diagnostik:* Funduskopie (hämorrhagische Retinopathie, gestaute Venen, Netzhautödem, Papille unscharf und prominent), internistische Abklärung.
- *Therapie:* Nach ophthalmologischer Maßgabe.

► **Maligne Hypertonie mit Retinopathie:** Symptome der hypertensiven Enzephalopathie. Papillenbefund ähnlich wie bei Stauungspapille (s.o.), aber zusätzlich Gefäßveränderungen der ganzen Retina (Kreuzungsphänomene, Kaliberschwankungen, Silberdrahtarterien, Blutungen und Exsudate). Diagnostik: Anamnese, RR-Messung, CCT (Status lacunaris?).

► **Drusenpapille:**
- *Klinik:* Nur gelegentlich leichte (sektorale) Gesichtsfelddefekte.
- *Ursachen:* Kongenitale, oft erbliche Einlagerung von hyalinen Substanzen (= Drusen).
- *Diagnostik:* Funduskopie (vergrößerte, prominente, unscharfe Papille [persistierender Befund], aber gelblich verfärbt). Übriger ophthalmoskopischer Befund unauffällig.

► **Pseudopapillenödem:** Kongenitale, übermäßige Gliawucherung. Keine Hyperämie.

Erkrankungen des N. opticus

► **Neuritis nervi optici (Retrobulbärneuritis, RBN):**
- *Klinik:* Visuszerfall innerhalb von Tagen, frühzeitiges Zentral- und Parazentralskotom. Oft retrobulbärer Schmerz, v.a. bei Bulbusbewegung. Initial normaler Augenhintergrund ("Patient und Arzt sehen nichts"). Initial oft makulopapilläres Bündel betroffen (Zentralskotom), häufig vermindertes Farbensehen, Nebelsehen, Phosphene, afferente Pupillenstörung, Bulbusbewegungsschmerz. Evtl. weitere neurologische Symptome oder Uhthoff-Phänomen (Visusminderung bei erhöhter Körpertemperatur, z.B. heißes Bad, Sport). Erst im Verlauf nach ca. 2 Wochen temporale Abblassung der Papille. Meist einseitig.
- *Ursachen:* Meist multiple Sklerose, auch idiopathisch, Neuroborreliose, Neurolues, Sarkoidose, Lupus erythematodes, Tbc, AIDS, virale Infektionen, Nasennebenhöhlen-Entzündung, systemische Infektionen, Malignome, Vaskulitis, Guillain-Barré-Syndrom. Bei doppelseitiger Symptomatik eher chronische, toxische Schäden, postvakzinal bei Kleinkindern, Toxoplasmose.
- *Diagnostik:* Ophthalmologisches Konsil (Funduskopie s.o., Farbsinnstörung, Perimetrie/Skotom), VEP (P-100-Latenz verzögert), Liquor (entzündlich?), ggf. MRT des Schädels (weitere Entzündungsherde?).
- *Differenzialdiagnose:* Tumorkompression, Ischämie, Hypo-/Hyperthyreose, toxische Schädigung bei Urämie, Diabetes mellitus.

- *Therapie:* Hochdosierte Methylprednisolon-Stoßtherapie mit 500 – 1000 mg/d i.v. über 3 – 5 Tage, danach unterschiedliches Vorgehen (langsames Ausschleichen oder Absetzen). Details s. S. 444.
- *Prognose:* Vollständige Ausheilung der Optikusneuritis möglich, oft „VEP-Narbe". Nach 5 Jahren haben ca. 40% der Patienten mit Retrobulbärneuritis als Erstsymptom eine Multiple Sklerose.

▶ **Ischämische Optikusneuropathie:** Atrophie des N. opticus bei chronischer Ischämie (Karotisstenose, Arteriosklerose) mit Visusminderung, Gesichtsfeld-und Farbsinnstörung, afferentem Pupillendefekt. Therapie abhängig von Gefäßsituation, evtl. Acetylsalicylsäure.

▶ **AION (anteriore ischämische Optikusneuropathie):**
- *Klinik:* Akute ischämische Schädigung des vorderen Sehnervenabschnitts meist mit Störungen im peripheren Gesichtsfeld.
- *Ursache:* Meist unklar (keine Koinzidenz mit Gehirnischämie), seltener auch entzündlich/vaskulitisch (aoft Arteriitis temporalis).
- *Therapie:* Die ischämische Form ist nicht therapierbar, die vaskulitische Form wird mit Kortikosteroiden behandelt, v.a. um Übergreifen auf gesundes Auge zu verhindern. Die operative Dekompression der Optikusscheide ist obsolet!

▶ **Arteriitis temporalis:** S. 328.

▶ **Toxische Schäden:**
- *Klinik:* Initial oft deutliches Zentralskotom, gestörtes Farbensehen.
- *Ursachen:* Methylalkohol (z.B. Tabak-Alkohol-Amblyopie), Chinin, Chloroquin, Ethambutol, Isoniazid, Streptomycin, Amiodaron, D-Penicillamin, Digitalis, Chloramphenicol, Tetrazykline, orale Kontrazeptiva, Hypervitaminose A/D, Azathioprin, bei Urämie und Diabetes mellitus.
- *Diagnostik:* Anamnese, Funduskopie/ophthalmologisches Konsil, Blutbild, Vitamin-B_{12}-Spiegel, ggf. internistische Abklärung.
- *Therapie:* Toxin absetzen, evtl. Vit.-B_1-/B_{12}-Substitution (S. 592).

▶ **Raumforderungen:** Optikusgliome oder über Stauungspapille bei entfernteren Tumoren. Karotis-Aneurysma.

▶ **Pseudotumor orbitae:**
- *Definition, Klinik:* Granulomatöse Entzündung mit Exophthalmus, schmerzhafter Ophthalmoplegie und N.-II-Schädigung.
- *Differenzialdiagnose:* Tolosa-Hunt-Syndrom (S. 287), okuläre Myositis.
- *Diagnostik:* MRT der Orbita, Orbita-CT (2. Wahl).
- *Therapie:* Kortikosteroide.

▶ **Traumatische Optikusläsion:**
- *Klinik:* Akuter Visusabfall, evtl. verspätet Gesichtsfeldausfälle.
- *Ursachen:* Direkt (z.B. Messerstich) oder indirekt (z.B. Schädel-Hirn-Trauma mit Druck durch Hämatom, Knochenfragmente).
- *Diagnostik:* Anamnese, Nativ-Röntgen-Schädel, CT, MRT.

▶ **Anämie:** Bds. Optikusschädigung, oft relativ akute Visusstörungen.

▶ **Hereditäre Optikusatrophie:** Am häufigsten ist die Leber-Optikusatrophie (S. 703). Punktmutation der mitochondrialen DNA. Akuter bis subakuter, bilateraler Visusverlust, zentral-betontes Skotom. Diagnostik/Therapie S. 703.

Erkrankungen bei anderen Lokalisationen

▶ **Chiasma opticum:**
- *Tumoren* (z.B. Hypophysen-Tumoren, Kraniopharyngeome, Metastasen). Zunächst meist bilateral nasale Fasern betroffen → bitemporale Hemianopsie („Scheuklappenphänomen") und *bilaterale* Visusminderung, afferente Pupillenstörung, Optikusatrophie → MRT + Gd, MRT-Angio.
- *Z.n. Radiatio der Chiasmaregion:* Bds. Optikusatrophie möglich.
- *Hypophyseninfarkt, -entzündung:* vgl. S. 373.

► **Postchiasmatische Läsion (Tractus opticus):** Hirninfarkte, Blutungen, Raumforderungen im Bereich einer Hemisphäre mit homonymer Hemianopsie. Ggf. visuelle Halluzinationen (Pallinopsien) im hemianopischen Gesichtsfeld.

► **Läsion der lateralen/medialen Sehstrahlung:** Obere/untere *homonyme* Quadrantenanopsie. Ursachen: Alle Temporal- oder Parietallappenläsionen (meist Tumoren, seltener vaskulär).

► **Sehrinde:** Basilarisspitzen-Syndrom (S. 316) oder bilateraler Posterior-Infarkt können zur Rindenblindheit führen (in Kombination mit Anosognosie = „Anton-Syndrom"): Bei halbseitigen Läsionen kongruente homonyme Hemianopsie, *keine* Visusminderung, *keine* Optikusatrophie.

29.4 N. oculomotorius (N. III)

Funktion und Anatomie

► Der N. III versorgt M. rectus superior, inferior und medius, M. obliquus inferior, M. levator palpebrae, M. ciliaris (Akkommodation) und M. sphincter pupillae (Ausfall des N. III macht weite, lichtstarre Pupille). Die ausgedehnten Kerngebiete des N. III liegen im rostralen Mittelhirn und sind paarig angelegt.

► **Verlauf** (topische Diagnostik):
• Kern der Fasern zum M. levator palpebrae superior ist impar.
• Die Motoneurone des M. rectus superior kreuzen im Hirnstamm, der Muskel wird also nur kontralateral versorgt.
• Parasympathische Fasern für die Pupille stammen vom Edinger-Westphal-Kern und ziehen zum Ganglion ciliare; postganglionäre Fasern von hier zu inneren Augenmuskeln.
• Fasern des N. III verlaufen durch den Nucleus ruber, treten ventral im Hirnstamm in der Fossa interpeduncularis aus, verlaufen in Kontakt mit Gefäßen des posterioren Stromgebietes, ziehen durch Sinus cavernosus und Fissura orbitalis superior in Augenhöhle.

Klinische Prüfung, Zusatzdiagnostik

► Klinische Prüfung: Doppelbildanalyse: S. 218, Pupillomotorik: S. 226, Beurteilung der Lidspaltendifferenz vgl. S. 229.

► Basisdiagnostik s. S. 593.

► Anamnese: Kopfschmerz, Risikofaktoren, toxische Substanzen, Alkohol, vorausgegangener Infekt?

► Doppler-Sonographie der Halsgefäße, RR-Messung.

► Spezielle Bildgebung: Evtl. kraniales MRT mit Orbitadarstellung, Angiographie (Aneurysma-Ausschluss, andere nicht-erklärbare N.-III-Paresen).

► HNO-Konsil bei V.a. Prozess im Nasenrachenraum.

Klinische Ausfallsmuster

☐ *Hinweis:* Okulomotoriusparesen machen etwa $^1/_3$ aller Augenmuskellähmungen aus!

► **Verschiedene Formen:**
• *Komplette (innere und äußere) Okulomotoriusparese:* Parese von M. rectus internus, superior, inferior und M. obliquus inferior (paretischer Bulbus steht außen unten, kann nicht über Horizontale angehoben werden), Ptosis, Pupille weit, lichtstarr, keine Reaktion auf Konvergenz.
• *Ophthalmoplegia interna:* Absolute Pupillenstarre bei freier Beweglichkeit des Bulbus, Akkommodationsstörung.

- *Ophthalmoplegia externa:* Bulbusmotilität eingeschränkt, Pupillomotorik intakt. Dabei sind die vom N. III innervierten Muskeln meist nicht alle komplett betroffen.
- *Isolierte, neurogene Lähmungen einzelner Augenmuskeln:* Sehr selten (DD: Mechanische Ursachen, supranukleäre Störungen, Myasthenie oder intraorbitale Nervenschädigung).

► **Wichtig zur topischen Diagnostik:**
- Bei *nukleären* Läsionen erst Augenmuskelparesen, später Ptosis („zuletzt fällt der Vorhang").
- Bei *langsam progredienten Läsionen nach Durchtritt durch die Dura* erst Ptosis, dann Augenmotilitätsstörungen.
- Bei *Nervenkompression* oft zuerst Pupillomotorik gestört (autonome Fasern laufen außen im Nerv). Ab Sinus cavernosus und distal sind parasympathische Fasern wieder mehr innen (hier kann bei Druckläsion Pupille intakt bleiben; oder Maskierung der parasympathischen Läsion durch zusätzliche Sympathikus-Schädigung des Karotis-Geflechts im Sinus cavernosus).
- Bei *ischämischen Läsionen* meist intakte Pupillenfunktion (bessere Perfusion in den Außenbereichen des Nerven).

Differenzialdiagnose von Läsionen des N. oculomotorius

► **Nukleäre Läsion** (nicht immer komplett):
- *Klinik:* Unilaterale N.-III-Parese mit bilateraler Ptosis und kontralateraler M.-rectus-superior-Parese *beweist* nukleäre Schädigung. Oft zusätzlich vertikale Blickparesen, kontralaterale Hemiparese.
- *Ursachen:* Multiple Sklerose, Hirnstamminfarkt, Enzephalitis, Wernicke-Enzephalopathie.

► **Läsionen des peripheren Nerven:**
- *Traumatisch* (Schädelbasisfrakturen, traumatischer Abriss) → Anamnese, CCT.
- *Aneurysmen* (meist supraklinoidales Karotis-Aneurysma; in 30–40% Manifestation eines Aneurysmas durch N.-III-Parese = „paralytisches Aneurysma"): Ausschlussdiagnose, v. a. bei flüchtigen, monosymptomatischen N.-III-Paresen mit/ohne Kopfschmerz → Angiographie.
  - ◻ *Cave:* Retroorbitaler Schmerz ist hier Warnsignal für drohende Ruptur!
- *Subarachnoidalblutung* (S. 344) → Anamnese, Klinik, CCT.
- *Intrakranielle Drucksteigerung* (S. 725) → axiale Hirnstamm-Kaudalverlagerung mit transtentorieller Herniation und ipsilateraler N.-III-Läsion. Initial oft reine Mydriasis → CCT.
- *Diabetes mellitus* (Kausalbeziehung nicht eindeutig geklärt): Beginn akut bis subakut, meist heftige (peri-)orbitale Schmerzen, Pupillenfunktion intakt. Prognose gut.
- *„Vaskulär":* Ischämie bei allgemeiner Arteriosklerose, Vaskulitis? Pupillenfunktion meist intakt.
- *Ophthalmoplegische Migräne:* Meist nur N. III betroffen, Parese homolateral zur Schmerzseite, kann Kopfschmerz überdauern. *Cave* unbedingt symptomatische Ursachen ausschließen (DD Aneurysma)!
- *Weitere Ursachen:* Fistel oder Thrombose des Sinus cavernosus, basale Meningitis, Lues, para-/postinfektiös, Sinusitis, Botulismus, Diphtherie, Meningeosis neoplastica, Sarkoidose, kongenital (Geburtstrauma oder Kernaplasien), Guillaiñ-Barré-Syndrom, Miller-Fisher-Syndrom, neurochirurgische Eingriffe, kongenital.

29.5 N. trochlearis (N. IV)

Funktion und Anatomie

► Motorischer Kern für kontralateralen M. obliquus superior in oberer Brücke → Austritt als einziger Hirnnerv dorsal mit Kreuzung im Velum medullare (Hirnnerv mit längstem intrakraniellen Verlauf) → mit N. II durch Sinus cavernosus und Fissura orbitalis superior → Orbita → M. obliquus superior.

► Funktionen: Bulbussenkung (v.a. bei Adduktion des Auges) + Einwärtsdrehung des vertikalen Meridians + Abduktion.

Klinische Prüfung, Zusatzdiagnostik

► Doppelbildanalyse: Siehe S. 218.
► Basisdiagnostik s. S. 212 + S. 593, spezielle Diagnostik s. S. 599.

Klinische Ausfallsmuster

► Eingeschränkte Bulbussenkung, nach oben oft nur geringe Fehlstellung.
► Kompensatorische Kopfhaltung: Wendung und Neigung des Kopfes zur gesunden Schulter und Senkung des Kinns.
► Vertikale Doppelbilder (werden sehr früh bemerkt).
► Typisch ist *Bielschowsky-Phänomen:* Bei Neigung des Kopfes zur Seite des paretischen Auges und Fixierung mit dem gesunden Auge weicht das paretische Auge nach innen oben ab.

Differenzialdiagnose von Läsionen des N. trochlearis

► **Isolierte Läsionen** (seltener als von N. III oder VI) –*Ursachen:*
  • Kongenitale Läsionen (Kernaplasie).
  • Schädel-Hirn-Trauma.
  • Vaskuläre Läsion: Ausschlussdiagnose, spontane Rückbildung innerhalb von 3 Monaten.
  • Hirnstammläsionen (vgl. N. VI S. 604).
  • Selten: Tumoren der hinteren Schädelgrube.
  • Übrige Ursachen wie bei N. III (S. 599), aber sehr selten.
  • Idiopathisch.

Klinisch verwandte Syndrome

► **Myokymie des M. obliquus superior :** Monokulärer Nystagmus mit Episoden von Doppelbildern und Oszillopsie („Umgebung wackelt"). Meist idiopathisch. Bei der Inspektion feines vertikales und rotierendes Zittern des Auges. Gutartig, therapeutisch ggf. Carbamazepin.

► **Brown-Syndrom:** Mechanische Behinderung des Gleitens der Sehne des M. obliquus superior an Umschlagstelle in fibrösem Ring. Bei leichter Beeinträchtigung „Schnappen" des Bulbus zu beobachten. Hereditär oder erworben, z.B. durch Sinusitis, Trauma, Metastase. Oft spontane Rückbildung.

29.6 N. trigeminus (N. V)

Funktion und Anatomie
....

- ► **Funktion, Versorgung:**
  - *Sensibel:* Gesicht (Scheitelhöhe bis Mandibularrand), Schleimhäute von Augen, Nase, Mund, Hirnhäute, Periost des Gesichtsschädels.
  - ◩ **Hinweis:** Die Region am Kieferwinkel wird nicht vom Trigeminus versorgt, sondern vom N. auricularis magnus aus Plexus cervicalis!
  - *Motorisch:* Kaumuskeln, M. mylohyoideus, Venter anterior des M. digastricus, M. tensor veli palatini und M. tensor tympani.
- ► Ausgedehnte sensible Kerngebiete im Hirnstamm mit Tractus spinalis bis ins obere Zervikalmark → Austritt aus dem Pons (Radix sensoria und Radix motoria) → über Felsenbein (hier Ganglion trigeminale bzw. semilunare Gasseri) → parasellär Aufspaltung in 3 Äste (Innervationsgebiete s. Abb. 29.1):

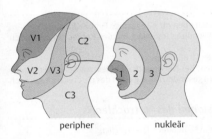

peripher   nukleär

Abb. 29.1 · Trigeminus-Innervationsgebiete

- *N. ophthalmicus (V₁):* Laterale Wand des Sinus cavernosus → Fissura orbitalis superior → Teilung in *N. lacrimalis, N. frontalis* (→ N. supratrochlearis und N. supraorbitalis), *N. nasociliaris* → Orbita. Sensible Versorgung von Stirn, Auge (inkl. Conjunctiva, Cornea), Nasenrücken, sekretorische Fasern für Tränendrüsen vom N. intermedius, sympathische Fasern für Mm. tarsales und M. orbitalis über Ganglion ciliare.
- *N. maxillaris (V₂):* Durch Foramen rotundum → Austritt aus Schädel → in Fossa pterygopalatina Teilung in *N. pterygopalatinus* (auch parasympathische, sekretorische Fasern aus Ganglion pterygopalatinum), *R. zygomaticus, N. infraorbitalis* → durch Fissura orbitalis inferior in Orbita, verläuft durch Sulcus infraorbitalis, Austritt durch Foramen infraorbitale (2. Trigeminusdruckpunkt). Rein sensible Versorgung von Oberkiefer, vorderer Schläfe, Oberkieferzähnen, Schleimhaut von Gaumen und seitlicher Mundhöhle; Äste zur Dura der mittleren Schädelgrube.
- *N. mandibularis (V₃):* Durch Foramen ovale Austritt aus Schädelbasis → R. meningeus zur Dura → Aufteilung in *N. auriculotemporalis* (sensible Versorgung von Kiefergelenk, äußerem Gehörgang; sekretorisch Parotis aus Ganglion oticum des N. IX.), *N. alveolaris inferior* (sensible Versorgung von Unterkieferzähnen und Mundbodenmuskulatur); tritt als Foramen mentale als N. mentalis (3. Trigeminusdruckpunkt) wieder aus; *cave* bei Irritationen der Unterkieferzähne kann es zu Ohrenschmerzen kommen (durch gemeinsamen Ursprung mit N. auriculotemporalis), *N. lingualis* (sensible Innervation von Schleimhaut des Mundes und vorderen ²/₃ der Zunge; *cave* die *Geschmacks*papillen der vorderen ²/₃ werden über Chorda tympani (N. VII) versorgt), *N. masticatorius* (gemischter Nerv, motorische Versorgung von Kaumuskeln, M. tensor tympani und M. tensor veli palatini).

Klinische Prüfung, Zusatzdiagnostik

▶ Klinische Prüfung: Siehe S. 5, Basisdiagnostik s. S. 593.
▶ Labor: BKS, Blutbild, Autoantikörper (Kollagenosen!); Liquor.
▶ Neurophysiologie: EMG, Trigeminus-SEP, Blinkreflex, elektrisch ausgelöster Masseterreflex, evtl. MEP zur Kaumuskulatur.
▶ Bei Trigeminus-Neuropathie: Klinisch und elektrophysiologisch Suche nach Polyneuropathie (S. 651).
▶ Bildgebung: Röntgen (Schädelbasis, NNH), CCT (Schädelbasis im Knochenfenster), MRT u. MRT-Angio, Karotis (2. Wahl bei dringendem Verdacht auf Aneurysma oder Fistel).
▶ Konsile: HNO, Zahnarzt (cave Läsionen aus diesem Gebiet werden zu häufig als Ursache angenommen, sodass unnötigerweise Zähne extrahiert werden!).

Klinische Ausfallsmuster

▶ **Motorik:**
- *Einseitige Trigeminusläsion:* Beim Öffnen des Mundes weicht das Kinn zur gelähmten Seite ab (gesunder M. pterygoideus lateralis zieht nach medial vorn), Kiefer kann gegen Widerstand nur zur gelähmten Seite bewegt werden.
- *Beidseitige Läsion des N. masticatorius:* Der Unterkiefer hängt herab, der Mund steht offen.
- *Einseitige supranukleäre oder nukleäre Läsionen: Keine* Kaumuskelstörungen (aufgrund der doppelseitigen Versorgung).
▶ **Sensibilität:**
- Schädigung distal des Ganglion Gasseri: Ausfälle nur im Versorgungsgebiet eines Astes.
- Läsion des Ganglions (oder proximal): Sensibilitätsstörung einer Gesichtshälfte.
- Läsion im Hirnstamm (Kerngebiet; s. Abb. 29.1): Sensibilitätsstörung entsprechend der zwiebelschalenförmigen Sölderschen Linien.
- Tumor-Infiltration des N. V: Initial häufig Sensibilitätsstörungen an der Kinnspitze. Wichtig: Auch Sensibilität von Auge und Schleimhäuten prüfen!
▶ **Trophik:** Selten Läsionen, meist neurotrophische Ulzera oder Ulcus corneae (Keratitis e neuroparalytica) Jahre nach operativer Destruktion des N. V.

Differenzialdiagnose von Läsionen des N. trigeminus

▶ **Idiopathische/symptomatische Trigeminus-Neuralgie** (S. 283).
▶ **Symptomatische Trigeminus-Neuropathien:** Meist isolierte Erkrankungen des N. V mit sensiblen und/oder motorischen Defiziten und/oder Geschmacksstörungen. Ätiologie s. symptomatische N.-V-Neuralgie (S. 283):
- *Hirnstamm:*
  - Ursachen: Multiple Sklerose, Hirnstammgliome, Hirnstamm-Infarkte (Wallenberg-Syndrom), Syringobulbie, pontine Zysten.
  - Diagnostik: Liquor, evozierte Potenziale, MRT.
- *Intradurale Läsionen:*
  - Ursachen: Kleinhirnbrückenwinkel-Tumoren (Akustikus-Neurinome, Meningeome), Trigeminus-Neurinome (meist Ganglion Gasseri), knöcherne Fehlbildungen der Schädelbasis, Meningeosis neoplastica, basale Meningitis, Aneurysmata im Sinus cavernosus, postherpetische Trigeminusneuralgie nach Herpes zoster, Tolosa-Hunt-Syndrom (S. 287), Raeder-Syndrom (S. 282).
  - Diagnostik: Liquor, Otoskopie (Herpes zoster?), MRT, CCT-Schädelbasis mit Knochenfenster, evtl. zerebrale Angiographie.

- *Extradurale Läsionen:*
  - Ursachen: Frakturen von Schädelbasis (meist Felsenbein-Längsfraktur, bei Absprengung der Felsenbeinspitze oft Verletzung der A. carotis) oder Gesichtsschädel, entzündliche Prozesse wie Sinusitiden, Mukozelen, Osteomyelitiden, Retroorbitalphlegmone.
  - Diagnostik: CCT mit Knochenfenster, HNO-Konsil.

▶ **Idiopathische Trigeminus-Neuropathie:** Spontan auftretende Sensibilitätsstörung ohne Paresen mit normalem Kornealreflex (*Cave* Ausschlussdiagnose!). Häufig findet sich im Verlauf eine der oben angegebenen Grunderkrankungen oder auch eine „Trigeminus-Neuralgie".

▶ **Mitbeteiligung des N. trigeminus:**
- *Polyneuropathien:* GBS, CIDP, postdiphtherische Neuropathie, Lues, Lepra; seltener bei Diabetes, Porphyrie, Morbus Waldenström, HMSN, Amyloidose.
- *Toxische Schäden:* z. B. Heroin, Trichloräthylen, Thallium.

▶ **Herpes zoster:** S. 424.

▶ **Kollagenosen:** Isolierte Trigeminus-Neuropathie kann Initialsymptom sein bei Sarkoidose, Lupus erythematodes, Polymyositis, Dermatomyositis, Sharp-Syndrom, Periarteriitis nodosa, Sjögren-Syndrom, Sklerodermie.

▶ **Onkologische Erkrankungen.**

▶ **Sensibilitätsstörungen bei idiopathischer Fazialisparese** (S. 607): Mitbeteiligung der Dehnungsrezeptoren des N. VII oder auch Entzündung beider Nerven. Hier immer spezielle Abklärung symptomatischer Ursachen!

▶ **Ursachen isolierter Trigeminus-Ast-Läsionen:**
- *N. ophthalmicus:* Operationen im Gesichtsbereich (z. B. Stirnhöhlen-OPs, „facelifting").
- *N. infraorbitalis:* Le-Fort-Frakturen.
- *N. maxillaris:* Schädeltrauma (Oberkieferfrakturen, v. a. Le Fort II).
- *N. mandibularis:* Schädigung der Endäste durch zahnärztliche Interventionen, z. B. Fehlinjektionen oder komplizierte Resektionen.

29.7 N. abducens (N. VI)

Funktion und Anatomie

▶ Kerngebiet kaudale Brücke (vom inneren „Fazialisknie" umschlungen; intrapontin relativ langer faszikulärer Verlauf) → über Felsenbeinpyramide → durch Sinus cavernosus (bis zu diesem Punkt von schmalem Liquorraum umhüllt) → Fissura orbitalis sup. → Orbita → M. rectus lateralis.

Klinische Prüfung, Zusatzdiagnostik

▶ Doppelbildanalyse s. S. 218, Suche nach weiteren Hirnnervenläsionen.
▶ Zusatzdiagnostik siehe N. III S. 593 + S. 218.

Klinisches Ausfallsmuster

☐ *Hinweis:* Die N.-VI-Parese ist die häufigste Augenmuskellähmung!
▶ Am betroffenen Auge Ausfall der Bulbusabduktion mit horizontalen, ungekreuzten Doppelbildern. Zunahme der Doppelbilder beim Blick zur Seite der Lähmung. Beim Blick geradeaus ggf. leichte Adduktionsstellung des betroffenen Bulbus. Kompensatorische Kopfdrehung zur gelähmten Seite.

Differenzialdiagnose von Läsionen des N. abducens

- **Hinweis:** In 80% isoliertes Auftreten; die Ätiologie ist häufig nicht zu klären!
- ▶ **Läsionen im peripheren Nervenverlauf:**
  - Intrakranielle Drucksteigerungen → Klinik, CCT.
  - Schädelbasisfrakturen, Hirntumoren → Anamnese, CCT.
  - Entzündlich (basale Meningitis, Sinusitis, Vaskulitis) → Anamnese, CCT, Liquor.
  - Prozesse im Sinus cavernosus/Fissura orbitalis superior → CCT, MRT.
  - Diabetes mellitus → Anamnese, Labor.
  - Vaskulär (Hypertonus, Arteriosklerose) → *Cave* Ausschlussdiagnose.
  - SAB (viel seltener als bei N. III-Läsion) → S. 344, Anamnese, Klinik, CCT.
  - Aneurysmen (selten; meist bei infraklinoidalem Karotis-interna-Aneurysma) → S. 334, Ausschlussdiagnose, evtl. Angiographie.
  - Toxisch (z. B. Vincristin) → Anamnese.
  - Post-LP → Anamnese; Beginn nach einigen Tagen, Rückbildung meist ≤ 6 Wochen.
  - Postinfektiös (bei Kindern 1–3 Wochen nach febrilem Infekt mit Rückbildung innerhalb von 1–3 Monaten) → Anamnese.
  - Guillain-Barré-Syndrom, Sonderform Miller-Fisher-Syndrom mit Ophthalmoplegie, Ataxie, Areflexie → S. 654, Klinik.
- ▶ **Nukleäre/faszikuläre Läsionen:**
  - Hirnstamminfarkt, z. B. Foville-Syndrom (N.-VI-Parese + kontralaterale Hemiparese + VII-Parese + Horner-Syndrom) → Klinik, MRT.
  - Multiple Sklerose → S. 439, MRT, Liquor.
  - Tumoren (Ponsgliome, Medulloblastome) → S. 358 ff., CCT (MRT).
- ▶ **Wernicke-Enzephalopathie:** S. 471, Anamnese, Klinik.
- ▶ **Kongenitale Lähmungen** (*cave* dabei treten keine Doppelbilder auf!):
  - Duane-Syndrom: Parese des M. rectus lateralis, bei Adduktion des betroffenen Auges Retraktion des Bulbus mit Verengung der Lidspalte.
  - Agenesie des N. abducens.
  - Moebius-Syndrom: N.-VI-Parese + kongenitale periphere N.-VII-Parese.
- ▶ **Im Rahmen von multiplen Hirnnervenläsionen** (S. 593).

29.8 N. facialis (N. VII)

Funktion und Anatomie

- ▶ Fazialiskerne sind im Hirnstamm bds. in einen oberen und unteren Kern aufgeteilt. Oberer Kern (Stirnast) innerviert Augen- und Stirnmuskeln, unterer Kern (Mundast) Wangen-, Nasen-, periorale Muskulatur und Platysma. Oberer Kern erhält Zuflüsse von beiden Hemisphären, unterer Kern vorwiegend von der kontralateralen Hemisphäre (→ daher ist bei zentraler Gesichtslähmung –oft etwas ungenau als „zentrale Fazialisparese" bezeichnet- die vom Stirnast innervierte Muskulatur typischerweise noch funktionsfähig).
- ▶ N. VII umschlingt im Hirnstamm den Abduzens („inneres Fazialisknie"), tritt mit N. intermedius und N. VIII im Kleinhirnbrückenwinkel aus. Hier Kontakt zur A. cerebelli inferior anterior (s. u. Spasmus hemifacialis).
- ▶ Nach Verlauf durch Zisterne Eintritt in inneren Gehörgang, hier Teilung von N. VII und N. VIII.
- ▶ Eintritt in knöchernen Fazialiskanal (Canalis fallopii), „äußeres Fazialisknie" (Ganglion geniculi) über der medialen Paukenhöhlenwand. Hier Abzweig des N. petrosus superficialis major (bei Läsion Störung der Tränensekretion). Weiter distal Abgang des N. stapedius (bei Läsion Hyperakusis). Danach Abgang der Chorda tympani (bei

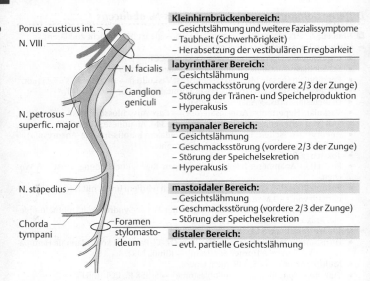

Abb. 29.2 · Äste + Verlauf des N. VII. Symptomatik von Fazialisläsionen in Abhängigkeit von der Lokalisation der Läsion (nach Delank)

Läsion Geschmacksstörung der vorderen 2/3 der Zunge und Störung der Speichelsekretion).
► Austritt aus knöcherner Schädelbasis durch Foramen stylomastoideum. Ab hier rein motorisch.
► In der Parotis bildet N. VII den Plexus parotideus.

Diagnostik

► **Klinik:** s.u. und S. 6.
► **Labor:** Siehe S. 593, Borrelien-Serologie (S. 409).
► **Liquor:** Siehe S. 28, ggf. Borrelien-Diagnostik (S. 409).
► **Schirmer-Test:**
  • *Durchführung:* Nach Anästhesie der Konjunktiva 5 cm lange und 0,5 cm breite Filterpapierstreifen in den Konjunktivalsack legen.
  • *Bewertung:* Pathologisch, wenn nach 5 min nur 1,5 cm nass oder mehr als 30% Seitendifferenz. Verminderte Tränen-Sekretion → Läsion proximal oder in Höhe des Ganglion geniculi (N. petrosus major).
► **Elektrophysiologie:**
  • *Elektroneurographie:* Stimulation des N. VII mit Oberflächenelektroden am Mastoid. Ableitung mit Oberflächenelektroden von periorbikulärer oder periorale Muskulatur. Beurteilung von distal-motorischer Latenz und Amplitude des MSAP. Bei axonaler Läsion Amplitudenminderung erst nach Waller-Degeneration (nach 3–7 Tagen). Von prognostischer Bedeutung: Seitenvergleich der Amplituden am 4.–5. Tag → gute Prognose bei Amplitude der paretischen Seite > 50% der gesunden Seite.
  • *Transkranielle Magnetstimulation:* s. S. 73.

- *EMG:* Pathologische Spontanaktivität früher als bei Extremitäten-Nerven (kurzer Nervenverlauf). *Cave* Willkürpotenziale motorischer Einheiten sind im Gesicht klein (Verwechslung mit Spontanaktivität)!
- *Blinkreflex* (S. 44): Kann bereits in der Frühphase periphere Schädigung nachweisen, aber nicht genauer den Läsionsort zuordnen.

► **Bildgebung:**
  - *CCT* (im Knochenfenster): v. a. Darstellung der knöchernen Schädelbasis.
  - *MRT:* v. a. Darstellung von Hirnstamm und Verlauf im Kleinhirnbrückenwinkel.

► **HNO-Konsil:** Zoster oticus?

Klinische Ausfallsmuster

► **Periphere Fazialisparese:**
- *Ursachen:* Nukleäre bis distal extrakranielle Läsionen. Zusatzsymptome abhängig von Läsionshöhe und Mitbeteiligung der jeweiligen Fazialis-Äste.
- *Klinik:* Hängender Mundwinkel, verminderter Lidschluss (Lagophthalmus), Bell-Phänomen (Drehung der Bulbi nach oben wird beim Versuch des Augenschlusses sichtbar), „signe de cils" (Wimpern sind bei maximalem Lidschluss auf der paretischen Seite besser sichtbar), gestörtes Stirnrunzeln, Naserümpfen, Backenaufblasen und Pfeifen.

► **Zentrale Gesichtslähmung** („zentrale Fazialisparese", Stirnast i.d.R. nicht mitbetroffen): Stirnrunzeln gut, Lidschluss meist nicht betroffen (bei ausgeprägter Parese selten auch gestört).

Differenzialdiagnose einer peripheren Fazialisparese

► **Idiopathische Fazialisparese:**
- *Epidemiologie:* Häufigste Mononeuropathie der Hirnnerven, Inzidenz 20/100000/Jahr.
- *Ätiologie:* Unklar, ödematöse Schwellung mit Druckschädigung in proximaler Pars labyrinthica. Varizella-zoster- oder Herpes-simplex-Infektionen werden zunehmend diagnostiziert.
- *Klinik:*
  - Fast immer einseitig. Beginn oft mit Schmerzen im Mastoid oder Ohr. Höhepunkt der Lähmung meist nach 24–48 h, spätestens nach 1 Woche.
  - Läsionsort im knöchernen Fazialiskanal (proximal vom Ganglion geniculi) → evtl. auch Geschmacks-, Speichel- und Tränensekretionsstörungen und Hyperakusis.
  - Häufig Angabe unspezifischer Missempfindungen im Gesicht, eine sichere N.-V-Läsion spricht aber *gegen* eine idiopathische Fazialisparese!
- *Diagnostik:*
  - Ausschluss symptomatischer Fazialisparesen (s.u.), dazu Ohrinspektion und Otoskopie (Zoster?), Borrelienserologie, Blutzucker, ggf. Liquor.
  - Bei weiteren Hirnnervenläsionen immer ausgiebige Diagnostik inklusive Bildgebung Schädel und Schädelbasis.
  - MEP (S. 73): Bei Stimulation des peripheren N.-VII-Abschnitts Amplitude ↓ ↓ oder Potenzialausfall (da Stimulationsort im knöchernen Fazialiskanal = Läsionsort).
  - Elektroneurographie: s.o.
- *Therapie:*
  - Bei unvollständigem Lidschluss immer Hornhautschutz (*cave* Keratitis e lagophthalmo): Augensalbe und Uhrglasverband (v. a. nachts), ggf. Tarsorhaphie (bei ausgeprägtem persistierenden Lagophthalmus) oder iatrogene Ptosis durch Botulinumtoxin-Injektion.

- Physiotherapie der mimischen Muskulatur. Bei Gefahr von Fehleinsprossungen vor der Therapie Eistherapie.
- Kortikosteroide (lange umstritten, Wirksamkeit wohl doch erwiesen): Wenn, dann früh. Dosis: Prednisolon 1 mg/kg KG/d über 5 d, abhängig von Klinik reduzieren. Kontraindikationen beachten (S. 136). Evtl. Kombination mit Aciclovir oder Valaciclovir (3 × 1000 mg/d p. o.).
- ◪ *Obsolet:* Operative Dekompression des knöchernen Fazialiskanales, Elektrostimulation (vermutlich vermehrt Synkinesien).
- *Prognose:* Bei primär inkompletter Lähmung spontane Restitution in 90 %, meist innerhalb von 4 – 10 Wochen. Bei primär klinisch kompletter Lähmung schlechtere Prognose. Spätfolgen: Fehleinsprossungen (s. u., meist pathologische Synkinesien).

▶ **Periphere Fazialisparese bei Zoster oticus:**
- *Ätiologie:* S. 424. Infektion des Ganglion geniculi, selten auch bei Zoster colli.
- *Klinik:* Siehe idiopathische Fazialisparese, aber mehr Schmerzen, häufiger Hypakusis. *Wichtig:* Herpesbläschen im äußeren Gehörgang, hinter dem Ohr und/ oder Ohrmuschel. „Ramsay-Hunt-Syndrom": Zoster des Ganglion geniculi mit neuralgischen Schmerzen.
- *Diagnostik:* Inspektion des äußeren Gehörgangs, HNO-Konsil, evtl. Lumbalpunktion (lymphomonozytäre Pleozytose).
- *Therapie:* Aciclovir 3 × 5(−10) mg/kg KG/d i. v. über ca. 7 Tage; alternativ Valaciclovir 3 × 1000 mg/d p. o.

▶ **Periphere Fazialisparese bei Neuroborreliose:**
- *Klinik:* Siehe idiopathische Fazialisparese, aber sehr häufig (ca. 50 %) bilateral. Häufigste Ursache der peripheren Fazialisparese bei Kindern.
- *Diagnostik:* Borrelienserologie (S. 409), falls positiv Lumbalpunktion mit Serum-Liquor-Titer-Quotienten als Ausgangsbefund.
- *Therapie:* s. S. 409. *Prognose:* Günstig.

▶ **Periphere Fazialisparese bei Sarkoidose** (Heerfordt-Syndrom):
- *Klinik:* Ein- oder doppelseitige Parotisschwellung, Uveitis und ein- oder doppelseitige Fazialisparese.
- *Diagnostik + Therapie:* S. 437.

▶ **Periphere Fazialisparese bei Guillain-Barré-Syndrom:**
- *Klinik:* Sehr häufig bilaterale Parese, zumindest elektrophysiologisch fast immer auch Demyelinisierung auf der Gegenseite nachweisbar. Bei ca. 50 % aller GBS-Patienten, oft parallel mit aufsteigenden Paresen.
- *Diagnostik:* Elektrophysiologie, Lumbalpunktion (vgl. S. 654).
- *Therapie:* S. 654. *Prognose:* Günstig.

▶ **Melkersson-Rosenthal-Syndrom:**
- *Klinik:* Granulomatöse Erkrankung mit Gesichtsschwellungen und gleichseitigen, rezidivierenden Fazialisparesen, assoziiert mit familiärer Lingua plicata. Vermutlich autosomal-dominanter Erbgang.
- *Therapie:* Wie bei idiopathischer N.-VII-Parese (s. o.).

▶ **Weitere Differenzialdiagnosen:**
- *Traumatisch:* Felsenbeinfraktur (bei Querfraktur in 50 %, bei Längsfraktur in 20 %). Auch Spätparesen nach Trauma durch sekundäre Raumforderung (z. B. Hämatom) möglich. *Diagnostik:* Anamnese, Bildgebung.
- *Tumoren:* Kleinhirnbrückenwinkeltumor (S. 376; meist Akustikusneurinome [initial meist Hörstörung, Fazialissymptome erst sekundär], andere Raumforderungen der Schädelbasis [z. B. Metastasen], Parotistumoren, Cholesteatom). *Diagnostik:* v. a. Bildgebung.
- *Meningeosis neoplastica:* Meist auch andere Hirnnerven betroffen.
- *Entzündlich:* Otitis media (Fieber, Ohrenschmerzen, evtl. Hypakusis), Mastoiditis (Fieber, Mastoidklopfschmerz) → HNO-Konsil.

- *Basale Meningitiden* (z.B. Tbc, S.407): Liquor, evtl. MRT (verdickte, KM-anreichernde Meningen).
- *Iatrogen:* Intraoperativ bei Parotis- oder Kleinhirnbrückenwinkeltumoren.
- *Metabolisch:* Diabetes mellitus.
- *Kongenital:* z.B. Moebius-Syndrom (S.605).

Überschießende Bewegungen des N. facialis

▶ **Fazialis-Synkinesien:**
- *Ätiologie:* Nach peripherer Fazialisparese kommt es bei der Regeneration zu Fehleinsprossungen der Axone in falsche Zielmuskeln.
- *Klinik:* Pathologische Mitbewegungen, z.B. beim Versuch, die Stirn zu runzeln, wird Mundwinkel mitinnerviert. Auch vegetative Fasern können beteiligt sein, z.B. „Krokodilstränen" (beim Essen kommt es gleichzeitig zu Tränenfluss) oder „Geschmacksschwitzen" (beim Essen Schweißsekretion im Gebiet des N. auriculotemporalis).

▶ **Spasmus hemifacialis:**
- *Ätiologie:* Vermutlich meist Gefäßschlinge der A. inferior anterior cerebelli (analog zur Trigeminusneuralgie, S.283). Seltener symptomatisch, z.B. Hirnstamm-Tumoren.
- *Klinik:* Unwillkürliche, spontane Zuckungen der N.-VII-versorgten Muskeln; initial kurz, später auch Serien bzw. konfluierend zu tonischen Verkrampfungen. Beginn fast immer am Auge, später auch am Mund.
- *Diagnostik:* Kontraktionen in allen Muskeln streng synchron (kann auch mit EMG-Ableitung aus mehreren Muskeln gezeigt werden). Willkürliche Innervation eines Fazialis-Muskels führt zur Ko-Kontraktion der anderen, insofern kann Abgrenzung von Fazialis-Synkinesien schwierig sein. MRT Kleinhirnbrückenwinkel, evtl. MR-Angio.
- *Therapie:* 1) Botulinumtoxin-Injektionen, 2) membranstabilisierende Maßnahmen mit Antikonvulsiva, 3) ggf. Dekompressions-OP nach Janetta (Muskel-Interponat zwischen Gefäßschlinge und Nerv).

▶ **Fazialis-Myokymien:**
- *Klinik, Diagnostik:* Repetitive Spontanentladungen einzelner motorischer Einheiten führen zu kontinuierlichem Muskelwogen der Fazialis-Muskulatur (wie „Regenwurmknäuel") → EMG.
- *Ätiologie:* Multiple Sklerose, periphere Läsion, Hirnstammläsion (nukleär/faszikulär), Guillain-Barré-Syndrom, Tumor.
- *Therapie:* Evtl. Carbamazepin (S.548).

▶ **Fokal-motorische Anfälle** (S.530).
▶ **Blepharospasmus** (S.522).
▶ **Oromandibuläre Dystonie/ Meige-Syndrom** (= Brueghel-Syndrom; S.522).
▶ **Fazialis-Tics:** Tics sind kurze, abrupte, nicht-zielgerichtete, periodisch auftretende, unwillkürliche, separate, stereotype, einfache oder komplexe Bewegungen (motorische Tics), z.B. Blinzeln, Zwinkern, Naserümpfen, Grimassieren und Stirnrunzeln. Willkürlich unterdrückbar. Häufig bei Kindern. Multiple Tics (S.525).

29.9 N. vestibulocochlearis (N. VIII)

Funktion und Anatomie

- ▶ Der N. VIII besteht aus 2 Anteilen: N. vestibularis und N. cochlearis.
- ▶ **N. cochlearis:**
  - Sinneszellen sind Haarzellen im Corti-Organ. Bipolare Ganglienzellen im Ganglion spirale cochleae. Fasern verbinden sich im Meatus acusticus internus mit N. vestibularis.

- Kerngebiete in Medulla oblongata, von hier meist gekreuzt im Lemniscus lateralis zum Corpus geniculatum mediale, Hörstrahlung im hinteren Schenkel der Capsula interna zu den Gyri temporales transversi.
- Kortikale oder subkortikale Läsionen machen in der Regel keine Hörminderung wegen bilateraler Projektion der Hörbahn.

▶ **N. vestibularis:**
- Fasern aus den Sinnesepithelien der 3 Bogengänge, dem Utriculus und Sacculus führen zum Ganglion vestibulare, von da N. vestibularis durch Meatus acusticus internus und Kleinhirnbrückenwinkel zu den Vestibulariskernen in der kaudalen Brücke.
- Von hier vestibulo-spinale Projektionen zu Motoneuronen und Interneuronen im Rückenmark, vestibulo-oculomotorische Bahnen zu den Augenmuskelkernen und vestibulo-thalamo-cortikale Bahnen zum Parietallappen (Eigenwahrnehmung der Bewegung).

Klinische Prüfung, Zusatzdiagnostik

▶ Klinische Prüfung:
- N. cochlearis: S. 6.
- N. vestibularis: S. 6 (vgl. auch Basisdiagnostik Schwindel S. 239).
▶ Labor (z. B. Borrelien-/Lues-Serologie), s. Basisdiagnostik S. 593, Liquordiagnostik.
▶ Neurophysiologie: AEP (S. 70), ENG (S. 77).
▶ HNO-Konsil:
- *Audiogramm.*
- *Recruitment-Phänomen* (Messung des Lautheitsausgleiches zur Differenzierung zwischen kochleärer und retrokochleärer Schädigung).
- *Vestibularistestung* durch thermische (*cave* vorher otoskopisch Trommelfellperforation ausschließen) und Drehreize. Patient sitzt mit um 60 Grad rückwärts geneigtem Kopf, Spülen mit 100–200 ml Wasser mit Zimmertemperatur oder 5–10 ml Eiswasser. Bei Spülen des linken Gehörganges Horizontalnystagmus nach rechts, Vorbeizeigen und Falltendenz nach links, Schwindel, Nausea. Ausfall der Reaktionen sprechen für ipsilaterale Läsion zwischen Labyrinth und Hirnstamm.
▶ CCT (knöcherne Schädelbasis), MRT (Hirnstamm, Kleinhirnbrückenwinkel).

Differenzialdiagnose von Läsionen des N. vestibulocochlearis

▶ **Je nach Leitsymptom und zeitlichem Verlauf:**
- Hörstörung: S. 235.
- Schwindel: S. 239.
- Tinnitus: S. 238.

29.10 N. glossopharyngeus (N. IX)

Funktion und Anatomie

▶ **Motorisch:** Innervation von Schlundmuskeln und Tubenmuskel.
▶ **Sensibel:** Paukenhöhle, Tuba Eustachii, kleines Hautstück vor dem Tragus, Gaumenbögen, Epi- und Mesopharynx, Zungenwurzel.
▶ **Sensorisch:** Geschmacksknospen im hinteren Zungendrittel.
▶ **Sekretorisch:** Drüsen in oben genannten Schleimhäuten, Parotis, Wangen- und Unterlippendrüsen, epitheloide Zellen im Sinus caroticus.
▶ **Verlauf:** Austritt mit 2 Stämmchen aus der Medulla oblongata, hier Kontakt zur A. vertebralis oder Kleinhirnarterien. Äste vereinigen sich im Foramen jugulare zum N.

glossopharyngeus (Ganglion superius und Ganglion inferius). Austritt zusammen mit N. X und N. XI. Verläuft entlang A. carotis interna an Gaumenmandel entlang zur seitlichen Schlundwand und Zungenwurzel.

▶ **Abgehende Äste:**
- *N. tympanicus:* In Paukenhöhle mit Sympathikus-Fasern → *a)* Plexus tympanicus (sensibel Schleimhaut von Paukenhöhle, Tube, Mastoidzellen, Trommelfell), *b)* N. petrosus minor (sekretorische Fasern zur Parotis).
- *Rr. pharyngeales:* Zusammen mit Sympathikus und Vagus → Plexus pharyngeus: Quergestreifte Muskulatur, sensibel Schleimhaut, sekretorisch Drüsen des Epi- und Mesopharynx (hierüber auch Schluckreflex).
- *Rr. tonsillares:* Schlundmuskeln/Drüsen/Sensibilität von Gaumenbögen, Gaumenmandel und partiell weichem Gaumen (→ daher Schmerzen bei Tonsillitis auch in anderen Rachenstrukturen).
- *Rr. linguales:* Schleimhaut/Geschmacksknospen/Drüsen hinteres Zungendrittel.
- *R. sinus carotici:* Mit Sympathikus und Vagus → Glomus caroticum (Regulation von Gefäßvolumen und O_2-Konzentration).

Zusatzdiagnostik

▶ Klinische Prüfung s. S. 7.
▶ Basisdiagnostik s. S. 593, spezielle Diagnostik s. S. 612.

Differenzialdiagnose von Läsionen des N. glossopharyngeus

◨ *Hinweis:* Isolierte N.-IX-Läsionen sind selten, meist in Kombination mit N.-X-Läsionen!

▶ **Hemisphären-Läsionen** (beidseitig): Pseudobulbärparalyse (schwere Dysphagie).
▶ **Nukleäre Läsion:**
- *Bulbärparalyse:* Schädigung der basalen motorischen Hirnnervenkerne im Rahmen oder als Frühstadium einer ALS (S. 481), selten auch bei Multisystematrophie (S. 494).
- *Hirnstamminfarkte:* Pons- oder Medulla-Läsionen können zu Schädigung der Kerne von N. glossopharyngeus und N. vagus (z. B. Wallenberg-Syndrom) mit herdseitiger Gaumensegelparese und Dysphagie führen, meist andere kaudale Hirnnerven mitbetroffen, Symptome der langen Bahnen kontralateral.
- *Hirnstammtumoren oder Multiple-Sklerose-Herde:* s.o.
- *Syringobulbie:* S. 587.
- *Poliomyelitis:* S. 586.
▶ **Läsionen der hinteren Schädelgrube:**
- *Kleinhirnbrückenwinkel-Tumoren:* Glossopharyngeus-Neurinom; früh im Verlauf Heiserkeit, Gaumensegelschwäche und verminderter Würgreflex.
- *Andere Tumoren:* Große Akustikusneurinome, Meningeome, Metastasen, Schwannome, Angiome, Glomus-jugulare-Tumoren etc.
- *Aneurysmata der A. vertebralis oder A. basilaris.*
▶ **Trauma:** Schädelbasisfrakturen.
▶ **Infektionen:** Basale Meningitiden/Arachnoiditiden (auch an Lues denken), Sarkoidose → Liquordiagnostik.
▶ **Sinusthrombose:** S. 350.
▶ **Periphere Läsionen:**
- *Sjögren-Syndrom:* Gelegentlich rezidivierende Paresen.
- *Iatrogene Läsion:* Schädelbasisnahe Operationen, z. B. Karotis-OP, Neck dissection, Tonsillektomien.
- *Processus-styloideus-Syndrom:* Schluckbeschwerden und Fremdkörper- oder Würggefühl im Bereich der Tonsillen → Röntgendiagnostik; ggf. OP.

- *Guillain-Barré-Syndrom, Polyneuritis cranialis:* Fast immer beidseits und mit Fazialismitbeteiligung → Liquor, Elektrophysiologie.
- *Kraniale Polyneuropathien:* z. B. Diphtherie, hier fast immer zusammen mit N. vagus (Heiserkeit, Dysphagie). Oft früh Akkommodationsstörungen.
- *Gutartige, isolierte, einseitige Gaumensegelparese:* v. a. bei Kindern (meist Jungen), oft vorausgegangener Virusinfekt, gelegentlich andere Hirnnerven betroffen → Ausschluss Raumforderung und Entzündung. Verlaufsbeobachtung (spontane Rückbildung).

► **Botulismus:** S. 417.
► **Glossopharyngeus-Neuralgie:** S. 283.

29.11 N. vagus (N. X)

Funktion und Anatomie

► Längster Hirnnerv. Motorische Kerngebiete am Boden der Rautengrube, efferente parasympathische Fasern aus N. dorsalis n. vagi in der Medulla oblongata, sensible und sensorische afferente Fasern haben ihre Kerne im Ganglion superius und inferius im Foramen jugulare.
► N. X tritt mit N. IX und N. XI durch das Foramen jugulare aus Schädelbasis aus.
► **Sensibel:** Dura der hinteren Schädelgrube, Haut im äußeren Gehörgang und an hinterer Ohrmuschel, gesamten Larynx und Teile des Pharynx, Epiglottis.
► **Motorisch:** Mittlere und untere Schlundschnürer und Kehlkopfmuskeln.
► **Parasympathisch** (+ sensibel) im Brust- und Bauchraum: Innere Organe (Darm bis zum sog. Cannon-Böhm-Punkt).
► **Äste im Verlauf:** *R. Meningeus* → Dura. *R. auricularis* → Ohr. *Rr. pharyngeales* → Plexus pharyngeus zusammen mit N. IX und Sympathikus. *N. laryngeus superior* → Teilung in R. externus und R. internus → M. cricothyreoideus, proximale Kehlkopfanteile, Mesopharynx. *N. laryngeus recurrens:* Rechts Schlinge um A. subclavia, links um Aortenbogen → Äste zum Herzen, Trachea und Oesophagus; motorisch alle Kehlkopfmuskeln außer M. cricothyreoideus, sensibel Schleimhaut des Larynx bis zur Stimmlippe. *N. laryngeus inferior* → mit N. laryngeus superior Stimmbänder und Schleimhaut der Stimmlippen.

Klinische Prüfung, Zusatzdiagnostik

► Klinische Prüfung s. S. 7, Basisdiagnostik s. S. 593.
► Kipptischuntersuchung, Valsalva-Manöver, Herzfrequenzanalyse, Atropintest.
► HNO-Konsil: Kehlkopf-Funktion (Rekurrens-Parese?), Raumforderung?
► MRT des Schädels: Hirnstamm-Beurteilung.
► Internistische Abklärung: Raumforderung im Thorax.

Klinische Ausfallsmuster

► **Einseitige Läsion von N. IX und/oder N. X:** Geringe Schluck- und Sprechstörungen, die rasch kompensiert werden; Geschmacksstörungen („bitter"); Sensibilitätsstörungen ipsilateral (bei intaktem N. vagus selten); abgeschwächter oder fehlender Würgreflex und Gaumensegelreflex auf der betroffenen Seite; Speichelsekretionsstörungen. *Cave:* Auch bei Gesunden sind bds. schwache oder fehlende Würgreflexe möglich.
- *Nur N. IX betroffen:* Meist keine Gaumensegelparese wegen vielfältiger Innervation (N. vagus, facialis).
- *N. IX und X betroffen:* Gaumensegelparese ipsilateral (hängt auf der gelähmten Seite herab, hebt sich nicht beim Phonieren („a") und wird beim Schluken und

Würgen zur gesunden Seite verzogen, wie die ipsilaterale Rachenhinterwand (=„Kulissenphänomen"). Einseitige Gaumensegelparese ist meist nicht störend.

► **Isolierte N.-X-Läsionen** (meist extrazerebral bedingt): Symptome am Kehlkopf bei Läsion des N. X abhängig vom Schädigungsort; einseitige Störung bewirkt Heiserkeit, doppelseitige Störung Aphonie und evtl. Dyspnoe.

► **Vagus-Äste:**
  - *N. laryngeus superior:* Meist keine wesentlichen Ausfälle. Probleme nur bei hohen Tönen. Selten: Neuralgie des N. laryngeus superior (Schmerzen in der seitlichen Halsregion).
  - *N. laryngeus recurrens* (Verletzung häufig bei Schilddrüsen-OPs): Einseitige Läsion: schwache, rasch ermüdbare Stimme, meist Heiserkeit. Bds. Läsion: akut oft Probleme der Atmung wg. Medianstellung der Stimmlippen (oft Tracheotomie erforderlich), Stridor. Chronisch eher Stimme beeinträchtigt (rau, heiser).

► **Beidseitige Läsion von N. IX und X:** Pharynx anästhetisch, Würgereflex ausgefallen. Bds. Gaumensegelparese mit erheblichen Schluckstörungen (Mundhöhle kann gegen Nasenhöhle nicht abgedichtet werden → Übertritt von Flüssigkeit beim Schlucken in die Nase), nasale Sprache.

Differenzialdiagnose von Läsionen des N. vagus

► **Vgl. N. IX** S. 593.
► **Intramedulläre Läsionen:** kongenitale, familiäre Stimmbandparese bei partieller Kernaplasie.
► **Ponssyndrome:** Häufiger auch Myoklonien der Gaumensegel-, Pharynx- u. Larynxmuskeln.
► **Läsionen der hinteren Schädelgrube:** Missbildungen (Arnold-Chiari-Syndrom).
► **Periphere Läsionen am Hals:** Tumoren (selten), Traumen oder iatrogene Läsionen (z. B. Leitungsblockaden, Carotis-Ops (N. recurrens) und Schilddrüsen-OPs).
► **Periphere Läsionen am Kehlkopf:** Tumoren (Karzinome); iatrogen bei Intubationen, Laryngoskopien.
► **Periphere Läsionen im Mediastinum** (N. laryngeus recurrens): Tumoren (Bronchial-Ca., Ösophagus-Ca., Lymphome), Aorten-Aneurysmen, Herzfehler; iatrogen bei Operationen an Luft- oder Speiseröhre.
► **Andere:** Idiopathische Stimmlippenlähmung, Thallium-Neuropathie.

Therapieoptionen

► Behandlung der Grunderkrankung. Symptomatisch Stimm- und Schlucktraining (Logopädie). Bei bds. Rekurrens-Lähmung ggf. Tracheotomie.

29.12 N. accessorius (N. XI)

Funktion und Anatomie

► Kerngebiete ventrolateral in der Nähe des Zentralkanals, unterhalb der Olive beginnend, spinal bis C5/C6 reichend. Kranial entspringende Fasern lagern sich extrakraniell dem N. X an (= funktionell motorische Fasern des N. vagus). Spinal (bis C6) entspringende Fasern steigen im Spinalkanal auf, treten durch das For. magnum in den Schädel ein und verlassen den Schädel durch das For. jugulare.
► Eigentliche N.-accessorius-Fasern ziehen weiter entlang der V. jugularis int., auf der Innenseite des M. sternocleidomastoideus, durch das seitliche Halsdreieck zum Vorderrand des M. trapezius (→ Endäste im M. trapezius).
► Rein motorischer Nerv: Vagusanteil → Kehlkopfmuskulatur, Accessoriusanteil → Mm. sternocleidomastoideus und trapezius.

Klinische Prüfung, Zusatzdiagnostik

▶ **Klinische Prüfung:**
- M. sternocleidomastoideus: S. 7.
- M. trapezius:
  - Mitinnervation aus 3. und 4. Spinalnerven ist für die mittlere und untere Portion des Muskels bedeutsam. Bei isolierter N.-XI-Parese fällt nur der obere Muskelanteil vollständig aus.
  - Beim Stehen in Ruhe ist die Schulter abgesunken und seitwärts verlagert, die Skapula oben nach außen unten gedreht, der mediale Skapularand steht leicht ab (Schaukelstellung im Gegensatz zur Skapula alata bei Läsion des N. thoracicus longus). Die Klavikula ist lateral ebenfalls abgesunken, die Supraklavikulargrube abgeflacht.
  - Schulterhebung erschwert, Elevation des Armes über 90° erschwert oder unmöglich; Außenrotation des Armes erschwert

  ▶ *Achtung:* Obwohl der N. XI rein motorisch ist, beschreiben die Patienten bei Läsion (ausstrahlende) Schulterschmerzen/Missempfindungen in Schulter und Arm, die meist unter Belastung zunehmen (sekundäre Irritation des Armplexus durch chronische Überdehnung?).

▶ **Basisdiagnostik** s. S. 593.

Differenzialdiagnose von Läsionen des N. accessorius

▶ **Häufigste Läsion:** (Iatrogene) Schädigung im lateralen Halsdreieck (z. B. LK-Exstirpation, Radiatio). Der M. sternocleidomastoideus ist dann oft nicht betroffen. *D:* Anamnese, Klinik, EMG (akute Denervierung?, Reinnervationszeichen?; *cave* Willküraktivität in mittlerer + unterer Trapezius-Portion spricht nicht gegen komplette N.-XI-Durchtrennung, s.o.).

▶ **Durchtrennung intraoperativ/traumatisch:** Frühzeitige Revision mit Nervennaht bevor Narbenbildung eintritt. Selten Spontanremission.

▶ **Drucklähmung** (Trendelenburg-Lagerung, stumpfes Halstrauma, Wundhaken): Oft spontane Rückbildung innerhalb von Tagen oder Wochen.

▶ **Läsion im Spinalkanal und an der Schädelbasis:** Tumoren der Wirbelkörper (v. a. Dens und Atlas, meist N. hypoglossus mitbetroffen), basale Meningitis, Entzündung der Schädelbasis, selten Neurinom, vereinzelt Aneurysma der A. vertebralis. *D:* CT/MRT des kranio-zervikalen Übergangs, Lumbalpunktion.

▶ **Frakturen der Schädelbasis** (sog. Siebenmann-Syndrom). *D:* Anamnese (Trauma?), Klinik (meist andere HN mitbetroffen), Röntgendiagnostik.

▶ **Bei zentraler Läsion** immer zusätzlich andere Hirnstamm- bzw. spinale Symptome. *D:* Klinik, MRT, evtl. CT.

29.13 N. hypoglossus (N. XII)

Funktion und Anatomie

▶ Rein motorischer Nerv für gesamte Binnenmuskulatur der Zunge.
▶ Langgestrecktes Kerngebiet am Boden des IV. Ventrikels. Austritt mit 12 – 16 Wurzelfäden aus der Medulla oblongata.
▶ Verlauf durch Canalis n. hypoglossi (*cave* wegen des Verlaufs im Knochenkanal besonders druckempfindlich). Kreuzt vorn A. carotis externa → über Zungenbeinhorn → Ast zur Zungenmuskulatur. Am Hals Zuflüsse aus den oberen 3 Zervikalnerven (Ansa cervicalis) → sensible Fasern für Dura/äußere Zungenmuskeln, motorische Fasern zum M. geniohyoideus. Sensible Fasern außerdem aus dem N. trigeminus und sympathische Fasern aus dem Ganglion cervicale superius. R. descendens erhält Fa-

sern aus C1 und C2 und verbindet sich mit R. descendens aus dem Plexus cervicalis zur Ansa n. hypoglossi.

Klinische Prüfung, Zusatzdiagnostik

► Klinische Prüfung s. S. 7, Basisdiagnostik s. S. 593.
► EMG: Pathologische Spontanaktivität u./o. chronisch-neurogene Schädigung bei peripherer Läsion (Zungenbinnenmuskel anstechen, evtl. auch von unten durch den Mundboden. Untersuchung weniger schmerzhaft als gedacht).
► MEP zur Zunge (DD zentral versus peripher).
► Liquor: Entzündung?
► Bildgebung: Schädel-Röntgen, CCT (v. a. knöcherne Schädelbasis → Canalis n. hypoglossii?), MRT des Hirnstammes, Doppler-Sonographie der Halsgefäße.

Klinische Ausfallsmuster

► **Einseitige periphere Hypoglossuslähmung:**
  • Einseitige Zungenatrophie (schmaler, gefältet), erkennbare Faszikulationen und Fibrillationen. *Cave* oft schwierige Abgrenzung von Willkürbewegungen (Zunge ruhig am Mundboden liegen lassen).
  • Beim Herausstrecken weicht die Zunge zur erkrankten Seite ab (Wirkung des gesunden M. genioglossus). Seitwärtsbewegungen zur erkrankten Seite sind nicht oder kaum möglich (Druck der Zunge gegen Finger des Untersuchers auf der Wange).
  • Sprache kaum gestört, Kauen schlecht, aber subjektiv kaum Beschwerden.
► **Doppelseitige Lähmung:** s. o. + bulbäre Dysarthrie (besonders „s", „t" und „d" gestört), Kauen und Schlucken massiv gestört, starke Beeinträchtigung.
► **Einseitige supranukleäre Läsion** (z. B. Hirninfarkt): Initial leichte zentrale Parese (keine Atrophien), die schnell kompensiert werden.
► **Doppelseitige supranukleäre Läsion:** Meist Pseudobulbärparalyse, Sprechen und Schlucken deutlich gestört.

Differenzialdiagnose von Läsionen des N. hypoglossus

► Hirnstammläsionen: Infarkte (kombinierte HN-Läsionen, auch Symptome der langen Bahnen), Tumoren (meist Gliome), Syringobulbie, Poliomyelitis, Bulbärparalyse.
► Neoplasien:
  • *Klivuschordome* (benigne und maligne) aus Chordaresten, zwischen Sella und Clivus, u. U. bis Os sacrum. *D:* HNO-Konsil wegen Vorwachsen bis in Epi-/Nasopharynx, CCT. *Therapie:* Radiatio, OP schwierig (infiltrierend!).
  • *Neurinome:* Isolierte N.-XII-Neurinome selten, eher bei Morbus Recklinghausen.
  • *Andere:* Metastasen, Zungentumoren, Meningeosis neoplastica.
► Basale Meningitiden (Lues, Tuberkulose). Hier meist multiple HN-Läsionen.
► Sarkoidose.
► Aneurysma dissecans der A. carotis. Diagnostik: Sonographie, MRT.
► Knochenerkrankungen: Morbus Paget, Osteogenesis, chronische Polyarthritis (wegen Verlauf im Knochenkanal ist N. XII bes. empfindlich gegen knöcherne Veränderungen). Diagnostik: Konventionelles Schädelröntgen, CCT.
► Traumatische Läsionen: Schussverletzungen, Schädelbasisfrakturen.
► Iatrogene Läsionen: Karotis-OP, OP von Zungen-Tumoren.
► Toxische Substanzen (z. B. Blei, Arsen): Anamnese!

30 Plexusläsionen

30.1 Plexusläsionen: Allgemeines

Anatomie

▶ **Plexus cervicobrachialis:** s. Abb. 30.1.
▶ **Plexus lumbosacralis:** s. Abb. 30.2.

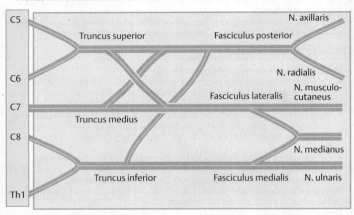

Abb. 30.1 · Plexus cervicobrachialis

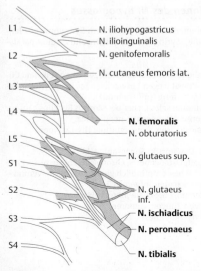

Abb. 30.2 · Plexus lumbosacralis

Abgrenzung gegenüber anderen Nervenläsionen

▶ **Abgrenzung gegenüber proximaleren = Wurzelläsionen:**
  • Bei Plexusläsionen liefert die sensible Neurographie von peripheren Nerven pathologische Amplituden ($< 50\%$ der Gegenseite) aufgrund der distal des Spinalganglions gelegenen Schädigung ($\rightarrow$ axonale Degeneration des peripheren Nervenfortsatzes). Bei Wurzelläsionen bleibt der periphere Nervenfortsatz intakt, an den Armnerven ergibt sich neurographisch ein Normalbefund.
  • Bei Plexusläsionen sind autonome Fasern mitbetroffen (Schweißsekretion!), bei Wurzelläsionen bleiben diese intakt.
    ◪ *Cave:* Ein Horner-Syndrom kann sowohl bei unterer Armplexusläsion als auch bei Wurzelläsionen C8 bis Th2 auftreten!
  • Bei Plexusläsionen bleibt die paravertebrale Muskulatur unbeeinträchtigt, bei Wurzelläsionen ist diese mitbetroffen.
    ◪ *Cave:* Mittels EMG der paravertebralen Muskulatur kann nur der positive Nachweis von Spontanaktivität diagnostisch verwertet werden, das Fehlen einer Spontanaktivität schließt eine Wurzelläsion nicht aus!
▶ **Abgrenzung gegenüber distaleren Nervenläsionen:** Klinisch und neurophysiologisch nach Verteilungstyp (s. Anatomie, Kap. Wurzelläsionen).

30.2 Armplexusläsionen

Übersicht (Tab. 30.1)

Tabelle 30.1 · Übersicht über Armplexusläsionen

Syndrom, Wurzel	Klinik	Erkrankungen
obere Armplexusläsion (Typ Erb), Wurzel C5–C6	– *Paresen:* v. a. Armabduktion, -außenrotation, Ellbogenbeugung – *Sensibilitätsstörung:* Schulter, Oberarmaußenseite, radialer Unterarm	– *akut:* Trauma, Armplexusneuritis – *chronisch:* Entzündliche oder neoplastische Raumforderungen, radiogene Plexusschädigung
mittlere Armplexusläsion, Wurzel C7	– *Paresen:* v. a. Ellbogenstreckung und Fingerstreckung – *Sensibilitätsstörung:* Mittelfinger	– meist im Rahmen von Erkrankungen der oberen oder/und unteren Plexusanteile
untere Armplexusläsion (Typ Déjerine-Klumpke), Wurzel C8–Th1	– *Paresen:* v. a. kleine Handmuskeln, lange Fingerbeuger und Handbeuger – *Sensibilitätsstörung:* Ulnar (Finger, Handkante, Unterarm)	– *akut:* Trauma, Armplexusneuritis (seltener als oberer Plexus) – *chronisch:* Engpasssyndrome der oberen Thoraxapertur, entzündliche oder neoplastische Raumforderungen, radiogene Plexusschädigung

Neuralgische Schulteramyotrophie, Armplexusneuritis

▶ **Definition:** Akut auftretender, Tage bis Wochen anhaltender Schulterschmerz mit nachfolgenden Paresen.
▶ **Ätiologie:** Nicht definitiv geklärt. Serogenetisch, postinfektiös, autoimmun?

▶ **Klinik:**
- Betroffen ist meist der obere Armplexus der dominanten Körperseite, vor allem die Muskeln M. serratus anterior, deltoideus, supra- und infraspinatus. Selten beidseitige Symptomatik.
- Akuter Beginn mit heftig reißenden Schmerzen, Dauer Tage bis Wochen, dann spontanes Abklingen.
- Innerhalb von Stunden Paresen der jeweils betroffenen Muskeln.
- Nur geringe sensible Symptome.

▶ **Diagnostik:**
- *Anamnese* und *klinischer Befund* (s.o.).
- *Liquorbefund:* Unauffällig.
- *EMG:* Zusammen mit dem klinischen Läsionsmuster v. a. wichtig zur Abgrenzung von Wurzelläsionen (bei Wurzelläsionen paravertebrale Muskulatur eventuell mitbetroffen!).
- *NLG:* Wegen der unzureichenden Untersuchbarkeit proximaler motorischer Nerven (eventuell nur Axillaris-Überleitungszeit) und den fehlenden sensiblen Veränderungen nur untergeordnete Bedeutung!

▶ **Differenzialdiagnose:**
- *Wurzelläsionen* → differenzierte neurophysiologische Untersuchung.
- *Borreliose* → Liquordiagnostik, Serologie (S. 409).
- *Myopathien* (S. 681) und *Polymyalgia rheumatica* (S. 327).
- *Raumforderungen* → bei Zweifeln MRT der Plexusregion.
- *Orthopädische Erkrankungen der Schulterregion* → bei Zweifeln orthopädisches Konsil.

▶ **Therapie:**
- Versuch der Schmerzreduktion mit Prednisolon 100 mg/d p.o. Analgetika sind meist unwirksam, dennoch Versuch z. B. mit Diclofenac gerechtfertigt.
- Frühzeitig Physiotherapie (wegen Gefahr einer Kontraktur des Schultergelenkes!).

▶ **Prognose:** In der Regel gut, Rückbildung kann aber u. U. Jahre dauern. Rezidive selten (< 10%). Im Gefolge einer Neuralgischen Schulteramyotrophie ist das Auftreten eines Interosseus-anterior-Syndroms (S. 641) möglich.

Kompressionssyndrome
....

▶ **Exogene Ursachen:**
- *Tragen schwerer Lasten* (z. B. Rucksacklähmung): Meist oberer Plexus betroffen.
- *Lagerung bei Narkosen:* Häufige lagerungsbedingte Nervenläsion, meist oberer Plexus bei Armabduktion > 90° mit Retroversion und Außenrotation.
- *Iatrogen,* z. B. durch Verbände (Rucksackverband, Thoraxgips).

▶ **Endogene Ursachen (=thoracic-outlet-Syndrome, TOS):**
- *Formen und Ätiologie:*
  - *Skalenussyndrom:* Kompression meist unterer Armplexusanteile + der A. subclavia zwischen M. scalenus anterior, medius und erster Rippe bei anatomischen Varianten: Breiter Muskelansatz des M. scalenus, Halsrippe mit/ohne fibröses Band zur 1. Rippe, isoliertes Band vom Querfortsatz des HWK 7 zur 1. Rippe.
  - *Kostoklavikularsyndrom:* Kompression meist unterer Armplexusanteile zusammen mit A. und V. subclavia zwischen Klavikula und 1. Rippe.
  - *Hyperabduktionssyndrom* bei Retroversion des maximal angehobenen Armes (Kompression von Armplexusanteilen zusammen mit A. und V. subclavia unter dem Proc. coracoideus und M. pectoralis minor).

- *Klinik:*
  - Belastungs- und lageabhängige Schmerzen und Parästhesien im Bereich des Truncus inferior des unteren Armplexus (s. Tab. 30.1), d.h. der Fasern des N. ulnaris und (geringer) des N. medianus.
  - Bei Persistenz bleibende Sensibilitätsstörungen, Paresen und Atrophien.
  - Die Gefäßkompression ist klinisch selten im Vordergrund. Diagnosestellung durch Provokationsmanöver (s.u.).

▶ **Diagnostik:**
- *Anamnese und klinische Zuordnung* eventueller peripherer Nervenläsionen zum Truncus inferior des Armplexus.
- *Bei endogenen Kompressionssyndromen Provokationsmanöver*:
  - Skalenussyndrom: Zug des Armes nach unten, Kopfdrehung nach ipsilateral verbunden mit Kopfreklination und tiefem Einatmen („Adson-Manöver").
  - Kostoklavikularsyndrom: Retroversion des Armes. Bei passiv um 90° gebeugtem Unterarm Zug nach unten und hinten.
  - Hyperabduktionssyndrom: Ausführung der auslösenden Hyperabduktion (s.o.).
- *EMG, NLG:* Differenzierte neurophysiologische Untersuchung zum Ausschluss von Wurzel- oder peripheren Nervenläsionen.
- *Röntgen HWS und Thorax:* Zur Suche nach einer Halsrippe (Skalenussyndrom) oder knöchernen Veränderungen der Klavikula (Kostoklavikularsyndrom) oder Thoraxapertur. Suche nach Lungenspitzenprozess.
- *MRT* der oberen Thoraxapertur: Zur Darstellung von Veränderungen der Mm. scaleni oder anderer Weichteilveränderungen (z.B. fibröses Band).
- *Intraarterielle Funktionsangiographie der A. subclavia:* Durchführung im Sitzen!

▶ **Therapie:**
- *Exogene Kompression:* Frühzeitig Physiotherapie. *Cave* Immobilisation führt zu Versteifung des Schultergelenks!
- *Thoracic-outlet-Syndrome:* Konservativer Therapieversuch mit Vermeiden von Hyperabduktion und Tragen schwerer Lasten, gezielte Übungsbehandlung. Bei fehlendem Therapieerfolg und bildgebend nachgewiesener komprimierender Struktur operative Behandlung (Resektion einer Halsrippe, eines fibrösen Bandes, ggf. der 1. Rippe oder Skalenotomie. *Cave:* Differenzierte Indikationsstellung!)

▶ **Prognose:**
- *Exogene Kompression:* In der Regel gute Prognose mit Rückbildung nach Wochen bis wenigen Monaten. Nach Narkose-Lagerungsschäden können bei 25% der Patienten mit initial hochgradiger Parese Restlähmungen bestehen bleiben.
- *Endogene Kompression:* Abhängig vom konservativen und/oder operativen Therapieerfolg.

Radiogene Plexusschädigung

▶ **Definition, Ätiologie:** Nach Bestrahlung mit zeitlicher Latenz von Monaten bis zu 10 (selten mehr als 20) Jahren auftretende Plexusschädigung.

▶ **Klinik:** Langsam progrediente Schmerzen und sensomotorische Ausfälle, die einzelnen, im weiteren Verlauf allen Plexusanteilen zuzuordnen sind. Fast immer zusätzlich radiogene Veränderungen anderer Gewebe, v.a. der Haut.

▶ **Zusatzdiagnostik:** Wichtig ist die Abgrenzung einer radiogenen Plexusschädigung von einer Tumorinfiltration
- *MRT* der Plexusregion ohne/mit KM (mit geringerer Sensitivität auch CT).
- *EMG:* Typische spontane Gruppen- und Serienentladungen, die bei radiogener Schädigung wegweisend sind.

▶ **Therapie und Prognose:** Keine Therapie bekannt, meist Progredienz bis zur kompletten Plexusläsion.

30.3 Beinplexusläsionen

Übersicht (Tab. 30.2)

Tabelle 30.2 · Übersicht über Beinplexusläsionen

Syndrom, Wurzel	Klinik	Erkrankungen
Plexus lumbalis, Wurzeln L1 – L4	– *Paresen:* v. a. proximale Hüft- und Beinmuskulatur („Femoralistyp") – *Sensibilitätsstörung oder Schmerzen:* Leiste und ventromedialer Oberschenkel	– *akut:* Trauma (seltener als Armplexusläsionen), iatrogen bei Hüftoperation, Raumforderungen (z. B. Psoasprozesse, Hämatome), diabetische Schwerpunktspolyneuropathie (Plexus lumbalis) – *chronisch:* Entzündliche oder neoplastische Raumforderungen im Beckenbereich, radiogene Plexusschädigung (s. S. 619)
Plexus sacralis, Wurzeln L4 – S4	– *Paresen:* v. a. distale Beinmuskulatur („Ischiadicustyp") und Blasen-Mastdarmlähmung – *Sensibilitätsstörung:* Lateraler Oberschenkel und gesamter Unterschenkel sowie Genital- und Analbereich	

Diagnostik, Therapie

► **Anamnese, klinischer Befund.** Besonders achten auf
  • *Verteilungstyp* der neurologischen Symptomatik.
  • *Schweißsekretionsstörung* (DD Wurzelläsionen s. S. 621).
► **Neurophysiologie** zur Abgrenzung von proximaleren (Wurzel-)Läsionen (s. S. 621).
► **Bildgebende Verfahren:** MRT, ggf. CT von LWS, Retroperitonealraum und Becken.
► **Therapie:** In Abhängigkeit von der Grunderkrankung.

31 Radikuläre Läsionen

31.1 Radikuläre Läsionen: Allgemeines

Übersicht (Tab. 31.1)

Tabelle 31.1 · Übersicht über Erkrankungen mit akuten oder chronischen radikulären bzw. pseudoradikulären Syndromen

Syndrom	Erkrankungen	wegweisende Befunde
Wurzelkompressionssyndrom	– *akut*: Bandscheibenvorfall, Entzündung, Frakturen – *chronisch*: degenerative Wirbelsäulenveränderungen, entzündliche oder neoplastische Raumforderung (z. B. spinaler Abszess, Neurinom)	– Klinik (radikuläre Ausfälle oder Reizsyndrome) – bildgebende Verfahren
Facettensyndrom, Iliosakralgelenkssyndrom	– Gelenkdistorsion („Blockierung") infolge degenerativer Veränderungen oder Fehlhaltungen	– Klinik (nicht streng radikulär = „pseudoradikulär" ausstrahlende Schmerzen – diagnostische Lokalanästhetika-Injektion
Radikulitis	– bakterielle, virale, autoimmune, kryptogene Entzündungen (v. a. Borreliose, Herpes zoster)	– klinisches Bild – Liquoruntersuchung
andere, meist pluriradikuläre Störungen	– z. B. Meningeosis neoplastica (S. 378)	– bildgebende Verfahren – Liquoruntersuchung (bei begründetem Verdacht auf Meningeosis mehrfach!)

Diagnostik

► **Sorgfältige klinische Untersuchung** zur Zuordnung von peripheren Ausfällen oder Reizsymptomen zu radikulären Läsionen:
   • Motorik, Reflexe: Tab. 31.2 und S. 10.
   • Sensibilität: Tab. 31.2 und S. 17.
► **EMG von Kennmuskeln** (S. 46) Möglich bei motorischen Ausfällen. *Cave:* Veränderungen sind frühestens 10 – 14 Tage nach Schädigung zu erwarten!
► **SEP einzelner Dermatome:** Möglich bei sensiblen Ausfällen.
► **Fakultativ** (je nach Verdachtsdiagnose):
   • Bildgebende Verfahren: Konventionelle Röntgenuntersuchung, CT, MRT, Myelographie, bei bestimmten Fragestellungen auch Szintigraphie.
   • Liquoruntersuchung.
   • Untersuchung der F-Wellen.
   • Leitungsblockuntersuchung.

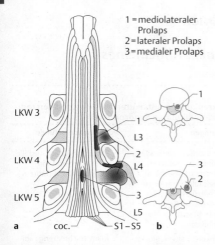

1 = mediolateraler Prolaps
2 = lateraler Prolaps
3 = medialer Prolaps

Abb. 31.1 · Beziehung der lumbalen Bandscheiben zu den austretenden Nervenwurzeln: 1 = mediolateraler Prolaps; 2 = lateraler Prolaps; 3 = medialer Prolaps (nach Mumenthaler)

31.2 Bandscheibenerkrankungen

Definitionen

▶ **Bandscheibenprotrusion:** Vorwölbung der Bandscheibe bei intaktem Anulus fibrosus.
▶ **Bandscheibenvorfall:** Austritt des Nucleus pulposus durch den perforierten Anulus fibrosus. Das hintere Längsband ist intakt oder perforiert.
▶ **Sequester:** Abgerissene Anteile des Nucleus pulposus im Spinalkanal. Das hintere Längsband ist perforiert.
▶ **Klinische, symptombeschreibende Begriffe ohne ätiologische Spezifität:**
  • *Lumbago:* Akutes oder chronisches LWS-Schmerzsyndrom (Synonym Lumbalgie) ohne Ausstrahlung in die unteren Extremitäten.
  • *Lumboischialgie bzw. Zervikobrachialgie:* LWS- bzw. HWS- Schmerzsyndrom mit Schmerzausstrahlung in Extremitäten.

Klinik, klinische Befunde

▶ **Wichtige radikuläre Syndrome** s. Tab. 31.2, Abb. 31.2 und S. 9 –12 (Motorik), S. 17 (Sensibilität).
▶ **Diagnostik:**
▷ *Hinweis:*
  • Bei Läsionen im Zervikal- und im Lumbalbereich ist in der Regel diejenige Wurzel geschädigt, die die Bezeichnung des *unteren* Wirbelkörpers trägt: z. B. Bandscheibenvorfall (BSV) zwischen HWK 6 und HWK 7 → betroffene Wurzel C 7; zwischen LWK 5 und SWK 1 → betroffene Wurzel S 1 (Abb. 31.1).
  • *Ausnahmen* gibt es im Lumbosakralbereich: Bei medialem BSV ist auch eine Schädigung tiefer gelegener Wurzeln möglich, bei sehr lateralem BSV kann auch noch die nächsthöhere Wurzel betroffen sein.
▶ **Allgemeine Reizsymptome:**
  • Schmerzen im Wirbelsäulensegment.
  • Wurzeldehnungsschmerz (S. 8): Lasègue (umgekehrter Lasègue; v. a. bei Wurzelkompression L2 – L4), Braguard-Zeichen, Schmerz bei Husten, Pressen, Niesen.

Tabelle 31.2 · Wichtige radikuläre Syndrome

Syndrom	Parese	Schmerzausstrahlung, Parästhesien Sensibilitätsstörung	Reflexabschwächung
zervikal			
C5	M. deltoideus	Schulter lateral	BSR
C6	M. biceps brachii, M. brachioradialis	Arm radial bis zum Daumen	BSR, RPR
C7	M. triceps brachii	Unterarmstreckseite, Handrücken bis Dig. II–IV	TSR, BSR
C8	kleine Handmuskeln	Arm ulnar, Handkante bis Dig. V	Trömner
lumbal			
L3	Adduktoren, M. quadriceps fem., M. iliopsoas	schräg über Oberschenkelvorderseite zum Knie	ADDR, evtl. PSR
L4	M. quadriceps, M. tibialis ant.	Oberschenkelvorder- und Innenseite	PSR
L5	M. ext. hallucis longus, evtl. M. tibialis ant., M. tibialis post., M. gluteus med.	lateraler und vorderer Unterschenkel und Fußrücken bis Großzehe	TPR (*cave* wegen inkonstanter Auslösbarkeit immer Vergleich mit Gegenseite!)
S1	M. triceps surae (Plantarflexion; *cave* oft nur wenig ausgeprägt → wiederholt prüfen, z. B. Zehenstand), M. glutaeus max., M. biceps femoris	Außen- und Rückseite Oberschenkel, Unterschenkelrückseite, lateraler Fußrand	ASR
S2–S4	Blasen-/Mastdarmstörungen **(neurologischer Notfall)**; vgl. S. 211	Oberschenkelrückseite, Analregion (bei der häufigen bilateralen Läsion reithosenförmig)	Analreflex

▶ **Radikuläre Störungen:**
- Schmerzausstrahlung.
- Sensibilitätsstörung (Abb. 31.2, Tab. 31.2), v. a. Parästhesien, Hypästhesie, Hypalgesie.
- Paresen (Tab. 31.2).
- Abschwächung/Ausfall der zugehörigen Reflexe (Tab. 31.2).

▶ **Störungen des betroffenen Wirbelsäulensegments:**
- Schon-/Fehlhaltung: Evtl. Steilstellung, Skoliose, Torsion.
- Bewegungseinschränkung.
- Muskelhartspann.

▶ **Konus-Syndrom, Kauda-Syndrom:** S. 211.

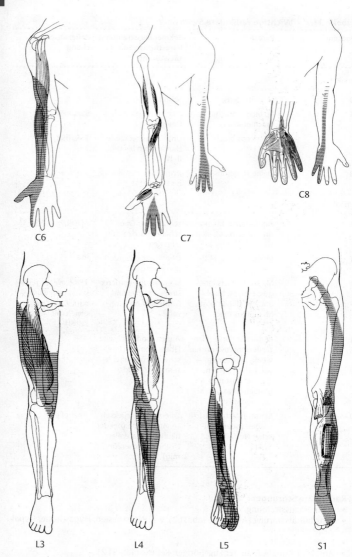

Abb. 31.2 · Dermatome bei wichtigen Wurzelsyndromen

Zusatzdiagnostik

▶ **Konventionelle Röntgenuntersuchung** (HWS in 4 Ebenen, LWS in 2 Ebenen): Suche nach knöchernen Veränderungen, z.B. degenerativer Umbau, Osteolysen, Frakturen (methodenbedingt keine Beurteilung der Bandscheibe möglich!). Ggf. Funktionsaufnahmen, z.B. zum Ausschluss einer Instabilität oder funktionsabhängiger spinaler Enge.

▶ **MRT T2w und T1w** (S. 87) axial und sagittal:
- *Indikation:* Methode der Wahl, auch zum Ausschluss einer Spondylodiszitis.
- *Vorteil gegenüber CT:* Darstellung in unterschiedlichen Raumebenen. Bei Rezidivsymptomatik nach OP durch Gabe von Kontrastmittel bessere Differenzierung von Bandscheibengewebe (ohne KM-Anreicherung) und Narbe (KM-Aufnahme).
- *Nachteil:* Schlechtere Beurteilbarkeit knöcherner Veränderungen.

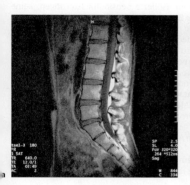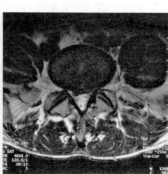

Abb. 31.3 · Bandscheibenvorfall. a) 2 Bandscheibenvorfälle, deutlich zwischen LWK 5 und SWK 1, geringer zwischen LWK 4 und LWK 5 (MRT sagittal T1w TSE nativ); b) Medio-bilateral, rechts-betonter Bandscheibenvorfall mit mäßiger Impression des Duralsackes und Kompression der Wurzel S1 rechts (MRT axial T2w TSE)

▶ **CT** (Weichteil und Knochenfenster, S. 83):
- *Indikation:* Als Alternative zur MRT (Berücksichtigung der Strahlenbelastung), zur Beurteilung der knöchernen Strukturen.
- Beurteilung der Bandscheibenkontur, der Weite des Spinalkanals und der Neuroforamina, Suche nach Veränderungen der Facettengelenke, ggf. Darstellung eines Vakuumphänomens (Stickstoffansammlung im Bandscheibenfach durch degenerative Gewebsveränderungen).

▶ **Myelographie und Post-Myelo-CT:** Indikation s. S. 82. Suche nach verminderter KM-Füllung der Wurzeltaschen, Einengung des Spinalkanals.

▶ **Knochenszintigraphie:** Suche nach vermehrtem Knochenstoffwechsel infolge degenerativer Veränderungen oder Entzündungen (z.B. Diszitis).

▶ **EMG, SSEP:** Siehe S. 50, 64.

Diagnostisches Vorgehen bei Wirbelsäulen-bezogenem Schmerzsyndrom

▶ **Anamnese:** z.B. akuter/schleichender Beginn, Auslöser, zwischenzeitliche Remissionen, assoziierte Störungen wie Blasen- oder Mastdarmstörung?

► **Klinische Untersuchung** mit Suche nach radikulären Störungen. Zusätzlich:
- • Bei zervikalem Schmerzsyndrom Suche nach Beteiligung langer Bahnen.
- • Bei lumbalem Syndrom gezielte Suche nach Reithosenhyp-/-anästhesie, Prüfung des Analreflexes und des Sphinktertonus.
► **Konventionelle Röntgenuntersuchung** des betroffenen Wirbelsäulensegments.
► **MRT- oder CT-Untersuchung** bei Nachweis radikulärer Läsionen. Wenn Schnittbildverfahren nicht durchführbar sind oder Kontraindikationen bestehen Myelographie.
► **Sonographische Restharnbestimmung** bei Verdacht auf Blasenentleerungsstörung.

Therapiegrundlagen
....

► **Konservative Therapie:**
- • *Indikationen:* Reines Schmerzsyndrom, isolierte Sensibilitätsstörungen, keine funktionell relevanten Paresen, keine Blasen-/Mastdarmstörungen.
- • *Vorgehen:*
  - – Stationäre Aufnahme, Bettruhe, medikamentöse Thromboseprophylaxe.
  - – Bei lumbalem Schmerzsyndrom Stufenbettlagerung (nur durchführen, wenn der Patient das Stufenbett als schmerzlindernd empfindet!).
  - – Diclofenac (S. 127) 3 × 50 mg/d p. o./Supp. (Retardpräparat bis 2 × 100 mg/d) für 3 – 7 Tage. Zusätzlich, bei fehlender Wirksamkeit oder bei Kontraindikationen gegen Diclofenac Flupirtin (Katadolon) 3 × 1 Kps./d p. o.). Bei gastrointestinalem Risiko Kombination des NSAR mit Protonenpumpenhemmer, alternativ auch kurzfristig Coxib (cave NW-Profil, u. a. signifikant erhöhte kardio- und cerebrovaskuläre Ereignisse).
  - – Bei schwerem Schmerzsyndrom in Anfangsphase auch Opioide (z. B. Oxycodon 2 × 20 mg).
  - – Muskelrelaxanzien, z. B. Tetrazepam (z. B. Musaril) 3 × 50 mg/d p. o.
  - – Cortison i. v. bei Therapieresistenz (z. B. über 3 – 5 Tage 100 – 250 mg/d Prednisolon-Äquivalent).
  - – lokale Injektionstherapie bei Therapieresistenz (z. B. epidurale, periradikuläre oder foraminoartikuläre Applikation von Lokalanästhetika und oder Steroiden).
  - – Physiotherapie und physikalische Therapie: Ziel ist die Lösung eines Muskelhartspanns und die funktionelle Mobilisierung des betroffenen Wirbelsäulensegments. Immobilisierung nur in hyperakuter Schmerzphase, frühzeitige Mobilisierung anstreben!
  - ▣ *Hinweis:* Auch die Schmerztherapie beim akuten und chronischen Rückenschmerz richtet sich mit den beschriebenen wenigen Besonderheiten prinzipiell nach dem Stufenschema der WHO (S. 125)!
  - ▣ *Cave:* Chiropraktische Manöver sind bei Bandscheibenvorfall kontraindiziert!
► **Operative Therapie eines nachgewiesenen Prolaps:**
- • *Indikationen:*
  - – Relevante Paresen.
  - – Blasen- und Mastdarmstörungen.
  - – Begleitende medulläre Schädigung.
  - – Persistierendes Schmerzsyndrom trotz konsequenter konservativer Therapie über 2 – 4 Wochen.
- • *Verfahren im HWS-Bereich:*
  - – Ventrale Diskektomie, je nach Befund begleitende Wirbelkörperperfusion durch autologen Beckenkammdübel, Titandübel oder Palacosplastik.
  - – Bei lateralem Bandscheibenvorfall selektiver dorsolateraler Zugang mit Foraminotomie und partieller Facettektomie.

- *Verfahren im LWS-Bereich:*
  - Entfernung des Prolaps durch offene mikrochirurgische Operation über inter-laminäre oder erweiterte interlaminäre Fensterung (heutzutage i.d.R. keine Hemilaminektomie mehr notwendig, damit bleiben Facettengelenke intakt) und Bandscheiben-/Sequesterausräumung sowie Beseitigung eventueller knöcherner Veränderungen.
  - Bei *intaktem hinterem Längsband* Verkleinerung des Nucleus pulposus durch alternative Verfahren möglich: Perkutane Nukleotomie, Laserdiskektomie, Chemonukleolyse durch Chymopapain. Kontraindikationen: Schwere neuro-logische Ausfälle, Massenprolaps, Sequester, Rezidiv-Prolaps, begleitende knöcherne Wurzelkompression. Bei Beachtung der Indikation sind diese Ver-fahren in etwa mit dem Goldstandard der offenen mikrochirurgischen Opera-tion zu vergleichen. Ergebnisse zur Langzeitprognose nach Laserdiskektomie stehen bisher aus.
- Nach 8 – 10 Tagen postoperativ Beginn einer Anschlussheilbehandlung für 3 Wo-chen.
▶ **Bei Unklarheit über eine Operationsindikation** („Graubereich"):
  - Für eine *zurückhaltendere Operationsindikation* können sprechen:
    - Ausgeprägte degenerative Vorschädigung der Wirbelsäule und der Bandschei-ben in mehreren Höhen ohne eindeutige Zuordnung der Symptomatik zum bildgebenden Befund.
    - Rezidive nach Voroperation, insbesondere bei Narbenbildung.
    - Ausgeprägte psychodynamische Faktoren, Rentenbegehren u.ä.
  - Für eine *großzügigere Operationsindikation* können sprechen:
    - Nachweis eines großen Bandscheibensequesters.
    - Wunsch nach rascher Rekonvaleszenz.

Pragmatische Therapie

▶ **Schmerzsyndrom ohne radikuläre Läsion:** Initial stationäre, nach Abklingen der Akutphase rasche häusliche konservative Therapie (S. 626).
▶ **Radikuläre Läsionen** (Schmerzsyndrom, sensibles Wurzelsyndrom) ohne funktio-nell relevante Paresen: Primärer stationärer konservativer Therapieversuch, bei nach 3 Wochen ausbleibender Besserung eventuell sekundäre Operation.
▶ **Radikuläre Läsionen mit funktionell relevanten, aber höchstens mittelgradi-gen Paresen:** Primär Operation, in Abhängigkeit vom Patientenwunsch und Be-gleiterkrankungen jedoch auch stationärer konservativer Therapieversuch möglich (Patienten aufklären! s. *Prognose*).
▶ **Hochgradige Paresen, Blasen- und Mastdarmstörungen, medulläre Schädi-gung, Konus- oder Kauda-Syndrom** (S. 211): Zwingende Operationsindikation.

Prognose

▶ **Konservative Therapie:** Bei richtiger Indikationsstellung Erfolgsquote bis 90%. Auch ohne Operation können sich selbst sequestrierte Bandscheibenvorfälle und damit eine neurologische Ausfallssymptomatik durch Schrumpfung zurückbilden, geringere Rückbildung bei Protrusionen.
▶ **Operative Therapie:** Bei richtiger Indikationsstellung Erfolgsquote ebenfalls um 90%.

Chronische unspezifische Rückenschmerzen

▶ **Klinik:** Lumbago, evtl. mit Ausstrahlung in das Gesäß oder „pseudoradikuläre Aus-strahlung in beide Beine, keinem radikulären Segment zuzuordnen (häufig Beinau-ßenseiten: „Generalsstreifen"), keine Reflexdifferenzen, keine Paresen oder Sensi-bilitätsstörungen, keine Blasen-/Mastdarmstörungen. Schmerz im Rücken >

Schmerz im Bein. Schmerzverstärkung durch längere einseitige Körperhaltung (Sitzen), Schmerzreduktion durch Bewegung.

▶ **Therapie:**
- *Medikamentös:* Akutanalgetika sparsam einsetzen; „Schmerzdistanzierung" z.B. Amitryptilin 25 – 100 mg (S. 114).
- *Physikalisch:* Vermeiden von „passiven" Maßnahmen und Wechsel zu aktivierender Behandlung: Physiotherapie, Muskelaufbautraining.
- *Pychologisch:* Entspannungstechniken, Schmerzbewältigungstraining (Ziel: Veränderung des Krankheitsverhaltens).
- *Psychosomatische Behandlung* bei ausgeprägter psychosozialer Beeinträchtigung oder Somatisierungstendenz.
- *Ultima ratio* nach Versagen aller vorgenannten Maßnahmen und Nichtvorliegen einer Somatisierungsstörung: Retardierte Opiate (z.B. Oxycodon, S. 129).

▶ **Häufigste Behandlungsfehler:** Unzureichende Differenzierung radikulärer/nichtradikulärer Schmerzen; Überbewertung radiologischer (unspezifischer) Befunde; Einsatz von passiven Maßnahmen und körperlicher Schonung über längere Zeiträume; Vernachlässigung der Rezidivprophylaxe (körperliche Aktivierung); Vernachlässigung psychosozialer Zusammenhänge.

31.3 Spinale Stenose

Grundlagen

▶ **Definition:** Einengung des sagittalen Durchmessers des zervikalen oder lumbalen Spinalkanales.

▶ **Ätiologie:** Primär = kongenital, sekundär = erworben. Häufigste:
- Dorsale spondylotische Osteophyten.
- Bandscheibenprotrusionen. Bandscheibenvorfall.
- Hypertrophie des hinteren Längsbandes sowie der Ligg. flava.
- Zusätzliche Neuroforamen-Stenosen durch Facettengelenkshypertrophie.
- Häufig auf dem Boden eines konstitutionell engen Spinalkanales.

▶ **Pathogenese:**
- Chronische Mikrotraumatisierung bei Flexion und Extension.
- Chronischen Ischämie durch Kompression zuführender Gefäße.

Zervikale spinale Stenose

▶ **Klinik, klinische Befunde:**
- Radikuläre oder (häufiger) pluriradikuläre neurologische Ausfälle (vor allem C6, C7, C8).
- Bei zusätzlicher Kompression des Myelons meist langsam progrediente Entwicklung einer *zervikalen Myelopathie:*
  - Nackenschmerz.
  - Störung der langen Bahnen (Hinterstränge, Pyramidenbahn) mit sensibler Gangstörung und Paraparese/Paraspastik, positive Pyramidenbahnzeichen.
  - Blasen- und Mastdarmstörungen (in etwa 40 %).

▶ **Diagnostik:**
- *Bildgebende Verfahren:*
  - Konventionelle Röntgenuntersuchung der HWS in 4 Ebenen.
  - Spinales CT (max. über 3 Wirbelkörper wg. Strahlenbelastung). Kritischer sagittaler Durchmesser zervikal etwa 12 mm.
  - Spinales MRT: Suche nach Bandscheibenvorfall oder Signalstörungen im Myelon als kernspintomographisches Korrelat einer Myelopathie.
  - Zervikale Myelographie über lumbale KM-Injektion, anschließend Post-Myelo-CT.

- *Neurophysiologische Verfahren:*
  - Tibialis-SEP: Gute Korrelation mit einer Hinterstrangbeteiligung.
  - MEP (zentralmotorische Leitungszeit): Korreliert am besten mit dem klinischen Schweregrad einer zervikalen Myelopathie.
- **Differenzialdiagnose:** Zervikale Raumforderungen bei entzündlichen, tumorösen und degenerativen Erkrankungen, in Einzelfällen Neuropathien, Motorneuronerkrankungen.
- **Therapie:**
  - *Konservative Therapie,* solange keine funktionell relevante neurologische Ausfallsymptomatik vorliegt: Nächtliches Tragen einer Halskrawatte, Physiotherapie, Analgetika bei Schmerzen.
  - *Operative Therapie* bei Behinderung durch sensible Gangstörung, spastischer Paraparese oder Blasen/Mastdarmstörung. Verfahren: Vordere oder hintere operative Dekompression.
- **Prognose:**
  - Abhängig von der Anamnesedauer Besserung in 50–75% der Fälle, die Symptomatik bleibt bei ca. 25% unverändert ohne weitere Progredienz, die übrigen Patienten verschlechtern sich trotz Operation.
  - Prädisposition für die Entwicklung einer Commotio/Contusio spinalis auch bei nur geringen Traumen (Sturz o. ä.).

Lumbale spinale Stenose

- **Klinik, klinische Befunde:**
  - Einseitige oder beidseitige, belastungsabhängig beim Gehen auftretende Lumboischialgien („neurogene Claudicatio intermittens", „Claudicatio spinalis").
  - Belastungsabhängig radikuläre Parästhesien oder Hypästhesien.
  - Verschlechterung der Symptomatik bei Hyperlordosierung der LWS, Besserung bei Stehenbleiben, Vorbeugen, Hinsetzen.
  - Paresen: Nicht häufig, aber je nach lokalem pathomorphologischem Befund intermittierend oder persistierend möglich.
- **Diagnostik:**
  - *Bildgebende Verfahren:*
    - ◫ **Hinweis:** Keine enge Korrelation zwischen bildgebendem Befund und Klinik!
    - Konventionelle Röntgenuntersuchung der LWS in 2 Ebenen.
    - Spinales CT (max. über 3 Wirbelkörper wg. Strahlenbelastung). Kritischer sagittaler Durchmesser etwa 10(−12) mm.
    - Spinales MRT: Suche nach Wurzelkompressionen, Bandscheibenvorfällen, anderen spinalen Raumforderungen.
    - Myelographie und Post-Myelo-CT.
  - *Funktionelle Verfahren:* Keine gesicherte Indikation.
- **Differenzialdiagnose:** Claudicatio intermittens bei pAVK (periphere Durchblutungsstörungen, Schmerzen lokalisiert in der Wade, keine radikulären Schmerzen oder Sensibilitätsstörungen, Besserung sofort bei Stehenbleiben, unabhängig von LWS-Haltung).
- **Therapie:**
  - *Konservative Therapie,* solange die Schmerzsymptomatik beherrschbar ist und keine funktionell relevante neurologische Ausfallsymptomatik vorliegt: Physiotherapie, Antiphlogistika. Therapieversuch mit Steroiden i. v. bei Therapieresistenz (z. B. über 3–5 Tage 100–250 mg/d Prednisolon- Äquivalent).
  - *Operative Therapie* bei konservativ nicht behandelbarem Schmerzsyndrom oder/und bleibenden motorischen Ausfällen: Nach Möglichkeit gezielte operative Dekompression. Falls dies nicht möglich ist (Hemi-)Laminektomieder betroffenen Etagen. In Abhängigkeit von einer resultierenden Instabilität zusätzliche Wirbelkörperfusion.

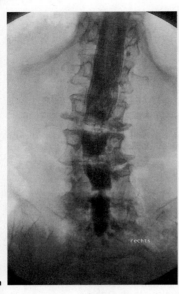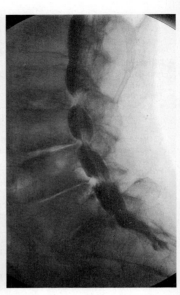

rechts

Abb. 31.4 · Lumbale Myelographie mit multiplen Spinalkanalstenosen bei degenerativen Veränderungen

31.4 Spondylodiszitis

Grundlagen

► **Definition:** Kombinierte Infektion des Bandscheibenfaches und eines oder beider angrenzender Wirbelkörper.
► **Ätiologie:** Hämatogen gestreute (Ausgangsherd bleibt oft unklar → spontane S.) oder fortgeleitete bakterielle Infektionen bei Infektionen anderer Organsysteme, isolierte Diszitis nach lokalen operativen Eingriffen.
► **Erreger:** Staphylokokken (ca. 60 %), Enterobakterien (ca. 30 %), in Mitteleuropa heute seltener tuberkulöse Spondylodiszitis.

Klinik und Diagnostik

► **Klinik:** Durch Belastung verstärkter Dauerschmerz; ausgeprägter lokaler Klopfschmerz, ggf. Hautrötung; je nach Ausdehnung der Infektion Beteiligung lokaler neuraler Strukturen (radikuläre Reizsymptome und Ausfälle); Allgemeinsymptome und Befunde einer bakteriellen Infektion (z. B. Fieber, BSG ↑, Leukozytose).
► **Diagnostik:**
  • *Konventionelles Röntgen* in 2 Ebenen.
  • *MRT* (nativ/mit KM): Methode der Wahl im Frühstadium. Hohe Sensitivität und Spezifität.

- *Knochenszintigraphie:* Mit MRT vergleichbare hohe Sensitivität, aber geringere Spezifität.
- *Erregernachweis:* Mehrfache Blutkulturen, lokale Probenentnahme mittels CT-gesteuerter Punktion der suspekten Region, Liquordiagnostik.

Therapie

▶ **Konservative Therapie:**
- Immobilisierung durch strikte Bettruhe (in der Regel für 6–8 (–12) Wochen), in Einzelfällen im Gipsbett. Thromboseprophylaxe.

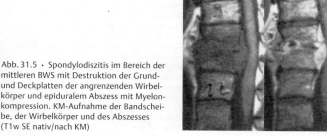

Abb. 31.5 · Spondylodiszitis im Bereich der mittleren BWS mit Destruktion der Grund- und Deckplatten der angrenzenden Wirbel-körper und epiduralem Abszess mit Myelon-kompression. KM-Aufnahme der Bandschei-be, der Wirbelkörper und des Abszesses (T1w SE nativ/nach KM)

- Versuch des Erregernachweises anstreben (s.o.), anschließend antibiotische Initi-altherapie mit Breitspektrum-Cephalosporin und Staphylokokken-wirksamem Antibiotikum. Nach erfolgtem Keimnachweis testgerechte Antibiose für 6–12 Wochen.
- Parameter zur Steuerung der Dauer von Immobilisierung und Antibiotikathera-pie ist die Normalisierung von BKS und CRP. Remobilisierung mit angepasstem Korsett unter 2 x wöchentlicher BKS- und CRP- Kontrolle. Ggf. vor Remobilisie-rung erneute Bildgebung zur Beurteilug möglicher knöcherner Destruktionen.
▶ **Operative Sanierung:** Indiziert/erforderlich bei intra- oder paraspinalem Abszess, ausgeprägter Knochendestruktion, relevanter neurologischer Begleitsymptomatik. Ausräumung des Infektherdes und Stabilisierung mittels Knochenspan oder Instru-mentierung.

32 Periphere Neuropathien

32.1 Traumatische Nervenläsionen – Grundlagen

Schweregrad-Einteilung (Tab. 32.1)

Tabelle 32.1 · Schweregrad-Einteilung peripherer Nervenläsionen

nach Seddon	nach Sunderland	Kriterien
Neurapraxie	Grad I	– Nervenstrukturen erhalten – Nervenleitung blockiert – Restitutionsdauer: Stunden bis Wochen – konservative Therapie
Axonotmesis	Grad II	– Kontinuitätsunterbrechung der Axone, distale WallerDegeneration – erhaltene Kontinuität der Nervenhüllen – Restitutionsdauer: Wochen bis Monate (nur in einem Teil der Fälle!) – primär konservative Therapie
Neurotmesis	Grad III	– Kontinuitätsunterbrechung von Axonen und Endoneurium – erhaltene Kontinuität von Peri- und Epineurium – Restitution (Monate) möglich, Verlaufskontrollen – primär konservative Therapie
	Grad IV	– Kontinuitätsunterbrechung von Axonen, Endo- und Perineurium – erhaltene Kontinuität des Epineuriums – eher keine Restitution – evtl. operative Therapie
	Grad V	– Kontinuitätsunterbrechung von Axonen, Endo-, Peri- und Epineurium – keine Restitution – operative Therapie

Allgemeine klinische Symptomatik, klinische Untersuchung

- ▶ **Leitsymptome:** Motorische und sensible Ausfälle im entsprechenden Versorgungsareal des peripheren Nerven. Bei längerem Verlauf evtl. trophische Störungen.
  - ◨ *Hinweis:* Die Grenzen sensibler Innervationsareale verschiedener peripherer Nerven überlappen sich und zeigen eine hohe Variationsbreite!
- ▶ **Klinische Untersuchung** (Fragestellung):
  - • *Welcher Nerv ist verletzt?* → Neuroanatomie der peripheren Nervenversorgung.
  - • *Lässt sich die Schädigungshöhe festlegen?* → Abgang einzelner Nervenäste aus dem Nervenhauptstamm zu verschiedenen Muskeln (Prüfung einzelner Muskeln, sensible Ausfälle, evtl. Ninhydrintest).
  - • *Lässt sich im Hinblick auf eine prognostische Aussage und das weitere therapeutische Vorgehen der Schädigungsgrad festlegen?* → Unterscheidung zwischen kompletter und inkompletter Schädigung. Eine klinisch feststellbare (wenn auch nur palpable) Restaktivität in der abhängigen Muskulatur spricht *gegen* eine komplette Kontinuitätsdurchtrennung. Damit ist eine spontane Regeneration grundsätzlich möglich und die Prognose eher günstig.

Neurophysiologische Diagnostik

► **EMG:**
- *Akut + im Verlauf:* Der Nachweis einer Willküraktivität in der abhängigen Muskulatur schließt eine komplette Kontinuitätsdurchtrennung aus.
- *Kontrolle nach 2 – 3 Wochen:*
  - Pathologische Spontanaktivität in der geschädigten Muskulatur (cave damit alleine ist keine Differenzierung hinsichtlich einer funktionell kompletten bzw. inkompletten Läsion möglich!).
  - Der Nachweis einer reproduzierbaren Willküraktivität z.B. in Form typischer Reinnervationspotentiale in der abhängigen Muskulatur als Hinweis auf eine restituierte Funktion des peripheren Nerven ist aussagefähiger.
- ▣ *Cave:* Durch Volumenleitung aus anderen Muskelgruppen fortgeleitete „abgerundete" MAP mit niedriger Amplitude können als sogenannte „Pseudo-Reinnervationszeichen" zu einer Fehlinterpretation des EMG-Befundes führen!
► **Neurographie:** Nur bei Ableitung mit Nadelelektroden (!) und Nachweis eines reproduzierbaren eindeutigen MSAP mit „scharfem" Potentialabgang kritisch verwertten (sonst mögliche Fehlinterpretation, s.o.).
► **Fragestellung:** Abgrenzung gegenüber tendogenen/myogenen/arthrogenen Symptomen sowie gegenüber psychogenen Paresen (Gewohnheitslähmungen), insbesondere im Rahmen laufender Entschädigungs-/Rentenverfahren.
► Zusätzlich Ninhydrintest (S. 79): Nachweis einer Schweißsekretionsstörung.

Konservative Therapie

► **Intensive tägliche Physiotherapie** (soweit möglich) aktive und passive Bewegungsübungen (*cave* Überdehnung gelähmter Muskelgruppen).
► Unterstützende Elektrotherapie (mind. 3mal pro Woche): Ziel ist die Verminderung der sich entwickelnden Muskelatrophie. Nur indiziert bei kompletter Lähmung (*nicht* in der Reinnervationsphase!). Der therapeutische Effekt ist umstritten!
► **Hilfsmittelversorgung:** Verordnung langfristiger orthopädischer Stützapparate.
► **Medikamentös:** Analgesie s. S. 125 ff.

Operative Therapie

► **Neurolyse:** Schrittweise operative Freilegung des Nervensegmentes, Entfernung mechanischer Beeinträchtigungen (z. B. paraneuraler Verwachsungen) und evtl. interfaszikuläre Epineurektomie.
► **Nerventransplantation:** Einsatz zumeist autologer (Haut)Nerventransplantate als „Leitschiene" für neu aussprossende Axone.
► **Ersatzoperationen:** z. B. Muskelverpflanzungen, Gelenkversteifungen.

Therapeutischer Stufenplan

► **Geschlossene Verletzung, Verletzung Grad I–IV** (Tab. 32.1):
- Konservative Therapie s. S. 633.
- Frühzeitige OP nur bei Fremdkörpern im Nervenverlauf oder bei z. B. starker Ödembildung.
- Im Verlauf:
  - Bei fehlenden Reinnervationszeichen operative Freilegung 4 Monate nach dem Unfall (Zeitpunkt individuell festlegen!).
  - Bei Reinervationszeichen Fortsetzung der konservativen Therapie.
► **Offene Verletzung, Verletzung Grad V** (Tab. 32.1):
- Bei scharfer Nervenverletzung und optimalen Wundverhältnissen epineurale End-zu-End-Naht.

- Bei allen anderen Nervendurchtrennungen frühe Sekundärversorgung nach 3 Wochen.
► **Bei bleibendem Innervationsdefekt > ca. 1^1/$_2$ Jahre:** Evtl. Ersatzoperationen (s.o.), Verordnung orthopädischer Stützapparate.

32.2 Mechanische Ursachen peripherer Nervenläsionen

Akute Kontinuitätsunterbrechung

► Ursachen: Schnittverletzung, Zerreißung.
► Klinik, Diagnostik, Therapie: s. S. 633.

Punktions- und Injektionsschäden („Spritzenlähmungen")

► **Direktes Nadeltrauma (Punktion):**
  - *Häufig betroffen* (bei venösen und arteriellen Punktionen): R. superficialis n. radialis, Hautnerven im Bereich der Ellenbeuge, Plexus brachialis, N. medianus, N. femoralis.
  - *Klinik:* Brennende Schmerzen beim Einstich mit Ausstrahlung in das sensible Versorgungsgebiet. Evtl. Faszikulationen und Myoklonien durch Läsion motorischer Fasern, im Verlauf z. T. chronische kausalgiforme Schmerzen.
  - *Therapie:* S. 633.
► **Toxische Schädigungen durch Injektionslösungen:**
  - *Intragluteale Injektion* von Analgetika, Antirheumatika, Antibiotika, Psychopharmaka: N. ischiadicus, Nn. glutaei:
    – *Klinik:* Stechender oder elektrisierender Schmerz im Versorgungsbereich des betroffenen Nerven mit sofortigen sensiblen und motorischen Ausfallserscheinungen, häufig kausalgiforme Schmerzsymptomatik.
    – *Therapie* (vgl. S. 633):
    → Frühzeitig „Verdünnungsversuch": Einspritzen von 50 – 100 ml NaCl 0,9 % unter den M. glutaeus maximus.
    → Hochdosierte frühzeitige Gabe eines Kortikosteroids (z. B. Methylprednisolon 250 – 500 mg i. v.), sowie eine operative Exploration und Neurolyse innerhalb weniger Tage nach der Injektion (*cave* positiver Effekt nicht eindeutig belegt – im Einzelfall kritisch einzusetzen!).
    → Frühzeitige adäquate Analgesie (S. 125)!
    – *Prognose:* Abhängig von der Neurotoxizität des verabreichten Medikaments eher ungünstig.
  - *Fälschliche intraarterielle Injektion* (in A. brachialis oder Äste der A. carotis ext. im Gesichtsbereich mit vasotoxischen Substanzen):
    – Klinik: Evtl. Spasmen bzw. Thrombosen im Versorgungsgebiet der entsprechenden Arterien mit nachfolgenden schweren ischämischen Nervenläsionen oder/ und Kompartmentsyndromen bzw. schwere Haut- und Muskelnekrose. Die neuromuskulären Ausfälle treten erst nach einem mehrstündigen Intervall auf.
    – Spezielle Therapie: Frühzeitiger Versuch einer Sympathikolyse bzw. einer i.a. vasodilatatorischen medikamentösen Therapie (z. B. Procain 1 %, Prostavasin, Methylprednisolon) mit nachfolgender Vollheparinisierung.
► **Indirekte Schädigung durch Hämatom:**
  - *Klinik:* Nach einer Latenz von Stunden bis Tagen Schmerzen, Parästhesien und z. T. Paresen im Versorgungsbereich eines der Injektionsstelle benachbarten Nerven (v.a bei Gerinnungsstörungen, arteriellen Punktionen → meist N. medianus, Plexus brachialis, N. femoralis).
  - *Therapie:* Ggf. frühzeitige operative Revision mit Entlastung (S. 633).

Akute Druck- und Zugbelastung

► **Pathophysiologie:** Ischämie der Vasa nervorum und direkte Schädigung durch mechanischen Druck auf den peripheren Nerv oder das umgebende Gewebe. *Beispiele:* Schlaflähmungen, OP-Lagerungsschäden, zu enge (Gips-)Verbände, Druck-/Zugschädigung bei operativen Eingriffen, Tourniquet-Parese (durch Staubinden, z.B. bei Operation unter Ischämiebedingungen).

► **Klinik:** Der Schweregrad der Ausfälle hängt ab von der Einwirkungsdauer, der Höhe des Drucks, der Zugkraft sowie auch der Ausprägung des lokalen Weichteilmantels.

► **Diagnostik:** S. 633; Neurographisch lokaler Leitungsblock. Bei längerem Verlauf häufig lokale NLG-Verlangsamung.

► **Differenzialdiagnose** (bei nicht sicher nachvollziehbarer zeitlicher Dynamik):
  • Multifokal motorische Neuropathie: Polytopes Ausfallsmuster (S. 658).
  • Mononeuritis multiplex: Häufig schmerzhaft, kein Trauma (S. 651).
  • Spinale Muskelatrophie: Langsam progredient (S. 485).

► **Therapie** (vgl. S. 633):
  • Akut ggf. sofortige lokale Druckentlastung, z.B. Eröffnung von Gipsverbänden, Abnahme eines Rucksackes (!) o.ä.
  • Nachfolgend rasche intensive aktive und passive Physiotherapie.
  • Abhängig vom Lokalbefund (Ödem) evtl. lokal abschwellende Maßnahmen sowie nicht-steroidale Antiphlogistika.

► **Prognose:**
  • Grundsätzlich günstig bei erhaltener Struktur des peripheren Nerven, im Einzelfall jedoch abhängig von der Dauer und der Schwere der lokalen Druckeinwirkung.
  • Ungünstiger bei vorbestehenden Stoffwechselstörungen bzw. Polyneuropathien (z.B. Diabetes mellitus) sowie seltener im Rahmen hereditärer Belastungen (z.B. HMSN, HNPP).

Engpass-Syndrome

► **Definition:** Chronische Druckläsion beim Nervendurchtritt durch anatomische Engen.

► **Disposition:** Generalisierte Polyneuropathien, hereditäre Neuropathie mit Neigung zu Druckläsionen (HNPP, S. 667), vgl. CTS S. 641.
  ◼ *Hinweis:* Das Auftreten mehrerer Engpass-Syndrome im *gleichen* Nervenverlauf wird als *Double-Crush-Syndrom* bezeichnet und auf eine kompressionsbedingt erhöhte Vulnerabilität zurückgeführt – diese Hypothese ist jedoch umstritten.

► **Klinik, Diagnostik, Therapie:** Bei den betroffenen Nerven angeführt (s.a. blau unterlegte Bezeichnungen in den Abb. 32.2 – 32.3).

Kompartment-Syndrome

► **Definition:** Neurogene und/oder myogene Paresen durch Druckanstieg innerhalb eines faszienbegrenzten Kompartiments (Muskelloge) mit resultierender Störung der Mikrozirkulation (Ischämie).

► **Ursachen:** Trauma, insbesondere Frakturen und deren chirurgische Versorgung. Muskuläre Überlastung, z.B. lange Märsche, Blutungen, zu enge Verbände, langanhaltende Druckeinwirkungen.

► **Spezielle Kompartmentsyndrome:** Tab. 32.2.

► **Klinik** –*Leitsymptome:* Schmerz (Zunahme durch Dehnung der betroffenen Muskeln), Schwellung (prall gespannte Muskulatur), progrediente sensible und motorische Ausfälle.

► **Diagnostik** (vgl. S. 633): Labor (CK $\uparrow\uparrow$, Myoglobinurie), EMG (elektrische Stille), Logen-Druckmessung im betroffenen Kompartiment (optional).

Tabelle 32.2 · Wichtige Kompartmentsyndrome

Syndrom	betroffene Muskeln	geschädigter Nerv	Ursachen
Tibialis-anterior-Syndrom	US-Extensorenloge: M. tibialis anterior, M. extensor hall. longus, M. extensor digitorum longus	N. peronaeus profundus	Weichteiltrauma, Fraktur, Überlastung (Sport)
Tibialis-posterior-Syndrom	tiefe US-Beugerloge: M. tibialis posterior, M. flexor hall. longus und M. flexor digitorum longus	N. tibialis	Tibiafrakturen (+ deren osteosynthetische Versorgung), Venenthrombosen
Volkmann Kontraktur	variable Beteiligung der UAFaszienlogen – meist Beugerloge: M. flexor digitorum profundus, M. flexor poll. longus, ggf. weitere Hand- und Fingerbeuger	N. medianus, N. ulnaris (in Einzelfällen N. radialis)	ischämische Läsionen (A. brachialis), Fehlinjektion vasokonstriktorischer Medikamente, Blutungen, Ulnafrakturen, enge (Gips-)Verbände

US = Unterschenkel; UA = Unterarm

▶ **Therapie** (vgl. S. 633): Ggf. mechanische Entlastung (Verbände entfernen!), Lagerung (Verbesserung der arterio-venösen Zirkulation), dringliche operative Entlastung (Fasziotomie).

▷ *Cave:* Nur eine sofortige operative Faszienspaltung mit Dekompression kann die Entwicklung einer irreversiblen neuromuskulären Schädigung verhindern (Ischämietoleranz ca. 8 – 12 h).

32.3 Läsionen einzelner peripherer Nerven

N. dorsalis scapulae (C3 – C5)

▶ Innervation: M. levator scapulae, Mm. rhomboidei.
▶ Ursachen: Trauma (Schuss, Stich, Plexusläsion).
▶ Klinik: Schmerzen im Bereich des medialen Skapularandes, vergrößerte Distanz Margo medialis scapulae – Wirbelsäule (DD Scapula alata bei N.-thoracis-longus-Läsion, s.u.), der Angulus inferior scapulae ist nach außen rotiert.
▶ Diagnostik: Klinik (in Bauchlage – Arm nach medial hinten führen; stehender Patient – Arm in Hüfte stemmen lassen und gegen Widerstand Ellenbogen nach hinten drücken lassen), evtl. EMG.

N. suprascapularis (C4 – C6)

▶ Innervation: M. supraspinatus, M. infraspinatus (nach Durchtritt durch die Incisura scapulae).
▶ Ursachen (meist Kompression in der Incisura scapulae): Schultertraumen/Skapulafraktur, rezidivierende Mikrotraumen, Raumforderungen, neuralgische Schulteramyotrophie. Häufig bei Volleyballspielern.
▶ Klinik: Dumpfer posterolateraler Schulterschmerz, Muskelatrophie (deutlich erkennbare Spina scapulae, Schwäche der Arm-Außenrotation, Schwäche der beginnenden Arm-Abduktion (erste 20 – 30° bis zum Einsatz des M. deltoideus).

► Diagnostik: Klinik (s.o., hinter dem Kopf kratzen lassen), EMG (M. supra-/infraspinatus), Rö-Schulter/-Skapula.
► Differenzialdiagnose: Sehnenruptur der Rotatorenmanschette.
► Spezielle Therapie: Ggf. Neurolyse in der Incisura scapulae.

N. subscapularis (C5 – C6)

► Innervation: M. subscapularis, M. teres major.
► Ursachen: Meist traumatisch. Selten isolierte Lähmung.
► Klinik: Oberarm-Innenrotation gestört.
► Diagnostik: Klinik (Oberarm-Innenrotation, Kratzen in der Lumbalgegend), EMG.

N. thoracicus longus (C5 – C7)

► Innervation: M. serratus anterior.
► Ursachen: Tragen schwerer Lasten, Lagerungsschaden, neuralgische Schulteramyotrophie, Axilla-Operationen, parainfektiös.
► Klinik: *Scapula alata* (aufgehobene/eingeschränkte Fixation der Skapula am Thorax, v. a. bei Armelevation über die Horizontale, Abstützen an einer Wand) mit verringertem Abstand von Margo medialis scapulae und Wirbelsäule.
► Diagnostik: Klinik, EMG.

N. thoracodorsalis (C6 – C8)

► Innervation: M. latissimus dorsi (evtl. auch M. teres major).
► Ursachen: Plexusläsionen (posteriorer Faszikel; S. 616).
► Klinik: Gestörte Oberarm-Adduktion und -Innenrotation (die gestreckten Arme in Bauchlage gegen Widerstand nach hinten medial führen lassen; Schürzengriff; vgl. N. subscapularis).
► Diagnostik: Klinik, EMG.

Nn. pectorales (C5 – Th1)

► Innervation: M. pectoralis major, M. pectoralis minor.
► Ursachen: Traumatische Plexusläsion.
► Klinik: Schwäche der Arm-Adduktion.
► Diagnostik: Klinik (v. a. in leicht elevierter Position testen!), evtl. EMG.

N. axillaris (C5 – C6)

► Anatomie: s. Abb. 32.1.
► Innervation:
   • Motorisch: M. deltoideus, M. teres minor.
   • Sensibel: Lateral am oberen Oberarm (Abb. 32.1).
► Ursachen: Schulterluxation + Reposition, Humeruskopffraktur, Lagerungsschaden, Drucklähmung, Geburtstrauma, neuralgische Schulteramyotrophie.
► Klinik: Schwäche v. a. der Arm-Abduktion >45° (weniger ausgeprägt auch der Elevation), der Elevation nach vorn bis 90°; Atrophie mit deutlichem Hervortreten von Akromion und Humeruskopf.
► Diagnostik: Anamnese, EMG, Überleitungszeit zum M. deltoideus; bei V.a. Wurzel-/Plexusläsion CT (MRT) der HWS bzw. obere Thoraxapertur.
► Differenzialdiagnose: C5-Syndrom (auch M. biceps brachii, M. supra-/infraspinatus betroffen, oft BSR ↓), Teilläsion oberer Armplexus, progressive Muskeldystrophie, arthrogene Muskelatrophie, Rupturen im Bereich der Rotatorenmanschette.

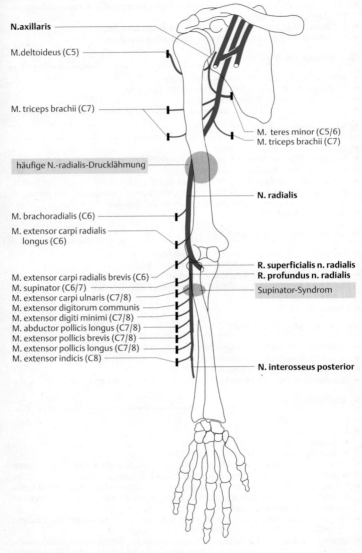

N.axillaris

M.deltoideus (C5)

M. triceps brachii (C7)

M. teres minor (C5/6)
M. triceps brachii (C7)

häufige N.-radialis-Drucklähmung

N. radialis

M. brachoradialis (C6)

M. extensor carpi radialis longus (C6)

R. superficialis n. radialis
R. profundus n. radialis

M. extensor carpi radialis brevis (C6)
M. supinator (C6/7)
M. extensor carpi ulnaris (C7/8)
M. extensor digitorum communis
M. extensor digiti minimi (C7/8)
M. abductor pollicis longus (C7/8)
M. extensor pollicis brevis (C7/8)
M. extensor pollicis longus (C7/8)
M. extensor indicis (C8)

Supinator-Syndrom

N. interosseus posterior

Abb. 32.1 · N. axillaris und N. radialis

N. musculocutaneus (C5 – C7)

▶ Innervation:
  - Motorisch: M. coracobrachialis, M. brachialis, M. biceps brachii.
  - Sensibel: Haut über radialer Seite des Unterarms bis zum Thenar (N. cutaneus antebrachii lateralis).
▶ Ursachen: Schulter-Operationen/-Traumen, Lagerungsschaden.
▶ Klinik: Schwäche der Armbeugung im Ellenbogengelenk in Supinationsstellung, Supinationsschwäche (Zusätzliche Armbeugung durch M. brachioradialis [in Mittelstellung zwischen Supination und Pronation] und M. pronator teres). Bei sehr proximaler Läsion evtl. Schwäche der Arm-Elevation (M. coracobrachialis).
▶ Diagnostik: EMG, Überleitzeit zum M. biceps brachii, NLG N. cutaneus antebrachii lateralis.

N. radialis (C5 – Th1)

▶ Anatomie, Versorgungsgebiete: Abb. 73 S. 584.
▶ **Schädigungsort Axilla** → *„Krückenlähmung":*
  - *Ursachen:* Krücken, Gipsverband, Trauma (Humeruskopffraktur).
  - *Klinik:* Parese der Armstreckung im Ellenbogengelenk (M. triceps brachii mitbetroffen!), Fallhand, Parese der Beugung im Ellenbogengelenk in Mittelstellung zwischen Supination und Pronation (M. brachioradialis), Sensibilitätsstörung Streckseite Oberarm/Unterarm/Hand (Dig. I–III), RPR ↓, TSR ↓.
  - *Diagnostik:* Anamnese. In Zweifelsfällen evtl. EMG, Bildgebung.
  - *Therapie:* s. S. 633.
▶ **Schädigungsort Oberarm** → *„Schlaflähmung"* („Parkbanklähmung"):
  - *Ursachen:* Oberarmschaftfrakturen, Lagerungsschaden, Gipsverband.
  - *Klinik:* Initiale Kribbelparästhesien, Fallhand (Ausfall der Finger-/Handstrecker), Schwäche des M. brachioradialis, RPR ↓ (*cave* M. triceps brachii nicht betroffen, TSR normal auslösbar!), Sensibilitätsstörung am radialen Unterarm (v. a. im autonomen Versorgungsgebiet des R. superficialis über dem Spatium interosseum dorsalis I).
    - ◪ **Hinweis:** Da die initialen Parästhesien normal rasch zu einer reflektorischen Druckentlastung führen, treten schwere Ausfälle meist bei nur bei Narkose, Alkohol-/Schlafmitteleinfluss u.ä. auf.
  - *Diagnostik:* s.o. (Schädigungsort Axilla).
  - *Therapie:* s. S. 633.
▶ **Schädigungsort proximaler Unterarm** (unter M. supinator) → *Supinatorsyndrom:*
    Definition: Kompression des Ramus profundus des N. radialis beim Durchtritt durch den M. supinator am Unterarm.
  - *Ursachen:* Radiusköpfchenfraktur (evtl. erst bei Kallusbildung), Radiusköpfchenluxation, direktes Trauma, Überbeanspruchung des M. supinator, synoviale Schwellung bei rheumatoider Arthritis, Tumoren (z. B. Lipom, Fibrom, Ganglion), operative Eingriffe (Osteosynthese, Metallentfernung).
  - *Klinik:* Rein motorisches Ausfallsmuster mit Paresen des M. supinator, des M. extensor carpi ulnaris sowie der Finger- und Daumenextensoren (*cave* M. brachioradialis und Mm. extensor carpi radialis sind intakt).
  - *Diagnostik:* Klinik (s.o., Provokation des Supinatorsyndroms durch repetitive Betätigungen [z.B. Tennis-, Geigespielen] möglich), EMG, NLG (SNAP unauffällig).
  - *Therapie:* Nach Diagnosesicherung operative Exploration.
▶ **Schädigungsort radiale Daumenseite** (R. superficialis n. radialis) → *Cheiralgia paraesthetica:*
  - *Ursachen:* Druckläsion (Schere, Uhrarmband), wiederholte Pro-/Supination.
  - *Klinik:* Hypästhesie/-algesie, Dysästhesie im Bereich der Dorsalseite des Spatium interosseum I. Keine motorischen Ausfälle.
  - *Diagnostik:* Anamnese, NLG, evtl. EMG.

N. medianus (C5 – Th1)

▶ Anatomie, Versorgungsgebiete: s. Abb. 32.2.

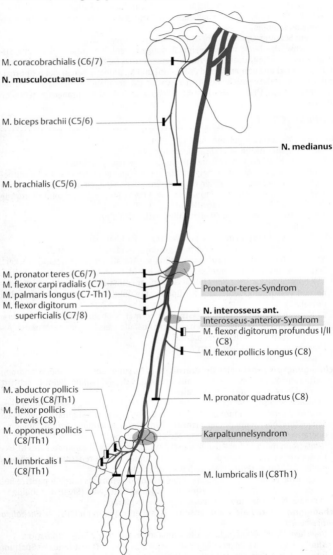

M. coracobrachialis (C6/7)

N. musculocutaneus

M. biceps brachii (C5/6)

N. medianus

M. brachialis (C5/6)

M. pronator teres (C6/7)
M. flexor carpi radialis (C7)
M. palmaris longus (C7-Th1)
M. flexor digitorum
superficialis (C7/8)

Pronator-teres-Syndrom

N. interosseus ant.
Interosseus-anterior-Syndrom
M. flexor digitorum profundus I/II
(C8)
M. flexor pollicis longus (C8)

M. abductor pollicis
brevis (C8/Th1)
M. flexor pollicis
brevis (C8)
M. opponeus pollicis
(C8/Th1)
M. lumbricalis I
(C8/Th1)

M. pronator quadratus (C8)

Karpaltunnelsyndrom

M. lumbricalis II (C8Th1)

Abb. 32.2 · N. medianus und N. musculocutaneus (□: auch N. ulnaris)

▶ **Schädigungsort Oberarm:**
- *Ursachen:* Humerusfraktur, Druckläsion (Schlaflähmung, Blutsperre), Trauma, Krückenlähmung, Processus supracondylaris humeri. „Paralysie des Amants" (Kopf des Partners im Bereich des Oberarms), Trauma.
- *Klinik:* Supinationsstellung (Pronatoren ↓), Ulnarabduktion der Hand (M. flexor carpi radialis ↓), „Schwurhand" (M. flexor digitorum profundus Dig. I–III ↓), positives Flaschenzeichen (s. CTS).
- *Diagnostik:* EMG, NLG, Bildgebung.
- *Therapie:* Abhängig von Verlauf und Ursache.

▶ **Schädigungsort Ellenbeuge:**
- *Ursachen:* Fraktur, iatrogen bei Venenpunktion.
- *Klinik:* Wie bei Schädigung am Oberarm (s.o.).
- *Diagnostik:* Anamnese, NLG, EMG, in Ausnahmefällen Bildgebung.
- *Therapie:* Abhängig von Verlauf und Ursache.

▶ **Schädigungsort Unterarm:**
- *Pronator-teres-Syndrom* (Medianusläsion beim Durchtritt durch den M. pronator teres):
  - *Ursachen:* Wiederholte Pro-/Supination, Volkmann-Kontraktur (S. 636).
  - *Klinik:* Schmerzen im Bereich des M. pronator teres (Ruhe- + Druckschmerz), Parästhesien der radialen 3½ Finger, nur selten Parese der medianusversorgten Muskeln (*cave* im Gegensatz zum CTS ist hier der M. flexor pollicis longus [Beugung des Daumenendgliedes] mitbetroffen = diagnostisch wegweisend).
  - *Diagnostik:* Klinik (s.o., Druckschmerz + Hoffmann-Tinel-Zeichen über M. pronator teres, Schmerzzunahme bei Pronation gegen Widerstand), EMG, NLG.
  - *Therapie:* Ruhigstellung, evtl. operative Neurolyse.
- *Interosseus-anterior-Syndrom* (= Kiloh-Nevin-Syndrom):
  - *Ursachen:* Fraktur/Luxation des proximalen Radius, Druckläsion durch Bänder, idiopathisch.
  - *Klinik:* Parese des M. flexor pollicis longus + M. flexor digitorum profundus + M. pronator quadratus → Pinzettengriff mit Daumen und Zeigefinger (ein „O bilden") ist nicht möglich. Keine Sensibilitätsstörung.
  - Differenzialdiagnose: Sehnenabriss, neuralgische Schulteramyotrophie.
  - *Diagnostik:* EMG, NLG (Überleitungszeit zum M. pronator quadratus).
  - *Therapie:* Ruhigstellung, bei rascher Progredienz/fehlender Besserung Neurolyse.

▶ **Schädigungsort Karpaltunnel** → < *Karpaltunnelsyndrom (CTS):*
- *Grundlagen:* Kompression des N. medianus unter dem Retinaculum flexorum. Häufigstes Engpass-Syndrom. f > m, Zunahme mit dem Alter.
- *Ursachen, „Risikofaktoren":*
  - Lokal: Konstitutionelle Enge, Trauma (Fraktur), Hämatom, entzündliche Schwellung, Ödem, Raumforderung (Lipom, Neurom, Ganglien).
  - Systemisch: Schwangerschaft, Diabetes mellitus, Hypothyreose, Hyperurikämie (Gichttophi), Akromegalie, Amyloidose, Myelom, Nephropathie, Mukopolysaccharidose, Klimakterium, rheumatoide Arthritis.
- *Klinik:*
  - *Initial* Parästhesien in der ersten drei Fingern der Hand, besonders nachts (*Brachialgia paraesthetica nocturna*) oder nach monotoner Belastung der Hand. Besserung durch „Ausschütteln".
  - *Im Verlauf* Ausbreitung der Missempfindungen auf die gesamte Hand oder den gesamten Arm möglich. Sensibilitätsstörungen im Bereich der Finger I–III. Störungen der Feinmotorik, Paresen des kurzen Daumenbeugers und der Daumenopposition mit Thenaratrophie (*cave* die Beugung des Daumenendgliedes bleibt immer ausgespart!).
  - Evtl. positives Hoffmann-Tinel-Zeichen: Schmerz und Parästhesien bei Beklopfen des Karpaltunnels.

- – Evtl. positiver Phalen-Test: Schmerz und Parästhesien bei Dorsalhyperextension der Hand für 30 – 60 sek.
- – Evtl. positives Flaschenzeichen: Beim Greifen einer Flasche liegt die Hautfalte zwischen Daumen und Zeigefinger nicht der Flasche an (mangelnde Abspreizung des Daumens wegen Parese des M. abductor pollicis brevis).
- – Trophisch-vegetative Störungen (z. B. Ödem, Hyperpathie, Kausalgie).
- ▶ *Hinweis:* Bei jedem unklaren Armschmerz auch an ein CTS denken!
- **Diagnostik:**
  - – *NLG* (Diagnosesicherung): DML verlängert (Anhaltswert > 4,5 ms bei Elektrodenabstand 6,5 cm und Ableitung über M. abductor pollicis brevis), Amplitude des MSAP ↓, sensible NLG ↓ (Seitenvergleich!), Amplitude des SNAP ↓ (sensitiver!). Bei grenzwertigen Befunden Vergleich mit Gegenseite (*cave* bilaterale Karpaltunnelsyndrome sind häufig!) oder mit N. ulnaris. *Cave* Innervationsanomalien!
  - – *EMG* (i.d.R. zur Diagnosesicherung *nicht* notwendig): Nur bei schweren Verläufen → Nachweis von Spontanaktivität bzw. eines chronisch neurogenen Umbaus.
  - – *Labor:* Schilddrüsenparameter, Rheumafaktoren; weitere Diagnostik abhängig von begündeter Verdachtsdiagnose.
- **Differenzialdiagnose:**
  - – Arthrose des Daumengrundgelenkes (z. B. i.R. chronischer Polyarthritis).
  - – Pseudo-Karpaltunnelsyndrome: Kompression des N. medianus durch die Sehne des M. flexor digitorum oder des M. palmaris longus (z. B. bei Dupuytren-Kontraktur), Pronator-teres-Syndrom (s.o.).
- **Therapie:**
  - – Nächtliche Ruhigstellung mit volarer Lagerungsschiene, unterstützend nichtsteroidale Antiphlogistika (z. B. Diclofenac).
  - – Bei Therapieresistenz, Progredienz oder Paresen operative Spaltung des Retinaculum flexorum (offen oder endoskopisch).
  - – Die Injektion von Kortikosteroiden in den Karpaltunnel (z. B. 25 mg Prednisolon) kann eine Schmerzlinderung bewirken. Bei häufiger Wiederholung besteht jedoch die Gefahr der Sehnenschädigung → nur in Ausnahmefällen indiziert (insgesamt umstritten!).
- **Prognose:** Bei rechtzeitiger Therapie gut: Rasche Schmerzfreiheit, oft Rückbildung der Ausfälle.

N. ulnaris (C8 – Th1)

- ▶ Anatomie, Versorgungsgebiete: s. Abb. 32.3.
  - ▶ *Hinweis:* Innervationsanomalien im Bereich der Armnerven wie z. B. eine Martin-Gruber-Anastomose (Häufigkeit 15 – 25 %!) mit Austausch von Nervenfasern zwischen N. medianus und N. ulnaris können zu einer Fehlinterpretation von Ausfallserscheinungen im Bereich der Handmuskulatur sowie der dazugehörigen neurophysiologischen Befunde führen!
- ▶ **Schädigungsort Ellenbogen/Sulcus ulnaris** → *Sulcus-ulnaris-Syndrom:*
  - **Definition:** Läsion des N. ulnaris im Sulcus n. ulnaris des Epicondylus humeri medialis durch Kompression oder habituelle Luxation.
  - **Ursachen:** Trauma, Druck-/Lagerungsschaden (Aufstützen, Bettlägerigkeit, Narkose), Arthropathie des Ellenbogengelenks, häufige Flexions- und Extensionsbewegungen im Ellenbogengelenk.
  - **Klinik:**
    - – Sensibilität: Schmerzen/Parästhesien an der Ulnarseite der Hand, später sensible Ausfälle an der ulnaren Hälfte der Volarseite von Ring- und Kleinfinger (*cave* Abweichungen möglich!). Druckschmerz am Epicondylus medialis humeri.

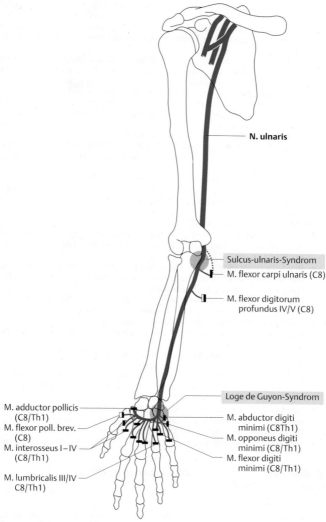

N. ulnaris

Sulcus-ulnaris-Syndrom
M. flexor carpi ulnaris (C8)

M. flexor digitorum profundus IV/V (C8)

Loge de Guyon-Syndrom

M. adductor pollicis (C8/Th1)
M. flexor poll. brev. (C8)
M. interosseus I–IV (C8/Th1)
M. lumbricalis III/IV C8/Th1

M. abductor digiti minimi (C8Th1)
M. opponeus digiti minimi (C8/Th1)
M. flexor digiti minimi (C8/Th1)

Abb. 32.3 · N. ulnaris (□: auch N. medianus)

– Paresen: M. abductor + opponens digiti minimi, M. flexor digiti minimi brevis, Mm. interossei, Mm. lumbricales III/IV, M. adductor pollicis (→ *Froment-Zeichen*: Beim festen Greifen eines Blattes Papier wird die mangelnde Daumen-Adduktion durch Flexion des Daumenendgliedes kompensiert), M. flexor pollicis brevis, M. flexor carpi ulnaris, M. flexor digitorum profundus IV/V.

– Bei bereits längerem Verlauf sog. *„Krallenhand":* Hyperextension der Grundgelenke (Ausfall der Mm. interossei III/IV und lumbricales + Überwiegen des M. extensor digitorum), Beugung in Mittel- und Endgelenk (Überwiegen des M. flexor digitorum superficialis), Abduktion von Ring- und Kleinfinger.

- *Diagnostik:*
  – Klinischer Befund: s.o., evtl. luxierbarer N. ulnaris bei passiver Armbeugung tastbar, positives Hoffmann-Tinel-Zeichen, positives Froment-Zeichen (s.o.).
  – NLG (fraktionierte Messung über Sulcus n. ulnaris): signifikante Verlangsamung der NLG im Sulcus (evtl. auch Reduktion des MSAP/SNAP).
  – EMG: Zeichen akuter oder chronischer neurogener Schädigung im M. flexor carpi ulnaris, M. flexor digitorum profundus und der distaleren Ulnaris-versorgten Muskulatur.
  – Röntgen-Ellenbogen a.p./seitlich/tangential.
- *Differenzialdiagnose:* C8-Syndrom (SNAP unauffällig), untere Armplexusläsion (Medianus-versorgte Handmuskeln wie M. abductor pollicis brevis sind mitbetroffen).
- *Therapie:* Meiden auslösender Bewegungen bzw. Haltungen, mechanische Abpolsterung des Sulcus. Bei therapieresistenten oder ausgeprägten Fällen (Paresen!) operative Behandlung des Nerven (distale Dekompression, intra- oder submuskuläre Verlagerung).

▶ **Schädigungsort Handwurzel:**
- *Ursachen:* „Radfahrerlähmung" (längerdauernde Druckwirkung auf den R. profundus n. ulnaris im Bereich der Hohlhand bei Rad- bzw. Motorradfahrern), Trauma, Ganglion.
- *Klinik:* Langsam progrediente Parese der vom R. profundus n. ulnaris versorgten Handmuskeln, der Hypothenar ist meist ausgespart. Nur selten Sensibilitätsstörungen (abhängig von der Läsionshöhe).
- *Diagnostik:* Klinik, Anamnese, NLG, EMG, Röntgen-/MRT-Handwurzel.
- *Therapie:* Bei Druckschädigung Ruhigstellung, Schonung.

▶ **Schädigungsort Guyon-Loge** → *Loge-de-Guyon-Syndrom:*
- *Definition:* Distale Kompression des N. ulnaris im Bereich des Guyon-Kanals unter dem Lig. carpi ulnare.
- *Ursachen:* z.B. Ganglion, anhaltende bzw. repetitive äußere Druckeinwirkungen durch Werkzeuge oder z.B. Gehstöcke, Trauma, Tumor, Arthropathie.
- *Klinik:* Distaler, meist rein motorischer Ulnarisausfall s. Sulcus-ulnaris-Syndrom (*cave* M. flexor carpi ulnaris + M. flexor digitorum profundus IV/V sind *nicht* betroffen!). Bei sensiblen Ausfällen sind diese nur palmar.
- *Diagnostik:* Motorische + sensible NLG N. ulnaris, Überleitungszeit zum M. interosseus dorsalis I (verzögert) und Hypothenar (normal oder verzögert), EMG, Röntgen-Hand, evtl. MRT (bei V.a. Ganglion, Tumor).
- *Therapie:* Bei progredienter Entwicklung von Paresen Revision des Nervs im Guyon-Kanal.

N. ilioinguinalis (L1), N. iliohypogastricus (Th12 – L1), N. genitofemoralis (L1 – L2)

▶ Innervation:
- Motorisch: M. transversus abdominis (N. iliohypogastricus), M. obliquus internus abdominis (N. ilioinguinalis, N. iliohypogastricus), M. obliquus externus abdominis (N. ilioinguinalis), M. cremaster (N. genitofemoralis).
- Sensibel: Siehe Abb. 32.4.
▶ Ursachen: Iatrogen (Operationen an Niere, Abdomen, Leiste), retroperitoneale Raumforderungen (Tumoren, Abszesse), lokale Kompression. Engpasssyndrom des N. ilioiguinalis durch Kompression beim Durchtritt durch den M.transversus abdominis und M. obliquus internus abdominis.

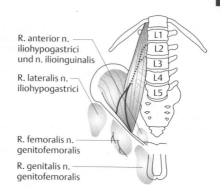

R. anterior n. iliohypogastrici und n. ilioinguinalis

R. lateralis n. iliohypogastrici

R. femoralis n. genitofemoralis

R. genitalis n. genitofemoralis

Abb. 32.4 · Rumpfnerven

▶ Klinik: Schmerzen im Rücken- und Leistenbereich, schmerzhafte Einschränkung der Innenrotation und Extension des Hüftgelenkes, bei Ilioinguinalis-Engpasssyndrom Schmerzauslösung durch Anspannung der Bauchdeckenmuskulatur. Sensible Ausfalls-und Reizerscheinungen im Bereich der lateralen Hüftregion und Leiste (N. iliohypogastricus), medialen Leiste, proximalen Oberschenkelinnenseite und Skrotal-/Labia-majora-Region (N. ilioinguinalis, N. genitofemoralis).
▶ Diagnostik: Klinik, evtl. EMG der Bauchmuskulatur, ggf. Becken-CT/-MRT.
▶ Therapie: Lokale Infiltration mit Lokalanästhetika, bei extremer Schmerzsymptomatik operative Neurolyse.

N. cutaneus femoris lateralis (L2 – L3)

▶ Definition: Engpasssyndrom des N.cutaneus femoris lateralis am Leistenband.
▶ Ursachen, „Risikofaktoren": Adipositas, Schwangerschaft, enge Kleidung („Jeanskrankheit").
▶ Klinik (Meralgia paraesthetica): Brennende Schmerzen und Parästhesien an der Außenseite des Oberschenkels, v.a. beim längeren Stehen. Gelegentlich Schmerzprovokation durch Hüftstreckung oder flaches Liegen, Schmerzerleichterung durch Hüftbeugung.
▶ Diagnostik:
  • SEP mit Stimulation des N.cutaneus femoris lateralis: Verlängerte Latenz oder amplitudenreduziertes/ausgefallenes kortikales Potential im Seitenvergleich.
  • Sensible NLG/SNAP (technisch schwieriger).
  • Lokale Lokalanästhetikum-Infiltration führt zu einer Besserung.
▶ Differenzialdiagnose: Direkte Läsion des Nerven im Rahmen einer Knochenspanentnahme am Beckenkamm.
▶ Therapie: Beseitigung begünstigender Faktoren, bei primärem Ansprechen wiederholte Infiltrationen mit einem Lokalanästhetikum (u.U. kombiniert mit Kortikosteroiden). Günstiger Spontanverlauf. Operative Dekompression nur bei langdauernder Therapieresistenz.

N. femoralis (L1 – L4)

▶ Innervation:
  • Motorisch: M. iliopsoas, M. iliacus, M. pectineus, M. sartorius, M. quadriceps femoris.
  • Sensibel: R. cutanei anteriores (Oberschenkelinnen- und -außenseite), N. saphenus (s.u.).

▶ Ursachen:
  - *Retroperitoneale Raumforderung:* Hämatom (z. B. bei Antikoagulation, Hämophilie, Gefäßmalformation; Operation), Tumor, Abszess, Aneurysma, Fibrose (Morbus Ormond), neuralgische Amyotrophie, Mononeuropathie.
  - *Inguinale Injektion, Punktion* (z. B. Femoralisangiographie).
  - *Perioperativ:* Operationen an Becken, Hüfte, Leiste, Femur, Lagerung (Steinschnittlage).
▶ Klinik: Klinisch relevant ist v. a. die Quadrizepsparese (Probleme beim Treppensteigen, „weiche Knie"). Sensibilitätsstörungen (s. Innervation + Abb. 1.3, S. 18).
▶ Diagnostik: Anamnese, EMG, evtl. CT-/MRT-Becken.
▶ Therapie: Abhängig von Ursache und Verlauf (vgl. S. 633).

N. saphenus

▶ Innervation: Infrapatellar (R. infrapatellaris), medialer Unterschenkel und Fuß.
▶ Ursachen: Kompression im Hunter-Kanal, Phlebitis der V. saphena magna, Varizen, Operationen (Kniegelenk), Knietrauma, Gipsverband.
▶ Klinik: Hyp-, Par-, Dysästhesie am medialen Unterschenkel und Fuß. Bei Affektion des R. infrapatellaris Schmerzen/Parästhesien medial + distal des Kniegelenkes (Neuropathia patellae), evtl. Zunahme bei Belastung.
▶ Diagnostik: Klinik, Schmerz bei Druck am distalen Oberschenkel, umgekehrter Lasègue positiv. Diagnostische Leitungsblockade.
▶ Therapie: Wiederholte Lokalanästhetika-Injektionen am Triggerpunkt; bei Erfolglosigkeit bzw. Beschwerdepersistenz ggf. Spaltung des Hunter-Kanals.

N. obturatorius (L2 – L4)

▶ Innervation:
  - Motorisch: Isoliert (Mm. obturatorius externus, pectineus, adductor brevis, gracilis), mit N. femoralis (M. adductor longus), mit N. ischiadicus (M. adductor magnus).
  - Sensibel: Kleines Hautareales am distalen, medialen Oberschenkel.
▶ Ursachen: Beckenfraktur, OP (Hüfte, Becken), Obturatoriushernien, Raumforderungen (Tumor, Metastase, Hämatom), Schwangerschaft/Geburt (kindlicher Kopf).
▶ Klinik:
  - *Schmerzen:* Inguinal, perineal, Hüfte, Knie (Howship-Romberg-Syndrom), medialer Oberschenkel.
  - *Sensibilitätsstörungen:* Distaler, medialer Oberschenkel.
  - *Paresen:* Inkomplett der Oberschenkeladduktion.
  - *Sonstige Befunde:* ADR abgeschwächt oder fehlend, beim Gehen Zirkumduktion des Beines.
▶ Diagnostik: Anamnese, EMG, evtl. Bildgebung (CT-/MRT kleines Becken).
▶ Differenzialdiagnose: Wurzelläsion L2 –L4, ossäre Prozesse (Hüftgelenk, Schambein, Symphyse), Ansatztendinose.
▶ Therapie: Abhängig von Verlauf und Ursache (vgl. S. 633).

N. glutaeus superior (L4 – S1)

▶ Innervation: Mm. glutaeus medius et minimus, M. tensor fasciae latae.
▶ Ursachen: Entbindung, Rektumtumoren, Spritzenlähmung (S. 634), Aneurysma, Beckenfraktur.
▶ Klinik: Parese der Hüftabduktion und -innenrotation → Trendelenburg-Zeichen beim Gehen (das Schwungbein sinkt ab); evtl. Versuch der Kompensation durch Verlagerung des Oberkörpers über das Standbein („Watschelgang", Duchenne-Zeichen).

► Diagnostik: Anamnese, EMG (auch zur Abgrenzung gegenüber den DDs).
► Differenzialdiagnosen: L5-Syndrom, Plexus-lumbosacralis-Läsion (S. 616), Myopathie (S. 681), N. cutaneus femoris lateralis (Meralgia paraesthetica, S. 645).
► Therapie: Bei Spritzenlähmung s. S. 634.

N. glutaeus inferior (L5 – S2)

► Innervation: M. glutaeus maximus.
► Ursachen: Siehe N. glutaeus superior (s.o.).
► Klinik: Parese der Hüftstreckung (Aufstehen aus dem Sitzen, Treppensteigen); tieferstehende Glutealfalte.
► Diagnostik: Anamnese, EMG.
► Differenzialdiagnose: S1-Syndrom, andere s. N. glutaeus superior.
► Therapie: Bei Spritzenlähmung s. S. 634.

N. ischiadicus (L4 – S3)

► Innervation: a) Ischiokrurale Muskulatur; b) Muskeln von Unterschenkel und Fuß (durch Endäste N. tibialis und N. peronaeus).
► Ursachen (aufgrund des meist ausgeprägten lokalen Weichteilmantels sind direkte Druckläsionen eher selten):
  • *Perioperative Läsionen* (ca.10%!) bei Eingriffen am Hüftgelenk (z. B. TEP-Implantationen, Versorgung von Schenkelhalsfrakturen) mit direkter mechanischer Schädigung + Überdehnung des Nervens.
  • *Selten* bei Kindern oder mageren Personen nach längerem Sitzen auf harter Unterlage oder nach Liegen in unveränderter Position.
► Klinik: Meist betont Ausfall peronäaler Anteile (s.u.). Abhängig vom Schweregrad sind bei subtiler klinischer Untersuchung auch Ausfälle im Tibialisversorgungsgebiet (s.u.) sowie im Bereich proximaler Muskelgruppen (ischiokrurale Muskulatur: Beugung im Kniegelenk, evtl. Streckung im Hüftgelenk) zu finden.
► Therapie: Abhängig von Ursache und Verlauf (vgl. S. 633).

N. peronaeus (L4 – S2)

► Anatomie, Versorgungsgebiete: s. Abb. 32.5.
► **Ursachen:**
  • *Kniegelenk:* Trauma, Operation, Ganglion, Baker-Zyste, Neurom, Aneurysma.
  • *Fibulaköpfchen:* Unterschenkelgips, enge Verbände, Trauma, Lagerungsschäden (Narkose, Koma), selten ohne lokale Druckfaktoren bei rascher und ausgeprägter Gewichtsabnahme (v.a. bei geringer Weichteilbemantelung, z.B. schon durch längeres Sitzen mit übereinandergeschlagenen Beinen).
  • *Unterschenkel:* Trauma, Operation, Ischämie (z. B. Tibialis-anterior-Syndrom, Vaskulitis).
  • *Sprunggelenk (vorderer Tarsaltunnel)* → *vorderes Tarsaltunnel-Syndrom*= Affektion des N. peronaeus profundus:
    – Ursachen: Exogener Druck, spontan, Trauma, Operation.
    – Klinik: Hypästhesie Spatium interosseum I, Paresen von M. extensor digitorum brevis, M. extensor hallucis brevis.
► **Klinik:**
  • *Paresen:*
    – Läsion des N. peronaeus communis: Fuß- und Zehenheber mit Steppergang.
    – Läsion des N. peronaeus profundus: s.o., aber erhaltene Pronation.
    – Läsion des N. peronaeus superficialis: M. peronaeus longus et brevis (ausgefallene Pronation).

- *Sensibilitätsstörungen:*
  - N. peronaeus communis: Lateraler Unterschenkel, Fuß- und Zehenrücken.
  - N. peronaeus superficialis: Unterschenkel, Fuß- und Zehenrücken.
  - N. peronaeus profundus: Spatium interosseum I.
- ► **Diagnostik:**
  - *NLG:* Motorische NLG (Leitungsblock am Fibulaköpfchen?), ggf. sensible NLG des N. peronaeus superficialis/profundus (technisch schwierig!).
  - *EMG:* M. tibialis ant., M. extensor hallucis longus, M. peronaeus longus et brevis. Immer auch kurzer Kopf des M. biceps femoris zum Ausschluss einer Ischiadikus-Läsion.
- ► **Differenzialdiagnose:**
  - *L5-Syndrom:* Hier kein Leitungsblock im Bereich des Fibulaköpfchens, zusätzlich pathologisches EMG des M. tibialis *post.*
  - *Ischiadikusläsion:* s.u., hier pathologisches EMG des M. biceps femoris (kurzer Kopf).
  - *Andere:* PNP (Klinik, S. 651), ALS (S. 481; keine sensiblen Störungen).
- ► **Therapie:** Abhängig von Ursache und Verlauf (vgl. S. 633).

N. tibialis (L4 – S3)

- ► Anatomie, Versorgungsgebiete: s. Abb. 32.6.
- ► **Schädigungsort Kniekehle** (selten):
  - *Ursachen:* Fehlerhafte Lagerung bewusstseinsgestörter/narkotisierter Patienten, Trauma.
  - *Klinik:* Fußsenkung und Zehenbeugung gestört, Krallenzehen. Sensibilitätsstörung an Fußsohle und evtl. lateralem Fußrand.
  - *Diagnostik:* NLG, EMG (M. gastrocnemius, Fußmuskeln).
  - *Therapie:* Abhängig von Ursache und Verlauf (vgl. S. 633).
- ► **Schädigungsort (hinterer) Tarsaltunnel** → *hinteres Tarsaltunnel-Syndrom:*
  - *Definition:* Kompression des N. tibialis am Malleolus medialis unter dem Retinaculum flexorum.
  - *Ursachen:* Frakturen (ca. 25 %), Ganglion, Myxödem, Arthritis, evtl. auch bei Unterschenkelgipsverband.
  - *Klinik:*
    - Frühphase: Schmerzhafte Missempfindungen (z.T. einziges Symptom!) und sensible Störungen der Fußsohle, Druckschmerz am Retinaculum flexorum. Evtl. positives Hoffmann-Tinel-Zeichen.
    - Spätphase: Paresen und Atrophien der kleinen Fußmuskeln (Krallenzehen). Hypo-/Anhidrose der Fußsohle.
  - *Diagnostik:*
    - Besserung nach Probeinfiltration mit Lokalanästhetikum.
    - NLG: DML ↑ zum M. abductor hallucis; verlangsamte sensible NLG am sensitivsten (Messung aber technisch schwierig!).
    - EMG plantarer Muskeln: Pathologische Spontanaktivität, neurogenes Muster (unspezifisch).
  - *Therapie:* Wiederholte Infiltrationen mit Lokalanästhetikum. Operative Dekompression bei Therapieresistenz und bei neurophysiologischer Objektivierung einer neurogenen Läsion.
- ► **Schädigungsort Fußsohle** → *Morton-Metatarsalgie:*
  - *Definition, Ursachen:* Schmerzsyndrom der Fußsohle durch Druckschädigung bzw. Neurombildung eines N. digitalis (sensibler Endast des N. tibialis) im Bereich des 2., 3. oder 4. Interdigitalraumes.
  - *Klinik:* Brennende Schmerzen im Bereich der Metatarsaliaköpfchen (meist III/IV), zunächst beim Gehen, später auch in Ruhe, evtl. lokaler Druck- und ein Kompressionsschmerz der entsprechenden Metatarsalia.

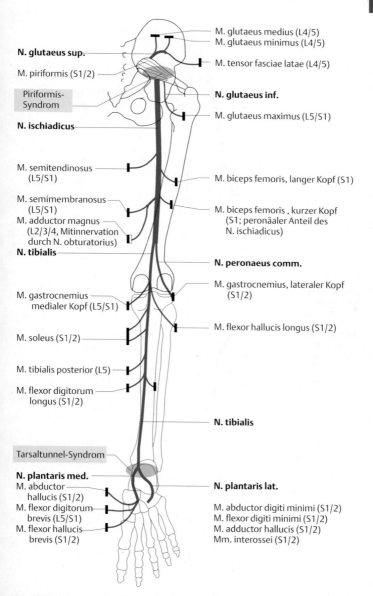

N. glutaeus sup.

M. piriformis (S1/2)

Piriformis-Syndrom

N. ischiadicus

M. semitendinosus (L5/S1)

M. semimembranosus (L5/S1)

M. adductor magnus (L2/3/4, Mitinnervation durch N. obturatorius)

N. tibialis

M. gastrocnemius medialer Kopf (L5/S1)

M. soleus (S1/2)

M. tibialis posterior (L5)

M. flexor digitorum longus (S1/2)

Tarsaltunnel-Syndrom

N. plantaris med.

M. abductor hallucis (S1/2)

M. flexor digitorum brevis (L5/S1)

M. flexor hallucis brevis (S1/2)

M. glutaeus medius (L4/5)

M. glutaeus minimus (L4/5)

M. tensor fasciae latae (L4/5)

N. glutaeus inf.

M. glutaeus maximus (L5/S1)

M. biceps femoris, langer Kopf (S1)

M. biceps femoris , kurzer Kopf (S1; peronäaler Anteil des N. ischiadicus)

N. peronaeus comm.

M. gastrocnemius, lateraler Kopf (S1/2)

M. flexor hallucis longus (S1/2)

N. tibialis

N. plantaris lat.

M. abductor digiti minimi (S1/2)

M. flexor digiti minimi (S1/2)

M. adductor hallucis (S1/2)

Mm. interossei (S1/2)

Abb. 32.5 · Beinnerven, Ansicht von dorsal

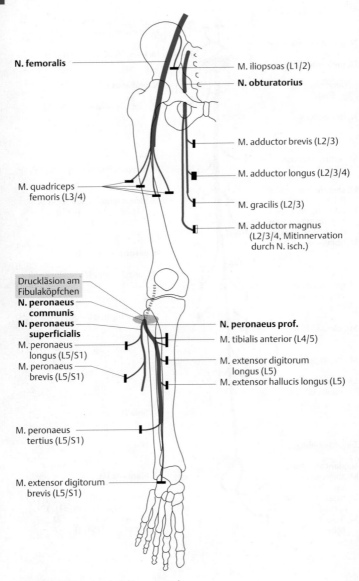

N. femoralis

M. iliopsoas (L1/2)

N. obturatorius

M. adductor brevis (L2/3)

M. adductor longus (L2/3/4)

M. quadriceps femoris (L3/4)

M. gracilis (L2/3)

M. adductor magnus (L2/3/4, Mitinnervation durch N. isch.)

Druckläsion am Fibulaköpfchen

N. peronaeus communis

N. peronaeus superficialis

N. peronaeus prof.

M. tibialis anterior (L4/5)

M. peronaeus longus (L5/S1)

M. peronaeus brevis (L5/S1)

M. extensor digitorum longus (L5)

M. extensor hallucis longus (L5)

M. peronaeus tertius (L5/S1)

M. extensor digitorum brevis (L5/S1)

Abb. 32.6 · Beinnerven, Ansicht von ventral

- *Diagnostik:*
  - Wegweisend: Besserung nach Probeinfiltration mit Lokalanästhetikum.
  - NLG: Verlangsamte sensible NLG/reduzierte SNAP des N. plant. medialis bei Reizung mittels Nadelelektroden am Metatarsale III oder IV (technisch schwierig, oft falsch negative Befunde).
- *Therapie:* Schuhkorrektur, Einlagen. Wiederholte dorsale Infiltrationen mit einem Lokalanästhetikum (u. U. in Kombination mit Kortikosteroiden). Bei Therapieresistenz Neurom- bzw. Nervenastexzision.

32.4 Polyneuropathien (PNP): Grundlagen

Grundlagen

▶ **Definition:** Polyneuropathien sind Erkrankungen des peripheren Nervensystems mit gleichzeitiger Affektion mehrerer peripherer Nerven.
▶ **Mögliche Kriterien zur Unterteilung:**
  1. Nach dem Ausfallsmuster (klinisch): Isoliert oder betont motorisch, sensibel, autonom, Mischbild.
  2. Nach der topischen Verteilung der Ausfälle (klinisch):
     - *Mononeuropathie:* Ausfälle im Versorgungsgebiet eines Nerven.
     - *Mononeuropathia multiplex:* Ausfälle im Versorgungsgebiet verschiedener Einzelnerven.
     - *Schwerpunktneuropathie:* Mononeuropathia multiplex bei zusätzlicher distal symmetrischer Neuropathie.
     - *Distal symmetrischer Typ* einer Polyneuropathie.
  3. Nach Art der Nervenschädigung (neurophysiologisch/bioptisch): Primär axonal, primär demyelinisierend, Mischbild.

Allgemeine Klinik

▶ Entsprechend der verschiedenen Funktionen der peripheren Nerven (sensibel, motorisch, autonom) sind unterschiedliche Symptome möglich:
  - *Motorisch:* Schlaffe, meist atrophische Paresen.
  - *Sensibel:*
    - Minussymptome: Hypästhesie, Hypalgesie, Thermhypästhesie, Pallhypästhesie, Störungen des Lageempfindens.
    - Plussymptome: Dysästhesie, Hyperästhesie, Hyperalgesie, Hyperpathie.
  - *Autonom:* z.B. Störungen von Hauttrophik, Blasen- und Gastrointestinalfunktion, Störungen der kardialen Regulation, erektile Dysfunktion, Schweißsekretionsstörung.
▶ **Charakteristische Klinik bei distal symmetrischer Polyneuropathie** (Auftreten und Ausprägung dieser einzelnen Symptome kann sehr variieren):
  - Sensible und motorische Ausfälle zunächst der Füße und Hände.
  - Im Verlauf Ausbreitung der Defizite nach proximal.
  - Schmerzen, Missempfindungen, trophische Störungen und andere Symptome einer Beteiligung des autonomen Nervensystems können hinzutreten.
  - Die Muskeleigenreflexe sind abgeschwächt oder fehlen, bei asymmetrischer Verteilung zunächst im Bereich der Paresen, bei symmetrischer Verteilung zunächst meist die ASR.
▶ *Hinweis:* Eine Beteiligung des Zentralnervensystems ist bei einer Polyneuropathie nicht typisch.

Allgemeine Basisdiagnostik

- ► **Neurophysiologie:**
  - *Fragestellung axonal/demyelinisierend/fokale Läsion* → *NLG* (Arm- und Beinnerv sensibel + motorisch [+ F-Welle]), evtl. SSEP, Leitungsblockuntersuchung.
  - *Fragestellung akute oder chronische Denervierung* → *EMG* (z.B. M. abductor digiti minimi, M. tibialis ant.).
- ► **Labor:**
  - *Routineparameter:* Blutzucker (nüchtern + Tagesprofil), HbA_{1c}, BSG, Differenzial-Blutbild, Nieren-/Leberwerte, Elektrolyte, CK, Eiweißelektrophorese, fT_3/fT_4/TSH, Vitamin B_{12}, Folsäure.
  - *Tests:* Oraler Glukosetoleranztest (S. 34), Schillingest (S. 35), Xylosetest (S. 35).
  - *Immunologische Parameter:* ANA, p-ANCA, c-ANCA, Rheumafaktoren, Komplementfaktoren, ACE, Immunelektrophorese.
  - *Serologie:* GM1-AK, Borrelien-AK, TPHA-Test, evtl. Viren-AK (HSV, EBV, CMV, FSME, HIV, Hepatitis).
  - *Bei V.a. Stoffwechselerkrankungen* s. S. 457 ff.
- ► **Liquor:** Immer indiziert zum Nachweis einer entzündlichen Neuropathie.
- ► **Bildgebung:**
  - *Röntgen-/CT-Thorax:* z.B. Sarkoidose, Neoplasie?
  - *Bei V.a. paraneoplastische PNP:* Abdomen-Sonographie, evtl. Thorax- und Abdomen-CT.
- ► **Konsile:** Urologie bzw. Gynäkologie (Neoplasie?).
- ► **Biopsie** (S. 32):
  - *Nerv:* Vaskulitis?
  - *Muskel:* Vaskulitis?

32.5 Diabetische Neuropathie

Grundlagen

- ► Ein Diabetes mellitus ist etwa für 30% aller Polyneuropathien verantwortlich. Mit Alkoholmissbrauch (ca. 30%) häufigste Ursache einer Polyneuropathie.
- ► Bei nahezu allen Diabetikern können diskrete Zeichen einer Schädigung peripherer Nerven bestehen. Die Häufigkeit einer relevanten Neuropathie ist abhängig vom Alter sowie von Dauer und Einstellung des Diabetes.

Klinik, klinische Befunde

- ► **Symmetrische sensible Neuropathie** (50–70%):
  - *Sensibel:*
    - Schleichender Beginn distal an den Füßen, zunächst oft unbeachtet. Häufig leiden die Betroffenen unter brennenden Missempfindungen, Schmerzen, Hitze-/Kältegefühl („small fibre neuropathy"), Crampi.
    - Bei vorwiegendem Befall großer markhaltiger Fasern werden Kribbelparästhesien, Schwellungs- und Druckgefühl der Beine berichtet.
    - Die Missempfindungen nehmen nachts zu und bessern sich bei leichter Bewegung. Trotzdem werden die Beschwerden oft als arterielle Verschlusskrankheit oder venöse Insuffizienz missverstanden.
    - Der Verlauf ist chronisch progredient, frühzeitig ASR-Verlust.
    - ▶ *Hinweis:* Durch den Verlust des Schmerzempfindens können Verletzungen unerkannt bleiben („Stein im Schuh"), Wundkomplikationen (Osteomyelitis/Amputation) können vital bedrohlich sein.

- *Autonom:* Häufig trophische Störungen der Haut (trockene Haut, neuropathisches Ulcus cruris), der Knochen (diabetische Osteoarthropathie), erektile Dysfunktion, Schweißsektretionsstörung.
- *Motorisch:* Defizite können lange fehlen.

▶ **Asymmetrische Neuropathien** (20 – 25 %):
- *Ätiologie:* Diskutiert wird ein Diabetes-getriggerter entzündlicher Prozess. Dafür spricht der Verteilungstyp (wie bei Vaskulitiden des peripheren Nerven), der meist in einem Diabetes-Frühstadium gelegene rasche Beginn der Symptomatik (oft ohne Zeichen einer generalisierten Neuropathie) sowie die oft spontane Rückbildung der Symptome innerhalb von 4 – 6 Wochen.
- *Hirnnervenausfälle:*
  - Meist N. oculomotorius/abducens/facialis (*cave* Koinzidenz der häufigen Erkrankungen Diabetes mellitus und idiopathische Fazialisparese!).
  - Oft vorangehende Schmerzen im Bereich der betroffenen Hirnnerven.
  - Bei guter spontaner Rückbildung Therapie mit z. B. Kortikoiden nur in Ausnahmefällen (fehlender Wirkungsnachweis, Diabetesentgleisung).
- *Diabetische Radikulopathie:*
  - Segmentale, gürtelförmige Schmerzen (DD entzündlich [Herpes zoster] oder mechanisch [spinal, Meningeosis neoplastica]).
  - Bei betont distaler Affektion mehrerer Spinalnerven kann es zu einer schildförmigen Verteilung der Symptomatik kommen.
  - Diagnostik: EMG der segmental zugeordneten Interkostal- und Abdominalmuskeln (seltener ist die Denervierung auch klinisch als Parese mit lokal hervorquellender Bauchwand sichtbar).
- *Diabetische Amyotrophie* (meist einseitige Läsion des Plexus lumbalis und/oder sacralis):
  - Anfängliche Schmerzen lumbal und am Oberschenkel werden gefolgt von Paresen der Becken- und Oberschenkelmuskeln.
  - Meist keine wesentlichen sensiblen Ausfälle.
  - Meist zusätzlich Gewichtsverlust und symmetrische PNP.
  - DD: Andere Affektionen lumbaler Wurzeln oder des Plexus.

▶ **Symmetrische motorische Neuropathie** (5 – 20 %):
- Meist distal lokalisierte symmetrische motorische Ausfälle (Paresen), vergesellschaftet mit sensiblen Defiziten und/oder Reizsymptomen (s.o.).
- Nur selten symmetrische Lähmungen der Becken- und Oberschenkelmuskulatur bei nahezu erhaltener Sensibilität = „symmetric proximal lower limb motor neuropathy" (*cave* Diagnosestellung nur nach Auschluss anderer Ursachen, z. B. Prozess im kleinen Becken mit beidseitiger Läsion des Plexus lumbalis!).

Diagnostik

▪ *Hinweis:* Bei Diabetikern routinemäßig Achillessehnenreflex prüfen (= sehr sensitives Frühzeichen zumindest der symmetrischen Neuropathien!).
▶ **Elektrophysiologie:** NLG, Elektromyographie.
▶ **Liquor:** Evtl. zum Ausschluss einer entzündlichen oder neoplastischen Genese.
▶ **Nervenbiopsie** (N. suralis): Bei bekanntem Diabetes mellitus nur indiziert bei Verdacht auf Immunvaskulitis vor Beginn der immunsuppressiven Therapie.
▪ *Hinweis:*
- Auch andere als die typischen Befundkonstellationen (s.o.) kommen bei diabetischer Neuropathie vor, ein atypisches Bild sollte aber immer dazu führen, auch nach anderen – besonders anderen behandelbaren – Ursachen einer Neuropathie zu fahnden, da nicht jede Polyneuropathie bei Diabetes auch eine diabetische Neuropathie sein muss.
- *Gründe, die eher gegen eine diabetische Ätiologie sprechen:* Kurze Dauer, gute Einstellung des Diabetes, keine Mikroangiopathie an Retina und Niere.

Therapie

▶ **Entscheidend:** Möglichst optimale Einstellung des Blutzuckers (nahezu normoglykämische Stoffwechsellage anstreben!). Hierdurch ist eine klinisch signifikante Besserung der Beschwerden auch nach längerer Diabetesdauer und deutlicher Neuropathie nachgewiesen.
▶ **Meidung/Minderung anderer Neuropathie-induzierender Faktoren:**
  • *Noxen:* Alkohol, neurotoxische Medikamente oder Vitaminmangelzustände.
  • *Gefäßrisikofaktoren:* Rauchen, Hypertonie und Hypercholesterinämie.
▶ **Medikamentös:**
  • α-*Liponsäure* (z.B. Thioctacid HR; evtl. partiell kausaler Therapieansatz): Initial 600 mg/d i.v. über 2–3 Wochen. Besserung der Beschwerden (v.a. Schmerzen) oft nach wenigen Tagen. Dann fortführen (600 mg/d p.o.).
  • *Andere Substanzen* (z.B. durchblutungsfördernde Substanzen, Aldosereduktase-Hemmer), die theoretisch pathogenetische Mechanismen der Polyneuropathie beeinflussen, haben bislang klinisch kaum Bedeutung.
  • *Symptomatische Schmerztherapie:* Siehe S. 125.
    ▣ **Hinweis:** Patienten immer auf die langsam einsetzende Wirkung dieser Substanzen aufklären (keine Bedarfs-Medikation)!
    – Die topische Anwendung von Capsaicin-Creme (0,75%) bis 4×/d auf die schmerzhaften Areale aufgetragen) wird wegen der initialen Zunahme der Missempfindungen oft nicht toleriert.

32.6 Guillain-Barré-Syndrom (GBS)

Grundlagen

▶ **Definition:** *A*kute entzündliche („*i*nflammatory"), (meist) *d*emyelinisierende *P*olyradikuloneuritis (AIDP). (Seltener auch axonale Formen.)
▶ **Häufige anamnestische Gemeinsamkeiten** (Disposition?): Vorausgegangene Infektion gastrointestinal oder pulmonal (v.a. Campylobacter jejuni, CMV), Trauma, Schwangerschaft, Operationen.
▶ **Epidemiologie:** Inzidenz 1–2/100000; m ÷ f = ca. 1,5 ÷ 1; Häufigkeitsgipfel in der 2./3. und 5./6. Lebensdekade.

Klinik, klinischer Befund

▶ Im Vordergrund stehen motorische Defizite, dennoch initial häufig vorübergehend leichte Parästhesien, Hypästhesie der Akren.
▶ **Paresen** (über Tage bis wenige Wochen zunehmend):
  • Typischerweise mit Beginn distal an den unteren Extremitäten; im Verlauf nach proximal und auf die oberen Extremitäten übergreifend (Muskeleigenreflexe früh abgeschwächt bzw. erloschen).
  • Evtl. Hirnnervenbeteiligung: N. facialis (50%), N. vagus (15%), N. trigeminus (10%), N. accessorius (8%), N. oculomotorius/trochlearis/abducens (8%), N. hypoglossus (5%).
  • Evtl. Ateminsuffizienz (5–15%).
▶ **Sensibilitätsstörungen** (leichte vorübergehende Dys- und Hypästhesien) können bei sorgfältiger Anamnese und Untersuchung bei bis zu 80% der Patienten (vorübergehend) nachgewiesen werden.
▶ **Schmerzen** (häufig!): Oft ziehende Schmerzen in der Lumbalregion und in den Extremitäten.

► **Autonome Störungen:** Bradykardie (50%), Sinustachykardie (35%), Arrhythmie (15%), (labile) arterielle Hypertonie (30%), arterielle Hypotonie (14%), Blasenstörung (15%), Obstipation (14%), Hyperhidrosis.

Diagnostik

► **Anamnese, klinischer Befund** (s.o.).
► **Liquor:** Protein erhöht (*cave* bei 50% der Patienten erst nach ≥ 1 Woche!), Zellzahl < 10(−50)/μl (= zytoalbuminäre Dissoziation). Bei normalem Befund LP evtl. wiederholen (*cave* evtl. Reizpleozytose!).
► **Labor:** Anti-GQ1b- (v. a. bei Miller-Fisher-Syndrom, s. u.)/-GM1-/GM2-AK, Campylobacter-jejuni-Serologie.
► **Neurographie:**
  • Typische Befunde: NLG ↓, DML ↑, Frühzeichen oft proximaler Leitungsblock (Radikulitis!), F-Wellen-Latenz ↑ (evtl. auch Ausfall); später oft Potentialdispersion, multiple Leitungsblöcke.
  • Bei axonaler Form erniedrigte Amplituden (prognostisch schlechtes Zeichen).
► **EMG:** Pathologische Spontanaktivität häufig als Zeichen der begleitenden axonalen Läsion bei demyelinisierendem GBS, v. a. aber bei axonalem GBS.
► **EKG:** Arrhythmie, Reizleitungsstörung (v. a. AV-Block)?
► **Messung der Vitalkapazität** (ggf. mehrmals täglich!) – Normwerte: Bei Männern 25 ml × Körpergröße in cm; bei Frauen 20 ml × Körpergröße in cm.
► Evtl. autonome Testverfahren (S. 79). Gefahr letaler Rhythmusstörungen bei eingeschränkter Herzratenvariabilität.
◼ *Eher gegen GBS sprechende Befunde:* Deutliche Asymmetrie der Paresen, persistierende Blasen-/Mastdarmstörungen, sensibles Querschnittniveau, Liquor-Pleozytose > 50/μl.

Differenzialdiagnosen

► Rückenmarkkompression, Querschnittmyelitis (S. 585).
► Infektionen: Poliomyelitis (S. 585), Borreliose (S. 409), Tollwut (S. 426), HIV (S. 427), Herpes zoster/simplex (S. 424).
► Stoffwechsel: Porphyria acuta intermittens (S. 469), Hypo-/Hyperkaliämie (S. 467).
► Medikamentös/Intoxikation: Amiodaron, Disulfiram, Organophosphate, Perhexilen, Suramin, Lösungsmittel, Schwermetalle.
► Andere: Critical-illness-PNP (S. 734), CIDP (S. 657), Vaskulitis (S. 663).

Therapie

► **Stationäre Aufnahme** bei deutlichen Paresen (v. a. wenn diese proximal oder im Bereich der Hirnnerven lokalisiert sind → erhöhte Gefahr kardio-pulmonaler Komplikationen).
► **EKG-Monitorüberwachung** (→ evtl. passagerer Schrittmacher, s. u.).
► **Thromboseprophylaxe** bei eingeschränkter Mobilität.
► **Beatmung** bei Ateminsuffizienz (VK < 25% des Normalwertes, s. o.).
► **Immunmodulation** (i. v.-Immunglobuline [IVIG], Plasmapherese [PE]/alternativ Immunadsorption).
  • *Indikation:* Frühzeitig bei deutlicheren Ausfällen. (Verfahren bewirken signifikante Verkürzung der Erholungszeit).
  ◼ *Hinweis:*
    – Die Wirkung von IVIG und PE ist statistisch gleich, bei besserer Verfügbarkeit und geringerer Belastung des Patienten ist IVIG-Therapie 1. Wahl.
    – Im Einzelfall kann es individuell Unterschiede in der Wirksamkeit von PE und IVIG geben, sodass bei Progredienz der Symptome unter Therapie ein Wechsel

des Verfahrens erwogen werden kann. Eine primäre Sequenztherapie (PE, dann IVIG) war den Einzeltherapien aber statistisch nicht überlegen.

- *IVIG:* 400 mg/kg KG/d i.v. an 5 aufeinanderfolgenden Tagen (zum genauen Vorgehen s. S. 141).
- *Plasmapherese* (extrakorporale Plasmaseparation → Austausch gg. Albumin):
  - In einer Sitzung Austausch von jeweils ca. 50 ml Plasma/kg KG.
  - Insgesamt werden meist 5 – 7 Sitzungen durchgeführt (alle 2 – 3 Tage).
- *Immunadsorption* (durch speziell beschickte Säulen werden weitgehend selektiv die Immunglobuline entfernt). Komplikationen wie bei PE durch Entfernung z.B. der Gerinnungsfaktoren kommen nicht vor. Die Immunadsorption kann nicht kurz nach IVIG-Gabe angewendet werden, da die Kapazität der Säulen sich erschöpft.

☐ *Hinweis:* Kortikoide sind nach heutiger Studienlage beim GBS unwirksam!

► **Therapie autonomer Störungen:**
- Arterielle Hypertonie: Evtl. Sedativa, Analgetika (S. 126) Nifedipin (z.B. Adalat) 10 mg s.l.
- Tachykardie: Propanolol (z.B. Dociton) 40 mg.
- Persistierende Bradykardie (< 35/min): Ipratropiumbromid (z.B. Itrop) 1 Tbl. alle 8 h p.o. oder 1 Amp. alle 4 – 8 h i.v.; bei Bradyarrhythmia absoluta, AV-Block Grad 2/3, bifaszikulärerem Block evtl. passagerer Schrittmacher.

► **Reha-Aufenthalt** (in einer mit diesem Krankheitsbild vertrauten Klinik): Indiziert bei deutlichen motorischen Beeinträchtigungen.

Verlauf und Prognose

► Meist rasche Progredienz der Paresen (Maximum der Paresen bei 50% in 1 Woche, bei 80% in 2 Wochen, >90% in 3 Wochen), bei Progredienz >12 Wochen → CIDP. 25% bleiben gehfähig, 25% benötigen Intensivtherapie.
► Meist Plateauphase für 2 – 4 Wochen.
► Danach Rückbildung der Symptome über Wochen bis Monate, bei 15% bleiben schwere Defizite bestehen.
► Faktoren für einen eher ungünstigen Verlauf: Alter >50 – 60 Jahre, rasche Progredienz bis zum Vollbild, Ateminsuffizienz, axonale Beteiligung.
► Mortalität ca. 3% (meist durch kardio-pulmonale Komplikationen).

Sonderformen

► **Miller-Fisher-Syndrom (MFS)** –*Trias:* Zerebelläre Ataxie + Areflexie + Ophthalmoplegie. Häufig Anti-GQ1b-Ak i.S. positiv (GQ1b wird besonders an den Augenmuskelnerven exprimiert). Die Prognose ist gut.
► **Polyneuritis cranialis:** Paresen/Ausfälle isoliert oder betont an den Hirnnerven.
► **Elsberg Syndrom:** Paresen/Ausfälle isoliert oder betont im Bereich der Kauda equina (Spinkterstörungen; S. 257). → Bildgebung z.A. einer Raumforderung; Liquordiagnostik z.A. Meningeosis.
► **Akute Pandysautonomie :** Störungen der Pupillomotorik, Speichel-, Tränen- und Schweißdrüsensekretion, Darmmotilität, Miktion und Sexualfunktionen. Orthostatische Hypotonie mit verminderter Herzfrequenzvariabilität (Rhythmusstörungen!). Verlauf analog zum GBS, keine gesicherte Therapie.
► **Akute motorische axonale Neuropathie** (AMAN, v. a. in Asien, Indien, Südamerika) und akute motorisch-sensible axonale Neuropathie (AMSAN) : NLG, F-Wellen-Latenz, DML normal (wenn messbar), jedoch (erhebliche) Amplitudenreduktion. Verlauf analog zum GBS. Meist schlechtere Therapierbarkeit und ungünstigere Prognose.

32.7 CIDP

Grundlagen

▶ **Synonyme:** Chronisch inflammatorische demyelinisierende Polyradikuloneuropathie, steroid-sensible Polyneuropathie, steroid-responsive recurrent polyneuropathy; chronisches Guillain-Barré-Syndrom (cGBS), chronisch-inflammatorische Polyradikuloneuropathie.

▶ **Definition:** Immunvermittelte, demyelinisierende chronische Neuropathie.

▶ **Ätiologie:** Meist idiopathisch, aber auch bei anderen Erkrankungen (monoklonale Gammopathie, HIV-Infektion).

▶ **Pathogenese:** Allgemein keine pathognomonischen Antikörper. CIDP bei Gammopathie (monoklonale Gammopathie unbestimmter Signifikanz = MGUS; früher: benigne Gammopathie) oft mit monoklonalen IgM-Antikörpern gegen Myelin-assoziiertes Glykoprotein (Anti-MAG-AK).

▶ **Epidemiologie:** Prävalenz ca. 3–5/100000; Erkrankungsbeginn in jedem Alter möglich.

Klinik

▶ **Motorische und sensible Ausfälle** über >8–12 Wochen progredient (untere Extremitäten häufiger betroffen, Armbetonung und Hirnnervenausfälle kommen aber vor):
  • *Paresen:* Oft *proximal* betont und symmetrisch.
  • *Sensibilitätsstörungen:* Meist *distal* symmetrisch Hypästhesien und Parästhesien. Vibrationsempfinden früh gestört.
▶ Zentrale Beteiligung: Im MRT beschrieben, klinisch aber kaum relevant.
▶ Keine wesentlichen autonomen Störungen!

Diagnostik

▶ **Klinisch:** s.o.; Muskeleigenreflexe bereits früh abgeschwächt oder fehlend.
▶ **Liquor:** Eiweißgehalt bis ca. 1500 mg/l erhöht, Zellzahl < 10/µl (bei höherer Zellzahl eher erregerbedingte Entzündung); Normalbefunde sind möglich.
▶ **Neurographie:** Motorische und sensible NLG deutlich reduziert, DML verlängert, Leitungsblock und temporale Dispersion, verlängerte oder ausgefallene F-Wellen.
☐ *Achtung:* Bei ausgeprägt fokaler Demyelinisierung und bevorzugtem Befall von Nervenwurzeln und proximalen Nervensegmenten. Durchführung von *F-Wellen* (pathologisch trotz distal normaler oder nur leicht verzögerter NLG), *proximale Nervenstimulation* (proximaler Leitungsblock oder proximale Dispersion bei distal normaler NLG) und *SEP* (wichtig ist die segmentale Ableitung! → Pathologisch bei distal normaler NLG).
▶ **Nervenbiopsie:** De- und Remyelinisierungen, mononukleäre Zellinfiltrate. (Indikation: Nur zum Ausschluss anderer Ursachen, z.B. Vaskulitis).
▶ **Labor:** Immunelektrophorese zum evtl. Nachweis einer Gammopathie monoklonales IgG, IgA oder IgM, Anti-MAG-AK ggf. Anti-GM1-AK.

Differenzialdiagnosen

▶ Metabolische Neuropathien (z.B. Diabetes mellitus, S. 652).
▶ Hereditäre Neuropathien (HMSN): S. 666.
▶ Toxische Neuropathien (Amiodaron, S. 668).
▶ Neuropathien bei Stoffwechselerkrankungen (S. 661).
▶ Entzündlich: Neuroborreliose (S. 409), Lues (S. 413), Vaskulitis (S. 663), HIV (S. 427), MMN (S. 658).

◨ *Hinweis:* In die CIDP können eingeschlossen werden:
- Polyneuropathie bei Plasmozytom oder Morbus Waldenström (hier ist die Thera-pie der Grunderkrankung vordringlich).
- Polyneuropathie bei MGUS (s.o.); PNP ist dann Therapieindikation.

Therapie

▶ **Kortikosteroide:** Initial 100 mg/d Prednisonäquivalent p.o. (S. 136; *cave* zuneh-mende Nebenwirkungen bei der meist notwendigen Langzeittherapie!). Langsame Dosisreduktion abhängig von Klinik; möglichst Erhaltungsdosis unter Cushing-Schwelle (z.B. je 2 Wochen 100/80/60/40/20 mg täglich, dann alternierend 20/10, 10/10, 10/5 mg etc. täglich; bei Zunahme der Symptome auf nächsthöhere Stufe ca. 4 Wochen bleiben, dann erneuter Versuch einer Dosisreduktion).
▶ **IVIG:** 400 mg/kg KG/d i.v. über 5 Tage (zum genauen Vorgehen s. S. 141).
▶ **Plasmapherese** (vgl. S. 675).
▶ **Immunsuppressiva:** Bei fehlender oder unzureichender Wirksamkeit der Basisthe-rapie oder intolerablen NW zusätzliche Azathioprin. Alternativ Cyclophosphamid, Ciclosporin A.
▶ Bei Gammopathie auch entsprechende andere Zytostatika
◨ *Therapieanpassung:*
- Therapiekontrolle *klinisch!* Die verlangsamte Nervenleitgeschwindigkeit korre-liert schlecht zum Verlauf.
- Über Wochen langsame Reduktion der Medikation nach Maßgabe der Beschwer-den. Bei notwendiger Langzeittherapie veränderte Nebenwirkungen der Präpara-te berücksichtigen, ggf. Therapie umstellen.
▶ **Praktisches Vorgehen** (abhängig vom NW-Profil; das individuelle Ansprechen ist nicht vorhersehbar; bei Versagen der ersten Substanz zunächst die jeweils andere einsetzen):
- Basistherapie (bei jeweils ca. 70% der Patienten wirksam).
  - Kortikosteroide.
  - IVIG.
  - Plasmapharese.

Verlauf und Prognose

▶ Progredient ($^2/_3$) über > 8 Wochen oder schubförmig ($^1/_3$) progredient.
▶ Gute Prognose bezüglich Heilung oder Rückbildung auf leichtes Defektstadium. Sel-ten letale Verläufe.

32.8 Multifokal motorische Neuropathie (MMN)

Grundlagen

▶ **Definition:** Multifokal-motorische Neuropathie mit persistierendem Leitungsblock (nach Lewis und Sumner); immunvermittelte rein motorische Neuropathie, klinisch und elektrophysiologisch gut von der CIDP abzugrenzen, (therapeutische Unter-schiede!). Einige Patienten weisen *leichte* sensible Störungen auf (früher Lewis-Summer-Syndrom, jetzt MADSAM [multifokale, erworbene, demyelisierende, sensi-ble und motorische] Neuropathie).
▶ **Ätiologie:** Ursächlich wird eine Antikörper-Bildung gegen Markscheidenbestand-teile (Ganglioside) postuliert.
▶ **Epidemiologie:** Männer > Frauen, vorwiegend im mittleren Lebensalter.

Klinik

► **Motorisch:**
  • Progrediente, vorwiegend distale, oft asymmetrische Paresen; meist und zunächst an den oberen Extremitäten.
  • Initial häufig Faszikulationen; im Verlauf Muskelatrophien.
► **Sensibel:** Keine Defizite! Sehr selten Parästhesien.

Diagnose

► **Klinisch:** s.o.; Muskeleigenreflexe normal, abgeschwächt oder fehlend. Keine Beteiligung des ersten Motoneurons (keine Pyramidenbahnzeichen).
► **Neurographie:**
  • *NLG:* Häufig normal; manchmal NLG (↓), DML (↑), F-Wellen-Latenzen ↑. In Nervensegmenten mit Leitungsblock kann NLG erheblich verzögert sein.
  • *Multifokal Leitungsblöcke,* häufig in proximaler Lokalisation (Plexus oder Wurzel → auch proximal stimulieren!). Leitungsblock persistiert oft in gleicher Lokalisation und Ausprägung über Monate bis Jahre.
► **Liquor:** Meist normal, allenfalls leichte Eiweißerhöhung.
► **Muskelbiopsie:** Neurogene Atrophie in klinisch betroffenen Muskeln.
► **Nervenbiopsie** (N. suralis): Leichte Entmarkungszeichen möglich.
► **Labor:** In 40–60% hohe Titer von GM1-Antikörpern im Serum (niedrige Titerstufen ohne diagnostische Bedeutung).
◘ *Achtung:* Die Abgrenzung der (demyelinisierenden und therapierbaren) MMN von axonalen/neuronalen Erkrankungen des 2. Motoneurons (z.B. spinale Muskelatrophien, ALS) ist oft nur durch den Nachweis eines multifokalen Leitungsblockes in motorischen Nerven möglich.

Therapie

► Therapie der ersten Wahl einer typischen MMN ist die intravenöse Verabreichung hochdosierter Immunglobuline (initial 400 mg IVIG/kg KG/d i.v. über 5 Tage, dann in ca. 4-wöchentlichen Abständen je 1 Tag [s.S. 141]). Bei MMN keine Wirksamkeit oder sogar Verschlechterung unter Kortison oder Plasmapheresen. Bei MADSAM-Neuropathie können Kortikoide wirken.
► Bei unzureichender Wirkung der IVIG kann Cyclophosphamid (S. 140) eingesetzt werden (p.o./i.v.), ggf. auch kombiniert mit IVIG. Wirksamkeit anderer Therapien ist nicht belegt.

Verlauf und Prognose

► Meist nur sehr langsam progredient. Therapieeffekt vorwiegend auf demyelinisierende Läsionen, bereits eingetretene axonale Läsionen sind kaum therapierbar. Ca. 50% der Patienten sprechen gut auf IVIG an.

32.9 Andere immunvermittelte Neuropathien

► Mögliche pathogenetische Mechanismen von Neuropathien mit vermehrter AK-Bildung:
  • Ak wirken als Auto-Ak gegen Strukturen des PNS (z.B. GM1-Ak),
  • Unklarer Zusammenhang mit Gammopathie (z.B. bei MGUS ohne MAG-Ak),
  • Gefäße und Nervengewebe werden durch Proteinablagerungen geschädigt (Amyloidose).
  • *Klinische Konsequenz:* Bei passendem Bild der Neuropathie und Nachweis von M-Protein oder spezifischen Antikörpern sollte ein Therapieversuch unternommen

werden, auch wenn eine Behandlung der Gammopathie selbst (noch) nicht notwendig wäre. Oft kann dadurch die Progredienz der PNP zumindest verlangsamt oder aufgehalten werden, selten wird auch eine Besserung erreicht.

▶ Übersicht über einige Ak-vermittelte Neuropathien: Tab. 32.1.

Tabelle 32.1 · Immunvermittelte Neuropathien

Neuropathie	Klinik	PNP-Typ	Antikörper/Therapie
Plasmozytom[1]	sens-mot	ax/demy	Chemo, wenig Effekt auf PNP
osteosklerotisches Myelom	sens-mot selten (3% der Plasmozytome), aber in 80% PNP	demy	lokale Radiatio, Kortison, PE, Chemo, Besserung PNP über Wochen
MGUS[3] IgM/Morbus Waldenström *ohne* MAG-Ak	sens-mot	ax/demy	M-Protein-Reduktion auf 50% kann PNP stoppen
MGUS[3] IgM/Morbus Waldenström *mit* MAG-Ak	distal-symmetrisch sens-mot, mit Ataxie und Tremor	demy	M-Protein-Reduktion auf 50% anstreben (IVIG, PE, Chemo, Rituximab [?], alpha-Interferon [?]), oft wenig Effekt
Kryoglobulinämie[2]	distal-symmetrisch oder Mononeuritis multiplex, oft schmerzhaft	ax/demy	Therapie wie bei Vaskulitis (S. 325)
Kryoglobulinämie[2] mit Hepatitis-C-Ak	distal-symmetrisch oder Mononeuritis multiplex, oft schmerzhaft	ax/demy	evtl. Hepatitis-C-Therapie (pegyliertes Interferon α + Ribavirin)
Amyloidose	sens/autonom, Engpass-Syndrome, Hypalgesie > Hypästhesie	ax	Therapie der Amyloidose kann PNP verlangsamen
MMN (S. 658)	mot >> sens	demy	GM1-Ak oder GD1 a-Ak
CANOMAD	chron. *A*taxie, P*N*P, *O*phthalmoplegie, *M*-Protein, *a*ntidisialosyl-Ak	ax	Antidisialosyl-Ak
GALOP	*G*angstörung, *A*utoantikörper, *l*ate-onset, *P*NP (sens > mot)	ax/demy	Ak gegen central myelin antigen (CMA); Cyclophosphamid, evtl. IVIG
nicht näher bezeichnete immunvermittelte Neuropathie	Ataxie, PNP, Ophthalmoplegie	ax	GD1 b-, GT1 b-, GQ1 b-Ak
	sensibel	ax	Sulfatid Ak, GD1 b; IVIG, PE, Cyclophosphamid

sens-mot = senso-motorisch, ax = axonal, demy = demyelinisierend; Chemo = Chemotherapie; MAG = Myelin acid glycoprotein; MGUS = monoklonale Gammopathie unbestimmter Signifikanz; MMN = multifokal motorische Neuropathie; PE = plasma exchange
[1] Bei isoliertem Leichtketten-Plasmozytom ist Urin-Elektrophorese (Bence-Jones-Proteine) sensitiver als Serum-Elektrophorese und BSG
[2] Serum bis zum Zentrifugieren über 35°C halten, sonst falsch negative Befunde
[3] Allgemein zu MGUS: MGUS IgM entarten in 50%, MGUS IgG i 10%, MGUS IgA in 10% → jährlich Suche nach maligner Entartung (v. a. bei Gewichtsverlust, M-Protein > 1g/l; PNP-Zunahme)

32.10 Metabolische Neuropathien

Andere Endokrinopathien

► **Schilddrüse:**
  • *Hyperthyreose* (S. 469): Keine sichere Assoziation mit PNP, in 80% Myopathie.
  • *Hypothyreose:* Siehe S. 469.
► **Akromegalie** (vgl. S. 373):
  • Häufig Beteiligung des peripheren Nervensystems, meist als Engpasssyndrome bei Exostosen. Zusätzlich evtl. demyelinisierende Neuropathie (auch ohne manifesten Diabetes mellitus!). Die Ausprägung der neurologischen Symptome korreliert nicht mit STH-Spiegel.
  • Die Beschwerden sind nach Therapie (Bromocriptin, Entfernung eines Hypophysenadenoms) oft gut reversibel.
► **Hyper-, Hypoparathyreoidismus:** Die neuromuskulären Symptome sind myopathisch oder sekundär durch Elektrolytstörungen (Ca^{2+}) bedingt.
► **Hyperinsulinismus:** Führt meist zu Myopathien und nur sehr selten zu einer PNP. Auch bei Insulinom wurden keine Polyneuropathien gesichert.

Weitere metabolische Neuropathien

► **Hepatische PNP:**
  • *Klinik:* Vorwiegend sensible, distal symmetrische PNP mit segmentaler Demyelinisierung und axonaler Schädigung.
  • *Diagnostik:* NLG nur leicht verlangsamt, Amplitudenreduktion.
  • *Therapie:* Möglichst kausal!
  • *Prognose:* Die Ausfälle können sich nach Besserung der Leberfunktion zurückbilden.
  ◼ *Hinweis:* Neuropathien durch andere Erkrankungen, die auch Leberschäden hervorrufen (z. B. Alkoholismus) werden nicht als hepatische PNP eingeordnet.
► **Urämische PNP:**
  • Eine Neuropathie wurde schon bei kompensierter Niereninsuffizienz (Kreatinin > 1,5 mg/dl) beobachtet, bei chronischer Niereninsuffizienz aber bei ca. 60%, bei rechtzeitigem Dialysebeginn bei 30% der Patienten.
  • *Klinik:* Zu Beginn oft „restless-leg„-Symptome (S. 575), Schmerzen und sensible Ausfälle, später auch peronäale Paresen.
  • *Diagnostik:* NLG vermindert (kann zur Verlaufskontrolle und Steuerung der Dialyse genutzt werden), Liquoreiweiß oft erhöht.
  • *Therapie, Prognose:* Besserung nach Dialyse, Nierentransplantation.
► **PNP bei multipler endokriner Neoplasie Typ 2b** (Schilddrüse, Nebenschilddrüse, Nebenniere): Selten und nicht beeinflussbar.
► **PNP bei Malnutrition** (ätiologisch bedeutsame Formen):
  • *Alkoholismus:* s. u.
  • *Kongenital:* Abetalipoproteinämie (Bassen-Kornzweig, s. u.), Hartnup-Syndrom, Zystinurie, Laktose-/Saccharose-Intoleranz.
  • *Erworben:* Chronische Gastroenteritiden, Leber-/Pankreasinsuffizienz, Z.n. Magen-Darm-Resektion, Zöliakie, Sprue, Morbus Whipple (S. 418).
► **PNP bei (Hypo-)Vitaminosen:** Siehe S. 472.
► **PNP bei Porphyrien:** Siehe S. 469. Besserung unter Therapie mit Kohlehydraten möglich.
► **PNP bei Fettstoffwechselstörungen:** Sensomotorische und autonome Neuropathie bei Multipler Symmetrischer Lipomatose (M. Madelung-Launois-Bensaude): Mit erhöhtem Alkoholkonsum assoziierte Bildung von Fettmassen v. a. an proximalen Extremitäten und mediastinal, erhöhtes HDL-, erniedrigtes LDL-Cholesterin, erhöhte Harnsäure. Weitere Neuropathien bei Störungen des Fettstoffwechsels siehe S. 457.

► **PNP bei Lipoproteinmangel:**
- *Abetalipoproteinämie* (Morbus Bassen-Kornzweig; autosomal rezessiv):
  - Klinik: Ataxie, Hinterstrangsymptome, Spastik, demyelinisierende PNP, (klinisch ähnlich Refsum-Syndrom [S. 457] mit weniger ausgeprägter PNP), Fettmalabsorption.
  - Diagnostik: Betalipoproteinmangel i.S.
  - Therapie: Fettarme Diät, hochdosierte Substitution der Vitamine A, E, K.
- *Hypobetalipoproteinämie* (9/10000 Kindern in Dänemark):
  - Klinik: Meist wohl asymptomatisch, aber ausgeprägte Ataxie und PNP mgl.
  - Diagnostik: LDL deutlich vermindert (Diagnose!).
  - Therapie: Fettarme Diät, ggf. Substitution der Vitamine A, E, K.
- *Analphalipoproteinämie* (Morbus Tangier; autosomal rezessiv vererbter Mangel an HDL mit Vermehrung von Triglyzeriden und Cholesterin; Mutation im Gen eines Cholesterin-Transport-Proteins [ABC1] auf Chr. 9q31; Lipidspeicherungen in Tonsillen typisch): Axonale PNP symmetrisch oder vom Multiplextyp bei unterschiedlichem Ausfallsmuster. Keine kausale Therapie möglich.

► **Alkoholtoxische PNP** *(vorwiegend sensible, axonale, distal symmetrisch an den Beinen beginnende PNP):*
- *Klinik:*
  - Häufig Wadenkrämpfe, Druckschmerzhaftigkeit der Nervenstränge, Pallhypästhesie, Lagesinnstörung, abgeschwächte Muskeleigenreflexe, „burning feet". Tiefensensibilitätsstörung kann im Sinne einer „Pseudotabes alcoholica" ganz im Vordergrund stehen.
  - Die vorgeschädigten Nerven sind gegenüber Druck durch Lagerung oder in Engpässen empfindlich (Karpaltunnelsyndrom).
  - Bei Affektion vegetativer Nervenfasern: *Hyper*hidrosis der unteren Extremitäten, seltener trophische Ulzera.
- *Diagnostik:* Zusätzlichen Vitaminmangel/Malnutrition ausschließen!
- *Therapie:* Dauerhafte Alkoholkarenz! Versuch mit Vit.-B-Komplex möglich.
- *Prognose:* Bei Alkoholkarenz keine weitere Verschlechterung, evtl. Rückbildung.

► **PNP bei Amyloidose:**
A. Primäre Amyloidose („AL"-Amyloid aus nicht löslichen Immunglobulin-Leichtketten):
   - Bevorzugt betroffen sind Niere, Herz, peripheres Nervensystem, Zunge und Magen-Darm-Trakt, typisch sind Organomegalie und Makroglossie. Bei etwa 90% der Patienten besteht eine monoklonale Gammopathie unklarer Signifikanz (MGUS), ein Plasmozytom oder ein Morbus Waldenström (Immunelektrophorese von Serum oder Urin).
   - Oft vor der klinischen Manifestation der PNP Karpaltunnelsyndrom durch die Ablagerung von Amyloid im Ligamentum carpi transversum.
   - Symmetrisch sensible PNP (bei ca. 15%) mit Bevorzugung der kleinen Fasern mit Dysästhesie und brennend-lanzinierenden Schmerzen. Störung der Schmerz-, Temperatur- und Berührungsempfindung. Autonome Defizite sind typisch (Schweißsekretion, Herzfrequenzvariation, orthostatische Hypotension, Blasen-Mastdarmstörungen, Impotenz). Später distale, peronäal betonte Paresen. Die Krankheit wird durch die Herz- oder Nierenbeteiligung limitiert.
B. Reaktive oder sekundäre Amyloidose: Amyloid A (AA) aus Vorläuferprotein Serumamyloid A (SAA), Akutphase-Protein aus der Leber. Im allgemeinen ohne PNP.
C. Familiäre (Transthyretin- [TTR]-)Formen der Amyloidose:
   - Heterogene Gruppe autosomal dominant vererbter systemischer Amyloidosen mit verschiedenen Fibrillenproteinen (AH, AF).
   - Klinik: Distal symmetrische PNP mit Thermhypästhesie, Schmerzen und autonomen Störungen mit wechselnder Ausprägung abhängig vom Typ der Amyloidose.

- – Spezielle Diagnostik (s.u.): Meist Präalbuminfraktion (Transthyretin, TTR) im Serum und eine Punktmutation des Transthyretin-Gens (Chr. 18q11.2, q12.1) nachweisbar.
- – Spezielle Therapie (s.u.): Angesichts des ungünstigen Spontanverlaufes Lebertransplantation (Langzeitergebnisse liegen noch nicht vor).
- • *Diagnostik (bei allen Formen):*
  - – Labor: Elektrophorese/Immunelektrophorese (Serum, Urin → Paraproteine?), AP (evtl. ↑), Serum-IgG (oft ↓), Urin (Proteinurie in ca. 80%).
  - – Neurographie: NLG wenig ↓, Amplituden ↓, DML N. medianus bei CTS ↑.
  - – EMG: Zeichen akuter und chronisch neurogener Schädigung.
  - – Biopsie der betroffenen Organe, z.B. Haut, Rektumschleimhaut, Nerv, Leber.
- • *Therapie (bei allen Formen):*
  - – Symptomatische Maßnahmen/Prophylaxe: Schrittmacher, Operation bei Karpaltunnelsyndrom. Kardiologische und nephrologische Kontrollen.
  - – Symptomatische Therapie der Organkomplikationen: Herzinsuffizienz (Herztransplantation), nephrotisches Syndrom (Hämodialyse, Nierentransplantation), gastrointestinale Störungen, Hypotonie.
  - – Therapie der PNP: Immunsuppression ist erfolglos. Symptomatisch evtl. trizyklische Antidepressiva (z.B. Clomipramin 25–150 mg/d), membranstabilisierende Substanzen (Carbamazepin, Lamotrigin), bei autonomen Ausfällen Midodrin, Fludrocortison (*cave* nicht bei nephrotischem Syndrom).
- • *Prognose:* Abhängig von der bei allen Formen möglichen Organbeteiligungen (Leber, Herz, Darm, Niere und Nervensystem).

32.11 Vaskulitiden des peripheren Nervensystems

Grundlagen

► Trotz guter Kollateralenbildung der Gefäße im peripheren Nerv kommen bei Vaskulitiden häufiger polyneuropathische Syndrome vor.
► Dem in der Biopsie typischen sektorförmigen „Nerveninfarkt" mit hochgradigem Faserverlust in diesem Bereich entspricht das klinische Bild der asymmetrischen „Mononeuritis multiplex" (S. 651).

Klinik

► Typisch ist eine asymmetrische Neuropathie vom Multiplex-Typ (oder eine Schwerpunktneuropathie) mit subakutem, schubförmigem Verlauf, sowie auch Hirnnervenbeteiligung.
► Neben sensomotorischen Defiziten stehen oft heftige Schmerzen im Vordergrund, die meist gut und schnell auf eine suffiziente Therapie ansprechen und daher als klinischer Verlaufsparameter zur Therapieplanung dienen können.
► Differenzialdiagnostisch schwieriger sind Vaskulitiden, wenn sie zu einer distalsymmetrischen PNP (ca. 20%) führen und nicht systemisch vorkommen, sondern als isolierte Vaskulitis des peripheren Nerven.

Allgemeine Diagnostik

► **Labor:** BSG und CRP erhöht, Antikörper gegen Zellkerne, Komplementfragmente C3/C4, Kryoglobuline, (Rheumafaktoren), spezifische Antikörpermuster (s.u.).
► **Neurographie:** Meist axonale Neuropathie.
► **EMG:** Denervierungszeichen.
► **Liquor** (immer zum Ausschluss einer anderen PNP, z.B. Borreliose): Keine typischen Veränderungen, Zellzahl/Eiweiß sind normal oder leicht erhöht.
► **Nervenbiopsie:** Bei unklarem Bild frühzeitig indiziert, immer aber *vor* Beginn einer immunsuppressiven Therapie.

Formen der PNP bei Vaskulitis

▶ **Vaskulitis des peripheren Nerven bei Kollagenosen:**
- *Periarteriitis nodosa (PN)* – nekrotisierende Vaskulitis der kleinen und mittleren Arteriolen (vgl. S. 323):
  - Klinik: PNP (in 45%) meist motorisch betont, schmerzhaft, asymmetrisch, Hautsymptome.
  - Diagnostik: Häufig HBs-Antigen-Nachweis (evtl. mit pathogenetischer Bedeutung).
  - Therapie: Kortikosteroide 100 mg/d p.o. evtl. mit Azathioprin (S. 136), nach BSG-Verlauf Kortison-Dosis senken (alternativ Cyclophosphamid).
  - Prognose: Bei Übergreifen auf andere Organe (Herz, Niere) schlecht.
- *Wegener-Granulomatose* – Glomerulonephritis mit nekrotisierender Vaskulitis der kleinen Gefäße.
  - Klinik: PNP (in ca. 15%) senso-motorisch, meist asymmetrisch; granulomatöse Lungen- und Schleimhautveränderungen (Nasen-Rachenraum).
  - Therapie: Kortikosteroide und Cyclophosphamid oder Azathioprin.
- *Systemischer Lupus erythematodes (SLE):*
  - Klinik: PNP (in ca. 10%) oft distal-symmetrisch sensomotorisch, bei $^3/_4$ zusätzliche neurologische Symptome (Anfälle, Muskelbeteiligung), Haut-/ Gelenk-/ Nierenbeteiligung.
  - Diagnostik: AK gegen ds-DNA (ANA) und ENA (Anti-Ro- und -La-AK), Anti-Erythrozyten-AK, C3/C4-Fragmente.
  - Therapie: wie bei PN (s.o.); Prognose schlecht.
- *Chronische Polyarthritis* (cP, rheumatoide Arthritis) – Vaskulitis der kleineren Arteriolen und Kapillaren mit und ohne Wandnekrose:
  - Klinik: PNP (in bis zu 10%) sensibel oder senso-motorisch, symmetrisch; gehäufte Engpassyndrome, Arthritis.
  - Diagnostik: AK-Muster oft ähnlich wie SLE (s.o.), Rheuma-Faktoren.
  - Therapie: Kortikosteroide, Cyclophosphamid oder Azathioprin, alternativ Basismedikation der cP. Operative Dekompression bei Engpassyndromen.
- *Sjögren-Syndrom:*
  - Klinik: PNP in ca. 10%, Keratokonjunktivitis, Xerostomie, Arthritis.
  - Diagnostik: AK gegen Speicheldrüsen und Schilddrüsenantigene, Anti-Ro-AK (bei Typ A in 97% positiv), Anti-Ca-AK (bei Typ B in 78% positiv).
  - Therapie: Kortikosteroide.
- *Dermatomyositis, Sklerodermie, Arteriitis cranialis:* Nur selten PNP.

▶ **Vaskulitis des peripheren Nerven bei anderen Erkrankungen:**
- *Morbus Boeck (Sarkoidose)* – generalisierte granulomatöse Erkrankung (Epitheloidgranulome ohne Verkäsung) bevorzugt mit Beteiligung von Lunge, Lymphknoten, Leber, Milz und Haut:
  - Klinik: PNP (ca. 5%) oft asymmetrisch mit Hirnnervenbeteiligung (N. VII).
  - Diagnostik, Therapie: Siehe S. 437.
  - Prognose: Günstiger Verlauf unter Therapie, aber oft auch spontan.
- *Churg-Strauss-Arteriitis* (allergische Granulomatose):
  - Klinik: Generalisierte Vaskulitis mit Asthma bronchiale. Bei 60% subakute, asymmetrische, senso-motorische PNP.
  - Diagnostik: Eosinophilie, IgE ↑.
  - Therapie: Kortikosteroide, evtl. Kombination mit Azathioprin oder Cyclophosphamid.

▶ **Isolierte Vaskulitis des peripheren Nerven:** Klinisch kann eine asymmetrische oder symmetrische PNP vorliegen. Wenn trotz genauer Untersuchung keine Hinweise für eine generalisierte Vaskulitis (z.B. Kollagenose) vorliegen, muss eine Nervenbiopsie zur Sicherung der Diagnose erfolgen (bei typischer Klinik frühzeitige Biopsie, bei atypischem Bild erst am Ende der Abklärungskaskade einer unklaren PNP).

■ *Hinweis:* Bei isolierter Vaskulitis des peripheren Nerven können Serumparameter einschließlich BSG normal sein. Nach einer Kortikoidbehandlung ist die Aussagekraft der Biopsie vermindert, auch bei weiterer Progredienz der Symptome. Wenn dann nach unbefriedigendem Effekt der Kortison-Therapie eine eingreifendere Immunsuppression diskutiert wird, ist die bioptische Diagnosesicherung erschwert oder unmöglich. *Daher frühzeitige Biopsie!*

32.12 Erregerbedingte entzündliche Neuropathien

Grundlagen

▶ Im Rahmen verschiedener Infektionen und Impfungen kann es zu Polyneuropathien und Polyneuritiden kommen, die im wesentlichen auf 3 Mechanismen beruhen:
  1. Parainfektiöse oder allergische Polyneuritis. Die parainfektiösen Formen unterscheiden sich meist nicht vom typischen GBS (S. 654) und werden nicht gesondert erwähnt. Da sie nach der eigentlichen Infektion auftreten ergeben sich in der Regel auch keine therapeutischen Konsequenzen.
  2. Direkte Besiedelung und Infektion des Nerven.
  3. Vaskulitis als Reaktion auf die Erreger.

Klinik und Besonderheiten

▶ **Borreliose** (S. 409; erregerinduzierte Vaskulitis?):
  • *Klinik:* Typischerweise Mononeuritis multiplex mit Beteiligung des N. VII, distal symmetrische senso-motorische Formen kommen aber vor. Häufig Schmerzen.
  • *Diagnostik:* s. S. 651; je proximaler Nerven betroffen sind, desto häufiger findet sich ein chronisch entzündliches (vorwiegend lymphozytäres) Liquorsyndrom mit mäßiger Zellzahlerhöhung. Positive Anti-Borrelien-AK in Serum und Liquor.
  • *Therapie:* s. S. 409.
  • *Prognose:* Gut.

▶ **Bruzellose** (Maltafieber/Morbus Bang in 25% neurologische Symptome): Die Neuropathie kann distal symmetrisch, als Mononeuritis (multiplex) oder Polyradikuloneuritis auftreten. Manifestation oft erst Monate nach Infektion, Rückbildung unter antibiotischer Therapie gut.

▶ **Postdiphtherische PNP:**
  • *Ätiologie:* Nervenschädigung durch Exotoxin des Corynebacterium diphtheriae bei 2–80% der Patienten, häufiger bei den schweren Verlaufsformen.
  • *Klinik* (stereotyper Ablauf): Beginn mit Hirnnervenausfällen (Schluck- und Akomodationsstörungen) mit Höhepunkt nach 1–2 Monaten, gefolgt von Tetraparese (symmetrische motorische Ausfälle und sensible Defizite, meist besonders der Tiefensensibilität) mit Höhepunkt nach 3 Monaten. Häufig Atemlähmung.
  • *Therapie:* Frühzeitig Penizillin (20–40 Mega i. v. in 24 h) und Antitoxin 1000–2000 IE/kgKG bei Erwachsenen i. m.), Prophylaxe und Therapie der Komplikationen, ggf. Beatmung.
  • *Prognose:* Meist vollständige Rückbildung in umgekehrter Reihenfolge (s.o.) innerhalb von 5 Monaten.

▶ **Lepra** (weltweit eine der häufigsten Ursachen einer PNP!):
  • *Pathogenese, Klinik, Prognose:*
    – Der Erreger (Mycobacterium leprae) befällt Schwann-Zellen im peripheren Myelin und breitet sich entlang der Nervenäste im Körper von den Hautästen (sensibel) nach proximal aus. Die Form der Neuropathie ergibt sich aus der momentanen Abwehrlage (analog zum allgemeinen Krankheitsverlauf).

- Bei guter Abwehrlage (tuberkoloide Lepra) werden die infizierten Nervenäste durch die Immunantwort zusätzlich geschädigt. Der Prozess kann spontan zum Stillstand kommen, die Rückbildung bestehender Defekte ist gering.
- Bei fehlender Immunantwort vermehren sich die Erreger in Schwann-Zellen und führen zu einer progredienten demyelinisierenden Neuropathie.
- Die dimorphe Lepra kann sich als Zwischenform mit einem rein polyneuropathischen Verlauf manifestieren („hypertrophische Neuritis"), geht jedoch später in eine der anderen Formen über.

- *Therapie:* Diaminodiphenylsulfon (Dapson 100 mg/d für mind. 3 – 4 Jahre, initial zusätzlich Rifampicin 600 mg/d über 6 Monate), alternativ Aminoglykoside oder Ofloxacin.

▶ **Virale Infektionen:** Beteiligung des peripheren Nervensystems nahezu ausschließlich als parainfektiöse Polyradikoloneuritis – Beispiele:

- Masern, Influenza-Röteln, Hepatitis B, Varizella-zoster-Virus (Herpes zoster s. S. 424).
- Mononukleose (Epstein-Barr-Virus): 1 – 2 Wochen nach Krankheitsbeginn ein- oder beidseitige Hirnnervenläsionen, Armplexusneuritis oder Mononeuritis multiplex. NLG z. T. erheblich verlangsamt, im Liquor Proteinvermehrung oder Pleozytose. Symptomatische Therapie.
- *Hepatitis C:* Eine senso-motorische PNP kommt bei *Hepatitis C* vor, besonders wenn eine Kryogloblinämie nachweisbar ist. Die PNP spricht häufiger auf eine Therapie (der Hep. C) mit alpha-Interferon an, möglicherweise wird das neuere Peg-Interferon wegen der besseren Handhabung (NW, Applikation) die Indikation zu einer Therapie bei PNP ausweiten.

▶ **Seltener:** Andere Erkrankungen wie Salmonellose, bakterielle Ruhr, Scharlach, Lues II und III, Leptospirose und Rikettsiose (Fleckfieber).

32.13 *Hereditäre Neuropathien*

Grundlagen
....

▶ Hereditäre senso-motorische Neuropathien wurden 1886 von Charcot und Marie beschrieben als „peronäale" oder „neurale" Muskelatrophie. Nach neurophysiologischen Befunden konnte eine neuronale (axonale) von einer „hypertrophischen" (demyelinisierenden) Form unterschieden werden.

▶ **Klassifikationen:**

1. *HMSN-Einteilung nach Dyck:* Differenzierung verschiedener Formen der hereditären motorisch und sensiblen Neuropathie (HMSN).

   ▣ *Hinweis:* Neuere genetische Befunde zeigen, dass es sich nicht um einheitliche, differente Krankheitsbilder handelt, sodass diese Einteilung revidiert wird. Derzeit ist sie aber für die klinische Arbeit verwendbar.

2. Bezeichnungen „Charcot-Marie-Tooth-Syndrom" (CMT) bzw. „*Déjérine-Sottas-Syndrom*" (DSS), werden nach molekulagenetischen Befunden weiter ergänzt (CMT 1 A, DSSX1 etc.). Dabei werden Untergruppen mit autosomalen Mutationen mit A, B, C usw. bezeichnet, X-chromosomale Mutationen dagegen z. B. mit X1 oder X2. Die Gruppen entsprechen nicht immer denen der HMSN-Einteilung (CMT4 ist nicht HMSN4).

▶ **Epidemiologie:** Die Prävalenz der HMSN liegt zwischen 20 – 40/100000 und ist damit die häufigste hereditäre Neuropathie.

▶ Genetik: Bei Patienten mit HMSN 1 besteht meist eine Duplikation eines Genabschnittes auf Chromosom 17, der das Gen des Peripheren-Myelin-Protein-22) enthält. Ist derselbe Abschnitt deletiert, resultiert eine HNPP (S. 667). Derzeit sind bei HMSN mehr als 10 ursächliche Mutationen bekannt, (diagnostisch nur einzelne relevant).

Klinik

▶ **HMSN 1** (langsam progrediente, meist autosomal dominant vererbte, demyelinisierende Polyneuropathie; früher: „Hypertrophische Form"):
- *Manifestationsalter:* 20.– 30. Lj.
- *Klinik, klinische Befunde:*
  - Motorisch: Zunächst symmetrische atrophische Paresen der kleinen Fußmuskeln, später der Waden- und Handmuskeln. Die MER der Beine fehlen früh. Typisch sind peronäal betonte Paresen mit Steppergang und Storchenbeine sowie Hohlfüße mit Krallenzehen.
  - Sensibel: Defizite sind meist geringer ausgeprägt.
  - Evtl. zusätzlich: Pyramidenbahnzeichen, autonome Störungen (z.B. trophische Störungen, kühle Unterschenkel/Füße), Schmerzen.
- *Diagnostik:*
  - NLG deutlich vermindert (Anhaltspunkt: N. med. mot. < 38 m/s).
  - EMG: Zeichen einer chronisch-neurogenen Läsion, wenig pathologische Spontanaktivität.
  - Genetischer Nachweis der pathogenen Duplikation auf Chromosom 17 (60 – 80 % der HMSN 1); eine Biopsie ist meist vermeidbar.
  - Andere Punktmutationen (in Genen des PO-, PMP-22- und Cx-32-Proteins; Cx-32 = Connexin) sind selten (< 10 %) und deshalb diagnostisch seltener verwertbar.
- *Verlauf:* Meist sehr langsam progredient, nur 20 % der Patienten sind deutlich behindert, wenige werden rollstuhlpflichtig.

▶ **HMSN 2** („neuronale Form der peronäalen Muskelatrophie Charcot-Marie-Tooth"; mehrheitlich autosomal dominant vererbt, seltener auch rezessiv):
- *Manifestationsalter:* 20 – 40. Lj.
- *Klinik, klinische Befunde:* Ähnlich dem Typ 1 (s.o.).
- *Diagnostik:* Morphologisch und neurophysiologisch überwiegend *axonale* Neuropathie (im EMG chronisch neurogene Schädigung mit pathol. Spontanaktivität). Eine genetische Diagnose kann in Einzelfällen durch Nachweis einer Mutation im Mitofusin-2- (MFN-2) Gen gelingen.
  - ▣ *Hinweis:* Klinisch und neurophysiologisch sind in dieser Gruppe einzelne Patienten mit X-chomosomaler HMSN 1 zugeordnet, sodass hier selten eine genetische Differenzierung lohnen kann (Cx-32).

▶ **HMSN 3** (entspricht der von Dejerine und Sottas beschriebenen „hypertrophischen Neuritis"; demyelinisierende PNP, meist autosomal rezessiv):
- *Manifestationsalter:* Bereits im Kindesalter.
- *Klinik, klinische Befunde:* Oft Schmerzen und autonome Ausfälle.
- *Diagnostik:* NLG stärker verzögert als bei Typ 1 (ca. 10 m/s).

▶ **HMSN 4** (= Morbus Refsum, s. S. 457) sollte den Neuropathien mit bekannten Stoffwechseldefekten (Speicherung von Phythansäure) zugeordnet werden.

▶ **HMSN 5 – 7** stellen HMSN mit zusätzlichen Symptomen dar und sollten daher den Typen 1 – 3 zugeordnet und als HMSN 1 + bis 3 + bezeichnet werden:
- *HMSN 5* (mit deutlicher Spastik). Liegt eine HMSN mit Pyramidenzeichen aber ohne wesentliche spastische Tonuserhöhung vor, sollte sie eher als „HMSN 1 (oder 2) mit Spastik" bezeichnet werden.
- *HMSN 6* (mit Optikusatrophie): Heterogen, eine Zuordnung zur HMSN vom Typ 1 oder Typ 2 oder zu einer unabhängigen Erkrankung ist i.d.R. möglich.
- *HMSN 7* mit Retinitis pigmentosa. Einzelne Familien nicht immer mit Neuropathie. Selten zusätzliche andere Symptome (sensoneurale Hörstörungen; zerebelläre Ataxie).

▶ **Neuropathie mit Neigung zu Druckläsionen** (hereditary neuropathy with liability to pressure palsies [HNPP], tomakulöse Neuropathie):

- *Pathogenese:* Erhöhte Empfindlichkeit der peripheren Nerven durch fehlgebildetes Myelin (würstchenförmige = tomakulöse Myelinverdickungen).
- *Genetik:* Deletion auf Chromosom 17 bei > 90 % (siehe HMSN 1).
- *Klinik:* Nach minimalem mechanischen Trauma eines peripheren Nerven kommt es zu vorübergehenden senso-motorischen Funktionsausfällen im entsprechenden Versorgungsgebiet.
- *Diagnostik:* NLG leicht ↓, fokale Demyelinisierungen, besonders an physiologischen Engstellen.
- *Verlauf, Prognose:* Gute, nicht immer komplette spontane Restitution, bei rezidivierenden Traumata können aber Ausfälle persistieren, seltener entsteht eine progrediente PNP.

▶ **Neuropathien bei hereditärer Amyloidose:** s. Amyloidneuropathien S. 662.
▶ **Hereditäre sensible Neuropathien (HSN), sensibel-autonome Neuropathien (HSAN):** Verschiedene Typen, in Mitteleuropa äußerst selten.

Therapie
....

▶ Vermeidung zusätzlicher Schädigungen der peripheren Nerven (Noxen), Muskelkraft und Beweglichkeit weitmöglichst erhalten (regelmäßige physiotherapeutisch kontrollierte Übungsbehandlung). Orthopädische Korrektur von vorhandenen Fehlstellungen zur Verbesserung der Funktion, gegebenenfalls frühzeitige Hilfsmittelversorgung.
▶ Die Vermeidung zusätzlicher Schäden der peripheren Nerven steht besonders bei der HNPP im Vordergrund. Hier müssen Patienten und betroffene (auch symptomlose) Angehörige auf die sorgfältige Vermeidung einer mechanischen Traumatisierung peripherer Nerven hingewiesen werden.
▶ Eine erhöhte Neigung zu Narkosekomplikationen konnte bei HMSN nicht nachgewiesen werden, insbesondere keine Neigung zur Ausbildung einer malignen Hyperthermie.

32.14 Toxisch/medikamentös bedingte Neuropathien

Grundlagen
....

▶ **Ätiologie:** Medikamente bzw. unbemerkt, versehentlich oder vorsätzlich zugeführte Giftstoffe.
▶ **Klinik:** In der Regel distal symmetrische, axonale Neuropathie, die mit Sensibilitätsstörungen beginnt und erst später zu Paresen führt. Asymmetrische, demyelinisierende und motorisch betonte Verläufe kommen bei einigen wenigen Substanzen vor (s.u.).
▶ **Diagnostik:** Häufig problematisch, da auch die meisten Neuropathien unklarer Genese sich als distal symmetrisch axonale Form manifestieren (→ immer wieder wird diskutiert, ob ein großer Teil der unklaren Neuropathien unerkannte toxische Ursachen haben könnte. Rationale therapeutische Konsequenzen lassen sich aus diesen Überlegungen derzeit aber nicht ableiten).
▶ **Prognose:** Als Faustregel kann gelten, dass sich toxische Neuropathien nach Beendigung der Exposition zurückbilden oder zumindest nicht über einen längeren Zeitraum weiter fortschreiten sollten.

▷ *Hinweis:* Für verschiedene Neuropathien ist nachgewiesen, dass eine erhöhte Vulnerabilität der Nerven gegenüber anderen Noxen besteht, so dass Patienten mit einer PNP allgemein nicht bedenkenlos anderen neurotoxisch wirksamen Substanzen ausgesetzt werden sollten (dies gilt v. a. für Alkohol!).

Zuordnung nach typischen klinischen Verlaufsformen

▶ **Typischerweise asymmetrisch:**
- *Blei:* Oft Arme betroffen, oft rein motorisch.
- *Chloroquin:* Hirnnervenausfälle (motorisch betont).
- *Colchizin* (bei chronischer Niereninsuffizienz).
- *CS$_2$* (Schwefelkohlenstoff).
- *DDT, Ethambutol:* Hirnnervenausfälle.
- *Trichlorethylen* (Lösungsmittel): Hirnnervenausfälle (N. V), nur verunreinigt toxisch.

▶ **Typischerweise motorisch betont:** Benzin, Chloroquin, Gentamicin, Dapson, Phenytoin (kurz nach Therapiebeginn, Dosiserhöhung oder Intoxikation), Quecksilber, Triarylsulfat (Triorthokresylphosphat).

▶ **Typischerweise sensibel/autonom betont:** Akrylamid (Monomer), Ethambutol, n-Hexan (Lösungsmittel), INH (Vit. B$_6$ Hemmung), Metronidazol (>30 g Gesamtdosis), Penizillin, Pyridoxin (Vit. B$_6$)-Überdosierung (>1 g/d über Monate), Taxol, Thalidomid, Quecksilber.

▶ **Typischerweise schmerzhaft:** Furane (über Vit. B$_1$-/B$_6$-Hemmung?), Gold, Sulfonamide, Thalidomid.

▶ **Typischerweise demyelinisierend:** Amiodaron, Perhexillin.

▶ **Typischerweise axonal symmetrisch:** Chloramphenicol, Cis-Platin, Colchizin, Disulfiram, Misonidazol, Phenytoin (nach langer Medikation milde PNP und Kleinhirnatrophie), Streptomycin (PNP reversibel, Taubheit persistiert oft), Sulfonamide, Thallium, Vincristin (auch Hirnnervenausfälle).

33 Neuromuskuläre Übertragungsstörungen

33.1 Myasthenia gravis

Grundlagen

▶ **Definition:** Erworbene Autoimmunerkrankung mit Zerstörung oder Blockierung postsynaptischer Azetylcholin-Rezeptoren (AchR) der neuromuskulären Endplatte durch Auto-Antikörper.

▶ **Ätiologie:**
- Der Thymus ist immunpathogenetisch bedeutsam, über 70% der Patienten weisen eine lymphofollikuläre Hyperplasie oder ein Thymom auf.
- Eine HLA-Assoziation wird diskutiert (HLA-DR 3, HLA-B 5, HLA-B 8).

▶ **Auslöser** für Verschlechterungen können verschiedene Medikamente sein (S. 675).

▶ **Epidemiologie:** Inzidenz ca. 0,4 ÷ 100000/Jahr; insgesamt f ÷ m = 3 ÷ 1 (altersabhängig unterschiedlich). Beginn ca. 15% < 15. Lj. ca. 60% < 40. Lj., ca. 20% > 40. Lj.

Allgemeine Klinik

◻ *Leitsyndrom:* Unter Belastung zunehmende Schwäche der quergestreiften Muskulatur, die sich charakteristischerweise nach Ruhepausen bessert oder verschwindet.

▶ **Häufige Erstsymptome:**
- Doppelbilder und Ptosis (bis zu 60%).
- Schwierigkeiten beim Schlucken oder Kauen (bis 20%).
- Schwache, näselnde Sprache.
- Belastungsabhängige generalisierte Schwäche der Extremitäten (30%).

▶ **Verschlechterung oder Auslösung myasthener Reaktionen durch:** Infekte, psychische Belastungen, Medikamente (S. 675), Narkosen, hormonelle Umstellung, Elektrolytentgleisung.

▶ **Schweregradeinteilung:** Klassifikation nach Ossermann (Tab. 33.1).

▶ **Verlaufsbeurteilung:** Tab. 33.2.

Wichtige Manifestationsformen

▶ **Okuläre Myasthenie** (in 15% rein okuläre Form, bei bis zu 50% innerhalb von Monaten Ausbreitung auf faziale, oropharyngeale und Extremitätenmuskeln):
- *Klinik:* Befall der äußeren Augenmuskeln: Ein- oder doppelseitige Ptosis, Doppelbilder oft schlechtes Ansprechen auf CHE-Hemmer.
- *Klinische Prüfung (Simpson-Test):* Patient soll einige Minuten nach oben blicken. Bei myasthenischer Schwäche Auftreten oder Zunahme von Ptosis und Doppelbildern.

Tabelle 33.1 · Klassifikation nach Ossermann

I	okuläre Myasthenie
II	generalisierte Myasthenie
IIa	leichte generalisierte Myasthenie mit okulären Symptomen
IIb	mittelschwere generalisierte Myasthenie mit leichten bulbären Symptomen
III	akute schwere Myasthenie mit bulbären Symptomen
IV	schwere Myasthenie, die sich aus den Gruppen I, IIa oder IIb entwickelt
V	Remission mit und ohne Defekt

Tabelle 33.2 · **Myasthenie-Score (nach Besinger und Toyka)**

Punkte	0	1	2	3
Ausprägung	normal	gering	mäßig	schwer
generalisierte Symptome				
Extremitäten- und Rumpfmuskulatur				
Arme 90° vorhalten, stehend (sek)	>180	60–180	10–60	<10
Beine 45° vorhalten, liegend (sek)	>45	30–45	5–30	<5
Kopf in Rückenlage um 45° heben (sek)	>90	30–90	5–30	<5
Vitalkapazität (Liter)				
m	>3,5	2,5–3,5	1,5–2,5	<1,5
w	>2,5	1,8–2,5	1,2–1,8	<1,2
faziopharyngeale Muskulatur				
Kauen/Schlucken	normal	Ermüdung bei normaler Kost	Verschlucken	Kieferhängen, Magensonde
Mimik	normal	leichte Lidschlussschwäche	inkompletter Lidschluss	Amimie
okuläre Symptome (im Simpson-Test)				
Doppelbilder (nach sek)	>60	10–60	0–10	spontan
Ptosis	>60	10–60	0–10	spontan

Bewertung: Der Score ergibt sich aus der Summe der Punkte dividiert durch die Anzahl der durchgeführten Tests (Wert 0–3). Bei erneuter Untersuchung gilt eine Score-Differenz von ± 0,3 als unverändert, von 0,3–1 als relevante, von >1 als wesentliche Änderung

- *Differenzialdiagnosen:* Euthyreote Ophthalmopathie, okulopharyngeale Muskeldystrophie (S. 687), kongenitale Myopathien mit Strukturanomalien, okuläre Myositis (S. 690), mitochondriale Myopathien (Kearns-Sayre-Syndrom, S. 702), senile Ptosis (S. 229).
▶ **Generalisierte Myasthenie:**
  - Anfänglich oft okuläre Symptome (s.o.).
  - Stammnahe Schultergürtelmuskulatur und die Halsmuskulatur typischerweise besonders betroffen.
  - Schluckstörungen und Kauschwäche mit häufigem Verschlucken (*cave* Aspirationsgefahr!).
  - Verwaschene und kloßige Sprache durch Paresen der Gesichts-, Schluck- und Kaumuskulatur.

- Aphone Stimme bei Beteiligung der Larynxmuskulatur.
- Im Verlauf auch Atrophie der betroffenen Muskulatur (meist Nacken-, Schulter-gürtel- und Halsmuskulatur)
- *Differenzialdiagnosen:* Metabolische Myopathie (S. 694), Lambert-Eaton-Syn-drom (S. 678), kongenitale myasthene Syndrome (S. 679), Polymyositis (S. 690), toxisch induzierte myasthene Bilder (D-Penicillamin, Chloroquin).

Diagnostik

▶ **Anamnese:** Ptosis, Doppelbilder, Paresen mit Zunahme der Symptome im Tagesver-lauf und unter Belastung.

▶ **Tensilon-Test:**
- *Prinzip:* Edrophoniumchlorid (Tensilon) hemmt die Cholinesterase und führt zu einem größeren Angebot von Azetylcholin im synaptischen Spalt der Endplatte. Bei myasthenischer Schwäche führt die i. v.-Gabe nach einigen Sekunden zu einer deutlichen Besserung der Symptomatik, die wenige Minuten andauert.
- *Durchführung:* Initial 1 – 2 mg Tensilon oder Camsilon als Testdosis i. v. (10 mg-Ampulle möglichst verdünnen mit NaCl 0,9 % auf 10 ml → 1 ml = 1 mg). Bei Neben-wirkungen wie Übelkeit, Erbrechen, Durchfall, vermehrte Speichel- oder Bron-chialsekretion, Tränenfluss oder Bradykardie, umgehend 0,5 mg Atropin i. v. als Antidot verabreichen. Sind bis 45 sek nach Applikation der Testdosis keine derar-tigen Nebenwirkungen eingetreten, können 8 – 9 mg Tensilon injiziert werden. Der Effekt wird klinisch, seltener auch mittels EMG (repetitive Reizung) doku-mentiert.

▶ **Repetitive Reizung** (S. 43): Möglichst betroffene Muskeln untersuchen: Mm. trape-zius oder deltoideus (proximale Paresen), Mm orbicularis oculi oder frontalis (oku-läre Myasthenie) oder M. orbicularis oris. Ggf. EMG.

▶ **Einzelfaser-EMG** (S. 50): Typischerweise erhöhter „Jitter" (normal 10 – 50 ms).

▶ **Antikörper im Serum:**
- *Indikation:* Diagnosesicherung bei klinisch/pharmakologisch gesichertem Ver-dacht.
- *Routine-Diagnostik:* Bestimmung von Acetylcholin-Rezeptor-Antikörper (AChR-AK).
  - *AChR-AK positiv:*
    → bei generalisierter MG des Erwachsenen in 75 – 94 %, bei okulärer MG und ge-neralisierter juveniler MG in ca. 50 %.
    → geeignet zur Verlaufskontrolle; ggf. Veränderung der immunsuppressiven Therapie bei erneutem Anstieg.
    → keine strenge Korrelation zwischen Höhe des AK-Titers und Klinik
  - *AChR-AK negativ:* Verdacht auf seronegative MG → Bestimmung von Antikör-pern gegen muskelspezifische Rezeptor-Tyrosinkinase (MuSK-AK): bei bis zu 70 % der Patienten mit seronegativer MG nachweisbar.
- *Verdacht auf Thymom:*
  - *AK gegen Titin:* bei seropositiver MG hohe Spezifität für Thymom (97 %).
  - *AK gegen Ryanodin-Rezeptor* (bei 50 % der MG mit Thymom nachweisbar).
  - *AK gegen quergestreifte Muskulatur:* bei 80 % mit Thymom assoziiert (nicht spe-zifisch für Thymom!)

▶ **Radiologische Diagnostik:** Bei Patienten mit neu diagnostizierter Myasthenie im-mer nach Thymushyperplasie oder Thymom bzw. Thymus-Karzinom suchen: Rönt-gen-Thorax, Thorax-CT/MRT, ggf. Octreotid SPECT.

▶ **Lungenfunktionsprüfung:** Vitalkapazität?

▶ **Weitere Labordiagnostik** (Assoziation mit anderen Autoimmunerkrankungen?): fT$_3$, fT$_4$, TSH, Anti-TPO-AK (MAK), TSH-Rezeptor-AK (TRAK), Rheumafaktor, ANA, BSG, Anti-dsDNS-AK.

Allgemeine Therapiemaßnahmen

▶ Aufklärung über Erkrankung, Ruhepausen einhalten, keine Diät.
▶ Keine besondere körperliche Belastung, jedoch leichter Sport erlaubt.
▶ Vorsicht im Straßenverkehr bei Doppelbildern.
▶ Myasthenie-Pass ausstellen (Deutsche Gesellschaft für Muskelkranke, Deutsche Myasthenie-Gesellschaft, Adresse s.u.).

Therapie mit Cholinesterasehemmern

▶ **Allgemeines:**
- Unter suffizienter Behandlung der Myasthenia gravis ist es fast immer möglich, dass die Patienten ein weitgehend normales Leben führen können.
- Die symptomatische Therapie mit Cholinesterase-Hemmern allein reicht nur in wenigen Fällen aus → zusätzlich immunsuppressive Medikamente und/oder Thymektomie.
▶ **Prinzip:** Vermehrung von Acetylcholin im synaptischen Spalt.
▶ **Nebenwirkungen:**
- *Muskarinerg:* Magen-Darm-Spasmen, Durchfälle, Bradykardie, Hypersalivation, Miosis. V.a. initial bei Dosierungen, die zur Besserung der Muskelkraft notwendig sind → Parasympathikolytika (Atropin).
- *Nikotinerg:* Gerötete Haut, Faszikulationen, zentralnervöse Intoxikationserscheinungen (ängstliche Unruhe, Verwirrtheit, Benommenheit). Meist erst nach längerer Behandlung.
- *Cholinerge Krise* (s.u.).
▶ **Kontraindikationen:** Asthma bronchiale, Thyreotoxikose, Myotonie, Parkinsonismus, Bradykardie, Hypotonie, Herzinsuffizienz, frischer Myokardinfarkt, Ulcus ventriculi.
▶ **Gebräuchliche Wirkstoffe:** Pyridostigminbromid (Mestinon, Kalymin), Neostigminbromid (Prostigmin) und Ambemoniumchlorid (Mytelase).
▶ **Vorgehen mit Pyridostigminbromid als Mittel der 1. Wahl** (Mestinon 10 und 60 mg/Tbl., 180 mg/Retard-Tbl.):
- *Pharmakokinetik:* Maximale Plasmakonzentration nach 2–3 h, $t_{1/2}$ (p.o.) 200 min; Resorptionsverzögerung bei Einnahme mit einer Mahlzeit.
- *Therapiebeginn:* Kleine Dosen (10 mg), entsprechend der Beschwerden langsam steigern und auf ≥ 4 Einzelgaben über den Tag verteilen (Einzeldosen alle 4 h). Bei schwerem Verlauf Steigerung bis NW intolerabel.
- *Verlauf (steady-state):* Gesamtdosis bei leichter und mäßiger Myasthenie 120–360 mg/d (max. 720 mg, aber keine strikten Obergrenzen).
- *Therapie-Optimierung:* Einsatz der verschiedenen Präparat-Varianten (10/60 mg, retardiert), z.B. 180 mg retard abends bei nächtlichem Bedarf, bei Morgentief erste Dosis unmittelbar nach dem Aufwachen.
  ◻ **Äquivalentdosis oral → i.v.:**
  – Pyridostigminbromid (Mestinon): 60 mg p.o. = 2 mg i.v./i.m.
  – Neostigminbromid (Prostigmin): 30 mg p.o. = 1 mg i.v.
▶ **Individuelle Dosisanpassung:**
- Körperliche Belastung → verkürzte Einnahmeintervalle oder Einnahme einer höheren Dosis eine Stunde vor körperlicher Anstrengung.
- Überdurchschnittliche Belastungssituationen, infektassoziierte Verschlechterungen, Initialphase einer Steroidtherapie → meist Dosissteigerung notwendig.
▶ Bei Progredienz der Erkrankung oder Wirkungsverlust der Cholinesterase-Hemmer Kombination mit Immunsuppressiva (s.u.).

Neuromuskuläre Übertragungsstörungen

Immunsuppressive Therapie

► **Kortikosteroide – Prednison** (z.B. Decortin, s. S. 136):
- *Indikation:* Progredienz der Erkrankung oder Wirkungsverlust der Cholinesterase-Hemmer.
- *Gebräuchliche (alternative) Therapieschemata:*
  I. Initial 70 – 100 mg/d p.o. (nur stationär), nach Besserung und Stabilisierung langsam auf Erhaltungsdosis (Ziel: 15 – 30 mg jeden zweiten Tag) reduzieren.
  II. Beginn mit niedriger Ausgangsdosis (10 – 25 mg/d), wöchentlich um 10 – 25 mg/d steigern bis zur klinischen Besserung bzw. max. 75 – 100 mg, dann stufenweise auf Erhaltungsdosis (s.o.) reduzieren.
  - *Dauer:* Erhaltungsdosis über 1 – 2 Jahre beibehalten, dann langsamer Absetzversuch.
- *Bemerkungen:*
  - Innerhalb der ersten Woche häufig initiale Verschlechterung über 3 – 8 Tage (Einstellung stationär), optimaler immunsuppressiver Effekt nach 2 – 3 Wochen.
  - Unter Prednison-Therapie Besserung bei 60 – 90 % der Patienten.
  - Durch frühzeitige Kombination mit Azathioprin können Kortikoide eingespart werden. Initial überbrücken Steroide die Phase von 3 – 6 Monaten bis zur Immunsuppression durch Azathioprin.

► **Azathioprin** (S. 138):
- *Indikation:* Langzeiteinstellung einer mäßigen bis schweren generalisierten Myasthenia gravis im Erwachsenenalter.
- *Dosierung:* ca. 2 – 3 mg/kgKG/d (ca. 150 – 200 mg/d) auf drei Einzeldosen verteilt. Dosisanpassung nach Blutbild (erste 2 Monate wöchentliche Kontrollen, später im Abstand von 2 – 4 Wochen) – Zielwerte:
  - *Leukozyten:* 2500 – 3000/µl, unter Kortison 6000 – 8000/µl. Bei Leukos < 2500/µl Azathioprin vorübergehend absetzen, erneute Gabe der halben Dosis erst nach Wiederanstieg auf > 3500/µl. Bei Leukos 2500 – 3000/µl auf halbe Dosis reduzieren.
  - *Absolute Lymphozytenzahl* (v.a. unter Kortison besser): 800 – 1000/µl.
  - *MCV:* > 100 fl.
  - Kontrolle der Leberwerte!
- ☑ *Cave:* Aufgrund der möglichen teratogenen und mutagenen Wirkung von Azathioprin bei beiden Geschlechtern auf zuverlässige Antikonzeption während der Therapie und mind. 6 Monate über Therapieende hinaus achten.

► **Immunglobuline** (IVIG, S. 141):
- Wirkung bei akuten, rasch progredienten Muskelschwächen, aber auch bei Patienten mit chronischer Myasthenie.
- *Indikation:*
  - Aufgrund des raschen, aber nur vorübergehenden therapeutischen Effekts v.a. im Rahmen einer Krisenintervention.
  - Verschlechterungen durch Infektionen unter Immunsuppression.
- *Dosierung:* 400 mg/kgKG/d über 5 Tage i.v.
- *Verlauf:* Klinische Besserung bei ca. 70 % der Patienten innerhalb weniger Tage bis 3 Wochen.

► **Ciclosporin A und Mycophenolat-Mofetil (S. 143):**
- Kaum Knochenmarksdepression, aber Nephrotoxizität. Mittel der zweiten Wahl für Patienten, die nicht auf konventionelle Therapie ansprechen.
- *Übliche Dosierung:*
  - *Ciclosporin A:* 4 – 5 mg/kgKG/d p.o. Ziel-Plasmaspiegel 12 h nach letzter Einnahme 100 – 200 ng/ml.
  - *Mycophenolat-Mofetil:* 1 – 2 g/d.
- Laborkontrollen wie bei Azathioprin (s.o.).

▶ **Hinweis:** Nach Absetzen der immunsuppressiven Therapie besteht ein hohes Rezidivrisiko: Langsames ausschleichen nach > 2 Jahren klinischer Stabilität.
► **Plasmapherese und Immunadsorption:**
• *Therapieziel:* Entfernung zirkulierender AchR-Antikörper
• *Indikationen:* Myasthene Krise, ungenügende Effizienz anderer Immunsuppression, präoperative Vorbereitung zur Thymektomie.

Tabelle 33.3 · **Medikamente bei Myasthenie**

mögliche Verstärkung/Auslösung der Symptome	Alternativen
Antibiotika und Chemotherapeutika	
Aminoglykoside, Ampicillin, Imipenem, Norfloxacin, Sulfonamide, Tetrazykline, Polymyxine, Telithromycin	Cephalosporin, Cephalothin, Cephalozin, Cotrimoxol, Erythromycin, Ethambutol, Isoniazid, Chloramphenicol, Nalidixinsäure, Nitrofurane, Penicillin in niedrigen Dosen, Rifampicin
Antikonvulsiva	
Benzodiazepine in mittleren bis hohen Dosen, Trimethadione	Carbamazepin, Ethosuximid, Lamotrigin, Phenytoin, Primidon, Valproinsäure
kardiovaskulär wirksame Pharmaka	
Antiarrhythmika (Chinidin-, Lidocain-Derivate, Ajmalin), β-Blocker, Verapamil, Timolol, Mexiletin	Digitalis, ACE-Hemmer, Ipratropiumbromid
Malaria-, Rheuma-, Schmerzmittel	
Chinin enthaltende Malaria- und Grippemittel, Codein, D-Penicillamin, Morphin	nicht-steroidale Antiphlogistika
nicht-depolarisierende Muskelrelaxanzien	
Curarederivate, Pancuronium, Gallamin	Atracurium
Narkotika	
Ketamin	Stickoxydul, Isofluran, Halothan, Fentanyl
Psychopharmaka	
Chlorpromazin, Haloperidol, Lithium, Barbiturate, Benzodiazepine in mittleren bis hohen Dosen, trizyklische Antidepressiva, Sedativa	mit sorgfältiger Überwachung: Benzodiazepine in niedriger Dosierung, Megaphen und Atosil
andere	
Kontrastmittel (auch Gadolinium), Schilddrüsenhormone, magnesiumhaltige Präparate, Amantadin, Benzothiadiazine, orale Kontrazeptiva, Tetanus-Antitoxin	L-Dopa, Spironolacton, Steroide unter klinischer Kontrolle möglich

- *Anwendung:*
  - 1–3mal wöchentlich 1,5–3,5 Liter Plasma gegen Humanalbumin-Elektrolyt-Lösungen ersetzen. (*Hinweis:* Bei der Immunadsorption werden die AchR-AK an Tryptophanpolyvinylalkoholgel-Säule gebunden und das Plasma anschließend dem Patienten wieder infundiert. Die Substitution von Humanalbumin-lösungen und anderen Ersatzstoffen entfällt damit).
  - Stets unter medikamentöser Immunsuppression durchführen, um eine überschießende Neubildung von Autoantikörpern zu verhindern.
- *Verlauf:* Meist rasche, aber nur kurzfristige Besserung der Symptomatik.

Operative Therapie – Thymektomie

- ▶ **Indikation:**
  - Generalisierte Myasthenie im Alter zwischen 10 und 65 Jahren.
  - Thymom (mögliche Malignität, lokal infiltrierendes Wachstum).
  - Bei isolierter okulärer Form wird Indikation zurückhaltend gestellt, obgleich gute Ergebnisse gerade bei jüngeren Patienten mit einer Krankheitsdauer unter 2 Jahren erzielt werden.
- ▶ **Relative Kontraindikation:** Ältere Patienten, schlechter Allgemeinzustand, schwere bulbäre Symptome, respiratorische Insuffizienz.
- ▶ **Perioperatives Vorgehen:**
  - Präoperative Lungenfunktionsprüfung: Vitalkapazität $\geq 40\,ml/kg$ KG.
  - Patienten in einer gut kompensierten Phase operieren, Cholinesterase-Hemmer auf die kleinste, gerade noch ausreichende Dosis einstellen.
  - Perioperativ Cholinesterase auf i. v.-Gabe umstellen (Äquivalenzdosen s. S. 673).
  - Immunsuppressiva möglichst absetzen oder stark reduzieren, evtl. präoperativ Plasmapherese/Immunadsorption/IVIG.
  - Bei der Narkoseeinleitung Medikamente meiden, die die Myasthenie verschlechtern können: Thiopental oder Inhalationsanästhetika wie Lachgas oder Halothan benutzen. Muskelrelaxanzien sind kontraindiziert!
  - Postoperativ mögliche Komplikationen durch Bronchitis und Pneumonie. Antibiotikum der Wahl ist ein synthetisches Penicillin. Bei respiratorischer Insuffizienz Intubation.
  - Bei deutlicher Besserung postoperativ Cholinesterase-Hemmer – Dosis entsprechend der Symptome anpassen.
  - Immunsuppressiva nach ca. 2–3 Wochen ansetzen.
- ▶ **Postoperative Radiatio** in Abhängigkeit von der Histologie.
- ▶ **Verlauf:** Eine Besserung der myasthenen Symptomatik ist noch Monate bis Jahre postoperativ möglich.

Komplikationen, Krisen bei Myasthenie

- ▶ **Myasthene Krise:**
  - *Klinik:* Generalisierte Muskelschwäche, Schluckstörungen (myasthene Pseudo-bulbärparalyse) mit Aspiration von Speiseresten, evtl. Lähmungen des Zwerchfells und der Interkostalmuskulatur mit akuter Ateminsuffizienz.
  - *Auslösefaktoren:* Häufig grippale Infekte, Operation, Entbindung, Pharmaka (Tab. 33.3).
- ▶ **Cholinerge Krise:**
  - *Ursache:* Überangebot an Azetylcholin (z. B. unter Therapie mit Cholinesterase-Hemmern) → akute Muskelschwäche mit zusätzlich muskarinergen und nikotinergen Nebenwirkungen (Tab. 33.4).
  - *Therapie:* Muskarinartige NW sind meist gut mit Atropin (2 mg i. v.) therapierbar, bei nikotinartigen NW sind häufig Intubation und Beatmung notwendig.
- ▶ **Insensitive Krise:** Vorübergehende Unempfindlichkeit der motorischen Endplatte gegenüber Azetylcholin nach langdauernder Medikation mit Cholinesterase-Hem-

mern. Klinisch Nebeneinander von Symptomen einer myasthenen und cholinergen Krise.

▶ **Krisenintervention:**
1. Intensivmedizinische (-neurologische) Betreuung.
2. Bei Schluckstörungen Aspirationsgefahr → ggf. Magensonde.
3. Intubation bei einer Vitalkapazität < 1000 ml (abhängig von Blutgasen) und/oder pCO_2 > 50 mm Hg. Während der Beatmung deutliche Pyridostigmin-Reduktion. Beim Weaning Steigerung der Dosis nach Symptomatik.
4. Cholinesterase-Hemmer i.v. (z.B. Neostigmin [Prostigmin] 0,2 – 0,4 mg/h):
   – Besserung/Therapie bei *myasthener* Krise.
   – Keine Besserung bzw. Verschlechterung bei *cholinerger* Krise → Atropin 2 mg i.v.
• Wichtigste Maßnahme ist eine wirksame Immuntherapie (s.o.): Plasmapherese, Immunadsorption, Immunglobuline, hochdosiert Prednisolongabe.

Tabelle 33.4 · **Differenzialdiagnose zwischen myasthener und cholinerger Krise**

myasthene Krise	gemeinsame Symptome	cholinerge Krise
– Mydriasis – Ptosis – Tachykardie – blasse Haut	Muskelschwäche, Dyspnoe, Hyperhidrose, Stuhl-und Harndrang, ängstliche Unruhe, Verwirrtheit, Benommenheit	– Miosis – Bradykardie – Bronchialsekretion – Faszikulationen – gerötete und warme Haut

Spezielle Aspekte

▶ **Kinderwunsch, Schwangerschaft:** Myasthenie und Kinder schließen sich nicht aus! Während Immunsuppression muss eine sichere Kontrazeption gewährleistet sein! Nach Ausschleichen der immunsuppressiven Therapie eine mehrwöchige (bzw. -monatige) Latenz einhalten! In der Schwangerschaft engmaschige Kontrollen, Aufklärung (auch des Gynäkologen/Geburtshelfers).
▶ **Stillzeit:** Bei Pyridostigmin-Tagesdosen bis 300 mg kein Risiko für das Kind.
▶ **Impfungen:** Strenge Indikationsstellung! Möglichst keine Impfung mit Lebendimpfstoffen bei Immunsuppression! Nach notwendiger Impfung Titerkontrolle, ggf. Nachimpfung.

Verlauf, Selbsthilfegruppe

▶ **Verlauf:** Ungünstig sind höheres Lebensalter, neoplastische Thymusveränderungen und schwere generalisierte Formen.
▶ **Selbsthilfegruppe:**
• Deutsche Gesellschaft für Muskelkranke e.V. (DGM), Im Moos 4, 79112 Freiburg, Tel. 07665 – 94470, Fax 07665 – 944720, E-mail: dgm_bgs@t-online.de, Internet: *www.dgm.org*
• Deutsche Myasthenie-Gesellschaft e.V. (DMG), Langemarckstr. 106, 28199 Bremen, Tel. 0421/592060, Fax 0421/508226, Internet: *www.dmg-online.de*

Sonderform Neonatale Myasthenie

▶ **Definition:** Transiente Myasthenie bei ca. 12 % der Säuglinge von Patientinnen mit Myasthenie.
▶ **Pathogenese:** Wahrscheinlich diaplazentare Übertragung von AchR-AK.

▶ **Klinik:** Meist Saug-und Trinkschwäche, generalisierte Muskelschwäche, Ateminsuffizienz oder Ptosis.
▶ **Verlauf:** Beginn einige Stunden bis Tage nach der Geburt mit spontaner Rückbildung im Laufe einiger Wochen.
▣ *Hinweis:* Bei der neonatalen Myasthenie besteht beim Kind – im Gegensatz zur kongenitalen Myasthenie (S. 679) – *keine* Immunopathie!

33.2 Lambert-Eaton-myasthenes-Syndrom (LEMS)

Grundlagen

▶ **Definition, Pathogenese:** Störung der neuromuskulären Übertragung an der Endplatte –*präsynaptischer* Defekt mit Blockade von spannungsabhängigen Kalziumkanälen durch Auto-Antikörper → verminderte Azetylcholinausschüttung.
▶ **Ätiologie:**
  • Meist paraneoplastisch (ca. 70%; S. 381); >50% kleinzelliges Bronchialkarzinom (SCLC), seltener andere Karzinome.
  • Verschiedene Autoimmunerkrankungen (ca. 40%; v. a. junge Frauen/Kinder).
▶ **Epidemiologie:** Männer ÷ Frauen = ca. 3 ÷ 2; Prävalenz 1 ÷ 100000.

Klinik

▶ **Kardinalsymptom:** Schwäche der proximalen Muskulatur, insbesondere der unteren Extremitäten mit Zunahme nach längerer Belastung.
▶ Initial geringe Kraft, bei Belastung häufig Zunahme der Kraft (EMG initiales Inkrement).
▶ Weitere Symptome: Myalgien, Parästhesien, Mundtrockenheit, Hypohidrose, Obstipation, Harnverhalt und Impotenz.
▶ Etwa bei 50% im Verlauf vorübergehende Ptosis, Augenmuskelparesen und bulbäre Symptomatik; initiale okuläre Symptomatik spricht gegen LEMS.

Abgrenzung zur Myasthenia gravis (Tab. 33.5)

Tabelle 33.5 · Differenzierungskriterien zwischen Lambert-Eaton-Syndrom und Myasthenia gravis

	Lambert-Eaton Syndrom	Myasthenia gravis
Muskelkraft	maximal Kraft verzögert	Abnahme mit Dauer der Belastung
Augenmuskelparese	selten	nahezu immer
Vegetativum	anticholinerges Syndrom	unauffällig
Muskeleigenreflexe	abgeschwächt mit posttetanischer Fazilitation	normal
Nervenstimulation mit Einzelreizen	Amplitude ↓	Amplitude normal
Serienstimulation	Inkrement bei 20 – 50 Hz	Dekrement bei 2 – 5 Hz
Ach-Rezeptor-AK	negativ	positiv
Kalzium-Kanal-AK	positiv	negativ

Diagnostik

▶ **Anamnese, neurologische Untersuchung:** Siehe Klinik. Nikotinanamnese? Muskeleigenreflexe schwach oder nicht erhältlich (nur initial und posttetanisch fazilitiert).

▶ **Auto-Antikörper:**
- *Antikörper gegen spannungsabhängige Kalziumkanäle* (VGCC, S. 381): Bei ca. 90% aller LEMS-Patienten, bei SCLC in ca. 98% der Fälle nachweisbar.
- Wegen evtl. zusätzlicher paraneoplastischer Syndromen (S. 381) bei LEMS (in ca. 50%): Anti-Hu-, -Tr-, -Ri-, -Yo-AK.
- *Anti-AchR-AK:* Negativ (Differenzierung gegenüber Myasthenia gravis).

▶ **Elektrophysiologie:**
- *NLG:* Hier kann eine erniedrigte Amplitude der Muskelantwort nach supramaximaler Nervenstimulation richtungweisend sein.
- *EMG* (repetitive Reizung): Inkrement; genaues Vorgehen s. S. 46.
- *Einzelfaser-EMG:* Erhöhte Jitter und neuromuskuläre Blockierungen.

▶ **Tumorsuche:** Immer sorgfältige Abklärung der Lunge mit Röntgen-Thorax, CT-Thorax und Bronchoskopie. Falls kein Malignom gefunden wird, zunächst mindestens $1/2$-jährliche Kontrollen, da LEMS bis zu 2 Jahren vor der Nachweisbarkeit eines Neoplasma vorkommt!

Therapie

▶ **Tumorsanierung** (kausal, quo ad vitam entscheidend).
▶ **Stimulation der Azetylcholinausschüttung:**
- *3,4-Diaminopyridin* (Mittel der ersten Wahl aufgrund relativ geringer NW: Rhythmusstörungen, Husten, Diarrhö): $1 - 3 \times 20$ mg/d p.o.; max. 100 mg/d.
- *Alternativ Guaninhydrochlorid* (NW: Knochenmarksdepression, akutes Nierenversagen oder intestinale Ulzera): Langsam einschleichen bis 40 mg/kgKG/d p.o.

▶ **Cholinesterase-Hemmer:** Weniger wirksam als bei der Myasthenia gravis, in Kombination mit 3,4-Diaminopyridin werden aber additive Effekte erzielt.

▶ **Ebenfalls sinnvoll/erfolgreich:**
- Immunsuppression (Prednison, Azathioprin oder Ciclosporin) *Cave* bei bestehendem Tumorleiden nur Kortikosteroide!
- Versuche mit Plasmapherese oder hochdosierten Immunglobulinen.

33.3 Kongenitale myasthene Syndrome

Grundlagen

▶ **Definition:** Heterogene Gruppe seltener hereditärer Erkrankungen der neuromuskulären Überleitung. Erbgang autosomal dominant oder rezessiv.
▶ **Pathogenese:** Die unterschiedlichen Defekte bewirken eine gestörte Öffnungskinetik der Ionenkanäle des Azetylcholinrezeptors, einen Azetylcholinesterase-Mangel oder eine verminderte Dichte von Azetylcholinrezeptoren → entweder Störungen der Azetylcholinfreisetzung oder verminderte Wirkungseffekte von Azetylcholin. (Einige Mutationen des Azetylcholinrezeptor-Ionenkanals sind inzwischen bekannt). Defekte können also präsynaptisch, synaptisch oder postsynaptisch sein. *Keine Autoimmunerkrankung!*

Klinik

▶ Erstmanifestation charakteristischerweise vor dem 3. Lebensjahr, Erstmanifestationen im Erwachsenenalter kommen selten vor.

▶ **Leitsymptome** sind Ptosis, Ophthalmoplegie sowie Schwäche der Gesichtsmuskulatur, Schluck- und Saugschwäche. Häufig Kombination transienter („myasthener") und manifester („myopathischer") Symptome.
▶ Seltener proximal betonte Paresen, Kardiomyopathie oder Katarakt.

Diagnostik

▶ **EMG** (S. 46):
  - Bei präsynaptischen Defekten ist nach hochfrequenten Reizen von 10 Hz ein Dekrement nachweisbar.
  - Bei ACh-Esterase-Mangel sowie reduzierten ACh-Rezeptoren kann ein einzelner Nervenreiz ein repetierendes Muskelsummenpotential auslösen.
▶ Zur Diagnosesicherung und Charakterisierung des Defektes sind in-vitro morphologische und elektrophysiologische Untersuchungen am frischen Muskelbiopsat oder molekulargenetische Tests notwendig, die nur an speziellen Zentren verfügbar sind (z. B. Baur-Institut München).
▶ Der serologische Nachweis von Antikörpern gegen den Azetylcholin-Rezeptor spricht gegen das Vorliegen einer kongenitalen Myasthenie.

Therapie

▶ Die symptomatische Therapie richtet sich nach der Art des Defektes: Azetylcholinesterase-Inhibitoren sind nur bei einigen Syndromen mit Defekt der Azetylcholin-Resynthese oder Azetylcholin-Mobilisation bzw. einem Mangel an Azetylcholinrezeptoren therapeutisch wirksam, während sie beim Azetylcholinesterase-Mangel die Symptome verschlechtern.
▶ Alternativ können Kalziumantagonisten oder 3,4-Diaminopyridin wirksam sein.

34   Muskelerkrankungen

34.1   Muskelerkrankungen: Grundlagen

Allgemeine Kennzeichen

▶ **Klinisch-anamnestisch** rezidivierende oder chronisch progrediente Paresen und/oder Muskelschmerzen:
- *Verteilungsmuster:* Häufig Beginn an den großen (proximalen) Muskeln (im Gegensatz zu neurogenen Prozessen, die sich häufig zuerst distal manifestieren). Bestimmte Erkrankungen weisen aber oft charakteristische Verteilungsmuster auf.
- *Muskelatrophien:* Wie bei vielen neurogenen Prozessen möglich, sie können aber durch kompensatorische Fett- und Bindegewebsvermehrung klinisch unerkannt bleiben. Es besteht auch nicht immer eine Korrelation zwischen Muskelschwäche und Muskelatrophie.
- *Muskelschmerzen (Myalgien):* Sie treten häufig auf im Rahmen von Muskelerkrankungen. Wichtig ist eine Unterscheidung zwischen Myalgien unter Ruhebedingungen und passageren Myalgien nach Belastung:
    - *Myalgie unmittelbar nach oder noch während der Muskelarbeit* + in Ruhe rasch reversible Muskelschmerzen: Meist bei metabolischen Myopathien.
    - *Myalgie in Ruhe:* Häufig bei Erkrankungen aus dem Formenkreis der Kollagenosen, Polymyositis und Dermatomyositis.
▶ **Apparativ-diagnostisch:**
- Myopathisches Muster im EMG (S. 50).
- Erhöhte Serum-CK als Zeichen für einen Zerfall von Muskelfasern.

Diagnostische Methoden

▶ **Allgemeine Laboruntersuchungen:**
- *Serum:* BB, BSG, CRP, CK (*cave* vor EMG!), LDH, GOT, GPT, TSH, Na$^+$, K$^+$, Ca^{2+}, Aldolase, Pyruvatkinase, Myoglobin, ggf. Laktat (in Ruhe), ggf. Antikörper (z.B. gegen Acetylcholin-Rezeptoren).
- *Urin:* Myoglobin, Phosphat, Glukose.
▶ **Elektromyographie:** Siehe S. 50. Cave vor geplanter Muskelbiopsie diesen Muskel nicht untersuchen (lassen)!
▶ **Neurographie:** Bei V.a. Neuropathie NLG motorischer/sensibler Nerven, bei V.a. neuromuskuläre Übertragungsstörung repetitive Stimulation (S. 43).
▶ **EKG, Echokardiographie:** Rhythmusstörung, Leitungsblock, ggf. Echokardiographie (Herzgröße/Kardiomyopathie?).
▶ **Ischämie-Belastungstest:** S. 36.
▶ **Fahrradbelastungstest:** S. 36.
▶ **Nichtinvasive Muskeldiagnostik:**
- *Bildgebende Verfahren* (Ultraschall, CT, MRT): Differenzierung von bindegewebigem Umbau bzw. Fettvakatwucherung (v.a. bei Muskeldystrophien) vs. Ödem (v.a. bei Myositiden) Bei fokal betonten Prozessen (z.B. Myositiden) können bildgebende Verfahren bei der Suche nach einer geeigneten Biopsiestelle hilfreich sein.
- *Nichtinvasive Untersuchung des muskulären Energiestoffwechsels* (v.a. ^{31}P-MRT-Spektroskopie): Messung von Phosphokreatin, anorganischem Phosphat und ATP. Bei metabolischen Myopathien pathologische Befunde in Ruhe und unter standardisierten Belastungsbedingungen.

▶ **Invasive Muskeldiagnostik** (Biopsie, S. 32): (Immun)-Histologie, Elektronenmikroskopie, Histochemie.
▶ **Histochemie** (Suche nach dem zugrundeliegenden Enzymdefekt):
  • *Indikation:* Metabolische Myopathien (trotz der molekulargenetischen Möglichkeiten zur Identifikation verschiedener Mutationen).
  • *Durchführung:* In spezialisierten Labors am frischen oder eingefrorenen Biopsiematerial (S. 32). Entsprechend der Verdachtsdiagnose sollte mit dem Labor die Konservierung des Gewebes vor der Biopsieentnahme abgestimmt werden. Bei Verdacht auf eine mitochondriale Erkrankung kann in speziellen Zentren an frischem Muskelgewebe die Mitochondrienfunktion respirometrisch untersucht werden (siehe MITONET-Internet-Adresse S. 702).

34.2 Muskeldystrophien

Allgemeine Grundlagen

▶ **Definition:** Muskeldystrophien sind eine klinisch und genetisch heterogene Gruppe primär degenerativer, progressiver Muskelerkrankungen mit variablem Manifestationsalter.
▶ **Ätiologie:** Bei vielen Muskeldystrophien ist inzwischen der zugrundeliegende Genort, bei einigen Formen auch das defekte Genprodukt bekannt. Dies hat inzwischen zu einer neuen Klassifikation der Muskeldystrophien geführt (die sich weiter verändern wird): Meist Defekt eines Strukturproteins des Dystrophin-Glykoprotein-Komplexes (= Komplex von Proteinen der Muskelfasermembran [sarkolemmale Proteine] und Glykoproteinen der Skelettmuskelzelle).
  • *Dystrophin:* Stabilisierung der Zellmembran.
  • *Dystrophin-assoziierte Glykoproteine* (DAG): Verankerung von Dystrophin in der Muskelzelle:
    – Dystroglykane (α- und β-Dystroglykan).
    – Sarkoglykane (α-, β-, γ-, δ-Sarkoglykan).
    – Syntrophine (α-, β_1-, β_2-Syntrophin).
▶ **Genetik:**
  • *Dystrophin:* Das kodierende Gen liegt auf dem kurzen Arm des X-Chromosoms (Xp21.2). „*Dystrophinopathien*": Typ Duchenne und Becker-Kiener. Entscheidend für den Phänotyp sind Lage und Größe der Mutationen.
  • *Sarkoglykane:* Gendefekte mit Veränderung eines Strukturproteins des Sarkoglykan-Komplexes führen zu „*Sarkoglykanopathien*", z. B. bei verschiedenen Formen der Muskeldystrophien vom Gliedergürteltyp (LGMD).
  • *Dysferlin:* Das kodierende Gen liegt auf Chromosom 2 p13. Wichtig bei in Verlauf und Klinik sehr unterschiedlichen Muskeldystrophien („Dysferlinopathien"): Muskeldystrophie vom Gliedergürteltyp 2 B (LGMD2 B), distale Myopathie Typ Miyoshi, oligosymptomatische Hyper-CK-ämie.

Muskeldystrophie Typ Duchenne

▶ **Ätiologie:** X-chromosomal rezessiv. Verschiedene Mutationen im Dystrophin-Gen (Chromosom Xp21) führen zum Fehlen oder starker Verminderung von Dystrophin.
▶ **Epidemiologie:** Inzidenz ca. 1 ÷ 3500 männliche Neugeborene, Prävalenz ca. 40 ÷ 100000 Einwohner. Manifestation bei Jungen im 1.–6. Lebensjahr.
▶ **Klinik:** Im typischen Alter (s.o.) Beginn im Beckengürtelbereich. Die Kinder bleiben in ihrer motorischen Entwicklung zurück. Scheinbare Ungeschicklichkeit beim Laufen und Treppensteigen, Stolpern, Gowers-Zeichen(die Kinder richten sich aus der Hocke auf, indem sie sich mit den Armen an den Oberschenkeln abstützen und „hochklettern"). „Watschelgang" durch Absinken des Beckens bei jedem Schritt (positives Trendelenburg-Zeichen). Evtl. Herzrhythmusstörungen und Dyspnoe.

▶ **Diagnostik:**
- *Neurologische Untersuchung:*
  - Proximale Muskeleigenreflexe sind früh abgeschwächt oder erloschen, der Achillessehnenreflex kann dagegen lange erhalten sein.
  - Paresen, Hypotonie, Atrophie, Trendelenburg-Zeichen (s.o.)
  - Typisch: Pseudohypertrophie der Waden („Gnomenwaden"), Wirbelsäulen-deformitäten (Skoliose, Lendenlordose).
  - Kardiomyopathie.
  - Kontrakturen (6.– 10. Lj. bei ca. 70% der Jungen): v.a. Hüftbeuger, Wadenmus-keln, Adduktoren, Knie- und Armbeuger.
  - Nicht progrediente Intelligenzminderung (bei ca. 50%): Keine Korrelation mit der Schwere der Dystrophie (möglicherweise ausgelöst durch das Fehlen auch des hirnspezifischen Dystrophins).
- *Labor:* Serum-CK (meist bereits vor Auftreten der ersten Symptome), häufig auch Erhöhung von Pyruvatkinase, Aldolase, GOT, GPT, LDH. Schon nach leichten kör-perlichen Anstrengungen sind deutliche Anstiege von CK und Myoglobin im Se-rum festzustellen.
- *EMG:* Myopathische Muster (S. 50), in klinisch nur milde betroffenen Muskeln häufig auch pathologische Spontanaktivität.
- *Biopsie* (Muskelhistologie): Typische Veränderungen einer Dystrophie.
- *EKG, Echo:* In späten Stadien bei > 90% EKG-Veränderungen, Kardiomyopathie.
- *Lungenfunktion:* Die Vitalkapazität ist bei allen Patienten vermindert.
- *Diagnosesicherung:* Nachweis des Dystrophindefektes in der Muskelbiopsie oder Nachweis der Mutation.
- *Pränatale Diagnostik:* Chorionzottenbiopsie oder Amniozentese (verlässlich möglich in > 90%).

◨ *Erkrankungen von Mädchen trotz X-chromosomalen Erbgangs:*
- *Defekt nur auf einem X-Chromosom* und dennoch klinische Auffälligkeiten = *mani-feste* Konduktorinnen (ca. 10%). Klinisch Wadenhypertrophie, Myalgien, langsam progrediente Paresen und Atrophien im Becken- oder Schultergürtel. Die Serum-CK ist bei 95% der Konduktorinnen erhöht. Eine kardiale Beteiligung ist möglich, in der Regel ist der Verlauf aber blande.
- *Homozygoter Defekt* (auf beiden X-Chromosomen) oder bei Turner-Syndrom (XO-Syndrom, XO/XX-Syndrom): Häufig rasch progredient.

▶ **Symptomatische Therapie:**
- *Physiotherapie:* In der Frühphase aktive Physiotherapie ohne Überlastung der Muskeln, später zur Prophylaxe von Gelenkkontrakturen und Atemtherapie.
- *Adäquate Ernährung* zur Vermeidung von Übergewicht.
- *Kortikoide* (0,75 mg/kg KG) können innerhalb von 6 Monaten zur vorübergehen-den (ca. 2 – 3 Jahre anhaltend) Kraftverbesserung führen.
- *Orthopädische Maßnahmen:* Nachtschienen zur Spitzfußprophylaxe, Beinorthe-sen oder Stützkorsett, Operation zur Lösung von Kontrakturen oder zur Korrektur von Skoliosen können im Verlauf hilfreich sein.
  - ◨ *Hinweis:* Bei den Patienten ist mit einem erhöhten Narkoserisiko durch malig-ne Hyperthermie und kardiale Vorschädigung zu rechnen!
- *Therapie der Ateminsuffizienz:* Zu Beginn zunächst nächtliche apparative assis-tierte Beatmung; später oft Dauerbeatmung über Tracheostoma.

▶ **Verlauf und Prognose:**
- Die Erkrankung verläuft kontinuierlich progredient. Zwischen 8. und 15. Lebens-jahr sind die Betroffenen an den Rollstuhl angewiesen.
- In der Regel kommt es bereits zwischen dem 10. und 15. Lebensjahr unter Belas-tung zur respiratorischen Globalinsuffizienz mit Hyperkapnie.
- Der Tod tritt ca. zwischen dem 18. und 25. Lebensjahr ein, meist durch pulmonale Komplikationen wie Ateminsuffizienz mit oder ohne Infektion.

Muskeldystrophie Typ Becker-Kiener

▶ **Ätiologie:** X-chromosomal rezessiv. Defekt im Dystrophin-Gen (Chromosom Xp21), wobei aber ein teilweise noch funktionstüchtiges Dystrophin entsteht (→ partieller Mangel).

▶ **Epidemiologie:** Prävalenz ca. 6–7 ÷ 100000 Einwohner (Inzidenz 1 ÷ 20000–30000 männliche Neugeborene). Erkrankungsbeginn zwischen 5. und 15. Lj.

▶ **Klinik:**
- Beginn im Beckengürtel (ähnlich wie Typ Duchenne, s.o.). Initial u.U. Schwierigkeiten beim schnellen Laufen, Treppensteigen oder Aufstehen vom Stuhl, seltener auch Einschränkung der Fußhebung.
- Langsam progrediente Ausbreitung auf Oberarme und Schultergürtel, später auch auf distale Extremitäten- und vordere Halsmuskeln. Die Gesichtsmuskulatur bleibt meistens ausgespart.
- Herzrhythmusstörungen, nur selten Dyspnoe.
- *Neurologische Untersuchung:*
  - Muskelatrophien in späten Krankheitsstadien, meist Pseudohypertrophie der Waden und des M. deltoideus.
  - Die Muskeleigenreflexe sind abgeschwächt oder erloschen.
  - Kontrakturen und Skoliosen entwickeln sich erst in fortgeschrittenen Krankheitsstadien. Oft besteht ein Pes cavus.
  - Dilatative Kardiomyopathie (kardiale Veränderungen korrelieren nicht mit dem Schweregrad der Paresen; *cave* häufige Todesursache!).
  - Nur selten schwere Beeinträchtigung der Lungenfunktion.

▶ **Diagnostik:**
- *Labor:* Serum-CK 10–50fach erhöht.
- *EMG:* Myopathische Veränderungen (S. 50).
- *EKG, Echo:* Häufig Herzrhythmusstörungen, Kardiomyopathie.
- *Biopsie, Immunohistochemie:* Verminderte Dystrophinaktivität.
- *Molekulargenetik* (S. 33): Bei 2/3 Nachweis eines Defektes im Dystrophin-Gen analog zur Dystrophie Typ Duchenne (s.o.).

▶ **Symptomatische Therapie:** Siehe Typ Duchenne (s.o.).

▶ **Verlauf und Prognose:**
- Wesentlich langsamer als beim Typ Duchenne. Mit Gehunfähigkeit ist nach 25- bis 30-jährigem Krankheitsverlauf zu rechnen. Bei besonders benignen Verläufen können Patienten mit 40 bis 60 Jahren noch geh- und berufsfähig sein. Insgesamt ist die Lebenserwartung reduziert.
- Auch im frühen Kranheitsstadium können plötzliche kardiale Probleme, eine Myoglobinurie oder Narkosezwischenfälle lebensbedrohlich werden.

Muskeldystrophie mit Frühkontrakturen und Kardiomyopathie (Typ Emery-Dreifuss)

▶ **Ätiologie:** X-chromosomal rezessiv (Mutationen im Emerin-Gen bei Chromosom Xq28). AD-Erbgang möglich (Hauptmann-Thannhauser D.), klinisch weitgehend identisch mit Emery-Dreifuss-MD.

▶ **Epidemiologie:** Inzidenz ca. 1 ÷ 100000.

▶ **Klinik:** Charakteristisch sind frühzeitige Kontrakturen (1. bis 2. Dekade) bei progressiven Paresen der humero-peronäalen Muskeln im 4. bis 5. Lebensjahr sowie eine Kardiomyopathie mit Leitungsblock. Häufig Facies myopathica.

▶ **Diagnostik:**
- Typischer klinischer Verlauf (s.o.).
- *Labor:* CK ↑ (25fach).

- *EMG:* Myopathische Veränderungen (S. 50).
- *EKG:* Arrhythmie, Leitungsblock.
- *Biopsie:* Dystrophische Veränderungen, Fehlen des Emerin.
- *Molekulargenetik:* In 90% Mutationsnachweis im Emerin-Gen.

► **Symptomatische Therapie:**
- Physiotherapie, orthopädische Behandlung der Kontrakturen.
- Engmaschige kardiologische Diagnostik und entsprechende Therapie der Kardiomyopathie und Herzrhythmusstörungen: Herzschrittmacherimplantation, ggf. auch Herztransplantation. Kardiolgische Diagnostik immer auch bei Konduktorinnen durchführen!

► **Verlauf und Prognose:** Relativ gutartig mit erhaltener Gehfähigkeit bis in das 4. Lebensjahrzehnt oder länger. Die Lebenserwartung ist durch kardiale Komplikationen verkürzt. Ca. 40% der betroffenen Männer sterben zwischen dem 25. bis 50. Lebensjahr am plötzlichen Herztod.

Fazioskapulohumerale Muskeldystrophie (Typ Landouzy-Déjérine)

► **Ätiologie:** Autosomal dominant vererbte fazioskapulohumerale Muskeldystrophie (FSH-Dystrophie) mit Gendefekt auf dem langen Arm des Chromosoms 4 (4q35-qter). Gen und Genprodukt sind unbekannt.

► **Epidemiologie:** Prävalenz in Europa ca. 1 – 5 ÷ 100000 Einwohner.

► **Klinik:**
- Erstmanifestation (variabel, meist zwischen dem 10. und 19. Lj.) an der Gesichts- und Schultergürtelmuskulatur (Facies myopathica, unvollständiger Augenschluss bei Ptose, schwach artikulierte Sprache durch Schwierigkeiten der Bildung von Lippenlauten, Scapula alata). Im Verlauf ist auch die Bauch-, Unterschenkel- und Beckengürtelmuskulatur beteiligt. Äußere Augenmuskeln und Pharynxmuskeln bleiben ausgespart.
- Bei generalisierter Muskelatrophie kann eine periorale Muskelhypertrophie zum sog. „Tapirmund" oder „Schmollmund" führen. Kontrakturen und Gelenkdeformitäten sind selten.
- Herzrhythmusstörungen selten Schwerhörigkeit.
- Selten Visusstörungen durch retinale Veränderungen.

► **Diagnostik:**
- *Neurologische Untersuchung:* Muskeleigenreflexe schwach oder erloschen.
- *Labor:* CK nicht oder nur leicht (max. 5fach) erhöht, S-Pyruvatkinase kann erhöht sein.
- *EMG:* Myopathische Veränderungen in betroffenen Muskeln.
- *EKG:* evtl. Rhythmusstörungen.
- *Muskelbiopsie:* Myopathische, oft auch entzündliche Veränderungen.
- *Molekulargenetik:* Bestimmung der Länge des EcoRI-Fragmentes auf dem langen Arm von Chromosom 4 (4q35). Bei Patienten mit FSH-Dystrophie ist dieses Fragment kürzer als 35 kb.
- *Konsile:* Ophthalmologie, HNO.

► **Symptomatische Therapie:** Physiotherapie, ggf. orthopädische Therapie, bei Schmerzen eine Analgesie (S. 125). Kortison und Androgene haben sich nicht als wirkungsvoll erwiesen.

► **Verlauf und Prognose:** Meist langsam progredient, die meisten Patienten bleiben bis ins fortgeschrittene Alter, gehfähig. Ca. 10 – 20% der Patienten werden rollstuhlpflichtig. Die Lebenserwartung ist normal, bei den seltenen rasch progredienten Verläufen kann sie durch eine Ateminsuffizienz verkürzt sein.

Muskeldystrophien vom Gliedergürteltyp (LGMD)

▶ **Ätiologisch-pathogenetische Einteilung:** Bei 16 Formen der LGMD konnte inzwischen der verantwortliche Genort gefunden werden (Tab. 34.1).

Tabelle 34.1 · Klassifikation der Muskeldystrophien vom Gliedergürteltyp (limb girdle muscular dystrophy, LGMD)

LGMD-Typ	Genort	Genprodukt
autosomal dominante Formen		
LGMD1 A	5 q32 – 34	Myotilin
LGMD1 B	1 q11 – 21	Lamin A/C
LGMD1 C	3 p25	Caveolin 3
LGMD1 D	7q	nicht bekannt
LGMD1 E	6q23	nicht bekannt
LGMD1 F	7q32	nicht bekannt
autosomal rezessive Formen		
LGMD2 A	15 q15.1	Calpain 3
LGMD2 B	2 p13	Dysferlin
LGMD2 C	13 q12	γ-Sarkoglykan
LGMD2 D	17 q21.2	α-Sarkoglykan (Adhalin)
LGMD2 E	4 q12	β-Sarkoglykan
LGMD2 F	5 q33 – 34	δ-Sarkoglykan
LGMD2 G	17 q11 – 12	Telethonin
LGMD2 H	9q33	TRIM 32
LGMD2 I	19q13.3	FKRP
LGMD2 J	2q31	Titin

▶ **Epidemiologie:** Die geschätzte Prävalenz aller LGMD-Formen liegt bei 0,8 – 1 ÷ 100000 Einwohner (die autosomal rezessiven und sporadischen Formen sind wesentlich häufiger als die autosomal dominanten).

▶ **Klinik:**
- Frühere Kriterien – die Diagnose der Gliedergürteldystrophie [limb girdle muscular dystrophy, LGMD] war eine Ausschlussdiagnose:
  - Meist autosomal rezessiv (beide Geschlechter sind betroffen).
  - Manifestationsalter in den ersten Lebensjahren, selten auch in der ersten oder zweiten Lebensdekade oder später.
  - Schwerpunkt der Paresen und Atrophien in der Schulter- und Beckengürtelmuskulatur.
  - Fehlende Beteiligung der Gesichtsmuskulatur.
- Zum Teil Herzrhythmusstörungen und/oder dilatative Kardiomyopathie.

▶ **Diagnostik:**
- Typischer Verlauf und Verteilung der Paresen und Atrophien.
- *Labor:* CK 10 – 100fach erhöht. *Cave* im Verlauf häufig wieder im Normbereich!
- Oligosymptomatische Hyper-CK-ämien als Phänotyp verschiedener Formen (v.a. LGMD1C, LGMD2A, LGMD2B).

- *EMG:* Myopathische Veränderungen (S. 50).
- *Muskelbiopsie:* Myopathische bis dystrophische Veränderungen.
- *Immunhistochemie:* Antikörper gegen das entsprechende defekte Strukturprotein können Aufschluss über verschiedene Formen der LGMD geben.
► **Symptomatische Therapie:** Wie bei anderen Dystrophien (s.o.).
► **Verlauf und Prognose:** Die Progredienz ist in der Regel langsam, auch schwere, Duchenne-ähnliche Verläufe kommen vor. Die Lebenserwartung ist bei den schweren Verläufen verkürzt.

Okulopharyngeale Muskeldystrophie

► **Epidemiologie:** Autosomal dominanter Erbgang mit nahezu vollständiger Penetranz ohne Geschlechtsbevorzugung. Der Gendefekt wurde auf Chromosom 14q11.2-q13 lokalisiert (kurze GCG-Repeat-Amplifikation im Bereich des poly-(A)-bindenden Proteins 2 [PABP2]).
► **Klinik:**
- Erstmanifestation typischerweise zwischen dem 40. und 60. Lebensjahr.
- Erstsymptom ist meistens eine beidseitige Ptosis, selten die Dysphagie. Die Augenmotilität (externe Ophthalmoplegie) ist meist nur in fortgeschrittenen Stadien beeinträchtigt.
- Die sogenannte Hutchinson-Trias entsteht durch das Bestreben, die Ptose (1)-bedingte Sehbeeinträchtigung durch Überstrecken des Nackens (2) und Anspannung der Stirnmuskeln (3) zu kompensieren.
- Weitere Symptome sind: Dysphonie, Wadenkrämpfe, atrophische Paresen anderer Muskelgruppen.
► **Diagnostik:**
- *Labor:* Die CK ist normal oder leicht (2–3fach) erhöht.
- *EMG:* Myopathische Veränderungen in betroffenen Muskeln.
- *Muskelbiopsie:* Meist unspezifische myopathische Veränderungen und charakteristische Besonderheiten (dark angulated fibres, rimmed vacuoles, tubuläre Filamente). *Cave* auch in Muskeln, die klinisch nur gering betroffen sind!
- *Molekulargenetik:* Nachweis der GCG-Repeat-Expansion
► **Symptomatische Therapie:** PEG (Dysphagie)und Blepharoplastik (Ptose).
► **Verlauf und Prognose:** In der Regel langsam progredient, die Lebenserwartung ist nicht oder nur gering verkürzt. Limitierend können jedoch die Komplikationen der Dysphagie durch Mangelernährung oder eine Aspirationspneumonie sein.

Distale Myopathien

► **Grundlagen:** Distale Myopathien sind heterogene, seltene Erkrankungen. Klinisch ist der initiale Befall der distalen Extremitätenmuskeln ohne wesentliche Beteiligung der proximalen, der Gesichts- oder Rumpfmuskulatur typisch. Die verschiedenen Formen unterscheiden sich hinsichtlich Vererbungsmodus, Manifestationsalter, Verteilungsmuster der Paresen, und des Verlaufs.
► **Klassifikation:** Tab. 34.2.
► **Beispiel „Myopathia distalis tarda hereditaria" (Welander):**
- *Epidemiologie:* Autosomal dominant vererbt, erste Symptome nach dem 20.–80. Lj. (Mittel 47. Lj.). Penetranz 70–80%. m ÷ w = 1,5 ÷ 1.
- *Klinik:* Paresen zuerst an Finger- und Zehenextensoren, später auch an Hand- und Fußextensoren (Steppergang) und zum Teil auch -flexoren. Anfangs eine zunächst oft einseitige Störung der Feinmotorik der Finger. Nur sehr selten (10 – 15%) sind Muskelgruppen proximal der Ellenbogen und der Kniegelenke beteiligt. Den Muskelschwächen folgen in der Regel ausgeprägte Muskelatrophien. Häufig vasomotorische Störungen mit kalten Händen und Füßen. Keine kardiale Beteiligung.

- *Diagnostik:*
  - Die Muskeleigenreflexe bleiben lange auslösbar.
  - Labor: CK normal oder leicht erhöht.
  - EMG: Myopathisch verändert (S. 50).
  - Ggf. auch Biopsie.
- *Symptomatische Therapie* wie bei Dystrophien (S. 683).
- *Verlauf, Prognose:* Langsam progredient mit langer Geh- und Berufsfähigkeit und normaler Lebenserwartung.

Tabelle 34.2 · Klassifikation der häufigsten distalen Myopathien

Typ	Erbgang	Genort	Genprodukt	Beginn (Jahre)	Initiale Paresen
Welander (WDM)	AD	2p13	unbekannt	> 30 – 40	Finger-/Hand-extensoren
Udd (tibiale Muskel-dystrophie/TDM; Syn.: finnischer Typ)	AD	2q31	Titin	> 35	Fuß-/Zehen-heber
Markesberry-Griggs (Syn.: distale M. mit spätem Beginn/ LODM)	AD	2q31	Titin?	> 40	Fuß-/Zehen-heber
Nonaka (Syn.: distale M. mit rimmed vacuoles/ DMRV bzw. heredité-re Einschlusskörper-myopathie Typ 2 /HIBM2)	AR	9p-q	GNE	15 – 30	Fuß-/Zehen-heber
Miyoshi (MM)	AR	2p13	Dysferlin	15 – 25	Waden-muskeln
Distale M. mit Beginn in der Kindheit	AD	14q11	MYH7	2 – 25	Fuß-/Zehen-heber

AD = autosomal-dominant; AR = autosomal-rezessiv

Kongenitale Muskeldystrophien (congenital muscular dystrophy, CMD oder MDC)

▶ **Ätiologie:** Heterogene Gruppe meist autosomal-rezessiv vererbter Erkrankungen, die zumeist auf Veränderungen der Extrazellulärmatrix (Merosin, Collagen VI) oder der Glykosilierung von α-Dystroglykan beruhen.

▶ **Epidemiologie:** Inzidenz 4,7 ÷ 100000.

▶ **Klinik:**
- Alle CMD: Kongenital oder früh beginnende generalisierte muskuläre Hypotonie (floppy baby) und Schwäche.
- Häufig: Gelenkveränderungen (Kontrakturen).
- Unterteilung in CMD mit und ohne zerebrale Beteiligung.

▶ **Diagnostik:**
- *Labor:* CK normal bis mäßig erhöht.
- *Muskelbiopsie:* Myopathische Veränderungen (pathologisches Kaliberspektrum, interne Kerne, Vermehrung des interstitiellen Bindegewebes), kaum Degenerati-on.

Tabelle 34.3 · **Klassifikation wichtiger kongenitaler Muskeldystrophien**

CMD-Typ	Genort	Genprodukt	Besonderheiten	ZNS-Beteiligung
MDC1A (CMD mit totalem Merosin-Mangel)	6q22–23	Laminin α2 (= Merosin)	max. Stehen/Gehen mit Hilfe, Neuropathie und Kardiomyopathie mögl., Epilepsie bei 30 %,	Veränderungen der weißen Substanz oder okzipitale Pachygyrie möglich
MDC1B (CMD mit partiellem Merosin-Mangel)	1q42	unbekannt	große klinische Variabilität, häufig Gliedergürtelsyndrom, ggf. respir. Schwäche	Veränderungen der weißen Substanz oder Strukturveränderungen möglich
MDC1C (CMD mit FKRP-Mangel)	19q13.3	FKRP (fukutinrelated protein)	große klinische Variabilität, selten mentale Retardierung	meist normal, ggf. zerebelläre Zysten
MDC1D (CMD mit LARGE-Mangel)	22q12.3	LARGE (mutmaßliche Glykosylase)	sehr selten	Veränderungen der weißen Substanz, hypoplastischer Hirnstamm oder leichte Pachygyrie möglich
UCMD (CMD Typ Ullrich)	21q22.3 2q37	Collagen VI α1/2 Collagen VI α3	Kontrakturen proximal, distal Gelenküberstreckung möglich	nein
RSMD (CMD mit rigid spine)	1p35–36	Selenoprotein N	axiale Muskelschwäche mit früher Wirbelsäulenrigidität und respiratorischer Schwäche	nein
FCMD (CMD Typ Fukuyama)	9q31	Fukutin	Schwere Muskelschwäche und mentale Retardierung	Lissencephalie Typ II/ Pachygyrie, Kleinhirnveränderungen
MEB (muscle-eye-brain-CMD)	1q32–34	POMGnT1	ausgeprägte Muskelschwäche und Augenbeteiligung, großer Kopf, cave: Spastik möglich	Lissencephalie Typ II/Pachygyrie, Augen-, Hirnstamm- u. Kleinhirnveränderungen
WWS (Walker-Warburg-Syndrom)	9q34	POMT1	ausgeprägte ZNS-Beteiligung, meist frühzeitig letal	Lissencephalie Typ II/Pachygyrie, Hydrozephalus, Enzephalozele, Augenveränderungen
CMD mit Integrin-α7-Mangel	12q13	Integrin α7	sehr selten, verzögerte statomotorische Entwicklung	nein

- *MRT Kopf:* Bei einzelnen CMD Störungen von Myelinisierung bzw. neuronaler Migration.
- *Augen:* Bei einzelnen CMD Retina-Veränderungen, Glaukom, Katarakt, Myopie u. a.
- ► **Therapie:** Symptomatisch, Physiotherapie.
- ► **Verlauf, Prognose:** In Abhängigkeit vom zugrunde liegenden Defekt sehr variabel, von letal im 1. Lebensjahr bis kaum progredient.

34.3 Myositiden

Allgemeine Grundlagen

- ► **Verschiedene Gruppen von entzündlichen Erkrankungen des Muskels:**
  - *Polymyositis:* Immunvermittelte Entzündung, bei der sich die Autoimmunreaktion gegen intakte Muskelfasern richtet (organspezifische Entzündung).
  - *Dermatomyositis:* Immunvermittelte Entzündung des interstitiellen Muskelgewebes mit Kapillarbeteiligung, Muskelfaserläsion sekundär.
  - *Einschlusskörpermyositis:* Immunvermittelte Entzündung bislang ungeklärt.
  - *Interstitielle Myositis* (Vaskulitis des Muskels): Gefäßentzündung entweder als isolierte Vaskulitis des Muskels oder als Mitbeteiligung bei generalisierten Vaskulitiden und Kollagenosen (Overlap-Syndrome).
- ► **Epidemiologie:** Die Inzidenz von Dermatomyositis und Polymyositis beträgt jeweils ca. $5 - 10 \div 1000000$ Einwohner pro Jahr.
- ► **Labor-Basisdiagnostik bei Verdacht auf Myositis:** CK, BSG, Differenzial-Blutbild, Borrelien-AK, ACE i.S., Auto-AK (ANA, Rheumafaktoren, ggf. Mi-2, Sm, Jo-1, PM-Scl, Ku).

Polymyositis

- ► **Klinik:**
  - Chronisch progrediente oder schubförmige symmetrische, meist proximal betonte atrophische Paresen bei erhaltener Sensibilität.
  - Myalgien: Nicht obligat (aber häufig angegeben).
  - Arthralgien bei 25 – 50% der Patienten mit Polymyositis.
  - Sehr langsame, atypische Verläufe sind möglich, z.B. axiale Formen mit Skoliose und Atemlähmung (diagnostisch evtl. Interkostalmuskelbiopsie!).
- ► **Diagnostik:**
  - *Neurologische Untersuchung:* Siehe Klinik, die MER sind meist auslösbar.
  - *Labor:* Erhöhung der Muskelenzyme (CK, LDH, GOT, GPT, Aldolase) und des Myoglobins i.S. Die BSG ist nur bei ca. 50% der Patienten beschleunigt.
  - *EMG:* Typische myopathische Veränderungen (S. 50), daneben häufig Zeichen der Denervierung wie Fibrillationen, positive scharfe Wellen und komplexe repetitive Entladungen als pathologische Spontanaktivität. Das gemischte myopathisch und neurogene Muster ist Ausdruck des Untergangs von Muskelgewebe und nachfolgender Regeneration und kann die Abgrenzung gegenüber neurogenen Prozessen schwierig machen.
  - *MRT* (evtl. zur Planung des Biopsieortes, nur sehr selten zur Diagnosesicherung indiziert): Ödem als hyperintenses Signal in T2w.
  - *Muskelbiopsie* (zur sicheren Diagnosestellung!): Bei fokaler Betonung der Läsionen kann ein geeignetes Biopsiegebiet mittels MRT oder Sonographie gesucht werden. Die Polymyositis ist pathogenetisch zellulär-immunologisch bedingt. Die *diffusen* endomysialen Infiltrate bestehen daher vorwiegend aus CD_8-positiven T-Zellen.

► **Therapie:**
- *Kortikoide* (Mittel der 1. Wahl): Prednison 100 mg/d p. o. Meistens gehen die CK-Veränderungen der klinischen Besserung voraus → Therapiekontrolle/Dosisanpassung abhängig von Abnahme der Serum-CK und der objektiven Zunahme der Muskelkraft. Zunächst 3 – 4 Wochen, dann langsam reduzieren.
- *Möglichst früh Kombination mit Azathioprin* (S. 138) → langsam Kortikoide ↓.
- *Dauer:* Nach Erreichen eines klinisch stabilen Zustandes wegen der Rezidivgefahr mindestens für ein Jahr fortsetzen.
- *Bei therapierefraktärer Polymyositis* ggf. Einsatz von IVIG (S. 141).

Dermatomyositis

► **Allgemeines:**
- Bei der Dermatomyositis liegt neben der Muskelentzündung zusätzlich eine Beteiligung der Haut bzw. der Hautanhangsgebilde vor.
- Besonders bei älteren Patienten mit Dermatomyositis an ein paraneoplastisches Syndrom denken (das Auftreten von Malignomen im Zusammenhang mit einer Dermatomyositis ist um bis zu 30% erhöht, v. a. Mamma > Magen > Ovar)! Die Muskelsymptome treten häufig vor der Tumormanifestation auf.
- Adulte Form w > m; Altersgipfel 40.– 60. Lj.

► **Klinik:**
- Wie bei Polymyositis subakut bis chronisch progrediente symmetrische, meist proximal betonte Paresen. Keine Sensibilitätsstörungen.
- Muskelschmerzen sind häufiger als bei der Polymyositis.
- Zusätzlich können charakteristische Hautefffloreszenzen auftreten:
  - Im Akutstadium: Schmetterlingsförmiges Erythem im Bereich der Wangen, des Nasenrückens, der Augenlider und der vorderen Halsdreieckes; erythematöse und squamöse Papeln über den Fingergelenken (Gottron-Zeichen), schmerzhafte Erytheme und Teleangiektasien im Bereich der Nagelbetten (Keinig-Zeichen).
  - Bei fortgeschrittener Erkrankung häufig subkutane Kalzifikationen und Hyper- oder Depigmentierungen der Haut.
- *Mitbeteiligung anderer Organe:* Kardial (Rhythmusstörung, Perikarditis, dilatative Kardiomyopathie oder Herzinsuffizienz), pulmonal (ca 10%, interstitielle Veränderungen), Overlap-Syndrome (S. 693).

► **Diagnostik:**
- *Neurologische Untersuchung:* Siehe Klinik, die MER sind meist erhalten.
- *Labor:* Meist Erhöhung der Muskelenzyme (CK, LDH, GOT, GPT, Aldolase) und des Myoglobins i.S. Die BSG ist nur in ca. 50% beschleunigt.
- *Nachweis von Auto-Antikörpern:*
  - Bei 20% der erwachsenen Patienten Anti-Mi-2-AK.
  - Interstitielle Lungenbeteiligung: Häufig Anti-Jo1-AK.
  - Overlap-Syndrome: Anti-PM-Scl-AK, Anti-Ku-AK.
- *EMG:* Myopathisch-neurogenes Mischbild (s. Polymyositis).
- *Muskelbiopsie* (zur sicheren Diagnosestellung!): Die Dermatomyositis ist eine v. a. humoral vermittelte Muskelentzündung → *perivaskuläre und perifaszikuläre* Infiltrate v. a. aus CD_4-positiven T-Zellen und B-Lymphozyten.

► **Therapie:** Wie bei der Polymyositis kommen vorwiegend Kortikoide und Azathioprin zum Einsatz. Therapiekontrolle anhand der BSG bzw. CK, der Muskelschmerzen und der übrigen klinischen Symptomatik. Ggf. im Intervall erneute Tumorsuche.

Einschlusskörpermyositis (IBM)

► **Allgemeines:** Die Einschlusskörpermyositis (inclusion-body myositis, IBM) tritt meist nach dem 50. Lebensjahr auf (m > f). *Cave:* Nicht mit den seltenen hereditären Einschlusskörpermyopathien (ohne Entzündung) verwechseln!

► **Klinik, klinische Befunde:**
- Typisch sind langsam progrediente, (initial oft) *asymmetrische*, beinbetonte, atrophische Paresen. Myalgien sind viel seltener als bei Poly- und Dermatomyositis und stehen fast nie im Vordergrund.
- Im Vergleich zu Poly-/Dermatomyositis bei IBM häufig Reflexverlust.
- Relativ häufig sind auch distale Muskeln betroffen, die Fingerflexoren können bevorzugt befallen sein.
- Paresen der mimischen und der Schlundmuskulatur können vorhanden sein, kardiovaskuläre Symptome kommen häufiger vor.

► **Diagnostik:**
- *Labor:* Die CK ist normal oder allenfalls leicht erhöht.
- *EMG:* Meist myopathische Veränderungen, aber auch neurogen-myopathische Mischbilder und in seltenen Fällen rein neurogene Veränderungen.
- *Neurographie:* Motorische/sensible NLG können diskret verlangsamt sein.
- *Muskelbiopsie* (diagnostisch richtungsweisend): Pathognomonisch sind in der HE-Färbung sichtbare Vakuolen mit eosinophilen Einschlüssen (sog. rimmed vacuoles). Elektronenmikroskopisch finden sich in den Einschlüssen und den Zellkernen filamentäre Strukturen.

► **Therapie:** Therapie der Wahl (off-label-use) sind i. v.-verabreichte Immunglobuline (S. 141). Wenn keine Besserung, so kann oft zumindest ein weiteres Fortschreiten der Paresen verhindert werden. Für andere Immuntherapien konnte bislang keine Wirksamkeit beobachtet werden

◻ *Hinweis:* Aufgrund des klinischen Bildes und des EMG-Befundes kann die Einschlusskörpermyositis als amyotrophe Lateralsklerose verkannt werden.

Okuläre Myositis

► **Allgemeines:** Die okuläre Myositis ist eine seltene fokale Myositis und kann isoliert oder im Rahmen eines systemischen Lupus erythematodes, eines Morbus Crohn oder bei HIV-Infektion auftreten.

► **Klinik:**
- Charakteristisch sind Augenmuskelparesen, periorbitale Schmerzen, Kopfschmerzen und Doppelbilder.
- Fakultativ konjunktivale Injektion, Tränenträufeln, Lidödem und Ptose, Visusverlust bei begleitender Optikusneuritis, lokale Raumforderung in der Orbita (dann meist mit Exophthalmus).

► **Diagnostik:** MRT, evtl. CT der Orbita zum Nachweis der Verdickung intraorbitaler, extraokulärer Muskeln und Sehnen.

► **Differenzialdiagnose:** Hyperthyreote Ophthalmopathie, Tumorinfiltration der äußeren Augenmuskeln, Sinus-cavernosus-Fistel, AV-Angiome (S. 329), mitochondriale Myopathien (S. 700), okulopharyngeale Muskeldystrophie (S. 687), Myasthenia gravis (S. 670), Okulomotoriusparese (S. 599), Horner-Syndrom (S. 227), endokrine Orbitopathie, Sehnenfibrose des M. obliquus sup. (Brown-Syndrom, S. 601).

► **Therapie:** Kortikoide (60–120 mg/d), über Wochen bis Monate ausschleichen. Bei refraktären Formen Methotrexat (S. 137) in niedriger Dosierung oder Ciclosporin (S. 139) oder IVIG (S. 141).

Interstitielle Myositis (Vaskulitis des Muskels)

► **Isolierte Vaskulitis des Muskels:**
- *Definition:* Manifestation von Vaskulitiden isoliert an der Skelettmuskulatur.
- *Klinik:* Typischerweise Myalgien und Paresen.
- *Diagnostik:* Entscheidend ist die Muskelbiopsie, Ausschluss systemischer Vaskulitiden (Panarteriitis nodosa, Arteriitis temporalis, Wegener-Granulomatose, Polymyalgia rheumatica). BSG-Beschleunigung kann fehlen.
- *Therapie:* Zunächst Kortikoide.

▶ **Overlap-Syndrome:**
- *Definition:* Myositis im Rahmen von Kollagenosen (Periarteriitis nodosa, Lupus erythematodes, progr. syst. Sklerose, Sharp-Syndrom).
- *Klinik:* Meist Muskelschmerzen; abhängig von der jeweiligen Kollagenose evtl. Arthralgien, Allgemeinsymptome, Lymphadenopathie.
- *Diagnostik:* Charakteristische klinische Syndrome, typische Antikörperprofile.
- *Therapie:* Kortikoide.

▶ **Hypereosinophiles Syndrom:**
- *Klinik:*
  - Myalgien und proximale Paresen, Fieber und Gewichtsverlust. Subunguale Petechien, Raynaud-Phänomen, Erythem und subkutane Ödeme kommen vor.
  - Eine prognostisch ungünstige Multiorganbeteiligung führt zu Pleuritis, pulmonalen Infiltraten, kardialen Störungen und zu einer subakuten Polyneuropathie.
- *Diagnostik:*
  - Labor: Charakteristisch sind Bluteosinophilie, Anämie, Hypergammaglobulinämie.
  - Muskelbiopsie: Perivaskulär und interstitiell lokalisierte eosinophile Infiltrate mit Muskelfasernekrosen nachweisbar.
- *Therapie:* Kortikoide (S. 136) oder Cyclophosphamid (S. 140).

▶ **Eosinophile Fasziitis** (Shulman-Syndrom):
- *Klinik:* Leitsymptom ist eine hart indurierte Haut. Begleitend kann eine proximale oder distale Muskelschwäche auftreten. Im Verlauf der Erkrankung können Beugekontrakturen an den Gelenken vorkommen.
- *Diagnostik:*
  - Labor: CK ↑, BSG ↑ bei ca. 50 % der Patienten, vorübergehende Bluteosinophilie und Hypergammaglobulinämie.
  - EMG: Myopathisch verändert (S. 50).
  - Biopsie (Haut, Faszie und Muskel): Bindegewebsvermehrung in der verdickten Faszie. Sowohl Haut, Subkutis und auch der Muskel können von Plasmazellen, Lymphozyten und Eosinophilen infiltriert sein.

▶ **Myositis bei Sarkoidose** (S. 437):
- *Klinik:* Akut sind proximale Muskelschwäche, Myalgien und Krampi typisch, bei chronischem Verlauf imponieren progrediente, proximal betonte Paresen mit Atrophien.
- *Diagnostik:*
  - Labor: Angiotensin converting enzyme (ACE) i.S. meist erhöht.
  - Muskelbiopsie: Nachweis granulomatöser Veränderungen.
- *Therapie:* Akut Kortikoide, chronisch abhängig vom Verlauf.

Erregerbedingte Myositis

▶ **Bakterien:**
- Abszess oder Phlegmone, Tuberkulome (Tbc).
- Erreger-induzierte Vaskulitiden (z. B. bei Borreliose).

▶ **Viren** (Myositis):
- *Akut:* Coxsackie-Virus, Influenza-A- und -B-Virus, Adenoviren, Herpes-simplex-Virus, Eppstein-Barr-Virus, Parainfluenza-Viren.
- *Chronisch:* ECHO-Viren, HIV, Pararasitosen (z. B. Zystizerkose [Weichteilverkalkungen im Nativ-Röntgen], Trichinose [Eosinophilie im BB], Toxoplasmose [S. 432])?

▶ **Diagnostik:** v. a. serologischer Antikörpernachweis (bzw. dessen Verlauf!).

34.4 *Metabolische Myopathien*

Allgemeine Grundlagen

▶ **Physiologie:** Der Skelettmuskel deckt seinen Energiebedarf aus dem Abbau von Glykogen, Glukose und Fettsäuren. Metabolische Myopathien resultieren aus unterschiedlichen Störungen der Stoffwechselwege des Energiestoffwechsels.

▶ **Klinisches Spektrum:** Von transienter Belastungsintoleranz (vorzeitige Ermüdbarkeit), Attacken von Rhabdomyolyse bis zu permanenten oder progredienten Paresen, Myalgien.

▶ **Sicherung der Diagnose:** Histologische und histochemische Untersuchung der Muskelbiopsie, biochemischer Nachweis des Enzymdefektes, in vielen Fällen Nachweis der verursachenden Mutation.

▶ **Einteilung** aufgrund des zugrunde liegenden Stoffwechseldefektes:
- Defekte des Glukose- und Glykogenstoffwechsels (→ Glykogenosen).
- Defekte des Fettsäurestoffwechsels (→ Carnitin-Mangel, Carnitin-Palmityl-Transferase-Mangel).
- Defekte der oxidativen Phosphorylierung (→ mitochondriale Myopathien).
- Andere Defekte (Myoadenylatdeaminase-Mangel, Maligne Hyperthermie)

Glykogenosen

▶ **Grundlagen:**
- Glykogenspeicherkrankheiten beruhen auf einer Störung des Glykogen- oder Glukosemetabolismus und können mit einer Glykogenspeicherung in verschiedenen Geweben einhergehen.
- Verschiedene Typen der Glykogenosen beruhen auf unterschiedlichen Enzymdefekten und unterscheiden sich durch unterschiedliche Organbeteiligung. Die Skelettmuskulatur ist v.a. bei Typ II, V, VII betroffen.

▶ **Allgemeine Therapie**: Da Symptome meist durch Belastung und Nahrungszufuhr oder -karenz provoziert werden, bringen diätetische Maßnahmen häufig Linderungen; proteinreiche Diät empfehlen.

▶ **Typ II** (Saure-Maltase- oder 1,4-Glukosidase-Mangel; Chr. 17q23):
- *Infantiler Typ (Typ Pompe):* Manifestation in den ersten Lebensmonaten mit rasch progredienter Muskelschwäche. Tod innerhalb der ersten zwei Lebensjahre aufgrund kardialer oder respiratorischer Insuffizienz.
- *Infantil-juveniler Typ:* Relativ langsam progredient, Manifestation in der Kindheit bzw. Pubertät mit proximal betonter Myopathie, selten Beteiligung der Atemmuskulatur. Meist Tod vor dem 20. Lebensjahr.
- *Adulter Typ:* Manifestation nach dem 20. Lebensjahr mit langsam progredienter Myopathie mit proximalem Schwerpunkt. Keine kardiale Beteiligung, bei 30% aber Ateminsuffizienz durch Diaphragmabeteiligung.
- *Diagnosestellung:*
  - Labor: Serumenzyme/CK ↑ (v.a. bei Typ Pompe).
  - Muskelbiopsie: Typischer histologischer Befund mit vakuolärer Degeneration, biochemische Bestimmung der Enzymaktivität.
  - EMG: Typische Befunde: myopathische Veränderungen, myotone Salven, Fibrillationspotentiale, positive Wellen.

▶ **Typ III** (Amylo-1,6-Glukosidase-Mangel, Cori-Forbes-Erkrankung; Chr. 1 p21):
- *Ätiologie:* Autosomal rezessiv vererbter Enzymdefekt mit Störung des Glykogenabbaus.
- *Klinik:* In der Pubertät Leberfunktionsstörung mit meist spontaner Rückbildung, die Myopathie manifestiert sich häufig erst im Erwachsenenalter durch distale Atrophien und Muskelschwäche.

- *Diagnostik:*
  - Labor: CK ↑; nach Glukagon-/Adrenalininjektion kein BZ-Anstieg.
  - Ischämietest: Typischerweise fehlender Laktatanstieg.
  - EMG, NLG: Myopathisches Bild, Fibrillationen, positive Wellen und pseudomyotone Entladungen. NLG oft verzögert.
  - Muskelbiopsie: Nachweis der Glykogenspeicherung und des Enzymdefektes.
- *Spezielle Therapie:* Durch häufige Mahlzeiten Hypoglykämien verhindern.

► **Typ IV** (Amylo-1,4–1,6-Transglukosidase-Mangel, Andersen-Erkr.; Chr. 3):
- *Ätiologie:* Aufbau der Verzweigungen des Glykogenmoleküls sind gestört.
- *Klinik:* Beginn kongenital oder im frühen Kindesalter mit Leberdysfunktion, Hepatosplenomegalie und Zirrhose. Muskuläre Schwäche, Hypotonie, Muskelatrophie und Hyporeflexie treten oft hinzu. Meist sterben die Kinder am Leberversagen oder gastrointestinalen Blutungen vor Erreichen des 4. Lj.
- *Diagnosestellung:* Nachweis PAS-positiver Polyglukosankörper und der defizienten Enzymaktivität in Muskelbiopsie.

► **Typ V** (Muskel-Phosphorylase-Mangel, McArdle-Erkrankung, Chr. 11q13):
- *Klinik:*
  - Charakteristisch sind transiente, durch Belastung induzierte Muskelschmerzen, Krampi, Schwäche, Muskelsteife und Kontrakturen, die sich meist erstmals in Kindheit oder Adoleszenz manifestieren. Selten nach starker Belastung Bewusstseinsstörungen oder Grand-mal-Anfälle, „Second-wind„-Phänomen (Besserung der Beschwerden unter Fortsetzen leichter Muskelarbeit nach Auftreten erster Symptome).
  - Vereinzelt Erstmanifestation im Erwachsenenalter mit persistenten Paresen und leichten, proximal betonten Muskelatrophien
- *Diagnostik:*
  - Labor: CK in Ruhe bei > 90% der Patienten erhöht.
  - EMG: In Ruhe bei 50% normal, sonst pathologische Spontanaktivität, myotone Entladungen.
  - Ischämietest: Geringer oder fehlender Laktatanstieg bei deutlichem Ammoniakanstieg.
  - Muskelbiopsie: Entscheidend ist der histochemische Befund einer verminderten Phosphorylase-Reaktion, bei 90% der Patienten ist ein Mutationsnachweis möglich.
- *Spezielle Therapie:* Die Zufuhr von Glukose und Fruktose kann ggf. die Beschwerden lindern; die parenterale Applikation langkettiger bzw. orale Gabe mittelkettiger Fettsäuren ist nützlich, als Langzeittherapie allerdings nicht anwendbar.

► **Typ VII** (Phosphofruktokinase-Mangel, Tarui-Erkrankung, Chr. 1q32):
- *Klinik:* Beschwerden wie bei McArdle-Erkrankung (s.o.). Im Unterschied dazu meistens kompensierte Hämolyse.
- *Diagnostik:*
  - Labor: CK ↑, ggf. Harnsäure ↑ und Bilirubin.
  - EMG: Kann normal sein.
  - Ischämietest: Kein Laktatanstieg.
  - Muskelbiopsie: Enzymhistochemisch nund biochemisch Nachweis des Phosphofruktokinase-Mangels.
- *Spezielle Therapie:* Wie McArdle-Erkrankung (Fettsäureapplikation; s.o.). *Cave:* Die Zufuhr von Glukose und Fruktose kann hier die Symptome verstärken!

Defekte des Fettsäurestoffwechsels

► **Physiologie:** Langkettige Fettsäuren werden zur Energiegewinnung in den Mitochondrien oxidiert. Dazu werden Fettsäure-CoA-Ester durch die Carnitin-Palmityl-Transferase-I (CPT-I) zu Acyl-Carnitin verestert, das im Austausch gegen freies Carnitin mit Hilfe einer Translokase durch die innere Mitochondrienmembran transportiert wird. An der Innenseite der Membran erfolgt dann durch CPT-II die Rückveresterung zu Acyl-CoA, das in der β-Oxidation unter Energiegewinnung abgebaut wird.

▶ **Carnitin-Mangel-Syndrome:**
- *Formen:*
  - Primärer muskulärer Carnitin-Mangel, primärer systemischer Carnitin-Mangel.
  - Sekundäre Carnitin-Mangel-Syndrome (mögliche Ursachen): Andere Stoffwechseldefekte (mitochondriale Myopathien, Acyl-CoA-Dehydrogenase-Defekte, Störungen des verzweigtkettigen Aminosäurestoffwechsels), exogene Faktoren (Valproattherapie, Hämodialyse, parenterale Ernährung), andere Organerkrankungen (Niereninsuffizienz und Dialyse, Leberzirrhose mit Kachexie, chronische Myopathien, Hypophyseninsuffizienz, Nebenniereninsuffizienz).
- *Klinik:* Langsam progrediente proximale Paresen, bei systemischem Carnitin-Mangel meist zunächst Symptome einer akuten, einem Reye-Syndrom ähnlichen hepatozerebralen Enzephalopathie.
- *Diagnostik:*
  - Sicherung der Diagnose: Neben der Muskel-Basisdiagnostik kann histologisch eine Speicherung von Neutralfett in der Biopsie nachgewiesen werden. Biochemisch Nachweis des Carnitin- oder Acyl-CoA-Dehydrogenase-Mangels im Muskel und Serum, ggf. Nachweis des genetischen Defekts.
  - Muskelbiopsie: Leitsymptom ist eine exzessive Lipidspeicherung in den Muskelfasern.
- *Therapie:* Kohlenhydratreiche, fettarme Diät mit überwiegend mittelkettigen Fettsäuren. Orale Substitution von 100 mg/kg KG/d L-Carnitin in drei Einzeldosen (je 2–4 g). Ggf. auch Steroide (40–80 mg Prednison).

▶ **Carnitin-Palmityl-Transferase-Mangel:**
- *Klinik:* Rezidivierende Attacken (Stunden bis Tage) von Muskelschmerzen, Schwäche, Krampi und Myoglobinurie, in schweren Fällen bis zu Nierenversagen und Tod. Diese Episoden werden typischerweise durch langanhaltende körperliche Belastung, Fasten, fettreiche Nahrung, Kälteexposition oder banale Infekte ausgelöst. Zwischen den Attacken sind die Patienten in der Regel völlig symptomfrei und leistungsfähig. Manifestation in Kindheit, Adoleszenz oder jungem Erwachsenenalter.
- *Diagnostik:* Biochemische CPT-Bestimmung in der Muskelbiopsie. Histologisch geringgradige Lipidspeicherung bei ca. 10 %.
- *Therapie:* Kohlenhydratreiche Diät; bei langanhaltender Belastung mehrere kleine Kohlenhydrat-Zwischenmahlzeiten. Fasten vermeiden.

Myoadenylatdeaminase-Mangel

▶ **Ursache:** Störung des Purinstoffwechsels (Genlokus auf Chr. 1).
▶ **Klinik:** Myalgien, Krampi und Muskelschwäche. Diese Symptome werden durch Muskelarbeit verstärkt oder primär erst ausgelöst.
▶ **Diagnostik:** Im Ischämietest fehlender Ammoniakanstieg bei erhaltenem Anstieg von Laktat.

Maligne Hyperthermie

▶ **Definition:** Die autosomal dominante maligne Hyperthermie (MH) ist eine seltene Narkosekomplikation, die auch erst bis mehrere Stunden *nach* einer Narkose auftreten kann.
▶ **Auslösefaktoren** (Triggerfaktoren):
- *Inhalationsanästhetika:* Chloroform, Halothan, Ketamin, Desfluran, Enfluran, Isofluran, Sevofluran, Methoxyfluran, Cyclopropan, Diethylether.
- *Depolarisierende Relaxanzien:* Succinylcholin.

■ *Hinweis:* Eine vorangegangene komplikationslose Narkose schließt das Auftreten einer MH bei späteren Narkosen nicht aus!

▶ **Pathogenese:** Vermehrte Ausschüttung von Kalzium aus dem sarkoplasmatischen Retikulum. Dadurch Kontraktur und Hypermetabolimus der Muskulatur mit verstärkter Wärmeproduktion. Ursache der abnormen Kalziumfreisetzung sind teilweise Mutationen in Kalziumkanal-Genen (Chromosom 19q12 – 13.2 sowie Chr. 17, 1, 3, 5, 7).

▶ **Klinik:**

- Tachypnoe, Tachykardie, Dysrhythmie, rascher Anstieg der Körpertemperatur, Hyperhidrose und Muskelsteifigkeit.
- Zyanose, endtidaler CO_2-Anstieg.
- Die Symptomatik kann sowohl auf einzelne Muskelgruppen (z. B. Masseterspasmus) beschränkt sein oder in eine fulminante Krise münden, die unbehandelt meist zum Tod führt.
- Komplikationen: Azidose, Hypoxie, Rhabdomyolyse (Hyperkaliämie, Myoglobinämie, Myoglobinurie, akutes Nierenversagen), Verbrauchskoagulopathie, Multiorganversagen, Lungenödem.

▶ **Diagnostik:**

- *Anamnese:* Narkosezwischenfälle, bekannte CK-Erhöhungen, neuromuskuläre Erkrankungen? Familienanamnese von Narkosekomplikationen erfragen!
- *Labor:* ↑, Ca^{2+} ↑, CK, Myoglobinurie, Myoglobinämie, Fibrinogen ↓, Thrombozyten ↓.

  - *Feststellung der MH-Neigung:* Halothan-Koffein-Kontrakturtest an frischem Muskelgewebe (nächstliegendes Muskel- oder Anästhesiologielabor, das diese Untersuchung anbietet, rechtzeitig erfragen). Diese Untersuchung sollte sich nur auf Risikopersonen beschränken (Blutsverwandte eines Anlageträgers, Personen mit einem MH-verdächtigen Narkosezwischenfall, Patienten mit einigen hereditären Muskelerkrankungen (central-core-disease, King-Syndrom) sowie Patienten mit persistierender, familiärer CK-Erhöhung).
  - Ein molekulargenetischer Nachweis ist noch nicht diagnostisch einsetzbar.

▶ **Differenzialdiagnose:**

- Andere Muskelerkrankungen (MH-ähnliche Narkosekomplikationen): Myotone Dystrophie, Ionenkanal-Myotonien, progressive Muskeldystrophien Duchenne und Becker, metabolische Myopathien). Hier keine MH-spezifische Kalziumdysregulation!
- Septischer Schock, thyreotoxische Krise, Porphyrie, Phäochromozytom.
- Malignes neuroleptisches Syndrom (S. 730).

▶ **Therapie:**

- Sofort Zufuhr der Triggersubstanzen beenden.
- Hyperventilation mit 100 % Sauerstoff.
- Dantrolen 2,5 mg/kg KG i.v. als Schnellinfusion über 15 min, danach entweder 1 mg/kgKG i.v. alle 6 h oder über 24 – 48 h 10 mg/kg KG über Perfusor i.v.
- Azidosetherapie (Natriumbikarbonat).
- Umgehende Kühlung der Körperoberfläche (z. B. kühle Lösungen, Eisbeutel).

▶ **Prophylaxe:**

- Risikopatienten präoperativ auf einer nicht eingeschalteten Kühlmatte lagern.
- Dantrolen-Prophylaxe (z. B. 1 mg/kg KG/d i.v. in geteilten Dosen für 3 Tage präoperativ). *Cave* Dantrolen kann aufgrund relaxierender Eigenschaften bei Patienten mit einer neuromuskulären Erkrankung zur Verstärkung einer vorbestehenden Ateminsuffizienz führen.

Endokrine Myopathien

▶ **Myopathien bei Hyperthyreose:**
- *Klinik:*
  - Proximal betonte Paresen (ca. 60 %; korreliert v. a. mit der Dauer der Erkrankung und weniger mit dem Schweregrad der Überfunktion), Atrophie, Muskelkrämpfe, spontane Myalgien und Faszikulationen.
  - Myasthenie (oft okulär oder bulbär betont) bei/kurz nach klinischer Manifestation der Hyperthyreose bei 1 % der Patienten.
- *Diagnostik:* In bis zu 90 % myopathische EMG-Veränderungen, CK normal, Schilddrüsenhormone (fT$_3$, fT$_4$) in variablem Ausmaß erhöht.
- *Therapie, Verlauf:* Cholinesterasehemmer zur Besserung der myasthenen Symptome (aber nicht immer Rückbildung!). Symptomatisch Propranolol zur Besserung der Paresen, thyreostatische Therapie, ggf. Radiojodtherapie bzw. Operation.

▶ **Myopathien bei Hypothyreose:**
- *Häufigkeit:* Bei etwa 30 – 40 % der Patienten mit Hypothyreose. In der Regel Korrelation mit Grad und Dauer der Hypothyreose.
- *Klinik:* Leichtgradige Paresen vorwiegend im Becken- und Oberschenkelbereich, seltener am Schultergürtel, distal oder an Zwerchfell und Herz. Oft anamnestisch muskuläres Steifigkeitsgefühl, Myalgien und Muskelkrampi. Auch pseudomyotone Zeichen, Myasthenie oder externe okuläre Myopathie kommen vor.
- *Diagnostik:* CK ist frühzeitig erhöht, Schiddrüsenhormone vermindert, im EMG myopathisches Muster, motorische und sensible NLG sind häufig verzögert.
- *Therapie:* Substitution, bei myasthenen Symptomen Therapieversuch mit Cholinesterase-Hemmern (S. 670).
- *Verlauf:* Nach endokrinologischer Behandlung sind die Muskelsymptome langsam regredient. Bei Euthyreose sind keine Rezidive zu erwarten.

▶ **Myopathie bei Hyperparathyreoidismus:**
- *Klinik:* Proximale Paresen (Becken > Schultergürtel).
- *Diagnostik:* Labor (Ca^{2+}, AP ↑, Phosphat ↓), EMG/NLG (neurogene Komponente!).
- *Therapie:* Primärer H. Operation; sekundärer H. Vit.-D- und Ca^{2+}-Substitution unter nephrologischer Kontrolle.

▶ **Myopathie bei Hypoparathyreoidismus:** Selten, evtl. leichte Muskelschädigung durch Tetanie. *Therapie* mit Ca^{2+} und Vitamin D.

▶ **Steroid-Myopathie:**
- *Ursachen:*
  - Cushing-Syndrom (zentrale/paraneoplastische ACTH-Ausschüttung ↑, adrenale Kortisol-Sekretion ↑): Bei 50 – 80 % muskuläre Symptome.
  - Glukokortikoid-Langzeittherapie (v. a. bei Prednisondosis > 30 mg/d oder fluorierten Steroiden): Bei etwa 20 % Steroidmyopathie.
- *Klinik:* Proximale Paresen, Atrophien (v. a. Beckengürtel).
- *Diagnostik:* Anamnese, CK normal, EMG myopathisch, ggf. internistische Abklärung.
- *Therapie:* Ggf. Absetzen, Dosisreduktion des Steroids oder Umstellung auf nichtfluoriertes Kortikoid.

▶ **Andere endokrine Myopathien:**
- Myopathie bei Akromegalie.
- Myopathie bei Morbus Addison.
- Myopathie bei primärem Hyperaldosteronismus (Conn-Syndrom).

34.5 Toxische Myopathien

Grundlagen

► Medikamente und Toxine können unterschiedliche Muskelschäden hervorrufen, die nach Absetzen der Substanzen meist reversibel sind. Vital bedrohlich kann aber eine akute Rhabdomyolyse mit Nierenversagen sein.
► Dabei kann dieselbe Substanz verschiedene Muskelschäden hervorrufen – Beispiel Äthanol: Chronische Myopathie, akute nekrotisierende Myopathie (alkoholische Rhabdomyolyse nach Alkoholexzess), akute hypokaliämische Myopathie (K$^+$ ↓ bei Alkoholismus → K$^+$ i. v.) *sowie Kardiomyopathie (vgl. S. 472).*
► Häufigste medikamentös induzierte Myopathie dürfte die Kortikoid-Myopathie sein (S. 698).

Typische Syndrome (mit Auswahl verursachender Substanzen)

► **Akute nekrotisierende Myopathie mit Rhabdomyolyse:**
  • *Klinik, Befunde:* Muskelschwellung, Myalgie, schlaffe Tetraparese, Myoglobinurie mit Nierenversagen, CK massiv erhöht.
  • *Ursachen:* Äthanol, Statine, Fibrate, Diazepam, Amphetamine, Barbiturate, Heroin, Vasopressin, Fenfluramin, Amphotericin B, Kokain, Vit.-E-Überdosierung, Isoniacid, Methadon.
► **Subakute schmerzhafte proximale Myopathie:**
  • *Klinik, Befunde:* Myalgie, Paresen, Myokymien und Crampi, CK leicht ↑ .
  • *Ursachen:* Cimetidin, Amiodaron, Ciclosporin, Statine, Fibrate, Gemfibrozil, D-Penicillamin, Salbutamol, Vincristin, Zidovudin (DD HIV-Myopathie), Nikotinsäure, Gold, Nifedipin, Lithium, Suxamethonium.
► **Subakute schmerzlose proximale Myopathie:**
  • *Klinik, Befunde:* Atrophische Paresen, häufig Begleitneuropathie, CK.
  • *Ursachen:* Chloroquin, Heroin, Amiodaron, Äthanol.
► **Entzündliche Myopathien:**
  • *Klinik, Befunde* (selten, Kausalzusammenhang zuweilen nicht sicher): Meist proximale schmerzhafte Paresen, CK, oft Hautveränderungen.
  • *Ursachen:* D-Penicillamin, L-Tryptophan, Phenytoin, Penicillin, L-Dopa, Procainamid, Cimetidin.
► **Myopathie mit strukturellen Besonderheiten:**
  • *Vakuoläre Myopathie* durch Vincristin, Colchicin.
  • *Myeloid-Körper-Myopathie* (meist nur langsam reversibel) durch zahlreiche amphiphile Medikamente wie Chloroquin, Imipramin und Clomipramin.
► **Myotones Syndrom:**
  • *Klinik, Befunde:* Myotonie, CK normal.
  • *Ursachen:* Propranolol, Suxamethonium, Pindolol, Fenoterol, Furosemid, Acetazolamid.
► **Muskelfibrose und Kontrakturen:**
  • *Klinik, Befunde:* Nach i.m.-Injektion Induration und Kontraktur der betroffenen Muskeln, CK leicht ↑ (abhängig von der Größe der Nekrose).
  • *Ursachen:* Heroin, Antibiotika, Pentazocin, Pethidin.

34.6 Andere Myopathien

Kongenitale Myopathien mit Strukturauffälligkeiten

▶ Kongenitale Myopathien sind durch charakteristische Veränderungen in der Muskelbiopsie gekennzeichnet. Einteilung Tab. 34.4.

▶ **Klinische Merkmale:**
- Erkrankungsbeginn in der frühen Kindheit, generalisierte Muskelhypotonie und Muskelschwäche. Bei einigen Formen ist auch ein Beginn im Erwachsenenalter möglich.
- Bei der autosomal dominant vererbten central-core-Myopathie besteht eine Assoziation zur Malignen Hyperthermie. Auch bisher klinisch unauffällige Verwandte dahingehend untersuchen und aufklären (vgl. S. 696).

▶ **Diagnostik:** CK (S. 681), EMG, NLG (meist normal), Biopsie.

▶ **Therapie:** Symptomatische Therapie (v.a. Physiotherapie).

▶ **Verlauf:** Sehr unterschiedlich (Stillstand, sehr langsame Progredienz, rasch progredienter Verlauf mit Ateminsuffizienz (Beteiligung der Atemmuskulatur).

Tabelle 34.4 · Einteilung der kongenitalen Myopathien mit Strukturauffälligkeiten

enzymhistochemische Auffälligkeiten ohne strukturelle Veränderungen	– kongenitale Fasertypendysproportion – kongenitale Fasertypenuniformität
pathologische Zellkernlokalisation	– myotubuläre/zentronukleäre Myopathie (X-chr. Myotubularin-Mangel)
Veränderungen der inneren Zellstrukturen	– central-core-Myopathie – Minicore-Myopathie (Multicore-Myopathie)
pathologische Einschlüsse in der Muskelzelle	– Nemaline-Myopathie – fingerprint-body-Myopathie – myofibrilläre Myopathie (Desmin u.a.) – andere

34.7 Mitochondriale Enzephalomyopathien

Grundlagen

▶ **Physiologie und Funktion der Mitochondrien:**
- *Vorkommen:* In allen Zellen außer Erythrozyten.
- *Funktionen:*
  - Energiegewinnung (ATP-Bildung) und Aufbau energiereicher Substanzen durch Verarbeitung von Glukose und Fettsäuren. Die notwendigen Untereinheiten der Atmungskette werden u.a. in der mitochondrialen DNA (mtDNA) kodiert, aber auch in der Zellkern-DNA.
  - Bei chronisch vermehrtem Energiebedarf kann die Mitochondrienleistung durch Wachstum und Teilung der Mitochondrien erhöht werden. Bei Defekten kann es so reaktiv zu einer massiven Vermehrung von Mitochondrien kommen, die sich in der Trichrom-gefärbten Muskelfaser als leuchtend rote Haufen zwischen den blaugrünen Myofibrillen liegen (*„ragged red fibres"*).
  - ☐ *Hinweis:* Diese Veränderungen sind typisch, aber nicht spezifisch und kommen auch nicht bei allen Mitochondriopathien vor!

- Mutationen der mitochondrialen DNA kommen neben der Wildtyp-DNA in *einer* Zelle vor (Heteroplasmie) – in verschiedenen Geweben in unterschiedlichem Mischungsverhältnis: Klinisch betroffene Organe weisen einen hohen Anteil an mutierter DNA auf, Träger der Mutation erkranken klinisch erst bei Überschreiten eines Schwellenwertes an mutierter DNA.
- Wird in defekten Mitochondrien Pyruvat nicht ausreichend oxidiert, entsteht vermehrt Laktat. Ein *erhöhter Laktatwert* im venösen Blut ist daher ein wichtiger Indikator für das Vorliegen eines mitochondrialen Defektes.

▶ **Vererbung:**
- Mitochondrien – und damit hereditäre Funktionsstörungen der Mitochondrien selbst – werden nur über die Mutter vererbt.
- Da aber auch Defekte in den nukleär kodierten Enzymen oder Regulationsvorgängen die mitochondriale Funktion beeinträchtigen, können mitochondriale Erkrankungen seltener auch autosomal vererbt werden.

▶ **Allgemeine Klinik:**
- Da Mitochondrien Bestandteil aller Zellen sind, sind Mitochondriopathien Multisystemerkrankungen, die klinisch aber meist vorwiegend Muskel, Nervensystem und Auge betreffen. Deshalb wurde die Bezeichnung „mitochondriale Enzephalomyopathie" geprägt. Die Begriffe „mitochondriale Myopathie" oder „mitochondriale Enzephalopathie" werden entsprechend der klinischen Ausprägung eingesetzt. Mitochondropathien sind durch Defekte der Atmungskette (Komplex I –IV) charakterisiert.
- Die klinischen Syndrome sind nicht als klar abgegrenzte Entitäten zu werten, Symptome verschiedener Syndrome kommen bei manchen Patienten vor *(Overlap-Syndrome).*
- Unklar ist, weshalb *a)* bei gleichen Defekten klinisch sehr verschiedene Krankheitsbilder resultieren können, *b)* unterschiedliche Mutationen klinisch gleiche Syndrome hervorrufen.
- Die Zuordnung zu den verschiedenen Syndromen wird klinisch und molekulargenetisch versucht.

▶ **Allgemeine Diagnostik:**
- *Labor (Serum):* Ruhelaktat i.S. bei 50% erhöht oder Laktat/Pyruvat-Quotient i.S.> 24, CK, LDH, Aldolase, Glukosetoleranztest (S. 34), Schilddrüsenwerte.
- *Liquor:* Laktat i.L. bei $^2/_3$ erhöht.
- *Fahrradbelastungs-Test (S. 36, 681): Bei 80% Laktatanstieg bereits unter leichter Belastung.*
- *Elektrophysiologie:* EMG (oft myopathisch), EEG.
- *Audiometrie.*
- *Kardiologische Untersuchung:* EKG, Röntgen-Thorax, Echokardiographie.
- *Ophthalmologische Untersuchung* mit Elektroretinographie und Fluoreszeinangiographie.
- *Zerebrale Bildgebung:* CCT/kranielles MRT.
- *Muskelbiopsie:* Histologie, Histochemie, Biochemie, Molekulargenetik.

▶ **Therapieansätze:**
- ▣ *Hinweis:* Eine kurative Therapie existiert nicht! Zahlreiche Substanzen wurden aus theoretischen Überlegungen heraus eingesetzt, kontrollierte Studien liegen aber nicht vor.
- *Coenzym Q:* Widersprüchliche Ergebnisberichte, ein Behandlungsversuch kann gerechtfertigt sein.
- *Carnitin:* Substitution möglich bei Nachweis eines sekundären Carnitin-Mangels.
- *Vitamin-C, Vitamin K:* Substitution bei nachgewiesener verminderter Aktivität im Komplex III der Atmungskette zur Umgehung der Blockierung des Elektronentransports.
- *Kreatin:* Die eventuelle Wirksamkeit bei mitochondrialen Enzephalomyopathien wird gegenwärtig in Studien untersucht.

► **Symptomatische Therapie:**
- Bei ausgeprägter Azidose kann Natriumbikarbonat eingesetzt werden.
- Bei kardialer Reizleitungsstörung rechtzeitige Implantation eines Schrittmachers.
- Eine Ptosis kann durch Lidraffung gebessert werden.
- Bei epileptischen Anfällen sollte aus theoretischen Überlegungen heraus auf Valproat (sequestriert Carnitin) und Barbiturate (hemmen die Atmungskette) verzichtet werden.
- Moderates körperliches Training kann Belastungsintoleranz vermindern.

► **Weitere Informationen in Internet-Datenbanken:**
- OMIM: *http://www3.ncbi.nlm.nih.gov/Omim/searchomim.html*
- MITONET: *http://www.kms.mhn.de/mitonet/*

Ophthalmoplegia plus und Kearns-Sayre-Syndrom (KSS)

► **Genetik:** Die Familienanamnese ist meist leer. Es finden sich jedoch häufig (KSS ca. 90%, CPEO ca. 50% der Patienten) Deletionen der mitochondrialen DNA im Muskel, die zur Diagnosestellung gezielt gesucht werden können.

► **Klinik:**
- *Leitsymptome:* Chronische progressive externe Ophthalmoplegie (CPEO) mit Ptosis und Bewegungseinschränkung der Augen in alle Richtungen. Trotz der Augenmuskelparesen berichten nur wenige Patienten über Doppelbilder.
- *Akzessorische Symptome* (in unterschiedlichem Ausmaß und wechselnder Kombination): Retinadegeneration, kardiale Reizleitungsstörungen, Hypakusis, Kardiomyopathie, Demenz, Ataxie, Tremor, Polyneuropathie, endokrine Störungen (Minderwuchs, Menstruationsunregelmäßigkeiten, Hodenhypoplasie, Diabetes mellitus, Hypoparathyreoidismus), belastungsinduzierte oder permanente Paresen.

► **Klinische Diagnosestellung:**
- Chronisch progrediente externe Ophthalmoplegie (CPEO) und akzessorische Symptome → *Ophthalmoplegia plus.*
- CPEO + Retinadegeneration + früher Erkrankungsbeginn (<20. Lj.) + kardiale Reizleitungsstörung, Ataxie, erhöhtes Liquoreiweiß → *Kearns-Sayre-Syndrom.*

► **Diagnostik:**
- Molekulargenetik s.o.
- Labor: S. 681.
- Muskelbiopsie: Meist ragged-red- und Cytochrom-c-Oxidase-negative Fasern
- Liquor: Deutliche Gesamteiweiß-Erhöhung.
- CCT/MRT: Unspezifische Veränderungen der weißen Substanz
- Augenkonsil: Pigmentdegeneration der Retina.

► **Verlauf:** Die Erkrankung beginnt in der Regel zwischen dem 10. und 40. Lebensjahr. In den meisten Fällen ist die Ptosis das Erstsymptom.

MELAS-Syndrom

► **Grundlagen:**
- MELAS = **M**itochondriale **M**yopathie, **E**nzephalopathie, **L**aktat-**A**zidose und **s**chlaganfallähnliche Episoden.
- Häufig familiär mit maternalem Erbgang, auch oligosymptomatische Familienmitglieder.

► **Klinik:**
- *Leitsymptome:* Belastungsintoleranz, Schlaganfall vor dem 40. Lebensjahr, epileptische Anfälle, Demenz. Klinische Besonderheit: Episodische Übelkeit mit Erbrechen und Kopfschmerzen.
- *Akzessorische Symptome:* Häufig kommt es daneben zu sensoneuraler Hörstörung, Paresen, Kleinwuchs, endokrinen Störungen.

▶ **Diagnostik:** s.o.; im Labor Laktatazidose, in der Muskelbiopsie „ragged-red-Fasern", im CCT/MRT Läsionen bilateral, oft parieto-okzipital betont, die ischämischen Läsionen ähneln, aber keinem Gefäßversorgungsgebiet entsprechen (typischerweise Aussparung von Frontallappen und Hirnstamm), molekulargenetisch bei 80% mitochondriale Punktmutation.

▶ **Verlauf:** Typisch ist ein früher Erkrankungsbeginn (Kindesalter oder junges Erwachsenenalter) nach einer normalen frühkindlichen Entwicklung.

MERRF-Syndrom (Myoklonus Epilepsie mit „ragged-red-Fasern")

▶ **Klinik:**
- *Leitsymptome:* Myoklonien, generalisierte Anfälle, zerebelläre Ataxie.
- *Akzessorische Symptome:* Evtl. Demenz, Optikusatrophie, periphere Neuropathie und Spastik, Hörstörung, Myopathie.

▶ **Diagnostik:** s.o.; in der Muskelbiopsie „ragged-red-Fasern", molekulargenetisch bei mehr als 80% der Patienten mitochondriale Mutation.

▶ **Verlauf:** Erstmanifestation (Kindheit bis Erwachsenenalter) und Progredienz sind äußerst variabel. Der maternale Erbgang unterscheidet das MERRF-Syndrom von anderen progressiven Myoklonus-Epilepsien (S. 254, 539).

Weitere mitochondriale Erkrankungen

▶ **Leber-hereditäre-Optikusneuropathie (LHON):**
- *Grundlagen:*
  - Häufigste Ursache für eine Erblindung sonst gesunder junger Männer (10 – 30 Lj.).
  - Meist familiär mit maternalem Erbgang, Frauen jedoch häufig asymptomatisch (nur 15% der Erkrankten sind Frauen). Bei 95% liegt eine von 3 mitochondrialen Punktmutationen vor. Zusätzliche x-chromosomale und immunologische Faktoren werden vermutet.
- *Klinik:*
  - Visusverlust mit zentralem Skotom innerhalb von wenigen Wochen fortschreitend, oft bis zur Erblindung. In der Regel beidseits, häufig schmerzfrei. Selten Visusbesserung im Verlauf möglich.
  - Extrapyramidale Symptome (Tremor und Dystonie) kommen vor, ebenso Multiple-Sklerose-artige Symptome.
- *Diagnostik:* Molekulargenetik s.o.; im Liquor oligoklonale Banden, im MRT Entmarkungsherde. Augenkonsil (Optikusatrophie, Papillenschwellung?).

▶ **NARP** (*N*europathie, *A*taxie, *R*etinitis *p*igmentosa):
- *Grundlagen:* Trägt die mitochondriale DNA zu >90% die NARP-Mutation resultiert klinisch ein maternal vererbtes Leigh-Syndrom, bei geringerem Anteil tritt ein NARP-Syndrom auf.
- *Klinik* (Manifestation im Erwachsenenalter): Sensible Polyneuropathie, Ataxie, Retinitis pigmentosa + Entwicklungsstörungen, epileptische Anfälle, proximal betonte neurogene Muskelschwäche und Demenz.

▶ **Morbus Leigh** (subakute nekrotisierende Enzephalomyelopathie):
- *Grundlagen:* Der Erbgang ist meist autosomal-rezessiv, in ca 20% NARP-Mutation mit maternalem Erbgang.
- *Klinik:* Individuell unterschiedlich stark ausgeprägt: Muskelhypotonie (fehlende Muskeleigenreflexe), psychomotorische Retardierung, externe Ophthalmoplegie mit Ptosis, Nystagmus, Dystonie, epileptische Anfälle, pyramidale (positive Pyramidenbahnzeichen), extrapyramidale und zerebelläre Symptome.
- *Verlauf, Prognose:* Manifestation vorwiegend im 1. und 2. Lj., selten auch juvenile und adulte Fälle. Die Betroffenen versterben häufig innerhalb von wenigen Jahren.

- *Diagnostik:* s.o.; in CCT und MRT erkennt man typische symmetrische Läsionen als Zeichen der spongiösen Entmarkung in Basalganglien, periventrikulärem Marklager, Balken und Hirnstamm (Hypodensitäten bzw. Signalanhebungen im T2w-Bild).
► **Auch bei neurodegenerativen Erkrankungen** wie der *Friedreich-Ataxie* (S. 478) und einem Teil der *Parkinson-Erkrankungen* könnten mitochondriale Störungen eine Rolle spielen: Das bei der Friedreich-Ataxie verminderte Frataxin ist ein mitochondriales Protein; bei Parkinson-Patienten wurden in der Substantia nigra eine verminderte Aktivität von Atmungskettenenzymen gefunden.

34.8 Myotonien

Grundlagen

► **Leitsyndrom:** Episodische Paresen und myotone Reaktionen der Muskeln. *Myoton=* nach Ende einer Willkürinnervation hält die Muskelkontraktion noch kurze Zeit an.
- Meist deutlicher zu Beginn der Muskelarbeit in Ruhe.
- Nach wiederholter Muskelanspannung Abnahme (Aufwärmeffekt), nur selten Zunahme der Myotonie (paradoxe Myotonie).
► **Anamnestisch:** „Steifigkeit" der betroffenen Muskeln.
► **Ätiologie:** Defekt eines Ionenkanals (Kanalerkrankungen); *cave* nicht bei allen Kanalerkrankungen (Channelopathies) treten myotone Reaktionen auf.

Diagnostik

► **Klinische Tests:**
- *Handöffnungs-Test:* Nach 10 – 20 sek dauerndem intensiven Faustschluss Öffnen der Finger auf Kommando. Bei Myotonie verlangsamtes und zähes Öffnen der Hand, z. T. dyston anmutende Ausweichbewegungen.
- *Muskel-Perkussions-Test :* Die Perkussion eines Skelettmuskels (Daumenballen, M. deltoideus, Gesichtsmuskeln, Zunge) ruft eine für Sekunden persistierende Kontraktion der mechanisch gereizten Muskelfasern hervor mit einer sich nur langsam zurückbildenden „Delle" im Muskelbauch (beim Daumenballen *träge (!)* Rückbildung der Daumenadduktion). Die „Perkussionsmyotonie" ist weniger spezifisch als die spontane Myotonie.
► **Neurographie:** Repetitive „myotone" Serienentladungen (S. 43).

Myotone Dystrophie (Curschmann-Steinert, DM₁)

► **Definition:** Autosomal dominant vererbte Myotonie + „Dystrophie" der Muskeln (progrediente atrophische Paresen) + Beteiligung anderer Organe.
► **Epidemiologie:** Prävalenz ca. 5 ÷ 100000 Einwohner.
► **Ätiologie:**
- *Amplifikation einer CTG-Trinukleotidsequenz* (auf mehrere Hundert oder Tausend; normal max. 40 Kopien) auf dem langen Arm von Chromosom 19 im Gen einer Serin-Threonin-Proteinkinase (Myotonin). erhöht. Bei höherer Repeatzahl ist das klinische Bild schwerer und das Manifestationsalter niedriger. Die Amplifikation kann aber bei einem Patienten in verschiedenen Geweben (Muskel, Gehirn, Leukozyten) unterschiedlich sein, so dass sich hieraus auch eine Erklärung für klinische Variationen ergeben kann.
- Nicht die Höhe der Amplifikation wird vererbt, sondern die Neigung zur überschießenden Repeatanlage → sog. Antizipation = Zunahme der Repeats und der Schwere des klinischen Bildes in aufeinanderfolgenden Generationen. (Bei ca. 10 % Verringerung der Amplifikation bei Nachkommen.)

► **Klinik:**
- *Klassische Form (200 – 1000 Repeats):* In Adoleszenz oder frühem Erwachsenenalter beginnende atrophische, distal betonte Paresen mit myotonen Zeichen, Schwäche der vorderen Halsmuskeln, Facies myopathica, Ptosis. Typische Zusatzsymptome: Spezielle Form einer subkapsulären Katarakt (Differenzierung mittels Spaltlampe!), kognitive Defizite, Hypersomnie, Stirnglatze, kardiale Reizleitungsstörungen und hormonelle Störungen.
- *Milde senile Form (40 – 200 Repeats):* Beginn jenseits des 50. Lebensjahres mit nur einzelnen/leichten Symptomen, z. B. Katarakt, leichte Paresen.
- *Kongenitale Myotone Dystrophie (> 1000 Repeats):* Beginn im Säuglingsalter mit muskulärer Hypotonie, Facies myopathica, neonataler Atem- und Trinkschwäche, verzögerter motorischer und geistiger Entwicklung *ohne* klinische Zeichen einer Myotonie. Bei Überleben der Neonatalperiode scheinbare Verbesserung im Kleinkindalter, danach Übergang in die klassische Form der myotonen Dystrophie (s.o.).
- ◘ *Cave:* In der Schwangerschaft und bei Narkosen besteht bei Patienten mit myotoner Dystrophie ein erhöhtes Komplikationsrisiko!

► **Diagnostik:**
- *Labor:* Meist CK und γGT erhöht.
- *EMG:* Myotone Serien.
- *EKG* (evtl. kardiologisches Konsil): Rhythmusstörungen?
- *Augenkonsil:* Cataracta subscapularis?
- *Muskelbiopsie* (bei unklaren Befunden, normaler Repeat-Zahl): Meist myopathisches Gewebssyndrom mit vermehrten zentralen Kernen, „Ringbinden" und sarkoplasmatischen Massen.
- *Genetische Diagnostik:* Nachweis einer Repeat-Vermehrung auf Chromosom 19q13 (Voraussetzung für die Diagnose!).

► **Therapie:** Es gibt keine kausale Therapie; Physiotherapie; ggf. Schrittmacherimplantation. Bei Katarakt evtl. Operation.

PROMM (proximale myotone Myopathie, DM$_2$)

► **Definition, Ätiologie:** Hereditäre Multisystemerkrankung mit autosomal dominantem Erbgang. Häufigkeit bisher unbekannt. Gendefekt ist meist die Duplikation einer CCTG-Tetranukleotidsequenz im Gen eines Zink-finger-proteins (ZNF9) auf Chromosom 3q21.

► **Klinik:**
- Beginn im Erwachsenenalter (20 – 70. Lj.) mit proximal lokalisierten Paresen (auch der vorderen Halsmuskeln) *ohne* nennenswerte Atrophien; Myotonie und Katarakt. Häufiger Schmerzen in der Muskulatur oder thorakal, Organbeteiligungen (kardial) sind seltener und weniger ausgeprägt als bei myotoner Dystrophie, eine Demenz wurde nicht beobachtet.
- Der Verlauf ist milder als bei myotoner Dystrophie, die Gehfähigkeit bleibt nahezu immer erhalten

► **Diagnostik:**
- *Labor:* CK und γGT sind häufig erhöht.
- *EMG:* Myotone Serienentladungen gelegentlich mit ungewöhnlich hoher Frequenz (180 – 240 Hz).
- *Genetik:* Normale Repeat-Anzahl im Myotonin-Gen, evtl. CCTG repeat Amplifikation auf Chromosom 3q21.
- *Muskelbiopsie:* Unspezifische myopathische Veränderungen mit zentralen Kernen, Typ-II-Faser-Atrophie und Haufen pyknotischer Kerne.

► **Therapie:** Es gibt keine kausale Therapie; bei Schmerzen evtl. Versuch mit Carbamazepin (S. 548) oder Gabapentin (S. 550).

Andere myotone Syndrome (Kanalerkrankungen /Channelopathies)

▶ **Grundlagen:**
- Die klinische Einteilung ist um die genetische und ätiologische Einteilung erweitert worden. Mutationen in Genen von Cl^--, Na^+- und Ca^{2+}-Kanälen wurden nachgewiesen.
- Einige Syndrome können noch keinem Kanaldefekt zugeordnet werden:
  - *Chondrodystrophische Myotonie* (Schwartz-Jampel): Autosomal rezessive Myotonie mit Skelettdeformierungen (Gelenkkontrakturen, Kyphoskoliose), Zwergwuchs und fazio-bulbär betonter Myotonie.
  - *Erworbene Myotonie* durch Medikamente oder Toxine.
  - *Neuromyotonie* (klinisch als Myotonie imponierend): Störung der motorischen Nerven.

▶ **Chlorid-Kanal-Defekte** (Myotonia congenita Typ Thomsen und Typ Becker):
- *Allgemein:*
  - Symptomausprägung unabhängig von Muskeltemperatur und Serumkalium. Übererregbarkeit der Muskelfaser mit spontaner Depolarisation (Myotonie); bei verzögerter Repolarisation der Fasermembran auch transiente Paresen.
  - *Therapie:* Membranstabilisierende Substanzen (Mexiletin, z.B. Mexitil 200 mg/Kps., 360 mg/Retard-Kps.) als Dauermedikation oder einige Tage vor und nach besonderen Belastungen.
- *Myotonia congenita (Thomsen):*
  - Autosomal dominant vererbt; Prävalenz 0,25 – 2 ÷ 100000.
  - Klinik: Bereits im Säuglings-/Kindesalter meist beinbetonte Myotonie, deutlicher zu Beginn der Muskelaktivierung und Besserung bei weiterer Aktivität. Vermehrte Stürze und Ungeschicklichkeit. Keine persistierenden Paresen, typischerweise Muskelhypertrophie.
  - Diagnostik: CK leicht ↑, im EMG myotone Salven in fast allen Muskeln.
  - Therapie, Verlauf: Therapie s.o.; kaum Progredienz, mit zunehmendem Alter ist sogar eine Besserung möglich.
- *Myotonia congenita (Becker):*
  - Autosomal rezessiver Erbgang. Die früher benutzte Bezeichnung *Myotonia levior* stellt wohl keine Krankheitsentität dar und umfasste vermutlich häufiger eine Heterozygotenmanifestation der Becker-Myotonie mit mildem Verlauf.
  - Klinik: Beginn meist nach dem 10. Lj. mit meist armbetonten transienten Paresen. Demgegenüber Myotonie und Muskelhypertrophie bevorzugt der Beine.
  - Diagnostik: CK ↑ (ca. 200 – 250 U/l), im EMG myotone Salven in nahezu allen Muskeln.
  - Therapie: Therapie s.o.

▶ **Natrium-Kanal-Defekte:**
- Allgemein:
  - Typisch sind transiente Paresen bei Hypothermie und *Hyper*kaliämie sowie eine Myotonie.
  - Alle bekannten Erkrankungen werden autosomal dominant vererbt.
- *Paramyotonia congenita (Eulenburg):*
  - Klinik: Praktisch ausschließlich bei Kälteeinwirkung treten bereits im Säuglingsalter myotone Reaktionen und nachfolgend Paresen auf, die auch nach Aufwärmen für Stunden andauern.
  - Diagnostik: CK häufig ↑, im EMG v.a. nach Abkühlen myotone Serien und Spontanaktivität.
  - Therapie: Wenn notwendig Mexiletin (s.o.).
- *Hyperkaliämische episodische Paralyse:*
  - Klinik: Typisch sind Lähmungsattacken in einer Ruhephase nach körperlicher Anstrengung, Hunger, Stress, Kälte, Kaliumzufuhr. Leichte lokalisierte oder

hochgradige, generalisierte Paresen halten für Minuten bis Stunden, selten auch länger an (*cave* Fehldeutung als somatoforme Störung).
– Diagnostik: Serum-K$^+$ (nicht immer erhöht), CK oft normal, im EMG myopathische Veränderungen oder – bei Plegie – elektrische Stille (im Intervall ist das EMG normal).
– Prophylaxe: Häufige, kleinere kohlenhydratreiche Mahlzeiten, kaliumsenkende Diuretika oder Azetazolamid (möglichst niedrig dosieren, s.u.). Attacken können bei Beginn durch leichte Muskelarbeit gemildert werden.
- *Kaliumsensitive Myotonie:*
  – Genetischer Defekt eines Natriumkanals (Chromosom 17q), autosomal dominanter Erbgang.
  – Klinik wie Myotonia congenita (Thomsen), s.o.
  – Therapie der Myotonie mit Acetazolamid (Differenzierung gegenüber den zuvor genannten Formen). Dosierungen s.u.
► **Kalzium-Kanal-Defekte:**
- *Allgemein:*
  – Die Symptome treten bei Hypothermie und *Hypo*kaliämie auf.
  – Autosomal dominanter Erbgang.
- *Hypokaliämische episodische Paralyse:*
  – *Klinik:*
  → Erstmanifestation bei schweren Fällen im Schulalter, in leichten Fällen in der 2. Dekade.
  → Lähmungsattacken (für Stunden bis 2 – 3 Tagen) unterschiedlicher Stärke (leichte Schwäche einzelner Muskelgruppen, evtl. Tetraplegie/Atemstörung), Sprechen, Schlucken und mimische Bewegungen bleiben möglich. Schwere Attacken treten typischerweise in der 2. Nachthälfte oder am Morgen auf nach starker körperlicher Anstrengung oder kohlenhydratreicher Mahlzeit am Vorabend. Zwischen den Attacken meist unauffälliger Befund, nach schweren Attacken evtl. keine vollständige Normalisierung der Kraft. Die Kraft ist dann morgens am geringsten und abends am größten.
  → Bei leicht Betroffenen treten nur wenige leichte Attacken während des ganzen Lebens auf. Diese können durch Fortsetzung mäßiger körperlicher Belastung verhindert oder in ihrem Beginn verzögert werden. Solche Attacken werden gelegentlich als psychogen verkannt.
  ◪ *Cave:* Absenken des Kaliums (z.B. Glukose-Insulin-Infusion), kann eine Lähmungsattacke hervorrufen. Gelingt es, eine Attacke zu beobachten, sollte der Kaliumwert zur Sicherheit mehrfach bestimmt werden.
  – *Diagnostik:*
  → Labor: CK evtl. leicht erhöht, K$^+$ (zwischen den Attacken normal, während der Attacken erniedrigt < 3 mmol/l.
  → EKG: Zeichen der Hypokaliämie (U-Wellen, Abflachung der T-Welle und ST-Senkung).
  → EMG: Während einer Attacke weitgehend elektrische Stille, auch nach elektrischer Nervenreizung; keine myotonen Serien.
  – *Differenzialdiagnose:* Symptomatische Form bei Thyreotoxikose; Therapie durch Korrektur der Schilddrüsenhormone.
  – *Therapie der Attacke:* So früh wie möglich Kalium oral (z.B. 2 – 3 Kalinor-Brausetabletten). *Cave* bei parenteraler Kaliumgabe sind kardiale Komplikationen möglich!
  – *Prophylaxe:* Kohlenhydratreiche Mahlzeiten und körperliche Anstrengung meiden. Zusätzlich ggf. Azetazolamid in möglichst geringer Dosis (z.B. Diamox 250 mg/Tbl. 125 mg jeden 2. Tag bis 2 × 250 mg/d). Alternativ Diclofenamid (50 mg/Tbl; max. 3 × 25 mg/d) *oder* Na$^+$-arme Diät mit K$^+$-sparendem Diuretikum (z. B. Spironolacton = z.B. Aldactone 100 mg/Kps. 100 – 200 mg/d).

– *Verlauf:* In leichteren Fällen nimmt die Häufigkeit der Attacken im mittleren Lebensalter wieder ab. Bei einigen Patienten kann es zu einer progressiven Myopathie der Hüft- und Beinmuskeln kommen.
- *Sonderform der Neigung zur malignen Hyperthermie* (S. 696), die *nicht* auf Dantrolen anspricht.

Neuromyotonie (Isaacs Syndrom)

▶ **Ätiologie:** Verschiedene Neuropathien; Autoimmunerkrankung mit zirkulierenden Antikörpern gegen axonale Kalium-Kanäle; Einzelfälle nach Herbizidexposition.
▶ **Klinik:** Muskelsteifigkeit
- Distal betont oder generalisiert (dadurch oft Gangstörung).
- Selten Beteiligung der Schlundmuskeln.
- Zeitweise nur nach aktiver Muskelkontraktion.
- Persistiert auch im Schlaf (und allgemeiner/spinaler Anästhesie).
- Verschwindet bei distaler Nervenblockade oder durch Curare.
- In einigen Fällen profuses Schwitzen, brennende Schmerzen und Parästhesien.
▶ **Diagnostik** – Neurophysiologie:
- Kontinuierliche, rhythmische Aktivität motorischer Einheiten mit Frequenz bis 200 Hz.
- Nach elektrischer Stimulation persistierende Entladungen ≤ 30 sek.
- Amplitudenreduktion der motorischen Potentiale möglich, Jitter nicht vermehrt.
- Klinik und EMG-Aktivität persistiert unter Allgemein- und spinaler Anästhesie.
- Generalisierte Faszikulationen (unwillkürliche Kontraktionen einzelner motorischer Einheiten) und Myokymien (unwillkürliche, asynchrone Kontraktionen mehrerer motorischer Einheiten).
- Verzögerte Muskelrelaxation nach aktiver Kontraktion (Pseudomyotonie).
▶ **Therapie:** Phenytoin, Carbamazepin, evtl. Tocainid.
▶ **Differenzialdiagnosen**: Stiff-man-Syndrom (s.u.), chondrodystrophische Myotonie (Schwartz-Jampel-Syndrom, s.o.).

Stiff-person-Syndrom (Stiff-man-Syndrom)

▶ **Ätiologie:** Vermutlich Autoimmunerkrankung, da häufig mit anderen Autoimmunkrankheiten assoziiert, Nachweis multipler (unspezifischer?) Autoantikörper und Vorkommen als paraneoplastisches Syndrom. In 60 % Antikörper gegen Glutamatdecarboxylase (Enzym der Glutamatsynthese) in Serum und Liquor.
▶ **Klinik:** Episodische Beschwerden mit Myalgie und spontaner generalisierter Erhöhung des Muskeltonus mit zusätzlichen, einschießenden schmerzhaften Muskelspasmen, besonders in den Muskeln des Rumpfes und der proximalen Extremitäten. Provokation der Spasmen durch äußere (akustische, taktile, emotionale) Reize möglich. Im Intervall keine richtungsweisenden neurologischen Befunde. Muskelaktivität verschwindet im Schlaf.
▶ **EMG:** Während der Symptomatik oft kontinuierliche niederfrequente Entladungen, durch äußere Reize provozierbar. Keine pathognomonischen neurophysiologischen Befunde!
▶ **Labor:** Suche nach GAD-AK und unspezifischen Autoantikörpern (Parietalzell-, Inselzell-, Antimitochondriale-, Schilddrüsen Antikörper), die wegen der häufigen Kreuzreaktion mit GAD-AK als Suchtest dienen können. Immer ausgedehnte Tumor-Suche!
▶ **Therapie:** Benzodiazepine (Clonazepam, Diazepam) n. Symptomatik (z. T. werden hohe Dosen bis 100 mg Diazepam benötigt). Alternativ Valproat, Baclofen.
▶ **Prognose:** Nach Behandlung des Tumors Remission möglich, ansonsten rezidivierend Episoden zu erwarten.

35 Neurologische Intensivmedizin

35.1 Untersuchung bewusstseinsgetrübter Patienten

Grundlagen

▶ Die neurologische Notfalluntersuchung des bewusstseinsgetrübten Patienten muss zwar wegen der fehlenden Kooperation des Patienten auf viele Elemente der neurologischen Untersuchung verzichten, vermag aber dennoch durch eine zügige Beurteilung neurologischer Kernfunktionen rasch einen Überblick über die Funktionen von ZNS, peripherem Nervensystem und Muskulatur zu geben und eine Syndromdiagnose zu ermöglichen.

▶ Dieser Befund muss (außer unter Reanimationsbedingungen) *vor* eventuell notwendiger Sedierung und Relaxierung erhoben und dokumentiert werden. Die Untersuchung soll in der Lage sein, eine „klinische Arbeitsdiagnose" zu erstellen, die dann mit entsprechenden Zusatzuntersuchungen untermauert oder falsifiziert werden kann.

Anamnese und äußerer Eindruck

▶ **Anamnese** (bei Bewusstseinsgestörten oft nur Fremdanamnese möglich):
  • Hinweise auf Anfallsleiden?
  • Prodromi? Akuter oder schleichender Beginn? (Ein akuter Beginn spricht am ehesten für vaskuläre Genese, z. B. Schlaganfall).
  • Medikamente, Drogen, Alkohol (evtl. Intoxikation, Entzugserscheinungen)?
  • Psychische Auffälligkeiten (evtl. Intoxikation, Suizidalität, Psychogenität, Psychose)?

▶ **Äußere Zeichen:** Blutiger Speichel, Zungenbiss, Urinabgang oder Stuhlabgang (→ V.a. Krampfanfall), Opisthotonus (→ V.a. Meningoenzephalitis, Tetanus, Psychogenität), Minderbewegung einer Halbseite (→ V.a. zerebrale Läsion), herpetiforme Bläschen im Ohr (→ V.a. Varizella-Zoster-Infektion), Kopfverletzungen (→ V.a. traumatische Hirnläsion), venöse Einstichstellen (→ V.a. Drogenabusus).

◻ *Hinweis:* Bei suggestiven äußeren Zeichen oder Symptomen auch daran denken, dass etwas anderes dahinterstecken kann – Beispiele:
  • Eine Kopfverletzung muss nicht immer die Ursache zerebraler Störungen sein, sondern kann auch deren Folge sein (z. B. Sturz mit Kopfplatzwunde nach Hirninfarkt).
  • Ein Krampfanfall bei einem Epileptiker kann ausnahmsweise auch einmal eine „neue" Ursache haben.

Allgemeine Kernfunktionen

▶ **Atmung und Kreislauf:**
  • *Hypoventilation (neurologische Ursachen):* Hirnstammschädigung; ausgedehnte kortikale Schädigung; Störung der Atemmechanik bei: Myasthenie, Guillain-Barré-Syndrom, fortgeschrittener degenerativer Muskel- oder Motoneuronerkrankung (z. B. Muskeldystrophie oder amyotrophe Lateralsklerose), Intoxikation (z. B. Psychopharmaka, Antikonvulsiva)
  • *Hyperventilation (neurologische Ursachen):* „Maschinenatmung" durch direkte Stimulation des Atemzentrums bei indirekter (Hirndruck) und direkter Mittelhirnschädigung oder Liquor-Azidose (z. B. Meningitis); Hyperventilationstetanie bei psychogener Störung.

- *Störungen des Atemmusters:*
  - Cheyne-Stokes-Atmung (periodisch zu- und abnehmendes Atemzugvolumen). Neurologische Ursachen: Große Hemisphärenläsion, bilaterale Großhirnläsion, Zwischen- und Mittelhirnläsion, Hirndrucksteigerung (S. 725), Intoxikation. Andere Ursachen: z.B. metabolische Störungen.
  - Biot-Atmung (ataktische Atmung; völlig unregelmäßiges Atemzugvolumen und Atemfrequenz), z.B. bei Hirnstammläsionen (S. 316).
  - Kussmaul-Atmung (großes, tiefes Atemzugvolumen) bei metabolischer Azidose z.B. ketoazidotischem Coma diabeticum (S. 468).

▶ **Blutdruck:**
- *Bei hypertensiver Krise* sind zentralnervöse Symptome möglich (z.B. Psychosyndrom, Krampfanfall).
- *Bei niedrigem Blutdruck* kann – insbesondere bei älteren Patienten – z.B. eine Halbseitensymptomatik auftreten als Zeichen nicht ausreichender lokaler zerebraler Perfusion (z.B. bei hämodynamisch wirksamer Karotisstenose) oder eine Verwirrtheit/Psychosyndrom als Folge unzureichender diffuser zerebraler Perfusion.
  - ◨ *Hinweis:* Hypertonus bei Bewusstseinsgestörten muss nicht ursächliche Grunderkrankung sein, sondern kann auch Folge eines erhöhten Hirndruckes sein (= Cushing-Reflex: Systemischer Hypertonus zur Sicherung des zerebralen Perfusionsdruckes bei Hirndruck). Daher sind abrupte Blutdrucksenkungen bei „zerebralen Notfällen" ohne bekannte Ursache obsolet!

▶ **Puls und EKG:** Hinweise auf kardiale Genese zerebraler Symptome? Beispiele: Bewusstseinsverlust durch kardiale Synkope, Schlaganfall durch kardiale Embolie. Vor diesem Hintergrund fahnden nach Tachykardie, Bradykardie, Arrhythmie, AV-Block, Extrasystolie, Herzgeräuschen.

Neurologische Kernfunktionen

▶ **Bewusstseinslage:**
- Feststellung durch Ansprechen oder Setzen von äußeren Reizen bis hin zu Schmerzreizen.
  - ◨ *Hinweise:*
    - Beeinträchtigung der Reaktionen auf verbale Aufforderungen bei Patienten mit *sensorischer oder globaler Aphasie* (Patient versteht nichts) kann Bewusstseinsstörung vortäuschen.
    - *Komaähnliche Zustände*, die differenzialdiagnostisch abgegrenzt werden sollten (S. 714): Apallisches Syndrom, Locked-in-Syndrom, akinetischer Mutismus, psychogenes Koma, depressiver Stupor, Katatonie.
- *Quantifizierung der Bewusstseinslage durch Skalen:* Punktwerte erlauben eine quantifizierte Verlaufsbeobachtung. Weit verbreitet in deutschen Notarzt-Protokollen (DIVI): Glasgow Coma Scale (S. 18.1). Siehe auch Tab. 35.1.

▶ **Hirnstammreflexe:** Der Ausfall von Hirnstammreflexen signalisiert bei Bewusstseinstrübung tiefes Komastadium bzw. direkte oder indirekte Hirnstammschädigung:
- *Kornealreflex* (S. 5): Beidseitiger Ausfall spricht für Hirnstammschädigung, einseitige Abschwächung kann Seite einer Hemisymptomatik anzeigen.
- *Okulozephaler Reflex:* Passive Kopfbewegung horizontal und vertikal führt zu gegenläufigen konjugierten Bulbusbewegungen. Wird vom wachen Patienten unterdrückt („negativ"); bei Sopor „positiv"; in tieferen Komastadien wieder Ausfall („negativ") als Ausdruck einer Mittelhirn- und Hirnstammläsion.
- *Würgreflex* (Afferenz N. IX, Efferenz N. X.): Spatel an Rachenhinterwand löst reflektorisches Würgen und Anhebung des Gaumensegels aus. Ausfall im Koma: Hirnstammschädigung (Medulla oblongata); Ausfall auch bei peripherer Hirn-

---

Tabelle 35.1 · **Graduierung der Bewusstseinslage**

Bewusstseinslage	klinischer Befund
bewusstseinsklar	örtlich, zeitlich und zur Person orientiert
somnolent	schläfrig, apathisch aber erweckbar, bedingt kooperativ
soporös	tiefschlafähnlich, allenfalls durch heftigen Reiz kurz erweckbar, gezielte Abwehr
komatös	nicht erweckbar, Augen geschlossen
– Grad I	gezielte Abwehr, okulozephaler Reflex und Pupillenlichtreaktion positiv
– Grad II	ungezielte Abwehr, okulozephaler Reflex und Pupillenlichtreaktion positiv
– Grad III (Mittelhirnsyndrom)	keine Abwehr, reizinduzierte Automatismen (Beugen, Strecken), okulozephaler Reflex negativ, Pupillenreaktion schwach
– Grad IV (Bulbärhirnsyndrom)	fehlende motorische Reaktion, allenfalls Streckautomatismus, Ausfall von Hirnstammreflexen, evtl. noch Spontanatmung

---

nervenläsion (z. B. beim Guillain-Barré-Syndrom). *Cave:* Bei Ausfall besteht Aspirationsgefahr!
- *Hustenreflex:* Endotrachealer Absaugkatheter führt zu Hustenreflex. Ausfall bei Schädigung der Medulla oblongata (Bulbärhirnsyndrom).
- ▷ *Cave:*
  - Ausfall der Hirnstammreflexe bedeutet Wegfall der Schutzreflexe; daher Intubationsbereitschaft und intensive Überwachung!
  - Bei Bewusstlosen mit Hirndruck kann die Auslösung des Würgereflexes zu massivem Erbrechen mit Aspirationsgefahr führen! Intubationsbereitschaft!
► **Spontane Augenstellung und -bewegungen** (Abb. 35.1):
  - *Divergente Bulbi?* < 15° Achsendivergenz: Ursachenunabhängig im Koma durch reduzierten Muskeltonus möglich; bei ausgeprägter Divergenz im Koma meistens Schädigung der Hirnnervenbahnen oder -kerne im Hirnstamm, sonst evtl. auch der Augenmuskeln oder der peripheren Augenmuskelnerven.
  - *Skew deviation?* Vertikale Divergenz der Bulbi (stehen in unterschiedlicher Höhe) bei Hirnstammläsion.
  - *Spontanes Hin- und Herpendeln der Bulbi?* „Schwimmende Bulbi" unspezifisch bei oberflächlichen Komastadien.
  - *Konjugierte Blickwendung nach einer Seite?* Zeigt zerebrales Geschehen an:
    - Blick zum Herd bei Großhirnläsionen.
    - Blick weg vom Herd bei Reizung im Großhirn (z. B. epileptisch) oder Läsion im Hirnstamm.
  - *Spontane Vertikalbewegungen?* z. B. ocular bobbing = schnelle konjugierte Abwärtsdeviation mit langsamer Rückdrift: Läsion im Bereich Mittelhirn/Brücke.
  - *Nystagmus?* Bei Bewusstseinsgetrübten meist Blickrichtungsnystagmus (in Richtung des Blickes schlagend): Zentral-vestibuläre Läsion, z. B. Hirnstammischämie oder -blutung.
► **Meningismus:** S. 7.
► **Tonus und Motorik** (vgl. S. 12): Bei Bewusstseinsgestörten Beurteilung von Spontanmotorik und reizinduzierter Motorik: Kneifen im Gesicht, Clavicula-Bereich, Oberarm, Oberschenkel und die dadurch hervorgerufene Motorik beachten.
  - *Hinweise auf Hemiparese:*
    - Halbseitig verminderte Spontanbewegung und verminderte Schmerzabwehr.
    - Schlaffes Herabfallen einer vom Untersucher hochgehaltenen Extremität.

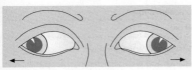

a Divergenzstellung

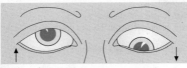

b „skew deviation"

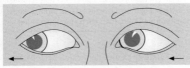

c konjugierte Blickwendung

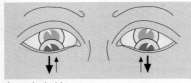

d „ocular bobbing"

Abb. 35.1 · Pathologische Bulbus-stellungen

- – Halbseitig hängender Mundwinkel und vermindertes Grimassieren.
- – Blasende Atmung aus paretischem Mundwinkel.
- – Halbseitig abgeschwächter Kornealreflex.
- • *Hinweise auf ausgedehnte direkte oder indirekte Hirnstammschädigung:* Reizinduzierter Streck- oder Beugetonus bzw. entsprechende Automatismen
- ▶ **Reflexe und Pyramidenbahnzeichen:** S. 12 ff.
- ▶ **Sensibilität, Koordination und Sprache** (vgl. S. 17): Bei Bewusstseinsgestörten indirekte Hinweise auf Hypästhesie/Hypalgesie durch verminderte motorische Reaktionen (nicht gelähmter Extremitäten) auf sensible Stimuli im entsprechenden Areal.
- ◪ *Zusammenfassung:* Neurologische Untersuchung bei Bewusstseinsgetrübten s. Tab. 35.2.
- ◪ *Hinweis:* Meningimus kann im Koma bei Meningoenzephalitis oder Subarachnoidalblutung fehlen (= „falsch negativ")!

Grundprinzipien der Notfalltherapie neurologischer Erkrankungen

▶ Neurologische Krankheitsbilder sollten vom Notarzt und auch nach Einlieferung auf die Intensivstation nicht komplett verschleiert werden. Daher bei Intubation und zur Sedierung kurzwirksame und/oder antagonisierbare Sedativa und Relaxanzien verwenden, z. B.:

Tabelle 35.2 · **Schema für die neurologische Basisuntersuchung bei bewusst-seinsgetrübten Patienten**

Patient ansprechen	– Orientierung? (Name, Geburtsdatum, Ort, Datum) – sinnvolle Kommunikation? – Aphasie? – Bewusstseinslage: Somnolenz – Sopor – Koma? (s. Tab. 18.1)
Spontanmotorik	– seitengleich – halbseitig?
Abwehr auf Schmerzreize	– ja – nein? – gezielt – ungezielt? – seitengleich – halbseitig – halbseitig gekreuzt? – Streck-/Beugesynergismen? – Tonus?
Meningismus	– Nackensteifigkeit? *Cave:* Nach Trauma bei V. a. HWS-Insta-bilität nicht prüfen!
Pupillenweite	– Lichtreaktion? – Isokorie – Anisokorie?
Bulbi	– „schwimmend"? – divergent? – konjugierte Blickwendung? – spontane vertikale Bulbusbewegungen? – Nystagmus?
okulozephaler Reflex	– positiv – negativ?
Kornealreflex	– einseitig/beidseitig abgeschwächt oder aufgehoben?
Muskeleigenreflexe/Fremd-reflexe/pathologische Reflexe	– Eigenreflexe seitendifferent, abgeschwächt, gesteigert? – Babinski einseitig – beidseitig? – Bauchhautreflexe seitendifferent?

- *Sedierung:* Midazolam (z.B. Dormicum), Etomidat (z.B. Hypnomidate), Methohe-xital (z.B. Brevimytal).
- *Relaxierung:* Suxamethoniumchlorid (z.B. Lysthenon), Vecuroniumbromid (z.B. Norcuron), Atracurium (z.B. Tracrium), Cis-Atracurium (z.B. Nimbex).

Leitsymptom Koma/Bewusstseinstrübung

▶ **Die Untersuchung soll eine der folgenden Syndromdiagnosen erlauben:** Nichttraumatische Bewusstseinsstörung/Koma
  - ohne neurologische Herdsymptome (meist bei Intoxikationen oder metaboli-schen Störungen).
  - mit neurologischen Herdsymptomen (multifokal oder halbseitig; evtl gekreuzt), meist bei ZNS-Ischämien/-Blutungen.
  - mit Meningismus (meist bei Meningoenzephalitis oder Subarachnoidalblutung).
▶ **Wichtige anamnestische Anhaltspunkte** (mit Beispielen):
  - *Zeitprofil der Symptome:*
    - Zuerst Bewusstseinsstörung oder motorische Störung, danach Störungen der Atmung und der Zirkulation → V.a. *primär zerebrale* Ursache.
    - Zuerst kardiopulmonales Problem, danach Bewusstseinsstörung durch sekun-dären O_2-Mangel → V.a. *extrazerebrale* Ursache.

- *Neurologische Erkrankung oder Behandlung:*
  - Anfallsanamnese → V.a. *Anfallsgeschehen.*
  - Liquordrainagesystem bei Bewusstseinstrübung → V.a. Hirndruck bei *Shunt-dysfunktion.*
- *Internistische Erkrankung oder Behandlung:*
  - Plötzliche Halbseitenlähmung bei Behandlung mit oralen Antikoagulanzien → V.a. *Hirnblutung.*
  - Plötzliche Halbseitenlähmung bei Gefäßrisikofaktoren bzw. -vorerkrankungen und Herzerkrankungen mit Embolieneigung → V.a. *Hirninfarkt.*
  - Bekannter Diabetes, Insulinspritzen, Prodromi des Coma diabeticum (Polyurie, Polydipsie, Adynamie) → V.a. *Hypo-/Hyperglykämie.*
  - Bewusstlosigkeit nach primär kardiopulmonalen Ereignissen → V.a. *diffuse zerebrale Hypoxie.*
  - Elektrolyt- bzw. Stoffwechsel-Vorerkrankung (z.B. Hypothyreose, Leberzirrhose, Niereninsuffizienz, Addison-Krise) → V.a. *Enzephalopathie bei Dekompensation.*
  - Bekanntes Tumorleiden → V.a. Hirnmetastasen oder Meningeosis neoplastica; bei Knochenmetastasen → V.a. hyperkalzämische Enzephalopathie.
► **Typische Symptomkonstellationen:**
  - Fieber, Infektion/Entzündung, subakuter Verlauf mit Kopfschmerz, Sinusitis, Otitis, Z.n. Schädelhirntrauma mit Rhino-/Otoliquorrhoe, Tbc-Anamnese, Endokarditis, Immunsuppression, HIV-Infektion oder -Risikogruppe → V.a. *Meningoenzephalitis.*
  - Plötzlicher Kopfschmerz und evtl. zusätzliche neurologische Symptome, Auftreten nach plötzlicher Anstrengung (Defäkation, Koitus) → V.a. *Subarachnoidalblutung* (SAB).
  - Suizidalität: Suiziddrohung oder -anamnese, psychiatrische Erkrankung, sedierende Medikamente → V.a. *Intoxikation.*
  - ☒ *Hinweis:* Psychomotorische Unruhe bei Bewusstseinsgetrübten kann durch Harnverhalt ausgelöst werden → bei voller Blase transurethrale Katheterisierung.
► **Diagnostische Maßnahmen:**
  - Anamnese, klinische Untersuchung.
  - Labor.
  - CCT (evtl. mit CT-Angiographie).
  - Evtl. zusätzliche Bildgebung:
    - MRT (evtl. mit Angio-Sequenzen): z.B. bei Hirnstammgeschehen, V.a. Sinus-/Hirnvenenthrombose.
    - Angiographie: z.B. bei V.a. Sinus-/Hirnvenenthrombose, Dissektion, geplanter lokaler intraarterieller Thrombolyse.
    - SPECT: z.B. bei großem Hemisphäreninfarkt, Enzephalitis.
  - Liquor: Auch ohne Nackensteifigkeit, wenn die Bewusstseinstrübung nicht hinreichend erklärt ist.
  - EEG.
  - Evtl. zusätzliche neurophysiologische Untersuchungen.
► **Seltene Differenzialdiagnosen des Komas:**
  - *Apallisches Syndrom* („Wachkoma", „persistent vegetative state"):
    - Klinik: „Wachheit", da Augen offen, aber keinerlei Kontaktaufnahme oder gezielte Reaktion möglich.
    - Ursache: Weitgehend intakte Hirnstammfunktion bei Verlust kortikaler Funktionen.
    - Therapeutische Konsequenz: Ist apallisches Syndrom vorher bekannt, sollte bei vitaler Bedrohung Zurückhaltung bei invasiven Therapiemaßnahmen geübt werden.
  - *Locked-in-Syndrom* (vgl. S. 319):

- – Klinik: Erhaltenes Bewusstsein, aber keine Möglichkeit sich bemerkbar zu machen (außer Augenbewegungen).
- – Ursache: Meist Hirnstamminfarkt bei Basilaristhrombose oder Hirnstammblutung.
- – Therapeutische Konsequenz: Patient „wirkt" komatös, muss auch notfallmäßig so behandelt werden. Aber: Patient hat erhaltene kortikale Funktionen und versteht alles, was gesprochen wird.
- • *Akinetischer Mutismus:*
  - – Kinik: Patienten sind erweckbar, öffnen Augen, fixieren kurz, sprechen nicht und bewegen sich nicht. Wirkt wie höchstgradige Antriebsstörung.
  - – Ursache: Bei Hydrozephalus und bilateralen Gehirnläsionen.
  - – Therapeutische Konsequenz: Hinsichtlich der Funktion von Spontanatmung und Schutzreflexen ungefährdeter als komatöse Patienten.
- • *Psychogenes Koma:*
  - – Klinik: Keine Reaktionen auf stärkste Schmerzreize (unterdrückt). Dazu diskrepant: Hirnstammreflexe o.B., Spontanatmung gut, aktives Zukneifen der Augenlider bei Öffnungsversuch, prompte Lidschlussverstärkung bei leichter Berührung der Wimpern, über Gesicht losgelassener Arm wird zum Schutz abgebogen.
  - – Ursache: Psychische Erkrankung, Konfliktreaktion („Totstellen").
  - – Therapeutische Konsequenz: Vermeiden invasiver Therapien, wie z.B. Intubation bei erhaltenen Schutzreflexen und guter Spontanatmung. Nicht allein wegen des vermeintlichen Komas intubieren und maximal versorgen.
- • *Depressiver Stupor und Katatonie,* v.a. bei psychiatrischen Vorerkrankungen (Psychose), evtl. Lösen durch Lorazepam (z.B. Tavor).

35.2 Monitoring und Basismaßnahmen

Monitoring
....

- ▶ **Allgemeines Monitoring:** Pulsoxymetrie, Kapnometrie, EKG, ZVD (S.718), Blutdruck, Körpertemperatur.
- ▶ **Spezielles Monitoring:**
  - • EEG (S.53): Z.B. indiziert bei Status epilepticus oder zur Beurteilung einer Barbituratherapie.
  - • Evozierte Potentiale (S.64).
  - • Extra- und transkranielle Dopplersonographie (TCD; S.99).
  - • Emboliedetektion (S.99).
  - • Hirndruckmonitoring (Messung des ICP = intrakranieller Druck):
    - – Normal beim Liegen in Ruhe ca. 10 ± 5 mm Hg (normal beim Schreien > 20 mm Hg, beim Husten 30 – 110 mm Hg).
    - – Zerebraler Perfusionsdruck (CPP) = ICP – MAP (arterieller Mitteldruck MAP); bei Erwachsenen normal ca. 90 mm Hg; Minimum 60 – 70 mm Hg. CPP-Werte < 40 mm Hg über mehr als 15 – 30 min enden meist letal.
    - – ICP und MAP müssen gemessen werden, um eine gesteuerte Hirndrucktherapie zu ermöglichen.
    - – Verfahren: Epidurale, subdurale, inraparenchymatöse, intraventrikuläre Druckmessung. (Unterschiedliche Messsysteme mit stark variabler Präzision!)
  - • *Andere Methoden* wie Messung der zerebrovenösen O_2-Sättigung, Bulbus-venae-jugularis-Oximetrie, Nah-Infrarot-Spektroskopie (NIRS), Hirngewebe-pO_2, zerebrale Mikrodialyse, cerebral-blood-flow-Messungen haben im Moment weniger klinischen als wissenschaftlichen Stellenwert.

Komponenten der Infusionstherapie

▶ **Indikationen:**
- Korrektur und Sicherstellung des Flüssigkeits- und Ernährungsdefizits bei Patienten, bei denen keine ausreichende enterale Zufuhr möglich ist.
- Entlastung von Organen (z.B. bei Pankreatitis).

▶ **Flüssigkeit:**
- *Mittlerer Bedarf* ca. 40–50 ml/kgKG/d.
  - **▣ Faustregel:** Perspiratio insensibilis über Haut und Lunge (ca. 500–800 ml) + Diurese des Vortages + Verluste über Sonden + 500 ml pro 1°C Temperaturerhöhung.
- *Individuelle Abstimmung* über ZVD-Messung (2–12 cm H_2O) und Bilanzierung.
- *Zugangsweg:* Ab >800 mosmol/l zentralvenöse Applikation notwendig. (Beispiele zur Osmolalität: Voll-Elektrolytlösung + Glucose 5% = 580 mosmol/l; 10%-ige Aminosäure-Lösung + Elektrolyte = 800 mosmol/l).

▶ **Elektrolyte:**
- *Bedarf:* Natrium ca. 1,5 mmol/kgKG/d, Kalium 1 mmol/kgKG/d, Kalzium 0,1 mmol/kgKG/d, Magnesium 0,1 mmol/kgKG/d, Phosphat 0,2 mmol/kgKG/d.
- *Individuelle Abstimmung* nach Laborwerten.

▶ **Nährstoffe:**
- *Allgemeines:*
  - Kalorienberechnung: 1 kcal = 4,2 kJ.
  - Der Tagesbedarf hängt ab vom Verbrauch; bei schweren Erkrankungen höherer Bedarf. Mittlerer (!) Gesamtenergiebedarf ca. 30 kcal/kgKG/d.
  - 1 BE = 12 g KH (ca. 50 kcal)= 1 Scheibe Brot oder $^1/_2$ Brötchen.
  - Detaillierte Berechnung des basalen Energieverbrauchs durch die Harris-Benedict-Gleichung: s. Tab. 35.3.
- Dieser Basisenergiebedarf wird bei bestimmten Stressfaktoren entsprechend angehoben: z.B. SHT 1,25–2fach; 1°C Temperaturerhöhung = Bedarfserhöhung um ca. 13%.

Tabelle 35.3 · Harris-Benedict-Gleichung

Männer: 66,5 + (13,7 × kg KG) + (5 × Größe in cm) – (6,75 × Alter in Jahren)

Frauen: 65,5 + (9,6 × kg KG) + (1,8 × Größe in cm) – (4,7 × Alter in Jahren)

Tabelle 35.4 · Substitutions-/Infusionstherapie: Täglicher Bedarf (pro kg KG)

	basaler Bedarf	mittlerer Bedarf	hoher Bedarf
Nährstoffe	25 kcal	35–40 kcal	50–60 kcal
Aminosäuren	0,7 g	1 g	1,5–2 g
Kohlenhyrate	3 g	5 g	7 g
Fette	1 g	1,5 g	2 g
Elektrolyte:			
– Natrium	1–1,4 mmol	2–3 mmol	3–4 mmol
– Kalium	0,7–0,9 mmol	2 mmol	3–4 mmol
– Kalzium	0,1 mmol	0,15 mmol	0,2 mmol
– Magnesium	0,04 mmol	–	–
– Phosphat	0,15 mmol	–	–

- *Kohlenhydrate:* 1 g = 4,1 kcal; Bedarf: 3 – 4 g/kgKG/d (ca. 70 % des Energiebedarfs); Glukoselösung oder Glukoseaustauschstoffe (z. B. Xylit, Sorbit); ab 10 %iger Lösung ist ein ZVK notwendig. *Cave:* Kein Sorbit bei Fruktose- oder Sorbit-Intoleranz!
- *Aminosäuren:* 1 g = 4,1 kcal; Mindestbedarf 1 g/kgKG/d; kombiniert mit Kohlenhydraten; spezielle Zusammensetzung bei Nieren- oder Leberinsuffizienz.
- *Fette:* 1 g = 9,3 kcal; Bedarf: 1 g/kgKG/d; kombiniert mit Kohlenhydraten; nicht bei schwerer Hypertriglyzeridämie (> 600 mg/dl).

▶ **Vitamine und Spurenelemente:** Bei längerer parenteraler Ernährung (> 7 Tage) ist die Deckung des Bedarfs an wasser- und fettlöslichen Vitaminen sowie Spurenelementen durch entsprechende Zusätze (z. B. Multibionta, Inzolen) notwendig.

Grundsätze der parenteralen Ernährung

▶ Die Strategie der Erährungstherapie hängt ab von der Indikation, dem erwarteten Krankheitsverlauf, der Stoffwechsellage. Sie muss daher individuell angepasst werden. Bei absehbar langfristiger Ernährung stufenweiser Aufbau der notwendigen Gesamtmenge. Möglichst früher Umstieg auf enterale Ernährung, daher ständige Überprüfung der Indikation zur parenteralen Applikation.

▶ Möglichst kontinuierliche Applikation über 24 Stunden mit Infusionspumpen. Notwendige Kontrollen: Allgemeines Monitoring (Puls, RR, Temp.), Flüssigkeitsbilanz, 1 × tägl. ZVD, evtl. Körpergewicht-Kontrollen, Laborkontrollen (Blutbild, Kreatinin, Harnstoff, Elektrolyte, Glukose, Laktat, Blutgase, Triglyzeride).

▶ Komplikationen: ZVK-Komplikationen (S. 718), Fettleber, Cholestase, Cholelithiasis, Funktionsstörungen der Darmschleimhaut.

▶ **Orientierende Schemata zur Durchführung der parenteralen Ernährung:**
- *Stufe 1 = Flüssigkeits- und Elektrolytsubstitution (peripher-venös):*
  – Indikation: Kurzfristige Nahrungskarenz < 2 Tage.
  – Flüssigkeitsersatz (2000 – 3000 ml) mit Elektrolyten und geringen Kalorienträgern (z. B. Normofundin).
- *Stufe 2 = Basissubstitution (peripher venös):*
  – Indikation: Mittelfristige Nahrungskarenz (bis 5 Tage; bei gutem Ernährungszustand).
  – Zusätzlich Aminosäuren (maximal 10 %ig), evtl. auch Fettemulsionen.
- *Stufe 3 = bilanzierte vollständige parenterale Ernährung (zentralvenös):*
  – Indikation: Längerfristige (> 5 Tage) notwendige Substitution.
  – Stufenweiser Aufbau mit Mischlösungen aus Kohlenhydraten, Aminosäuren, Fettemulsionen, Vitaminen und Spurenelementen; Beendigung mit Übergang auf Sondenernährung oder orale Kost.

Ulkusprophylaxe

▣ *Hinweis:* Ein Magen-pH > 4 begünstigt Keimwachstum mit konsekutiver Keimverschleppung via Mikroaspiration! Daher ist eine generelle Ulkusprophylaxe nicht indiziert! Nur bei Risikopatienten anwenden!

▶ Mögliche Substanzen: z. B. Sucralfat, H_2-Blocker, Pirenzepin.

Arterielle Punktion und Kanülierung

▶ **Indikationen:** Blutgasanalysen, kontinuierliche Blutdruckmessung bei hämodynamisch instabilen Patienten oder Patienten mit Hirndruck (CPP! S. 715), arteriovenöse Hämofiltration, Angiographie, Linksherzkatheter.

▶ **Kontraindikation:**
- Schwere Gerinnungsstörungen (relative Kontraindikation), Infektionen/Entzündungen/Tumoren am Punktionsort, Ischämie im Bereich des nachgeschalteten arteriellen Versorgungsgebietes.

- Bei Punktion der A. radialis: Pathologischer Allen-Test oder Brodsky-Test zur Kontrolle des Kollateralkreislaufs A. radialis → A. ulnaris:
  - *Allen-Test:* Kompression beider Arterien am Handgelenk bis zum Abblassen der Hand; Lösen der ulnaren Kompression; bleibt die Hand > 15 sek blass besteht eine ungenügende Kollateralisierung = Kontraindikation!
  - *Brodsky-Test:* Pulsoxymetrische Kontrolle des Allen-Tests (Pulsoximeter auf der Daumenkuppe).

► **Komplikationen:**
- Perfusionsstörungen im Bereich des nachgeschalteten arteriellen Versorgungsgebietes.
- Blutungen nach Fehlpunktion oder Diskonnektion, Hämatome.
- Verletzung peripherer Nerven.
- Embolien (Luft, arteriosklerotische Plaques, abgescherte Katheterfragmente).
- Arteriovenöser Shunt/Fisteln.
- Thrombosen, Infektionen.
- Versehentliche intraarterielle Injektion.

► **Auswahl der Arterie:**
- *Priorität:* A. radialis (möglichst nicht dominante Hand; gute Kollateralisierung).
- *2. Wahl:* A. femoralis (höheres Infektionsrisiko); Reserve in Ausnahmefällen A. dorsalis pedis, A. temporalis superficialis, A. brachialis (schlechte Kollateralisierung).

Zentralvenöse Punktion und Kanülierung

► **Indikationen:**
- Notwendigkeit der ZVD-Messung.
- Zufuhr hyperosmolarer Lösungen (z.B. parenterale Ernährung) oder venenreizender Substanzen (z.B. Kaliumchlorid).
- Notwendigkeit der Zufuhr großer Volumina oder eines mehrlumigen Zugangs aufgrund inkompatibler Substanzen (z.B. Phenytoin).
- Fehlende oder kollabierte periphere Venen (z.B. Schock, Polytrauma).
- Einführung diagnostischer oder therapeutischer Katheter (Pulmonalarterienkatheter, passagerer Schrittmacher).
- Operationen in sitzender Position (z.B. Neurochirurgie) zur möglichen Luftabsaugung bei Luftembolie.

► **Kontraindikationen:**
- Relevante Gerinnungsstörungen (Anhaltspunkt „50 – 50 – 50„-Regel, d.h. Quick < 50%, PTT > 50 sek, Thrombos < 50000/µl). Relativität der Kontraindikation je nach Dringlichkeit der Punktion; bei Blutungsgefahr Auswahl der Vene nach ihrer Komprimierbarkeit (Armvene > V. jug. ext. > V. jug. int.).
- Infektionen, Entzündungen oder Tumoren am Punktionsort.
- Bei V. subclavia: Frustrane Punktionsversuche der Gegenseite, ohne anschließend einen Pneumothorax auszuschließen (Rö-Thorax!).
- Pneumothorax der Gegenseite.

► **Komplikationen:**
- *Akut:*
  - Verletzungen von Arterien (ca. 5 – 10%), Hämatome (→ Kompression, Druckverband).
  - Verletzungen von Pleura und Lunge (Pneumothoraxrisiko 1 – 5%), v.a. bei Punktion der V. subclavia; selten bei V. jugularis interna.
  - Chylothorax durch Verletzung des Ductus thoracicus links.
  - Irritation/Verletzung peripherer Nerven/Plexus (z.B. Horner-Syndrom).
  - Trachealläsion.
  - Luftembolie. Vermeidung durch Punktion in Kopftieflage (Trendelenburg-Lage); *Cave:* Keine Kopftieflage bei Hirndruck!

Tabelle 35.5 · **Auswahl der Vene zur zentralvenösen Punktion**

Vene	Vorteile	Nachteile/Probleme
Armvenen (V. cephalica, basilica)	Gefäß sichtbar; kein Blutungs- und Pneumthoraxrisiko; einfache Punktion	Vorschieben nach zentral oft schwierig, Dislokation, keine großen Lumina möglich, höhere Thrombophlebitisrate
V. jugularis externa	Gefäß sichtbar, kein Blutungs- und Pneumthoraxrisiko	Vorschieben nach zentral oft schwierig
V. jugularis interna	meist sichere zentrale Platzierung bei geringem Pneumothoraxrisiko; evtl. Blutung komprimierbar	A.-carotis-Punktion, Stellatumblockade, erschwert bei schlechter Venenfüllung (z. B. Hypovolämie), Verletzung des Ductus thoracicus (links), Nervenverletzung
V. subclavia	kein Gefäßkollaps auch bei schlechter Venenfüllung, anatomische Leitstruktur, sichere zentrale Platzierung	höheres Pneumothoraxrisiko v. a. bei supraklavikulärem Zugang, A.subclavia-Punktion, Hämatothorax; keine Kompressionsmöglichkeit
V. femoralis	einfache Punktion auch bei schlechter Venenfüllung, kein Pneumothoraxrisiko, geringe Komplikationen, evtl. Blutung komprimierbar	erhöhte Thrombose- und Infektionsrate, Fistelbildung, keine sichere ZVD-Messung; nur wenn andere Punktionsstellen nicht möglich sind

- Herzrhythmusstörungen bei Irritationen durch die Katheterspitze.
- Absicherung von Katheterfragmenten durch die Kanüle.
- Fehllagen.

- *Spät:* Arteriovenöse Fistel, Pseudoaneurysma, verzögerter Pneumothorax, Infusionsthorax, Hämatothorax, Perikarderguß, Thrombosen, Infektionen, Sepsis.
- ☐ *Hinweis:* Bei Fieber immer an Katheterinfektion denken; nach Entfernung Katheterspitze zur mikrobiologischen Diagnostik einschicken!
- ► **Auswahl der Vene:** Tab. 35.5.

Zentralvenöse Druck- (ZVD-) Messung

- ► **Grundlagen:**
  - *Definition ZVD:* Druck in der Vena cava am Übergang zum rechten Vorhof; Voraussetzung: Flache Rückenlage des Patienten und korrekte zentrale Lage des Katheters (2 QF unter Sternoklavikulargelenk).
  - Angabe der Werte in cm H_2O oder mm Hg (1 cm H_2O = 0,74 mm Hg).
  - Normbereich: ca. 2 – 12 cm H_2O = 1 – 9 mm Hg.
- ► **Indikation:** Beurteilung des Flüssigkeitshaushaltes.
- ► **Durchführung:**
  - *Mittels Steigrohr:* Flachliegender Patient, Einstellung des Nullniveaus der Messskala am Steigrohr auf Vorhofhöhe (= ²/₃ des Abstandes Rücken–Sternum vom Rücken aus), Verbindung des ZVK über einen Dreiwegehahn mit einem mit Infusionslösung (NaCl 0,9%) gefüllten Steigrohr/-schlauch. Abwarten, bis die Wassersäule auf einen stabilen Flüssigkeitsspiegel abgesunken ist (ca. 1 – 2 min). Atemschwankungen sind obligat. Wert in cm H_2O.
  - *Mittels Druckaufnehmer:* Kontinuierliche Messung und Monitoring der zentralvenösen Druckkurve.

▶ **Ursachen für ZVD-Veränderungen:**
- *Plötzliche Erhöhung:* z.B. Lungenembolie, Herztamponade, Spannungspneumothorax. intraarterieller Thrombolyse
- *Langsam zunehmende Erhöhung:* Hypervolämie, Rechtsherzinsuffizienz, erhöhter pulmonaler Widerstand z.B. durch Lungenödem, ARDS, Linksherzinsuffizienz
- *Erniedrigung:* Hypovolämie.
  - ◘ **Cave:** Der ZVD ist abhängig von intrathorakalen Druckschwankungen (z.B. Atmung, Beatmung), intrathorakalen Druckerhöhungen (z.B. Husten, Pressen, PEEP), intraabdominellen Druckerhöhungen (z.B. Schwangerschaft), erhöhtem pulmonalen Widerstand und rechtsventrikulärem Druck (z.B. Lungenembolie, Lungenödem, Rechtsherzinsuffizienz).

35.3 Beatmung

Vorbemerkungen

▶ Im Notfall bei respiratorischer Insuffizienz oder elektiv: Laryngoskopische orotracheale Inubation. Bei schwieriger Intubation evtl. bronchoskopisch.
▶ Notfallkoniotomie als ultima ratio bei schlechter Intubierbarkeit (z.B. durch Glottisödem) am besten mit vorgefertigten Sets.
▶ Bei passageren respiratorischen Problemen bzw. bei Unsicherheit über das weitere Beatmungsregime (z.B. bei Patienten mit neuromuskulären Erkrankungen) ist auch intermittierende Maskenbeatmung möglich (s.u.).

Intermittierende Maskenbeatmung

▶ Aus den guten Erfahrungen mit der Maskenbeatmung im Bereich der Heimbeatmung (s. S. 158) sind auch Konzepte für intermittierende Beatmung (ebenfalls maschinell) durch Masken auf Intensivstationen abgeleitet worden.
▶ Mögliche Indikationen mit absehbaren und evtl. überbrückbaren Atemproblemen: Exazerbierte chronisch obstruktive Lungenerkankung (Vermeidung einer Intubation), Lungenödem, neuromuskuläre Erkrankungen (z.B. Myasthenia gravis), Patienten nach Langzeitbeatmung (Ermöglichung der Extubation).
▶ Vorteil: Wenig invasiv; Nachteile: Kooperation des Patienten notwendig, aufwendige psychische Betreuung, allgemeine Probleme der Maskenbeatmung wie Leckage, Aerophagie usw.

Invasive Beatmung

▶ **Ziel:** Sicherstellung und Optimierung der pulmonalen Ventilation zur Sicherung des pulmonalen Gasaustausches, Sicherung der Atemwege bei Aspirationsgefahr (z.B. Schluckstörungen).
▶ **Indikationen:** Respiratorische Insuffizienz, deutliche Dyspnoe, Dyssynergie zwischen Thoraxexkursionen und abdominellen Einziehungen, Abfall der Atemfrequenz, Dysphagie mit Aspirationsgefahr; Wegfall der Schutzreflexe mit Aspirationsgefahr.
▶ **Kriterien** (Tab. 35.6):
- *Keine pulmonalen Vorerkrankungen:* Atemfrequenz > 35/min bzw. < 7/min, $pO_2 < 50$ mmHg unter O_2-Zufuhr (ca. 6 l/min), $pCO_2 > 55$ mmHg, Vitalkapazität (v. a. bei neuromuskulären Erkrankungen wichtigster Parameter!) < 1000 ml bzw. drastischer Abfall, Zeichen der Erschöpfung.
- *Bei adaptierten chronisch pulmonal oder neuromuskulär Erkrankten* Entscheidung nach individuellen klinischen Kriterien: Medikamentös erschöpfend behandelte Dyspnoe, drohende Erschöpfung der Atemarbeit, kardiale und hämodynamische

Tabelle 35.6 · Parameter zur Indikationsstellung zur Beatmung

Parameter	Normbereich	Beatmungsindikation
Frequenz (1/min)	12 – 20	> 35 bzw. < 7
Vitalkapazität (ml/kg KG)	65 – 75	< 10
Oxygenierung paO$_2$ (mm Hg)	70 – 100 (21 % O$_2$)	< 70 (O$_2$-Gabe)
Kohlendioxid (mm Hg)	35 – 55	> 55 (Ausnahme chronisch adaptiert)

Komplikationen der Dyspnoe (Blutdruckabfall, Tachykardie, Herzrhythmusstörungen), Störung des Atemantriebs bei zunehmender O$_2$-Insufflation.

▶ **Zurückhaltende Indikation** bei infausten oder terminalen Zuständen.
▶ **Beatmungsformen:**
  ● *Kontrollierte Beatmung:*
    – IPPV: intermittent positive pressure ventilation.
    – CPPV: continuous positive pressure ventilation (IPPV + PEEP).
    – PEEP: positive endexpiratory pressure.
  ● *Assisitierte Beatmung:*
    – ASB: assisted spontaneous breathing.
    – (S)IMV: synchronized intermittent mandatory ventilation.
    – CPAP: PEEP unter Spontanatmung.
    – BIPAP: biphasic positive airway pressure.
▶ **Standardparameter einer kontrollierten (IPPV-)Beatmung:**
  ● AZV (Atemzugvolumen): 10 ml/kg KG (z. B. 700 ml bei 70 kg KG) (niedriger bei Sepsis und ARDS).
  ● AMV (Atemminutenvolumen): 100 – 120 ml/kgKG.
  ● Frequenz: 12 – 15/min.
  ● PEEP: + 5 cm H$_2$O.
  ● I ÷ E-Verhältnis (Inspiration ÷ Exspiration): 1 ÷ 2.
  ● FiO$_2$ (so niedrig wie möglich, so viel wie nötig): 0,6 – 1.
  ● Inspirationsdruck 15 – 25 cm H$_2$O.
▶ **Tracheotomie:**
  ● *Indikation:* Für einen längeren Zeitraum absehbare Beatmung oder mittelfristig weiter bestehende Aspirationsgefahr (Zeitgrenze etwa 2 Wochen; ab diesem Zeitpunkt zunehmende Probleme der Langzeitintubation, z. B. Tracheomalazie auch bei Niederdruck-Cuffs).
  ● *Methode:* „Konventionelle" oder perkutane Dilatationstracheotomie.
▶ **Relaxierung:** Bei ausreichender Analgosedierung meist entbehrlich; evtl. Indikation bei extremen Beatmungssituationen (z. B. nicht beherrschbarem „Gegenatmen", problematischer Oxygenierung), bei Tetanus, zur Bronchoskopie. Wahl des Relaxans entsprechend der gewünschten Halbwertszeit (lang [z. B. Pancuronium] versus kurz/mittellang [z. B. Atracurium]) und Nebenwirkungsprofil.

Weaning (Entwöhnung vom Respirator) und Extubation

▶ **Weaning:**
  ● Am besten schrittweise Entwöhnung und Beurteilung der Kriterien für erfolgreiche Entwöhnung:
    – Normofrequente Atmung (15 – 30/min), mittlere Tidalvolumina > 5 ml/kgKG bei inspiratorischer Druckunterstützung von ca. 5 – 8 mbar.
    – Atemminutenvolumen 75 – 150 ml/kgKG, paCO$_2$ 35 – 45 mm Hg; paO$_2$ > 60 mm Hg bei FiO$_2$ < 0,4.

- Neben „schrittweisem" Weaning auch als Wechsel zwischen kontrollierter Beatmung und Spontanatmung, v. a. bei neuromuskulären Erkrankungen.

▶ **Extubation:**
- *Voraussetzungen:* Bereitschaft zur Reintubation.
- *Vorgehen:*
  - Bei traumatischer Intubation und vorangegangener Langzeitbeatmung evtl. 50 mg Prednisolon i. v. ca. 30 min vor Extubation.
  - Absaugen durch den Tubus.
  - Tubusfixierung lösen, entblocken und rasch herausziehen.
  - Oberkörper 45° hochlagern. Ständige Überwachung und Pulsoxymetrie.
- *Komplikationen:*
  - Entzugserscheinungen einer Analgosedierung (wie psychomotorische Unruhe, Agitiertheit, vegetative Symptome mit Schwitzen, Tachykardie, Tachypnoe). Therapie: Niedrigdosierte Gabe von Propofol, Clonidin, evtl. Neuroleptika (z. B. DHBP).
  - Inspiratorischer Stridor durch subglottische Schwellung. Behandlungsversuch z. B. mit lokaler Applikation bzw. Inhalation von sog. HutzliLösung (5 mg α–Chymotrase + 1 mg Fortecortin + 0,5 mg Suprarenin 1 ÷ 1000 + evtl. 5 mg Refobacin mit NaCl 0,9 % auf 10 ml).

35.4 Analgosedierung + Katecholamintherapie

Analgosedierung – Grundlagen

▶ **Ziel:** Erzielung von Angst- und Schmerzfreiheit; Vermeidung von Stressreaktionen und erhöhtem Sympathikotonus, Tolerierung einer maschinellen Beatmung.

▶ **Prinzip:** Kombination eines Analgetikums und eines Sedativums; individuelle Zielabstimmung und Dosisanpassung je nach Zielvorgabe, Situation und Patient; große interindividuelle Unterschiede hinsichtlich Dosisbedarf.

▶ **Beurteilungskriterien zur Medikamentenauswahl:** Individuelles Ziel der Analgosedierung (Schmerz, Sedierung usw.), Sicherheit, Kumulation, Organtoxizität, Histaminausschüttung, Interaktionen, Dauer, Hämodynamik, Organfunktion im Hinblick auf die Charakteristika des Medikamentes (z. B. Beachtung evtl. blutdrucksenkender Wirkung), Preis.

▶ **Beurteilung der Tiefe der Analgosedierung:** z. B. Ramsay-Score: *I* = ängstlich, agitiert; *II* = kooperativ, orientiert, müde; *III* = reagiert nur auf Aufforderung; *IV* = schläft, reagiert rasch auf leichte Stimulaton; V: schläft, reagiert schwach auf Stimulation; *VI*= schläft, keine Reaktion auf Stimulation.

☐ *Hinweis:* Durch zerebrale Erkrankungen evtl. verfälscht!

▶ **Allgemeine Richtlinien:** Immer flexibel dem Bedarf anpassen, eher Präparate mit geringer Kumulationsneigung verwenden. Im Bereich der Neurologie sind antagonisierbare Substanzen oder Substanzen mit kurzer Halbwertszeit wegen der notwendigen Beurteilung der Bewusstseinslage vorteilhaft. Grundsätzlich Bolusgabe möglich; zugunsten einer adäquaten Dosisapplikation ist aber die kontinuierliche i.v.-Gabe (Perfusor) vorzuziehen.

▶ **Probleme:** Eingeschränkte klinisch-neurologische Beurteilbarkeit, Interaktionen mit anderen Medikamenten, Kumulation und verzögerte Aufwachphasen, Toleranz und Gewöhnung, Entzugserscheinungen nach Beendigung oder Dosisreduktion.

Analgosedierung – Substanzen/Substanzkombinationen (Kurzprofile)

▶ **Benzodiazepine** (S. 146):
- *Wirkung:* Anxiolytisch, antikonvulsiv (bei der Behandlung des Status epilepticus. [S. 535] nutzbar), sedativ-hypnotisch.

- *Problem:* „Ceiling-Effekt" (Sedierungsgrad kann nicht unbegrenzt durch Dosiserhöhung gesteigert werden [rezeptorspezifische Aktivität]).
- Geeignetes Präparat wegen kurzer Halbwertszeit und Wasserlöslichkeit ist *Midazolam* (z.B. Dormicum 5 mg/1 ml, 15 mg/3 ml).
  - Vorteil: Antagonisierbar mit Flumazenil (Anexate) (*cave* Provokation von Entzugserscheinungen, Krampfanfällen, ICP-Anstiegen).
  - Dosierung: Zur Narkoseeinleitung 0,1–0,2 mg/kgKG i.v.; Dauerinfusion 0,05–0,2 mg/kgKG/h i.v.

► **Neuroleptika** (S. 117):
- Eingesetzt werden Butyrophenone (Haldol, Droperidol) und Phenothiazine.
- *Wirkung:* Dämpfung der emotionalen Erregbarkeit, Antriebsminderung bei erhaltener Kooperaton; kurzfristige α-Blockade mit Gefahr der Hypotension. Bei Intensivpatienten vorteilhaft ist die ausgeprägte antiemetische Wirkung und die durch Sympathikolyse entstehende Darmmotilitätssteigerung.
- *Indikation/Einsatz:* Entzugsprobleme von Alkohol (Delir) oder auch von anderen Sedativa. *Cave* mögliche Verstärkung eines unerkannten anticholinergen Syndroms (S. 731).
- Bei evtl. extrapyramidalen Nebenwirkungen Biperiden (Akineton) i.v.
- *Dosierung von Droperidol* (z.B. Dehydrobenzperidol): Einzeldosis 2,5–10 mg i.v.; Dauerinfusion 2,5–15 mg/h i.v.

► **Barbiturate:**
- *Häufigste Wirkstoffe:* Methohexital (z.B. Brevimytal), Thiopental (z.B. Trapanal).
- *Wirkung:* Antikovulsiv (bei der Behandlung des Status epilepticus. [S. 535] nutzbar), hirndrucksenkend und evtl. hirnprotektiv. Kein Ceilingeffekt.
- *Nachteile:* Geringe therapeutische Breite.
- *Kontraindikation:* Akute intermittierende Porphyrie, Schock, Hypovolämie, dekompensierte Herzinsuffizienz, Miralklappenstenose, Asthma bronchiale, low-cardiac-output-Syndrom.
- *Dosierung von Thiopental:* Einzeldosis 2–7 mg/kgKG i.v.; Dauerinfusion 3–5 mg/kgKG/h i.v. (bei Status epilepticus oder Hirndruck auch höher bis 800 mg/h).

► **Clonidin** (z.B. Catapresan 0,15 mg/Amp.):
- *Wirkung:* Zentaler α$_2$-Antagonismus mit sedierenden, antinozizeptiven und vegetativ dämpfenden Eigenschaften.
- *Indikation:* Häufigster Einsatz zur Minderung der vegetativen Symptomatik beim Alkohol-, Opiatentzug sowie in der Weaningphase nach Langzeitsedierung (Hypertonus, Tachykardie, Schwitzen, Hyperthermie, psychomotorische Unruhe).
- *Dosierung:* Initialbolus von 0,15 mg (= 1 Amp. in 10 ml NaCl 0,9%) über 15 min i.v.; Dauerinfusion 40–180 µg/h i.v. Dosistitration (evtl. höher dosieren).

► **Propofol** (z.B. Disoprivan 1% 200 mg/20 ml, 500 mg/50 ml):
- Kurz wirksames barbituratfreies Hypnotikum, das bis zum „burst-suppression" dosiert werden kann. Trotz neuroexzitatorischer Phänomene (Opisthotonus, Muskelrigidität, Myoklonien) und der beschriebenen NW „epileptiforme Krämpfe" zunehmend erfolgreicher Einsatz der antikonvulsiven Wirkung in der Behandlung des Status epilepticus. Kurze Halbwertszeit, damit kaum Kumulierung. Keine Bronchokonstriktion.
- Im Moment zur Langzeitsedierung bis 7 Tage zugelassen.
- *Dosierung* zur Narkoseeinleitung: 1,5–2 mg/kgKG i.v.; Langzeitsedierung 1–4 mg/kgKG/h i.v. (bei Status epilepticus bis 10 mg/kgKG/h i.v.).
- Bei SHT-Patienten wurde bei Dosen > 5 mg/kg KG/h ein gehäuftes Auftreten einer letalen Propofol-Infusions-Syndroms (metabolische Azidose, Rhabdomyolyse, Herzversagen, Arrhythmien) beschrieben.

► **Etomidat** (z.B. Hypnomidate 10 ml = 20 mg/Amp.):
- Barbituratfreies Hypnotikum ohne analgetische Komponente; nur wenige Minuten Wirkdauer.

- Zur Kurzhypnose geeignet; zur Langzeitsedierung wegen Nebennierenrinden-suppression nicht anzuraten.
- *Dosierung* zur Narkoseeinleitung: 0,2 – 0,4 mg/kgKG i. v.
- **Ketamin** (z. B. Ketanest 50 mg/5 ml, 200 mg/20 ml, 100 mg/2 ml, 500 mg/10 ml):
  - *Wirkung:* Analgetisch, in höherer Dosierung hypnotisch. Angriff am NMDA-Rezeptor, sympathikomimetisch.
  - Dissoziative Anästhesie, häufig unangenehme Träume → daher Kombinaton mit Benzodiazepin oder Propofol.
  - Einsatz v. a. bei Bronchospastik oder hämodynamischen Problemen. Aber *cave* tracheobronchiale und Speichel-Hypersekretion.
  - *Dosierung:*
    - Analgesie: 0,2 – 0,5 mg/kgKG i. v.
    - Narkoseeinleitung: 1 – 2 mg/kgKG i. v.
    - Langzeitsedierung: 0,7 – 1,5 mg/kgKG/h + Benzodiazepin.
- **Gammahydroxy-Buttersäure** (z. B. Somsanit):
  - *Wirkung:* Inhibitorischer Neurotransmitter mit sedierender/hypnotischer Wirkung.
  - *Dosierung:* 30 – 50 mg/kgKG als i. v.-Bolus über 10 min; Dauerinfusion 10 – 20 mg/kgKG/h i. v.
- **Opioide** (S. 128):
  - Hauptanteil der analgetischen Intensivtherapie durch Morphinderivate (Fentanyl, Alfentanyl, Sufentanil, Remifentanil).
  - Nebenwirkungen: Atemdepression, Übelkeit, Erbrechen, Miosis, Bronchospasmus, vagomimetische Wirkung (RR-Abfall, Bradykardie).
  - *Dosierung* (z. B. Fentanyl): Narkoseeinleitung 2 – 10 µg/kgKG i. v.; Dauerinfusion 0,1 – 0,4 mg/h i. v.
- **Nichtopioid-Analgetika** (S. 126): z. B. Metamizol, Diclofenac, ASS.

Häufigste Kombinationen der Analgosedierung

- **Opioid + Benzodiazepin:** z. B. Fentanyl + Midazolam.
- **Opioid + Barbiturat:** z. B. Fentanyl + Thiopental (z. B. bei Hirndruck, Status epilepticus).
- **Opioid + Propofol:** z. B. bei Status epilepticus (kurze Wirkdauer und gute Steuerbarkeit).
- **Benzodiazepin + Ketamin:** z. B. wegen sympathikomimetischer Wirkung bei hämodynamischen Problemen günstig; gilt bei Hirndruck als kontraindiziert (nicht kategorisch).

Katecholamintherapie – Indikationen

- Reanimation.
- Aufrechterhaltung einer suffizienten Herz-Kreislauf-Funktion (vor allem zur Stabilisierung eines ausreichenden arteriellen Mitteldrucks bei Hirndruck).

Katecholamintherapie – Substanzen

- ▣ *Hinweis:* Katecholamine sollten nur in Kombination mit adäquatem Volumenersatz gegeben werden!
- **Adrenalin** (z. B. Suprarenin 1 mg/1 ml-Amp., 25 mg/25 ml-Flasche):
  - *Wirkung:* β_1-, β_2-, α-mimetisch; Anhebung von $RR_{syst.}$ und $RR_{diast.}$
  - *Indikation:* Praktisch alle Reanimationssituationen, anaphylaktischer Schock, Atropin-refraktäre, hämodynamisch wirksame Bradykardien.
  - *Dosierung:* 1 mg i. v. alle 3 – 5 min. Bei Wirkungslosigkeit auch Dosis-Eskalation bis 0,1 mg/kgKG möglich. Auch intratracheale Applikation möglich: 2 – 3fache i. v.-Dosis (mit 10 ml NaCl 0,9 % verdünnen).

- *Nebenwirkungen:* Tachykardie, Herzrhythmusstörungen, Koronarischämie, Lungenödem, K^+ ↓, BZ ↑, met. Azidose, Krampfanfall, Oligo-/Anurie.

► **Dopamin** (unterschiedliche Konzentrationen, z.B. 5 ml = 200 mg):
- *Wirkung:* Mit zunehmender Dosis Erregung von Dopamin-, β- und α-Rezeptoren.
- *Indikationen:* Schock, Hypotonie.
- *Perfusor, dosisabhängige Wirkung:* 1 Amp. + 45 ml NaCl 0,9%; 1 ml = 4 mg:
  - Niedrig (0,5 – 5 µg/kgKG/min): 2 – 4 ml/h → Vasodilatation (z.B. Niere).
  - Mittel (6 – 9 µg/kgKG/min): 5 – 8 ml/h → Steigerung des Herzzeitvolumens (HZV).
  - Hoch (> 10 µg/kgKG/min): > 8 ml/h → Steigerung des HZV und Vasokonstriktion.
  - ▣ *Hinweis:* Wenn Dosierungen bis 10 µg/kgKG keinerlei RR-Erhöhung bewirken, sollte Noradrenalin eingesetzt werden.
- *Nebenwirkungen:* Herzrhythmusstörungen, Übelkeit, Erbrechen, Dyspnoe, Kopfschmerzen, periphere Vasokonstriktion (Gangrängefahr bei pAVK).

► **Dobutamin** (z.B. Dobutrex 250 mg Trockensubstanz):
- *Wirkung:* Steigerung des HZV; v.a. kardialer β₁-Rezeptor-Agonismus; fast keine Gefäßwirkung.
- *Indikation:* Schock/Hypotonie, v.a. bei vermindertem HZV → Senkung von Vor- und Nachlast.
- *Perfusor* (1 Amp. in 50 ml Glc 5%; 1 ml = 5 mg; Dosierung: 2,5 – 12 µg/kgKG/min i.v. → Laufraten bei 70 kgKG:
  - Niedrig (3 µg/kgKG/min): 2,5 ml/h.
  - Mittel (6 µg/kgKG/min): 5,0 ml/h.
  - Hoch (12 µg/kgKG/min): 10 ml/h.
- *Nebenwirkungen:* Herzrhythmusstörungen, Tachykardie, RR-Anstieg.

► **Noradrenalin** (z.B. Arterenol 1 mg/1 ml, 25 mg/25 ml):
- *Wirkung:* Vasokonstriktion, bei stark vermindertem peripherem Widerstand Steigerung des HZV.
- *Indikation:* v.a. bei erwünschter Vasokonstriktion (z.B. bei Sepsis).
- *Dosierung (Bolusgabe):* Initial 1/3 Amp.= 0,3 mg i.v. (in 10 ml NaCl 0,9% verdünnen).
- *Perfusor* (5 Amp. + 45 ml NaCl 0,9%; 1 ml = 0,1 mg). Dosis: 0,05 – 0,4 µg/kgKG/min = 3 – 12(– 18) ml/h.
- *Nebenwirkungen:* Herzrhythmusstörungen, RR-Anstieg mit Reflexbradykardie, BZ ↑, Übelkeit, Erbrechen, Hypersalivation, Harnverhalt.

35.5 Spezielle Erkrankungen und Problemkonstellationen

Erhöhter Hirndruck
....

► **Grundlagen:**
- Eine Volumenvermehrung der Kompartimente Hirngewebe, Liquor, Extrazellulärflüssigkeit und/oder Blut in der starren Kalotte führt zunächst zu mäßigem, bei weiterer Volumenzunahme zu exponentiellem Anstieg des intrakraniellen Druckes (ICP) mit Abnahme der zerebralen Perfusion.
- Ein erhöhter ICP liegt bei Werten über 15 mm Hg vor.
- Bei stark erhötem Hirndruck können Anteile des Schläfenlappens durch den Tentoriumschlitz und/oder die Kleinhirntonsillen ins Foramen magnum gepresst („eingeklemmt") werden (Abb. 35.2).

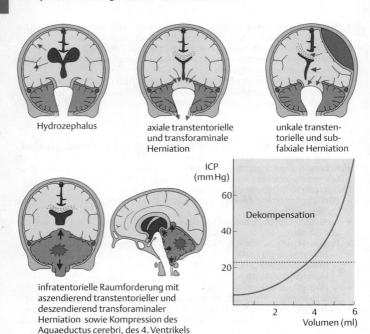

Hydrozephalus

axiale transtentorielle und transforaminale Herniation

unkale transtentorielle und subfalxiale Herniation

infratentorielle Raumforderung mit aszendierend transtentorieller und deszendierend transforaminaler Herniation sowie Kompression des Aquaeductus cerebri, des 4. Ventrikels und des Hirnstammes

Druck-Volumen-Kurve

Abb. 35.2 · Hirndruck und „Einklemmung"

► **Ursachen:**
- *Hirnödem* (vasogen oder zytotoxisch), z. B. bei Enzephalitis, Hirntumor/-abszess/-infarkt/-blutung, diffuser Hypoxie (z. B. nach Reanimation).
- *Venöse Abflussbehinderung:* Sinus-/Hirnvenenthrombose.
- *Intrakranielle Raumforderung:* Blutung, Tumor, Abszess.
- *Behinderung von Liquorabfluss oder -resorption:* Aquäduktstenose, Verlegung der Liquorabflusswege durch Raumforderungen, posthämorrhagische oder postinfektiöse Arachnopathie, Shuntdysfunktion.

► **Klinik:**
- *Bei akuter Hirndrucksteigerung mit Einklemmung:*
  - *Zunächst:* Motorische Unruhe, Bewusstseinstrübung, Beugemuster der Arme und Streckmuster der Beine.
  - *Im Verlauf:* Generalisierte Streckspasmen, Pupillenstörungen (erst eng, dann weit und lichtstarr), Ausfall von Hirnstammreflexen und zunehmender Ausfall vegetativer Zentren (Bradykardie, Hyperthermie, dann Tachykardie, Hypothermie, Atemlähmung).
- *Bei subakuter oder chronischer Hirndrucksteigerung* (langsamer fortschreitende Prozesse: z. B. bei Tumoren, Shuntfehlfunktion): Kopfschmerzen (am Morgen ausgeprägter), Erbrechen (schwallartig, nüchtern, evtl. ohne Übelkeit), zunehmende Bewusstseinstrübung, Gähnen, Singultus, bei weiterer Druckzunahme Zeichen der Einklemmung (s.o.).

▶ **Diagnostik:**
- Klinisch; Papillenödem („Stauungspapille") vorwiegend bei chronischer Drucksteigerung; nur selten bei akutem Hirndruck.
- CCT/MRT: Hirnschwellung fokal oder diffus, Verschmälerung der Ventrikel bei Hirnödem, Erweiterung der Ventrikel bei Liquorabflussstörung; verstrichene Mark-Rindengrenze, fehlende Entfaltung der basalen Zisternen, Verlagerung der Mittellinie auf Septum-pellucidum- oder Pinealisebene.

▶ **Therapieprinzipien:**
- Aufrechterhaltung eines ausreichenden zerebralen Perfusionsdrucks (CPP) durch Vermeidung von Erniedrigungen des mittleren arteriellen Druckes (MAP) und Erhöhungen des intrakraniellen Druckes (ICP), s. S. 715.
- Anzustrebende Zielparameter: CPP > 70 mm Hg, d.h. Verhinderung eines ICP > 20 – 25 mm Hg und Erhalt eines arteriellen Mitteldruckes von 80 – 110 mm Hg.

▶ **Allgemeine Maßnahmen/Basistherapie:**
- *Ausreichende Oxygenierung* (paO$_2$ > 100 mm Hg) und Vermeidung von Hyperkapnie (paCO$_2$ < 40 mmHG), keine prolongierte Hyperventilation (s.u.).
- *Kopf- und Oberkörperhochlagerung* um ca. 15 – 30° nicht mehr unumstritten. Bei pulmonaler Indikation Bauchlagerung möglich. Kein seitliches Abknicken des Halses und Kompression der Jugularvenen.
  - ▣ *Cave:* Wichtig ist die Vermeidung von intrakraniellen Drucksteigerungen bei diagnostischen und therapeutischen Maßnahmen, z.B. Trendelenburglagerung mit prolongierten Punktionsversuchen der V. jugularis interna, Husten bei forciertem Absaugen (→ Analgosedierung und evtl. Relaxierung).
- *Normovolämie, Elektrolytbalance;* evtl. Flüssigkeitsersatz und Katecholamine.
- *Normothermie, Bekämpfung von Fieber* (> 37,5° C): z.B. 500 – 1000 mg Paracetamol.
- *Induzierte therapeutische Hypothermie:* Experimentell vielversprechende Ergebnisse.
- *Vermeidung von Hyperglykämie* (vgl. S. 309).
- *Keine prolongierte Hyperventilation!* Akut Hyperventilation (pCO$_2$ 30 – 35 mm Hg) möglich für einige Stunden (Vasokonstriktion führt zwar zu Drucksenkung, aber auf Kosten der Perfusion, d. h. Gefahr der Ischämie und damit weiterer Drucksteigerung).
- *Grundsätzlich adäquate Analgosedierung* (S. 722).

▶ **Spezielle Therapie:**
- *Osmotherapie:*
  - Trotz pathophysiologischer Vorbehalte (Rebound infolge Schrankenstörung, forcierte Entwässerung gesunder Hirnareale mit Gefahr deletärer Volumenverschiebungen) praktisch anwendbar.
  - Ziel-Osmolalität: 320 – 340 mosmol/l.
  - Wirkstoffe + Dosierung:
  - → Mannitol 20% 125 ml über ca. 10 min je nach Bedarf bis 4 – 6 × tägl.
  - → Glyzerin 40% p.o. (z. B. 3 × 100 ml) oder Glyzerin 10% i.v. (500 – 1000 ml/d).
  - → Sorbit ist wegen möglicher Fruktoseintoleranz kontraindiziert
- *Glukokortikoide:*
  - Belegte Wirksamkeit vor allem beim perifokalen Tumorödem; bei Blutungen umstritten; definitiv unwirksam bei fokal-postischämischem, posttraumatischem und diffus-posthypoxischem Ödem.
  - Dosierung: Dexamethason (z.B. Fortecortin) 80 mg als Bolus i.v., dann 4 – 6 × 8 mg/d (dann absteigende Dosierung). Je nach Indikation evtl. Erhaltungsdosis.
- *TRIS-Puffer (Trishydroxymethylaminomethan THAM):*
  - Wirkungmechanismus: Basisch und nach intrazellulär penetrierend → Azidoseausgleich und ICP-Senkung durch Wiederansprechen der Hirngefäße auf Hypokapnie mit der Folge einer zerebralen Vasokonstriktion.

Neurologische Intensivmedizin

- Testdosis: 1 mval/kgKG in 15 min i.v.; bei Wirksamkeit anschließend 0,25 mmol/kgKG.
- Kontrolle: Blut-pH (kritischer Grenzwert 7,55) und „base excess (kritischer Grenzwert + 6).
- **Barbiturate** (am häufigsten Thiopental [auch Methohexital]):
  - Beim beatmeten Patienten i.v.: *Loadingdosis:* 0,2–0,5 mg/kgKG/min bis zum burst suppression; *Erhaltungsdosis:* 0,1–0,2 mg/kgKG/min.
  - Dosisjustierung anhand eines „burst-suppression-Musters" im EEG.
  - ◼ *Cave:* Bei hämodynamischer Suppression duch Nebenwirkungen wird der positive Effekt auf den Hirndruck negativ kompensiert.
- **Operativ:**
  - Liquordrainage (S. 26): Indiziert bei Hydrocephalus occlusus oder malresorptivus, z.B. nach intraventrikulärer Blutung.
  - Entlastungsdekompression bei fokalen Raumforderungen, z.B. beim Kleinhirninfarkt mit (drohender) Kompression des Hirnstamms (klinisch anerkannt; S. 322); beim raumfordernden Mediainfarkt und drohender Herniation (Daten offener Studien positiv: Sterblichkeitsreduktion von ca. 80% auf 30%; bei älteren Patienten allerdings wegen Inkaufnahme erheblicher Defekten zurückhaltende Indikationsstellung empfohlen S. 312).

SIADH (Syndrom der inadäquaten ADH-Freisetzung)

▶ **Synonym:** Schwartz-Bartter-Syndrom.

▶ **Definition:** Iso- oder hypervolämische Hyponaträmie (< 134 mmol/l) durch erhöhtes Plasma-ADH oder erhöhte renale Sensitivität auf ADH mit der Folge erhöhter Wasserretention und Verdünnungshyponatriämie. Besteht neben der Hyponatriämie eine Dehydratation, so liegt ein „zerebrales Salzverlust-Syndrom" vor (s.u.).

▶ **Ätiologie:** Paraneoplastisch (v.a. kleinzelliges Bronchial-Ca, Pankreas-Ca, Lymphome), ZNS-Erkrankungen (SAB, Enzephalitis, Trauma, Hirntumor, GBS), selten pulmonale Ursachen, Hypothyreose, Medikamente (z.B. Phenotiazine, Carbamazepin, Oxcarbazepin, Morphin, Barbiturate).

▶ **Klinik:**
- Bei plötzlicher Entwicklung und ausgeprägter Hyponatriämie < 120 mmol/l: Übelkeit, Inappetenz, Erbrechen, Kopfschmerz, Muskelkrämpfe, Apathie, Somnolenz, Koma.
- Bei langsamer Entwicklung, Hyponatriämie zwischen 120–130 mmol/l: Evtl. nur wenig Beschwerden.

▶ **Diagnostik, Diagnosestellung:**
- Hyponatriämie (S. 467) < 134 mmol/l.
- Urin-Osmolalität > Serum-Osmolalität (Serum-Osmolalität meist < 260 mosmol/l, Urin-Osmolalität >> 300 mosmol/l).
- Urin-Na$^+$ erhöht (Na$^+$-Ausscheidung > 25 mmol/l bei normaler Zufuhr).
- Plasma-ADH meist normal bis erhöht.

▶ **Abgrenzung vom CSWS** (s.u.): Im Gegensatz zum CSWS verminderte Urinmenge, positive Flüssigkeitsbilanz (s. Tab. 35.7).

▶ **Therapie:**
- Problematisch ist die Zufuhr von iso- oder hypertonen NaCl-Lösungen, da das zugeführte Natrium sofort wieder ausgeschieden wird.
- Grundsätzlich daher (wenn unter Intensivbedingungen möglich) Flüssigkeitsrestriktion auf 500–1000 ml/d.
- Bei SAB und erhöhtem ICP sind unter der Flüssigkeitsrestriktion zerebrale Ischämien zu befürchten. Daher: milde Flüssigkeitsrestriktion auf ca. 1,5 l/d in Kombination mit NaCl-Substitution und Diuretika-Gabe (z.B. NaCl 10% 1 ml/h i.v. + Furosemid 4 × 20 mg/d i.v.).

Tabelle 35.7 · Differenzialdiagnose von SIADH und CSWS

Parameter	SIADH	CSWS
Extrazellulärvolumen	$\uparrow$	$\downarrow$
Wasserbilanz	$\uparrow$	$\downarrow$
Hautturgor	$\uparrow \rightarrow$	$\downarrow$
Gewicht	$\uparrow \rightarrow$	$\downarrow$
ZVD	$\uparrow \rightarrow$	$\downarrow$
Hämatokrit	$\downarrow$	$\uparrow$
Urin-Na$^+$-Konzentration	$\uparrow$	$\uparrow\uparrow$
Serumharnsäure, Serumkalium	$\downarrow \rightarrow$	$\rightarrow$

$\uparrow$ = erhöht; $\rightarrow$ = unverändert; $\downarrow$ = vermindert

> ◨ *Cave:* Bei zu schneller Na$^+$-Korrektur (> 10 mmol/d) Gefahr von Myelinolysen (S. 470).
> - Nicht eindeutig belegt sind Empfehlungen von Demeclocyclin (Ledermycin 300–1200 mg/d p.o.) und Lithium (300 mg/d; Plasmaspiegel 0,3–0,6 mmol/l). Für Phenytoin liegen widersprüchliche Daten vor.

CSWS (cerebral salt waste syndrome, zerebrales Salzverlustsyndrom)

▶ **Definition, Pathogenese:** Renaler Salzverlust (Na$^+$-Ausscheidung >50 mmol/l) bei intrakranieller Erkrankung, der zu Hyponatriämie (< 134 mmol/l) und Verminderung des EZV (Volumenmangel) führt.

▶ **Ätiologie:** Ungeklärt; am häufigsten bei SAB, SHT, Hirntumoren, Meningeosis neoplastica.

▶ **Klinik:** Prinzipiell wie bei SIADH. Wegen der begleitenden Hirnerkrankung meistens als „Labordiagnose" auffällig.

▶ **Diagnosestellung + Abgrenzung vom SIADH** (s.o.): Siehe Tab. 35.7; im Gegensatz zur SIADH vermindertes EZV und Polyurie.

▶ **Therapie:** Bei Hyponatriämie und Dehydratation: Volumen- und Natriumsubstitution, Fludrocortison (Astonin H 0,05–0,1 mg/d p.o.), evtl. zusätzlich hypertone NaCl-Lösung (z.B. NaCl 10%).

Diabetes insipidus (DI)

▶ **Definition:** Wasserverlust durch Mangel oder fehlende Wirksamkeit von Antidiuretischem Hormon (ADH) = Vasopressin.

▶ **Formen:**
- *Zentraler DI (> 90%):* Verminderte ADH-Sekretion $\rightarrow$ ungenügende Konzentrationsfähigeit der Niere.
- *Renaler DI (< 10%):* Verminderte Ansprechbarkeit des distalen Nierentubulus auf ADH.

▶ **Ätiologie:**
- *Zentraler DI:* Intra-/supraselläre Tumoren, Metastasen, granulomatöse Entzündung (Tbc, Sarkoidose), Hypophysenchirurgie, ZNS-Infektionen, Hirnblutungen, Hirndruck, Hirntod. Auch idiopathisch, familiär.
- *Renaler DI:* Tubulointerstitielle Nierenerkrankungen, z.B. Amyloidose, Nephritis, Hyperkalzämie, Hypokaliämie, Lithiumintoxikation, sehr selten angeboren x-chromosomal rezessiv.

▶ **Klinik:** Polyurie bis >20 l/d, entsprechende Polydipsie, Exsikkose bis hin zum Schock.

▶ **Diagnostik:**
- Anamnese, klinischer Befund (s.o.).
- *Urindiagnostik:*
  - Spezifisches Gewicht <1005.
  - Osmolalität:
  → Bei *zentralem* DI oft <200 mosm/l, bei *renalem* DI zwischen 200 und 500 mosm/l.
  → Nach Flüssigkeitsrestriktion ("Durstversuch"; Vorsicht bei hohen Flüssigkeitsverlusten): Bei DI steigt die Osmolalität in den ersten Stunden nach kompletter Karenz nicht oder um weniger als 30 mosmol/l an.
- *Serum:* Na^+ ↑, Hämatokrit ↑, Plasmaosmolalität ↑.
- Nach Bestätigung der Diagnose kann durch Gabe von Desmopressin ein zentraler von einem renalen DI unterschieden werden: Bei zentralem DI steigt die Urinosmolalität schnell um mindestens 50% des Ausgangswertes an (>600 mosm/l), beim renalen DI nicht.

▶ **Differenzialdiagnose:** Psychogene Polydipsie, polyurisches Nierenversagen.

▶ **Therapie:**
- Soweit möglich kausal.
- ADH-Substitution mit Desmopressin (z.B. Minirin): $1-2 \times 2-4\,\mu g/d$ i.v. *oder* $1-2 \times 5-20\,\mu g/d$ nasal per Nasenspray oder $3 \times 0,2-1,2\,mg/d$ p.o.
- ◘ *Cave:* Bei sich zu schnell entwickelnder Hypernatriämie Gefahr der Entwicklung einer pontinen/extrapontinen Myelinolyse (S. 470).

Malignes neuroleptisches Syndrom (MNS)

▶ **Grundlagen:**
- *Definition:* Akute Hyperthermie und generalisierter Rigor unter Gabe von Dopamin-D_2-Antagonisten (v.a. Neuroleptika), als malignes Dopa-Entzugssyndrom nach dem Entzug von Dopaminagonisten (z.B. bei Parkinsonsyndrom).
- *Häufigkeit:* 0,02–3% aller mit Neuroleptika behandelten Patienten; Auftreten zu 90% während der ersten 4 Therapiewochen.
- *Prädisponierend:* Neuroleptika oder Antidepressiva (Lithium, trizyklische Antidepressiva, MAO-Hemmer), v.a. bei hoher Dosis und schneller Dosissteigerung, Exsikkose, sonstiger schwerer Erkrankung, anamnestisch bekanntem MNS.
- *Pathophysiologie:* Erniedrigte dopaminerge Aktivität in ZNS und PNS und Dysbalance zu allen anderen Neurotransmittern (Serotonin, Noradrenalin).

▶ **Klinik, klinische Befunde:** Hyperthermie (39–42°C), generalisierter Rigor, Hyperhidrose, fakultativ (abhängig vom Schweregrad) Stupor, Verwirrtheit, Dysarthrie, Dysphagie, Hypersalvation, Tremor, Kreislaufinstabilität, Tachykardie, Tachydyspnoe.

▶ **Komplikationen:** Herz-Kreislaufstörungen, Lungenödem, Aspiration, akutes Nierenversagen, zerebrale Krampfanfälle.

▶ **Diagnostik:**
- Anamnese, klinisches Bild (s.o.).
- Labor: CK ↑, evtl. Rhabdomyolyse mit Myoglobinurie, Leukozytose, metabolische Azidose.

▶ **Differenzialdiagnose:** ZNS-Erkrankungen, Tetanus, perniziöse Katatonie (ähnliche Symptomatik, jedoch gegensätzliche Therapie → Neuroleptikabedarf!), akinetische Parkinsonkrise, maligne Hyperthermie, Delir anderer Ursache, andere Muskelerkrankung mit CK-Erhöhung, zentrales anticholinerges Syndrom, Kombination von MAO-Hemmern und Trizyklika, Ecstasy-Intoxikation.

► **Therapie:**
- Neuroleptika absetzen, übrige Medikation überprüfen.
- Vegetative Funktion überwachen und stabilisieren, evtl. physikalische Temperatursenkung, Flüssigkeitsbilanzierung (v. a. im Hinblick auf Aufrechterhaltung der Nierenfunktion bei Myoglobinurie).
- Monitoring: RR, EKG, Temp., Labor (BGA, Elektrolyte, CK, Myoglobin).
- *Dopaminagonisten:*
  - Amantadin (S. 24.10) 2 × 100 mg p. o.
  - Bromcriptin (z. B. Pravidel 2,5 mg/Tbl.) 2 × 2,5 mg/d bis 3 × 20 mg/d.
  - L-DOPA (S. 496) 100 – 200 mg/d p. o.
  - Lisurid (z. B. Dopergin) 1 – 2 mg/d s.c.
- *Dantrolen* (Dantrolen-Trockensubstanz 20 mg, Dantamacrin 25|50 mg/Kps.): 0,8 – 2,5 mg/kgKG i. v. alle 6 h.

► **Prognose:** Letalität bei suffizienter Behandlung bis ca. 10 %.

Zentrales anticholinerges Syndrom

► **Grundlagen:**
- *Definition:* Zentrale und periphere Symptome der Intoxikation bzw. Überdosierung durch anticholinerg wirksame Substanzen.
- *Ätiologie:* Atropin, Antihistaminika (z. B. Promethazin), Neuroleptika (z. B. Levopromazin, Haloperidol), anticholinerg wirkende Parkinsonmedikamente (z. B. Biperiden, Trihexyphenidyl), tri- und tetrazyklische Antidepressiva, (z. B. Saroten, Doxepin), Spasmolytika (z. B. Butylscopolamin).
- *Pathophysiologie:*
  - Zentral: Relative Verminderung der zentralen Ach-Konzenration im Verhältnis zu anderen Neurotransmittern (Dopamin, Serotonin, Norepinephrin).
  - Peripher: Kompetitiver Antagonismus der Substanzen am Ach-Rezeptor.

► **Klinik:**
- *Zentral:* Agitiertes Psychosyndrom, Halluzinationen, Hyperkinesen, Tremor, Myoklonien, Tachypnoe.
- *Peripher:* Tachkardie, Hyperthermie, Obstipation, trockene gerötete Haut, verminderte Speichel-/Schweißsekretion, Harnretention, Mydriasis, Akkomodationsstörung.

► **Komplikationen:** Herzrhythmusstörungen, Krampfanfälle.

► **Diagnostik** (Auschlussdiagnostik):
- Anamnese (Medikamentenanamnese), Klinik (s.o.).
- Labor, EKG, CCT, Liquoruntersuchung, EEG.

► **Differenzialdiagnose:** Intoxikationen mit anderen Stoffen, Entzugssymptome, andere Medikamentenunverträglichkeiten, akute Psychose, metabolische Störungen.

► **Therapie:**
- *Allgemein:* Anticholinerg wirkende Medikamente absetzen; EKG-Monitoring, Flüssigkeits- und Elektrolytsubstitution, Bilanzierung, Ernährung, evtl. Benzodiazepine bei psychomotorischer Unruhe.
- *Gabe von Physostigmin* (Anticholium 2 mg/Amp.):
  - Indikation: Schwere Symptomatik (z. B. Koma, Delir, Halluzinationen, Krampfanfälle).
  - Kontraindikationen: Asthma bronchiale, COPD, KHK, pAVK, Überleitungsstörungen im EKG, Bradykardie, mechanische Obstruktion im GI-Trakt, entzündliche Darmerkrankung, Schwangerschaft.
  - Dosierung: Testdosis 0,5 mg i. v., bei fehlenden cholinergen Nebenwirkungen 1 – 2 mg über 10 min i. v. Bei fehlender Wirkung erneuter Versuch nach ca. 15 min. Bei Erfolg Fortführung mit 2 mg/h i. v. Maximale Tagesdosis: 12 mg.

► **Prognose:** Bei rechtzeitiger Behandlung gut.

Neurologische Intensivmedizin

Delirantes und prädelirantes Syndrom

► **Definition** (grundsätzlich in der psychiatrischen Definition [ICD 10 F05.0 – 05.9] unspezifisch hinsichtlich der Ursachen, vgl. S. 263):

- *Delir:* Akut oder subakut auftretender hallzinatorischer Verwirrtheitszustand mit gesteigerter psychomotorischer Aktivität und vegetativem Syndrom, in der Regel und typischerweise bei Entzug von Sedativa, Alkohol etc.
- *„Prädelir":* Beginnendes Stadium des Delirs. Der Übergang in ein Delir ist möglich, aber nicht obligat.

► **Ätiologie:** Überwiegend Entzug von Alkohol oder Medikamenten, Unterbrechung der Zufuhr wegen Krankenhausaufenthalt, Infekt, aber auch „Kontinuitätdelirien", Dehydratation, Hypoglykämie, Pankreatitis, Leberzirrhose, Gastrointestinale Blutung, Trauma, Mangelernährung:

- *Medikamente:* Entzug von Benzodiazepinen, Barbituraten (z. T. nach Verzögerung bis zu 2 Wochen); Anticholinergika, trizyklische Antidepressiva, L-Dopa, Diuretika, Laxanzien, Digitalis, Cimetidin, Glukokortikosteroide, Antiepileptika.
- *Metabolische Störungen:* Hyper-, Hypoglykämie, Urämie, hepatische Enzephalopathie, Elektrolytstörungen, endokrine Störungen (Schilddrüse, Nebenschilddrüse, Nebennierenrinde, Hypophyse), Hypovitaminosen, Porphyrie.
- *Intoxikationen:* Amphetamin, Kokain, Halluzinogene.
- *Fieberhafte Infektionserkrankungen,* z. B. Typhus, Sepsis, Enzephalitis.
- *Andere:* Schockzustände, SHT, postpartal, postiktual, Exsikkose, Mangelernährung, Tumor, intrakranielle Blutungen, hypertensive Enzephalopathie.

► **Hauptsächliche Risikofaktoren:** Chronischer Alkoholabusus, Alter.

► **Klinik:**
- *Prädelir:* Desorientiertheit, Unruhe, Tremor, Schwitzen, Schlafstörungen, Tachykardie, Hypertonie, Erbrechen, Diarrhoe, vermehrte Reizbarkeit, Angst, zerebrale Krampfanfälle, Dauer: Tage bis Wochen; fließender Übergang ins Delir.
- *Delir:* Wechselnde Bewusstseinslage, Desorientiertheit, psychomotorische Unruhe, Aggressivität, Herumnesteln, Halluzinationen (meist optisch: kleine Objekte v. a. Tierchen, szenische Halluzinationen), gesteigerte Suggestibilität; Krampfanfälle, Myoklonien, Tremor, vegetative Symptome: Schwitzen, Durst, Tachykardie, Fieber, Tachypnoe, Hypertonie, Fieber, Bei Alkohol meist Einsetzen 8 – 12 Stunden nach Akoholkarenz; Dauer 4 – 7 Tage; In bis zu 40 % ist epileptischer GM-Anfall Initialsymptom.

► **Diagnostik:**
- *Anamnese:* Alkohol-, Medikamenten-, Deliranamnese, Alkoholbegleiterkrankung (gastrointestinal: Chron. Gastroduodenitis, chron. rez. Pankreatitis, Alkoholhepatitis, Fettleber; Leberzirrhose; Nervensystem: Hirnorg. Psychosyndrom, Korsakow-Syndrom, Wernicke-Enzephalopathie, Krampfanfälle, Polyneuropathie; Herz: Dilatative Kardiomyopathie, Arrhythmien. Blut: Makrozytäre Anämie, γ-GT ↑ ; HNO: Hypopharynx-Ca; Stoffwechsel: Diabetes mellitus, Neigung zu Hypoglykämien; Immunsystem: Erhöhtes Risiko z. B. für Pneumonien, Meningoenzephalitis (z. B. Pneumokokken, Listerien, Tbc),
- *Klinische Untersuchung.*
- *Apparative Diagnostik:* Labor, EKG, Rö-Thorax, Liquor, EEG, CCT.
- ▣ *Wichtig:* Andere organische und psychische Ursachen oder Begleiterkrankungen müssen ausgeschlossen werden; z. B. typisch: Bakteriell eitrige Meningoenzephalitis oder Herpesenzephalitis bei Alkoholikern.

► **Differenzialdiagnose:** Malignes neuroleptisches Syndrom (S. 730), Hyperthermie, Medikamente, Alkoholintoxikation, thyreotoxische Krise (S. 469), diabetisches Koma (S. 468), hepatische Enzephalopathie (S. 462), septische Enzephalopathie (S. 733).

Tabelle 35.8 · **Therapeutisches Vorgehen bei Alkoholdelir**

....

1. Obligate adjuvante Therapie: *Thiamin* (Betabion) 100 mg i. v. für 5 Tage

....

2. Basistherapie im Entzug:
  - *bei leichten Fällen (= „Prädelir"):* Carbamazepin 600 – 1 200 mg/d (Effekt umstritten)
  - *Clomethiazol* (z. B. Distraneurin 192 mg/Kps.) *oral* initial 2 – 8 Kps.; Erhaltungsdosis max. 2 Kps./2 h
    - Vorteil: Antikonvulsive + hypnotische Wirkung
    - Nachteil: Atemdepression, gesteigerte Bronchialsekretion (evtl. + 1 – 2 × 0,25 mg Atropin/d i. v.)
    - *Oder* (z. B. bei obstruktiven Atemwegserkrankungen) Diazepam p. o. initial 10 – 40 mg, dann ca. 4 × 10 – 20 mg (auch andere Benzodiazepine)
    - *bei schwer beherrschbaren psychotischen Symptomen:* Zusätzlich Haloperidol (Haldol) 3 × 5 bis 6 × 10 mg i. v.
    - stehen vegetative Störungen im Vordergrund: Clonidin (Dosis s. u.)

....

3. Vollbild:
  - *Intensivstation, Intubationsbereitschaft*
  - *Clomethiazol i. v.* ist nicht mehr erhältlich, daher einzeln oder kombinierbar je nach dominierender Zielsymptomatik (bedarfsorientierte Gabe ist fixem Schema überlegen): *(1) Benzodiazepine* (z. B. Diazepam, Flunitrazepam, Lorazepam, Dikaliumclorazepat); z. T. sehr hohe Dosen erforderlich (z. B. bis 300 mg Diazepam/d): Effekt: Sedierung. Mögliche Alternative: γ-Hydroxybuttersäure (z. B. Somsanit). *(2) Clonidin* (z. B. Catapresan 0,15 mg/Ampulle): Initial 0,15 – 0,6 mg i. v.; Erhaltungsdosis 0,03 – 0,3 mg/h; bis 4 mg/d. Probleme/NW (evtl. limitierend bei Dosissteigerung): Bradykardie, Hypotonie, Rhythmusstörungen, Mundtrockenheit, Obstipation (Ogilvie's Syndrom); Effekt: Leichte Sedierung, antisympathikoton. *(3) Haldol* (s. o.); Effekt: Antipsychotisch.

- ► **Allgemeine Therapie des Alkoholdelirs:** Überwachung der Vitalfunktionen, ausreichende Kalorienzufuhr, Flüssigkeits- und Elektrolythaushalt (Kaliumsubstitution [häufig Hypokaliämie], Ziel: K^+ >4,5 mmol/l), langsame Korrektur bei Hyponatriämie, bei Ammoniak-Erhöhung Laktulose (z. B. Bifiteral).
- ► **Spezielle Therapie des Alkoholdelirs:** Siehe Tab. 35.8.
- ► **Prognose:** Unter Behandlung Letalität 1 – 5 %; erhöhtes Risiko für Kammerflimmern.

Septische Enzephalopathie

....

- ► **Definition:** Sowohl bei der streng definierten Sepsis (ACCP/SCCM) als auch beim Syndrom der systemischen Entzündungsreaktion (SIRS) wird im klinischen Sprachgebrauch von der septischen Enzephalopathie gesprochen, wenn es zu zerebralen Funktionsstörungen kommt, die durch keine anderen Ursachen erklärbar sind.
- ► **Häufigkeit:** Auftreten bei ca. 70 % der Patienten mit Sepsis!
- ◻ *Hinweis:* In der Beurteilung intensivmedizinisch behandelter Patienten werden Störungen der zerebralen Funktionen im Sinne einer Enzephalopathie meist unterschätzt; oft entgehen sie der klinischen Beurteilung, da sie durch analgosedierende Maßnahmen überdeckt werden.
- ► **Ursachen:** Diskutiert werden unterschiedlichste Faktoren, z. B. direkte Endotoxinwirkung, Entzündungsmediatoren, gestörte Mikroperfusion, Aminosäuren, erhöhte Benzodiazepinempfindlichkeit, erhöhte Sensitivität der GABA-Rezeptoren. Selten liegen fassbare Mikroabszedierungen oder -embolisierungen in das Gehirn vor (v. a. bei Endokarditis).

▶ **Klinik:** Quantitative und qualitative Bewusstseinsstörungen, evtl. zusätzlich Myoklonien, epileptische Anfälle, Tremor, Rigor.

▶ **Diagnostik:**
- *Liquor:* Aussschluss einer erregerbedingten Meningoenzephalitis.
- *CCT, MRT:* Bei klinischen Hinweisen auf eine fokale Symptomatik (Ausschluss eines lokalisierten Hirnprozesses, z. B. Abszesse, Empyeme, septische Sinusthrombose. Bei septischer Enzephalopathie im CCT meist Normalbefund, gelegentlich liegen diffuse Läsionen der weißen Substanz vor (MRT hat eine höhere Sensitivität).
- *EEG:* Unspezifische Verlangsamungen im Sinne der Allgemeinveränderung.

▶ **Differenzialdiagnose:** Die Eingrenzung auf eine septische Enzephalopathie bereitet oft Schwierigkeien, da zusätzliche hypoxische, hepatische, metabolische, renale und medikamenteninduzierte Faktoren zu einer Enzephalopathie führen können. Die septische Enzephalopathie tritt relativ früh im Krankheitsverlauf auf und kann sogar das erste Symptom einer Sepsis sein. Dieses frühe Auftreten unterscheidet sich damit vom Zeitprofil des Auftretens der neuromuskulären Komplikationen der Sepsis („critical illness polyneuropathy" und „myopathy"; s. u.).

▶ **Therapie:** Eine spezifische Therapie ist nicht bekannt → v. a. Sanierung der Infektion und Begrenzung der inflammatorischen Reaktion.

▶ **Prognose:** Grundsätzlich ist die septische Enzephalopathie komplett reversibel; ihr Auftreten ist jedoch mit einer erhöhten Mortalität verbunden und verlängert die Beatmungsdauer.

Critical-illness-Polyneuropathie (CIP)

▶ **Definition:** Reversible, akute, vorwiegend axonale Polyneuropathie im Rahmen schwerer Erkrankungen mit Notwendigkeit einer Intensivtherapie.

▶ **Dispositionsfaktoren:** Längerdauernde Beatmung, Sepsis, Multiorganversagen.

▶ **Häufigkeit:** Etwa bei 70 % der Patienten mit Sepsis und Multiorganversagen.

▶ **Klinik, klinische Befunde:**
- Verzögertes „weaning" vom Respirator.
- Distal betonte Paresen (meist zunächst Beine; evtl. Progredienz bis zur Tetraplegie), Reflexe abgeschwächt oder fehlend.
- Hirnnervenparesen (v. a. N. facialis).
- Sensibilitätsstörungen eher im Hintergrund (und schwer objektivierbar!).

▶ **Differenzialdiagnosen:**
- *Neuropathien:* Guillain-Barré-Syndrom, amyotrophe Lateralsklerose, spinale Muskelatrophie, paraneoplastische PNP, Hypovitaminose B_{16}, Antibiotika (Aminoglykoside, Penicillin), Infektionen, Intoxikation, Vaskulitis, Endokrinopathien (Diabetes mellitus, Schilddrüse, Nebenniere).
- *Neuromuskuläre Erkrankungen:* Myasthenia gravis, Lambert-Eaton-Syndrom, Hypokalzämie, Hypomagnesiämie, Botulismus, medikamentös (Muskelrelaxanzien, Aminoglykoside, Kortikosteroide).
- *Myopathien:* Medikamentös (Kortikosteroide, Muskelrelaxanzien), Polymyositis, Einschlusskörpermyositis, Elektrolytentgleisungen.

▶ **Diagnostik:**
- *NLG* (sensibel + motorisch): Amplituden ↓ , NLG meist normal (evtl. DML/F-Wellen-Latenz ↑), meist schon in der ersten Woche nach Symptombeginn.
- *EMG:* Pathologische Spontanaktivität (erst 14 Tage nach Symptombeginn).
- *Evtl. Biopsie:* Nerv (axonale Degeneration), Muskel (atrophische Fasern).

▶ **Therapie:** Es gibt keine spezifische Therapie! → Behandlung von Sepis/Multiorganversagen, Physiotherapie, Ergotherapie, keine verfrühte Entwöhnung vom Respirator. Evtl. positive Effekte von IVIG (S. 141).

► **Verlauf, Prognose:**
  ● Bei CIP höheres Risiko für Multiorganversagen und Sekundärkomplikationen (Pneumonie, Lungenembolie, tiefe Beinvenenthrombose).
  ● Bei Überleben (rasche) Rückbildung der Paresen (in ca. 50% vollständig).

Critical-illness-Myopathie (CIM)

► **Definition, Häufigkeit:** Myopathie bei intensivbehandlungspflichtigen Erkrankungen (bei ca. 50–80%!).
► **Risiko- bzw. Dispositionsfaktoren:** Steroide, Muskelrelaxanzien.
► **Klinik, klinische Befunde:** Ähnlich CIP (s.o.), aber fehlende Sensibilitätsstörungen (die jedoch ohnehin nur schwer zu objektivieren sind!).
► **Differenzialdiagnose:** Myopathie durch Steroide, Muskelrelaxanzien.
► **Diagnostik:** NLG, EMG (unspezifisch, Befunde ähnlich CIP), Muskelfaserleitung ↓, Biopsie (diagnostisch entscheidend! → Faseratrophie Typ II > Typ I). CK meist nicht oder nur leicht erhöht.
► **Therapie:** Absetzen/Dosisreduktion von Substanzen mit Einfluss auf die neuromuskuläre Überleitung (z.B. Kortikosteroide, Muskelrelaxanzien). Evtl. IVIG (s.o.). Siehe auch CIP (s.o.).

35.6 Ethische und juristische Aspekte

Grundlagen

► Es herrscht weitgehende Übereinkunft darüber, dass die ethischen Grundlagen intensivmedizinischen Handelns neben der Bestimmung der medizinischen Indikation einer Maßnahme von folgenden Prinzipien bestimmt sein müssen: *Rettbarkeit, Lebensbewahrung, Schadensvermeidung, ethische und juristische Angemessenheit (= Legitimität und Legalität), Patientenautonomie, Verteilungsgerechtigkeit.*
► Diese Grundsätze geraten in der Intensivmedizin häufig in ein ethisches und juristisches Spannungsfeld. Stichworte hierzu sind Behandlungsauftrag, Sterbehilfe, Körperverletzung vs. unterlassene Hilfeleistung, erlaubte Minderung von Schmerzen und Leiden unter Inkaufnahme eines früheren Todeseintritts vs. verbotene „aktive Sterbehilfe" mit intendierter Verkürzung des Lebens.
► Gerade der Neurologe muss sich mit solchen ethischen Fragen auseinandersetzen, weil die Erkrankungen seines Fachgebietes häufig unheilbar sind und gleichzeitig die Funktion des Nervensystems als entscheidendes Kriterium für die Gesamtprognose einer Erkrankung und damit für eine eventuelle Therapiebegrenzung gilt.
► Ethische Probleme entstehen bei neurologischen Erkrankungen beispielsweise bei der Frage der Dauerbeatmung bei progredienten neuromuskulären Erkrankungen mit Atemlähmungen (z.B. ALS) oder der Diskussion um Therapiebegrenzungen bei schweren zerebralen Schäden (z.B. „Wachkoma", Locked-in-Syndrom).
► Für eine ethisch angemessene Entscheidung sind folgende Fragenkomplexe zu bedenken:
  ● *Situation der „medizinischen Fakten"= Stand der Dinge:* z.B. Diagnose, Prognose, Therapieoptionen, Alternativen.
  ● *Situation des Patienten:* z.B. Interessen, Wertvorstellungen, Abwägung von Nutzen und Schaden, tatsächlicher oder mutmaßlicher Wille (z.B. Patientenverfügung).
  ● *Situation der Behandler:* z.B. Wertvorstellungen, Pflichten, forensische Aspekte, kritische Analyse „versteckter" emotionaler Motive.
  ● *Situation der Angehörigen bzw. Betreuer:* z.B. Konsens mit den Behandlern, evtl. schuldhaftes Involviertsein in Therapiebegrenzungen, eigennützige Motive.
  ● *Einordnung und Analyse der ethischen Prinzipien,* die anwendbar sind und evtl. im Konflikt stehen: z.B. deontologische Ethik („Pflichtethik" – handle prinzipiell im-

mer so; z.B. begrenze niemals eine Therapie) vs. utilitaristisch-teleologische Ethik (fragt nach den Konsequenzen der Entscheidung) → Aufstellung eines „ethischen Entscheidungsrasters": z.B. welche Entscheidung hat mit welcher Wahrscheinlichkeit welche unmittelbare Konsequenz mit welchen Folgen für die verschiedenen Beteiligten?

- *Als Entscheidungsgrundlage im genannten Spannungsfeld* sind die „Grundsätze der Bundesärztekammer zur Sterbebegleitung" (zuletzt vom Mai 2004) anzusehen.

Stichworte
....

▶ **Rechtfertigung einer diagnostischen oder therapeutischen Maßnahme:** Die Einleitung oder Fortführung einer medizinischen Maßnahme rechtfertigt sich aus
  1. der Indikation.
  2. der Zustimmung bzw. dem Willen des Betroffenen (selbstbestimmt oder fremdbestimmt unter Bezug auf den mutmaßlichen Willen).

▶ **Therapiebegrenzungen:**
- Die unterschiedlichen Stufen der Invasivität intensivmedizinischer Maßnahmen sind *1) Maximaltherapie* (z.B. bei guter Prognose oder unklarer Situation), *2) Therapieerhalt* (z.B. bei kritischer Prognose mit sehr geringen Überlebenschancen, *3) Therapiereduktion* (z.B. wenn keine Überlebenschance und damit keine Indikation besteht oder eine entsprechende Zustimmung verweigert wird beispielsweise in einer Patientenverfügung), *4) Therapieabbruch*(wie unter (3) oder bei irreversiblem Hirnversagen = Hirntod). Dabei geht es nicht um die Reduktion oder den Abbruch ärztlicher Fürsorge, sondern um die Änderung des Therapiezieles von der kurativen zur palliativen Behandlung. Lebenserhalt steht nicht „um jeden Preis" im Vordergrund.
- *Begrenzungen von Maßnahmen* beziehen sich auf Krankheitszustände, die nach den „Grundsätzen der Bundesärztekammer" und auch in der juristischen Terminologie unterteilt werden in:
  1. unmittelbare Akutsituation mit lebensrettenden Maßnahmen ohne oder mit nur vager Kenntnis der Prognose.
  2. Maßnahmen in einem Sterbevorgang, d.h. einem „irreversiblen Versagen einer oder mehrerer vitaler Funktionen, bei denen der Eintritt des Todes in kurzer Zeit zu erwarten ist".
  3. Maßnahmen bei einer Erkrankung mit infauster Prognose, bei der sich der Patient (noch) nicht aber absehbar im Sterben befindet.
  4. Beatmung bei einer lebensbedrohenden Erkrankung, an der der Patient trotz generell schlechter Prognose nicht zwangsläufig in absehbarer Zeit stirbt (z.B. Wachkoma, apallisches Syndrom).
- *„DNR-Orders"* („do-not-resuscitate-Orders") sind eine spezielle Form der Therapiebegrenzung und bedeuten den Verzicht auf eine kardiopulmonale Reanimation oder weitere mehr oder weniger invasive Therapiemaßnahmen (z.B. Katecholamin- oder Antibiotikatherapie). Die notwendige Einbindung von Angehörigen und Betreuern sollte jedoch nicht aus ärztlicher Unsicherheit zu einer Verlagerung der Verantwortung hin zu den Angehörigen führen, denen unangemessene Schuldgefühle erspart werden sollten.
- Bei einem Therapieabbruch entstehen vor allem dann Unsicherheiten bei den Behandlern, wenn der Abbruch absehbar in ein Sterben mündet (z.B. Beendigung von Beatmung oder Dialyse) und es besteht häufig Angst, dass damit „aktive Sterbehilfe" geleistet werde. Ethisch und juristisch ist jedoch ein Abbruch nicht anders zu bewerten, als ein „Nicht-Beginnen" der gleichen Therapie in einer vergleichbaren Situation. „Passiv werden" ist nicht anders zu bewerten als „passiv bleiben". Die ethische und juristische Diskussion bezeichnet den Abbruch als „Geschehenlassen durch Handeln" und ordnet ihn damit der „passiven" und damit erlaubten Sterbehilfe zu.

► **Patientenwille:**

- *Bei orientierten, bewusstseinsklaren Patienten:* Die Ablehnung einer medizinischen Maßnahme durch einen mündigen, ausführlich und verständlich informierten Patienten ist verpflichtend zu beachten, auch wenn sie negative Folgen für den Patienten hat. Medizinische Maßnahmen ohne Zustimmung des Patienten stellen eine „Körperverletzung" dar. Notwendig sind: Zeit zum Gespräch, Aufzeigen von Alternativen, Dokumentation der Willensäußerung (belegbar; Zeugen).
- *Bei verwirrten desorientierten Patienten:* Bei leichteren Fällen sind evtl. Entscheidungen dann gültig, wenn die „natürliche Willensbestimmung" gegeben ist (Patient kann begrenzten Sachverhalt und dessen Konsequenzen überblicken). Ansonsten handelt man in Notfällen im Rahmen der „Geschäftsführung ohne Auftrag" bzw. nach eingerichteter Betreuung (Betreuungsrecht nach BGB, S. 159).
- *Bei komatösen Patienten:* Entscheidungen erfolgen entweder durch einen per Vollmacht zuvor eingesetzten Vorsorgebevollmächtigten oder wenn eine solche Vollmacht nicht vorliegt, durch den vormundschaftlich bestellten Betreuer (S. 159). Sowohl der Bevollmächtigte als auch der Betreuer sind gehalten, den mutmaßlichen Willen des Patienten zu vertreten und/oder bestehende Willensäußerungen in Patientenverfügungen zur Geltung zu bringen (s.u.). Bei lebensbedrohlichen Maßnahmen muss zusätzlich die Zustimmung des Vormundschaftsgerichts eingeholt werden. Wenn ein Bevollmächtigter oder Betreuer unter Bezug auf den mutmaßlichen oder per Patientenverfügung klar geäußerten Willen des Patienten eine von den Ärzten für notwendig erachtete Maßnahme verweigert, ist in einem solchen Konfliktfall gemäß dem Urteil des BGH von 2003 (XII ZB 2/03) das Vormundschaftsgericht anzurufen. .

► **Patientenverfügungen, Vorsorgevollmachten und Betreuungsverfügungen::**
Sie sind als Indikatoren des mutmaßlichen Willens des Patienten zu behandeln und damit umso bindender, je konkreter sie auf eine bestimmte intensivmedizinische Situation Bezug nehmen. Allgemeine Aussagen wie z.B. „in Frieden sterben" oder „keine Apparate und Schläuche" sprechen eher für eine unzureichende Informationen des Patienten und entbinden nicht grundsätzlich von der Behandlungspflicht. Oft steht hinter dem formulierten Wunsch nach limitierten intensivmedizinischen Maßnahmen die Angst vor unerträglichem Leid. Ärzte bewerten Patientenverfügungen oft zurückhaltend mit dem Hinweis, dass der Patient bei der Abfassung der Verfügung seine konkrete Situation nicht vorhersehen konnte und sich möglicherweise in dieser Situation anders entscheiden würde. Dennoch hat der BGH die Verbindlichkeit einer Patientenverfügung gestärkt, in dem er 2003 ausführte, eine Verfügung dürfe nicht unterlaufen werden *„unter spekulativer Berufung darauf, ... dass der Patient vielleicht in der konkreten Situation doch etwas anderes gewollt hätte".* Im Moment besteht eine kontroverse öffentliche Diskussion auch durch unterschiedliche Kommissionsvoten (Bundestags-Enquete-Kommission vs. Experten-Kommission des Bundesjustizministeriums), ob ablehnende Patientenverfügungen auch in Fällen gelten sollen, in denen der Patient nicht absehbar ist (z. B. Wachkoma). Es ist beabsichtigt, die Verbindlichkeit von Patientenverfügungen im Betreuungsrecht gesetzlich zu verankern. Patienten können ihren Willen auch durch eine zuvor bevollmächtigte Person (Vorsorgevollmacht) zur Geltung bringen und für den eventuellen Fall auch in einer Betreuungsverfügung regeln, wer im Bedarfsfall als Betreuer eingesetzt werden soll. Üblicherweise muss im Falle einer vorliegenden Vorsorgevollmacht kein Betreuer eingesetzt werden.

► **Information, Kommunikation, Transparenz:**

- Auch belastende Diagnosen sollen nicht verheimlicht werden; Offenheit und Einfühlungsvermögen für den Prozess der Auseinandersetzung (schrittweise Informationen, Zeit nehmen, Zeit zum Nachdenken lassen, Emotionen zulassen und ansprechen, eigene Betroffenheit und Anteilnahme nicht verbergen).

- Hoffnungen nicht gänzlich zerstören, aber keine unrealistischen Hoffnungen unterstützen; transparent machen, dass medizinische Hilfe im palliativen Sinne bei unheilbarer Krankheit auch weiterhin gewährt wird (z. B. zur Schmerzreduktion).
- Kommunikationsmöglichkeiten auch mit intubierten Patienten schaffen (z. B. Buchstabentafel, Bildertafel). Ständige offene Auseinandersetzung im Team; evtl. externe Supervision, Balint-Gruppen usw. anstreben. Möglichkeit zur Teilnahme der Angehörigen bei der Pflege schaffen; offene und flexible Gestaltung der Besuchszeiten anstreben auch unter Inkaufnahme anfänglicher Irritationen für Team und Besucher.

▶ **Sterben, Sterbehilfe:**

- *Erlaubt ist* die sog. „passive Sterbehilfe" im Sinne des Verzichts auf therapeutische Maßnahmen, wenn damit der Prozess des Sterbens verlängert wird oder wenn bei Erkrankungen, bei denen ein bewusstes und selbstbewusstes Leben nicht mehr möglich ist, ein entsprechender „mutmaßlicher Wille" vorliegt. Auch die Inkaufnahme eines früheren Eintritts des Todes durch Palliativmaßnahmen wie z. B. schmerzlindernde Analgetika (z. B. Morphin) ist erlaubt und wird etwas missverständlich als „indirekte aktive Sterbehilfe" bezeichnet. Ausschlaggebend ist die Intention der Verabreichung entsprechender Medikamente: Ziel darf nicht der Tod des Patienten sondern die Minderung seines Leidens sein.
- *Verboten sind* eindeutig aktive Sterbehilfe oder Tötung auf Verlangen, also Tötungen z. B. durch Gabe von Medikamenten. Sterbehilfe als Hilfe *beim* (nicht *„zum"*) Sterben ist eine gemeinsame ärztliche, pflegerische und evtl. seelsorgerliche Aufgabe. In Sterbesituationen sollten flexibel und unkonventionell auch die räumlichen und atmosphärischen Voraussetzungen geschaffen werden; Abschiednehmen muss ermöglicht werden.
- *Nicht primär strafrechtlich verboten aber standesrechtlich geächtet und verboten* sind Maßnahmen des „physician assisted suicide" – also der Beihilfe zur Selbsttötung eines Patienten.

Sachverzeichnis

Klinisch wichtige Muskeleigenreflexe

Reflex	Segment	Muskel	peripherer Nerv
Masseter-	N. V	M. masseter	N. trigeminus
Skapulo-humeral-	C4 – C6	M. infraspinatus + teres minor	N. suprascapularis + axillaris
Bizeps-	C5 – C6	M. biceps brachii	N. musculocutaneus
Radiusperiost-	C5 – C6	M. brachioradialis (+ biceps brachii, brachialis)	N. radialis + musculo-cutaneus
Trizeps-	C7 – C8	M. triceps brachii	N. radialis
Trömner-	C7 – C8	Mm. flexores digitorum	N. medianus (+ ulnaris)
Adduktoren-	L2 – L4	Mm. adductores	N. obturatorius
Patellar-sehnen-	L3 – L4	M. quadriceps femoris	N. femoralis
Tibialis-posterior-	L5	M. tibialis posterior	N. tibialis
Achilles-sehnen-	S1 – S2	M. triceps surae (u. a. Flexoren)	N. tibialis

Klinisch wichtige Fremdreflexe

Reflex	Segment	Muskel	peripherer Nerv (Efferenz)
Korneal-	mittlere Brücke	M. orbicularis oculi	N. facialis
Würg-	Medulla oblongata	M. levator veli palatini	N. vagus
Mayer-Finger-grundgelenk-	C6 – Th1	M. adductor + opponens pollicis	N. ulnaris + medianus
Bauchhaut-	Th6 – Th12	Abdominal-muskulatur	Nn. intercosta-les, hypo-gastri-cus, ilioinguinalis
Kremaster-	L1 – L2	M. cremaster	R. genitalis N. genito-femoralis
Bulbo-kavernosus-	S3 – S4	M. bulbocaverno-sus	N. pudendus
Anal-	S3 – S5	M. sphincter ani externus	N. pudendus

Pareseprüfung

Funktion	Hauptmuskel	Wurzel	Nerv
obere Extremität			
Schulterelevation	M. trapezius	C3 – C4,	N. accessorius (N. XI)
OA-Elevation (> 60°)	M. deltoideus	C5 – C6	N. axillaris
OA-Abduktion	M. supraspinatus	C4 – C6	N. suprascapularis
OA-Innenrotation	M. subscapularis	C5 – C6	N. subscapularis
OA-Außenrotation	M. infraspinatus	C4 – C6	N. suprascapularis
Skapula-Adduktion an Wirbelsäule	Mm. rhomboidei	C3 – C5	N. dorsalis scapulae
Arm-Retroversion	M. teres major	C5 – C6	N. subscapularis
Arm-Anteversion	M. serratus anterior	C5 – C7	N. thoracicus longus
Hände aneinanderpressen	M. pectoralis major	C5 – Th1	Nn. pectorales
Armbeugung in Supination	M. biceps brachii	C5 – C6	N. musculocutaneus
Armbeugung in Mittelstellung	M. brachioradialis	C5 – C6	N. radialis
Supination bei gestrecktem Ellenbogen	M. supinator	C5 – C7	N. radialis
Armstreckung	M. triceps brachii	C7 – Th1	N. radialis
Handstreckung (Radialabduktion)	M. extensor carpi radialis	C6 – C8	N. radialis
Handstreckung (Ulnarabduktion)	M. extensor carpi ulnaris	C6 – C8	N. radialis profundus
Fingerstreckung im Grundgelenk	M. extensor digitorum communis	C7 – C8	N. radialis profundus
Daumenabduktion (Grundphalanx)	M. abductor pollicis longus	C7 – C8	N. radialis profundus
Extension prox. Daumenphalanx	M. extensor pollicis brevis	C7 – C8	N. radialis profundus
Extension dist. Daumenphalanx	M. extensor pollicis longus	C7 – C8	N. radialis profundus
Zeigefingerextension	M. extensor indicis	C7 – C8	N. radialis profundus
Pronation von Unterarm/Hand	Mm. pronatores	C5 – Th1	N. medianus
Handbeugung (Radialabduktion)	M. flexor carpi radialis	C6 – C8	N. medianus
Handbeugung (Ulnarabduktion)	M. flexor carpi ulnaris	C8 – Th1	N. ulnaris
Beugung der Mittelphalangen	M. flexor digitorum superficialis	C7 – Th1	N. medianus